D1755758

Akademie Niere (Hrsg.)

Lehrbuch für Nieren- und Hochdruckkrankheiten 2016

Begleitbuch zum
XI. Intensivkurs Nieren- und Hochdruckkrankheiten
der Akademie Niere

18. bis 22. April 2016
Münster

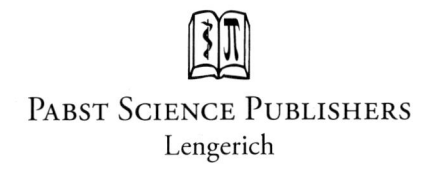

PABST SCIENCE PUBLISHERS
Lengerich

Bibliografische Information der Deutschen Bibliothek
Die Deutsche Bibliothek verzeichnet diese Publikation in der Deutschen Nationalbibliografie; detaillierte bibliografische Daten sind im Internet über <http://dnb.ddb.de> abrufbar.

Geschützte Warennamen (Warenzeichen) werden nicht besonders kenntlich gemacht. Aus dem Fehlen eines solchen Hinweises kann also nicht geschlossen werden, dass es sich um einen freien Warennamen handelt.

Das Werk, einschließlich aller seiner Teile, ist urheberrechtlich geschützt. Jede Verwertung außerhalb der engen Grenzen des Urheberrechtsgesetzes ist ohne Zustimmung des Verlages unzulässig und strafbar. Das gilt insbesondere für Vervielfältigungen, Übersetzungen, Mikroverfilmungen und die Einspeicherung und Verarbeitung in elektronischen Systemen.

Wichtiger Hinweis: Medizin als Wissenschaft ist ständig im Fluss. Forschung und klinische Erfahrung erweitern unsere Kenntnis, insbesondere was Behandlung und medikamentöse Therapie anbelangt. Soweit in diesem Werk eine Dosierung oder eine Applikation erwähnt wird, darf der Leser zwar darauf vertrauen, dass Autoren, Herausgeber und Verlag größte Mühe darauf verwendet haben, dass diese Angaben genau dem **Wissensstand bei Fertigstellung des Werkes** entsprechen. Dennoch ist jeder Benutzer aufgefordert, die Beipackzettel der verwendeten Präparate zu prüfen, um in eigener Verantwortung festzustellen, ob die dort gegebene Empfehlung für Dosierungen oder die Beachtung von Kontraindikationen gegenüber der Angabe in diesem Buch abweicht. Das gilt besonders bei selten verwendeten oder neu auf den Markt gebrachten Präparaten und bei denjenigen, die vom Bundesinstitut für Arzneimittel und Medizinprodukte in ihrer Anwendbarkeit eingeschränkt worden sind. Benutzer außerhalb der Bundesrepublik Deutschland müssen sich nach den Vorschriften der für sie zuständigen Behörde richten.

Akademie Niere
Seumestraße 8
D-10245 Berlin
Tel.: +49 (0)30 52137273
Fax: +49 (0)30 52137274
E-Mail: info@akademie-niere.de
www.akademie-niere.de

© 2016 Pabst Science Publishers
49525 Lengerich/Westf.

Druck: ISBN 978-3-95853-174-1

eBook: ISBN 978-3-95853-175-8 (www.ciando.com)

Formatierung: μ
Druck: booksfactory.de

Liebe Kolleginnen und Kollegen,

ca. 1.000 Ärzte haben sich bisher über unseren innovativen Intensivkurs „Nieren- und Hochdruckkrankheiten" auf den neusten Wissensstand in der Nephrologie gebracht.

Wir freuen uns sehr, Sie nun bereits zum 11. Mal nach Münster einladen zu dürfen. Innerhalb von fünf Tagen werden aktuelle Themen der klinischen Nephrologie von international ausgewiesenen Moderatoren und hervorragenden Rednern hochaktuell und praxisnah dargestellt. In persönlicher Atmosphäre bleibt viel Zeit für Fragen, Diskussionen und Einbeziehung von klinisch interessanten Fällen. Ihre Teilnahme an dem Intensivkurs wird durch eine Teilnahmebescheinigung der Akademie Niere belegt. Die zuständige Ärztekammer Westfalen-Lippe hat die Veranstaltung mit 38 CME-Punkten zertifiziert. Sie erhalten eine praxisrelevante Zusammenfassung aller Vorträge als Lehrbuch. Die Teilnehmerzahl ist auf 90 Personen beschränkt.

Freuen Sie sich auf ein abwechslungsreiches Programm, das entsprechend der Teilnehmerwünsche jährlich angepasst wird.

Wir freuen uns auf Ihr Kommen!

Eva Brand und Hermann Pavenstädt

Wer ist ein Nephrologe?

„Es gibt Geschichten von Assistenzärzten, die religiös, ungläubig oder Agnostiker waren, bis sie zur Nephrologie kamen und eine Vorstellung davon entwickelten, was in einer Niere wirklich vor sich geht – woraufhin sie mystische Erlebnisse hatten und erkannten, dass nur eine allwissende göttliche Intelligenz so etwas wie eine Niere erfinden könnte.

Das hochempfindliche Gleichgewicht von Elektrolyten, Hormonen, Giften, Flüssigkeiten, Gasen in Lösungen, Zucker und Partikeln, die über Membranen in den Nieren ausgetauscht werden, ist für den sterblichen Verstand kaum fassbar.

Jemand hat mal bemerkt, dass der heilige Paulus – wenn er heute leben würde – auf dem Weg nach Damaskus nicht wegen eines Blitzstrahls vom Pferd gestürzt wäre; er wäre heute ein Assistenzarzt der Nephrologie, der angesichts der unglaublichen Komplexität einer Niere die Sprache verliert.

Manche Nierenfachärzte gaben sogar ihre Praxis auf und wurden Fernsehprediger; sie gingen mit einem anatomischen Modell der Niere auf Sendung und verkündigten, das Ewige Leben könne nur durch ein tiefes Verständnis der Niere erlangt werden."

(aus Richard Dooling, Bett Fünf)

Inhalt

Programm 9
Moderatoren/Referenten 14

▍Glomeruläre Erkrankungen

Minimal Change Disease
Tobias B. Huber 17

Fokal-Segmentale Glomerulosklerose (FSGS)
Marcus J. Möller 23

Symptomatische Therapie bei nephrotischem Syndrom: Was ist gesichert?
Thomas Benzing 28

Membranoproliferative Glomerulonephritis/C3-Glomerulopathien
Harald Rupprecht 41

IgA-Nephropathie und Purpura Schönlein-Henoch
Jürgen Floege 57

Die membranöse Glomerulonephritis
Hermann Pavenstädt 70

Alport-Syndrom
Oliver Gross 84

▍Nierenbeteiligung bei Systemerkrankungen

SLE und Lupusnephritis
Annett Jacobi & Hermann Pavenstädt 97

CKD und kardiovaskuläre Erkrankungen: ein Fokus auf Phosphat und FGF-23
Marcus Brand 115

Akute Nierenschädigung bei Sepsis
Philipp Kümpers 129

Aktuelle Erkenntnisse zur Pathogenese und Therapie der ADPKD
Thomas Benzing 140

Interstitielle Nephritis
Michael Zeisberg 162

Diabetestherapie und Niere
Harald Rupprecht 170

Die diabetische Nephropathie
Harald Rupprecht & Hermann Pavenstädt 183

ANCA-assoziierte Vaskulitiden
Kirsten de Groot 203

Differenzierung thrombotischer Mikroangiopathien
Jan Beneke & Jan Menne 220

Paraproteinämien und Niere
Harald Rupprecht 233

Monitoring von Patienten unter fortgesetzter Immunsuppression
Kirsten de Groot 254

■ Chronische Niereninsuffizienz, Nierenersatzverfahren

KDIGO-Guidelines zu Evaluierung und Management chronischer Niereninsuffizienz
Elke Schäffner 261

CKD – Auswahl des Dialyseverfahrens HD, PD oder konservative Therapie
Dominik M. Alscher 273

CKD/HD/PD: CKD-MBD-Management
Markus Ketteler 280

Renale Anämie
Christian Rosenberger 289

CKD/HD/PD: Virushepatitis
Matthias Girndt 310

Dialysedosis. Zu (langen) Leben zu wenig, zum (schnellen) Sterben zu viel?
Gabriele Eden & Jan T. Kielstein 325

Ernährung bei Nierenerkrankungen
Martin K. Kuhlmann 337

Hämodialysekatheter
Fabienne Aregger 358

Der demente Dialysepatient. Ethische und rechtliche Aspekte
Susanne Kuhlmann 364

Differentialindikation verschiedener PD-Modalitäten
Andreas Fußhöller 376

PD: Prophylaxe und Therapie von Exit-Site-Infektionen und Peritonitis
Vedat Schwenger 381

▌ Säure-Basen-Haushalt/Elektrolytstörungen/Akutes Nierenversagen

Kaliumstoffwechsel
Ralph Kettritz 401

Klinisch relevante Säure-Basen-Störungen
Martin Bek 407

Wasserhaushalt – Hyponatriämie
Ralph Kettritz 417

Akutes Nierenversagen/Akute Nierenschädigung (ANS):
Definition, Prognose und Stellenwert von Biomarkern
Kai M. Schmidt-Ott 422

Extrakorporale Therapie bei akuter Nierenschädigung – VW³
Vermeidbar? Wann? Was? Wie?
Julius J. Schmidt & Jan T. Kielstein 438

▌ Nierentransplantation

Vorbereitung von Transplantatempfängern und Lebendspendern
Barbara Suwelack 455

Nierentransplantation und operative Komplikationen
Hans Jürgen Schlitt & Marcus Nils Scherer 472

Immunsuppression nach Nierentransplantation
Ulrich Kunzendorf 488

Transplantation beim „hoch-immunisierten" Patienten
Stefan Schaub 503

▌ Hypertonie

Modernes antihypertensives Management – was ist praxisrelevant? Update 2016
Eva Brand 515

Diagnostik der sekundären Hypertonieformen
Martin Hausberg 529

Sport und Hypertonie
Stefan-Martin Brand 539

Hypertensive Erkrankungen in der Schwangerschaft
Dominik Tacuri-Strasser 546

Antihypertensiva der ersten Wahl und Reserveantihypertensiva
Joachim Hoyer 569

Management bei therapierefraktärer Hypertonie
Lars Christian Rump 597

Autorinnen und Autoren 610

XI. Intensivkurs Nieren- und Hochdruckkrankheiten der Akademie Niere

18.–22. April 2016, Münster

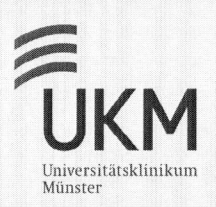

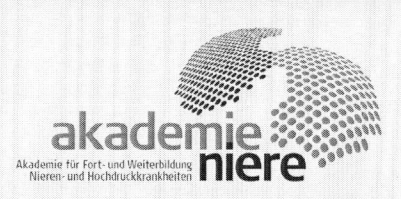

UKM
Universitätsklinikum Münster

akademie niere
Akademie für Fort- und Weiterbildung Nieren- und Hochdruckkrankheiten

Programm

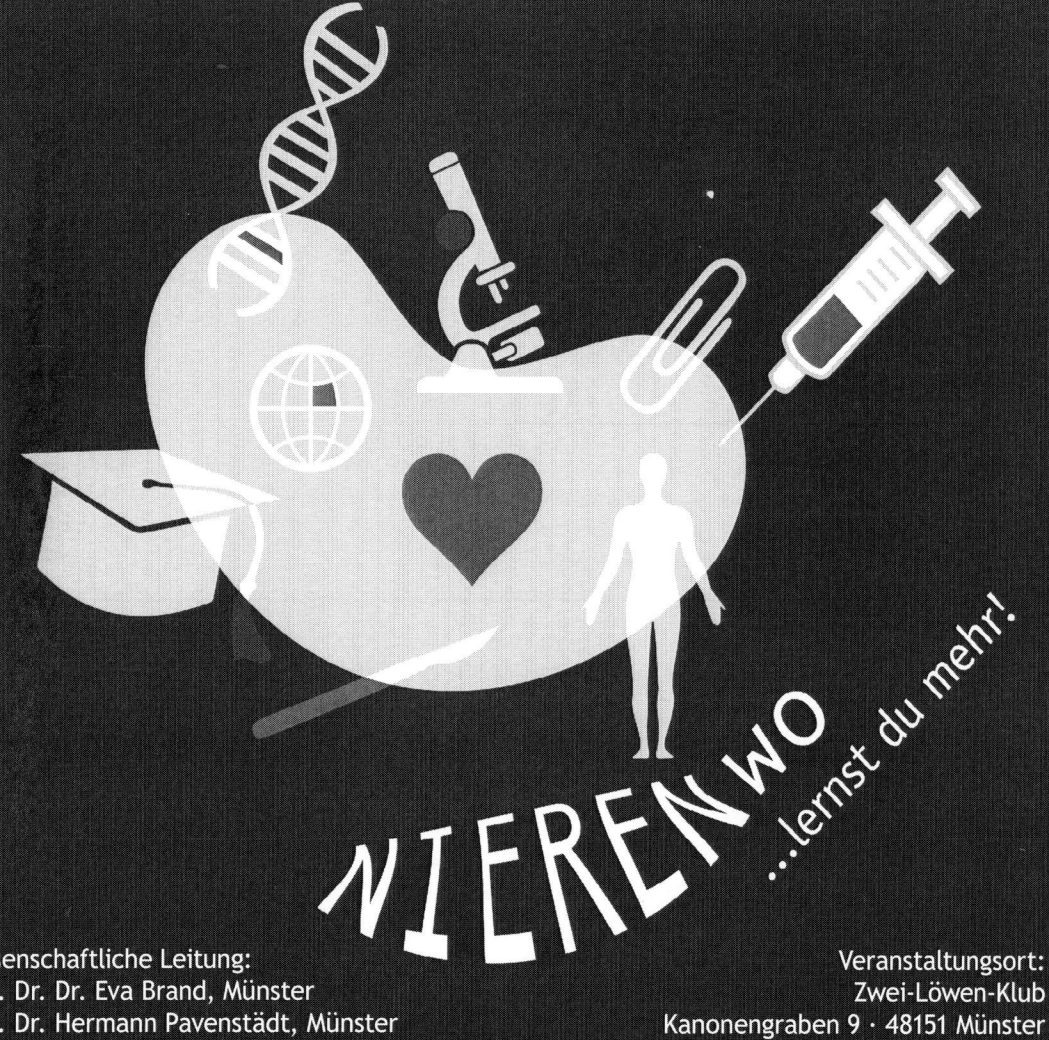

NIEREN WO
...lernst du mehr!

Wissenschaftliche Leitung:
Prof. Dr. Dr. Eva Brand, Münster
Prof. Dr. Hermann Pavenstädt, Münster

Veranstaltungsort:
Zwei-Löwen-Klub
Kanonengraben 9 · 48151 Münster

Montag, 18. April 2016
Glomeruläre Erkrankungen
Moderation: Prof. Dr. J. Floege

10.00–10.20 Uhr	Einführung in glomeruläre Erkrankungen *T. B. Huber*
10.20–10.50 Uhr	Minimal Change-Nephropathie *T. B. Huber*
10.50–11.20 Uhr	Primäre und sekundäre FSGS *M. J. Möller*
11.20–11.50 Uhr	Symptomatische Therapie bei nephrotischem Syndrom: Was ist gesichert? *T. Benzing*
11.50–12.10 Uhr	*Kaffeepause*
12.10–12.40 Uhr	Seltene GN-Formen (MPGN und C3-Glomerulopathien) *H. Rupprecht*
12.40–13.10 Uhr	IgA-Nephropathie und Schönlein-Henoch Purpura *J. Floege*
13.10–14.00 Uhr	*Mittagspause*
14.00–14.30 Uhr	Membranöse GN *H. Pavenstädt*
14.30–15.00 Uhr	Alport-Syndrom *O. Gross*
15.00–16.00 Uhr	Fall-Diskussion: „Wie hätten Sie therapiert?" *Drei Referenten bringen jeweils einen Fall mit*
16.00–16.30 Uhr	*Kaffeepause*
16.30–17.30 Uhr	Patho-Update und Quiz *P. Boor*
18.30 Uhr	***„Die Akademie Niere legt auf", Grillabend mit Musik***

Dienstag, 19. April 2016
Nierenbeteiligung bei Systemerkrankungen
Moderation: Prof. Dr. H. Pavenstädt

09.00–09.30 Uhr	Lupusnephritis *H. Pavenstädt*
09.30–10.00 Uhr	CKD und kardiovaskuläre Erkrankungen: ein Fokus auf Phosphat und FGF-23 *M. Brand*

10.00–10.30 Uhr Sepsis und Nierenschädigung
P. Kümpers

10.30–11.00 Uhr Kaffeepause

11.00–11.30 Uhr Management Zystennieren
T. Benzing

11.30–12.15 Uhr Interstitielle Nephritis
M. Zeisberg

12.15–13.15 Uhr Mittagspause

13.15–14.15 Uhr Diabetestherapie bei chronischer Niereninsuffizienz
H. Rupprecht

14.15–14.45 Uhr ANCA-assoziierte Vaskulitis
K. de Groot

14.45–15.15 Uhr Kaffeepause

15.15–15.45 Uhr Thrombotische Mikroangiopathie
J. Menne

15.45–16.15 Uhr Nierenerkrankungen bei Paraproteinämie
H. Rupprecht

16.15–16.45 Uhr Langzeitmonitoring unter Immunsuppression
K. de Groot

17.15 Uhr ***Stadtführung „Münster Quickie"***
(Treffpunkt: Rathausinnenhof, Chillida-Bänke)

Mittwoch, 20. April 2016
Chronische Niereninsuffizienz, Nierenersatzverfahren
Moderation: Prof. Dr. M. K. Kuhlmann

09.00–09.35 Uhr CKD: Systematik von CKD
E. Schäffner

09.35–10.10 Uhr CKD: Auswahl des Therapieverfahrens –
HD, PD oder konservative Therapie
M. D. Alscher

10.10–10.45 Uhr CKD/HD/PD: CKD-MBD Management
M. Ketteler

10.45–11.15 Uhr Kaffeepause

11.15–11.50 Uhr CKD/HD/PD: Anämie-Management
C. Rosenberger

11.50–12.25 Uhr CKD/HD/PD: Virushepatitiden
M. Girndt

12.25–13.00 Uhr CKD/HD/PD: Ernährung
M. K. Kuhlmann

13.00–14.00 Uhr	*Mittagspause*
14.00–14.35 Uhr	HD: Dialysedosis – Diffusion, Konvektion, Dialysezeit *J. T. Kielstein*
14.35–15.10 Uhr	HD: Dialysekatheter: Indikation, Implantation, Handling, Infektionsmanagement *F. Aregger*
15.10–15.45 Uhr	CKD/HD/PD: Demenz – Ethische und rechtliche Aspekte *S. Kuhlmann*
15.45–16.15 Uhr	*Kaffeepause*
16.15–16.50 Uhr	PD: Differentialindikation verschiedener PD-Modalitäten *A. Fußhöller*
16.50–17.25 Uhr	PD: Management infektiöser Komplikationen *V. Schwenger*
18.00 Uhr	**Gemeinsames Abendessen**

Donnerstag, 21. April 2016

Säure-Basen-Haushalt/Elektrolytstörungen/ Akutes Nierenversagen

Moderation: Prof. Dr. R. Kettritz

09.00–09.30 Uhr	Störungen des Kaliumhaushaltes *R. Kettritz*
09.30–10.00 Uhr	Störungen des Säure-Basen-Haushaltes *J. Hoyer*
10.00–10.20 Uhr	*Kaffeepause*
10.20–11.00 Uhr	Osmolaritätsstörungen *R. Kettritz*
11.00–11.30 Uhr	Akute Nierenschädigung – Definition, Prognose und Stellenwert von Biomarkern *K. M. Schmidt-Ott*
11.30–12.00 Uhr	Nierenersatzverfahren bei der akuten Nierenschädigung (AKI) *J. T. Kielstein*
12.00–13.00 Uhr	*Mittagspause*

Nierentransplantation

Moderation: Prof. Dr. U. Kunzendorf

13.00–13.45 Uhr	Vorbereitung von Transplantatempfängern und Lebendspendern *B. Suwelack*

13.45–14.30 Uhr	Operatives Management und chirurgische Komplikationen nach Nierentransplantation *M. Scherer*	
14.30–15.15 Uhr	Immunologie der Rejektion und Immunsuppression *U. Kunzendorf*	
15.15–15.30 Uhr	*Kaffeepause*	
15.30–16.15 Uhr	Komplikationen nach Nierentransplantation *I. A. Hauser*	
16.15–17.00 Uhr	Nierentransplantation bei hochimmunisierten Patienten *S. Schaub*	
17.00–18.00 Uhr	Nephrologische Komplikationen nach Nierentransplantation, dargestellt anhand klinisch-pathologischer Fallbesprechungen *H. Bräsen, A. Schwarz*	
18.30 Uhr	***Führung im Picasso-Museum, inkl. Imbiss***	

Freitag, 22. April 2016
Hypertonie
Moderation: Prof. Dr. Dr. E. Brand

09.00–09.30 Uhr	Modernes antihypertensives Management – was ist praxisrelevant? *E. Brand*	
09.30–10.00 Uhr	Sekundäre Hypertonie *M. Hausberg*	
10.00–10.30 Uhr	Hypertonie und Sport *S. M. Brand*	
10.30–11.00 Uhr	*Kaffeepause*	
11.00–11.30 Uhr	Hypertonie und Schwangerschaft *D. Tacuri-Strasser*	
11.30–12.00 Uhr	Medikamentöse antihypertensive Therapie besonderer Risikogruppen (u.a. CKD, Diabetes mellitus, im Alter, nach Myokardinfarkt, nach Apoplex) *J. Hoyer*	
12.00–12.30 Uhr	Management bei Therapie-refraktärer Hypertonie (u.a. renale Denervierung) *L. C. Rump*	
12.30 Uhr	Freiwilliger, anonymer Selbsttest ***Verabschiedung***	

Moderatoren/Referenten

Prof. Dr. M. D. Alscher, Stuttgart
Dr. F. Aregger, Berlin
Prof. Dr. T. Benzing, Köln
Prof. Dr. P. Boor, Aachen
PD Dr. J. H. Bräsen, Hannover
Prof. Dr. Dr. E. Brand, Münster
Prof. Dr. M. Brand, Münster
Prof. Dr. Dr. S.-M. Brand, Münster
Prof. Dr. K. de Groot, Offenbach a. Main
Prof. Dr. J. Floege, Aachen
PD Dr. A. Fußhöller, Geldern
Prof. Dr. M. Girndt, Halle (Saale)
Prof. Dr. O. Gross, Göttingen
Prof. Dr. M. Hausberg, Karlsruhe
Prof. Dr. I. A. Hauser, Frankfurt a. Main
Prof. Dr. J. Hoyer, Marburg a. d. Lahn
Prof. Dr. T. B. Huber, Freiburg i. Br.
Prof. Dr. M. Ketteler, Coburg
Prof. Dr. R. Kettritz, Berlin
Prof. Dr. J. T. Kielstein, Braunschweig
Prof Dr. Ph. Kümpers, Münster
Prof. Dr. M. K. Kuhlmann, Berlin
Dr. S. Kuhlmann, Lutherstadt Wittenberg
Prof. Dr. U. Kunzendorf, Kiel
PD Dr. J. Menne, Hannover
Prof. Dr. M. J. Möller, Aachen
Prof. Dr. H. Pavenstädt, Münster
PD Dr. C. Rosenberger, Berlin
Prof. Dr. L. C. Rump, Düsseldorf
Prof. Dr. H. Rupprecht, Bayreuth
Prof. Dr. E. Schäffner, Berlin
Prof. Dr. Stefan Schaub, Basel
Prof. Dr. M. Scherer, Regensburg
Prof. Dr. K. M. Schmidt-Ott, Berlin
Prof. Dr. A. Schwarz, Hannover
Prof. Dr. V. Schwenger, Stuttgart
Prof. Dr. B. Suwelack, Münster
Dr. D. Tacuri-Strasser, Offenburg
Prof. Dr. M. Zeisberg, Göttingen

Glomeruläre Erkrankungen

Minimal Change Disease

Tobias B. Huber

Beitrag aktualisiert auf der Basis von Steffl & Huber 2012
(Der Nephrologe & Nieren und Hochdruck)

Einleitung

Die MCD wurde zunächst als Lipoidnephrose bezeichnet, in der Folge sprach man von der Nil-Erkrankung, dem steroid-sensiblen nephrotischen Syndrom und weiterhin dem idiopathischen nephrotischen Syndrom. Die Bezeichnung Lipoid-Nephrose hatte ihren Ursprung in der Beobachtung, dass sich Lipide in tubulären Zellen sowie fettbeladene Makrophagen/Tubuluszellen im Urin fanden (oval fat bodies). Die Bezeichnung „Nil" entstand hingegen, weil man bioptisch nahezu keine Entzündungsreaktion nachweisen konnte. Idiopathisches nephrotisches Syndrom wiederum unterstreicht, dass für die primäre Form keine Assoziation zu systemischen Erkrankungen nachweisbar ist. Die MCD ist die häufigste Ursache für ein nephrotisches Syndrom im Kindesalter (1-6 Jahre). Im Erwachsenenalter wird diese Erkrankung in ca. 10% aller Patienten mit nephrotischem Syndrom nachgewiesen (Waldman et al., 2007). Sie nimmt meist einen gutartigen Verlauf. Die MCN ist bei Männern etwas häufiger zu finden und es liegt eine geographieabhängige Häufigkeitsverteilung vor: Die Erkrankungszahlen sind beispielsweise in Europa und Nordamerika deutlich niedriger als in Asien. Klinisch ist die Erkrankung durch ein nephrotisches Syndrom mit häufig massiver Eiweißausscheidung (bis 20 g/d) charakterisiert. Die Diagnose wird im Kindesalter klinisch gestellt. Bei Erwachsenen wird eine Nierenbiopsie zur Diagnosesicherung durchgeführt. Die Erkrankung wird unterschieden in primäre (idiopathische) MCD und sekundäre MCD (als Folge eines definierten Auslösers) (Hogan & Radhakrishnan, 2013). Der klinische Verlauf der primären Form ist meist gutartig: Es kommt zwar regelhaft zu Rezidiven, eine chronisch-progressive Niereninsuffizienz ist hingegen sehr selten. Der wichtigste prognostische Prädiktor ist das Ansprechen auf die initiale Steroidtherapie (Waldman et al., 2007).

Pathogenese

Die Pathogenese ist bei primären wie bei sekundären Formen weitgehend unbekannt. Allgemein wird die Erkrankung mit einer T-Zell-Störung in Verbindung gebracht (Shalhoub, 1974). Offensichtlich ist hier die MCD mit einer vermehrten Freisetzung von Zytokinen vergesellschaftet, welche zur Podozytenschädigung führt. Ähnlich der FSGS wird postuliert, dass bei der Erkrankung ein von Lymphozyten gebildeter „Permeabilitätsfaktor" eine wichtige Rolle spielt. Dieser Faktor ist übertragbar und verursacht im Rattenmodell eine Proteinurie. Eine genaue Charakterisierung gelang bisher nicht. Lichtmikroskopisch findet sich keine Pathologie („minimal change"), während elektronenmikroskopisch eine Verschmelzung der Fußfortsätze nachweisbar ist (Abbildung 1). Eine relevante Komplementkomplexablagerung und mesangiale Hyperzellularität sind nicht nachweisbar. Aktuelle Daten weisen darauf hin, dass von den Podozyten sezerniertes Angiopoetin-like-4 direkt zu einer Barrierestörung und großer Proteinurie führen kann. Interessanterweise finden sich in Patienten mit MCD tatsächlich hohe Level von Angiopoetin-like-4 in Podozyten, welche durch Steroidgaben deutlich vermindert werden (Clement et al., 2011; Chugh et al., 2012). Für die sekundäre Form werden in der Literatur verschiedene Auslöser angegeben: akute respiratorische Infektionen, Bienenstiche und die Einnahme von NSAR waren die ersten Assoziationen, die man fand. Die Erkrankung wird außerdem mit der Einnahme von Gold, Penicillamin, Ampicillin, Lithium und Quecksilber in Verbindung gebracht. Ein Zusammenhang mit hämatologischen Neoplasien ist zudem beschrieben (Glassock, 2003).

Abbildung 1
EM-Aufnahme einer normalen glomerulären Schlinge (A) und eines diffusen Fußfortsatz-Effacements (B) bei einem MCD-Patienten

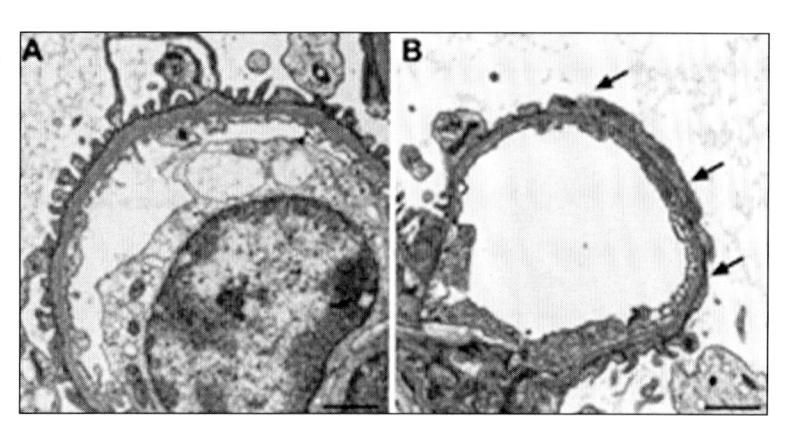

Klinisches Bild

Der Leitbefund bei der klinischen Untersuchung sind Ödeme in den abhängigen Körperpartien. Von den Patienten selbst werden meist Gesichtsödem und Beinödeme zuerst bemerkt, zusätzlich können sich Ödeme an Skrotum und Vulva finden. Flüssigkeit kann sich auch in Form von Aszites oder Pleuraergüssen einlagern und zu respiratorischen Problemen führen. In der Regel finden sich normotensive Blutdruckwerte, allerdings ist dies mit zunehmendem Alter bei Erkrankungsmanifestation durch die hohe Prävalenz der Hypertonie eingeschränkt verwertbar. Bei genauer Untersuchung lassen sich mitunter Veränderungen der Fingernägel durch ein subunguales Ödem finden: Die normalerweise weiße Lunula kann pink erscheinen, der restliche (sonst pinke) Fingernagel weiß. Allgemeinsymptome wie Kopfschmerz, Reizbarkeit, Abgeschlagenheit und ein allgemeines Krankheitsgefühl finden sich häufig, manche Patienten neigen zur Depression. Die Urinuntersuchung zeigt häufig bis auf die Eiweißausscheidung keine Auffälligkeit. Die ausgeprägte Proteinurie zieht Sekundärveränderungen nach sich: Hierzu zählt man Hypoalbuminämie, Salzretention, eine veränderte Rheologie mit Neigung zu venösen Thrombosen, Hyperlipidämie und Infektionen. Ein Kreatininanstieg bzw. ein akutes Nierenversagen gehört primär nicht zum Krankheitsbild (Waldman et al., 2007).

Diagnose

Die Diagnose wird mittels Nierenbiopsie gestellt (Waldman et al., 2007; Hogan & Radhakrishnan, 2013). Eine Ausnahme hiervon stellt die Erkrankung bei kleinen Kindern dar, hier wird bei nephrotischem Syndrom direkt therapiert und anhand des Therapieansprechens die Diagnose abgeleitet. Lichtmikroskopisch findet sich ein Normalbefund, auch immunhistochemisch ergeben sich im Regelfall keine Auffälligkeiten. Die wesentliche Pathologie stellt die elektronenmikroskopisch sichtbare Fußfortsatzverschmelzung der Podozyten dar.

Therapie (entsprechend KDIGO 2012)

Die initiale Therapie der MCD basiert auf Steroiden. Das weitere Vorgehen wird anhand des Ansprechens der MCD auf Steroide festgelegt. Da die MCD in der Regel sehr gut auf Steroide anspricht, muss bei einer Steroidresistenz immer auch nochmals die Diagnose einer MCD in Frage gestellt werden und ggf. re-biopsiert werden (Hogan & Radhakrishnan, 2013; Lombel et al., 2013; Floege, 2013):

I. Initiale MCD-Therapie		
Prednison oder **Prednisolon** als tägliche Einzeldosis von 1 mg/kgKG (max. 80 mg/d) oder alternierend alle 2 Tage mit 2 mg/kgKG (max. 120 mg/d)	**Komplette Remission:** für mind. 4 Wochen fortsetzen **Fehlende komplette Remission:** für höchstens 16 Wochen fortführen	**Nach Erreichen der kompletten Remission:** über Gesamtperiode von 24 Wochen tapern

Bemerkungen:
1) bei relativen Kontraindikationen oder Intoleranz gegenüber Hochdosissteroiden (unkontrollierter Diabetes mellitus, psychiatrische Erkrankungen, schwere Osteoporose) Cyclophosphamid oder Calcineurininhibitoren einsetzen
2) bei gelegentlichem Relaps: wiederholte Steroidtherapien wie bei der ersten Minimal Change-Episode durchführen.

II. Häufig wiederkehrende (frequent relapsing, FR)/ Kortikosteroid-abhängige (steroid-dependent, SD) MCD		
Orales Cyclophosphamid in einer Dosierung von 2 bis 2,5 mg/kgKG/d für 8-12 Wochen	**Relaps** unter **Cyclophosphamid fortpflanzungsfähiges Alter:** **Calcineurininhhitoren** (CNI) (CsA 3-5 mg/kgKG/d oder Tacrolimus 0,05-0,1 mg/kg KG/d in verteilten Dosen)	**Patienten, die keine Steroide, Cyclophosphamid oder CNIs erhalten dürfen:** **Mycophenolat-Mofetil** (MMF) mit der Dosierung von z.B. 750 mg bis 1.000 mg 2x täglich für insgesamt 1-2 Jahre

Bemerkungen:
1) Bei fehlendem Therapieerfolg einer max. 12-wöchigen Cyclophosphamidtherapie sollte auf Calcineurininhibitoren (Spalte 3) gewechselt werden.
2) Für die Therapie mit Calcineurininhibitoren: Nachdem für 3 Monate eine stabile Remission erreicht wurde, sollte die Dosis so reduziert und dann für 1-2 Jahre beibehalten werden, dass die Remission gerade noch aufrechterhalten werden kann.

II. Steroidresistente Minimal Change Glomerulopathie (SR MCD)
Patienten mit steroidresistenter MCD sollten auf andere Ursachen eines nephrotischen Syndroms hin evaluiert werden. Dies erfordert in der Regel eine erneute Nierenbiopsie, die dann sehr häufig eine FSGS zeigt.

Bemerkungen:
1) Definition Steroidresistenz: Keine oder minimale Reduktion der Proteinurie nach 2-4 Monaten trotz einer adäquat dosierten Steroidtherapie (1 mg/kgKG/d).

Übersicht

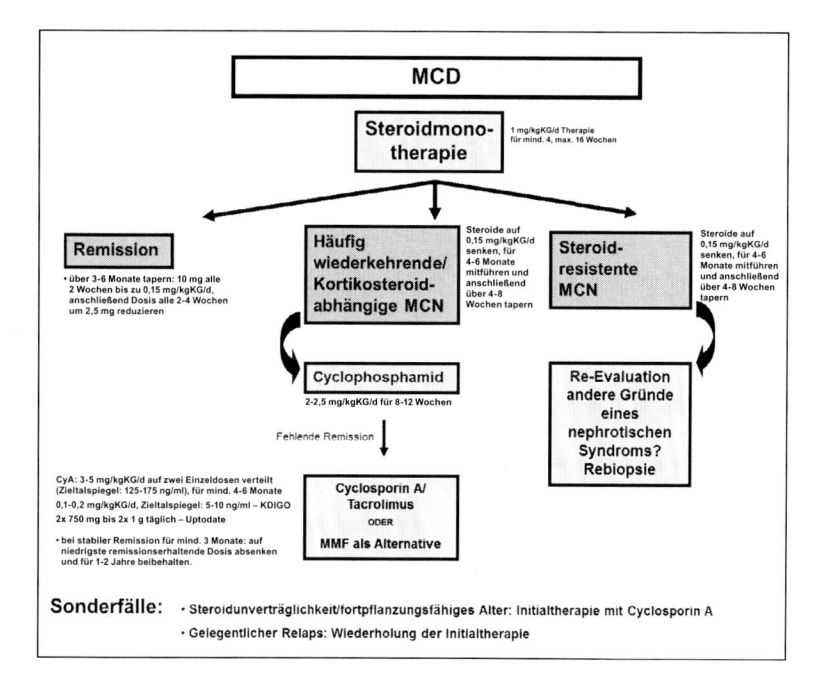

```
                              ┌─────┐
                              │ MCD │
                              └──┬──┘
                                 │
                      ┌──────────────────┐   1 mg/kgKG/d Therapie
                      │ Steroidmono-     │   für mind. 4, max. 16 Wochen
                      │ therapie         │
                      └──────────────────┘
        ┌────────────────┬─────────────────┬──────────────────┐
        ▼                ▼                 ▼                  ▼
  ┌───────────┐   ┌──────────────┐  Steroide auf      ┌──────────────┐  Steroide auf
  │ Remission │   │ Häufig       │  0,15 mg/kgKG/d    │ Steroid-     │  0,15 mg/kgKG/d
  └───────────┘   │ wiederkehrende/│ senken, für       │ resistente   │  senken, für 4-6
  • über 3-6 Monate│ Kortikosteroid-│ 4-6 Monate       │ MCN          │  Monate mitführen
   tapern: 10 mg alle│ abhängige MCN│ mitführen und                   │  und anschließend
   2 Wochen bis zu   └──────┬──────┘ anschließend     └──────┬───────┘  über 4-8 Wochen
   0,15 mg/kgKG/d,         │        über 4-8                │            tapern
   anschließend Dosis      │        Wochen tapern           │
   alle 2-4 Wochen         ▼                                ▼
   um 2,5 mg reduzieren ┌──────────────┐             ┌──────────────┐
                        │ Cyclophosphamid│           │ Re-Evaluation│
                        │ 2-2,5 mg/kgKG/d│           │ andere Gründe│
                        │ für 8-12 Wochen│           │ eines        │
                        └──────┬─────────┘           │ nephrotischen│
                     Fehlende Remission              │ Syndroms?    │
  CyA: 3-5 mg/kgKG/d auf zwei ▼                      │ Rebiopsie    │
  Einzeldosen verteilt  ┌──────────────┐             └──────────────┘
  (Zielspiegel: 125-175 │ Cyclosporin A/│
  ng/ml), für mind. 4-6 │ Tacrolimus   │
  Monate                │    ODER      │
  0,1-0,2 mg/kgKG/d,    │ MMF als Alternative│
  Zielspiegel: 5-10     └──────────────┘
  ng/ml – KDIGO
  2x 750 mg bis 2x 1 g
  täglich – Uptodate
  • bei stabiler Remission für mind. 3 Monate: auf
   niedrigste remissionserhaltende Dosis absenken
   und für 1-2 Jahre beibehalten.

Sonderfälle:  • Steroidunverträglichkeit/fortpflanzungsfähiges Alter: Initialtherapie mit Cyclosporin A
              • Gelegentlicher Relaps: Wiederholung der Initialtherapie
```

Rituximab

Obwohl es keine größeren randomisierten Studien bei Erwachsenen gibt, existieren zahlreiche Berichte, welche einen positiven Effekt von Rituximab bei der häufig wiederkehrenden oder Kortikosteroid-abhängigen MCD dokumentieren. In der größten Studie hierzu (25 erwachsene Patienten mit Kortikosteroid-abhängiger MCD) erreichten alle Patienten eine komplette Remission nach 3 Monaten und 24 von 25 Patienten eine komplette Remission nach 12 Monaten (Takei et al., 2013). Als Dosis wurden 375 mg/m^2 zu Beginn und nach 6 Monaten appliziert (Takei et al., 2013). Daher ist bei Patienten mit einer Kortikosteroid-abhängigen MCD eine Rituximabtherapie zu erwägen, insbesondere, wenn eine Therapie mit Cyclophosphamide und Cyclosporin keine Remission herbeiführen konnte.

Literatur

Chugh S.S., Clement L.C. & Mace, C. (2012). New insights into human minimal change disease: lessons from animal models. *Am J Kidney Dis* 59, 284-292.

Clement L.C., Avila-Casado C., Mace C. et al. (2011). Podocyte-secreted angiopoietin-like-4 mediates proteinuria in glucocorticoid-sensitive nephrotic syndrome. *Nat Med 17,* 117-122.

Floege J. (2013). KDIGO-Leitlinien zur Behandlung von Glomerulonephritiden. *Der Nephrologe,* doi:10.1007/s11560-013-0754-z.

Glassock R.J. (2003). Secondary minimal change disease. *Nephrology, dialysis, transplantation: official publication of the European Dialysis and Transplant Association – European Renal Association 18, Suppl 6,* vi52-58.

Hogan J. & Radhakrishnan J. (2013). The treatment of minimal change disease in adults. *J Am Soc Nephrol 24,* 702-711.

Lombel R.M., Gipson D.S., Hodson E.M. & Kidney Disease: Improving Global O. (2013). Treatment of steroid-sensitive nephrotic syndrome: new guidelines from KDIGO. *Pediatr Nephrol 28,* 415-426.

Shalhoub R.J. (1974). Pathogenesis of lipoid nephrosis: a disorder of T-cell function. *Lancet 2,* 556-560.

Takei, T., Itabashi, M., Moriyama, T. et al. (2013). Effect of single-dose rituximab on steroid-dependent minimal-change nephrotic syndrome in adults. *Nephrology, dialysis, transplantation: official publication of the European Dialysis and Transplant Association – European Renal Association 28,* 1225-1232.

Waldman M., Crew R.J., Valeri A. et al. (2007). Adult minimal-change disease: clinical characteristics, treatment, and outcomes. *Clin J Am Soc Nephrol 2,* 445-453.

Fokal-Segmentale Glomerulosklerose (FSGS)

Marcus J. Möller

Diagnose und Definition

Die fokale und segmentale Glomerulosklerose (FSGS) ist per Definition eine histologische Diagnose aus der Nierenbiopsie (D'Agati, Kaskel et al., 2011). Das bedeutet, immer wenn eine sklerotische Läsion in einem der Glomeruli gesehen wird, wird der Pathologe eine FSGS diagnostizieren. Aus historischen Gründen wird noch zwischen einer primären und sekundären FSGS unterschieden.

„Primäre FSGS": Die FSGS tritt selten „primär" („ideopathisch") auf (d.h. ohne ersichtlichen spezifischen histologischen Nachweis einer primären Erkrankung, also vermutlich meist als Folge einer zugrunde liegenden *minimal change*-Nephropathie). Nach Meinung des Autors suggeriert der Ausdruck, dass die primäre FSGS eine eigene Krankheitsentität ist. Dies ist jedoch sehr wahrscheinlich nicht der Fall und die korrekte Bezeichnung wäre eher: „minimal change Nephropathie mit sekundärer FSGS". Die FSGS zeigt hier lediglich an, dass die auslösende minimal change Nephropathie zu einem Nierenfunktionsverlust führt und deshalb eher aggressiv therapiert werden sollte.

„Sekundäre FSGS": Weitaus häufiger ist die sekundäre FSGS, als gemeinsame Endstrecke aller sonstigen glomerulären Erkrankungen oder Läsionen, die zu einem chronischen Nierenfunktionsverlust führen (also praktisch alle). Da auch die primäre FSGS als Folge einer *minimal change*-Nephropathie auftritt, gibt es nach der persönlichen Meinung des Autors nur die sekundäre FSGS.

Pathogenese der FSGS

Ein sehr breites Spektrum initaler Schädigungen kann eine FSGS auslösen. Allen Auslösern gemeinsam scheint eine Schädigung der Podozyten (die zu Proteinurie und Verlust von Podozyten führt) und – im Unterschied zur *minimal change*-Nephropathie – eine fokale Aktivierung von glomerulären Parietalzellen zu sein (Smeets

& Moeller, 2012). Im Frühstadium bildet sich eine zelluläre Verbindung zwischen einem Segment des kapillären Konvoluts und der Bowman'schen Kapsel. Der Nachweis solcher „Adhäsionen" ist diagnostisch und pathophysiologisch für die FSGS bedeutsam, da die Adhäsion als Eintrittspforte für aktivierte Parietalzellen in das betroffene Segment dient. Eingewanderte Parietalzellen legen Matrix ab, was zu einer fortschreitenden fokalen (= nur einige Glomeruli sind betroffen) und segmentalen (= nur einige Segmente des Glomerulus sind betroffen) Glomerulosklerose führt.

Epidemiologie

Wahrscheinlich weil die meisten Zivilisationserkrankungen (Bluthochdruck, Diabetes, Adipositas, etc.) auch zu einer sekundären FSGS führen können, ist die Inzidenz aller Formen der FSGS insgesamt zunehmend. In den USA waren im Jahre 2000 ca. 2,3% der Bevölkerung betroffen (0,2% in 1980) (Kitiyakara, Eggers et al., 2004). Im Allgemeinen ist eine FSGS häufiger in männlichen (ca. 2x) und schwarz-afrikanischen Patienten.

Im Vergleich zu anderen Glomerulopathien mit nephrotischem Syndrom kommen die membranöse GN, die MCN, die primäre FSGS, die membranoproliferative Glomerulonephritis und restliche GNs im Verhältnis von ca. 40:20:15:7:18 vor (Lewis, Baildom et al., 1988; Bhimma, Coovadia et al., 1997; Borok, Nathoo et al., 1997).

Klinik

Die „primäre FSGS" sollte eher als sekundäre FSGS bei einer *minimal change*-GN bezeichnet werden und manifestiert sich mit einem meist plötzlich einsetzenden nephrotischen Syndrom (siehe Klinik der *minimal change*-GN).

Die klassische „sekundäre FSGS" wird meist nebenbefundlich histologisch diagnostiziert, da ja per Definition eine glomeruläre Krankheit oder Schädigung vorliegen muss, die zur „sekundären FSGS" geführt hat. Die klinischen Befunde sind deshalb auch vom breiten Spektrum der möglichen primären Erkrankung abhängig. Die Proteinurie ist meist geringer. Ödeme, Bluthochdruck, pathologischer U-Status (nephritisch oder nephrotisch) sind optionale Befunde.

Diagnose

In Erwachsenen muss eine Nierenbiopsie durchgeführt und elektronenmikroskopisch beurteilt werden. Für eine Abgrenzung gegenüber anderen Glomerulopathien (insbes. der *minimal change*-GN) ist für die Validität der Diagnose eine hohe Anzahl von Glomeruli

Klinisches Bild	Therapie	Bemerkungen
Subnephrotische Proteinurie ohne Symptome Wahrscheinliche Diagnose: „maladaptive FSGS"	Supportive Therapie: 1. optimale Blutdruckeinstellung (< 125/75 mmHg) 2. RAAS-Inhibition 3. Salzarme Kost (sonst wirken die RAAS Hemmer nicht)	Wenig Proteinurie impliziert die glomeruläre Vernarbung als Ursache und die Abwesenheit einer aktiven *minimal changes*-GN
Nephrotisches Syndrom, hohes Risiko für Komplikationen des nephrotischen Syndroms Wahrscheinliche Diagnose: „minimal changes-GN mit sekundärer FSGS" (früher: „primäre FSGS")	Supportive Therapie wie oben und Predniso(lo)n 1 mg/KG/Tag für bis zu 16 Wochen, wie bei *minimal changes*-GN	Ähnelt der Standardtherapie der *minimal change*-Nephropathie. Im Falle eines Rezidivs und/oder „Steroidresistenz" siehe Therapiealgorithmus Abbildung 1.

Tabelle 1
Therapeutische Optionen der „primären" FSGS. Im Falle einer sekundären FSGS wird die Therapie auf die Behandlung der auslösenden Primärerkrankungen gelegt und die supportive Therapie optimiert.
RAAS: Renin-Angiotensin-Aldosteron System
(Appel & D'Agati, 2010)

in der Biopsie bedeutsam (idealerweise > 15 Glomeruli, d.h. bei Verdacht möglichst 2 Stanzzylinder asservieren).

Therapie (für Erwachsene)

Die Klinik und Therapie der primären FSGS ähnelt der *minimal change*-GN (siehe Therapiealgorhythmus Tabelle 1). Die Therapie-Empfehlungen sind lediglich etwas verschärft, da die FSGS zu irreversiblem Nierenfunktionsverlust führt und zum Teil weniger gut auf eine immunsuppressive Therapie anspricht.

Bei der sekundären FSGS mit subnephrotischer Proteinurie steht die Therapie der auslösenden Grunderkrankung im Vordergrund. Um die Progression der Niereninsuffizienz zu verlangsamen, ist eine optimale supportive Therapie anzustreben:
1. Optimale Blutdruckeinstellung (möglichst < 125/75 mmHg, Vasodilatoren meiden, Diuretika, RAAS-Hemmer und kardio-selektive Beta-Blocker sind zu bevorzugen),
2. Salz- und Eiweiß-reduzierte Kost (mindert das extrazelluläre Volumen, den Blutdruck und damit die GFR, was die Progression verlangsamt),
3. Hemmung des Renin-Angiotensin-Systems,
4. Gabe eines Statins,

5. BMI < 25 (mindert ebenfalls das Blutvolumen und so die GFR) und regelmäßige körperliche Aktivität.

Die immunsuppressive Therapie der primären FSGS mit dem klinischen Erscheinungsbild einer *minimal change*-GN (nephrotisches Syndrom) ist, auch im Falle eines Rückfalls, etwas intensiver, aber dennoch grundsätzlich ähnlich der *minimal change*-GN (Abbildung 1). Im Gegensatz zur *minimal change*-GN kann bei der Steroid-resistenten primären FSGS zuerst mit Calcineurininhibitoren (+Steroid!) und erst sekundär mit Endoxan therapiert werden (Group, 2012). Eine Therapie mit Cyclosporin A (3-5 mg/Kg/Tag; initiale Talspiegel 125-175 ng/ml) oder Tacrolimus (0,05-0,1 mg/KG/Tag; initiale Talspiegel 5-10 ng/ml) sollte initial höhere Wirkspiegel anstreben und mit 0,15 mg/KG/Tag Prednisolon für 4-6 Monate kombiniert werden (dann über 4-8 Wochen ausschleichen) (Group, 2012). Nach Erreichen einer Remission sollten die Calcineurininhibitoren mit niedrigeren Wirkspiegeln für mindestens 1 Jahr fortgeführt und dann ggf. langsam ausgeschlichen werden. Wird eine starke Immunsuppression verabreicht, so sollte eine prophylaktische Antibiose z.B. mit Cotrim forte 3 Tabletten pro Woche erfolgen (Cave: nicht geben bei GFR < 30 ml/Min.).

Die kollabierende Variante der FSGS ist ein seltener Sonderfall und meist Folge einer akuten Toxizität (z.B. Pamidronattherapie, Therapie durch Absetzen des Medikaments) oder einer HIV-Infektion in meist schwarz-afrikanischen Patienten (Behandlung durch antiretrovirale Therapie).

Negative Prognosefaktoren für eine Progression der Niereninsuffizienz sind v.a. das Nicht-Erreichen einer Remission der Proteinurie (Korbet, Schwartz et al., 1994).

Literatur

Appel G.B. & V.D. D'Agati (2010). Primary and Secondary (Non-Genetic) Causes of Focal and Segmental Glomerulosclerosis. In: J. Floege, R. J. Johnson & J. Feehally, *Comprehensive Clinical Nephrology* (S. 228-240). St. Louis, MO, USA, Elsevier.

Bhimma R., H.M. Coovadia & M. Adhikari (1997). Nephrotic syndrome in South African children: changing perspectives over 20 years. *Pediatr Nephrol 11 (4)*, 429-434.

Borok M.Z., K.J. Nathoo, R. Gabriel & K.A. Porter (1997). Clinicopathological features of Zimbabwean patients with sustained proteinuria. *Cent Afr J Med 43 (6)*, 152-158.

D'Agati V.D., F.J. Kaskel & R.J. Falk (2011). Focal segmental glomerulosclerosis. *N Engl J Med 365 (25)*, 2398-2411.

Group K.D.I.G.O.K.G.W. (2012). KDIGO Clinical Practice Guideline for Glomerulonephritis. *Kidney Int Suppl 2*, 139-274.

Kitiyakara C., P. Eggers & J.B. Kopp (2004). Twenty-one-year trend in ESRD due to focal segmental glomerulosclerosis in the United States. *Am J Kidney Dis 44 (5)*, 815-825.

Korbet S.M., M.M. Schwartz & E.J. Lewis (1994). Primary focal segmental glomerulosclerosis: clinical course and response to therapy. *Am J Kidney Dis 23 (6)*, 773-783.

Lewis M.A., Baildom E.M., Davies N. et al. (1988). Steroid-sensitive minimal change nephrotic syndrome. Long-term follow-up. *Contrib Nephrol 67*, 226-228.

Smeets B. & M.J. Moeller (2012). Parietal epithelial cells and podocytes in glomerular diseases. *Semin Nephrol 32 (4)*, 357-367.

Symptomatische Therapie bei nephrotischem Syndrom: Was ist gesichert?

Thomas Benzing

Glomeruläre Nierenerkrankungen gehören zu den häufigsten Nierenerkrankungen und stellen die führende Ursache für eine dialysepflichtige Niereninsuffizienz weltweit dar. Seit langer Zeit ist es klar, dass die Höhe der Proteinurie mit dem jährlichen Verlust an glomerulärer Filtrationsrate korreliert (Peterson et al., 1995; Remuzzi et al., 2004). Es konnte außerdem gezeigt werden, dass die antiproteinurische Intervention das Risiko der Progression einer Nierenerkrankung verhindert (Ruggenenti et al., 2008). Neue Daten zeigen darüber hinaus, dass nicht nur die Progression der chronischen Nierenerkrankung (CKD) direkt mit der Höhe der Proteinurie korreliert, sondern dass auch das kardiovaskuläre Risiko, die kardiovaskuläre Morbidität und Mortalität, direkt mit der Höhe der Proteinurie zusammenhängt (Hemmelgarn et al., 2010). CKD und Proteinurie sind dabei unter den bedeutendsten kardiovaskulären Risikofaktoren, die aktuell bekannt sind (Tonelli et al., 2012). Aus diesen Gründen kommt der antiproteinurischen Therapie bei nephrotischem Syndrom höchste Bedeutung zu. Welche Interventionen jedoch stehen zur Verfügung? Welche der therapeutischen Interventionen sind gesichert? Im Folgenden soll ein Überblick über die aktuell verfügbaren Maßnahmen der antiproteinurischen Therapie gegeben werden. Es handelt sich hierbei um Maßnahmen, die gegebenenfalls die kausale bzw. auf die Krankheitsentität bezogene Therapie (Immunsuppression, Immunmodulation, …) ergänzen.

1. Blutdruckkontrolle

In vielfältigen Studien konnte gezeigt werden, dass die konsequente Blutdruckkontrolle nicht nur die Mortalität bei erhöhtem kardiovaskulärem Risiko für Nierenpatienten senkt, sondern dass direkt die Progression sowohl bei diabetischen als auch bei nicht-diabetischen Nierenerkrankungen günstig beeinflusst werden kann. Dieser positive Effekt ist besonders deutlich bei proteinurischen Nierenerkrankungen (Bakris et al., 2000). Die Progression einer proteinurischen Nierenerkrankung hängt stark von sekundären hämodynamischen und metabolischen Faktoren ab und kann unabhängig von der Aktivität der zu Grunde liegenden Erkrankung sein. So finden sich bei vielen proteinurischen Nierenerkrankungen bei längerem Verlauf zusätzliche Zeichen einer sekundären fokal-segmentalen Glomerulosklerose als Zeichen des Hyperperfusionsschadens, welcher aufgepropft auf einen primären glomerulären Schaden erscheint (Sarafidis et al., 2007). In vielfältigen Studien konnte die günstige Beeinflussung der Proteinurie und der Progression einer proteinurischen Nierenerkrankung durch konsequente Blutdruckkontrolle dokumentiert werden. Gemäß der Leitlinien der Deutschen Hochdruckliga, welche weitestgehend im Einklang mit europäischen und internationalen Leitlinien sind, wird bei CKD und einer Proteinurie < 1 g/g Krea ein Blutdruck von 130/80 mmHG und bei CKD mit Proteinurie > 1 g/g Krea ein Blutdruck von 125/75 mmHG angestrebt. Bei der Blutdruckeinstellung sind Angiotensinrezeptor-Blocker (ARB) und ACE-Hemmer in der Regel in Kombination mit einem Diuretikum zu bevorzugen. Dies liegt an der gleichzeitigen günstigen Beeinflussung der Progression der CKD durch RAS-Blockade und der Reduktion der glomerulären Hyperperfusion durch Vasodilatation des Vas efferens. Auch wenn zum Einsatz der ACE-Hemmer und insbesondere bei der kardiovaskulären Protektion durch ACE-Hemmer deutlich mehr Daten vorliegen als für ARB, scheint der antiproteinurische Effekt von ACE-Hemmern und ARB in etwa äquivalent günstig zu sein (Kunz et al., 2008). Nichtdihydropyridin-Calciumantagonisten wie Diltiazem und Verapamil haben signifikante antiproteinurische Eigenschaften (Bakris et al., 2004). Im Gegensatz hierzu kann die Proteinurie unter Dihydropyridinen wie Amlodipin oder Nifedipin deutlich zunehmen, was Berücksichtigung bei der Blutdrucktherapie finden muss (Agodoa et al., 2001). Insgesamt gilt jedoch die Regel, dass sinnvolle Medikamentenkombinationen mit dem Ziel einer konsequenten Blutdruckeinstellung gewählt werden sollten. Es ist sehr wichtig zu betonen, dass eine zu starke Senkung des systolischen Blutdrucks, also auf Werte unter 110 mmHG systolisch, insbesondere beim älteren Patienten mit einem erhöhten Risiko für Schlaganfall und Progression der Nierenerkrankung verbunden sind (Jafar et al., 2003; Kovesdy et al., 2013; Weiner et al., 2007). Zu niedrige Blutdruckwerte sollten also vermieden werden. Es kann zusammengefasst werden, dass einer effektiven Blutdrucksenkung große Bedeutung bei der Therapie der Proteinurie zukommt. Nachdem mehrere jüngere Studien zeigen konnten, dass eine sehr enge Blutdruckeinstellung (< 130 mmHg systolisch) keinen wesentlichen

Vorteil bzgl. Progression der Nierenerkrankung, Proteinurie oder kardiovaskulärer Mortalität ergibt, ist ein Blutdruckziel von 130/80 mmHg (entsprechend 125/75 mmHg in der Eigenmessung oder im Tagesmittelwert des 24-Stunden-Blutdruckprotokolls) angemessen.

2. Blockade des Renin-Angiotensin-Systems

Der günstige Effekt einer Blockade des Renin-Angiotensin-Systems (RAS) auf das Ausmaß einer Proteinurie und die Progression der CKD ist in vielfältigen Studien hinreichend belegt. Dabei konnten sowohl bei diabetischer als auch bei nicht-diabetischer Nierenerkrankung durch den Einsatz von ARB bzw. ACE-Hemmern deutliche Effekte erzielt werden (Brenner et al., 2001). Dabei scheint eine höhere Dosis der jeweiligen Medikamente mit einer deutlichen Senkung des intraglomerulären Drucks und damit einer sehr günstigen Beeinflussung der Proteinurie und damit der Progression der chronischen Nierenerkrankung verbunden zu sein. Jüngste Daten aus der SMART-Trial zeigen, dass die supramaximale Dosierung eines ARB über den Blutdruck hinaus positive Effekte auf die Proteinurie haben kann (Burgess et al., 2009). Da darüber hinaus die kardiovaskuläre Morbidität und Mortalität bei Hochrisikopatienten deutlich günstig beeinflusst werden kann, kommt dem Therapieprinzip der RAS-Blockade auch aus kardialogischer Sicht höchste Bedeutung zu (Gerstein et al., 2001; Sokol et al., 2004; Teo et al., 2004). Mit dem direkten Renin-Inhibitor Aliskiren steht neuerdings ein weiteres Therapieprinzip zur RAS-Blockade zur Verfügung (Muller and Luft, 2006; Pilz et al., 2005). Aber auch wenn die Ergänzung der RAS-Blockade mit Aliskiren zusätzlich zum ARB die Proteinurie bei diabetischer Nephropathie günstig beeinflussen konnte (Parving et al., 2008), kann weder Mortalität noch Progression der CKD günstig beeinflusst werden (Parving et al., 2012). Da gleichzeitig deutliche Nebenwirkungen in der Kombination aufgetreten sind, ist die Kombination von Aliskiren mit ARB (oder ACE-Hemmer) obsolet. Obwohl vom Konzept her die Kombination verschiedener Medikamente zur effektiven RAS-Blockade in der Therapie der Proteinurie Sinn machen würde, gibt es klare Daten, die eine Kombinationstherapie von ARB und ACE-Hemmern in der Therapie der CKD verbieten (Mann et al., 2008). Es ergab sich unter der Kombination aus ACE-Hemmer und ARB zwar eine Reduktion der Proteinurie, jedoch resultierte nicht nur eine raschere Progression der Nierenerkrankung, sondern auch eine erhöhte Mortalität bzw. Komplikationsrate in der ACE-Hemmer/ARB-Kombination.

Die COOPERATE-Studie, die initial eine Kombinationstherapie als effektiv demonstrierte, ist mittlerweile zurückgezogen worden wegen gefälschter bzw. nicht reproduzierbarer Daten (Nakao et al., 2003, 2009). Neben der ONTARGET-Studie, die zum ersten Mal die Kombinationstherapie als nicht ratsam darstellte, gibt es mittlerweile weitere Studien, die ebenfalls belegen, dass ACE-Hemmer nicht mit ARB kombiniert werden sollten (Tobe et al., 2011). Dies gilt ebenfalls für den nierenkranken Diabetiker (Fried et al., 2013). Es gilt also festzustellen, dass nach der aktuellen Studienlage eine Kombination aus ACE-Hemmern und ARB definitiv obsolet ist. ACE-Hemmer und ARB scheinen in ihrer antiproteinurischen Wirkung etwa gleichwertig. Wichtig ist, dass die jeweilig gewählte Substanz entsprechend hoch dosiert wird. Die Hypothese, dass die Effektivität einer RAS-Blockade mit dem Ausmaß einer Proteinurie zusammenhängt, konnte in der kürzlich veröffentlichten TRANSCEND-Studie geklärt werden (Mann et al., 2009). Dabei zeigte sich, dass die Effektivität der RAS-Inhibition vom Ausmaß der Proteinurie abhängt (Ito, 2010).

Insgesamt kommt also der Blockade des RAS bei der antiproteinurischen Therapie höchste Bedeutung zu. Dabei gibt es kein Kreatinin-Limit für den Einsatz der ACE-Hemmer- oder ARB-Therapie (Hsu et al., 2013; Park & Hsu, 2013). In verschiedenen Studien konnte gezeigt werden, dass insbesondere bei bereits eingeschränkter Nierenfunktion die Progression der Nierenerkrankung durch den Einsatz eines ACE-Hemmers oder ARB günstig beeinflusst werden kann (Hou et al., 2006). Dies gilt auch für bereits manifeste, dialysepflichtige Niereninsuffizienz. In der REIN-Trial konnte außerdem gezeigt werden, dass auch Patienten in der Peritonealdialyse bzgl. ihrer Restnierenfunktion vom Einsatz eines ACE-Hemmers profitieren (Perna et al., 2000; Ruggenenti et al., 1999). Wichtig hierbei ist zu beachten, dass bei Patienten mit fortgeschrittener CKD der Serumkaliumwert nach Therapiestart bzw. -änderung kontrolliert werden muss, da die Rate an Hyperkaliämie insbesondere bei fortgeschrittener CKD deutlich zunimmt.

3. Gewichtsreduktion

Es gibt vielfältige Studien, welche unterstreichen, dass die Gewichtsabnahme beim adipösen Patienten antiproteinurisch wirkt. Dies gilt sowohl für diabetische als auch für nicht-diabetische proteinurische Nierenerkrankungen. Insofern ist eine Gewichtsnormalisierung beim adipösen Patienten auch bei nicht diabetischer Genese dringend anzuraten (Wilmer et al., 2003). Unglücklicherweise scheint dies nur unzureichend für die fortgeschrittene diabetische Nephropathie zuzutreffen (Gerstein, 2013; Look et al., 2013). Kürzlich publizierte Daten zeigen Benefit der Gewichtsreduktion übergewichtiger Diabetiker in Bezug auf Mortalität, Myokardinfarkt oder Schlaganfall über ein Follow-up von 13 Jahren.

4. Stopp des Nikotinkonsums

Das Zigarettenrauchen erhöht das Ausmaß der Proteinurie bei proteinurischen Nierenerkrankungen und ist assoziiert mit einer ungünstigen Beeinflussung der Progression der CKD (Wilmer et al., 2003). Dabei konnte gezeigt werden, dass das Kondensat des Zigarettenrauchs im Versuchstier sowohl die Proteinurie als auch die Glomerulosklerose aggraviert. Selbstverständlich ist der Zigarettenrauch auch mit einer deutlich erhöhten Gefahr kardiovaskulärer Komplikationen beim sowieso bereits hoch gefährdeten CKD-Patienten assoziiert. Deshalb muss dem Stopp eines Nikotinkonsums Aufmerksamkeit und dem Patienten die nötige Unterstützung zukommen. Dies kann durchaus in vielen Fällen psychosomatische Interventionen erfordern, welche auch vom Nephrologen eingeleitet werden müssen.

5. Kochsalzarme und eiweißkontrollierte Diät

Für die Einschränkung der Kochsalzaufnahme gibt es eine Vielzahl von Argumenten beim proteinurischen Patienten (Krikken et al., 2009). Es konnte in der Vergangenheit gezeigt werden, dass hohe Kochsalzaufnahme nicht nur die Effektivität der diuretischen Therapie verhindert, sondern vor allem auch die antiproteinurische Wirkung von ACE-Hemmern, ARB oder Calciumantagonisten selbst bei normalem Blutdruck ungünstig beeinflusst (Esnault et al., 2005). Im Gegensatz hierzu führt eine Natriumdepletion zu einer Verstärkung des antiproteinurischen Effekts von ACE-Hemmern (Buter et al., 1998; Esnault et al., 2005) und vermindert per se bereits die Proteinurie (Swift et al., 2005). Darüber hinaus scheint eine hohe Kochsalzaufnahme die Progression der chronischen Nierenerkrankung ungünstig zu beeinflussen (Mishra et al., 2005) – mit Effekten, die blutdruckabhängig und blutdruckunabhängig sind. Insofern ist eine Einschränkung der Kochsalzaufnahme auf unter 5 g/Tag anzustreben. Der positive Effekt der natriumarmen Ernährung kann verstärkt werden durch die negative Natriumbilanz bei Einsatz eines Diuretikums. Bei Patienten, die mit ACE-Hemmer oder ARB therapiert werden, führt die Kombination aus Kochsalzrestriktion mit einem Diuretikum zu einer deutlichen Verstärkung des antiproteinurischen Effekts verglichen mit einer der beiden Interventionen alleine (Buter et al., 1998; Vogt et al., 2008).

Nach wie vor gibt es eine gewisse Rationale zur Eiweißrestriktion bei nephrotischem Syndrom. Allerdings kann die deutliche Eiweißrestriktion auf unter 0,8 g/kgKG/Tag, welche Gegenstand der Therapie vor einigen Jahren war, nicht mehr generell so empfohlen werden. Eine moderate Eiweißrestriktion (0,8-1,0 g/kgKG/Tag) reduziert jedoch Proteinurie und Progression der CKD (Ikizler, 2009). Hierbei ist das Auftreten einer Malnutrition dringend zu vermeiden, da die Malnutrition als prognostisch ungünstiger Faktor beim Einsetzen einer Dialysetherapie bei fortgeschrittener Nierenerkrankung gilt. Mittlerweile sind ausgesprochen gute Daten publiziert, die einen großen Vorteil mediterraner Ernährung (Olivenöl, Nüsse) und des Genusses von moderaten Mengen an Alkohol in Bezug auf Mortalität und Progression der Nierenerkrankung zeigen (Bao et al., 2013; Dunkler et al., 2013; Estruch et al., 2013).

6. Statine und Therapie der Hyperlipidämie

Es konnte gezeigt werden, dass Statine effektiv Cholesterin und LDL-Cholesterin auch beim nephrotischen Syndrom senken können (Rabelink et al., 1988). Dabei werden allerdings die Zielwerte in der Regel nur bei deutlich höherer Dosis eines Statins erreichbar. Die Entscheidung über den Einsatz einer lipidsenkenden Therapie muss im Einzelfall geklärt werden. Dabei gilt, dass die effektivste lipidsenkende Therapie in der Kontrolle der Proteinurie und der Therapie der Grundkrankheit besteht. Insofern kommt gerade bei der lipidsenkenden Therapie dem Einsatz von ACE-Hemmern/ARB durch Kontrolle der Proteinurie besondere Bedeutung zu. Es gibt Hinweise, dass Statine bei nephrotischem Sydnrom die Endothelfunktion verbessern (Dogra et al., 2002) und die Progression der CKD hemmen können (Shepherd et al., 2007), weshalb Statine in der Regel Teil der Therapie proteinurischer Nierenerkrankungen sind. Im Rattenmodell konnte gezeigt werden, dass die Zugabe von Rosuvastatin zur RAS-Blockade eine Proteinurie bei diabetischen Ratten komplett verhindern konnte (Zoja et al., 2011). Diese Daten konnten jedoch am Menschen bislang noch nicht bestätigt werden (Ruggenenti et al., 2010). Jüngste Hinweise, dass die Statintherapie die Rate an thrombembolischen Komplikationen bei nephrotischem Syndrom reduzieren kann, sind äußerst interessant, bedürfen jedoch noch der genaueren Bestätigung (Resh et al., 2011).

7. Vermeidung von nicht-steroidalen Antiphlogistika

Ohne Zweifel sind nicht-steroidale Antiphlogistika (NSAID) bei proteinurischen Nierenerkrankungen ausgesprochen ungünstig. Sie vermindern die antiproteinurische Wirkung von ACE-Hemmern, verschlechtern die Wirksamkeit der RAS-Blockade zur Blutdrucksenkung, wirken nephrotoxisch und sind darüber hinaus mit einer erhöhten Rate an akutem Nierenversagen verbunden. Ganz besonders bedeutsam ist jedoch die Tatsache, dass viele proteinurische Nierenerkrankungen chronisch verlaufen und über viele Jahre zu einem ganz langsamen Verlust der Nierenfunktion führen. Der Einsatz von NSAID kann dabei immer wieder kleinste akute Schäden setzen, die die Spirale der Verschlechterung der Nierenfunktion ungünstig beeinflussen (Dear & Yuen, 2008). Deshalb ist der Einsatz von NSAID und ebenso Cox-2-Inhibitoren dringend zu vermeiden. Sollten Schmerzmittel eingesetzt werden müssen, kann Paracetamol oder Metamizol recht sicher eingesetzt werden.

8. Natriumbikarbonat zur Nephroprotektion

Eine kürzliche Studie schlägt vor, dass die orale Gabe von Natriumbikarbonat renoprotektiv wirkt (de Brito-Ashurst et al., 2009). Dabei konnten die Autoren zeigen, dass die Intervention mit oralem Bikarbonat zu einer dramatischen Verzögerung des Einsatzes einer dialysepflichtigen Niereninsuffizienz führte. Allerdings handelt es sich bei der vorliegenden Studie um eine recht kleine Studie. Ob orales Bikarbonat wirklich proteinurische und nicht-proteinurische Nierenerkrankungen so günstig beeinflussen kann, muss in weiteren Studien noch geklärt werden (Kovesdy & Kalantar-Zadeh, 2010).

9. Blutzuckerkontrolle

Es ist unstrittig, dass die strikte Blutzuckerkontrolle das Auftreten einer Mikroalbuminurie beim Typ-1-Diabetiker verzögern kann. Eine Progressionshemmung ist dabei zumindest in Frühphasen der Nephropathie möglich. So konnte gezeigt werden, dass die Pankreastransplantation beim Typ-1-Diabetiker das Auftreten und den Verlauf einer diabetischen Nephropathie günstig beeinflusst. Daten der UKPDS-Studie zeigten darüber hinaus, dass der Vorteil einer intensiven antihyperglykämischen Therapie in Bezug auf die mikrovaskulären Endpunkte wie Mikroalbuminurie über viele Jahre anhalten. Dennoch ist die Effektivität einer blutzuckersenkenden Therapie mit der dramatischen Effektivität einer blutdrucksenkenden Therapie nicht vergleichbar (Vijan & Hayward, 2003). Ist es also sinnvoll, eine normnahe Blutzuckereinstellung beim Typ-2-Diabetiker zu erzwingen? Dieser Frage widmeten sich in den vergangenen Jahren mehrere Studien (Dluhy & McMahon, 2008). Dabei wurde in der ACCORD-Studie untersucht, ob die intensive Blutzuckereinstellung mit einem HbA1c-Ziel von $\leq 6{,}0\%$ einen günstigen Effekt auf die primären Endpunkte nichttödlicher Herzinfarkt, Schlaganfall und kardiovaskulärer Tod hat. Diese Studie musste vor Abschluss der Auswertung abgebrochen werden, da sich eine Übersterblichkeit in der intensiv behandelten Gruppe ergab (Gerstein et al., 2008). Weder auf die mikro- noch auf die makrovaskulären Endpunkte ließen sich positive Effekte nachweisen. Eine zweite Studie, die etwas vorsichtiger in der Blutzuckereinstellung angelegt war, hatte zum Ziel, den HbA1c auf $< 6{,}5\%$ einzustellen. Auch hier waren makrovaskuläre und mikravaskuläre Endpunkte definiert. Jedoch konnten auch in dieser ADVANCE-Studie keine signifikanten positiven Effekte auf die Mortalität erzielt werden. Die makrovaskulären Endpunkte und die Mortalität blieben unbeeinflusst. Es fand sich jedoch ein leichter Trend zur positiven Beeinflussung mikrovaskulärer Endpunkte und im engeren Sinne der Mikroalbuminurie. Insofern ist die adäquate Blutzuckereinstellung sicherlich sinnvoll. Zu einer extrem intensiven Blutzuckereinstellung kann aber beim Typ-2-Diabetiker nicht geraten werden. Die amerikanischen Leitlinien (American Diabetes Association) empfehlen deshalb insbesondere beim älteren Typ-2-Diabetiker ein HbA1c-Ziel $< 7\%$. Insbesondere sollte eine Polymedikation mit mehr als 2-3 Diabetes-Medikamenten vermieden werden.

Zusammenfassend kann also festgestellt werden, dass die konsequente antiproteinurische Therapie zu einer modernen Therapie proteinurischer Nierenerkrankung gehört. Besonderes Augenmerk gilt dabei der konsequenten Blutdruckeinstellung, der RAS-Blockade und der Vermeidung ungünstiger Progressionsfaktoren. Diese Therapieziele erfordern den Einsatz einer Kombinationsmedikation, die in der Regel zumindest ein Diuretikum und ein Medikament zur RAS-Blockade in ausreichender Dosierung beinhaltet. Eine Kombination verschiedener RAS-blockierender Medikamente ist obsolet. Wichtig scheint darüber hinaus zu betonen, dass eine frühe Vorstellung proteinurischer Patienten beim Nephrologen maßgeblich zur Verbesserung der Prognose dieser Patienten beitragen kann. Notfallmäßige Dialyseeinleitungen bei Urämie oder Hyperkaliämie, schwere metabolische Azidosen und ausgeprägte Volumenentgleisungen lassen sich durch die Kooperation verschiedener Fachdisziplinen einfach vermeiden. In vielen Studien zeigen sich bereits jetzt die positiven Effekte des modernen Ansatzes einer konsequenten antiproteinurischen und progressionshemmenden Therapie der chronischen Nierenerkrankung, was Mut machen sollte, diese konsequent umzusetzen.

Literatur

Lancet (2009). Retraction – Combination treatment of angiotensin-II receptor blocker and angiotensin-converting-enzyme inhibitor in non-diabetic renal disease (COOPERATE): a randomised controlled trial. *Lancet 374,* 1226.

Agodoa L.Y., Appel L., Bakris G.L. et al. (2001). Effect of ramipril vs. amlodipine on renal outcomes in hypertensive nephrosclerosis: a randomized controlled trial. *Jama 285,* 2719-2728.

Bakris G.L., Weir M.R., Secic M. et al. (2004). Differential effects of calcium antagonist subclasses on markers of nephropathy progression. *Kidney international 65,* 1991-2002.

Bakris G.L., Williams M., Dworkin L. et al. (2000). Preserving renal function in adults with hypertension and diabetes: a consensus approach. National Kidney Foundation Hypertension and Diabetes Executive Committees Working Group. *Am J Kidney Dis 36,* 646-661.

Bao Y., Han J., Hu F.B. et al. (2013). Association of nut consumption with total and cause-specific mortality. *The New England journal of medicine 369,* 2001-2011.

Brenner B.M., Cooper M.E., de Zeeuw D. et al. (2001). Effects of losartan on renal and cardiovascular outcomes in patients with type 2 diabetes and nephropathy. *The New England journal of medicine 345,* 861-869.

Burgess E., Muirhead N., Rene de Cotret P. et al. (2009). Supramaximal dose of candesartan in proteinuric renal disease. *J Am Soc Nephrol 20,* 893-900.

Buter H., Hemmelder M.H., Navis G. et al. (1998). The blunting of the antiproteinuric efficacy of ACE inhibition by high sodium intake can be restored by hydrochlorothiazide. *Nephrol Dial Transplant 13,* 1682-1685.

de Brito-Ashurst I., Varagunam M., Raftery M.J. & Yaqoob M.M. (2009). Bicarbonate supplementation slows progression of CKD and improves nutritional status. *J Am Soc Nephrol 20,* 2075-2084.

Dear J.W. & Yuen P.S. (2008). Setting the stage for acute-on-chronic kidney injury. *Kidney international 74,* 7-9.

Dluhy R.G. & McMahon G.T. (2008). Intensive glycemic control in the ACCORD and ADVANCE trials. *The New England journal of medicine 358,* 2630-2633.

Dogra G.K., Watts G.F., Herrmann S. et al. (2002). Statin therapy improves brachial artery endothelial function in nephrotic syndrome. *Kidney international 62,* 550-557.

Dunkler D., Dehghan M., Teo K.K. et al. (2013). Diet and kidney disease in high-risk individuals with type 2 diabetes mellitus. *JAMA internal medicine 173,* 1682-1692.

Esnault V.L., Ekhlas A., Delcroix C. et al. (2005). Diuretic and enhanced sodium restriction results in improved antiproteinuric response to RAS blocking agents. *J Am Soc Nephrol 16,* 474-481.

Estruch R., Ros E. & Martinez-Gonzalez M.A. (2013). Mediterranean diet for primary prevention of cardiovascular disease. *The New England journal of medicine 369,* 676-677.

Fried L.F., Emanuele N., Zhang J.H. et al. (2013). Combined angiotensin inhibition for the treatment of diabetic nephropathy. *The New England journal of medicine 369,* 1892-1903.

Gerstein H.C. (2013). Do lifestyle changes reduce serious outcomes in diabetes? *The New England journal of medicine 369,* 189-190.

Gerstein H.C., Mann J.F., Yi Q. et al. (2001). Albuminuria and risk of cardiovascular events, death & heart failure in diabetic and nondiabetic individuals. *Jama 286,* 421-426.

Gerstein H.C., Miller M.E., Byington R.P. et al. (2008). Effects of intensive glucose lowering in type 2 diabetes. *The New England journal of medicine 358,* 2545-2559.

Hemmelgarn B.R., Manns B.J., Lloyd A. et al. (2010). Relation between kidney function, proteinuria, and adverse outcomes. *Jama 303,* 423-429.

Hou F.F., Zhang X., Zhang G.H. et al. (2006). Efficacy and safety of benazepril for advanced chronic renal insufficiency. *The New England journal of medicine 354,* 131-140.

Hsu T.W., Liu J.S., Hung S.C. et al. (2013). Renoprotective Effect of Renin-Angiotensin-Aldosterone System Blockade in Patients With Predialysis Advanced Chronic Kidney Disease, Hypertension, and Anemia. *JAMA internal medicine 131 (12),* 1525-1531.

Ikizler T.A. (2009). Dietary protein restriction in CKD: the debate continues. *Am J Kidney Dis 53,* 189-191.

Ito S. (2010). Usefulness of RAS inhibition depends on baseline albuminuria. *Nature reviews 6,* 10-11.

Jafar T.H., Stark P.C., Schmid C.H. et al. (2003). Progression of chronic kidney disease: the role of blood pressure control, proteinuria, and angiotensin-converting enzyme inhibition: a patient-level meta-analysis. *Annals of internal medicine 139,* 244-252.

Kovesdy C.P., Bleyer A.J., Molnar et al. (2013). Blood pressure and mortality in U.S. veterans with chronic kidney disease: a cohort study. *Annals of internal medicine 159,* 233-242.

Kovesdy C.P. & Kalantar-Zadeh K. (2010). Oral bicarbonate: renoprotective in CKD? *Nature reviews 6,* 15-17.

Krikken J.A., Laverman G.D. & Navis G. (2009). Benefits of dietary sodium restriction in the management of chronic kidney disease. *Current opinion in nephrology and hypertension 18,* 531-538.

Kunz R., Friedrich C., Wolbers M. & Mann J.F. (2008). Meta-analysis: effect of monotherapy and combination therapy with inhibitors of the renin angiotensin system on proteinuria in renal disease. *Annals of internal medicine 148,* 30-48.

Look A.R.G., Wing R.R., Bolin et al. (2013). Cardiovascular effects of intensive lifestyle intervention in type 2 diabetes. *The New England journal of medicine 369,* 145-154.

Mann J.F., Schmieder R.E., Dyal L. et al. (2009). Effect of telmisartan on renal outcomes: a randomized trial. *Annals of internal medicine 151,* 1-10, W11-12.

Mann J.F., Schmieder R.E., McQueen M. et al. (2008). Renal outcomes with telmisartan, ramipril, or both, in people at high vascular risk (the ONTARGET study): a multicentre, randomised, double-blind, controlled trial. *Lancet 372,* 547-553.

Mishra S.I., Jones-Burton C., Fink J.C. et al. (2005). Does dietary salt increase the risk for progression of kidney disease? *Current hypertension reports 7,* 385-391.

Muller D.N. & Luft F.C. (2006). Direct renin inhibition with aliskiren in hypertension and target organ damage. *Clin J Am Soc Nephrol 1,* 221-228.

Nakao N., Yoshimura A., Morita H. et al. (2003). Combination treatment of angiotensin-II receptor blocker and angiotensin-converting-enzyme inhibitor in non-diabetic renal disease (COOPERATE): a randomised controlled trial. *Lancet 361,* 117-124.

Park M. & Hsu C.Y. (2013). An ACE in the Hole for Patients With Advanced Chronic Kidney Disease? *JAMA internal medicine.*

Parving H.H., Brenner B.M., McMurray J.J. et al. (2012). Cardiorenal end points in a trial of aliskiren for type 2 diabetes. *The New England journal of medicine 367,* 2204-2213.

Parving H.H., Persson F., Lewis J.B. et al. (2008). Aliskiren combined with losartan in type 2 diabetes and nephropathy. *The New England journal of medicine 358,* 2433-2446.

Perna A., Ruggenenti P., Testa A. et al. (2000). ACE genotype and ACE inhibitors induced renoprotection in chronic proteinuric nephropathies. *Kidney international 57,* 274-281.

Peterson J.C., Adler S., Burkart J.M. et al. (1995). Blood pressure control, proteinuria, and the progression of renal disease. The Modification of Diet in Renal Disease Study. *Annals of internal medicine 123,* 754-762.

Pilz B., Shagdarsuren E., Wellner M. et al. (2005). Aliskiren, a human renin inhibitor, ameliorates cardiac and renal damage in double-transgenic rats. *Hypertension 46,* 569-576.

Rabelink A.J., Hene R.J., Erkelens D.W. et al. (1988). Effects of simvastatin and cholestyramine on lipoprotein profile in hyperlipidaemia of nephrotic syndrome. *Lancet 2,* 1335-1338.

Remuzzi G., Chiurchiu C. & Ruggenenti P. (2004). Proteinuria predicting outcome in renal disease: nondiabetic nephropathies (REIN). *Kidney Int Suppl,* S90-96.

Resh M., Mahmoodi B.K., Navis G.J. et al. (2011). Statin use in patients with nephrotic syndrome is associated with a lower risk of venous thromboembolism. *Thrombosis research 127 (5).*

Ruggenenti P., Perna A., Gherardi G. et al. (1999). Renoprotective properties of ACE-inhibition in non-diabetic nephropathies with non-nephrotic proteinuria. *Lancet 354,* 359-364.

Ruggenenti P., Perna A., Tonelli M. et al. (2010). Effects of add-on fluvastatin therapy in patients with chronic proteinuric nephropathy on dual renin-angiotensin system blockade: the ESPLANADE trial. *Clin J Am Soc Nephrol 5,* 1928-1938.

Ruggenenti P., Perticucci E., Cravedi P. et al. (2008). Role of remission clinics in the longitudinal treatment of CKD. *J Am Soc Nephrol 19,* 1213-1224.

Sarafidis P.A., Khosla N. & Bakris G.L. (2007). Antihypertensive therapy in the presence of proteinuria. *Am J Kidney Dis 49,* 12-26.

Shepherd J., Kastelein J.J., Bittner V. et al. (2007). Effect of intensive lipid lowering with atorvastatin on renal function in patients with coronary heart disease: the Treating to New Targets (TNT) study. *Clin J Am Soc Nephrol 2,* 1131-1139.

Sokol S.I., Portnay E.L., Curtis J.P. et al. (2004). Modulation of the renin-angiotensin-aldosterone system for the secondary prevention of stroke. *Neurology 63,* 208-213.

Swift P.A., Markandu N.D., Sagnella G.A. et al. (2005). Modest salt reduction reduces blood pressure and urine protein excretion in black hypertensives: a randomized control trial. *Hypertension 46,* 308-312.

Teo K.K., Mitchell L.B., Pogue J. et al. (2004). Effect of ramipril in reducing sudden deaths and nonfatal cardiac arrests in high-risk individuals without heart failure or left ventricular dysfunction. *Circulation 110,* 1413-1417.

Tobe S.W., Clase C.M., Gao P. et al. (2011). Cardiovascular and renal outcomes with telmisartan, ramipril, or both in people at high renal risk: results from the ONTARGET and TRANSCEND studies. *Circulation 123,* 1098-1107.

Tonelli M., Muntner P., Lloyd A. et al. (2012). Risk of coronary events in people with chronic kidney disease compared with those with diabetes: a population-level cohort study. *Lancet 380,* 807-814.

Vijan S. & Hayward R.A. (2003). Treatment of hypertension in type 2 diabetes mellitus: blood pressure goals, choice of agents, and setting priorities in diabetes care. *Annals of internal medicine 138,* 593-602.

Vogt L., Waanders F., Boomsma F. et al. (2008). Effects of dietary sodium and hydrochlorothiazide on the antiproteinuric efficacy of losartan. *J Am Soc Nephrol 19,* 999-1007.

Weiner D.E., Tighiouart H., Levey A.S. et al. (2007). Lowest systolic blood pressure is associated with stroke in stages 3 to 4 chronic kidney disease. *J Am Soc Nephrol 18,* 960-966.

Wilmer W.A., Rovin B.H., Hebert C.J. et al. (2003). Management of glomerular proteinuria: a commentary. *J Am Soc Nephrol 14,* 3217-3232.

Zoja C., Corna D., Gagliardini E. et al. (2011). Adding a statin to a combination of ACE inhibitor and ARB normalizes proteinuria in experimental diabetes, which translates into full renoprotection. *American journal of physiology 299,* F1203-1211.

Membranoproliferative Glomerulonephritis/ C3-Glomerulopathien

Harald Rupprecht

Der Begriff membranoproliferative Glomerulonephritis (MPGN) wird von den zwei charakteristischen histologischen Läsionen der Erkrankung abgeleitet:
- *Verdickung der Basalmembran durch Ablagerung von Immunkomplexen und/oder Komplementbestandteilen, Interposition von Mesangiumzellen zwischen Basalmembran und Endothelzellen und die Formation neuer Basalmembran (Abbildungen 1 und 2).*

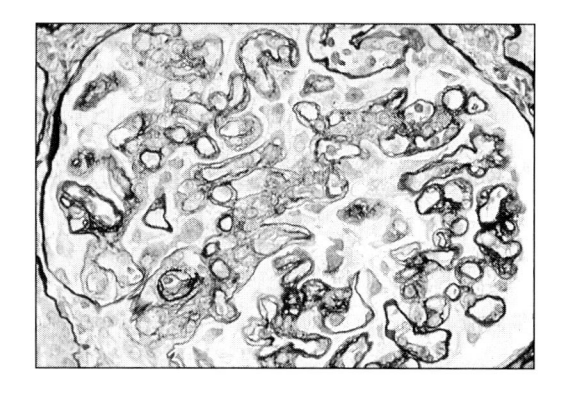

Abbildung 1
Ausgedehnte Doppelkonturierung der glomerulären Basalmembran (Silberfärbung)

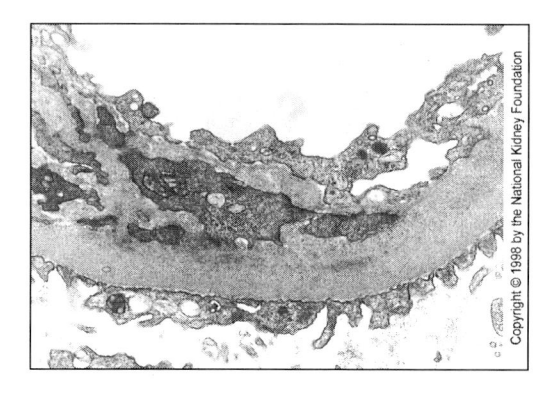

Abbildung 2
Mesangiale Interposition. Führt zu Doppelkonturierung der Basalmembran („tram-track")

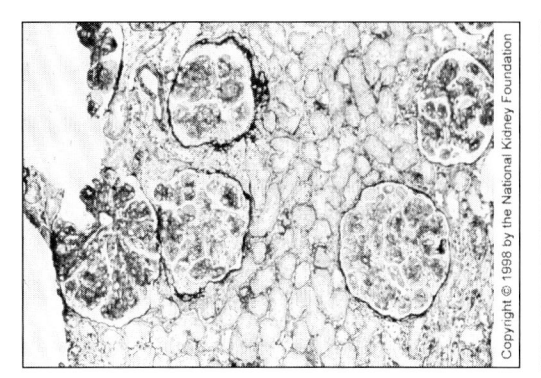

Abbildung 3
Diffuse Lobulierung der Glomeruli durch ausgedehnte endokapilläre Proliferation

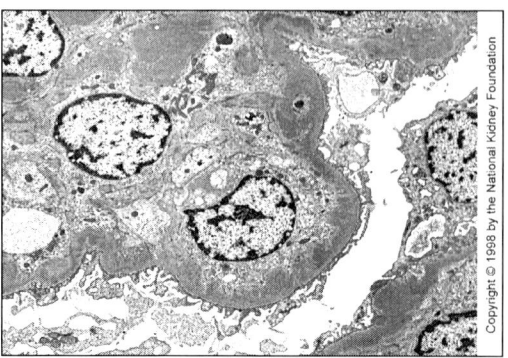

Abbildung 4
MPGN I; subendotheliale und mesangiale Immunkomplex-Deposits

- *Gesteigerte mesangiale und endokapilläre Zellularität, die zu einem lobulären Aspekt des Schlingenkonvoluts führt. Die gesteigerte Zellularität ist bedingt durch eine Proliferation von Mesangiumzellen und den Einstrom von zirkulierenden Monozyten (Abbildung 3).*

Pathophysiologie und Klassifizierung

Die MPGN wurde bislang gemäß des elektronenmikroskopischen Erscheinungsbildes als MPGN Typ I, II oder III klassifiziert, wobei der Typ II auch als „dense deposit disease" beschrieben war (Abbildungen 4-6).

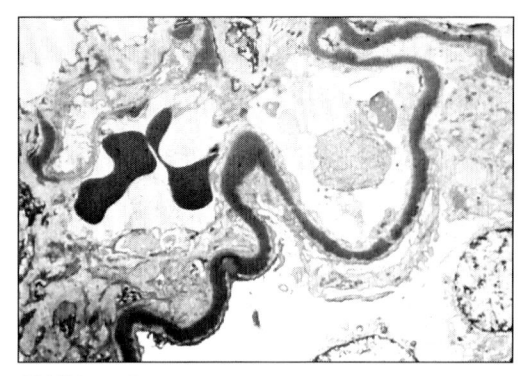

Abbildung 5
MPGN II (dense deposit disease); bandförmige stark elektronendichte Ablagerungen entlang der GBM

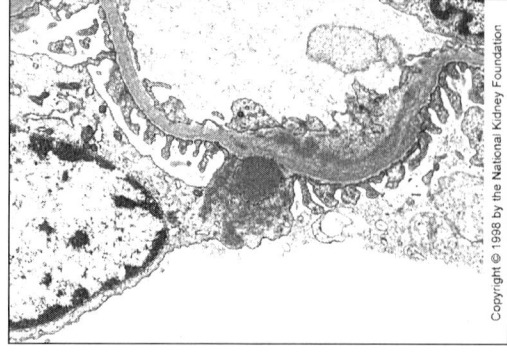

Abbildung 6
MPGN III; subendotheliale und subepitheliale Deposits

Membranoproliferative Glomerulonephritis/C3-Glomerulopathien

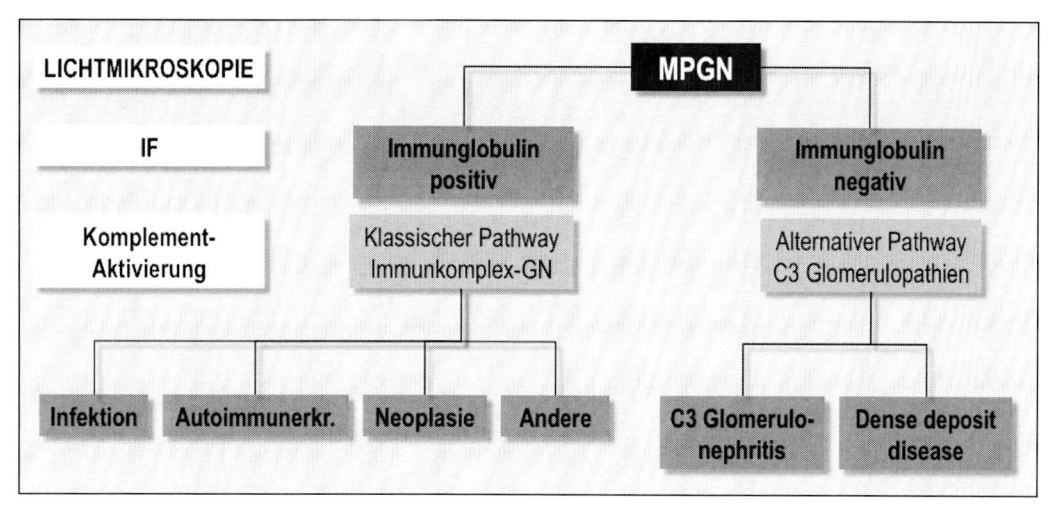

Abbildung 7
Einteilung der MPGN nach Immunglobulin-Nachweis in der Immunfluoreszenz

- Typ I: Immunablagerungen im Mesangium und im Subendothelialraum.
- Typ II: Dense deposit disease. Dichte, bandartige Ablagerungen entlang der Basalmembran von Glomeruli, Tubuli und Bowman'scher Kapsel.
- Typ III: Subepitheliale Ablagerungen zusätzlich zu den mesangialen und subendothelialen Ablagerungen des Typ I mit komplexer Aufsplitterung der GBM.

Diese Einteilung ist mittlerweile verlassen, da sie mit einer doch deutlichen Überlappung zwischen den einzelnen Typen verbunden war. Eine neue Klassifizierung, die auf pathophysiologischen Prozessen beruht, hilft sowohl die Evaluation der Patienten als auch die Therapie zielgerichteter durchzuführen. In diesem System wird die MPGN in Formen eingeteilt, die Immunkomplex-vermittelt sind (Immunglobulin-negativ in der Immunfluoreszenz), solche, die durch eine Aktivierung des alternativen Komplementwegs ausgelöst sind (Immunglobulin-negativ oder schwach positiv) (Abbildung 7), und selten solche, die weder Immunkomplex- noch Komplementablagerungen aufweisen und meist auf einem Endothelzellschaden im Rahmen einer chronischen oder abgeheilten thrombotischen Mikroangiopathie beruhen (nicht in Abbildung 7 aufgeführt) [20].

Immunkomplex-assoziierte MPGN (Immunglobulin-positive MPGN)

Immunkomplex-assoziierte Formen der MPGN (MPGN I und III) werden durch eine chronische Antigenämie oder zirkulierende Immunkomplexe ausgelöst. In den meisten Fällen lässt sich eine

Antigener Stimulus	Assoziierte Erkrankung	Diagnostik
Infektiös	HBV, HCV, HIV, Hantavirus, Bakterielle Endokarditis, Shuntnephritis, Malaria, Schistosomiasis, Lepra, Helminthen, Mykoplasmen, Borrelien, Pilze	HBV, HCV, HIV-Diagnostik, Cryoglobuline, ECHO
Autoimmunerkrankungen	SLE, Sjögren, Sklerodermie, RA	ANA, dsDNA, ANA-Differenzierung, RF, CCP-Ak
Paraproteinämien	MGUS, Leukämie, Lymphom, Myelom	Elpho, Immunfixation, FLC-Assay, Cryoglobuline
Verschiedene	Lebererkrankungen, Sarkoidose, Sichelzellanämie	

Tabelle 1
Ursachen der Immunoglobulin-assoziierten Formen einer MPGN

zugrunde liegende Erkrankung identifizieren (sekundäre Formen). Lässt sich eine solche nicht nachweisen, spricht man von „idiopathischer MPGN".

Am häufigsten ist eine Immunkomplex-assoziierte MPGN beim Erwachsenen mit einer vorausgehenden Hepatitis-B- oder -C-Infektion verknüpft, die für die chronische Antigenämie bzw. die Immunkomplexformation verantwortlich ist. Die HCV-assoziierte MPGN ist dabei meistens mit einer gemischten Cryoglobulinämie verknüpft. In Tabelle 1 sind weitere infektiöse Ursachen einer MPGN aufgelistet. Eine Immunglobulin-positive MPGN kann auch bei Immunkomplexformation im Rahmen von Autoimmunerkrankungen auftreten, wobei hier insbesondere der SLE, das Sjögren-Syndrom und Sklerodermie zu nennen sind. Die Immunkomplexe aktivieren jeweils den klassischen Komplementweg mit der Folge einer Entzündungsreaktion in der Kapillarwand und im Mesangium, die schließlich zu den proliferativen Veränderungen führt.

Eine weitere Ursache einer Immunglobulin-positiven MPGN resultiert aus der Ablagerung monoklonaler Immunglobuline im Mesangium und entlang der Kapillarwand. Dies geschieht im Rahmen von monoklonalen Gammopathien undeterminierter Signifikanz (MGUS), Myelomen, Lymphomen oder einer CLL. Die im Rahmen von Paraproteinämien auftretenden glomerulären Krankheitsbilder bei der *light chain deposit disease* (LCDD), der Cryoglobulinämie Typ I und der immunotaktoiden GN präsentieren sich ebenfalls häufig als MPGN.

C3-Glomerulopathie (C3-dominante MPGN)

Von einer C3-dominanten GN wird gesprochen, wenn die C3-Färbung in der Immunhistochemie mindestens zwei Stufen intensiver ausfällt als die Färbung für ein Immunglobulin (auf einer Skala von 0 bis +++) [22]. Die C3-Glomerulopathien sind generell durch eine Fehlregulation des alternativen Komplementwegs oder des terminalen Komplementkomplexes verursacht. Detaillierte genetische Studien haben hier in den letzten Jahren unser Wissen deutlich vorangebracht. Bei genetisch bedingten Komplementfehlregulationen, die zu einer C3-Glomerulopathie führen können, sind Mutationen im Komplement C3 selbst, aber auch in Komplement-regulierenden Faktoren, wie dem Faktor H, Faktor I, Faktor D, Membrane Cofactor Protein (MCP), Complement factor H related peptide 5 (CFHR5) oder dem C8alpha beschrieben worden [10]. Bei der CFHR5-Nephropathie handelt es sich um eine familiäre Form der C3-Glomerulonepritis, die autosomal dominant vererbt wird und auf einer Duplikation innerhalb des CFHR5-Gens beruht. 78% der Männer versus 4% der betroffenen Frauen entwickeln eine terminale Niereninsuffizienz. Die Mutation ist in einem von 6.500 Zyprioten vorzufinden [19]. Auch Duplikationen oder Rearrangements in anderen CFHR-Proteinen (CFHR1-5) sind beschrieben. Man nimmt an, dass diese Mutationen zu einer verstärkten Verdrängung von Faktor H (einem Inhibitor des alternativen Komplementwegs) führen und so eine Faktor H-Deregulation und Aktivierung des Komplementsystems bewirken [23]. Einige dieser genetischen Veränderungen bei der C3 Glomerulopathie sind auch beim atypischen hämolytisch urämischen Syndrom beschrieben.

Des Weiteren gibt es eine ganze Reihe von erworbenen, autoimmunologisch bedingten Zuständen, die zu einer Komplement-Fehlregulation im alternativen Pathway führen können. Am häufigsten findet sich ein C3-Nephritisfaktor (C3NeF). Bei Patienten mit einer dense deposit disease ist er zu 80% nachweisbar. Dieser besteht aus Antikörpern gegen die C3-Konvertase (C3bBb), die diese binden und stabilisieren und so eine andauernde Aktivierung des alternativen Komplementwegs bewirken. Auch Antikörper gegen Faktor B (Bb), der eine Unterkomponente der C3-Konvertase darstellt, sind beschrieben. Ebenfalls kommt das gemeinsame Auftreten von Antikörpern gegen C3b und Bb, also beide getrennte Komponenten der C3-Konvertase (C3bBb) vor (Zipfel, ASN, 2012). Letztlich sind auch inaktivierende Antikörper gegen den Faktor H beschrieben, die dazu führen, dass die C3-Konvertase nicht mehr durch Bindung an Faktor H inaktiviert bleibt, sondern ungebremst C3 in C3b umwandelt. Um das Ganze noch zu komplizieren, ist eine Assoziation der

DDD mit einer monoklonalen Gammopathie beschreiben, bei der das Paraprotein, ein lambda Leichtkettendimer, als Autoantikörper gegen Faktor H agiert [9]. In den meisten Fällen von DDD und C3-Glomerulonephritis ist die Familienanamnese jedoch leer, was die Identifikation von Risikofaktoren, seien sie genetischer oder autoimmunologischer Natur, schwer macht.

Warum es in einigen Fällen zur Ausprägung einer Dense Deposit Disease, in anderen zu einer C3-Glomerulonephritis kommt, ist nicht geklärt. Es scheint jedoch auch Übergänge von einer in die andere Form zu geben, da das Vorkommen beider Varianten in ein und derselben Biopsie beschrieben ist. Auch innerhalb der Gruppe der C3-Glomerulonephritis gibt es unterschiedliche Ausprägungsgrade. So zeigen einige Formen das Bild einer mesangioproliferativen GN, andere das klassische Bild einer MPGN.

Die C3-Glomerulopathien stellen also ein Krankheitsspektrum dar, dessen Ausprägung abhängt vom Ort und Ausmaß der Fehlregulation von alternativem Komplementweg und terminalem Komplementkomplex, aber wahrscheinlich auch von Erkrankungsdauer.

Fälle von Immunglobulin-positiver MPGN mit gleichzeitigem Nachweis einer Komplement-Fehlregulation

Es hat sich gezeigt, dass die Trennung in Immunglobulin-positive MPGN mit Nachweis einer auslösenden infektiösen, autoimmunologischen oder tumorösen Ursache und Immunglobulin-negative MPGN mit Nachweis von Komplementregulationsstörungen nicht ganz strikt erfolgen kann. Denn es gibt Immunglobulin-positive Fälle, bei denen trotzdem der Nachweis einer Komplementmutation oder eines C3NeF erfolgen kann. Möglicherweise führt hier die bestehende Komplementfehlregulation per se noch nicht zu einer Krankheitsmanifestation, sondern es kommt erst im Zuge einer zusätzlichen Aktivierung durch Immunkomplexe zur Krankheitsausprägung. Auch manche Fälle einer postinfektiösen GN mit Nachweis von C3NeF fallen wahrscheinlich in den Bereich dieser Immunglobulin-positiven MPGN-Fälle mit gleichzeitig bestehender Komplementfehlregulation.

MPGN ohne Immunglobulin- und ohne Komplementablagerungen

Ein histologisches Bild, das lichtmikroskopisch wie eine MPGN imponiert, kann sich in der Ausheilungsphase von thrombotischen Mikroangiopathien finden. Zu nennen sind hier die thrombotisch thrombozytopenische Purpura, das hämolytisch-urämische Syndrom, das Antiphospholipidantikörper-Syndrom, aber auch die

Strahlennephritis und die maligne Hypertonie. Gewöhnlich ist hier der Auslösemechanismus ein Endothelzellschaden gefolgt von reparativen Veränderungen.

Abgrenzung gegenüber der postinfektiösen GN

Einige Patienten mit MPGN haben subendotheliale und subepitheliale Immunablagerungen in der Elektronenmikroskopie (MPGN III) und sind Komplement-positiv, aber Immunglobulin-negativ in der Immunfluoreszenz. Eine Vielzahl dieser Fälle wurde bislang auf Grund der subepithelialen Immunablagerungen als ausheilende postinfektiöse GN angesehen. Wahrscheinlich handelt es sich bei diesen Fällen jedoch um C3-Glomerulopathien und tatsächlich ließ sich bei vielen dieser Fälle eine Fehlregulation im alternativen Komplementweg nachweisen [20].

Klinische Präsentation

Die verschiedenen Formen der MPGN können sich klinisch alle ähnlich präsentieren. 35% der Patienten weisen eine Hämaturie und nicht-nephrotische Proteinurie auf, weitere 35% präsentieren sich mit dem Vollbild eines nephrotischen Syndroms, 20% zeigen das Bild einer chronischen progredienten Glomerulonephritis und 10% präsentieren sich in Form einer rapid progressiven Glomerulonephritis mit raschem Nierenfunktionsverlust. Eine arterielle Hypertonie findet sich bei 50-80% der Betroffenen.

Trotzdem lassen sich gewisse Unterschiede zwischen den verschiedenen Formen der MPGN nachweisen. Servais et al. [21] verglichen 134 Patienten, davon 29 mit DDD, 56 mit C3-Glomerulonephritis und 49 mit Immunoglobulin-positiver idiopathischer MPGN Typ I. Das mittlere Erkrankungsalter lag bei C3-GN höher als bei den beiden anderen Formen (C3GN: 30,3 J., DDD: 18,9 J., MPGN I: 20,7 J.). Ein nephrotisches Syndrom fand sich am häufigsten bei Patienten mit MPGN I (MPGN I: 65,3%, DDD: 37,9%, C3GN: 26,8%). Das 10-Jahres-Nierenüberleben lag in der Gesamtgruppe bei 63,5% ohne Unterschiede in den Untergruppen. Wurden nur erwachsene Patienten analysiert, zeigt sich, dass hier die Gruppe der Patienten mit DDD das schlechteste Nierenüberleben aufwies. Im Transplantat hat die Erkrankung eine Rekurrenzrate von etwa 60%.

Bei den Immunkomplex-assoziierten MPGN-Formen trägt natürlich die zugrunde liegende Erkrankung wesentlich zum klinischen Bild bei. Eine gewisse Sonderstellung bezüglich der klinischen Präsentation nimmt die DDD ein.

Dense deposit disease

DDD ist vorrangig eine Erkrankung des Kindesalters. Ein Auftreten im Erwachsenenalter sollte immer an eine zugrunde liegende monoklonale Gammopathie denken lassen. Alle Patienten haben eine Proteinurie oder Hämaturie. 16-38% präsentieren sich mit einem akuten nephritischen Syndrom, 12-55% mit nephrotischem Syndrom. Die meisten Patienten haben erniedrigte C3-Spiegel, wobei auch gerade bei Erwachsenen Fälle mit normalem C3 beschrieben sind.

Es gibt eine Assoziation zwischen DDD und einer Drusen-Formation in der retinalen Basalmembran, die normalerweise ein Zeichen einer altersbedingten Makuladegeneration (AMD) ist. Tatsächlich haben einige Studien einen genetischen Zusammenhang zwischen AMD und Polymorphismen im Faktor-H-Gen gezeigt [11].

Patienten mit DDD können außerdem eine partielle Lipodystrophie, die mit einem Verlust von subkutanem Fett der oberen Körperhälfte einhergeht, aufweisen. 17% der Patienten mit DDD haben eine erworbene partielle Lipodystrophie [21]. 83% der Patienten mit partieller Lipodystrophie weisen einen C3-Nephritisfaktor auf [12].

Evaluation

Immunkomplex-assoziierte MPGN (Immunglobulin-positive MPGN)

Die Evaluation sollte hier vorrangig dazu dienen, die zu Grunde liegende Erkrankung, sei es eine Infektionserkrankung, eine autoimmunologische Erkrankung oder aber eine lymphoproliferative Erkrankung zu identifizieren. Gelingt dies, kann eine kausale Therapie eingeleitet werden. In Tabelle 1 sind Untersuchungen aufgeführt, die initial durchgeführt werden sollten, um die jeweiligen Erkrankungen nachzuweisen oder auszuschließen. Weitergehende Untersuchungen müssen dann je nach klinischem Verdacht erfolgen. Eine Hepatitis B und C sollten serologisch, bakterielle Infektionen mittels Kultur, einschließlich Blutkultur, ausgeschlossen werden. Untersuchungen auf Pilzinfektionen oder parasitäre Erkrankungen sollten erfolgen, wenn sich klinische Hinweise (unerklärte pulmonale Infiltrate etc.) oder anamnestische Hinweise (Exposition mit Malaria, Schistosomiasis, Leishmaniose etc.) ergeben. Bezüglich des Vorhandenseins von Autoimmunerkrankungen sollte regelhaft ein Test auf ANA durchgeführt werden. Weiterführende Untersuchungen sind nur notwendig, wenn sich klinisch Hinweise auf das Vorliegen eines Sjögren-Syndroms oder einer Sklerodermie ergeben. Eine lymphoproliferative Erkrankung muss ausgeschlossen werden. Insbesondere sollte der Ausschluss einer monoklonalen Gammopathie mittels Serumelektrophorese, Immunfixation und free light chain Assay erfolgen. Oft findet sich eine nur geringe Menge monoklonalen Paraproteins, im Sinne einer monoklonalen Gammopathie undeterminierter Signifikanz (MGUS), ohne dass ein multiples Myelom vorliegt.

Bei der Evaluation des Komplementsystems fällt eine Aktivierung des klassischen Komplementwegs auf, mit Erniedrigung von C3 und insbesondere von C4 und einem anormalen CH50.

Bei einigen Fällen von Immunkomplex-assoziierter MPGN wird sich die Herkunft der abgelagerten Immunglobuline nicht ausmachen lassen. Diese Fälle werden dann als idiopathische MPGN beschrieben.

Wie oben bereits beschrieben, gibt es auch eine nicht zu vernachlässigende Untergruppe von Immunkomplex-assoziierten MPGN-Fällen, die eine Aktivierung des alternativen Komplementwegs aufweisen. In diesen Fällen liegt z.B. ein C3-Nephritisfaktor oder eine genetische Prädisposition in Form einer Mutation Komplement-regulierender Faktoren vor, die Erkrankung wird aber letztlich durch die Ablagerung von Immunkomplexen getriggert (Tabelle 2) [21]. Auch hier muss natürlich nach der Herkunft der deponierten Immunglobuline gesucht werden.

C3-Glomerulopathie (C3-dominante MPGN)

Alle Patienten, bei denen sich kräftige C3-Ablagerungen ohne oder mit nur geringem Nachweis von Immunglobulinen in der Immunfluoreszenz finden (DDD und C3-Glomerulonephritis), sollten einer gezielten Untersuchung des alternativen Komplementwegs unterzogen werden. Hierzu zählen die Messung der Spiegel der Komplementfaktoren C3, C4, CH50 (misst Aktivierung des klassischen Pathways), AH50 (misst Aktivierung des alternativen Pathways), von Komplementabbauprodukten C3c und sC5b-9. Die meisten, jedoch bei weitem nicht alle Patienten mit DDD haben erniedrigte C3-Spiegel, wohingegen die Spiegel von C1, C2, und C4 meist normal sind. Es sollte nach Krankheits-assoziierten Antikörpern gesucht werden. Hierzu zählen Antikörper gegen die C3-Konvertase, auch C3-Nephritisfaktor (C3NeF) genannt, aber auch Antikörper gegen Faktor B sowie gegen Faktor H. Schließlich sollte ein genetisches Screening erfolgen, wobei nach der erstmals in zypriotischen Familien identifizierten Mutation im CFHR5 (Duplikation der SCR 1 und 2) sowie wenn möglich auch nach Mutationen in C3, CFH, CFI, CFD, MCP sowie nach Rearrangements und Duplikationen in den CFHR1-5 gesucht werden sollte. In einer größeren Serie konnte

Tabelle 2: Komplementkomponenten und Mutationen in Komplementgenen bei unterschiedlichen histologischen Typen der MPGN [21]

	Alle (n = 115)	MPGN I (n = 41)	DDD (n = 22)	C3-GN (n = 53)
Erniedrigtes C3	46,1%	46,3%	59,1%	39,6%
Erniedrigtes C4	1,7%	2,4%	4,5%	0%
C3NeF	58,6%	53,6%	86,4%	45,3%
Mutationen CFH	12,7%	10,4%	17,2%	12,5%
Mutationen CFI	4,5%	6,2%	0%	5,3%
Mutationen MCP	0,7%	0%	0%	1,8%

bei DDD-Patienten in 88% der Fälle eine Dysregulation im alternativen Komplementweg nachgewiesen werden [13]. Mutationen in Komplementgenen waren bei 17,9% der Patienten zu finden [21].

Tabelle 2 zeigt die in der Arbeit von Servais et al. [21] gefundenen Häufigkeiten von Auffälligkeiten von Komplementsystemkomponenten im Serum sowie von Mutationen in Komplementfaktoren bei Patienten mit Immunglobulin-positiver MPGN I, DDD oder C3-Glomerulonephritis auf. Es zeigt sich deutlich, dass auch bei der Immunglobulin-positiven MPGN I häufig Störungen im Komplementsystem zu finden sind. Dies ist ein möglicher Hinweis darauf, dass latente Störungen in der Regulation des Komplementsystems als Trigger für das Entstehen einer Immunkomplex-vermittelten MPGN agieren können.

Therapie

Immunkomplex-assoziierte MPGN (Immunglobulin-positive MPGN)

Hier steht selbstverständlich die Therapie der zu Grunde liegenden Erkrankung im Vordergrund. Bei einer Hepatitis-B- oder -C-Infektion ist eine immunsuppressive Therapie unnötig und kann sogar zu einer verstärkten Virusreplikation führen. Beim Nachweis eines MGUS sollte eine Therapie entsprechend der Therapie bei multiplem Myelom erfolgen, da nur die Elimination des Paraproteins zur Auflösung der glomerulären Pathologie beiträgt. Autoimmunerkrankungen sollten entsprechend der jeweiligen Erkrankung therapiert werden. Die renale Erkrankung bildet sich unter erfolgreicher Therapie der Grunderkrankung in der Regel zurück.

Wenn behandelbare Ursachen einer MPGN ausgeschlossen sind, bleiben die idiopathischen Formen der Immunkomplex-assoziierten

MPGN übrig. Hier kommen je nach Risiko konservative Therapieansätze mit ACE-Hemmung zur Blutdruckkontrolle und Proteinuriereduktion oder aber proliferationshemmende Therapieansätze zur Anwendung.

Patienten mit normaler Nierenfunktion und nicht-nephrotischer Proteinurie haben eine sehr gute Langzeitprognose und werden konservativ behandelt. Schlechte Prognosekriterien sind eingeschränkte GFR, hoher Blutdruck, Proteinurie > 3,5g/d, Halbmonde und tubulointerstitielle Fibrose. Bei diesen Patienten ist eine immunsuppressive Therapie angezeigt. Im Folgenden werden Therapievorschläge gemäß einer Risikostratifizierung gegeben:

- *Patienten mit Proteinurie < 3,5 g/d, normaler eGFR, normalem Blutdruck*
  Konservative Therapie mit ACE-Hemmer, da Patienten in der Regel eine exzellente Langzeitprognose haben. Eine Therapie mit Steroiden bringt keine Vorteile.
- *Patienten mit Proteinurie > 3,5 g/d, normaler oder fast normaler eGFR*
  Hier wird ein Therapieprotokoll ähnlich dem bei FSGS vorgeschlagen.
  Prednison 1 mg/kg/d (maximal 80 mg/d) für 12-16 Wochen. Danach, wenn Proteinurie um mehr als 30% rückläufig, langsame Dosisreduktion über 6-8 Monate und Übergang in 2-tägige Steroidgabe. Diese Empfehlung beruht auf Studien bei Kindern [1]. Eine initiale Puls-Steroidtherapie kann die Prognose eventuell noch weiter verbessern [2]. Bei Erwachsenen gibt es keine randomisierten Studien zum Gebrauch von Steroiden bei Immunkomplex-assoziierter idiopathischer MPGN. Wenn kein Ansprechen auf Prednison, rasches Ausschleichen und Absetzen. Es kann dann noch ein Therapieversuch mit CyA [4] oder MMF [5] unternommen werden.
- *Patienten mit erhöhtem Creatinin ohne Halbmonde, unabhängig von Proteinurie oder Bluthochdruck*
  Prednison 1 mg/kg/d (maximal 80 mg/d) für 12-16 Wochen. Falls kein Ansprechen, zusätzliche Gabe von Cyclophosphamid 2 mg/kg/d p.o. (1,5 mg/kg/d bei Creatinin > 2,5 oder Alter > 60 J.) für 6 Monate. Falls kein Ansprechen auf CYC, Therapieversuch mit Rituximab [3].
- *Patienten mit rapid fortschreitender Erkrankung mit oder ohne Halbmonde*
  Prednisolon-Pulstherapie 500 mg/d für 3 Tage, gefolgt von Prednison 1 mg/kg/d plus Cyclophosphamid, i.v.-Bolus-Therapie wie bei anderen Formen der RPGN.

Die meisten der bisherigen Studien können keine echten Aussagen zum Benefit der verschiedenen Therapieformen liefern, da bislang keine Differenzierung in Immunkomplex-assoziierte MPGN und C3-Glomerulopathie getroffen worden ist. Hier wird sich erst zeigen müssen, welche Form der MPGN auf welche Therapie optimal anspricht. Eine Plättchenaggregationshemmung mit Aspirin und Dipyridamol hatte zwar kurzfristig einen Benefit gezeigt, eine Reevaluation der Patienten nach 10 Jahren zeigte im Outcome jedoch keinen Unterschied mehr. Das Konzept der Plättchenaggregationshemmung spielt daher nach der aktuellen Datenlage bei der MPGN keine Rolle mehr.

C3-Glomerulopathie (Immunglobulin-negative MPGN)

Es gibt bislang keine Studien, die eine Therapie bei C3-Glomerulopathie randomisiert und kontrolliert untersucht haben. In Zukunft könnten sich je nach zugrunde liegendem Komplementdefekt folgende Therapieoptionen ergeben:

- *Patienten mit Antikörpern gegen C3-Konvertase (C3NeF), Faktor B, Faktor H*
Patienten mit C3-Nephritisfaktor sollten eine Plasmaseparation mit Austausch gegen Humanalbumin erhalten. Wie häufig diese durchgeführt werden muss, ist nicht sicher untersucht, Fallberichte zeigen jedoch, dass initial 2x pro Woche und anschließend einmal wöchentlich ausgetauscht werden sollte [14]. In Abhängigkeit von den C3NeF-Spiegeln kann eine dauerhafte Plasmaaustauschtherapie nötig sein. Eventuell kann bei refraktären Patienten eine zusätzliche immunsuppressive Therapie, z.B. mit Steroiden oder Rituximab, gegeben werden. Es gibt jedoch auch Berichte, die kein Ansprechen auf Plasmapherese oder immunsuppressive Therapie finden konnten, bei denen jedoch Eculizumab erfolgreich angewendet wurde. Auch bei Patienten mit Autoantikörpern gegen Faktor H sollte ein Plasmaaustausch gegen Humanalbumin erwogen werden.
- *Patienten mit genetischen Mutationen in der Komplementkaskade*
Patienten mit Faktor-H-Defizienz profitieren von periodischen (z.B. 14-tägigen) Plasmainfusionen, um das fehlende oder mutierte Protein zu ersetzen [6]. Die Plasmainfusionen sollten dauerhaft fortgesetzt werden, wenn die Patienten ein günstiges Ansprechen aufweisen.

Auch Substanzen, die in die Komplementaktivierung eingreifen, haben hier therapeutisches Potential. Momentan steht hier Eculizumab, als Hemmer der C5-Aktivierung und damit der Formation des Membrane attack complexes (MAC, C5b-9) zur

Verfügung. Es kann bei Patienten zur Anwendung kommen, die nicht auf die oben genannten Therapien ansprechen. Aus Fallberichten lässt sich bisher ableiten, dass Eculizumab keine Nebenwirkungen hervorgerufen hat, dass sich Spiegel des sC5b-9 normalisierten und sich in seriellen Nierenbiopsien ein Rückgang der C5b-9-Ablagerungen nachweisen ließ. Bei ca. 50% der Patienten besserte sich die Nierenfunktion, bei ca. 70% zeigte sich ein deutlicher Rückgang der Proteinurie [7, 8, 15-18]. Ein Bericht in drei Patienten mit rasch fortschreitendem Nierenfunktionsverlust zeigte eine Verbesserung der eGFR um 22-38 ml/min, eine Remission des bei zwei Patienten bestehenden nephrotischen Syndroms innerhalb weniger Wochen sowie in Rebiopsien eine Abnahme der glomerulären Entzündungsreaktion und der C5b-9-Ablagerungen [24]. Vor der Anwendung von Eculizumab muss immer eine Impfung gegen Neisseria meningitidis erfolgen. In seriellen Nierenbiopsien zeigt sich, dass es zu einer Einlagerung von Eculizumab in die Deposits bei MPGN kommt. Da Eculizumab ein Immunglobulin (IgG-kappa) ist, findet sich dann in einer primär Immunglobulin-negativen Biopsie eine Positivität für IgG und kappa. Welche Auswirkungen diese Ablagerungen auf den klinischen Langzeitverlauf haben, ist bislang ungeklärt [17]. Unklar ist auch, welche Patienten auf Eculizumab ansprechen. Möglicherweise sind es Patienten mit deutlichem Nachweis von C5b-9 in der Nierenbiopsie oder sC5b-9 im Serum, als Hinweis auf eine gesteigerte C5-Aktivierung.

Patienten mit DDD oder C3GN haben hohe Rekurrenzraten nach Transplantation. Daher sollte bei diesen Patienten vor der Transplantation eine Normalisierung von Faktor H oder C3NeF mittels Plasmainfusionen oder Plasmaaustausch angestrebt werden oder aber eine Therapie mit Eculizumab begonnen werden. Die reguläre Immunsuppression schützt nicht vor einer Rekurrenz.

Zusammenfassung

Die membranoproliferative Glomerulonephritis beschreibt ein glomeruläres Verletzungsmuster, das sich leicht in der Lichtmikroskopie feststellen lässt. Die zu diesem Verletzungsmuster führenden Erkrankungen können jedoch sehr unterschiedlicher Natur sein, was zu einer neuen, mehr an der Pathophysiologie orientierten Einteilung der MPGN geführt hat.

Bislang wurden anhand der Elektronenmikroskopie die drei klassischen Formen MPGN I, MPGN II (oder besser DDD) und

MPGN III unterschieden. Die Immunfluoreszenz detektiert in den meisten Fällen der MPGN I und III Immunglobuline, nicht aber bei der DDD. Alle Formen zeigen in der Regel eine positive Färbung für C3. Es sind jedoch auch zunehmend Immunglobulin-negative MPGN-I- und -III-Formen beschrieben. Diese werden nun als C3-Glomerulonephritis bezeichnet und gemeinsam mit der DDD in die Gruppe der C3-Glomerulopathien zusammengefasst. Für die neue Einteilung entscheidend ist demnach die Positivität oder Negativität für Immunglobuline.

Die Immunglobulin-positive MPGN wird durch zirkulierende Immunkomplexe oder eine chronische Antigenämie unterhalten. Die Evaluation dieser Fälle sollte auf das Aufspüren der zugrunde liegenden Erkrankung (Infekt, Autoimmunerkrankung, Paraproteinämie) abzielen. Therapeutisch kommen hier oft antiproliferative Substanzen zum Einsatz.

Im Gegensatz dazu sollte bei der Immunglobulin-negativen MPGN die Abklärung des alternativen Komplementwegs im Mittelpunkt stehen. Es sollte nach genetischen wie auch nach autoimmunen Formen der Komplementdysregulation gesucht werden. Welche Unterschiede in der Komplementdysregulation zur Form der DDD oder zur C3-Glomerulonephritis führen, ist nicht klar. Möglicherweise können diese Entitäten auch ineinander übergehen. Das Konzept der Anti-Komplementtherapie als krankheitsspezifische Therapieform bedarf noch der besseren Evaluation und Charakterisierung.

Literatur

1. Tarshish P. et al. (1992). Treatment of MPGN with alternate-day prednison – a report of the international study of kidney disease in children. *Pediatr Nephrol 6:* 123.
2. Bahat E. et al. (2997). Comparison of pulse and oral steroid in childhood MPGN. *J Nephrol 20:* 234.
3. Dillon J.J. et al. (2012). Rituximab therapy for type I MPGN. *Clin Nephrol 77:* 290.
4. Bagheri N. et al. (2008). Cyclosporine in the treatment of MPGN. *Arch Iran Med 11:* 26.
5. Jones G. et al. (2004). Treatment of idiopathic MPGN with mycophenolate mofetil and steroids. *Nephrol Dial Transplant 19:* 3160.
6. Habbig S. et al. (2009). C3 deposition glomerulopathy due to a functional factor H defect. *Kindey Int 75:* 1230.
7. Radhakrishnan S. et al. (2012). Eculizumab and refractory MPGN. *N Engl J Med 366:* 1165.
8. Bomback A.S. et al. (2012). Eculizumab for dense deposit disease and C3 glomerulonephritis. *Clin J Am Soc Nephrol 7:* 748.
9. Jokiranta T.S. et al. (1999). Nephritogenic lambda light chain dimer: a unique human miniautoantibody against complement factor H. *J Immunol 163:* 4590.
10. Abrera-Abeleda M.A. et al. (2011). Allelic variants of complement genes associated with dense deposit disease. *J Am Soc Nephrol 22:* 1551.
11. Klein R.J. et al. (2005). Complement factor H polymorphism in age-related macular degeneration. *Science 308:* 385.
12. Misra A. et al. (2004). Clincal features and metabolic and autoimmune derangements in acquired partial lipodystrophy: report of 35 cases and review of the literature. *Medicine (Baltimore) 83:* 18.
13. Zhang Y. et al. (2012). Causes of alternative pathway dysregulation in dense deposit disease. *Clin J Am Soc Nephrol 7:* 265.
14. Kurtz K.A. et al. (2002). Management of MPGN type II with plasmapheresis. *J Clin Apher 17:* 135.
15. Bomback A.S. et al. (2012). Eculizumab for dense deposit disease and C3 glomerulonephritis. *Clin J Am Soc Nephrol 7:* 748.
16. Daina E. et al. (2012). Eculizumab in a patient with dense deposit disease. *N Engl J Med 366:* 1161.
17. Vivarelli M. et al. (2012). Eculizumab for the treatment of dense deposit disease. *N Engl J Med 366:* 1163.
18. Herlitz L.C. et al. (2012). Pathology after eculizumab in dense deposit disease and C3 GN. *J Am Soc Nephrol 23:* 1229.

19. Athananiou Y. et al. (2011). Familial C3 glomerulopathy associated with CFHR5 mutations: clinical characteristics of 91 patients in 16 pedigrees. *Clin J Am Soc Nephrol 6:* 1436.
20. Sethi S. et al. (2012). C3 glomerulonephritis: clinicopathological findings, complement abnormalities, glomerular proteomic profile, treatment, and follow-up. *Kidney Int 82:* 465.
21. Servais A et al. (2012). Acquired and genetic complement abnormalities play a critical role in dense deposit disease and other C3 glomerulopathies. *Kidney Int 82:* 454-464.
22. Pickering et al. (2013). C3 glomerulopathy: consensus report. *Kidney Int 84:* 1079-1089.
23. Barbour T.D. et al. (2014). Update on C3 glomerulopathy. *Nephrol Dial Transplant 0:* 1-9; epub.
24. LeQuintrec M. et al. (2015). Eculizumab for treatment of rapidly progressive C3 glomerulopathy. *Am J Kidney Dis 65:* 484-489.

IgA-Nephropathie und
Purpura Schönlein-Henoch

Jürgen Floege

Die IgA-Nephropathie (IgAN) ist die häufigste Glomerulonephritisform der westlichen Welt [1]. Die Diagnose kann zurzeit nur gestellt werden, wenn in einer Nierenbiopsie typische histologische Befunde vorliegen (mesangioproliferative Glomerulonephritis, mesangiale IgA-Ablagerungen). Bis zu 1% der Bevölkerung sind nach Hochrechnungen auf der Basis von Studien in Autopsiematerial und sogenannten „Stunde-Null"-Transplantatbiopsien in westlichen Ländern von einer IgAN betroffen, die meisten Menschen allerdings klinisch asymptomatisch (ca. 30% von „frühen" IgAN-Patienten können spontan in Remission gehen). Bis zu 30% der klinisch symptomatischen IgAN-Patienten entwickeln jedoch ein progredientes Nierenversagen. Prädiktoren eines ungünstigen Verlaufes sind insbesondere eine arterielle Hypertonie, eine Proteinurie > 1 g/d und eine bereits eingeschränkte Nierenfunktion zum Zeitpunkt der Diagnosestellung, Nikotinkonsum (10-fach höheres Dialyse-Risiko!) und Übergewicht [2, 3]. Bis zu 10% aller Patienten, die heute eine Nierenersatztherapie benötigen, sind ursächlich an einer IgAN erkrankt.

Pathogenese

Die Pathogenese der IgAN ist unvollständig verstanden [1]. Eine fehlgesteuerte Produktion von IgA-Molekülen, eine Veränderung der Zuckerseitenketten (Glykosylierung) des IgA (mit der Bildung von Auto-Antikörpern gegen dieses IgA), Komplement-Aktivierung durch IgA und arterielle Hypertonie scheinen alle zu einem progredienten Nierenschaden beizutragen. Mesangiale IgA-Ablagerungen bei IgAN bestehen aus polymerem IgA1. Bei Patienten mit IgAN findet sich ein pathologisch verändertes Glykosylierungsmuster des Serum IgA1 und des glomerulär abgelagerten IgA's [1]. Diese Befunde deuten darauf hin, dass es sich bei der IgAN ursächlich um eine IgA-Glykosylierungsstörung, evtl. mit dadurch induzierter Bildung von IgG-Autoantikörpern gegen das untergalaktosylierte IgA handeln könnte [4, 5]. Jüngste Genom-weite Assoziationsstudien haben

Gen-Loci in HLA-Klasse-II-Loci, Komplement-Loci und Loci in Genen mit Bedeutung für die mukosale Immunität identifiziert, die mit dem Auftreten einer IgAN assoziiert sind [6, 7]. Die Häufigkeit bestimmter Allele dieser Gene kann möglicherweise erklären, warum die IgAN in Asien häufig, in Europa oft und in Afrika sehr selten auftritt.

Pathologie

Die Oxford-IgA-Nephropathie-Klassifikation [8, 9] basiert auf einer retrospektiven Analyse von 300 Fällen (davon 250 Erwachsene, 50 Kinder) aus 15 Zentren in 11 Ländern und 4 Kontinenten und wurde durch 19 Pathologen erarbeitet. Ziel war es, bessere histologische Prognose-Parameter zu entwickeln. Es wurden alle Biopsie-bestätigten IgAN-Patienten mit einer Proteinurie > 0,5 g/24 h und einer geschätzten GFR > 30 ml/min/1,73 m² eingeschlossen, von denen mindestens ein 3-jähriger Nachbeobachtungszeitraum zur Verfügung stand. Therapien waren naturgemäß hoch variabel. Basierend auf der klinisch-pathologischen Analyse wurden die folgenden Parameter als prognostisch wertvoll identifiziert:

MEST-(Oxford)-Klassifikation der IgAN:		
Mesangiale Hyperzellularität	0 = < 50%	1 = > 50% der Glomeruli
Endokapilläre Hyperzellularität	0 = nein	1 = ja
Segmentale Sklerose/Adhäsionen	0 = nein	1 = ja
Tubulusatrophie, interstit. Fibrose	0 = 0-25%	1 = 26-50% 2 = > 50%
Zusätzlich: Gesamtzahl an Glomeruli, endokapilläre Proliferation (%), zelluläre/fibrozelluläre Halbmonde (%), Nekrosen (%), globale Glomerulosklerose (%)		

Ein Biopsiebefund liest sich z.B. folgendermaßen: „IgA-Nephropathie mit diffuser mesangialer Proliferation + segmentaler Sklerose, mäßige chronisch tubulointerstitielle Schädigung M1, E0, S1, T1". Der geschätzte jährliche GFR-Verlust dieses Patienten würde sich zwischen 5 und 7 ml/min bewegen, so dass basierend auf der Biopsie eine Hochrisiko-Konstellation vorliegt. Inzwischen liegt eine Vielzahl von sog. „Validation Studies" vor, in der die Oxford-Klassifikation an anderen Kollektiven überprüft wurde. Es zeigt sich, dass die akut entzündlichen Parameter (M und E) eher schlecht reproduzierbar sind, während einzig die interstitielle Fibrose ein konsistenter Prognose-Parameter ist [10].

Leitlinien

Anfang 2012 wurden Leitlinien der *„Kidney Diseases Improving Global Outcome"*-(KDIGO)-Gruppe publiziert (www.kdigo.org). Die deutsche Übersetzung der Leitlinie findet sich unter „http://www.dgfn.eu/aerzte/leitlinien.html". Kernaussagen (sowie der Evidenzgrad; maximal 1A, minimal 2D) zur IgAN sind in der nachfolgenden Tabelle zusammengefasst:

KDIGO-Leitlinien zur Behandlung der IgA-Nephropathie 2012: Kernaussagen
... long-term ACEi or ARB treatment when proteinuria is > 1 g/d. (1B) ACEi or ARB treatment if proteinuria is between 0.5 to 1 g/d. (2D)
We suggest that patients with persistent proteinuria ≥ 1 g/d despite 3-6 months of optimized supportive care and GFR > 50 mL/min receive 6 months corticosteroid therapy. (2C)
We do not suggest treatment with corticosteroids combined with cyclophosphamide or azathioprine in IgAN patients (unless there is crescentic IgAN with rapidly deteriorating renal function). (2D)
We suggest not using immunosuppressive therapy in patients with GFR < 30 ml/min unless there is crescentic IgAN with rapidly deteriorating renal function. (2C)
We do not suggest the use of MMF in IgAN. (2C)
We suggest using fish oil in the treatment of IgAN with persistent proteinuria ≥ 1 g/d, despite 3-6 months of optimized supportive care. (2D)
We suggest not using antiplatelet agents in IgAN. (2C)
We suggest that tonsillectomy not be performed for IgAN. (2C)

Supportive Therapie

Neue Erkenntnisse zur supportiven Therapie der IgAN sind in jüngster Zeit nicht publiziert worden und am Standard (s.u.) hat sich nichts geändert. Neben einer optimalen Blutdruckeinstellung ist der Wert einer antiproteinurischen Therapie, erzielt durch ACE-Hemmer und AT-Rezeptorantagonisten, bei IgAN-Patienten unumstritten [11]. Vielleicht der stärkste Hinweis auf einen renoprotektiven

Effekt von ACE-Hemmern bei IgAN-Patienten stammt unverändert aus der Studie von Praga et al., in der die Patienten entweder den ACE-Hemmer Enalapril oder andere antihypertensive Medikamente erhielten [12]. Nach einer mittleren Nachbeobachtung von > 6 Jahren entwickelten Patienten mit ACE-Hemmer-Therapie eine 7% Reduktion der glomerulären Filtrationsrate, verglichen mit 35% in der Gruppe mit anderen Antihypertensiva, obwohl identische Blutdruckwerte in beiden Gruppen während der Studie erreicht wurden.

Bausteine einer optimalen supportiven Therapie der IgAN
(Ziel: alle „Level 1"-Maßnahmen und so viele Maßnahmen aus „Level 2" wie möglich einleiten); modifiziert nach [11].

Level-1-Empfehlungen
- Blutdruck-Kontrolle (Ziel: RR im Sitzen 120-130 mmHg)
- ACE-Hemmer oder Angiotensin-Rezeptorblocker einleiten und hochtitrieren (ggf. Kombination)
- Dihydropyridin-Calciumantagonisten meiden
- Proteinzufuhr auf 0,8 g/kg/Tag reduzieren

Level-2-Empfehlungen
- NaCl- und Flüssigkeitszufuhr einschränken, Diuretikum geben
- Non-Dihydropyridin-Calciumantagonist
- Alle Komponenten des metabolischen Syndroms therapieren
- Aldosteron-Antagonist, β-Blocker-Therapie
- Nikotin-Konsum einstellen
- Allopurinol-Therapie
- Empirische $NaHCO_3$-Therapie, unabhängig von metabolischer Azidose

Weitere Maßnahmen
- Nicht-steroidale Antiphlogistika meiden (maximal 1-2x pro Woche)
- Langdauernde schwere Hypokaliämien meiden
- Ausgleich eines nativen Vitamin-D-Mangels
- Hyperphosphatämie und Hyperparathyreoidismus korrigieren

Viele Zentren verschreiben zusätzlich Fischöl und insbesondere in Asien werden anti-thrombozytäre Präparate, wie Dipyridamol, verordnet. Die Datenlage für gerinnungsmodifizierende Therapie bezieht sich auf wenige, meist nicht-randomisierte Studien mit kleinen Patientenzahlen mit insgesamt niedrigem Evidenzgrad. Auch eine Tonsillektomie kann nicht routinemäßig empfohlen werden. Entsprechend schwach und teilweise kontrovers sind die Empfehlungen der KDIGO-Arbeitsgruppe zu diesen Fragen (s.o.).

Immunsuppressive Therapie der IgAN

Kortikosteroide

In einer randomisierten, kontrollierten, multizentrischen Studie aus Italien haben Pozzi et al. 86 proteinurische IgAN-Patienten mit milder Nierenfunktionseinschränkung (glomeruläre Filtrationsrate > 70 ml/min) untersucht [13]. Die Patienten wurden entweder rein supportiv oder zusätzlich mit Kortikosteroiden (s.u.) für einen Zeitraum von insgesamt 6 Monaten behandelt. Die Untersuchung der Nierenfunktion zeigte einen signifikanten Vorteil für Patienten, die mit Steroiden behandelt wurden. In einer 10-Jahres-Nachbeobachtung dieser Patienten kam es lediglich bei einem von 43 Patienten in der Steroidgruppe gegenüber 13 von 43 Patienten in der Kontrollgruppe zu einer Verdopplung des Serum-Kreatinins.

Eine japanische Studie [14] hat an über 700 IgAN-Patienten retrospektiv versucht, den Wert der supportiven und immunsuppressiven Therapie zu evaluieren [10]. Ca. 230 dieser Patienten wurden mit einem Kortikosteroid behandelt, 34 davon mit Steroid-Pulsen. Wie zu erwarten, unterscheiden sich die Gruppen hinsichtlich ihrer Basis-Charakteristika sehr deutlich. So wies insbesondere die Steroid-Puls-Gruppe vor Therapie ein signifikant höheres Serum-Kreatinin und eine höhere Proteinurie auf. In einer multivariaten Analyse haben die Autoren versucht, allen möglichen Unterschieden in den Patientenpopulationen Rechnung zu tragen. Sie kommen zu dem Schluss, dass das Risiko eines Nierenfunktionsverlustes erhöht ist bei höherer Proteinurie, bereits initial erhöhtem Serum-Kreatinin und ausgedehnteren histologischen Schäden. Der wesentliche Befund der Arbeit ist die Beobachtung, dass der Verlauf der IgAN gebessert wurde durch eine Kortikosteroid-Therapie (i.v.-Pulse besser als oral) und durch eine ACE-Hemmer- bzw. Angiotensin-Rezeptorblocker-Therapie. Obwohl die Arbeit von Katafuchi et al. unter allen Schwächen einer retrospektiven Analyse leidet, die noch dazu mehrere Jahrzehnte umfasst, gewinnt sie dennoch durch die sehr hohe Patientenzahl an Bedeutung. Sie belegt eindrücklich das derzeitige Dilemma, dass sowohl eine immunsuppressive (in diesem Fall Kortikosteroid-basierte) Therapie wirksam ist als auch eine Blockade des Renin-Angiotensin-Systems. Sie kann nicht die Frage klären, ob ein additiver Effekt dieser Ansätze existiert.

In zwei sehr ähnlich konzeptionierten Studien aus Italien bzw. China wurde randomisiert, prospektiv und unverblindet getestet, ob die Kombination eines Kortikosteroides (s. Abbildung) mit einem ACE-Hemmer den Progress der IgAN besser verzögern kann als ein ACE-Hemmer allein. Beide Studien zeigen übereinstimmend eine Überlegenheit einer Steroid-ACE-Hemmer-Kombinationstherapie in IgAN-Patienten mit einer mittleren Proteinurie zwischen 1 und 1,5 g/Tag und einer GFR von über 50 ml/min [15] bzw. über 30 ml/min [19]. Beide Studien leiden aber auch unter den gleichen Problemen: Eine ACE-Hemmer- oder ARB-Therapie wurde vor Studienbeginn für mindestens 4 Wochen pausiert. Zumindest in der Manno-Studie wurde zudem nur eine relativ geringe ACE-Hemmer-Dosis erreicht (4,5 mg/Tag Ramipril im Mittel der Studie). Beide Studien klären leider nicht abschließend, ob eine intensive supportive Therapie einer Kombination aus supportiver und immunsuppressiver Therapie unterlegen ist. Zudem erscheint es konzeptionell zumindest fragwürdig, dass in beiden Studien vor Beginn der Studie alle ACE-Hemmer bzw. ARB für mindestens 4 Wochen gestoppt werden mussten. Damit drängt sich der Verdacht auf, dass bei vielen Patienten die Proteinurie passager vor Studieneinschluss gestiegen ist oder, anders formuliert, dass eine Reihe von Patienten eingeschlossen wurde, die eigentlich unter RAS-Blockade allein mit der Proteinurie kontrollierbar waren.

Kortikosteroid-Behandlungsoptionen bei progressiver IgAN		
Quelle	Pozzi, C. et al. [13]	Manno, C. et al. [15]; Lv, J. et al. [16]
Regimen	i.v.-Bolus-Gabe von 1 g Methylprednisolon für je 3 Tage zu Beginn von Monat 1, 3 und 5, gefolgt von oralem Predniso(lo)n 0,5 mg/kg/d jeden 2. Tag für 6 Monate	6-monatige orale Prednison-Gabe beginnend mit 0,8-1 mg/kg/d für 2 Monate und dann Reduktion um 0,2 mg/kg/d pro Monat über die nächsten 4 Monate

Immunsuppressive Kombinationstherapie

Ballardie und Roberts publizierten eine randomisierte, kontrollierte, „single-center"-Studie aus Großbritannien in 38 IgAN-Patienten mit progredientem Nierenfunktionsverlust (Serum-Kreatinin bei Studienbeginn zwischen 130 und 300 µmol/l) [17]. Die Patienten wurden entweder rein supportiv oder zusätzlich mit Steroiden und Cyclophosphamid/Azathioprin für einen Zeitraum von bis zu 6 Jahren behandelt. Immunsuppressiv behandelte Patienten zeigten ein signifikant besseres 5-Jahres-Überleben der Nierenfunktion (72% gegenüber 6% in der Kontrollgruppe).

Die italienische Gruppe um Pozzi und Locatelli untersuchte an insgesamt 207 proteinurischen IgAN-Patienten mit normaler oder gering eingeschränkter Nierenfunktion, ob die primäre Zugabe von

Azathioprin zu Kortikosteroiden einen zusätzlichen Benefit gegenüber einer Steroidmonotherapie besitzt [18]. Alle Patienten erhielten für 6 Monate das oral/intravenöse Steroidschema (s. oben), die Hälfte der Studienpatienten erhielt zusätzlich für 6 Monate Azathioprin (1,5 mg/kg/Tag). Zu Beginn der Studie lagen die berechneten glomerulären Filtrationsraten zwischen 58 und 113 ml/min und die Proteinurie zwischen 1,5 und 3,5 g/Tag. Nach einem Follow-up der Patienten von bis zu 7 Jahren zeigte sich kein Benefit der Kombinationstherapie im Hinblick auf das renale Überleben (primärer Endpunkt = Zeit bis zu einem 50%-Anstieg des Serum-Kreatinins) und auf die Proteinurie. Vielmehr waren in der immunsuppressiven Kombinationstherapie signifikant mehr nebenwirkungsbedingte Therapieabbrüche nachweisbar. Die Schlussfolgerung aus dieser Studie lautet „Weniger ist mehr": Die primäre Zugabe von Azathioprin zu Kortikosteroiden bei erwachsenen IgAN-Patienten mit einer GFR > 50 ml/min bringt keinen Benefit und verursacht mehr Nebenwirkungen [22].

Basierend auf diesen Daten hat sich die KDIGO-Gruppe gegen eine immunsuppressive Kombinationstherapie bei IgAN ausgesprochen (s.o.).

Die STOP-IgAN-Studie

Die STOP-IgAN-Studie [19, 20] hat prospektiv, randomisiert, unverblindet und multizentrisch vor dem o.g. Hintergrund untersucht, ob sich eine optimale supportive Therapie von einer zusätzlichen immunsuppressiven Therapie bei Patienten mit dem Risiko für eine progrediente IgAN im Hinblick auf Remissionsinduktion und Nierenfunktionsverlust unterscheidet. Primäre Endpunkte waren
a) die Anzahl der Patienten in vollständiger klinischer Remission (Proteinurie < 0,2 g/d und stabile glomeruläre Filtrationsrate (GFR)) und
b) die Anzahl der Patienten mit einem GFR-Verlust ≥15 ml/min innerhalb der 3 Jahre.

Unter Immunsuppression nahm die Zahl von Remissionen gering zu (4/80 vs. 14/80). Die Studie hat jedoch eindrücklich nachgewiesen, dass bei optimierter supportiver Therapie weder die Steroid-Monotherapie noch die immunsuppressive Kombinationstherapie einen nachweisbaren Benefit für die GFR nach 3 Jahren erbrachte. Lediglich die Nebenwirkungen (Infekte, 1 Todesfall durch Sepsis, Diabetes-Induktion, Gewichtszunahme) waren unter Immunsuppression häufiger.

```
┌─────────────────────────────────────────────────────────────┐
│                IgAN, 18-70 Jahre alt, GFR >30 ml/min,       │
│                Proteinurie >0,75 g/d                        │
│                plus Hypertonie oder GFR <90 ml/min          │
│  Run-in Phase  ┌──────────────────────────────────────┐     │
│  (6 Monate)    │   Optimale supportive Therapie       │     │
│                │ (ACEi, ARB, Ziel-RR <125/75 mm Hg, Statin, etc.) │
│                │ Baseline nach 6 Monaten: BD, Proteinurie, GFR │
│                └──────────────────────────────────────┘     │
│   ┌──────────────┐                      ┌──────────────┐    │
│   │  Responder   │                      │  Drop-Out    │    │
│   │ Proteinurie  │                      │ Proteinurie  │    │
│   │  <0,75 g/d   │◄────────────────────►│  >3,5 g/d    │    │
│   │ optimale supp.│                     │ GFR-Verlust  │    │
│   │ Therapie;    │                      │   >20%       │    │
│   │ period. Kontr.│                     └──────────────┘    │
│   │ Proteinurie  │                                          │
│   └──────┬───────┘                                          │
│   Proteinurie  ┌────────────────────┐                       │
│   >0.75 g/d    │   Non-Responder    │                       │
│                │ Proteinurie >0,75 g/d │                    │
│                └─────────┬──────────┘                       │
│                     Randomisierung                          │
│   ┌─────────────────┐       ┌────────────────────────┐      │
│   │ Optimal supportiv│       │ Optimal supportiv +    │      │
│   │    (n=74)       │       │   Immunsuppression     │      │
│   │                 │       │      (n=74)            │      │
│   └─────────────────┘       └──────────┬─────────────┘      │
│                         ┌──────────────┴────────────┐       │
│                ┌────────▼───────┐         ┌─────────▼───────┐│
│                │ GFR ≥ 60 ml/min │         │ GFR 30-59 ml/min││
│                └────────┬───────┘         └─────────┬───────┘│
│                ┌────────▼────────┐   ┌──────────────▼──────┐ │
│                │ Steroide für 6 Monate│ │ Cyclophosphamid (1,5│ │
│                │(Methylprednisolon-Boli│ │ mg/kg/d p.o.) für 3 Monate│
│                │ plus orales Prednisolon)│ │ Azathioprin (1,5 mg/kg/d)│
│                └─────────────────┘   │ Steroide (40 mg/d reduz.│
│                                      │   auf 7,5 mg/d)     │ │
│                                      └─────────────────────┘ │
└─────────────────────────────────────────────────────────────┘
```

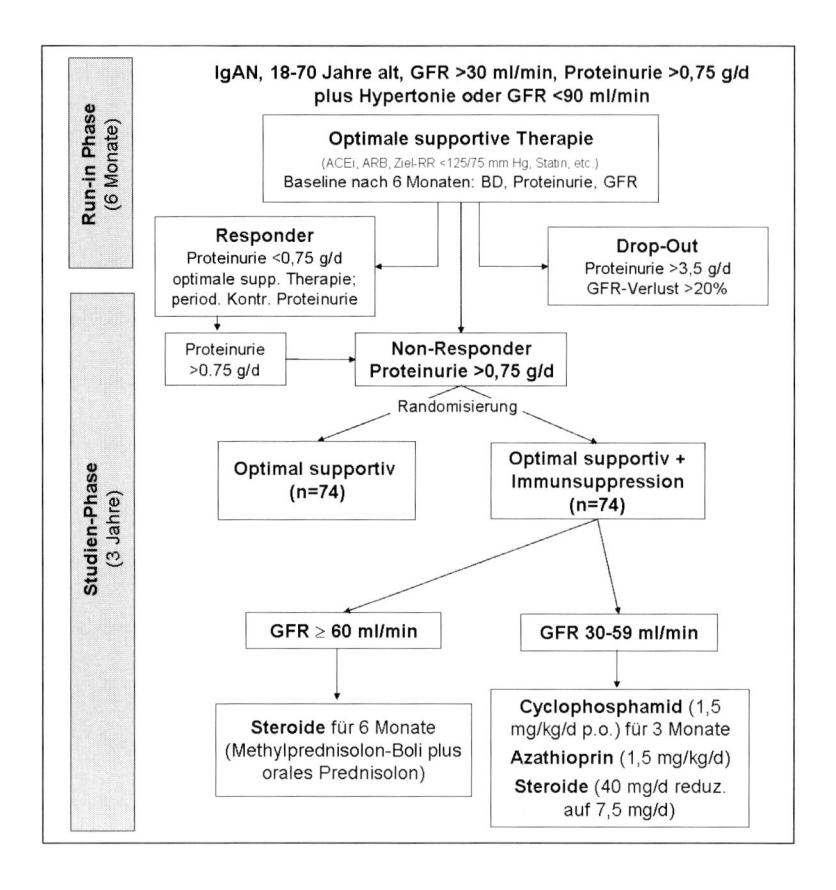

Mycophenolat Mofetil

Eine Gruppe aus Peking berichtet über den Einsatz von Mycophenolat Mofetil (MMF) in 32 Hochrisiko-Patienten mit IgAN [21]. Im Verlauf entwickelten 6 dieser MMF-behandelten IgAN-Patienten eine beatmungspflichtige Pneumonie und 4 Patienten (27-47 Jahre alt) verstarben. Bei 3 Patienten konnte Pneumocystis carinii als Erreger gesichert werden, in den anderen Fällen bestand der Verdacht. In allen Fällen entwickelte sich die Pneumonie ca. 3 Monate nach Beginn des MMF und alle wiesen eine GFR unter 60 ml/min auf. Die Autoren spekulieren, dass es in der Niereninsuffizienz zur Kumulation von MMF-Metaboliten mit Verdrängung von Mycophenolsäure aus der Protein-Bindung und damit höheren Wirkspiegeln kam. Ein Cochrane-Datenbank-Review kommt zum Schluss, dass es bis dato keine valide Basis für die Gabe von MMF in der IgAN gibt, da sich bei insgesamt 168 Patienten in der Metaanalyse keine signifikanten Effekte von MMF auf die Proteinurie oder den GFR-Verlauf fanden [22]. Diese Arbeiten weisen eindrücklich darauf hin, dass vor dem

Einsatz potenter Immunsuppressiva in der IgAN eine gründliche Risiko-Nutzen-Analyse erfolgen muss.

Die bisher einzige Therapiestudie, in der sich ein Langzeit-Benefit von MMF findet, stammt aus Hongkong [23]. Vierzig chinesische IgAN-Patienten mit einer Proteinurie > 1 g/Tag trotz einer Blutdruckeinstellung < 125/85 mmHg unter ACE-Hemmern oder Angiotensinrezeptorblockern wurden entweder über einen Zeitraum von 6 Monaten mit Mycophenolatmofetil (2 g/Tag) oder ohne Immunsuppression behandelt. Nach kurzem Follow-up von 1½ Jahren zeigte sich eine signifikante Reduktion der Proteinurie nur bei den mit Mycophenolatmofetil behandelten IgAN-Patienten (Abnahme um 40% gegenüber der Ausgangsproteinurie *versus* Zunahme um 20% bei den nicht-immunsuppressiv behandelten Kontrollen). Nach längerem Follow-up dieser Patienten bis zu 6 Jahren zeigt sich aktuell ein signifikant besseres renales Überleben bei den mit Mycophenolatmofetil behandelten Patienten. Nur zwei der 20 mit Mycophenolatmofetil behandelten Patienten waren nach 6 Jahren dialysepflichtig, gegenüber 9 der 20 nicht-immunsuppressiv behandelten Patienten.

An dieser Stelle muss nochmals ausdrücklich darauf hingewiesen werden, dass es in drei kontrollierten Studien in kaukasischen Patienten keine Hinweise auf einen Benefit von MMF gibt [24-26]. Wenn trotz der schwachen Datenlage MMF bei Risikopatienten (GFR < 60 ml/min) eingesetzt wird, erscheint zumindest eine Pneumocystis-Prophylaxe zwingend.

Laufende Studien

Eine Übersicht über laufende IgAN-Studien findet sich unter: www.igan-world.org und www.clinicaltrials.gov.

Besonderes Augenmerk verdient die „NEFIGAN"-Studie, in der der Effekt einer lediglich lokalen Steroid-Therapie (speziell verkapseltes Budesonid) an der Darm-Mukosa getestet wird. Die Phase-II-Studie ist derzeit zur Publikation eingereicht.

Fazit

Eine optimale supportive Therapie mit besonderem Fokus auf antihypertensive und antiproteinurische Maßnahmen sollte bei allen IgAN-Patienten primäres Ziel unserer therapeutischen Bemühungen sein. Nach aktueller Studienlage muss bei IgAN-Patienten mit persistierender Proteinurie oder progredienter Nierenfunktionsverschlechterung trotz optimaler supportiver Therapie der Einsatz von

[Figure: Therapie-Algorithmus IgAN]

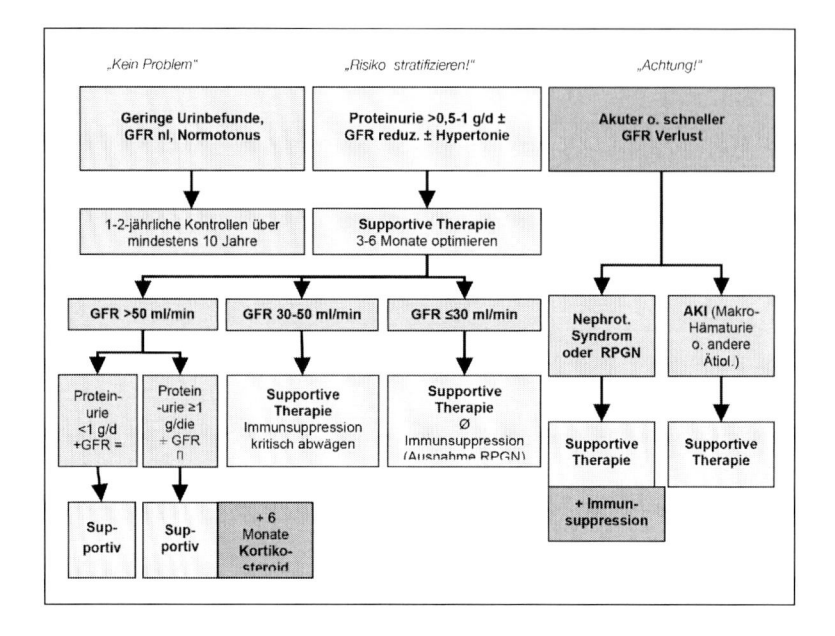

Kortikosteroiden erwogen werden (siehe Therapie-Algorithmus; modifiziert nach [11]). Eine Einbindung von IgAN-Patienten mit progredientem Krankheitsverlauf in klinische Studien ist sehr wünschenswert.

Purpura Schönlein-Henoch

Die Purpura Schönlein-Henoch (PSH) ist eine systemische Vaskulitis der kleinen Gefäße mit IgA-Ablagerungen. Die Diagnose kann klinisch gestellt werden. Die vier Hauptkriterien (American College of Rheumatology, 1990) beinhalten:
1) palpable Purpura,
2) Alter unter 20 Jahren,
3) Angina abdominalis,
4) bioptisch nachweisbare Granulozyten in der Gefäßwand.

Bei 2 von 4 erfüllten Kriterien hat die Diagnose PSH eine Sensitivität von 87% und eine Spezifität von 88%. Klinisch zeigt sich die PSH typischerweise als eine akut einsetzende, mild verlaufende, selbst limitierende Vaskulitis, die ambulant behandelt werden kann. 90% der Patienten mit PSH sind Kinder unter 10 Jahren. Eine spezifische Therapie ist in der Regel nicht notwendig.

Eine renale Beteiligung ist in 40% der Fälle nachweisbar. Nierenbioptisch findet sich typischerweise eine mesangioproliferative Glomerulonephritis mit glomerulären IgA-Ablagerungen. Im Gegensatz zur IgAN lassen sich bei der PSH aber deutlich häufiger vaskulitische Veränderungen nachweisen: glomeruläre Akkumulation von Granulozyten, fibrinoide Nekrosen, intra- und extrakapilläre Proliferation. Das Ausmaß der vaskulitischen Veränderungen bzw. die klinische Präsentation bestimmen die Prognose der PSH-Nephritis. Eine initiale Präsentation mit einem nephrotischen Syndrom oder mit einem gemischt nephritisch-nephrotischen Syndrom führt in über 50% der Fälle zu einer chronischen Niereninsuffizienz. Patienten mit hohem Risiko für eine chronische Niereninsuffizienz sollten deshalb immunsuppressiv behandelt werden. Zum Einsatz kommen hier insbesondere Kortikosteroide. Für diese Therapiestrategien besteht nur ein geringes Evidenzniveau; meist handelt es sich um retrospektiv untersuchte Fallserien. Eine jüngste Arbeit beschreibt, dass die Zugabe von Cyclophosphamid zu Kortikosteroiden bei Erwachsenen mit PSH keinen zusätzlichen Benefit bringt [27].

Die IgAN und die PSH-Nephritis werden als verwandte Erkrankungen angesehen. Es bestehen sehr viele Gemeinsamkeiten zwischen beiden Erkrankungen. Manche Autoren interpretieren die PSH als systemische Variante der IgAN. Insbesondere Abnormalitäten des IgA-Systems sind nahezu identisch in IgAN und PSH-Nephritis identifiziert worden. Die zwei wesentlichen Unterschiede zwischen den beiden Erkrankungen sind das niedrigere mittlere Erkrankungsalter bei PSH-Nephritis (Kinder versus junge Erwachsene) und die häufige schwerere renale Beteiligung bei PSH-Nephritis (häufiger akutes Nierenversagen und nephrotisches Syndrom bei Erstmanifestation).

Literatur

1. Floege J. (2011). The pathogenesis of IgA nephropathy: what is new and how does it change therapeutic approaches? *Am J Kidney Dis 58:* 992-1004.
2. Wyatt R.J., Julian B.A. (2013). IgA nephropathy. *N Engl J Med 368:* 2402-2414.
3. Floege J., Feehally J. (2000). IgA nephropathy: recent developments. *J Am Soc Nephrol 11:* 2395-2403.
4. Suzuki H., Fan R., Zhang Z. et al. (2009). Aberrantly glycosylated IgA1 in IgA nephropathy patients is recognized by IgG antibodies with restricted heterogeneity. *J Clin Invest 119:* 1668-1677.

5. Suzuki H., Moldoveanu Z., Hall S. et al. (2008). IgA1-secreting cell lines from patients with IgA nephropathy produce aberrantly glycosylated IgA1. *J Clin Invest 118:* 629-639.
6. Kiryluk K., Li Y., Scolari F. et al. (2014). Discovery of new risk loci for IgA nephropathy implicates genes involved in immunity against intestinal pathogens. *Nat Genet 46:* 1187-1196.
7. Gharavi A.G., Kiryluk K., Choi M. et al. (2011). Genome-wide association study identifies susceptibility loci for IgA nephropathy. *Nat Genet 43:* 321-327.
8. Barbour S.J., Espino-Hernandez G., Reich H.N. et al. (2016). The MEST score provides earlier risk prediction in IgA nephropathy. *Kidney Int 89, 1:* 167-175.
9. Working Group of the International IgAN, The Renal Pathology S, Roberts I.S. et al. (2009). The Oxford classification of IgA nephropathy: pathology definitions, correlations, and reproducibility. *Kidney Int 76:* 546-556.
10. Lv J., Shi S., Xu D. et al. (2013). Evaluation of the Oxford Classification of IgA nephropathy: a systematic review and meta-analysis. *Am J Kidney Dis 62:* 891-899.
11. Floege J. & Feehally J. (2013). Treatment of IgA nephropathy and Henoch-Schonlein nephritis. *Nat Rev Nephrol 9:* 320-327.
12. Praga M., Gutierrez E., Gonzalez E. et al. (2003). Treatment of IgA nephropathy with ACE inhibitors: a randomized and controlled trial. *J Am Soc Nephrol 14:* 1578-1583.
13. Pozzi C., Andrulli S., Del Vecchio L. et al. (2004). Corticosteroid effectiveness in IgA nephropathy: long-term results of a randomized, controlled trial. *J Am Soc Nephrol 15:* 157-163.
14. Katafuchi R., Ninomiya T., Mizumasa T. et al (2008). The improvement of renal survival with steroid pulse therapy in IgA nephropathy. *Nephrol Dial Transplant 23:* 3915-3920.
15. Manno C., Torres D.D., Rossini M. et al. (2009). Randomized controlled clinical trial of corticosteroids plus ACE-inhibitors with long-term follow-up in proteinuric IgA nephropathy. *Nephrol Dial Transplant 24:* 3694-3701.
16. Lv J., Zhang H., Chen Y. et al. (2009). Combination therapy of prednisone and ACE inhibitor versus ACE-inhibitor therapy alone in patients with IgA nephropathy: a randomized controlled trial. *Am J Kidney Dis 53:* 26-32.
17. Ballardie F.W. & Roberts I.S. (2002). Controlled prospective trial of prednisolone and cytotoxics in progressive IgA nephropathy. *J Am Soc Nephrol 13:* 142-148.

18. Pozzi C., Andrulli S., Pani A. et al. (2010). Addition of azathioprine to corticosteroids does not benefit patients with IgA nephropathy. *J Am Soc Nephrol 21:* 1783-1790.
19. Eitner F., Ackermann D., Hilgers R.D. & Floege J. (2008). Supportive Versus Immunosuppressive Therapy of Progressive IgA nephropathy (STOP) IgAN trial: rationale and study protocol. *J Nephrol 21:* 284-289.
20. Rauen T., Eitner F., Fitzner C. et al. (2015). Intensive Supportive Care plus Immunosuppression in IgA Nephropathy. *N Engl J Med 373:* 2225-2236.
21. Lv J., Zhang H., Cui Z. et al. (2008). Delayed severe pneumonia in mycophenolate mofetil-treated patients with IgA nephropathy. *Nephrol Dial Transplant 23:* 2868-2872.
22. Xu G., Tu W., Jiang D & Xu C. (2009). Mycophenolate mofetil treatment for IgA nephropathy: a meta-analysis. *Am J Nephrol 29:* 362-367.
23. Tang S.C., Tang A.W., Wong S.S. et al. (2010). Long-term study of mycophenolate mofetil treatment in IgA nephropathy. *Kidney Int 77:* 543-549.
24. Maes B.D., Oyen R., Claes K. et al. (2004). Mycophenolate mofetil in IgA nephropathy: results of a 3-year prospective placebo-controlled randomized study. *Kidney Int 65:* 1842-1849.
25. Frisch G., Lin J., Rosenstock J. et al. (2005). Mycophenolate mofetil (MMF) vs placebo in patients with moderately advanced IgA nephropathy: a double-blind randomized controlled trial. *Nephrol Dial Transplant 20:* 2139-2145.
26. Hogg R.J., Bay R.C., Jennette J.C. et al. (2015). Randomized Controlled Trial of Mycophenolate Mofetil in Children, Adolescents, and Adults With IgA Nephropathy. *Am J Kidney Dis 66:* 783-791.
27. Pillebout E., Alberti C., Guillevin L. et al. (2010). Addition of cyclophosphamide to steroids provides no benefit compared with steroids alone in treating adult patients with severe Henoch Schonlein Purpura. *Kidney Int 78:* 495-502.

Die membranöse Glomerulonephritis

Hermann Pavenstädt

Zusammenfassung

Die membranöse Glomerulonephritis (MG) ist die häufigste Ursache für ein Nephrotisches Syndrom. Eine idiopathische wird von einer sekundären Form unterschieden. Die MG ist eine Podozytopathie, bei der es zur Bildung von Antikörpern gegen Podozytenantigene kommt. Kürzlich konnten im Serum von Patienten mit idiopathischer MG Antikörper gegen den M-Typ-Phospholipase-A$_2$-Rezeptor nachgewiesen werden. Der PLA$_2$R-Autoantikörper-Titer scheint mit der Aktivität der MG zu korrelieren. Die Spontanremissionsrate der MG liegt bei bis zu 30%. Diese Patienten haben eine exzellente Prognose. Patienten ohne Spontanremission und mit einer Proteinurie > 4 g/Tag über mehr als sechs Monate haben eine schlechtere renale Prognose und sollten ggf. immunsuppressiv behandelt werden. Der Zeitpunkt und die Art der immunsuppressiven Therapie bei Patienten mit MG werden allerdings immer noch kontrovers diskutiert. Neben der supportiven Therapie sollten Risikopatienten zunächst mit Cyclophosphamid oder Cyclosporin A in Kombination mit Kortikoiden therapiert werden.

Einleitung

Die MG ist die häufigste Ursache für ein Nephrotisches Syndrom. Der Name MG bezieht sich auf die in der Lichtmikroskopie des Nierenbioptates gesehene Verdickung der glomerulären Basalmembran. Diese kann in Frühstadien der Erkrankung fehlen. In der Immunfluoreszenz findet man granuläre Ig-Ablagerungen entlang der Kapillarwand und in der Elektronenmikroskopie sogenannte subepitheliale Depots unterhalb der Podozyten [1, 2].

Klinik

85% der Patienten sind älter als 30 Jahre, Männer sind häufiger betroffen als Frauen (70 vs. 30%). Die meisten Patienten präsentieren sich mit einem Nephrotischen Syndrom, einer normalen Nierenfunktion und normalen Blutdruckwerten. Eine Mikrohämaturie tritt in bis zu 50% der Fälle auf [1,2].

Komplikationen

Selten kommt es durch eine bilaterale Nierenvenenthrombose, einer medikamentös-assoziierten interstitiellen Nephritis oder einer aufgepfropften nekrotisierenden Glomerulonephritis zu einer akuten strukturellen Nierenschädigung. Häufig wird durch den Einsatz von ACE-Hemmern und Diuretika eine funktionelle Verschlechterung der Nierenfunktion beobachtet [1, 2].

Eine Registeranalyse zeigte, dass 7,2% der Patienten mit MG ein thromboembolisches Ereignis erleiden. Eine Hypalbuminämie bei Diagnosestellung, vor allen Dingen ab einem Wert von < 2,8 g/dl war der einzige unabhängige Prädiktor eines thromboembolischen Ereignisses [3].

Klassifikation

Man unterscheidet eine primäre (80%) von einer sekundären MG (20%). Sekundäre Ursachen einer MG sind Infektionen, Autoimmun-Erkrankungen, Medikamente und Malignome [4].

Primäre idiopathische membranöse GN (> 80%)
Anti-Phospholipase-A_2-Rezeptor – ca. 70%
Thrombospondin type-1 domain-containing 7A (THSD7A) – ca. 5-10%
Andere Antigene
Sekundäre membranöse GN (Antigen nicht bekannt)
I. Malignome
II. Infektionen
III. Autoimmunerkrankungen
IV. Medikamente
Alloimmun
Fetomaternale Alloimmunisierung gegen Neutrale Endopeptidase

Tabelle 1
Einteilung der membranösen Glomerulonephritis (modifiziert nach [4])

Pathogenese

Die MG ist eine Autoimmunerkrankung, bei der subepithelial IgG-Komplexe gebildet werden. In 2009 und 2014 konnten zwei für die primäre MG wichtige Podozytenantigene identifiziert werden [2, 5, 6].

1. *Der M-Typ transmembranäre Phospholipase-A_2-Rezeptor (PLA_2R).* Seine Funktion für den Podozyten und seine Rolle in der Pathogenese der MG sind unklar. In ca. 70% der Patienten mit einer primären MG können Autoantikörper gegen PLA_2R1 nachgewissen werden [5]. Kürzlich konnte ein Epitop in der N-terminalen Domäne des PLA_2R, das von 90% der humanen Anti-PLA_2R-Autoantikörper erkannt wird, charakterisiert werden. Die Identifizierung dieses und weiterer PLA_2R-Epitope ist ein Schritt zur Entwicklung immunmodulatorischer Therapien, wie der Hemmung oder der Immunadsorption zirkulierender PLA_2R-Autoantikörper [7].
2. *Thrombospondin Typ-1 domain-containing 7A (THSD7A).* Bei 5-10% der Patienten mit MG, die seronegativ für PLA2R1 Antikörper sind, können Antikörper gegen THSD7A identifiziert werden [6]. Wie bei PLA2R wurde IgG4 als prädominante IgG-Klasse von anti-THSD7A identifiziert und eine Kolokalisation von IgG4 und THSD7A in Biopsien von THSD7A-seropositiven Patienten beobachtet [6].

Es gibt daher drei Gruppen von Patienten mit primärer MG:
1. Patienten mit Autoantikörpern gegen PLA_2R1, aber nicht gegen THSD7A,
2. Patienten mit Autoantikörpern gegen THSD7A, aber nicht gegen PLA_2R1,
3. Patienten, die seronegativ für beide Antikörper sind und die möglicherweise bisher noch nicht identifizierte Antikörper bilden.

Die Funktion von PLA_2R und THSD7A für den Podozyten und der Mechanismus der Initiierung der Immunantwort sind Gegenstand aktueller Forschung. Die Autoantikörper gegen den Podozyten könnten direkt seine Funktion verändern. Nach Bildung der Immunkomplexe kommt es zu einer lokalen Komplementaktivierung, die zu einer Produktion von Sauerstoffradikalen, Proteasen und Zytokinen führt. Durch die entstehende Entzündungsreaktion wird das Zytoskelett des Podozyten geschädigt. Es kommt zu einer Stressantwort, die im schlechtesten Fall zu einer Apoptose des Podozyten führt. Auf der anderen Seite gibt es im Podozyten zytoprotektive Mechanismen, die einer weiteren Schädigung entgegenwirken [8].

Pathologie

Das charakteristische histologische Merkmal der MG ist die Verdickung der GBM. Diese kann im Frühstadium fehlen, so dass die Diagnose dann nur mit Hilfe der Immunfluoreszenz und der Elektronenmikroskopie gestellt werden kann. Die Immunkomplexe werden im Laufe der Erkrankung von der basalen Seite der Podozyten getrennt und in die GBM aufgenommen. Durch die Bildung von neuer vom Podozyten gebildeter extrazellulärer Matrix kommt es zur Verdickung der GBM. Das Ausmaß der Aufnahme der Immunkomplexe von der GBM wird in vier Stadien eingeteilt. Diese korrelieren aber nicht mit dem Ausmaß der Proteinurie oder dem Therapieansprechen. Im Verlauf der Erkrankung können zudem glomeruläre Sklerosen und interstitielle Veränderungen entstehen. In der Immunfluoreszenz findet man granuläre Ablagerungen von gefärbten IgG und C3 entlang der GBM. Zusätzliche subendotheliale oder mesangiale Ablagerungen weisen auf eine sekundäre MG hin. Die Nierenbiopsien sollten zudem mit Antikörpern gegen den PLA_2R und gegen IgG-Subklassen gefärbt werden. IgG4 ist bei der primären MG prädominant. Hingegen werden andere IgG4-Subklassen vor allen Dingen bei sekundären MG-Formen gefunden. In der Elektronenmikroskopie sind subepitheliale elektronendichte Ablagerungen auf der Außenseite der glomerulären Basalmembran, eine Verbreiterung der GBM und eine Verschmelzung der Fußfortsätze der Podozyten zu sehen [2, 9].

Diagnostik

In der Regel wird die Diagnose MG mittels Nierenbiopsie gesichert. Falls diese bei einem Patienten mit Nephrotischem Syndrom nicht möglich ist, erlaubt der Nachweis von Anti-PLA_2R-Autoantikörpern, die nicht bei anderen glomerulären Erkrankungen auftreten, mit einer sehr hohen Wahrscheinlichkeit die Diagnose einer primären MG. Vereinzelt sind bei Patienten mit einer sekundären MG, die eine Hepatitisinfektion, eine aktive Sarkoidose oder einen Tumor als Grunderkrankung haben, Anti-PLA_2R-AK nachweisbar. Es wird angenommen, dass Anti-PLA_2R-AK erst nach Überschreiten der Puffer-Kapazität für die Bindung von PLA_2R-AK in der Niere im Serum erscheinen [2, 9]. Daher werden bei Patienten mit idiopathischer MG mit initial fehlendem Nachweis von Anti-PLA_2R-AK auch Serokonversionen beobachtet [10]. Das Fehlen von Anti-PLA_2R-AK im Serum schließt daher die Diagnose einer PLA_2R-assoziierten MG nicht aus [9, 10]. In ca. 20% der Patienten kann bei fehlendem serologischen Nachweis von Anti-PLA$_2$R-AK PLA$_2$R in der Nierenbiopsie nachgewiesen und so die Diagnose gesichert werden. Es empfiehlt sich daher, sowohl nach Anti-PLA$_2$R-AK im Serum als auch PLA$_2$R in der Nierenbiopsie zu suchen. Bei negativem Nachweis im Serum und in der Biopsie sollten aufgrund einer möglichen Serokonversion die Anti-PLA$_2$R-AK nach 6 Monaten wiederholt bestimmt werden. Bei ca. 7% Patienten lassen sich serologisch, aber nicht histologisch Anti-PLA$_2$R-AK bzw. PLA$_2$R nachweisen. Möglicherweise sind in diesen Fällen die Antikörper nicht pathogen oder das Antigen ist zur Zeit der Nierenbiopsie nicht nachweisbar [2, 9].

Bei Patienten mit Nachweis von Anti-PLA$_2$R-AK, Charakteristika einer primären MG in der Nierenbiopsie und fehlenden klinischen Zeichen sollten altersentsprechende Tumor-Früherkennungsuntersuchungen, z.B. eine Koloskopie ab einem Alter von 55 Jahren, aber kein intensiveres Tumorscreening durchgeführt werden. Nur bei klinischem Verdacht auf einen Tumor – Gewichtsabnahme, positiver Hämoccult-Test, etc. – und bei fehlendem AK-Nachweis ist eine intensivierte Tumorsuche und ggf. ein engmaschigeres Tumorscreening sinnvoll [9].

Weitere Studien müssen zeigen, ob dieses Vorgehen auch bei Patienten mit Anti-THSD7A-AK sinnvoll ist. Erste Daten, die von Herrn E. Hoxha auf dem Kongress für Nephrologie in Berlin 2015 vorgestellt wurden, lassen vermuten, dass ein beträchtlicher Teil der Patienten mit Nachweis von THSD7A-AK ein Tumorleiden hat (E. Hoxha, Kongress für Nephrologie, 2015).

Anti-PLA$_2$R-AK-Titer als Aktivitäts- und Prognoseparameter

Ein Abfall des Anti-PLA$_2$R-AK-Titers ist mit einem Proteinurieabfall assoziiert. Zudem haben Patienten mit niedrigen (hohen) Anti-PLA$_2$R-AK-Titern häufiger (weniger) spontane oder durch eine Immunsuppression vermittelte Remission [9]. Hoxha et al. zeigten, dass hohe Anti-PLA$_2$R-AK-Titer mit einem rascheren Verlust der Nierenfunktion assoziiert sind. Daher könnten Patienten mit hohen Anti-PLA$_2$R-AK-Titern, bei denen die immunsuppressive Therapie verzögert wird, unter Umständen einen Nierenfunktionsverlust erleiden [11]. Kürzlich wurde in einer longitudinalen langjährigen Observationsstudie die Bedeutung des Anti-PLA$_2$R-AK-Titers für den klinischen Verlauf von mit Rituximab behandelten Patienten mit primärer MG untersucht. Die Remissionsraten bei Patienten mit oder ohne

Nachweis von Anti-PLA$_2$R-AK waren vergleichbar. Niedrige initiale Anti-PLA$_2$R-AK-Titer und die komplette Elimination der AK 6 Monate nach Rituximabgabe waren starke Indikatoren für eine Remission. Eine komplette Remission bei Patienten mit nachgewiesenem Anti-PLA$_2$R-AK trat immer nach kompletter Elimination der Anti-PLA$_2$R-AK auf. Einer 50%igen Reduktion des Anti-PLA$_2$R-AK-Titers folgte nach 10 Monaten eine Halbierung der Proteinurie. In dem Zeitraum zwischen Reduktion der Antikörper und klinischer Remission werden wahrscheinlich die Immunkomplexe eliminiert und die Filtrationsbarriere repariert. Ein Wiederauftreten oder Anstieg der Anti-PLA$_2$R-AK ging einem Relaps voraus. Die Höhe der Anti-PLA$_2$R-AK-Titer scheint zudem ein Prognosemarker bei Patienten nach einer immunsuppressiven Therapie zu sein: Fünf Jahre nach Beendigung der Immunsuppression hatten 58% der Patienten, bei denen der Anti-PLA$_2$R-AK nicht mehr nachweisbar war, keinen Relaps, während alle Patienten mit weiterhin nachweisbarem Anti-PLA$_2$R-AK einen Relaps erlitten [12]. Der Anti-PLA$_2$R-Antikörper-Titer scheint also ein Aktivitätsparameter der Erkrankung zu sein, der zu einer individualisierten Therapiestrategie beitragen könnte. Dies sollte in kontrollierten Studien überprüft werden.

Prognose

Ein Drittel der Patienten mit MG hat eine Spontanremission, ⅓ wird proteinurisch bleiben und ⅓ wird ein Nierenversagen erleiden. Eine persistierende große Proteinurie von über 4 g/Tag, eine initial erniedrigte Kreatinin-Clearance und der Abfall der Kreatinin-Clearance im Verlauf sind wichtige Risikofaktoren für den Verlust der Nierenfunktion [13]. Eine komplette Remission mit persistierender Proteinurie von < 0,3 g/Tag und einer stabilen normalen Nierenfunktion ist mit einer exzellenten Mortalitäts- und renalen Prognose und einer niedrigen Relaps-Rate assoziiert. Patienten mit einer partiellen Remission – Proteinurie von < 3,5 g/Tag, Reduktion der Proteinurie um 50% und stabile Nierenfunktion – haben im Vergleich zu Patienten mit kompletter Remission eine schlechtere Mortalitäts- und renale Prognose und eine höhere Relapsrate. Im Vergleich zu Patienten ohne Remission haben sie aber einen langsameren Nierenfunktionsverlust [14].

Spontanremission

Retrospektive Daten von 328 Patienten mit MG und einem Nephrotischen Syndrom zeigen, dass immerhin 32% der Patienten nach 14,7 ± 11,4 Monaten in die Remission kamen. Selbst Patienten mit großer Proteinurie kamen in die Remission (26,3% der Patienten mit einer Proteinurie von 8-12 g/Tag und 21% der Patienten mit einer Proteinurie > 12 g/24 h). Dabei kam es zu einem langsamen Abfall der Proteinurie. Ein Abfall der Proteinurie um 50% des Ausgangswertes innerhalb des ersten Jahres war ein prädiktiver Faktor für eine Spontanremission. Nach ca. 18 Monaten Beobachtungszeit ist nicht mehr mit einer Spontanremission zu rechnen. Interessanterweise erhöhte die Therapie mit ACE-Hemmern/AT1-Blockern die Wahrscheinlichkeit einer Spontanremission. Patienten mit einer Spontanremission hatten eine exzellente renale Prognose und eine wesentlich bessere Mortalitätsprognose: 1,9% vs. 10,7% [15]. Interessanterweise konnten in oben genannter Kohorte kürzlich auch 11 Patienten identifiziert werden, die auch bei Vorliegen einer eingeschränkten Niereninsuffizienz eine Spontanremission hatten [16].

Es wurde in einer größeren Kohorte von Patienten mit MG berichtet, dass 95% der Patienten mit einem ACE-Hemmer/AT1-Blocker, 78% der Patienten mit einem Statin, 70% der Patienten mit einem Thrombozytenaggregationshemmer und nur 38% der Patienten mit einer Immunsuppression behandelt wurden. Nach 5 Jahren hatten 76% und 24% der Patienten eine Partial- bzw. Vollremission. 11,9% der Patienten in dieser Kohorte sind dialysepflichtig geworden und 16,8% der Patienten sind verstorben [16].

Bei einem raschen Anstieg des Kreatinins sollten drei Hauptdifferenzialdiagnosen berücksichtigt werden [9]:
a) beidseitige Nierenvenenthrombose,
b) medikamentös induzierte interstitielle Nephritis,
c) aufgepfropfte RPGN.

Therapie

Als komplette Remission wird eine persistierende Proteinurie von < 0,3 g/Tag, als partielle Remission eine Proteinurie von < 3 g/Tag und Reduktion der Proteinurie um 50% der Ausgangsproteinurie definiert [3].

1. Supportive Therapie

Blutdrucksenkung: 125/75 mmHg, ACE-Hemmer oder AT1-Blocker, ggf. HMG-CoA-Reduktase-Hemmer, salzarme Diät < 5 g/Tag, moderate Proteinrestriktion (0,8/kg Körpergewicht), kein Nikotinabusus, ggf. Marcumar bei einem Albumin < 2,5 g/dl [13]. Etwa 7% der Patienten mit MG erleiden ein thromboembolisches Ereignis. Eine Hypalbuminämie bei Diagnosestellung, vor allen Dingen ab einem Wert von < 2,8 g/dl, war der einzige unabhängige Prädiktor thromboembolischer Ereignisse [3]. Bei der Antikoagulation sollte die Risiko-Nutzen-Relation bedacht werden [17]. Bei Patienten mit einem niedrigem Blutungsrisiko (ATRIA-Score < 3 Punkte) und einem Serumalbumin < 3,0 g/dl werden zum Beispiel 4,5 thromboembolische Ereignisse verhindert, dabei tritt aber eine schwerere Blutungskomplikation in 24 Monaten auf. Die Benefit/Risiko-Ratio beträgt also 4,5:1. Wenn das Serumalbumin unterhalb 2,0 g/dl liegt, beträgt die Benefit/Risiko-Ratio 13:1. Eine individuelle Entscheidungsanalyse ermöglicht ein Programm unter www.gntools.com [17].

2. Immunsuppressive Therapie

Die aktuelle **KDIGO-Leitlinie** empfiehlt Patienten mit einer MG und einem Nephrotischen Syndrom unter folgenden Bedingungen immunsuppressiv zu behandeln (Abbildung 1) [18]:
- Proteinurie > 4 g/Tag **und** anhaltende Proteinurie über 50% des Basalniveaus **und** kein progredienter Proteinurieabfall unter supportiver und antihypertensiver Therapie über 6 Monate (1B).
- Schwere, behindernde oder lebensbedrohliche Symptome des Nephrotischen Syndroms (1C).
- Anstieg des Serumkreatinins um 30% oder mehr innerhalb 6-12 Monate nach Diagnosestellung. Die eGFR sollte aber nicht unter 30 ml/min/1,73 m² liegen **und** diese Nierenfunktionseinschränkung sollte nicht durch sekundäre Komplikationen erklärt werden können (2C).

Die Leitlinien basieren unter anderem auf der Beobachtung, dass Patienten mit einer anhaltenden Proteinurie (> 6 Monate) > 4 g/Tag eine ca. 55%ige Wahrscheinlichkeit haben innerhalb von 10 Jahren dialysepflichtig zu werden [19]. Nicht jeder Patient, der diese Risikokonstellation hat, wird aber dialysepflichtig. Einige Patienten werden daher so unnötig immunsupprimiert [13]. Du Buf-Vereijken und Mitarbeiter schlagen vor, Patienten mit MG erst bei einem Kreatininanstieg auf über 1,5 mg/dl oder um 50% des Ausgangsniveaus oder mit einem persistierenden schweren Nephrotischen Syndrom immunsuppressiv zu behandeln. Dieses restriktive Vorgehen führt

Abbildung 1
Management der immunsuppressiven Therapie bei Patienten mit membranöser Glomerulonephritis und Nephrotischem Syndrom

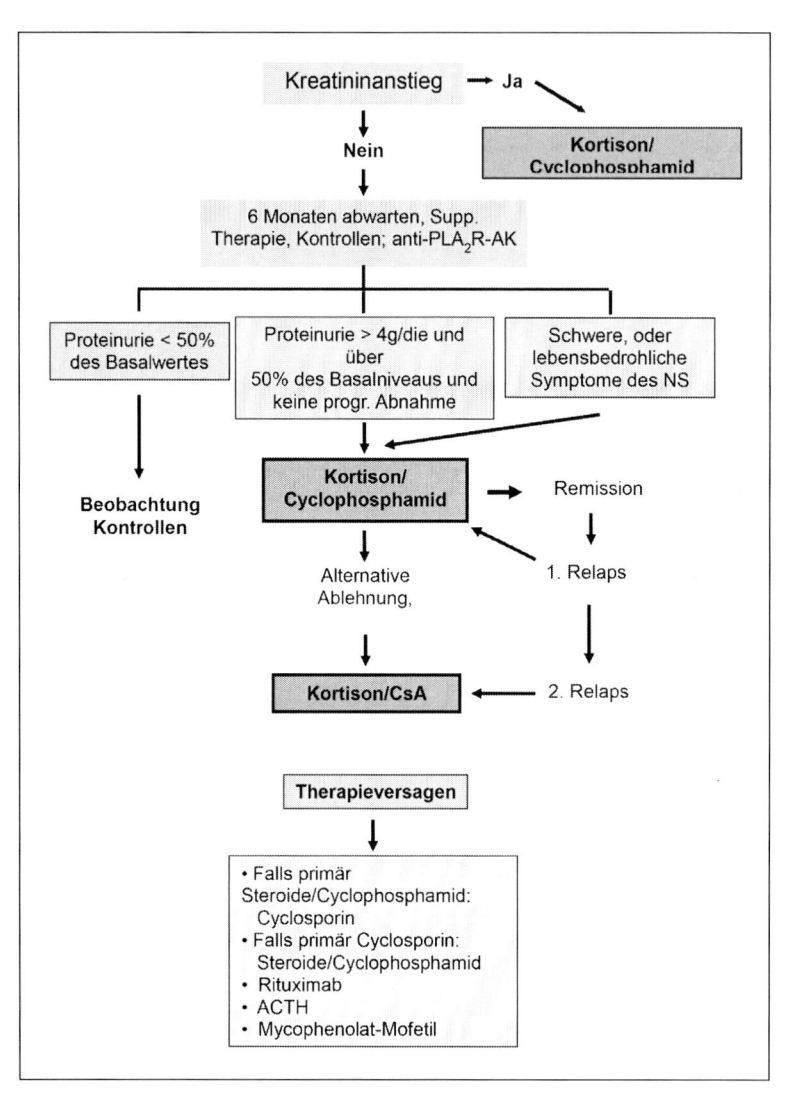

```
Kreatininanstieg → Ja
        ↓              ↘
       Nein         Kortison/
        ↓           Cyclophosphamid
6 Monaten abwarten, Supp.
Therapie, Kontrollen; anti-PLA₂R-AK

Proteinurie < 50%     Proteinurie > 4g/die und     Schwere, oder
des Basalwertes       über 50% des Basalniveaus    lebensbedrohliche
                      und keine progr. Abnahme     Symptome des NS
        ↓                       ↓                       ↓
  Beobachtung              Kortison/                → Remission
  Kontrollen              Cyclophosphamid               ↓
                                ↓                   1. Relaps
                         Alternative
                         Ablehnung,
                                ↓
                         Kortison/CsA ← 2. Relaps
                                ↓
                         Therapieversagen
                                ↓
                 • Falls primär Steroide/Cyclophosphamid:
                       Cyclosporin
                 • Falls primär Cyclosporin:
                       Steroide/Cyclophosphamid
                 • Rituximab
                 • ACTH
                 • Mycophenolat-Mofetil
```

zu guten Langzeitergebnissen. Es ist aber nicht durch randomisierte Studien belegt. Patienten mit einer Nierenfunktionsverschlechterung wurden in diesen Studien auch bemerkenswert aggressiv immunsupprimiert (Cyclophosphamid, 1,5 mg/kg KG/Tag für 12 Monaten in Kombination mit Steroiden) und hatten dementsprechend zum Teil schwere Nebenwirkungen [20, 21]. Zudem verringert eine frühe immunsuppressive Therapie die durch das Nephrotische Syndrom verursachten Komplikationsraten und erhöht die Wahrscheinlichkeit einer Restitutio ad integrum [9].

Ob eine eGFR unter 30 ml/min eine Kontraindikation für eine immunsuppressive Therapie ist, ist nicht sicher. Kürzlich wurde z.B. berichtet, dass 27 Patienten, die eine eGFR < 30 ml/min und einen jährlichen Abfall der eGFR von 8 ml/min hatten, immunsupprimiert wurden. Nach Therapiebeginn kam es bei 70% der Patienten innerhalb einer mittleren Beobachtungsdauer von 5,1 Jahren zu einer Stabilisierung der Nierenfunktion bzw. zu einem verringerten Abfall der eGFR von < 1 ml/min [21].

Immunsuppression bei Patienten ohne Nachweis von Anti-PLA$_2$R-AK oder THSD7A-AK

Interessanterweise scheinen Patienten, bei denen weder Anti-PLA$_2$R-AK noch THSD7A-AK detektiert werden konnten, nicht von einer Immunsuppression zu profitieren [22].

Art der immunsuppressiven Therapie

KDIGO empfiehlt als erstes die Gabe von Prednisolon im Wechsel mit Cyclophosphamid (Tabelle 1 und Abbildung 1). Als Alternative wird die Gabe von Cyclosporin A (CsA) mit oder ohne Kortison empfohlen. Patienten, die unter einem dieser Regime nicht in die Remission kommen, werden mit dem jeweiligen anderen Regime behandelt [13].

Therapieschema
  1. Monat: Methylprednisolon 1g/Tag i.v. über 3 Tage,
              hiernach Prednisolon 0,5 mg/kg/Tag für 24 Tage
  2. Monat: Cyclophosphamid 2 mg/kg/Tag
  3., 5. Monat wie 1. Monat
  4., 6. Monat wie 2. Monat

Prospektiv randomisiert-kontrollierte Studien belegen, dass Patienten mit einer MG von der zyklischen Therapie mit Cyclophosphamid im Wechsel mit Kortison profitieren [13]: So kamen in einer Studie 34 (15 komplett und 19 partial) von 47 mit dem Regime immunsupprimierte Patienten im Vergleich zu 16 (5 komplett und 11 partial) von 46 Patienten in der Kontrollgruppe in eine Remission. Auch waren nach 10 Jahren weniger Patienten in der Therapiegruppe dialysepflichtig [23]. Die Nebenwirkungen der zytotoxischen Therapie sollten beachtet werden (Übelkeit, Schwindel, Knochenmarksdepression, Leukozytopenie, hämorrhagische Zystitis, Ulcus duodeni, Anorexie, Infertilität und Karzinome). Das Risiko eine AML oder ein Blasenkarzinom zu erleiden, steigt bei Patienten, die mit mehr als 36 g Cyclophosphamid kumulativ therapiert wurden, an. Hautkarzinome treten schon bei niedrigeren Dosen auf [24]. Vor der Therapie mit Cyclophosphamid empfehlen wir eine schriftliche Aufklärung der Nebenwirkungen. GNRH-Agonisten bzw. Testosterongabe können ggf. die Inzidenz der Infertilität verringern.

Aufklärung über Kryopreservation von Spermien und Oozyten. Osteoporose-Prophylaxe mit Vitamin D. Ulcusprophylaxe mit einem Protonenpumpenblocker. PCP-Prophylaxe (160 mg Trimethoprim und 800 mg Sulfamethoxazol an 3 Tagen in der Woche) [9].

Cyclosporin A (CsA)

Cyclosporin mit oder ohne Prednisolon kann bei Patienten mit MG und mittlerem Risiko in einer Dosis von 3-4 mg/kg/Tag eingesetzt werden (Zielspiegel 125-175 ng/ml). Falls die Proteinurie nach 6 Monaten nicht um 50% abfällt, wird die Therapie beendet. Beim Eintreten einer kompletten Remission kann CsA über 2-4 Monate getapert werden. Bei Erreichen einer partiellen Remission kann die CsA-Dosis auf 1,5-2,5 mg/kg/Tag reduziert und CsA über weitere 1-2 Jahre gegeben werden. Ggf. sollte bei Patienten, bei denen eine Remission schwer zu erreichen war, die mit anderen Therapien frustran vorbehandelt wurden, die zusätzliche Komorbidität aufzeigen oder die nach Ausschleichen der CsA-Therapie einen Relaps hatten, eine kontinuierliche niedrigdosierte CsA-Therapie erfolgen. Alternativ kann bei diesen Patienten die CsA-Dosis sehr langsam über 1-3 Jahre getapert und bei einem Relaps ggf. wieder erhöht werden [9, 25]. Eine prolongierte Gabe von CsA über 2 Jahre führte zum Beispiel zu einem kontinuierlichen Anstieg der kumulativen Remissionsrate. So lag die mittlere Zeit bis zur partiellen Remission unter CsA-Therapie bei 9,7 Monaten (Bereich 3-18 Monate) und die mittlere Zeit bis zur Vollremission bei 15 Monaten (Bereich: 9-18 Monate) [26].

Alternative Therapien

Auch Tacrolimus kann als Primärtherapie eingesetzt werden (Dosis von 0,05 mg/kg/Tag über ein Jahr und anschließendem 6-monatigem Tapering) [13].

Rituximab wird zunehmend in Studien oder als Therapiealternative eingesetzt. Dies ist nicht in größeren kontrollierten Studien belegt. Unklar ist auch, warum es bei einigen Patienten keine Remission induziert. Es wird spekuliert, dass bei diesen Patienten Anti-PLA$_2$R-AK von Zellen produziert werden, die CD20 nicht exprimieren [27].

Mycophenolat Mofetil

Zwei kleine randomisierte Studien zeigen, dass die Gabe von MMF in Kombination mit Kortison im Vergleich zu zytotoxischen Substanzen in Kombination mit Kortikoiden einen ähnlichen Effekt auf die Remissionsrate hat (komplette und partielle Remission in ca.

65% der Patienten). Diese Befunde wurden allerdings in einer weiteren prospektiv-randomisierten Studie nicht bestätigt. Größere prospektive Studien müssen die Effizienz dieser Therapie belegen [13].

Es gibt Hinweise darauf, dass MMF (2 g/Tag) bei Patienten, die eine konventionelle Immunsuppression nicht vertrugen oder die Therapie-resistent waren, einen signifikanten Abfall der Proteinurie ohne Beeinflussung der Nierenfunktion induziert [28, 29].

Adrenocorticotropes Hormon (ACTH)
In einer randomisiert-kontrollierten Studie wurde kürzlich gezeigt, dass die Therapie der MG mit synthetischem adrenocorticotropen Hormon Tetracosactide i.m., 2-mal pro Woche für 1 Jahr im Vergleich zur Cyclophosphamid/Kortison-Therapie ähnlich effektiv ist. Größere prospektive Studien müssen die Effizienz dieser Therapie weiter belegen [13].

Therapie der Patienten mit progressivem Nierenfunktionsverlust
Kürzlich wurden 108 Patienten mit einer MG, die ein Kreatinin unter 3,39 mg/dl (durchschnittliche Kreatinin-Clearance um 50 ml/min) und mindestens einen 20%igen Abfall der exkretorischen Nierenfunktion innerhalb von 2 Jahren zeigten, mit drei unterschiedlichen Therapieregimen behandelt [31]:
(a) supportiv
(b) supportiv und Prednisolon/Chlorambucil
(c) supportiv und Cyclosporin.
Das Risiko eines weiteren 20%igen Abfalls der Nierenfunktion war nur in der Prednisolon/Chlorambucil-Gruppe signifikant niedriger. Es gab keinen Unterschied zwischen dem Cyclosporin- und dem supportiven Studienarm. Die Proteinurie sank in der Prednisolon/Chlorambucil-Gruppe am stärksten. Mehr Patienten in der Prednisolon/Chlorambucil-Gruppe hatten im Vergleich zur supportiven Therapiegruppe Nebenwirkungen (52% versus 29%). In der Prednisolon/Chlorambucil-Gruppe entwickelten zudem zwei Patienten ein Malignom. Eine immunsuppressive Therapie mit Prednisolon/Chlorambucil scheint den Verlust der Nierenfunktion bei Patienten mit progressiver MG zu verlangsamen. Die Frage ist, ob die Vorteile der Therapie die Inkaufnahme der hohen Rate an Nebenwirkungen rechtfertigen [31].

Management des Relaps
Ca. 20-25% der Patienten erleiden innerhalb von 6-30 Monaten nach Beendigung der Therapie einen Relaps. Diese Patienten kön-

nen mit einem erneuten Zyklus von Cyclophosphamid/Kortison oder mit Cyclosporin behandelt werden [13].

MG und Nierentransplantation

Die Prävalenz einer Rekurrenz der MG nach Nierentransplantation ist hoch (bis zu 45%). Seltener wird eine De-novo-MG beobachtet [9]. Meistens kommt es bei der Rekurrenz einige Monate nach der Nierentransplantation zu einer Zunahme der Proteinurie. Circa 12% der Patienten erleiden einen Transplantatfunktionsverlust. Die Rekurrenz der MG nach Nierentransplantation korreliert mit dem Anti-PLA_2R-AK. Es wird daher empfohlen Anti-PLA_2R-AK vor der Nierentransplantation und posttransplantationem zu monitoren [32]. Es gibt wenige Daten zur Therapie der Rekurrenz der MG im Transplantat. Observationsstudien weisen auf einen guten Therapieeffekt von Rituximab hin [33].

Literatur

1. Fervenza F.C. et al. (2008). *Clin J Am Soc Nephrol 3:* 905-919.
2. Pavenstädt H. (2016). *Der Nephrologe,* in press; 17.12.2015
3. Lionaki S. et al. (2012). *Clin J Am Soc Nephrol 7:* 43-51.
4. Beck L.H. et al. (2010). *Kidney Int 77:* 765-770.
5. Beck L.H. et al. (2009). *New Eng J Med 361:* 11-21.
6. Tomas N.M. et al. (2014). *New Eng J Med 371:* 2277-2287.
7. Fresquet M. et al. (2015). *J Am Soc Nephrol 26:* 302-313.
8. Debiec H. & Ronco P. (2014). *Semin Immunopathol 36:* 381-397.
9. Ronco P. & Debiec H. (2015). *Lancet 385:* 1983-1992.
10. van de Logt A.E. et al. (2015). *Kidney Int 87:* 1263-1264.
11. Hoxha E. et al. (2014). *J Am Soc Nephrol 25 (6):* 1357-1366.
12. Ruggenenti P. et al. (2015). *J Am Soc Nephrol pii:* ASN.2014070640.
13. Hofstra J.M. et al. (2013). *Nat Rev Nephrol 9:* 443-458.
14. Thompson A. et al. (2015). *J Am Soc Nephrol pii:* ASN.2015010091.
15. Polanco N. et al. (2010). *J Am Soc Nephrol 21:* 697-704.
16. Polanco N. et al. (2012). *Nephrol Dial Transplant 27:* 231-234.
17. Lee T. et al. (2014). *Kidney Int 85:* 1412-1420.
18. Kidney Disease: Improving Global Outcomes (KDIGO) Glomerulonephritis Work Group (2012). KDIGO clinical practice guideline for glomerulonephritis. *Kidney Int, Suppl. 2,* 186-197.
19. Cattran D.C. et al. (1997). *Kidney Int 51:* 901-907.
20. Hofstra J.M. et al. (2010). *Nephrol Dial Transplant 25:* 129-136.
21. van den Brand J.A. et al. (2014). *J Am Soc Nephrol 25:* 150-158.
22. Hoxha E. et al. (2015). *Nephrol Dial Transplant.* doi:10.1093/ndt/gfv228.
23. Jha V. et al. (2007). *J Am Soc Nephrol 18:* 1899-1904.
24. Faurschou M. et al. (2008). *J Rheumatol 35:* 100-105.
25. Cattran D.C. et al. (2007). *Kidney Int 72:* 1429-1447.
26. Naumovic R. et al. (2011). *Biomed Pharmacother 65:* 105-110.
27. Cravedi P. et al. (2014). *Nephron Clin Pract 128:* 261-269.
28. Choi M.J. et al. (2002). *Kidney Int 61:* 1098-1114.
29. Miller G. et al. (2000). *Am J Kidney Dis 36:* 250-256.
30. Ponticelli C. et al. (2006). *Am J Kidney Dis 47:* 233-240.
31. Howman A. et al. (2013). *Lancet 381 (9868):* 744-751.
32. Kattah A. et al. (2015). *Am J Transplant 15:* 1349-1359.
33. El-Zoghby Z.M. et al. (2009). *Am J Transplant 9:* 2800-2807.

Alport-Syndrom

Oliver Gross

Zusammenfassung

Das *Alport-Syndrom* ist eine erbliche Typ-IV-Kollagen-Erkrankung, die X-chromosomal hemizygot oder autosomal homozygot immer zum terminalen Nierenversagen führt. Über 1% der Gesamtbevölkerung sind heterozygote Anlageträger für Alport-Mutationen (früher *Syndrom der dünnen Basalmembran* oder *familiäre benigne Hämaturie*) und haben häufig keinen benignen Verlauf. Daher werden heterozygote Patienten mittlerweile auch unter der Diagnose „Alport-Syndrom" zusammengefasst.

ACE-Hemmer verzögern abhängig vom Therapiebeginn das Nierenversagen um viele Jahre und verbessern die Lebenserwartung. Bei Kindern wird Ramipril empfohlen; Kinder in sehr frühen Stadien sollten nur in kontrollierten Studien behandelt werden. Noch 2016 wird eine neue Phase-2-Therapiestudie beginnen. Die Prognose der Alport-Patienten unter Hämodialyse, speziell Bauchfelldialyse und nach Nierentransplantation ist besser als die von gleichaltrigen Patienten mit anderen Nierenerkrankungen. Aufgrund der Therapiemöglichkeiten sollte die Diagnose auch bei heterozygoten Anlageträgern molekulargenetisch frühzeitig im Kindesalter gestellt werden oder ersatzweise durch Nierenbiopsie, die zwingend elektronenmikroskopisch aufzuarbeiten ist.

Der Nephrologe sollte jeden Alport-Patienten, auch die heterozygoten (früher benigne Hämaturie), jährlich auf Proteinurie oder andere Risikofaktoren kontrollieren, um eine frühe nephroprotektive Therapie zu ermöglichen.

Klinik von Alport-Syndrom und familiärer benigner Hämaturie

Das Alport-Syndrom (AS) ist eine erbliche progressive Nierenerkrankung einhergehend mit Hämaturie und Proteinurie, Innenohrschwerhörigkeit und typischen Augenveränderungen [1, 2] sowie charakteristischen Aufsplitterungen und Lamellierungen der glomerulären Basalmembran (GBM). Diese Veränderungen werden durch

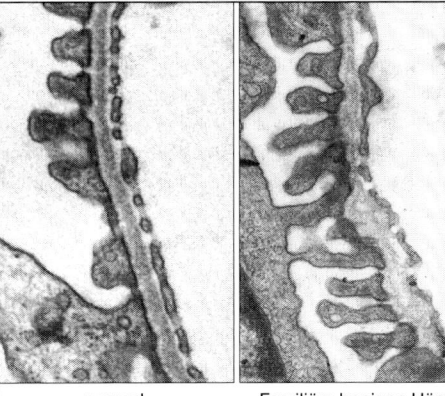

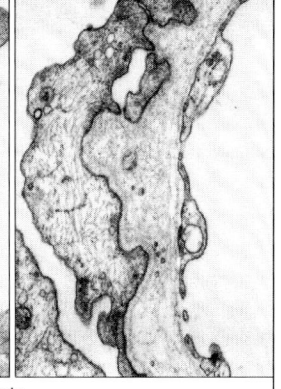

Abbildung 1
Veränderungen der glomerulären Basalmembran beim Alport-Syndrom

normal | Familiäre benigne Hämaturie oder frühes Alport-Syndrom | Alport-Syndrom

Elektronenmikroskopie der regulären glomerulären Basalmembran (GBM) (links) im Vergleich zum heterozygoten Mutationsträger mit familiärer benigner Hämaturie (Mitte) mit Verschmälerungen, teils auch Aufsplitterungen der GBM. Beim homozygoten Alport-Syndrom (rechts) zeigt die GBM deutliche Verbreiterungen und – ebenso wie die Podozyten – Einbau von Narbenkollagen.

Mutationen im Typ-IV-Kollagen verursacht. Mittel- bis langfristig entwickelt sich eine glomeruläre und interstitielle Fibrose (Abbildung 1).

Die Vererbung des AS erfolgt in 85% der Fälle X-chromosomal, autosomal in 10-15% [3]. Die Häufigkeit des X-chromosomalen AS wird auf 1:5.000 geschätzt, die Prävalenz des autosomalen AS auf 1:50.000. Damit sind fast 1% der Bevölkerung heterozygote Genträger für Mutationen in den autosomalen Alport-Genen COL4A3/4 [4] und wurden früher als *familiäre benigne Hämaturie (FBH)* oder *thin basement membrane disease* bezeichnet. Das typische, oft einzige Symptom des heterozygoten Merkmalträgers des X-chromosomalen und autosomal-rezessiven AS ist die (Mikro-)Hämaturie, seltener die Proteinurie. Die Mikrohämaturie ist den Konduktoren aufgrund der fehlenden klinischen Symptomatik oft nicht bewusst, bleibt aber ein wichtiges Diagnosekriterium. Da die familiäre benigne Hämaturie konträr zu ihrem Namen bei bis zu 40% der Patienten im höheren Alter zur Nierenfunktionseinschränkung führt, wird die Erkrankung ab 2016 unter dem Oberbegriff „Alport-Syndrom" zusammengefasst. Heterozygote Anlageträger sind bei jungen Patienten vom frühen homozygoten Patienten klinisch und oft auch histologisch nicht zu unterscheiden.

Pathogenese

Hauptbestandteil aller Gefäß-Basalmembranen ist Typ-IV-Kollagen, das aus einem sehr langen Kollagenschwanz und einer *n*icht-*c*ollagenen NC1-Domäne besteht. Grundbaustein des Typ-IV-Kollagen-Netzwerkes ist ein aus jeweils drei α-Ketten bestehendes Molekül aus α1/α1/α2- und α3/α4/α5-Ketten. Das α3/α4/α5-Netzwerk der GBM wird durch Disulfidbrücken zusätzlich stabilisiert. Die enge Verdrillung des Kollagenschwanzes wird durch Glycin ermöglicht, Glycin passt als jede dritte Aminosäure in die inneren Windungen. Beim AS führen Glycin-Mutationen zum Abknicken der Tripel-Helix-Struktur, andere Mutationen zum vorzeitigen Kettenabbruch und so zu Aufsplittungen und Lamellierungen der GBM [4]. Die terminale Niereninsuffizienz entwickelt sich beim homozygoten AS innerhalb von 20 Jahren (Median in Europa 22 Jahre), der Phänotyp des AS ist allerdings vom Gendefekt abhängig: Mutationen, die ein verkürztes Kollagenprotein bewirken, führen im Mittel mit unter 20 Jahren und damit signifikant früher zum Nierenversagen als Mutationen, die „nur" die Proteinstruktur verändern (wie missence- und in frame-Mutationen). Glycin-Mutationen in den Exons 1-20 führen erst mit über 30 Jahren zum Nierenversagen [5].

Prinzipien der Organprotektion bei der chronischen Nierenfibrose beim AS

Der Verlauf des AS wurde bis vor kurzem als schicksalhaft angesehen, obwohl die Molekulargenetik eine frühe Diagnose noch vor Ausbruch der Erkrankung im Kleinkindesalter ermöglicht. Der Mangel an therapeutischen Möglichkeiten erklärt sich durch den langen Krankheitsverlauf, der die Erforschung von Interventionsmöglichkeiten behindert. Diese Situation hat sich mit der COL4A3–/–-Maus als Tiermodell für das humane AS geändert [6-8]. Die Mäuse erkranken homozygot am Vollbild des AS.

Bei den COL4A3–/–-Mäusen konnte die präemptive Gabe von Ramipril das Überleben der Tiere um mehr als 100% verlängern. Parallel hierzu reduzierte die Therapie die Proteinurie ebenso wie die glomeruläre und tubulointerstitielle Fibrose über Downregulierung von TGFβ1 [8]. Diese nephroprotektive Wirkung ist entscheidend abhängig vom Zeitpunkt des Beginns der Therapie – je früher desto besser. Für den AT1-Antagonisten, HMG-CoA-Reduktase-Inhibitoren und Paricalcitol konnte ebenfalls eine – allerdings geringer

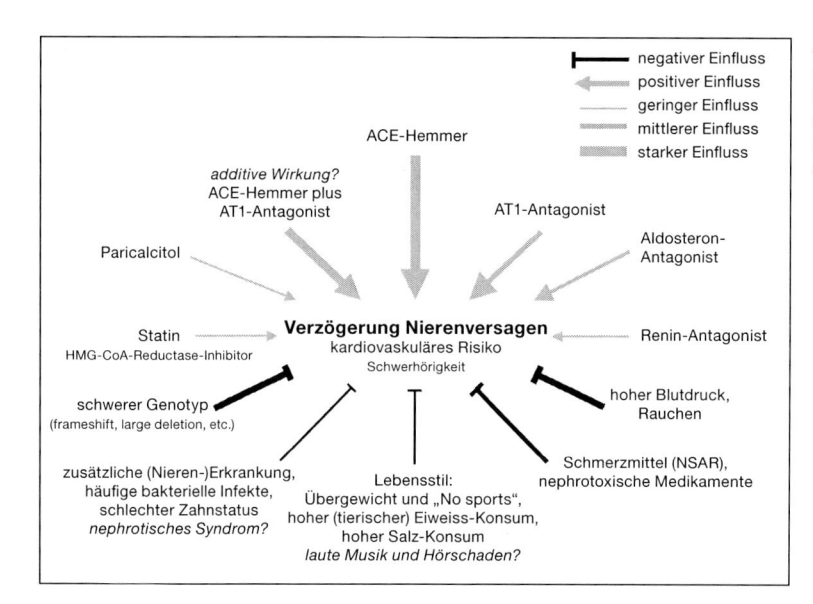

Abbildung 2
Synopsis positiver und negativer Einflüsse auf chronische Nierenerkankungen wie dem Alport-Syndrom

ausgeprägte – nephroprotektive und antifibrotische Wirkung nachgewiesen werden (Abbildung 2) [9, 10].

Die Hemmung der Leukozytenadhäsion, Ccl2/Mcp-1- und TNFα-Blockade verzögert bei COL4A3–/–-Mäusen das Fortschreiten der Nierenfibrose [11-13] und weist darauf hin, dass Inflammation zur Pathogenese des Alport-Syndroms beiträgt [14]. Rezidivierende bakterielle Infektionen beeinflussen im Tiermodell den Verlauf der Nierenfibrose negativ [15]. Eine Cyclosporin-Therapie verschlechtert trotz Rückgang der Proteinurie die Nierenfunktion [16].

Mögliche zukünftige Therapieoptionen

Eine abschließende Beurteilung des Nutzen-Risiko-Verhältnisses aller möglichen zukünftigen Therapieoptionen beim Alport-Syndrom ist erst in vielen Jahren möglich.

1) Blockade von Kollagenrezeptoren
Die glomerulären Zellen nehmen über Kollagenrezeptoren wie Integrin α1β1 und α2β1 sowie *Discoidin Domain Rezeptor 1* (DDR1) ihre extrazelluläre Umgebung wahr. Der Verlust dieser Rezeptoren [17-19] verlangsamt den Verlauf der Nierenfibrose, so dass die Blockade dieser Tyrosinkinase-Rezeptoren eine künftige Therapieoption darstellt.

2) Stammzelltherapie

Gen- und Zell-basierte Therapien haben den kausalen Ansatz, den zugrundeliegenden Gendefekt zu heilen. Größte Herausforderung bei der Gentherapie erscheint derzeit, effektive und sichere Applikationswege zu den Podozyten zu finden [20]. Mesenchymale Stammzellen reduzieren im Mausmodell den histologischen Schaden, ohne das Nierenversagen zu verzögern [21]. Andere Arbeitsgruppen [22, 23] berichten, dass Knochenmark-Stammzellen (BM) in fibrosierten Nieren von Alport-Mäusen in Podozyten differenzieren, die dann die fehlenden Kollagenketten ersetzen, um so den GBM-Defekt zu reparieren. Auch BM reduzieren im Alport-Mausmodell den histologischen Schaden, der letzte Beweis, dass sich auch das Nierenversagen verzögert, steht aber noch aus [24]. Die unklare Datenlage rückt die Knochenmark-Transplantation als mögliche kurative Therapie noch in weite Ferne. Das AS als primär nicht letale Erkrankung ist durch Dialyse behandelbar und durch Nierentransplantation heilbar.

3) Zukünftige neue Therapieansätze

Neuartige Therapieansätze am Horizont beinhalten die antifibrotische Behandlung mit Chaperonen [9] und mit Anti-micro-RNA21-Konstrukten. Insbesondere die Micro-RNA21 zeigt sehr vielversprechende präklinische Ergebnisse [25] – eine Phase-2b-Studie ist in der konkreten Planungsphase (geplanter Beginn 3. Quartal 2016) [26].

Umsetzung der Versuchsergebnisse bei Patienten mit Alport-Syndrom und FBH

Am Anfang aller Therapieüberlegungen steht die gesicherte Diagnose. Nach Diagnosesicherung werden eine genetische Beratung und kindernephrologische Betreuung empfohlen. Die 2012 und 2013 erschienenen **internationalen Diagnose- und Therapie-Guidelines** [27, 28] empfehlen die Gabe von **ACE-Hemmern** wie **Ramipril** ab dem Auftreten einer Proteinurie von über 0,3 g/Tag. Beobachtungsstudien konnten hier zeigen, dass ACE-Hemmer die terminale Niereninsuffizienz im Median um 18 Jahre (!) verzögern und die Lebenserwartung verbessern [29]. Auch heterozygote Überträger von Alport-Mutationen mit FBH haben ein erhöhtes renales Risiko und profitieren von einer frühzeitigen **RAAS-Blockade** [30]. Kinder mit isolierter Hämaturie oder Mikroalbuminurie sollten nur im Rahmen von kontrollierten Studien wie der EARLY PRO-TECT-Alport-Studie [31] behandelt werden. Diese deutschlandweite Studie ist die weltweit einzige prospektive Studie der höchsten Evidenzstufe, bitte melden Sie daher Ihre Patienten an uns. Alternativ werden AT1-Antagonisten begonnen, allerdings nur, wenn die Nebenwirkungen von Ramipril dies erforderlich machen, sie sind vermutlich weniger wirksam. Bei großer Proteinurie mit Dyslipoproteinämie sollte aufgrund der antifibrotischen Eigenschaften zusätzlich die Gabe eines **Statins** erwogen werden. Bei beginnendem Hyperparathyreoidismus sollte frühzeitig **Paricalcitol** als Therapieoption bedacht werden.

Aktuelle Therapiestudien in Deutschland

Phase 3: Kinder unter 18 Jahren können in der deutschlandweiten EARLY PRO-TECT-Alport-Studie behandelt werden (Abbildung 3) (Kontakt über Studienzentrale Göttingen, studie@alport.de).

Phase 2b: Erwachsene mit einer GFR zwischen 45 und 90 ml/min können in der weltweiten Athena-Beobachtungsstudie betreut werden. Diese Studie dient als Vorbereitung für eine Interventionsstudie mit einem neuen Medikament (microRNA21) [32], die ab Mitte 2016 auch in Deutschland beginnen soll (Kontakt über deutsche Studienzentrale Göttingen, studie@alport.de).

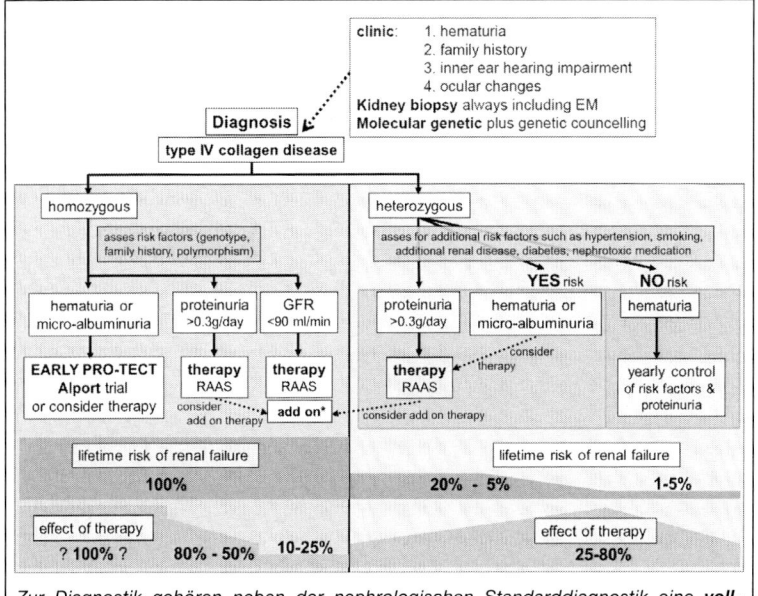

Abbildung 3
Synopsis der Diagnose- und Therapieempfehlungen

Zur Diagnostik gehören neben der nephrologischen Standarddiagnostik eine **vollständige** Familienanamnese (einschließlich Untersuchung der Angehörigen auf Mikro-Hämaturie) und die Abklärung auf Innenohrschwerhörigkeit und Augenveränderungen (Spaltlampenuntersuchung)

Prognose bei Patienten mit Alport-Syndrom

Die Lebenserwartung von Alport-Patienten unter Hämodialyse, besonders aber unter Bauchfelldialyse, ist besser als von gleichaltrigen Dialysepatienten mit anderen Nierenerkrankungen [33]. Nach Nierentransplantation sind trotz des 3-5%igen Risikos einer Posttransplantations-anti-GBM-Nephritis das Nierentransplantatüberleben und die Lebenserwartung von Alport-Patienten besser als von gleichaltrigen Patienten mit anderen Nierenerkrankungen [33]. Gerade wegen dieser relativ guten Prognose unter Nierenersatzverfahren müssen in Verantwortung für die betroffenen Familien bei jeder Therapieform vom Arzt Nutzen und Risiko für die zu behandelnden Kinder abgewogen werden.

Ausblick

Die frühzeitige Off-label-Therapie mit ACE-Hemmern bei Kindern mit AS ist mittlerweile medizinischer Standard. Über unsere Studienzentrale kann jedem Alport-Patient die Teilnahme an weltweiten klinischen Studien angeboten werden, die in den nächsten Jahren weitere Therapiemöglichkeiten zeigen werden. Da die Medikamente teils bei oligosymptomatischen Kindern eingesetzt werden, ist das Ziel künftiger Studien nicht nur der Beleg des klinischen Nutzens, sondern auch der optimale Therapiebeginn und insbesondere die Medikamentensicherheit. Die klinischen Studien lassen die Frage nach der genauen Pathogenese der Niereninsuffizienz beim AS jedoch unbeantwortet. Die Antwort kann nur aus der Grundlagenforschung kommen und wird der Schlüssel sein zur erfolgreichen Therapie des AS und von anderen fibrotischen Nierenerkrankungen.

Addendum

Die Arbeiten wurden unterstützt durch die Deutsche Forschungsgemeinschaft GR 1852/4-1 und -2, das NIH, die Alport Syndrome Foundation und Kidney Foundation of Canada, die Deutsche Nierenstiftung, die KfH-Stiftung Präventivmedizin, die Franz. Gesellschaft für erbliche Nierenerkrankungen (AIRG) und die Alport Selbsthilfe e.V. Die GPN-gestützte EARLY PRO-TECT-Alport-Studie wird gefördert durch das BMBF/DFG-Programm „Klinische Studien" (01KG1104).

Literatur

1. Alport A.C. (1927). Hereditary familial congenital haemorrhagic nephritis. *Br Med J 1:* 504-506.
2. Hudson B., Tryggvason K., Sundaramoorthy M. & Neilson E.G. (2003). Alport's Syndrome, Goodpasture's Syndrome, and Type IV Collagen. *N Engl J Med 348:* 25.
3. Flinter F.A., Cameron J.S., Chantler C. et al. (1988). Genetics of classic Alport's syndrome. *Lancet II:* 1005-1007.
4. Gross O., Netzer K.-O., Lambrecht R. et al. (2003). Novel COL4A4 splice defect and in-frame deletion in a large family as a genetic link between Benign Familial Hematuria and autosomal Alport-Syndrome. *Nephrol Dial Transplant 18:* 1122-1127.
5. Gross O., Netzer K.-O., Lambrecht R. et al. (2002). Meta-analysis of genotype – phenotype correlation in X-linked Alport-Syndrome: Impact on genetic counseling. *Nephrol Dial Transpl 17:* 1218-1227.
6. Cosgrove D., Meehan D.T., Grunkemeyer J.A. et al. (1996). Collagen COL4A3 knockout: a mouse model for autosomal Alport-Syndrome. *Genes Dev 10 (23),* 2981-2992.
7. Gross O., Beirowski B., Koepke M.-L. et al. (2003). Preemptive ramipril therapy delays renal failure and reduces renal fibrosis in COL4A3-knockout mice with Alport-Syndrome. *Kidney Int 63:* 438-446.
8. Beirowski B., Weber M. & Gross O. (2006). Chronic renal failure and shortened lifespan in COL4A3+/– mice: an animal model for thin basement membrane nephropathy. *J Am Soc Nephrol 17 (7):* 1986-1994.
9. Gross O., Perin L. & Deltas C. (2014). Alport-Syndrome from bench to bedside: the potential of current treatment beyond RAAS-blockade and the horizon of future therapies. *Nephrol Dial Transplant, Suppl 4:* iv124-30.
10. Rubel D., Stock J., Ciner A. et al. (2013). Antifibrotic, nephroprotective effects of Paricalcitol vs. Calcitriol on top of ACE-inhibitor therapy in the COL4A3-knockout mouse-model for progressive renal fibrosis. *Nephrol Dial Transplant 29 (5):* 1012-1019.
11. Ninichuk V., Gross O., Reichel C. et al. (2005). Delayed chemokine receptor CCR-1 blockade prolongs survival in collagen4A3-deficient mice with Alport disease. *J Am Soc Nephrol 16:* 977-985.
12. Clauss S., Gross O., Kulkarni O. et al. (2009). Ccl2/Mcp-1 blockade reduces glomerular and interstitial macrophages but does not ameliorate renal pathology in collagen4A3-deficient mice with Alport nephropathy. *J Pathol 218 (1):* 40-47.

13. Ryu M, Mulay S.R., Miosge N. et al. (2012). Tumour necrosis factor-α drives Alport glomerulosclerosis in mice by promoting podocyte apoptosis. *J Pathol 226 (1):* 120-131, IF 6,318.
14. Jedlicka J., Soleiman A., Draganovici D. et al. (2010). Interstitial Inflammation in Alport-Syndrome. *Human Pathol 41 (4):* 582-593.
15. Ryu M., Kulkarni O.P., Radomska E. et al. (2011). Bacterial CpG-DNA accelerates Alport glomerulosclerosis by inducing a M1 macrophage phenotype and TNF-α-mediated podocyte loss. *Kidney Int 79 (2):* 189-198.
16. Charbit M., Gubler M.C., Dechaux M. et al. (2007). Cyclosporin therapy in patients with Alport-Syndrome. *Pediatr Nephrol 22 (1):* 57-63.
17. Gross O., Girgert R., Beirowki B. et al. (2010). Loss of collagen-receptor DDR1 delays renal fibrosis in hereditary type IV collagen disease. *Matrix Biol 29:* 346-356.
18. Girgert R., Martin M., Krügel J. et al. (2010). Integrin alpha2 deficient mice provide insights into specific functions of collagen receptors in the kidney. *Fibrogenesis & Tissue Repair 3:* 19.
19. Rubel D., Kruegel J., Martin M. et al. (2014). Collagen receptors integrin alpha2beta1 and discoidin domain receptor 1 regulate maturation of the glomerular basement membrane and loss of integrin alpha2beta1 delays kidney fibrosis in COL4A3 knockout mice. *Matrix Biol 34:* 13-21.
20. Heikkilä P., Tryggvason K. & Thorner P. (2000). Animal models of Alport-Syndrome: advancing the prospects for effective human gene therapy. *Exp Nephrol 8 (1):* 1-7.
21. Ninichuk V., Gross O., Segerer S. et al. (2006). Multipotent mesenchymal stem cells reduce interstitial fibrosis but do not delay progression of chronic kidney disease in collagen4A3-deficient mice. *Kidney Int 70 (1):* 121-129.
22. Prodromidi E.I., Poulsom R., Jeffery R. et al. (2006). Bone marrow-derived cells contribute to podocyte regeneration and amelioration of renal disease in a mouse model of Alport-Syndrome. *Stem Cells 24:* 2448-2455.
23. Sugimoto H., Mundel T.M., Sund M. et al. (2006). Bone-marrow-derived stem cells repair basement membrane collagen defects and reverse genetic kidney disease. *Proc Natl Acad Sci USA 103:* 7321-7326.
24. Gross O., Borza D.B., Anders H.J. et al. (2009). Stem cell therapy for Alport-Syndrome: the hope beyond the hype. *Nephrol Dial Transplant Mar 24 (3):* 731-734.
25. Chau B.N., Xin C., Hartner J. et al. (2012). MicroRNA-21 promotes fibrosis of the kidney by silencing metabolic pathways. *Sci Transl Med 4 (121):* 121ra18.

26. Krügel J., Rubel D. & Gross O. (2013). Alport-Syndrome – Recent insights in basic and clinical research. *Nature Reviews Nephrology 9 (3):* 170-178.
27. Kashtan C.E., Ding J., Gregory M. et al. (2013). Clinical Practice Guidelines for the Treatment of Alport-Syndrome. A Statement of the Alport-Syndrome Research Collaborative. *Ped Nephrol 28 (1):* 5-11.
28. Savige J., Gregory M., Gross O. et al. (2013). Expert Guidelines for the management of Alport-Syndrome and TBMN. *J Am Soc Nephrol 24 (3):* 364-375.
29. Gross O., Licht C., Anders H.J. et al. (2012). Early angiotensin converting enzyme inhibition in Alport-Syndrome delays renal failure and improves life expectancy. *Kidney Int 81:* 494-501.
30. Temme J., Peters F., Lange K. et al. (2012). Incidence of renal failure and nephroprotection by RAAS-inhibition in heterozygous carriers of X-chromosomal and autosomal-recessive Alport-mutations. *Kidney Int 81:* 779-783.
31. Gross O,. Friede T., Hilgers R. et al. (2012). Safety and Efficacy of the ACE-Inhibitor Ramipril in Alport-Syndrome: The Double-Blind, Randomized, Placebo-Controlled, Multicenter Phase III EARLY PRO-TECT Alport Trial in Pediatric Patients. *ISRN Pediatrics:* 436046.
32. Gomez I.G., MacKenna D.A., Johnson B.G. et al. (2015). Anti-microRNA-21 oligonucleotides prevent Alport nephropathy progression by stimulating metabolic pathways. *J Clin Invest 125 (1):* 141-156.
33. Temme J., Kramer A., Jager K.J. et al. (2012). Outcomes of male patients with Alport-Syndrome on renal replacement therapy. *Clin J Am Soc Nephrol 7 (12):* 1969-1976.

Nierenbeteiligung bei Systemerkrankungen

SLE und Lupusnephritis

Annett Jacobi & Hermann Pavenstädt

Einleitung, Pathogenese

Der Systemische Lupus erythematodes (SLE) ist eine Autoimmunerkrankung, die den gesamten Körper befallen kann. Eine Produktion verschiedener Autoantikörper, die sich vor allem gegen Zellkernantigene richten, steht im Vordergrund. Die Ablagerung von Immunkomplexen führt zu Vaskulitis und Entzündung verschiedener Organe und Gewebe. Daneben werden autoantikörpervermittelte Schäden beobachtet, wie z.B. die komplementvermittelte Lyse von Erythrozyten. Defekte der B- und T-Zelltoleranz spielen eine zentrale Rolle in der Pathogenese des SLEs [1]. Hinzu kommen eine defekte Clearance apoptotischen Materials [2] und Störungen der Regulationsmechanismen, die bei der Aktivierung von Immunzellen eine wichtige Rolle spielen [3]. Der SLE ist eine multifaktorielle Erkrankung. Die individuelle Kombination prädisponierender Genvarianten und Umweltfaktoren bedingt die Heterogenität betroffener Patienten im Hinblick auf Organmanifestationen, Prognose und das Ansprechen auf zielgerichtete Therapien. Dieser Umstand erschwert die Durchführung kontrollierter randomisierter Studien, so dass bisher kaum Medikamente gezielt für die Therapie des SLEs entwickelt und zugelassen wurden.

Sowohl die Inzidenz als auch die Prävalenz der Erkrankung sind in den letzten Jahren scheinbar angestiegen [4, 5]. Verbesserte diagnostische und therapeutische Möglichkeiten haben einen Anteil daran. Der Früherkennung kommt eine große Bedeutung zu, denn ohne adäquate Therapie kann die Erkrankung in kurzer Zeit einen Funktionsverlust von Organen verursachen, was die Prognose drastisch verschlechtert und zur frühzeitigen Invalidisierung der Patienten führt. Die durch die Erkrankung verursachten indirekten Kosten liegen noch deutlich höher als die direkten Kosten [6]. Häufig sind junge Frauen betroffen. Der Erkrankungsgipfel liegt um das 20. Lebensjahr [5].

Klassifikation, Diagnostik

Als Klassifikationskriterien für den SLE werden die ACR-Kriterien genutzt [7, 8]. Kürzlich wurden diese erneut überarbeitet (SLICC-Kriterien), was zu einer besseren Sensitivität zum Zeitpunkt der Erstdiagnose führte und die Aufnahme geeigneter Patienten in klinische Studien erleichtert [9] (Abbildung 1). Die bei SLE-Patienten beobachteten Symptome und Organmanifestationen gehen jedoch über die zur Klassifikation genutzten hinaus. Eine Überlappung mit anderen Kollagenosen wird häufig beobachtet (Abbildung 2). Neben den Symptomen ist auch das Autoantikörperprofil der Patienten aufschlussreich und ermöglicht eine bessere Stratifizierung. Antikörpern gegen Doppelstrang-DNA (dsDNA) und Sm sind spezifisch für den SLE, während Anti-U1RNP, -Ro-(SS-A)- oder -La-(SS-B)-Antikörper auch bei Patienten mit anderen Kollagenosen zu finden sind. Anti-dsDNA-Antikörper korrelieren mit der Krankheitsaktivität. Ihre wiederholte Bestimmung ermöglicht, im Gegensatz zu der anderer antinukleärer Antikörper (ANA), eine Verlaufsbeurteilung. Ein positiver Coombstest weist auf die Anwesenheit von Antikörpern gegen Erythrozyten hin, welche bei SLE-Patienten häufig beobachtet werden, auch wenn keine signifikante Hämolyse vorliegt. Ein Komplementverbrauch findet sich bei vielen SLE-Patienten mit aktiver, aber auch klinisch stummer Erkrankung und ist Ausdruck der ablaufenden Komplementaktivierung. Neben Antikörpern gegen dsDNA werden auch Komplementfaktoren im Verlauf kontrolliert und zur Einschätzung der Krankheitsaktivität herangezogen. Sehr häufig sind Zytopenien, die sowohl ein Hinweis für Aktivität, aber auch Nebenwirkungen der Therapie sein können [10, 11].

Abbildung 1
SLICC (The Systemic Lupus International Collaborating Clinics) – Revision der ACR-Klassifikationskriterien für den SLE [9]

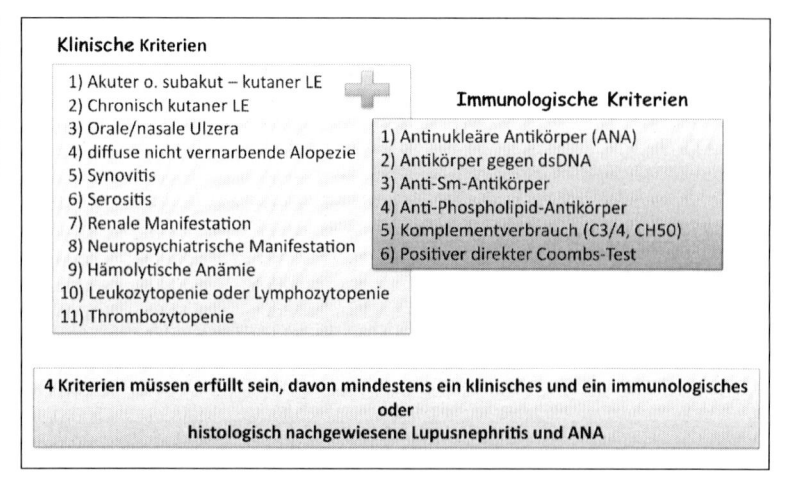

Klinische Kriterien
1) Akuter o. subakut – kutaner LE
2) Chronisch kutaner LE
3) Orale/nasale Ulzera
4) diffuse nicht vernarbende Alopezie
5) Synovitis
6) Serositis
7) Renale Manifestation
8) Neuropsychiatrische Manifestation
9) Hämolytische Anämie
10) Leukozytopenie oder Lymphozytopenie
11) Thrombozytopenie

Immunologische Kriterien
1) Antinukleäre Antikörper (ANA)
2) Antikörper gegen dsDNA
3) Anti-Sm-Antikörper
4) Anti-Phospholipid-Antikörper
5) Komplementverbrauch (C3/4, CH50)
6) Positiver direkter Coombs-Test

4 Kriterien müssen erfüllt sein, davon mindestens ein klinisches und ein immunologisches
oder
histologisch nachgewiesene Lupusnephritis und ANA

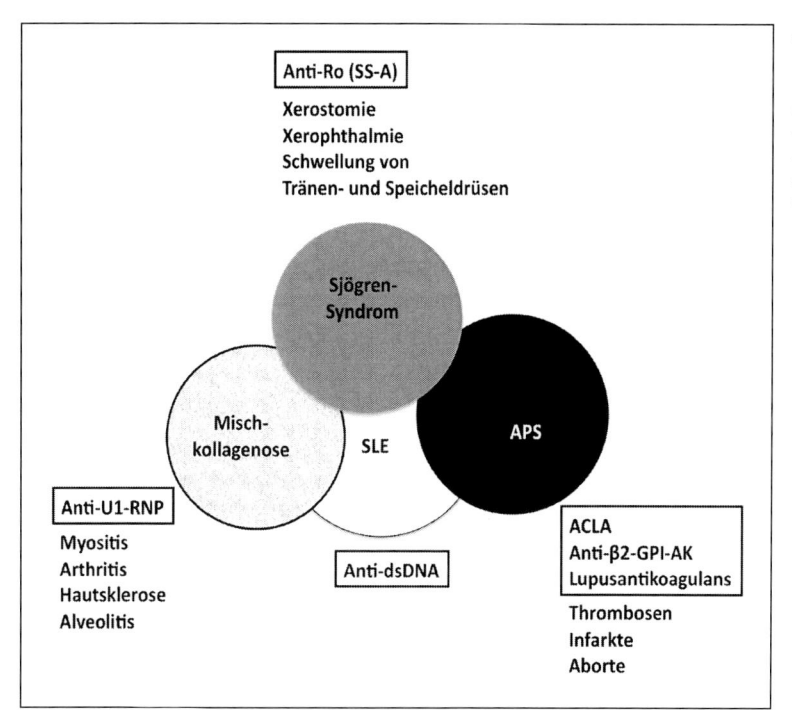

Abbildung 2
Überlappung verschiedener Kollagenosen mit dem SLE. Darstellung typischer Autoantikörper und Symptome

Anti-Ro (SS-A)
Xerostomie
Xerophthalmie
Schwellung von Tränen- und Speicheldrüsen

Sjögren-Syndrom

Misch-kollagenose   SLE   APS

Anti-U1-RNP
Myositis
Arthritis
Hautsklerose
Alveolitis

Anti-dsDNA

ACLA
Anti-β2-GPI-AK
Lupusantikoagulans
Thrombosen
Infarkte
Aborte

Nach Antikörpern gegen Kardiolipin und Beta$_2$-Glykoprotein I (IgG und IgM) sowie weiteren Antikörpern, die die Blutgerinnung beeinflussen können (Lupusantikoagulans), sollte ebenfalls gefahndet werden. Diese sind bei etwa jedem dritten SLE-Patienten nachweisbar, bedingen in Abhängigkeit von ihrer Konzentration und Zusammensetzung ein erhöhtes Thromboserisiko [12] und können mit einigen typischen Organmanifestationen, wie einer Libman-Sacks-Endokarditis oder einer Livedo reticularis, aber auch mit einer thrombotisch mikroangiopathischen Nephropathie assoziiert sein [13]. Die Diagnose Antiphospholipid-Syndrom (APS) setzt den wiederholten Nachweis der entsprechenden Antikörper in ausreichend hoher Konzentration und das Auftreten thrombembolischer und/oder geburtshilflicher Komplikationen voraus [14]. Ein Antiphospholipid-Syndrom kann auch isoliert vorliegen.

Organmanifestationen und deren Therapie

Die Lupusnephritis ist die häufigste Organmanifestation [15], die im Laufe der Erkrankung bis zu ¾ aller Patienten entwickeln. Sie hat eine variable Prognose. Ein genaues Screening der Betroffenen auf das Vorliegen weiterer Manifestationen ist nötig, da die Art und

Tabelle 1
ISN/RPS-Klassifikation der Lupusnephritis und Therapieempfehlung (ausschließlich Immunsuppressiva)

Klasse	Immunsuppressive Therapie
I – minimale mesangiale LN	richtet sich nach den übrigen Manifestationen*
II – mesangioproliferative LN	
III – fokale LN (segmental/global)	**Remissionsinduktion** mit Cyc (i.v.-Bolus-Gaben nach dem NIH- oder Euro-Lupus-Schema) oder MMF + MP i.v., gefolgt von Prednisolon (initial 0,5-1 mg/kg), **Remissionserhaltung** mit MMF oder Aza
IV – diffuse LN (segmental/global)	
V – membranöse LN	bei ≥ 3 g PU/Tag analog Klasse III/IV, alternativ Ciclosporin, sonst wie Klasse I, II und VI
VI – sklerosierte LN (> 90%)	richtet sich nach den übrigen Manifestationen

* engmaschiges Monitoring im Verlauf, da Übergang in Klasse III oder IV häufig.
LN = Lupusnephritis, PU = Proteinurie, MP = Methylprednisolon, Cyc = Cyclophosphamid, Aza = Azathioprin

Intensität der Therapie am Organbefallsmuster ausgerichtet werden sollte. Zusätzlich könnten Biomarker mit prognostischem oder diagnostischem Wert zukünftig ermöglichen, auch individuelle Therapieentscheidungen zu fällen und den Patienten eine maßgeschneiderte und möglichst nebenwirkungsarme Therapie anzubieten, beispielsweise im Falle einer **Lupusnephritis.** In der Tabelle 1 ist die ISN/RPS-Klassifikation dargestellt, die eine Unterscheidung von Nephritiden mit relativ guter und schlechter Prognose ermöglicht [16]. Die häufigsten Symptome für eine Lupusnephritis sind die Proteinurie und die Mikrohämaturie. Bei proliferativer Lupusnephritis kann es jedoch auch zu einem raschen Abfall der glomerulären Filtrationsrate kommen. Auch eine rapid progressive Glomerulonephritis kann bei SLE-Patienten auftreten. Eine histologisch nachgewiesene thrombotische Mikroangiopathie wirkt sich ebenfalls ungünstig auf die Prognose der Patienten aus [17]. Die Entscheidung über Art und Intensität der immunsuppressiven Therapie basiert im Falle der Lupusnephritis auf dem Ergebnis der histologischen Untersuchung unter Berücksichtigung der übrigen Manifestationen. Auch der bisherige Verlauf der Erkrankung, die bereits verabfolgten Therapien und Faktoren wie Alter, Geschlecht, Ethnizität, Begleiterkrankungen und Therapieadhärenz müssen berücksichtigt werden. Insbesondere bei Vorliegen einer proliferativen Lupusnephritis hängt die

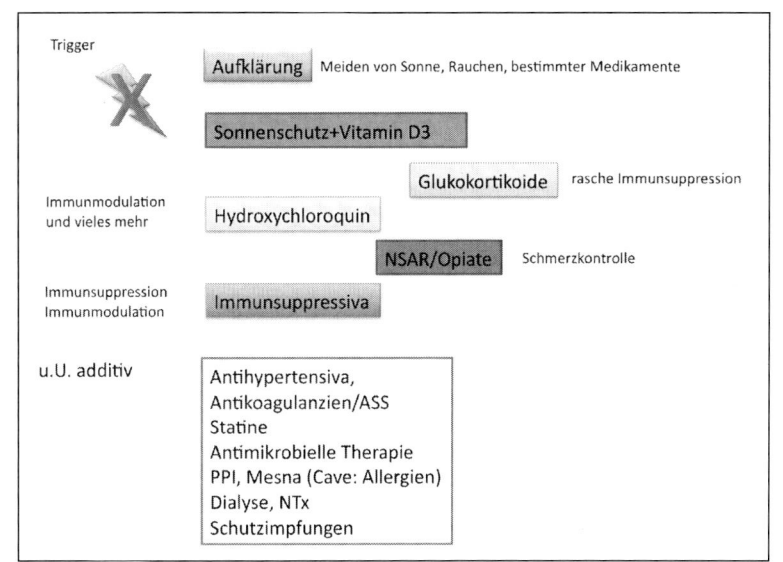

```
Trigger
  ✗         Aufklärung    Meiden von Sonne, Rauchen, bestimmter Medikamente

              Sonnenschutz+Vitamin D3

                         Glukokortikoide     rasche Immunsuppression
Immunmodulation
und vieles mehr   Hydroxychloroquin

                            NSAR/Opiate     Schmerzkontrolle
Immunsuppression
Immunmodulation   Immunsuppressiva

u.U. additiv     Antihypertensiva,
                 Antikoagulanzien/ASS
                 Statine
                 Antimikrobielle Therapie
                 PPI, Mesna (Cave: Allergien)
                 Dialyse, NTx
                 Schutzimpfungen
```

Abbildung 3
Therapieprinzip des SLEs. Links: Stufentherapie abhängig von der Krankheitsaktivität und der Organmanifestation. Rechts: zusätzliche therapeutische Eingriffe zur Kontrolle akuter Schübe

Prognose vom primären Ansprechen in den ersten 6 Monaten ab [18, 19]. Die umgehende Einleitung einer adäquaten Therapie (siehe unten) ist deshalb von großer Bedeutung und entscheidet über die Prognose des Patienten.

Den Therapieempfehlungen für den SLE liegen Expertenmeinungen und Ergebnisse von Beobachtungsstudien oder Fall-Kontrollstudien zugrunde. In den letzten Jahren wurden allerdings auch randomisierte Studien durchgeführt, was die Datenlage bzgl. der Lupusnephritis (Klasse III, IV und V) sowie der therapierefraktären Erkrankungsverläufe verbesserte. Im Folgenden soll zunächst auf allgemeine Empfehlungen, die für alle SLE-Patienten gelten, eingegangen werden. Der interessierte Leser sei an dieser Stelle auch auf die EULAR-Empfehlungen zur Therapie und zum Monitoring von SLE-Patienten hingewiesen [20, 21]. Einen groben Überblick über das therapeutische Vorgehen gibt Abbildung 3.

Allgemeine Maßnahmen

Patienten mit SLE sollten sich konsequent vor UV-Licht schützen. Ein Lichtschutzfaktor von > 50 und geeignete Kleidung sind erforderlich [22]. Zu beklagen ist, dass die Kosten für Sonnenschutzcreme nicht von den Krankenkassen übernommen werden und dadurch zu viele Patienten ihre Haut der Sonne ungeschützt aussetzen, was nicht nur Schübe im Bereich der Haut, sondern auch systemische Effekte auslösen kann. Unmittelbar verknüpft mit dieser Empfehlung ist die Substitution von Vitamin D3.

Neben dem Schutz vor Sonne sollte auch das Rauchen vermieden werden, besonders bei Beteiligung der Haut [23, 24].

Weitere Trigger der Erkrankung sind medikamentöser Natur und umfassen z.B. viele gängige Antibiotika wie Nifurantin, Sulfonamide, Isoniazid oder Minocyclin, aber auch TNF-alpha-Blocker [25]. SLE-Patienten zeigen auch sehr häufig Unverträglichkeitsreaktionen und Schübe nach Einsatz von Penicillinen oder Trimethoprim/Sulfamethoxazol [26, 27] sowie Arzneimittelexantheme nach Mesna [28], was die leitliniengerechte medikamentöse Therapie dieser Patienten oft erschwert oder sogar unmöglich macht.

Abweichend von den Empfehlungen vergangener Jahre sollten die für Patienten unter immunsuppressiver Therapie empfohlenen Schutzimpfungen auch SLE-Patienten angeboten werden, und zwar vorzugsweise in den Phasen der Remission [21].

Patienten mit SLE haben ein 2- bis 3-fach erhöhtes kardiovaskuläres Risiko, was durch die Erkrankung selbst, aber auch durch die Therapie bedingt ist [29]. Kardiovaskuläre Risikofaktoren, wie ein APS, Nikotinabusus, Bewegungsmangel, arterielle Hypertonie, Adipositas, Hypercholesterinämie oder Diabetes mellitus müssen deshalb erkannt und soweit wie möglich eliminiert bzw. medikamentös therapiert werden [21]. Dies ist insbesondere im Falle einer Nierenbeteiligung von Bedeutung. Bei Vorliegen einer Proteinurie und eines erhöhten Blutdrucks (> 130/80 mmHg) sollte ein ACE-Inhibitor oder AT-Rezeptor-Antagonist eingesetzt werden [30].

Während der Phasen hoher Aktivität und entsprechender medikamentöser Therapie ist eine konsequente Empfängnisverhütung wichtig. Bei vielen SLE-Patienten können orale Kontrazeptiva mit einem niedrigen Östrogenanteil eingesetzt werden [31]. Im Falle positiver Antikörper gegen Phospholipide oder anderer Risikofaktoren für eine Thrombophilie können nach Abwägen von Nutzen und Risiko ggf. traditionelle gestagenhaltige Präparate eingesetzt werden, wohingegen östrogenhaltige Kontrazeptiva und moderne Gestagene der dritten und vierten Generation vermieden werden sollten.

Antimalaria-Mittel werden seit vielen Jahren zur Therapie des SLEs angewandt. Dabei wird in den letzten Jahren wegen eines günstigeren Nutzen/Risiko-Profils das Hydroxychloroquin bevorzugt eingesetzt. Nach Ausschluss von Kontraindikationen sollte jeder SLE-Patient Hydroxychloroquin erhalten. Antimalaria-Mittel haben nicht nur einen steroidsparenden Effekt, sondern scheinen auch das Überleben zu verbessern und thrombembolischen Komplikationen vorzubeugen [32, 33]. Sie verbessern die Stoffwechsellage und wirken nicht immunsuppressiv im klassischen Sinne, sondern immunmodulatorisch [32, 34, 35]. Außerdem scheint Hydroxychloroquin das Auftreten und das Voranschreiten der Lupusnephritis günstig zu beeinflussen [36, 37]. Antimalaria-Mittel sollten jedoch wegen des erhöhten Retinopathie-Risikos bei deutlich eingeschränkter Nierenfunktion nur unter strenger Abwägung des Nutzen-Risiko-Verhältnisses und unter Berücksichtigung der erforderlichen Anpassung an die GFR angewendet werden (www.dosing.de). Engmaschige Verlaufsuntersuchungen des Kreatinins und Augenhintergrundes sind nötig. Hydroxychloroquin sollte auch während der Schwangerschaft nicht abgesetzt werden, da es die Häufigkeit von Schüben zu diesem Zeitpunkt reduziert [38] und zu einer Reduktion der Rate neonataler Lupusmanifestationen führt [39]. Nach internationalen Empfehlungen kann es auch während der Stillperiode eingenommen werden [40]. Besonders in dieser Phase ist das Schubrisiko bei den Patientinnen erhöht.

Eine weitere Säule der SLE-Therapie sind die **Glukokortikoide.** Sie sollten im akuten Schub mit organbedrohender Manifestation rasch und hoch dosiert i.v. verabreicht werden (5-10 mg/kg). Bei langfristigem Einsatz geht der Trend hin zur raschen Dosis-Reduktion und falls erforderlich zu niedrig dosierten Gaben (≤ 5 mg Prednisolonäquivalent/Tag) als Erhaltungsdosis. Kontrollierte, randomisierte Studien zur Dosisfindung fehlen bisher. Immer sollten die Begleiterkrankungen berücksichtigt werden, wenn es um die Festsetzung der Dosis geht. Auch ist die durch Glukokortikoide stark ansteigende Infektanfälligkeit nicht zu unterschätzen [35]. Kardiovaskuläre Ereignisse werden durch eine hohe Glukokortikoid-Dosis begünstigt [29]. Die krankheitsmodifizierende Therapie durch Hydroxychloroquin oder Immunsuppressiva sollte schon deshalb Vorrang haben und keinesfalls durch Glukokortikoide ersetzt werden.

Im Falle eines APS ist nach Auftreten thrombembolischer Komplikationen die **Antikoagulation** Therapie der Wahl. Der Nutzen von Quensyl oder Plättchenaggregationshemmern bei der Prophylaxe thrombembolischer Ereignisse wird kontrovers diskutiert. Eine prophylaktische Gabe dieser Substanzen wird derzeit bei SLE-Patienten mit positiven Antikörpern jedoch empfohlen [41, 42]. Das katastrophale Antiphospholipid-Syndrom (CAPS) ist zwar sehr selten, kommt aber als Ursache für ein fulminantes Multiorganversagen in Frage [43]. Außer beim CAPS konnte bisher kein therapeutischer Nutzen einer immunsuppressiven Therapie bei Patienten mit APS nachgewiesen werden [42].

Immunsuppressiva

Die Anzahl der für den SLE zugelassenen krankheitsmodifizierenden immunsuppressiv wirkenden Medikamente ist derzeit auf zwei begrenzt (**Cyclophosphamid, Azathioprin**). Im Falle eines fehlenden Ansprechens kann seit 2011 zusätzlich **Belimumab** (monoklonaler Antikörper gegen den für die Differenzierung autoreaktiver B-Zellen erforderlichen B-Zell-aktivierenden Faktor [BAFF]) eingesetzt werden, welches für klinisch und serologisch aktive Patienten unter ineffektiver Standardtherapie vorgesehen ist. Die mit Belimumab durchgeführten Phase-III-Studien schlossen jedoch eine Teilnahme von Patienten mit schwerer Lupusnephritis oder neuropsychiatrischen Manifestationen aus, daher liegen auch keine Erfahrungen zu einem kombinierten Einsatz mit Cyclophosphamid bei schweren Verlaufsformen des SLEs vor [44, 45].

Die Ergebnisse einer Post-hoc-Analyse der Belimumab-Zulassungsstudien suggerieren einen Nutzen im Hinblick auf die Lupusnephritis [46]. Internationale Studien zur Untersuchung des Effektes von Belimumab bei Patienten mit Lupusnephritis wurden inzwischen auf den Weg gebracht (NCT01639339).

Selbst nach Zulassung von Belimumab ist der Anteil der unter Therapie mit zugelassenen Medikamenten refraktären oder von Nebenwirkungen bedrohten Patienten sehr groß, was den breiten Off-label-Einsatz von Medikamenten wie Mycophenolat Mofetil (MMF) oder Rituximab erforderlich macht [47, 48].

Die von der Deutschen Gesellschaft für Rheumatologie (DGRh) herausgegebenen Empfehlungen zum Einsatz von Belimumab besagen, dass das therapeutische Potenzial von Methotrexat und MMF, die für die Therapie des SLEs nicht zugelassen sind, vor einer Therapieumstellung auf Belimumab genutzt werden sollte, da dieses Vorgehen den Bedingungen der Zulassungsstudien entspricht [49]. Leider kann aus der Empfehlung kein Anspruch auf Kostenübernahme durch die Krankenkassen abgeleitet werden, so dass derzeit bei fehlender Verhandlungsbereitschaft der Kostenträger im Einzelfall Belimumab vor MMF zum Einsatz kommt.

Insbesondere **MMF** spielt in der Therapie der Lupusnephritis weltweit wegen seines im Vergleich mit Cyclophosphamid deutlich günstigeren Nutzen-/Risiko-Profils eine große Rolle. Es wird zur **remissionsinduzierenden Therapie** der proliferativen Lupusnephritis und der membranösen Lupusnephritis aufgrund der Ergebnisse mehrerer randomisierter Studien von den Fachgesellschaften (American College of Rheumatology [ACR], Kidney Disease: Improving Global Outcomes [KDIGO] und European League Against Rheumatism, European Renal Association and European Dialysis and Transplant Association [EULAR/ERA-EDTA]) als gleichwertige Therapieoption neben Cyclophosphamid empfohlen [30, 50-54] und zeigte auch bei Patienten mit einer GFR < 30 ml/min/1,73 m^2 eine vergleichbar gute Wirksamkeit mit einem sogar schnelleren Wiederanstieg der GFR [55]. In seiner remissionserhaltenden Wirkung ist MMF mit Azathioprin vergleichbar [56, 57] bzw. dem Azathioprin sogar überlegen [58]. Sowohl Azathioprin als auch MMF werden zur **Remissionserhaltung** empfohlen [30, 48, 54], im Gegensatz zu den in früheren Jahren in Ermangelung von Daten in 3-monatigen Abständen durchgeführten Cyclophosphamid-Infusionen, die mit hoher Toxizität, vorzeitiger Menopause und Rezidivneigung verbunden sind [59, 60]. Die remissionserhaltende Therapie mit Azathioprin oder MMF sollte nach aktueller Datenlage 3-5 Jahre durchgeführt werden [30]. Kürzlich publizierte Daten eines deutschen Patientenkollektivs zeigen, dass im Falle eines Kinderwunsches MMF in dieser Zeit durch Azathioprin ersetzt werden kann, ohne dass eine hohe Schubrate nach Umstellung der Therapie, in der Schwangerschaft oder post partum beobachtet wird [61]. Die Ergebnisse der randomisierten Lupusnephritis-Studien legen außerdem nahe, dass MMF auch im Falle extrarenaler Manifestationen remissionsinduzierend und -erhaltend wirkt [62]. Ergebnisse kontrollierter Studien zu den Folgen des Absetzens der remissionserhaltenden Therapie mit MMF oder Azathioprin liegen derzeit kaum vor [63].

Der Einsatz **B-Zell-depletierender monoklonaler Antikörper** wie Rituximab oder Ocrelizumab in Kombination mit Glukokortikoiden und MMF wurde in kontrollierten randomisierten Studien bei Patienten mit (LUNAR und BELONG) und ohne (EXPLORER) aktive Lupusnephritis (Klasse III, IV) untersucht. Die Kombination von MMF und B-Zell-Depletion war dem alleinigen Einsatz von MMF in keiner der Studien überlegen [64, 65]. Allerdings könnte der Effekt von Rituximab in LUNAR und EXPLORER durch die gleichzeitige relativ großzügige Therapie der Patienten mit Glukokortikoiden maskiert worden sein.

Der Nutzen einer Kombination von Cyclophosphamid mit B-Zell-depletierenden Antikörpern, die in der Praxis im Falle therapierefraktärer Verläufe häufig eingesetzt wird, war mit Ausnahme von BELONG leider nicht Gegenstand kontrollierter randomisierter Studien. Auch wird der Vorteil steroidsparender Therapieansätze der B-Zell-Depletion, wie z.B. RITUXILUP (NCT01773616) zu selten untersucht [66].

In einer prospektiven Observationsstudie hatte Rituximab in Kombination mit einer steroidsparenden Therapie bei Patienten mit

Lupusnephritis einen positiven Effekt [66]. Weitere Ergebnisse aus multizentrischen, randomisiert-kontrollierten Studien mit Rituximab als Induktionstherapie (RITUXILUP) werden erwartet. Fallserien und Registerdaten sprechen für die Effektivität von Rituximab bei der Therapie von Patienten bei auf Cyclophosphamid bzw. MMF therapierefraktärer schwerer Lupusnephritis, schwerwiegenden hämatologischen oder neuropsychiatrischen Manifestationen und Arthritis [47]. Die Auswertung von Registerdaten trägt zur Identifizierung der Biomarker, die ein Ansprechen auf Rituximab voraussagen, bei. So scheint beispielsweise bei Patienten mit Lupusnephritis der histologische Befund ein Ansprechen auf Rituximab vorauszusagen [67]. Insbesondere therapierefraktäre Patienten profitieren von Rituximab. Deshalb wird aktuell durch das „Lupus Nephritis Trials Network" die Effektivität von Rituximab bei Patienten mit einer nach abgeschlossener Standardtherapie persistierenden Proteinurie untersucht (Rituximab for Lupus Nephritis with Remission as a goal

Tabelle 2
Einige neue Therapieansätze für die Lupusnephritis, die in klinischen Studien untersucht werden

	Studien*	Wirkmechanismus
Multi-Target-Therapie		
MMF + Tac/CsA	NCT00298506 NCT00876616 NCT01056237 NCT01299922	**MMF:** effektive Hemmung der B-Zell-Proliferation und Plasmazellsynthese [69]. **Tac/CsA:** vorrangig Hemmung der T-Zell-Aktivierung und Proliferation [70]
MMF + Abatacept	NCT01714817	**Abatacept:** Hemmung der co-stimulatorisch wirkenden APC(B)-T-Zellinteraktion [73] und ggf. auch des Überlebens langlebiger Plasmazellen [74], B7-1 vermittelte Wirkung auf Podozyten [75]
Zytokinblockade		
BIIB023 (Phase 2)	NCT01499355	blockt TWEAK
Belimumab	NCT01639339	blockt BAFF
B-Zell-Depletion		
Rituximab (RING)	NCT01673295	bindet CD20, depletiert B-Zellen, aber keine Plasmazellen, hat SMPDL-3b-vermittelte Wirkung auf Podozyten [76].
Rituximab + Belimumab	NCT02260934	bindet CD20, depletiert B-Zellen, aber keine Plasmazellen, hat SMPDL-3b-vermittelte Wirkung auf Podozyten [76]. blockt BAFF, was unter Rituximab ansteigt.
Proteasomeninhibitoren		
Ixazomib	NCT02176486	Beseitigung von Plasmazellen [78]. Hemmung der plasmazytoiden dendritischen Zellen [79]. Positive Wirkung auf Podozytenarchitektur [80].

* ClinicalTrials.gov Identifier
Tac = Tacrolimus, CsA = Ciclosporin A, Cyc = Cyclophosphamid, MMF = Mycophenolat Mofetil, IL = Interleukin, BAFF = B-Zell-aktivierender Faktor. TWEAK = TNF-related weak inducer of apoptosis

(RING)-Trial, NCT01673295). Ein weiterer Therapieansatz, dessen Effektivität und Sicherheit dies- und jenseits des Atlantiks derzeit untersucht werden, besteht in einem kombinierten Einsatz von Rituximab mit Belimumab (NCT02260934, NCT02284984).

Auch die Calcineurin-Inhibitoren Ciclosporin und Tacrolimus werden zur Therapie der proliferativen Lupusnephritis ohne Zulassung und auf der Grundlage limitierter Daten eingesetzt [30, 47]. Ciclosporin ist zwar für die Therapie der membranösen Nephritis zugelassen, scheint jedoch als Monotherapie nach eigenen Erfahrungen und Datenlage leider oft nicht in der Lage zu sein, die membranöse Lupusnephritis dauerhaft in Remission zu bringen oder begleitende extrarenale SLE-Manifestationen ausreichend gut zu kontrollieren [68]. In der Kombination mit MMF stellen die Calcineurin-Inhibitoren jedoch eine aussichtsreiche Option zur Behandlung von Patienten mit refraktärer Lupusnephritis dar, deren Effektivität derzeit in mehreren Studien untersucht wird (Multi-Target-Therapie).

Weitere vielversprechende therapeutische Ansätze für Patienten mit Lupusnephritis und deren potenzielle Wirkmechanismen sind in Tabelle 2 aufgelistet.

Kürzlich wurden 10 gängige Fehleinschätzungen (in Kursiv) in der Therapie der Lupusnephritis diskutiert [77]:

1. *Die Annahme, dass eine Therapie mit Cyclophosphamid der Therapie-Goldstandard sei.*
   MMF sollte vor allen Dingen bei jungen Patienten als Ersttherapie erwogen werden.
2. *Eine Therapie mit einer zu niedrigen Prednisondosis.*
   Die meisten Richtlinien schlagen eine Prednisondosis von 1 mg/kg/Tag mit einem langsamen Tapering über 6-12 Monate vor.
3. *Keine routinemäßige Therapie mit Hydroxychloroquin.*
   Die renale Prognose wird durch Hydroxychloroquin verbessert.
4. *Missinterpretation bei der Einschätzung eines aktiven Sediments als Marker für die Therapieantwort.*
   Dies kann zu Fehleinschätzungen führen, z.B. bei der Klasse-II-Lupusnephritis, die mit einer Mikrohämaturie einhergehen kann.
5. *Keine Anpassung der Intensität der immunsuppressiven Therapie an die jeweilige Klasse der Lupusnehritis.*
   Z.B. sollten Patienten mit einer Klasse-V-Lupusnephritis mit einer Proteinurie > 3,5 g/Tag oder/und einem Kreatininanstieg mit Prednisolon/Cyclophosphamid oder Prednisolon/Cyclosporin therapiert werden, während hingegen Patienten mit einer Klasse-I- oder -II-Lupusnephritis keine immunsuppressive Therapie benötigen.

6. *Die mögliche Incompliance beachten.*
   Regelmäßig Compliance erfragen. Insbesondere bei Therapieversagen beachten.
7. *Keine Reduktion der Immunsuppression bei fortgeschrittener Nierenerkrankung.*
   Ein Patient mit CKD 4 oder 5 wird selbst bei Zunahme der renalen Lupusaktivität meist nicht von einer aggressiven immunsuppressiven Therapie profitieren. Möglichst Minimierung der immunsuppressiven Therapie bei Dialysepatienten.
8. *Kein Monitoring und Prophylaxe der Nebenwirkungen der immunsuppressiven Therapie.*
   Z.B. Monitoring der Osteoporose. Vitamin-D-Gabe, ggf. Gabe von Bisphosphonaten. Jährliche Augenuntersuchung unter der Therapie mit Hydroxychloroquin.
9. *Wiederholung der Nierenbiopsie, ohne dass es eine therapeutische Konsequenz hat, oder Nierenbiopsie bei Patienten mit hohem Blutungsrisiko.*
10. *Keine prophylaktische Aufklärung zum Thema Schwangerschaft.*

Literatur

1. von Boehmer H. & Melchers F. (2010). Checkpoints in lymphocyte development and autoimmune disease. *Nat Immunol, 11 (1):* 14-20.
2. Lorenz H.M., Herrmann M., Winkler T. et al. (2000). Role of apoptosis in autoimmunity. *Apoptosis 5 (5):* 443-449.
3. Melchers I. (2011). [Genetic analysis in collagen vascular diseases]. *Z Rheumatol 70 (3):* 192-194, 196-197.
4. Uramoto K.M., Michet C.J. jr., Thumboo J. et al. (1999). Trends in the incidence and mortality of systemic lupus erythematosus, 1950-1992. *Arthritis Rheum 42 (1):* 46-50.
5. Zink A., Minden K. & List S.M. (2010). Entzündlich rheumatische Erkrankungen. In: *Gesundheitsberichterstattung des Bundes. Vol. 49.* Berlin: RKI.
6. Meacock R., Dale N. & Harrison M.J. (2013). The humanistic and economic burden of systemic lupus erythematosus: a systematic review. *Pharmacoeconomics 31 (1):* 49-61.
7. Tan E.M., Cohen A.S., Fries J.F. et al. (1982). The 1982 revised criteria for the classification of systemic lupus erythematosus. *Arthritis Rheum 25 (11):* 1271-1277.
8. Hochberg M.C. (1997). Updating the American College of Rheumatology revised criteria for the classification of systemic lupus erythematosus. *Arthritis Rheum 40 (9):* 1725.

9. Petri M., Orbai A.M., Alarcon G.S. et al. (2012). Derivation and validation of the Systemic Lupus International Collaborating Clinics classification criteria for systemic lupus erythematosus. *Arthritis Rheum 64 (8):* 2677-2686.
10. Hepburn A.L., Narat S. & Mason J.C. (2010). The management of peripheral blood cytopenias in systemic lupus erythematosus. *Rheumatology (Oxford) 49 (12):* 2243-2254.
11. Giannouli S., Voulgarelis M., Ziakas P.D. & Tzioufas A.G. (2006). Anaemia in systemic lupus erythematosus: from pathophysiology to clinical assessment. *Ann Rheum Dis 65 (2):* 144-148.
12. Pengo V., Ruffatti A., Legnani C. et al. (2011). Incidence of a first thromboembolic event in asymptomatic carriers of high-risk antiphospholipid antibody profile: a multicenter prospective study. *Blood 118 (17):* 4714-4718.
13. Ruiz-Irastorza G., Crowther M., Branch W. & Khamashta M.A. (2010). Antiphospholipid syndrome. *Lancet 376 (9751):* 1498-1509.
14. Miyakis S., Lockshin M.D., Atsumi T. et al. (2006). International consensus statement on an update of the classification criteria for definite antiphospholipid syndrome (APS). *J Thromb Haemost 4 (2):* 295-306.
15. Gladman D. (1997). Systemic lupus erythematodes: Clinical features. In: Klippel J, Weyand C. et al. (Eds.), *Primer on the rheumatic diseases* (pp. 267-272). Atlanta: Arthritis foundation.
16. Weening J.J., D'Agati V.D., Schwartz M.M. et al. (2004). The classification of glomerulonephritis in systemic lupus erythematosus revisited. *Kidney Int 65 (2):* 521-530.
17. Wu L.H., Yu F., Tan Y. et al. (2013). Inclusion of renal vascular lesions in the 2003 ISN/RPS system for classifying lupus nephritis improves renal outcome predictions. *Kidney Int.*
18. Houssiau F.A., Vasconcelos C., D'Cruz D. et al. (2004). Early response to immunosuppressive therapy predicts good renal outcome in lupus nephritis: lessons from long-term follow-up of patients in the Euro-Lupus Nephritis Trial. *Arthritis Rheum 50 (12):* 3934-3940.
19. Chen Y.E., Korbet S.M., Katz R.S. et al. (2008). Value of a complete or partial remission in severe lupus nephritis. *Clin J Am Soc Nephrol 3 (1):* 46-53.
20. Bertsias G., Ioannidis J.P., Boletis J. et al. (2008). EULAR recommendations for the management of systemic lupus erythematosus. Report of a Task Force of the EULAR Standing Committee for International Clinical Studies Including Therapeutics. *Ann Rheum Dis 67 (2):* 195-205.
21. Mosca M., Tani C., Aringer M. et al. (2010). European League Against Rheumatism recommendations for monitoring patients with systemic

lupus erythematosus in clinical practice and in observational studies. *Ann Rheum Dis 69 (7):* 1269-1274.
22. Kuhn A., Gensch K., Haust M. et al. (2011). Photoprotective effects of a broad-spectrum sunscreen in ultraviolet-induced cutaneous lupus erythematosus: a randomized, vehicle-controlled, double-blind study. *J Am Acad Dermatol 64 (1):* 37-48.
23. Turchin I., Bernatsky S., Clarke A.E. et al. (2009). Cigarette smoking and cutaneous damage in systemic lupus erythematosus. *J Rheumatol 36 (12):* 2691-2693.
24. Piette E.W., Foering K.P., Chang A.Y. et al. (2012). Impact of smoking in cutaneous lupus erythematosus. *Arch Dermatol 148 (3):* 317-322.
25. Costa M.F., Said N.R. & Zimmermann B. (2008). Drug-induced lupus due to anti-tumor necrosis factor alpha agents. *Semin Arthritis Rheum 37 (6):* 381-387.
26. Petri M. & Allbritton J. (1992). Antibiotic allergy in systemic lupus erythematosus: a case-control study. *J Rheumatol 19 (2):* 265-269.
27. Maezawa R., Kurasawa K., Arai S. et al. (2013). Positivity for anti-RNP antibody is a risk factor for adverse effects caused by trimethoprim-sulfamethoxazole, a prophylactic agent for P. jiroveci pneumonia, in patients with connective tissue diseases. *Mod Rheumatol 23 (1):* 62-70.
28. Zonzits E., Aberer W. & Tappeiner G. (1992). Drug eruptions from mesna. After cyclophosphamide treatment of patients with systemic lupus erythematosus and dermatomyositis. *Arch Dermatol 128 (1):* 80-82.
29. Magder L.S. & Petri M. (2012). Incidence of and risk factors for adverse cardiovascular events among patients with systemic lupus erythematosus. *Am J Epidemiol 176 (8):* 708-719.
30. Bertsias G.K., Tektonidou M., Amoura Z. et al. (2012). Joint European League Against Rheumatism and European Renal Association-European Dialysis and Transplant Association (EULAR/ERA-EDTA) recommendations for the management of adult and paediatric lupus nephritis. *Ann Rheum Dis 71 (11):* 1771-1782.
31. Petri M., Kim M.Y., Kalunian K.C. et al. (2005). Combined oral contraceptives in women with systemic lupus erythematosus. *N Engl J Med 353 (24):* 2550-2558.
32. Jung H., Bobba R., Su J. et al. (2010). The protective effect of antimalarial drugs on thrombovascular events in systemic lupus erythematosus. *Arthritis Rheum 62 (3):* 863-868.
33. Ruiz-Irastorza G,. Ramos-Casals M., Brito-Zeron P. & Khamashta M.A. (2010). Clinical efficacy and side effects of antimalarials in systemic lupus erythematosus: a systematic review. *Ann Rheum Dis 69 (1):* 20-28.

34. Penn S.K., Kao A.H., Schott L.L. et al. (2010). Hydroxychloroquine and glycemia in women with rheumatoid arthritis and systemic lupus erythematosus. *J Rheumatol 37 (6):* 1136-1142.
35. Ruiz-Irastorza G., Olivares N., Ruiz-Arruza I. et al. (2009). Predictors of major infections in systemic lupus erythematosus. *Arthritis Res Ther 11 (4):* R109.
36. Tsakonas E., Joseph L., Esdaile J.M. et al. (1998). A long-term study of hydroxychloroquine withdrawal on exacerbations in systemic lupus erythematosus. The Canadian Hydroxychloroquine Study Group. *Lupus 7 (2):* 80-85.
37. Shinjo S.K., Bonfa E., Wojdyla D. et al. (2010). Antimalarial treatment may have a time-dependent effect on lupus survival: data from a multinational Latin American inception cohort. *Arthritis Rheum 62 (3):* 855-862.
38. Clowse M.E., Magder L., Witter F. & Petri M. (2006). Hydroxychloroquine in lupus pregnancy. *Arthritis Rheum 54 (11):* 3640-3647.
39. Izmirly P.M., Kim M.Y., Llanos C. et al. (2010). Evaluation of the risk of anti-SSA/Ro-SSB/La antibody-associated cardiac manifestations of neonatal lupus in fetuses of mothers with systemic lupus erythematosus exposed to hydroxychloroquine. *Ann Rheum Dis 69 (10):* 1827-1830.
40. Drugs Co & Pediatrics AAo (1994). The transfer of drugs and other chemicals into human milk. *Pediatrics 93:* 13750.
41. Ruiz-Irastorza G., Cuadrado M.J. et al. (2011). Evidence-based recommendations for the prevention and long-term management of thrombosis in antiphospholipid antibody-positive patients: report of a task force at the 13th International Congress on antiphospholipid antibodies. *Lupus 20 (2):* 206-218.
42. Pengo V. (2011). APS-controversies in diagnosis and management, critical overview of current guidelines. *Thromb Res 127 Suppl 3:* S51-52.
43. Asherson R.A., Cervera R., de Groot P.G. et al. (2003). Catastrophic antiphospholipid syndrome: international consensus statement on classification criteria and treatment guidelines. *Lupus 12 (7):* 530-534.
44. Furie R., Petri M., Zamani O. et al. (2011). A phase III, randomized, placebo-controlled study of belimumab, a monoclonal antibody that inhibits B lymphocyte stimulator, in patients with systemic lupus erythematosus. *Arthritis Rheum 63 (12):* 3918-3930.
45. Manzi S., Sanchez-Guerrero J., Merrill J.T. et al. (2012). Effects of belimumab, a B lymphocyte stimulator-specific inhibitor, on disease activity across multiple organ domains in patients with systemic lupus erythematosus: combined results from two phase III trials. *Ann Rheum Dis 71 (11):* 1833-1838.

46. Dooley M.A., Houssiau F., Aranow C. et al. (2013). Effect of belimumab treatment on renal outcomes: results from the phase 3 belimumab clinical trials in patients with SLE. *Lupus 22 (1):* 63-72.
47. Aringer M., Burkhardt H., Burmester G.R. et al. (2011). Current state of evidence on "off label" therapeutic options for systemic lupus erythematosus, including biological immunosuppressive agents, in Germany, Austria, and Switzerland – a consensus report. *Lupus 20.*
48. Aringer M., Fischer-Betz R. & Hiepe F. (2013). [Statement on the use of mycophenolate mofetil for systemic lupus erythematosus]. *Z Rheumatol 72 (6):* 575-580.
49. Fischer-Betz R. & Schneider M. (2013). [Recommendation for use of belimumab for systemic lupus erythematosus]. *Z Rheumatol 72 (5):* 462-467.
50. Chan T.M., Li F.K., Tang C.S. et al. (2000). Efficacy of mycophenolate mofetil in patients with diffuse proliferative lupus nephritis. Hong Kong-Guangzhou Nephrology Study Group. *N Engl J Med 343 (16):* 1156-1162.
51. Ginzler E.M., Dooley M.A., Aranow C. et al. (2005). Mycophenolate mofetil or intravenous cyclophosphamide for lupus nephritis. *N Engl J Med 353 (21):* 2219-2228.
52. Appel G.B., Contreras G., Dooley M.A. et al. (2009). Mycophenolate mofetil versus cyclophosphamide for induction treatment of lupus nephritis. *J Am Soc Nephrol 20 (5):* 1103-1112.
53. Radhakrishnan J., Moutzouris D.A., Ginzler E.M. et al. (2010). Mycophenolate mofetil and intravenous cyclophosphamide are similar as induction therapy for class V lupus nephritis. *Kidney Int 77 (2):* 152-160.
54. Hahn B.H., McMahon M.A., Wilkinson A. et al. (2012). American College of Rheumatology guidelines for screening, treatment, and management of lupus nephritis. *Arthritis Care Res (Hoboken) 64 (6):* 797-808.
55. Walsh M., Solomons N., Lisk L. & Jayne D.R. (2013). Mycophenolate Mofetil or Intravenous Cyclophosphamide for Lupus Nephritis With Poor Kidney Function: A Subgroup Analysis of the Aspreva Lupus Management Study. *Am J Kidney Dis.*
56. Houssiau F.A., D'Cruz D., Sangle S. et al. (2010). Azathioprine versus mycophenolate mofetil for long-term immunosuppression in lupus nephritis: results from the MAINTAIN Nephritis Trial. *Ann Rheum Dis 69 (12):* 2083-2089.
57. Stoenoiu M.S., Aydin S., Tektonidou M. et al. (2012). Repeat kidney biopsies fail to detect differences between azathioprine and mycophenolate mofetil maintenance therapy for lupus nephritis: data from the

MAINTAIN Nephritis Trial. *Nephrol Dial Transplant 27 (5):* 1924-1930.
58. Dooley M.A., Jayne D., Ginzler E.M. et al. (2011). Mycophenolate versus azathioprine as maintenance therapy for lupus nephritis. *N Engl J Med 365 (20):* 1886-1895.
59. Contreras G., Pardo V., Leclercq B. et al. (2004). Sequential therapies for proliferative lupus nephritis. *N Engl J Med 350 (10):* 971-980.
60. Moore R.A. & Derry S. (2006). Systematic review and meta-analysis of randomised trials and cohort studies of mycophenolate mofetil in lupus nephritis. *Arthritis Res Ther 8 (6):* R182.
61. Fischer-Betz R., Specker C., Brinks R. et al. (2013). Low risk of renal flares and negative outcomes in women with lupus nephritis conceiving after switching from mycophenolate mofetil to azathioprine. *Rheumatology (Oxford)*.
62. Ginzler E.M., Wofsy D., Isenberg D. et al. (2010). Nonrenal disease activity following mycophenolate mofetil or intravenous cyclophosphamide as induction treatment for lupus nephritis: findings in a multicenter, prospective, randomized, open-label, parallel-group clinical trial. *Arthritis Rheum 62 (1):* 211-221.
63. Moroni G., Longhi S., Giglio E. et al. (2013). What happens after complete withdrawal of therapy in patients with lupus nephritis. *Clin Exp Rheumatol 31 (4, Suppl 78):* S75-81.
64. Rovin B.H., Furie R., Latinis K. et al. (2012). Efficacy and safety of rituximab in patients with active proliferative lupus nephritis: The lupus nephritis assessment with rituximab (LUNAR) study. *Arthritis Rheum*.
65. Merrill J., Buyon J., Furie R. et al. (2011). Assessment of flares in lupus patients enrolled in a phase II/III study of rituximab (EXPLORER). *Lupus 20 (7):* 709-716.
66. Condon M.B., Ashby D., Pepper R.J. et al. (2013). Prospective observational single-centre cohort study to evaluate the effectiveness of treating lupus nephritis with rituximab and mycophenolate mofetil but no oral steroids. *Ann Rheum Dis 72 (8):* 1280-1286.
67. Diaz-Lagares C., Croca S., Sangle S. et al. 2011). Efficacy of rituximab in 164 patients with biopsy-proven lupus nephritis: Pooled data from European cohorts. *Autoimmun Rev*.
68. Austin H.A. 3rd, Illei G.G., Braun M.J. & Balow J.E. (2009). Randomized, controlled trial of prednisone, cyclophosphamide, and cyclosporine in lupus membranous nephropathy. *J Am Soc Nephrol 20 (4):* 901-911.
69. Eickenberg S., Mickholz E., Jung E. et al. (2012). Mycophenolic acid counteracts B cell proliferation and plasmablast formation in patients with systemic lupus erythematosus. *Arthritis Res Ther 14 (3):* R110.

70. Kyttaris V.C., Zhang Z., Kampagianni O. & Tsokos G.C. (2011). Calcium signaling in systemic lupus erythematosus T cells: a treatment target. *Arthritis Rheum 63 (7):* 2058-2066.
71. Hoyer B.F., Moser K., Hauser A.E. et al. (2004). Short-lived plasmablasts and long-lived plasma cells contribute to chronic humoral autoimmunity in NZB/W mice. *J Exp Med 199 (11):* 1577-1584.
72. Dorner T., Jacobi A.M. & Lipsky P.E. (2009). B cells in autoimmunity. *Arthritis Res Ther 11 (5):* 247.
73. Linsley P.S., Wallace P.M., Johnson J. et al. (1992). Immunosuppression in vivo by a soluble form of the CTLA-4 T cell activation molecule. *Science 257 (5071):* 792-795.
74. Rozanski C.H., Arens R., Carlson L.M. et al. (2011). Sustained antibody responses depend on CD28 function in bone marrow-resident plasma cells. *J Exp Med 208 (7):* 1435-1446.
75. Yu C.C., Fornoni A., Weins A. et al. (2013). Abatacept in B7-1-positive proteinuric kidney disease. *N Engl J Med 369 (25):* 2416-2423.
76. Fornoni A., Sageshima J., Wei C. et al. (2011). Rituximab targets podocytes in recurrent focal segmental glomerulosclerosis. *Sci Transl Med 3 (85):* 85ra46.
77. Bose B., Silverman E.D. & Bargman J.M. (2014). Ten common mistakes in the management of lupus nephritis. *Am J Kidney Dis 63 (4):* 667-76.
78. Neubert K., Meister S., Moser K. et al. (2008). The proteasome inhibitor bortezomib depletes plasma cells and protects mice with lupus-like disease from nephritis. *Nat Med 14 (7):* 748-755.
79. Ichikawa H.T., Conley T., Muchamuel T. et al. (2012). Beneficial effect of novel proteasome inhibitors in murine lupus via dual inhibition of type I interferon and autoantibody-secreting cells. *Arthritis Rheum 64:* 493-503.
80. Hainz N., Thomas S., Neubert K. et al. (2012). The proteasome inhibitor bortezomib prevents lupus nephritis in the NZB/W F1 mouse model by preservation of glomerular and tubulointerstitial architecture. *Nephron Exp Nephrol 120:* e47-58.

CKD und kardiovaskuläre Erkrankungen: ein Fokus auf Phosphat und FGF-23

Marcus Brand

Einleitung

Chronisch nierenerkrankte Patienten leiden häufig unter einer Störung des Phosphathaushaltes. Mit zunehmendem Funktionsverlust der Niere kommt es zu einer Phosphatretention und einem progredienten Anstieg des Fibroblastenwachstumsfaktors 23 (FGF-23), einem Hormon, das den Serum-Phosphathaushalt reguliert. Erhöhte Serum-Phosphat- und FGF-23-Spiegel sind mit einem erhöhten Risiko für die Gesamtsterblichkeit und dem Auftreten kardiovaskulärer Ereignisse assoziiert. Interessanterweise besteht eine vom Phosphatspiegel unabhängige Assoziation zwischen erhöhten FGF-23-Spiegeln und kardiovaskulärer Morbidität und Mortalität. Besonders ausgeprägt ist die Assoziation zwischen erhöhten FGF-23-Spiegeln und Herzinsuffizienz. Basierend auf diesen Beobachtungen lässt sich vermuten, dass erhöhte Serum-Phosphat- und FGF-23-Spiegel unabhängig voneinander das kardiovaskuläre Risiko beeinflussen können. Tatsächlich konnte in tierexperimentellen Studien gezeigt werden, dass erhöhte Serum-Phosphatspiegel über eine frühzeitige Endothelschädigung und eine akzelerierte vaskuläre Kalzifikation gefäßschädigend wirken. Erhöhte FGF-23-Spiegel hingegen scheinen primär die Entwicklung einer linksventrikulären Hypertrophie zu triggern. Aufgrund dieser potentiell unterschiedlichen Schädigungsmuster sollten zukünftige Behandlungskonzepte möglichst beide Serumfaktoren senken, um das hohe kardiovaskuläre Risiko nierenerkrankter Patienten zu reduzieren.

In den letzten Jahren haben wir durch tierexperimentelle und klinische Studien wichtige neue Erkenntnisse zur möglichen Bedeutung des erhöhten Serumphosphats und des Fibroblastenwachstumsfaktor-23 (FGF-23) als Risikofaktor für das kardiovaskuläre System gewonnen [1, 2]. FGF-23 spielt eine zentrale Rolle in der Regulation der Phosphathomöostase [3]. Es ist ein zirkulierendes endokrines

Hormon, welches aus dem Knochenstoffwechsel (den Osteozyten) freigesetzt wird. Primäre Stimuli für seine Freisetzung sind eine erhöhte diätetische Phosphatbelastung (Hyperphosphatämie) und erhöhte zirkulierende Konzentrationen der aktiven Form des Vitamin D (Calcitriol). Die Beeinflussung des Mineralhaushaltes durch FGF-23 wird über einen dimeren Rezeptor vermittelt, der aus dem eigentlichen FGF-Rezeptor und dem Ko-Rezeptor Klotho besteht. Die Aktivierung dieses Klotho-FGF-Rezeptors in der Niere führt zu einer Inhibition der renalen Phosphattransporter NaPi-2a und NaPi-2c im proximalen Tubulus, was folglich zu einer verminderten Phosphatrückresorption und damit zur Phosphaturie führt [3]. Weiterhin hemmt FGF-23 die Aktivität der renalen 1-alpha-Hydroxylase und stimuliert die Expression und Aktivität der katabolen 24-Hydroxylase mit der Konsequenz, dass die Calcitriol-Spiegel absinken. Diese Mechanismen, d.h. die direkt phosphaturischen Effekte von FGF-23 und reduzierte gastrointestinale Phosphatabsorption durch absinkende Calcitriolspiegel, führen dazu, dass der Entgleisung des Phosphathaushaltes im Sinne einer Hyperphosphatämie bei chronisch eingeschränkter Nierenfunktion effektiv entgegengewirkt wird. Die verminderte Calcitriol-Synthese fördert andererseits die Entwicklung des sekundären Hyperparathyreoidismus durch die vermehrte PTH-Freisetzung aus den Nebenschilddrüsen (Abbildung 1).

Abbildung 1
Die Rolle des FGF-23 in der Regulation des Serumphosphats

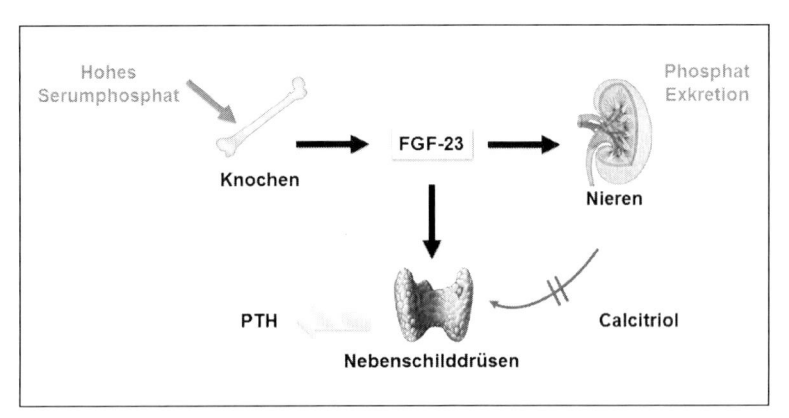

FGF-23 wird unter dem Einfluss eines erhöhten Serumphosphats von den Osteozyten gebildet und ins Blut sezerniert. In den Nieren bewirkt FGF-23 durch die Inhibierung der renalen Phosphattransporter NaPi-2a und NaPi-2c eine verminderte Phosphatrückresorption und führt zu einer verstärkten Phosphaturie. Zudem hemmt FGF-23 die Aktivität der renalen 1-alpha-Hydroxylase und führt zum Absinken der Calcitriol-Spiegel. Die verminderte Calcitriol-Synthese stimuliert die Freisetzung von PTH aus den Nebenschilddrüsen und fördert dadurch die Entstehung eines sekundären Hyperparathyreoidismus.

Mit zunehmender Einschränkung der Nierenfunktion steigen die Serumspiegel von FGF-23 an [3]. Trotz der für die Phosphathomöostase wichtigen physiologischen Effekte von FGF-23 deuten zahlreiche Befunde darauf hin, dass erhöhte FGF-23-Spiegel einen eigenständigen Risikofaktor für kardiovaskuläre Ereignisse darstellen und möglicherweise auch therapeutisch beeinflussbar sind [3]. Da allerdings auch die Hyperphosphatämie per se mit einem erhöhten kardiovaskulären Risiko assoziiert ist, sind Behandlungsstrategien, die nur FGF-23 absenken (und folglich zu einer Hyperphosphatämie führen) womöglich nicht optimal zur Protektion des kardiovaskulären Systems. Um zukünftig effektive und synergistische Therapiestrategien entwickeln zu können, ist einerseits ein genaues Verständnis der komplexen Interaktionen zwischen Phosphat und FGF-23 wichtig und andererseits auch ein tiefgreifendes Verständnis, über welche Mechanismen beide Serumfaktoren das kardiovaskuläre System schädigen. Es sollen im Folgenden die wichtigsten neuen Erkenntnisse zur Bedeutung von Phosphat und FGF-23 als kardiovaskuläre Risikofaktoren dargestellt werden.

Potentielle Bedeutung von Serum-Phosphat und FGF-23 als kardiovaskuläre Risikofaktoren: klinische Studien

Erhöhte Serum-Phosphatspiegel sind bei dialysepflichtigen Patienten mit einer erhöhten Mortalität dieser Patienten assoziiert [4]. In nachfolgenden Studien zeigte sich, dass bereits in der Prä-Dialyse-Situation und sogar auch in der Allgemeinbevölkerung hoch-normale bis erhöhte Serum-Phosphatspiegel zu einem erhöhten kardiovaskulären Risiko der Patienten beitragen [5]. Diese Beobachtungen lassen eine quasi dosisabhängige Beziehung zwischen hoch-normalen bis erhöhten Serum-Phosphatwerten und dem Auftreten kardiovaskulärer Ereignisse vermuten.

In unterschiedlichen Patientenkollektiven mit und ohne begleitende Nierenerkrankungen konnte ebenso für FGF-23 eine unabhängige Assoziation zwischen den FGF-23-Serumspiegeln und erhöhter (kardiovaskulär bedingter) Mortalität nachgewiesen werden [3]. Diese Beobachtungen legen die Vermutung nahe, dass sowohl das Serum-Phosphat als auch erhöhte FGF-23-Spiegel nicht nur als potentielle Risiko-/Biomarker zu werten sind, sondern womöglich auch kausal das kardiovaskuläre Risiko selbst beeinflussen können.

Neue Erkenntnisse zu Schädigungsmechanismen erhöhter Serum-Phosphat- und FGF-23-Spiegel

Gefäßverkalkung

Ein zentraler Schädigungsmechanismus, über den erhöhte Phosphatspiegel das kardiovaskuläre Erkrankungsrisiko triggern, ist vermutlich die akzelerierte Gefäßkalzifikation. In-vitro-Studien konnten an kultivierten humanen glatten Gefäßmuskelzellen nachweisen, dass steigende Phosphatkonzentrationen die Prozesse der Kalzifikation dieser Zellen triggern [6]. Dabei kommt es unter dem Einfluss von Phosphat zu einer Änderung im zellulären Genexpressionsprofil und zu einer aktiven Umwandlung der Muskelzellen in knochenbildende Zellen. Tierexperimentell konnte gezeigt werden, dass eine phosphatlastige Diät die Gefäßkalzifikation fördert [7]. Interessanterweise konnte zudem nachgewiesen werden, dass die Blockade von FGF-23 durch eine Antikörper-basierte Strategie zu einer Hyperphosphatämie und zu einer ausgeprägten vaskulären Kalzifikation führt [8]. Epidemiologische Studien am Menschen unterstützen die Beobachtung, dass hohe Serum-Phosphatspiegel zu einer akzelerierten Gefäßkalzifikation führen. In der sogenannten CRIC-("Chronic Renal Insufficiency Cohort")-Studie, einer der bis heute größten Gefäßkalzifikationsstudien, konnte an 1.501 Prä-Dialyse-Patienten mittels geeigneter computertomographischer Untersuchungen nachgewiesen werden, dass erhöhte Serum-Phosphatspiegel sowohl mit einer erhöhten Prävalenz als auch einem erhöhten Ausprägungsgrad der koronaren Kalzifikation assoziiert sind. Diese Assoziationen waren unabhängig von der Nierenfunktion und anderen traditionellen kardiovaskulären Risikofaktoren [9].

Die aktuelle klinische, aber auch experimentelle Datenlage zu einer potentiellen Beeinflussung der direkten Gefäßkalzifikation durch FGF-23 ist noch recht spärlich. In-vitro-Studien fanden bisher keine relevante Beeinflussung der Gefäßmuskelzellverkalkung durch FGF-23.

Endotheliale Fehlfunktion

Neuere Studien deuten darauf hin, dass die Hyperphosphatämie auch die innerste Gefäßschicht, das sogenannte Gefäßendothel negativ beeinflusst. Dabei konnte in vitro gezeigt werden, dass die Exposition von Endothelzellen mit erhöhten Phosphatkonzentrationen zu zahlreichen funktionellen, aber auch morphologischen Veränderungen dieser Zellen führt: beispielsweise erhöhte Produktion (zellschädigender) freier Sauerstoffradikale, gestörte Freisetzung von Stickstoffmonoxid, Zell-Versteifung und Störung der Fähigkeit

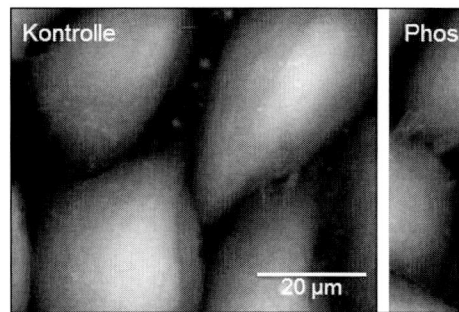

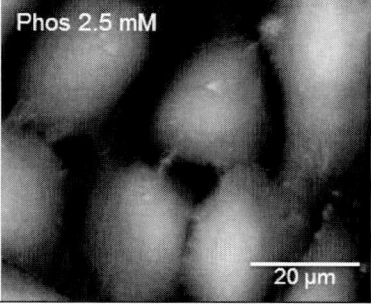

Abbildung 2
Erhöhte Phosphat-Konzentrationen führen zu strukturellen und funktionellen Veränderungen endothelialer Zellen

Kontrollzellen (EAhy926) in einem normo-phosphatämischen Milieu (1,0 mmol/l). Die Inkubation von endothelialen Zellen mit erhöhten Phosphatkonzentrationen (Phosphat 2,5 mmol/l bzw. ca. 7,7 mg/dl) über 24 Std. führt zu einer Abkugelung dieser Zellen mit einer signifikanten Zunahme der Zellsteifigkeit.

dieser Zellen, Gefäßnetze auszubilden (Abbildung 2) [1]. Ähnliche Beobachtungen ließen sich interessanterweise auch in klinischen Studien reproduzieren: In elf nierengesunden jungen Männern, die eine phosphatlastige Mahlzeit zu sich genommen hatten, wurde zwei Stunden post-prandial eine höhergradige Störung der Blutfluss- vermittelten Gefäßdilatation, ein Parameter der endothelialen Dysfunktion, nachgewiesen. Probanden, die eine Phosphat-reduzierte Mahlzeit gegessen hatten, zeigten keine Hinweise für eine gestörte Endothelfunktion [10].

Herzhypertrophie – In-vitro- und tierexperimentelle Studien

FGF-23 führt in vitro zu einer dosisabhängigen Hypertrophie von Kardiomyozyten [11]. Der dabei aktivierte Signalweg ist interessanterweise Klotho-unabhängig und wird alleinig über die kardiomyozytären FGF-Rezeptoren vermittelt. Weiterhin führt die intrakardiale bzw. intravenöse Injektion von FGF-23 in der Maus zu einer ausgeprägten linksventrikulären Hypotophie. In Mäusen mit einer genetischen Deletion von Klotho, die deutlich erhöhte FGF-23-Serumspiegel aufweisen, ließ sich eine schwere Herzhypertrophie nachweisen [11]. Diese tierexperimentellen Befunde weisen darauf hin, dass FGF-23 direkt eine kardiale Hypertrophie induziert. In einem Tiermodell der chronischen Nierenerkrankung konnte nachgewiesen werden, dass die systemische Blockade aller (kardialen) FGF-Rezeptoren mittels eines niedermolekularen Inhibitors die Entstehung der linksventrikulären Hypertrophie verhindert, ohne dabei den Blutdruck dieser Tiere zu beeinflussen [11]. Für diese Studie bleibt allerdings anzumerken, dass hierbei nicht spezifisch der FGF-23-Signalweg geblockt wurde, sondern über die pharmakologische Antagonisierung aller FGF-Rezeptoren auch potenziell hypertrophie-induzierende Effekte anderer FGF-Liganden (z.B. FGF-2) inhibiert wurden. Kürzlich wurde gezeigt, dass eine bereits etablierte Herzhypertrophie durch den gleichen Therapieansatz zur Regression gebracht werden konnte [12].

Identifikation des herzspezifischen FGF-Rezeptors

Zukünftige Studien sollten den herzspezifischen FGF-Rezeptor, der die potentiell toxischen kardialen Effekte des FGF-23 vermittelt, identifizieren. Mit diesen neuen Erkenntnissen könnte man womöglich die unerwünschten kardialen Effekte des FGF-23 gezielt antagonisieren, ohne die erwünschten physiologischen Effekte, d.h. den Erhalt eines normwertigen Serum-Phosphathaushaltes, zu beeinflussen.

Herzhypertrophie – Klinische Studien zu FGF-23

In einer prospektiv angelegten Studie an Patienten mit einer chronischen Nierenerkrankung konnte kürzlich gezeigt werden, dass über einen Beobachtungszeitraum von einem Jahr erhöhte FGF-23-Spiegel mit der Entwicklung einer linksventrikulären Hypertrophie assoziiert sind [11]. Die dabei beobachtete Assoziation zwischen FGF-23 und der linksventrikulären Muskelmasse war unabhängig vom Serum-Phosphatspiegel der Patienten.

Neue und bewährte Behandlungsstrategien zur therapeutischen Absenkung erhöhter Serum-Phosphat- und FGF-23-Spiegel

Sowohl klinische als auch tierexperimentelle Daten weisen darauf hin, dass erhöhte Serum-Phosphatwerte zu einer endothelialen Fehlfunktion und einer frühzeitigen Atherosklerose der Gefäße führen. Erhöhte FGF-23-Spiegel hingegen sind mit einer linksventrikulären Hypertrophie und einer Herzinsuffizienz assoziiert (Abbildung 3). Zukünftige Therapiestrategien sollten aufgrund dieser potentiell unterschiedlichen Schädigungsmuster möglichst beide Serumfaktoren reduzieren. Es konnte bereits tierexperimentell gezeigt werden, dass eine alleinige Inhibition von FGF-23 mittels eines Antikörpers zu einer ausgeprägten Hyperphosphatämie mit der Konsequenz einer akzelerierten Gefäßverkalkung und einer gesteigerten Mortalität führt [8].

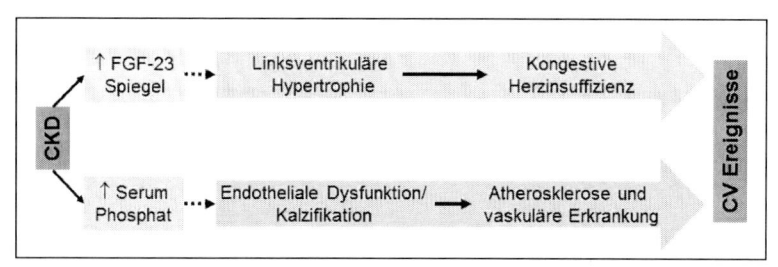

Abbildung 3
Potentielle Schädigungsmechanismen erhöhter Serum-Phosphat- und FGF-23-Spiegel bei chronischer Niereninsuffizienz

Tierexperimentelle und epidemiologische Daten weisen darauf hin, dass erhöhte FGF-23-Spiegel die Entwicklung einer linksventrikulären Hypertrophie und einer Herzinsuffizienz fördern. Hingegen wirken erhöhte Serum-Phosphatspiegel über eine frühzeitige Endothelschädigung (endotheliale Dysfunktion) und eine akzelerierte vaskuläre Kalzifikation primär gefäßschädigend. Über diese potentiell unterschiedlichen Schädigungsmechanismen beeinflussen beiden Serumfaktoren womöglich unabhängig voneinander das kardiovaskuläre Risiko nierenerkrankter Patienten.
CKD: chronische Nierenerkrankung; FGF-23: Fibroblastenwachstumsfaktor 23; CV: kardiovaskulär

Diätetische Therapieansätze

Um eine effektive Absenkung der Serum-Phosphat- und FGF-23-Spiegel zu erreichen, ist neben einer Phosphat-restriktiven Ernährung oft eine zusätzliche pharmakologische Hemmung der intestinalen Phosphatabsorption notwendig. In Beobachtungsstudien konnte nachgewiesen werden, dass eine Ernährungsumstellung im Sinne einer Phosphat-restriktiven Diät zu einer effektiven Absenkung der FGF-23-Serumspiegel führt [13]. Hauptquelle für natürlich vorkommendes organisches Phosphat ist das aufgenommene Nahrungsprotein. Dabei ist für die Absorption von Phosphat im Darm die Art des aufgenommenen diätetischen Proteins, d.h. pflanzliche oder tierische Herkunft, von zentraler Bedeutung. Da in pflanzlichen Proteinen das Phosphat in einer komplexen Ringstruktur gebunden ist, kann es nur sehr schlecht absorbiert werden. Hingegen ist die Phosphatabsorption bei überwiegend tierischer Proteinzufuhr deutlich verbessert. Dies konnte auch in einer Studie mit chronisch nierenerkrankten Patienten gezeigt werden: Eine aus überwiegend pflanzlichen Proteinen bestehende Ernährung führte im Vergleich zu einer fleischlastigen Ernährung (trotz eines vergleichbaren Gehalts an Gesamt-Phosphat in beiden Diätformen) zu einer messbaren Absenkung der Phosphat- und FGF-23-Spiegel im Blut dieser Patienten [14].

Ein weiterer wichtiger Therapieansatz, die diätetische Phosphataufnahme zu beeinflussen, ist die Meidung von Lebensmitteln, die reich an Phosphatzusätzen (anorganisches Phosphat) sind. Diese sogenannten Phosphatadditiva sind Hauptbestandteil vieler Nahrungsmittelzusätze in industriell verarbeiteten Lebensmitteln. Sie verlängern Haltbarkeit, verhindern mikrobielles Wachstum und verstärken den Geschmack dieser Lebensmittel [15]. Da anorganisches Phosphat sehr gut intestinal absorbiert wird, kann es entscheidend zur Entstehung einer Hyperphosphatämie beitragen. Bisher sind die Lebensmittelhersteller gesetzlich nicht verpflichtet, den Phosphatgehalt der Nahrungsmittel zu deklarieren. Ein sinnvoller gesundheitsfördernder Ansatz der öffentlichen Gesundheitspolitik könnte daher in der strengeren Regulation dieser Phosphatzusätze in Lebensmitteln oder alternativ in der verpflichtenden Kennzeichnung des Phosphatgehalts des jeweiligen Nahrungsmittels sein.

Pharmakologische Ansätze

Zahlreiche Beobachtungsstudien belegen, dass die Einnahme von Phosphatbindern bei Patienten mit einer chronischen Nierenerkrankung, unabhängig von einer diätetischen Phosphatrestriktion, effektiv sowohl den FGF-23-Spiegel als auch die 24-h-Phosphatexkretion im Urin (ein Biomarker für die intestinale Phosphatabsorption) absenkt [16]. Bei diesen Studien handelt es sich jedoch überwiegend um kurzzeitige Beobachtungsstudien. Die zentrale Frage, ob diese pharmakologischen Therapieansätze tatsächlich über längere Beobachtungszeiträume das kardiovaskuläre Risiko unserer Patienten lindern können, ist nach wie vor ungeklärt. Dennoch sind diese Therapieansätze sinnvoll, um in Patienten mit einer chronischen Nierenerkrankung Serum-Phosphat- und FGF-23-Spiegel abzusenken und damit das hohe kardiovaskuläre Risiko dieser Patienten womöglich zu reduzieren. Mehrere neue pharmakologische Therapien werden derzeit in klinischen Studien getestet. Nikotinamid reduziert durch eine Hemmung des intestinalen NaPi-2b-Transporters die Phosphatabsorption im Gastrointestinaltrakt. Dadurch wird der Serum-Phosphatspiegel gesenkt [17]. Die potentiellen Effekte von Nikotinamid auf den FGF-23-Spiegel sind bislang nicht untersucht.

Weiterhin sind derzeit verschiedene biologische Agentien, die das FGF-23 direkt antagonisieren, in Entwicklung. Präklinische Studien in urämischen Ratten zeigen allerdings, dass die Verwendung von anti-FGF-23-Antikörpern zu einer schweren Hyperphosphatämie und einer Hypervitaminose von Vitamin D mit Hyperkalzämie und konsekutiv schweren Gefäß-Kalzifikationen und erhöhter Mortalität führt [8]. Diese Beobachtungen deuten darauf hin, dass eine Inhibition des FGF-23 ohne gleichzeitige therapeutische Beeinflussung erhöhter Serum-Phosphatspiegel ungünstige Auswirkungen haben kann. Dennoch kann eine Antikörper-basierte Blockade des FGF-23 und/oder der FGF-Rezeptoren eine sinnvolle Therapiestrategie darstellen, beispielsweise wenn diese gemeinsam mit einer Phosphat-senkenden Therapie durchgeführt wird. Möglicherweise ist es in Zukunft auch möglich, über eine gezielte pharmakologische Beeinflussung der verschiedenen FGF-Rezeptoren die erwünschten renalen Effekte von FGF-23 (Phosphaturie via den FGF-R1-Rezeptor) beizubehalten, während die potentiell unerwünschten kardialen Effekte (Herzhypertrophie, Herzinsuffizienz via einen noch unbekannten kardialen FGF-Rezeptor) spezifisch antagonisiert werden.

Zusammenfassung

Es gibt mittlerweile gut gesicherte (tier-)experimentelle und klinisch-epidemiologische Daten, die zeigen können, dass erhöhte Serum-Phosphatspiegel gefäßschädigend sind und zu einer frühzeitigen Gefäßverkalkung führen. FGF-23 hingegen scheint direkte kardiale Effekte zu haben und fördert die Entwicklung einer Herzhypertrophie und einer Herzinsuffizienz. Das zunehmend bessere Verständnis der Phosphat- und FGF-23-getriggerten (kardiovaskulären) Schädigungsmuster wird zukünftig auch unsere Therapieentscheidungen zur Behandlung der Hyperphosphatämie nierenerkrankter und nicht-nierenerkrankter Patienten beeinflussen. Neben einer geeigneten Ernährungsberatung lässt sich womöglich zukünftig durch neue, innovative pharmakologische Therapieansätze eine bessere Phosphat- und FGF-23 Kontrolle in unseren Patienten erreichen. Es bleibt zu vermuten, dass durch diese gezielten Therapieinterventionen auch das hohe kardiovaskuläre Risiko der Patienten reduziert werden kann. Die Herausforderung hoch-normaler oder erhöhter Serum-Phosphatspiegel betrifft mittlerweile nicht mehr alleinig nur nierenerkrankte Patienten, sondern, bedingt durch die tägliche phosphatlastige Ernährung, auch die Allgemeinbevölkerung. Daher sollte zukünftig im Rahmen von Vorsorgeprogrammen der öffentlichen Gesundheitspolitik auch auf die potentiellen Risiken einer phosphatreichen Ernährung hingewiesen werden. Geeignete Ansätze, die Phosphatzufuhr zukünftig effektiv zu reduzieren, wären beispielsweise eine Reduktion der potentiell gefährlichen Phosphatzusätze in unserer Nahrung bzw. die verpflichtende Kennzeichnung des Phosphatgehalts des jeweiligen Nahrungsmittels.

Literatur

1. Di Marco G.S., König M., Stock C. et al. (20139: High phosphate directly affects endothelial function by downregulating annexin II. *Kidney Int 83*: 213-222.
2. Dhingra R., Sullivan L.M., Fox C. et al. (2007). Relations of serum phosphorus and calcium levels to the incidence of cardiovascular disease in the community. *Arch Intern Med 167*: 879-885.
3. Martin A., David V., Quarles L.D. (2012). Regulation and function of the FGF23/klotho endocrine pathways. *Physiol Rev 92*: 131-155.
4. Block G.A., Hulbert-Shearon T.E., Levin N.W. et al. (1998). Association of serum phosphorus and calcium × phosphate product with mortality risk in chronic hemodialysis patients: a national study. *Am J Kidney Dis 31*: 607-617.
5. Foley R., Collins A., Ishani A. et al. (2008). Calcium-phosphate levels and cardiovascular disease in community-dwelling adults: the Atherosclerosis Risk in Communities (ARIC) Study. *Am Heart J 156*: 556-563.
6. Jono S., McKee M.D., Murry C.E. et al. (2000). Phosphate regulation of vascular smooth muscle cell calcification. *Circ Res 87:* 10-17.
7. El-Abbadi M., Pai A.S., Leaf E.M. et al. (2009). Phosphate feeding induces arterial medial calcification in uremic mice: role of serum phosphorus, fibroblast growth factor-23, and osteopontin. *Kidney Int 75*: 1297-1307.
8. Shalhoub V., Shatzen E.M., Ward S.C. et al. (2012). FGF23 neutralization improves chronic kidney disease-associated hyperparathyroidism yet increases mortality. *J Clin Invest 122*: 2543-2553.
9. Scialla, J.J., Lau W.L., Reilly M.P. et al. (2013). Fibroblast growth factor 23 is not associated with and does not induce arterial calcification. *Kidney Int 83*: 1159-1168.
10. Shuto E., Taketani Y., Tanaka R. et al. (2009). Dietary phosphorus acutely impairs endothelial function. *J Am Soc Nephrol 20*: 1504-1512.
11. Faul C., Amaral A.P., Oskouei B. et al. (2011). FGF23 induces left ventricular hypertrophy. *J Clin Invest 121*: 4393-4408.
12. Di Marco G.S., Reuter S., Kentrup D. et al. (2014). Treatment of established left ventricular hypertrophy with fibroblast growth factor receptor blockade in an animal model of CKD. *Nephrol Dial Transplant 29*: 2028-2035.
13. Antoniucci D.M., Yamashita T., Portale, A.A. (2006). Dietary phosphorus regulates serum fibroblast growth factor-23 concentrations in healthy men. *J Clin Endocrinol Metab 91*: 3144-3149.

14. Moe S., Zidehsarai M.P., Chambers M.A. et al. (2011). Vegetarian compared with meat dietary protein source and phosphorus homeostasis in chronic kidney disease. *Clin J Am Soc Nephrol 6:* 257-264.
15. Sullivan C., Sayre S.S., Leon J.B. et al. (2009). Effect of food additives on hyperphosphatemia among patients with end-stage renal disease: a randomized controlled trial. *JAMA 301:* 629-635.
16. Isakova T., Barchi-Chung A., Enfield G. et al. (2013): Effects of dietary phosphate restriction and phosphate binders on FGF23 levels in CKD. *Clin J Am Soc Nephrol 8:* 1009-1018.
17. Ix J., Ganjoo P., Tipping D. et al. (2011). Sustained hypophosphatemic effect of once-daily niacin/laropiprant in dyslipidemic CKD stage 3 patients. *Am J Kidney Dis 57:* 963-965.

CME-Fragen

Frage 1
Folgende Aussage ist richtig:
Erhöhte Serum-Phosphatspiegel …
a) sind ausschließlich bei Dialysepatienten mit einer erhöhten kardiovaskulär bedingten Mortalität assoziiert.
b) führen zu einer Hemmung der FGF-23-Freisetzung aus dem Knochen.
c) führen zu einer erhöhten Freisetzung von FGF-23 aus dem Knochen. FGF-23 bewirkt in den Nieren eine verstärkte Phosphatreabsorption und reduziert dadurch die Phosphaturie.
d) führen zu einer verstärkten osteozytären FGF-23-Freisetzung. FGF-23 fördert die Aktivität der renalen 1-alpha-Hydroxylase und führt darüber zu erhöhten Calcitriol-Spiegeln.
e) können bereits in frühen Stadien einer Nierenerkrankung zu einer endothelialen Schädigung führen und zusätzlich die Kalzifikation der glatten Gefäßmuskelzellen triggern

Richtige Antwort: e)

Frage 2
Folgende Aussage ist richtig:
Erhöhte Serum-FGF-23-Spiegel …
a) sind nachweislich in nierenerkrankten Patienten mit einer linksventrikulären Hypertrophie und einer Herzinsuffizienz assoziiert und triggern darüber womöglich deren erhöhte (kardiovaskulär) bedingte Mortalität.
b) resultieren aus einer Freisetzung aus dem Knochen. Primäre Stimuli für seine Freisetzung sind u.a. erniedrigte zirkulierende Konzentrationen der aktiven Form des Vitamin D (Calcitriol).
c) triggern nachweislich eine akzelerierte Gefäßverkalkung.
d) triggern die Entstehung einer Herzhypertrophie und erhöhen darüber das kardiovaskuläre Risiko. Bei nierenerkrankten Patienten, die eine Hyperphosphatämie und erhöhte FGF-23-Spiegel aufweisen, ist zukünftig eine alleinige, gezielte Antagonisierung bzw. Absenkung des FGF-23 ein ausreichender und sinnvoller Therapieansatz, um das hohe kardiovaskuläre Risiko dieser Patienten zu reduzieren.
e) lassen sich nicht durch eine Ernährungsumstellung im Sinne einer Phosphat-restriktiven Diät beeinflussen bzw. absenken.

Richtige Antwort: a)

Frage 3
Folgende Aussage zu FGF-23 trifft zu:
a) FGF-23 ist als reiner Risiko-/Biomarker zu werten, ohne selber kausal das kardiovaskuläre Risiko von Patienten zu beeinflussen.
b) Die Wirkungen von FGF-23 auf die Niere werden über einen dimeren Rezeptor vermittelt, der aus dem eigentlichen FGF-Rezeptor und dem Ko-Rezeptor Klotho besteht.
c) Die myokardialen Effekte von FGF-23, d.h. die Induktion einer Herzhypertrophie, werden nachweislich über eine (kardiale) Aktivierung des Klotho-FGF-Rezeptor vermittelt.
d) In einem Tiermodell (sog. 5/6 Nephrektomie-Ratte) konnte gezeigt werden, dass die bei einer experimentell induzierten chronischen Nierenerkrankung entstehende linksventrikuläre Hypertrophie durch die Gabe eines FGF-Rezeptorblockers nicht beeinflusst werden konnte.
e) Tierexperimentell konnte gezeigt werden, dass intramyokardiale bzw. intravenöse FGF-23-Injektionen keinen Einfluss auf die Herzhypertrophie bzw. das kardiale Remodelling haben.
Richtige Antwort: b)

Frage 4
Welche Aussage zu Behandlungsstrategien zur therapeutischen Absenkung erhöhter Serum-Phosphat- und FGF-23-Spiegel trifft zu?
a) Zur Absenkung deutlich erhöhter Serum-Phosphat- und FGF-23-Spiegel im Stadium der fortgeschrittenen chronischen Nierenerkrankung ist eine alleinige, diätetische Phosphatrestriktion in der Regel vollkommen ausreichend.
b) Für die intestinale Absorption von Phosphat ist die Art des aufgenommenen diätetischen Proteins, d.h. pflanzliche oder tierische Herkunft, unbedeutend, da es in jedem Fall sehr gut absorbiert wird.
c) Phosphatadditiva sind Hauptbestandteil vieler Nahrungsmittelzusätze in industriell verarbeiteten Lebensmitteln. Sie verlängern Haltbarkeit und verstärken den Geschmack der Lebensmittel. Aus diesen Gründen sollten sie insbesondere von nierenerkrankten Patienten verstärkt konsumiert werden.
d) Nikotinamid hemmt den intestinalen NaPi-2b-Transporter und reduziert darüber die Phosphatabsorption im Gastrointestinaltrakt. Starke FGF-23-senkende Effekte unter Nikotimamid sind in Studien bereits gut belegt.
e) Möglicherweise ist es in Zukunft auch möglich, über eine gezielte pharmakologische Beeinflussung der verschiedenen FGF-Rezeptoren die erwünschten renalen Effekte von FGF-23 (Phosphat-

urie) beizubehalten, während die potentiell unerwünschten kardialen Effekte (Herzhypertrophie, Herzinsuffizienz) spezifisch antagonisiert werden.
Richtige Antwort: e)

Akute Nierenschädigung bei Sepsis

Philipp Kümpers

Die Sepsis stellt in Deutschland trotz intensiver Forschung, Fortschritten im pathophysiologischen Verständnis und der supportiven Behandlung noch immer die dritthäufigste, bei Intensivpatienten sogar die häufigste Todesursache dar. Die 90-Tage-Sterblichkeitsrate für Patienten mit schwerer Sepsis liegt bei über 50% [1]. Diese Zahlen machen deutlich, dass Prophylaxe und Therapie septischer Krankheitsbilder und ihrer Komplikationen von enormer medizinischer und ökonomischer Bedeutung sind.

1. Definitionen

Um eine standardisierte Grundlage für die Datenerfassung und die Behandlung septischer Patienten zu schaffen, wurden 1991 im Rahmen einer Konsensuskonferenz der *Society of Critical Care Medicine* (SCCM) und des *American College of Chest Physicians* (ACCP) Begriffsdefinitionen festgelegt, die seither allgemein gültig und im klinischen Alltag gebräuchlich sind [2].

SIRS und Sepsis

Demnach liegt ein so genanntes *systemic inflammatory response syndrome* (SIRS) vor, wenn mindestens zwei der SIRS-Kriterien (Tabelle 1) erfüllt sind und keine andere Ursache für die Symptome plausibel erscheint. Von einer Sepsis spricht man, wenn die Kriterien für ein SIRS erfüllt sind und eine infektiöse Ursache entweder mikrobiologisch nachgewiesen ist oder der begründete klinische Verdacht hierauf besteht [2]. SIRS und Sepsis beschreiben letztlich eine systemische Entzündungsreaktion, die meist durch eine überschießende Immunantwort des Organismus gekennzeichnet ist.

Schwere Sepsis und septischer Schock

Wenn ein Patient eine Sepsis hat und zusätzlich die Dysfunktion mindestens eines Organ-Systems diagnostiziert wird (z.B. akute Nieren- oder Lungenschädigung, Enzephalopathie, Koagulopathie

Tabelle 1
SIRS-Kriterien

Kriterium	Befunde
Tachykardie	HF > 90/min
Fieber oder Hypothermie	Körperkerntemperatur > 38 °C oder < 36 °C
Tachypnoe oder Hyperventilation	AF > 20/min oder p_aCO_2 < 32 mmHg
Leukozytose oder Leukopenie bzw. Linksverschiebung im Differenzialblutbild	Leukozyten > 12000/µl oder < 4000/µl bzw. > 10% unreife Granulozyten im Diff.-BB
HF = Herzfrequenz, AF = Atemfrequenz, BB = Blutbild	

oder erhöhte Laktatwerte) sind die Kriterien für eine *schwere Sepsis* erfüllt. Der *septische Schock* ist als schwere Sepsis mit zusätzlich volumenrefraktärer arterieller Hypotonie definiert. Konkret bedeutet dies, dass der Patient im septischen Schock trotz optimaler Volumensubstitution einen systolischen arteriellen Blutdruck von < 90 mmHg hat, bzw. dass Katecholamine oder andere vasoaktive Substanzen benötigt werden, um einen mittleren arteriellen Blutdruck von > 60 mmHg zu erreichen [2].

Akute Nierenschädigung

Im Rahmen der systemischen Entzündungsreaktion kommt es häufig zur gleichzeitigen oder sequenziellen Funktionseinschränkung verschiedener lebenswichtiger Organsysteme, dem septischen Multiorgandysfunktionssyndrom (MODS). Dabei ist die Niere in über 40% der Fälle eines der am häufigsten betroffenen Organe [1, 3]. Die Prävalenz und Inzidenz des septischen akuten Nierenversagens (ANV) in der Literatur ist tendenziell eher heterogen, da in den letzten Dekaden über 30 unterschiedliche Definitionen für das ANV entwickelt wurden, was die Vergleichbarkeit und die Interpretation klinischer Sepsisstudien deutlich erschwert. Abhilfe schaffte 2004 eine Konsensuskonferenz der Acute Dialysis Quality Initiative (ADQI), auf der die sogenannten RIFLE-Kriterien festgelegt wurden. Entscheidend für die Diagnose war der Nachweis eines Anstiegs der Serum-Kreatinin-Konzentration oder ein Abfall des Urinvolumens innerhalb von Stunden bis Tagen. Im Jahr 2007 wurden diese Kriterien durch das Acute Kidney Injury Network (AKIN) weiter modifiziert und präzisiert. Die wesentliche Änderung bestand darin, dass bereits ein Anstieg des Serumkreatinins von ≥ 0,3 mg/dl bzw. auf das 1,5- bis 2-fache des Ausgangswertes als AKI gewertet wurde. Die daraus resultierende verbesserte Sensitivität der AKIN-Kriterien trug daher dem Paradigmenwechsel vom akuten Nierenversagen zur akuten Nierenschädigung *(acute kidney injury,* AKI) Rechnung. Die aktuell gültigen KDIGO-AKI-Leitlinien haben wesentliche Teile beider AKI-Nomenklaturen zusammengefasst (www.kdigo.org). Es sei darauf hingewiesen, dass diese „niederschwellige" AKI-Definition bislang keinen Einzug in die SCCM/ACCP-Sepsis-Definition erhalten hat.

2. Epidemiologie des septischen AKI und Prognose im klinischen Alltag

Die Sepsis stellt mit einer Inzidenz von 10% aller hospitalisierten Patienten eine relevante und schwerwiegende medizinische Herausforderung im klinischen Alltag dar, in Deutschland erkranken jährlich mehr als 150.000 Patienten an einer Sepsis. Das AKI im Rahmen der Sepsis ist hierbei im Hinblick auf die Prognose eine nicht zu unterschätzende Komplikation; auf der Intensivstation ist die Sepsis die häufigste Ursache für ein AKI [4]. So zeigt sich, dass 19% aller Patienten mit Sepsis, 23% der Patienten mit schwerer Sepsis und über 50% der Patienten mit septischem Schock ein AKI entwickeln [5]. Während die Dysfunktion der Niere im Rahmen des septischen MODS über Jahrzehnte als häufige, unvermeidbare Komplikation akzeptiert und unterschätzt wurde, konnten große Registerstudien der letzten Jahre eindeutig zeigen, dass der Schweregrad des septischen AKI direkt mit der Mortalitätsrate korreliert. Intensivpatienten mit Sepsis-assoziiertem AKI haben ein signifikant höheres Risiko zu versterben als Patienten mit AKI anderer Genese. Im Vergleich zu ansonsten gleich schwer erkrankten septischen Patienten ohne Einschränkung der Nierenfunktion ist die Mortalität von Patienten mit septischem AKI sogar um das 4-Fache erhöht [6, 7]. Bemerkenswert ist, dass bei sonst gleichem Schweregrad der septischen Erkrankung bereits ein AKI im Stadium 1 nach den AKIN-Kriterien (s. oben) die Verweildauer der Patienten auf der Intensivstation signifikant verlängert und mit einer merklich erhöhten Letalität verbunden ist [3, 8].

3. Pathophysiologie des AKI – Das vaskuläre Endothel im Fokus

Die Tatsache, dass zahlreiche neuartige Therapieansätze, die in präklinischen Studien vielversprechende Ergebnisse lieferten, keinen durchschlagenden Erfolg in klinischen Studien zeigten, macht deutlich, dass die Pathophysiologie des AKI in ihrer Komplexität noch immer nur unzureichend verstanden ist. So ist die Sepsis die häufigste zugrundeliegende Ursache für ein AKI (ca. 45%), gefolgt von großen Operationen (33%), kardiogenem Schock und Hypovolämie (je 25%) [4]. Da alle diese Zustände mit einer mehr oder minder ausgeprägten Beeinträchtigung der *Makro*hämodynamik (Hypotension, Katecholaminpflichtigkeit) einhergehen, wurde als naheliegende Ursache für die Entwicklung eines AKI lange Zeit eine renale Minderperfusion mit konsekutiver Ischämie unterstellt. Obwohl dieses Konzept in der Klinik tief verwurzelt ist, gibt es dafür bei (Intensiv-) Patienten nur sehr wenig Evidenz [9]. Erst kürzlich konnte mittels cine phase-contrast MRT eindeutig gezeigt werden, dass der globale renale Blutfluss beim septischen AKI von niedrig bis supranormal schwankt, ohne dass jedoch eine Korrelation mit der Kreatininclearance vorlag [10]. Aus dieser Dissoziation zwischen *globalem* renalem Blutfluss (RBF) einerseits und glomerulärer Filtrationsrate (GFR) andererseits lassen sich zwei wesentliche Schlussfolgerungen ableiten:

1. Die Reduktion des globalen RBF bei AKI ist vermutlich eher Folge von, aber sicher nicht *Ursache für* die Entstehung eines AKI.
2. Vielmehr muss angenommen werden, dass die individuelle Reduktion der GFR, und damit die Schwere des AKI, maßgeblich von Veränderungen des lokalen RBF – oder besser: der *Mikro*hämodynamik – determiniert wird [11].

Tatsächlich weiß man schon seit über 30 Jahren, dass es nach experimentellem AKI zu einer relativen *lokalen* Minderperfusion der äußeren Medulla *(die* suszeptible Zone bei AKI überhaupt) kommt [12]. In den letzten Jahren verdichten sich die Beweise, dass diese lokalen hämodynamischen Effekte primär auf eine Schädigung des vaskulären Endothels zurückzuführen sind [11, 13]. Obwohl eine Vielzahl verschiedener Stimuli und Mediatoren eine Endothelschädigung selektiv triggern können, ist bei Intensivpatienten vermutlich die Stärke der Gesamt-Inflammation von entscheidender Bedeutung. Im Rahmen einer systemischen (oder ggf. auch organspezifischen) Entzündungsreaktion wechseln Endothelzellen von einem relativen Ruhezustand in einen hyperpermeablen, pro-koagulatorischen und pro-adhäsiven Aktivmodus [14]. Dadurch kommt es zu einer progredienten Verlegung glomerulärer und peritubulärer Kapillaren durch adhärente Leukozyten und Mikrothromben. Eine weitere Folge der Endothelschädigung ist die Extravasation von Plasma in das renale Interstitium mit konsekutiver Zunahme des intrakapsulären Drucks im Sinne eines renalen Kompartmentsyndroms [15]. Funktionelles

Korrelat dieser Vorgänge ist die bereits erwähnte lokale Mikrozirkulationsstörung mit nachfolgendem Sauerstoff- und Nährstoffmangel bei gleichzeitig fehlendem Abtransport von (toxischen) Abbauprodukten [13]. Dieses Ungleichgewicht führt zu einer Dysfunktion der Mitochondrien und mündet schließlich in einer Schädigung der Tubulusepithelzellen, deren Maximalvariante histologisch als akute Tubulusnekrose imponieren kann. Zusammenfassend scheint dem AKI eher eine inflammatorische Endotheldysfunktion als eine globale Minderperfusion zu Grunde zu liegen [13, 16]. Passend zu dieser These lässt sich die Entstehung eines AKI anhand von Zytokinspiegeln vorhersagen, nicht jedoch durch arteriellen Mitteldruck oder hämodynamische Parameter [17, 18].

4. AKI und Mortalität – ist die Niere nur Opfer oder doch Täter?

Große Registerstudien der letzten Jahre konnten eindeutig zeigen, dass der Schweregrad des AKI direkt mit der Mortalitätsrate korreliert [19]. Letztere steigt bei Intensivpatienten mit AKI auf bis zu 60% an und liegt damit 4- bis 8-fach höher als bei vergleichbaren Intensivpatienten ohne AKI [20]. Bei Betrachtung dieser epidemiologischen Daten stellt sich zwangsläufig die Frage, warum ein AKI einen derart signifikanten Einfluss auf die Prognose hat. Bedeutet es schlicht, dass das AKI als eine Organdysfunktion im Rahmen des MODS nur ein Indikator für eine fortgeschrittene Erkrankungsschwere und damit mit einem schlechteren Outcome assoziiert ist? Oder induziert das AKI selbst weitere pathologische Entwicklungen, die das Krankheitsbild aggravieren? Ist die Niere nur Opfer, oder vielleicht selbst (Mit-)Täter beim – MODS? Erst kürzlich konnte, basierend auf tierexperimentellen Daten, eine pathophysiologische Arbeitshypothese formuliert werden, die die gesteigerte Mortalität von Patienten mit AKI erklären könnte: die sogenannte Distanzorganschädigung (remote organ injury). Als Distanzorganschädigung wird die Schädigung extra-renaler Organe in Folge eines AKI verstanden. Klinisch steht neben der Schädigung von Herz, Darm und ZNS vor allem die Dysfunktion der Lunge (pulmonary remote organ injury) im Sinne eines akuten Lungenödems oder akuten Lungenversagens (ARDS) im Vordergrund [21, 22]. Aktuelle experimentelle und klinische Arbeiten haben daher zu einem Paradigmenwechsel in der Bedeutung des AKI geführt: Patienten sterben nicht nur „mit", sondern tatsächlich „an" einem AKI [23]. Pathophysiologisch ist die Distanzorganschädigung, ähnlich wie das AKI selbst, auf eine

Schädigung von mikrovaskulären Endothelzellen mit Zunahme der Gefäßpermeabilität und gesteigerter Leukozyten-Endothel-Interaktion zurückzuführen [21, 22]. So konnte in Mausversuchen gezeigt werden, dass bereits wenige Stunden nach Auslösung eines (ischämischen) AKI massive pulmonale Veränderungen mit Ödembildung und alveolären Mikroblutungen auftreten. Interessanterweise trat dieses Phänomen nach beidseitiger Nephrektomie nicht ein, so dass die bloße Überwässerung als Ursache des Lungenödems ausscheidet [24]. Es wird daher angenommen, dass die Freisetzung von Entzündungsmediatoren aus der geschädigten Niere eine (systemische) Permeabilitätssteigerung induziert oder verstärkt, die letztlich zur Distanzorganschädigung beiträgt.

5. Therapie des AKI bei Sepsis – Volumen bitte in Maßen, nicht in Massen

Trotz aufwändiger und kostenintensiver Behandlungen versterben viele Menschen im septischen Schock an den Folgen des MODS. Der entscheidende Aspekt in der Sepsistherapie ist der schnelle und konsequente Behandlungsbeginn. An erster Stelle steht, wann immer möglich, die Fokussanierung als *kausale Therapie*. Ist ein chirurgisch zugänglicher Befund die Ursache für die Sepsis, ist die rasche operative Sanierung essenziell. Bei unbekanntem Infektfokus sollte so schnell wie möglich, idealerweise innerhalb der ersten Stunde nach Diagnosestellung, mit einer antimikrobiellen Therapie begonnen werden. Jede Verzögerung des Behandlungsbeginns ist mit einer Zunahme der Letalität verbunden. Begonnen wird mit einer kalkulierten Therapie. Nach einer Erregerisolierung sollte die antibiotische Therapie nach Resistogramm fokussiert und deeskaliert werden. Wichtig ist, die Therapie täglich zu reevaluieren und gegebenenfalls bezüglich Effizienz, Resistenzbildung, Nebenwirkungen und Kosten an die klinische Situation anzupassen. Eine zielgerichtete Volumensubstitution zur hämodynamischen Stabilisierung ist der essenzielle Bestandteil der supportiven Sepsistherapie. Führt die Volumensubstitution nicht zu einer raschen Stabilisierung des MAP auf mindestens 65 mmHg, ist der Einsatz von Vasokonstriktoren indiziert. Mittel der Wahl entsprechend der aktuellen Therapieleitlinien im vasoplegischen, hyperdynamen septischen Schock ist Noradrenalin. Weitere Aspekte der supportiven Therapie beinhalten beispielsweise die Blutglucose-Einstellung durch Insulintherapie oder auch die Gabe von Glucocorticoiden (Leitlinien siehe www.survivingsepsis.org und www.sepsis-gesellschaft.de).

Aufgrund der komplexen pathophysiologischen Mechanismen des septischen AKI, ausgehend von der endothelialen Dysfunktion und der daraus folgenden Mikrozirkulationsstörung, ist es in den letzten Jahrzehnten trotz intensiver Forschung nicht gelungen, eine suffiziente Therapie für die Nierenschädigung zu finden. So besteht auch die Therapie des AKI grundsätzlich aus supportiven Maßnahmen. Mittels massiver Volumensubstitution den arteriellen Blutdruck, die renale Perfusion und damit die Diurese erhalten oder sogar steigern zu wollen, führt insbesondere bei Oligurie jedoch schnell zu einer Volumenüberladung und begünstigt sogar die Entwicklung eines AKI. Bedenkt man die pathophysiologischen Hintergründe (siehe oben), liegt der Grund dafür auf der Hand: nicht eine globale renale Minderperfusion führt zum AKI, sondern eine komplexe Störung der Mikrozirkulation. Aufgrund der gestörten Endothelfunktion mit Hyperpermeabilität begünstigt jede übermäßige Volumengabe eine weitere Verschlechterung der renalen Funktion [15, 25]. Es ist daher fraglich, ob der häufig zu beobachtende nephrologische Reflex der probatorischen Volumengabe bei z.B. steigendem Kreatinin an Tag 12 einer beherrschten postoperativen Sepsis zielführend ist.

Eine tägliche Flüssigkeitsmenge von durchschnittlich 5 Litern ist für einen Intensivpatienten keine Seltenheit, häufig werden noch deutlich größere Mengen erreicht. Massive periphere Ödeme gehören typischerweise zum klinischen Bild. In den letzten Jahren zeigen jedoch immer mehr Studien, dass diesbezüglich möglicherweise ein Umdenkprozess stattfinden muss und teilweise schon stattgefunden hat. Das Problem der Volumenüberladung (fluid overload) durch liberale Volumensubstitution bei Intensivpatienten allgemein und AKI-Patienten im Speziellen hat zunehmend Beachtung gefunden. Aus einer europäischen Multicenter-Studie (SOAP-Studie) ging hervor, dass die mittlere Flüssigkeitsbilanz in den ersten 72 Stunden auf der Intensivstation ein unabhängiger Prädiktor für das Outcome war: Jeder Liter Positivbilanz erhöhte das Risiko, zu versterben, um 10% [3]. Volumenüberladung (definiert als flüssigkeitsbedingte Gewichtszunahme von > 10% im Vergleich zum Ausgangsgewicht) bei Patienten mit AKI geht mit einer signifikant erhöhten Mortalität einher [26]. Auch wenn eine frühe liberal-aggressive Volumentherapie möglicherweise das Outcome verbessert [27], sollte eine späte (AKI-assoziierte) Volumenüberladung daher unbedingt vermieden werden [25]. Bei erhaltener Diurese können unterstützend Diuretika angewendet werden, wobei ihr Einsatz immer kritisch erfolgen sollte. Interessanterweise hat die Post-hoc Analyse einer großen ARDS-Studie jedoch klar gezeigt, dass sehr restriktiv bilanzierte Patienten mit AKI – letztlich durch den massiven Einsatz von Diuretika – eine geringere Mortalität aufwiesen als liberal bilanzierte Patienten [28]. Prospektive randomisierte Daten zur frühen De-Resuscitation fehlen bislang jedoch völlig.

Bei Oligurie oder Anurie und zunehmender Volumenüberladung wird bei vielen AKI-Patienten der Einsatz eines Nierenersatzverfahrens notwendig. Derzeit ist unklar, ob der frühe Begin einer Nierenersatztherapie mit einem besseren Outcome assoziiert ist [29]. Da jedoch auch die Dauer der Volumenüberladung von prognostischer Bedeutung zu sein scheint [30], sollte ein prolongierter Therapieversuch mit Diuretika den Beginn einer Nierenersatztherapie (und damit der Negativbilanzierung) auf keinen Fall verzögern. Ferner muss man in Betracht ziehen, dass die gemessenen Serumkreatininwerte durch die Volumenüberladung (= Verdünnungseffekt), insbesondere bei Sepsispatienten, meist deutlich unter dem tatsächlichen Wert liegen und die tatsächliche Einschränkung der Nierenfunktion oft dramatisch unterschätzt wird [31]. Im klinischen Alltag stellt sich nun die Frage, welches Verfahren gewählt werden sollte. Derzeit existieren jedoch keine belastbaren Daten, die die Überlegenheit eines bestimmten Verfahrens [32] oder einer intensivierten Behandlungsintensität [33] in Bezug auf die Mortalität nachgewiesen hätten. Die Leitlinien der Surviving Sepsis Campaign werten daher intermittierende und kontinuierliche Verfahren als prinzipiell gleichwertig, wobei Letztere bei hämodynamisch instabilen Patienten empfohlen werden [25]. Nicht nur die hämodynamische Instabilität und die damit deutlich eingeschränkte Toleranz gegenüber Volumenverschiebungen im Rahmen einer intermittierenden Hämodialyse (IHD) sprechen für den Einsatz kontinuierlicher (CVVH) oder verlängerter täglicher Nierenersatzverfahren (slow low efficient dialysis – SLED). Vermutlich werden sich die nächsten großen prospektiven Studien in der Intensivnephrologie genau diesem Thema widmen. Vorstellbar wäre, dass eine *permissive* Nierenersatztherapie – also der forcierte Volumenentzug trotz mittelgradiger Vasopressortherapie – zukünftig im Zentrum eines frühen zielgerichteten Volumenentzugs steht (early goal-directed fluid removal).

Literatur

1. Engel C., Brunkhorst F.M., Bone H.G. et al. (2007). Epidemiology of sepsis in Germany: results from a national prospective multicenter study. *Intensive care medicine 33 (4):* 606-618.
2. Bone R.C., Balk R.A., Cerra F.B. et al. (1992). Definitions for sepsis and organ failure and guidelines for the use of innovative therapies in

sepsis. The ACCP/SCCM Consensus Conference Committee. American College of Chest Physicians/Society of Critical Care Medicine. *Chest 101 (6):* 1644-1655.
3. Vincent J.L., Sakr Y., Sprung C.L. et al. (2006). Sepsis in European intensive care units: results of the SOAP study. *Critical care medicine 34 (2):* 344-353.
4. Uchino S., Kellum J.A., Bellomo R. et al. (2005). Acute renal failure in critically ill patients: a multinational, multicenter study. *JAMA 294 (7):* 813-818.
5. Rangel-Frausto M.S., Pittet D., Costigan M. et al. (1995). The natural history of the systemic inflammatory response syndrome (SIRS). A prospective study. *JAMA 273 (2):* 117-123.
6. Metnitz P.G., Krenn C.G., Steltzer H. et al. (2002). Effect of acute renal failure requiring renal replacement therapy on outcome in critically ill patients. *Critical care medicine 30 (9):* 2051-2058.
7. Schrier R.W. & Wang W. (2004). Acute renal failure and sepsis. *The New England journal of medicine 351 (2):* 159-169.
8. Bagshaw S.M., George C., Bellomo R. & Committee A.D.M. (2008). Early acute kidney injury and sepsis: a multicentre evaluation. *Critical care 12 (2):* R47.
9. Prowle J.R., Ishikawa K., May C.N. & Bellomo R. (2009). Renal blood flow during acute renal failure in man. *Blood purification 28 (3):* 216-225.
10. Prowle J.R., Molan M.P., Hornsey E. & Bellomo R. (2012). Measurement of renal blood flow by phase-contrast magnetic resonance imaging during septic acute kidney injury: a pilot investigation. *Critical care medicine 40 (6):* 1768-1776.
11. Prowle J., Bagshaw S.M. & Bellomo R. (2012). Renal blood flow, fractional excretion of sodium and acute kidney injury: time for a new paradigm? *Current opinion in critical care 18 (6):* 585-592.
12. Karlberg L., Norlen B.J., Ojteg G. & Wolgast M. (1983). Impaired medullary circulation in postischemic acute renal failure. *Acta physiologica Scandinavica 118 (1):* 11-17.
13. Bonventre J.V. & Yang L. (2011). Cellular pathophysiology of ischemic acute kidney injury. *The Journal of clinical investigation 121 (11):* 4210-4221.
14. Aird W.C. (2003). The role of the endothelium in severe sepsis and multiple organ dysfunction syndrome. *Blood 101 (10):* 3765-3777.
15. Herrler T., Tischer A., Meyer A. et al. (2010). The intrinsic renal compartment syndrome: new perspectives in kidney transplantation. *Transplantation 89 (1):* 40-46.
16. Bonventre J.V. & Zuk A. (2004). Ischemic acute renal failure: an inflammatory disease? *Kidney international 66 (2):* 480-485.

17. Benes J., Chvojka J., Sykora R. et al. (2011). Searching for mechanisms that matter in early septic acute kidney injury: an experimental study. *Critical care 15 (5):* R256.
18. Chawla L.S., Seneff M.G., Nelson D.R. et al. (2007). Elevated plasma concentrations of IL-6 and elevated APACHE II score predict acute kidney injury in patients with severe sepsis. *Clinical journal of the American Society of Nephrology: CJASN 2 (1):* 22-30.
19. Uchino S., Bellomo R., Goldsmith D. et al. (2006). An assessment of the RIFLE criteria for acute renal failure in hospitalized patients. *Critical care medicine 34 (7):* 1913-1917.
20. Wang H.E., Muntner P., Chertow G.M. & Warnock D.G. (2012). Acute kidney injury and mortality in hospitalized patients. *American journal of nephrology 35 (4):* 349-355.
21. Feltes C.M., Hassoun H.T., Lie M.L. et al. (2011). Pulmonary endothelial cell activation during experimental acute kidney injury. *Shock 36 (2):* 170-176.
22. Grams M.E. & Rabb H. (2012). The distant organ effects of acute kidney injury. *Kidney international 81 (10):* 942-948.
23. Joannidis M. & Druml W. (2009). [Acute renal failure: the fundamental change in a syndrome from simple organ failure to systemic disease process]. *Wiener klinische Wochenschrift 121 (1-2):* 8-12.
24. Hassoun H.T., Grigoryev D.N., Lie M.L. et al. (2007). Ischemic acute kidney injury induces a distant organ functional and genomic response distinguishable from bilateral nephrectomy. *American journal of physiology Renal physiology 293 (1):* F30-40.
25. Prowle J.R., Kirwan C.J. & Bellomo R. (2013). Fluid management for the prevention and attenuation of acute kidney injury. *Nature reviews Nephrology.*
26. Bouchard J., Soroko S.B., Chertow G.M. et al. (2009). Program to Improve Care in Acute Renal Disease Study G: Fluid accumulation, survival and recovery of kidney function in critically ill patients with acute kidney injury. *Kidney international 76 (4):* 422-427.
27. Rivers E., Nguyen B., Havstad S. et al. (2001). Early Goal-Directed Therapy Collaborative G: Early goal-directed therapy in the treatment of severe sepsis and septic shock. *The New England journal of medicine 345 (19):* 1368-1377.
28. Grams M.E., Estrella M.M. et al. (2011). Fluid balance, diuretic use, and mortality in acute kidney injury. *Clinical journal of the American Society of Nephrology: CJASN 6 (5):* 966-973.
29. Karvellas C.J., Farhat M.R., Sajjad I. et al. (2011). A comparison of early versus late initiation of renal replacement therapy in critically ill patients with acute kidney injury: a systematic review and meta-analysis. *Critical care 15 (1):* R72.

30. Investigators RRTS, Bellomo R., Cass A. et al. (2012). An observational study fluid balance and patient outcomes in the Randomized Evaluation of Normal vs. Augmented Level of Replacement Therapy trial. *Critical care medicine 40 (6):* 1753-1760.
31. Macedo E., Bouchard J., Soroko S.H. et al. (2010). Program to Improve Care in Acute Renal Disease S: Fluid accumulation, recognition and staging of acute kidney injury in critically-ill patients. *Critical care 14 (3):* R82.
32. Bagshaw S.M., Berthiaume L.R., Delaney A. & Bellomo R. (2008). Continuous versus intermittent renal replacement therapy for critically ill patients with acute kidney injury: a meta-analysis. *Critical care medicine 36 (2):* 610-617.
33. Network VNARFT, Palevsky P.M., Zhang J.H. et al. (2008). Intensity of renal support in critically ill patients with acute kidney injury. *The New England journal of medicine 359 (1):* 7-20.

Aktuelle Erkenntnisse zur Pathogenese und Therapie der ADPKD

Thomas Benzing

Zusammenfassung

Hereditäre zystische Nierenerkrankungen können durch Mutationen in einer Vielzahl verschiedener Gene verursacht werden. Dabei handelt es sich außer bei der autosomal dominanten polyzystischen Nierenerkrankung (ADPKD) überwiegend um seltene, autosomal rezessiv vererbte Syndrome, bei denen die polyzystischen Nieren in Kombination mit einer Variation aus extrarenalen Manifestationen auftreten. Im Gegensatz zu diesen eher seltenen Syndromen ist die ADPKD eine ausgesprochen häufige Erkrankung, eine der häufigsten hereditären Erkrankungen überhaupt. Mit einer Prävalenz von bis 1:1.000 leiden weltweit viele Millionen Menschen an ADPKD, in Deutschland wird die Zahl der Patienten auf knapp 100.000 geschätzt. Nicht alle dieser Patienten werden diagnostiziert, da der Krankheitsverlauf variabel und das Eintreten einer dialysepflichtigen Niereninsuffizienz bei weniger als der Hälfte der Patienten zu erwarten ist. Im Verlauf dieser immer beide Nieren befallenden Erkrankung wird das funktionale Nierengewebe durch Zysten ersetzt, wodurch es zu einem voranschreitenden Verlust der Nierenfunktion kommt. Neuere Studien legen nahe, dass es sich bei der ADPKD und den übrigen zystischen Nierenerkrankungen um Zilienerkrankungen, sogenannte Ziliopathien, handelt – Erkrankungen also, die durch funktionelle Störungen der primären Zilien verursacht werden (Benzing & Schermer, 2011; Hildebrandt et al., 2011).

Zilien sind kleine härchenartige Organellen, die sich auf beinahe jeder Epithelzelle des menschlichen Körpers befinden. In der Niere trägt fast jede Tubulusepithelzelle an ihrer apikalen Seite ein Zilium, das von dort wie ein Antenne in das Lumen des Nierentubulus hineinragt. Es konnte gezeigt werden, dass diese Organellen wichtige sensorische und regulatorische Funktionen in Nierenepithelzellen wahrnehmen. Zilien modulieren zentrale Signalwege der Nierenentwicklung und spielen eine wichtige Rolle bei der Regulation zellulärer Prozesse wie etwa der Ausbildung der planaren Zellpolarität, der Regulation der Mitose und der Zellproliferation. Ziliäre Dysfunktion steht an zentraler Stelle bei der Entstehung von Nierenzysten. Einblicke in die Funktion der Zilien und die molekulare Pathogenese der ADPKD sind deshalb von zentralem Interesse, da sich aus diesen Erkenntnissen aktuell mehrere mögliche Behandlungskonzepte der ansonsten unbeeinflussbar progredient verlaufenden Erkrankung entwickeln. Jüngste Studien legen nahe, dass mögliche Therapien nicht mehr lange auf sich warten lassen.

Die Entität der Polyzystischen Nierenerkrankung (PKD)

Zystennieren gehören zu den häufigsten Ursachen der dialysepflichtigen Niereninsuffizienz. Trotz der klinischen Bedeutung gibt es aktuell noch keine zugelassene Therapie dieser meist langsam progredienten, aber in der Nephrologie hoch bedeutsamen Erkrankungen. Allerdings sind nun vielversprechende Möglichkeiten kurz vor dem Durchbruch. Polyzystische Nierenerkrankungen (polycystic kidney diseases, PKD) umfassen eine große Zahl monogenetischer Erkrankungen, in deren Verlauf es zur Entwicklung von Nierenzysten kommt. Diese Erkrankungen sind immer als Systemerkrankungen zu verstehen, befallen also immer beide Nieren und häufig auch extrarenale Organe und sind von sporadischen einfachen Nierenzysten abzugrenzen. Die Symptomatik der häufigsten Erkrankung aus diesem Formenkreis, der ADPKD, ist weitgehend auf die Niere, die Leber und das Gefäßsystem beschränkt. Im Gegensatz hierzu zeigt die Gruppe der selteneren, autosomal rezessiv oder autosomal dominant vererbten Zystennieren-Erkrankungen klassische extrarenale Symptome wie Leberfibrose bei der autosomal rezessiven polyzystischen Nierenerkrankung (ARPKD), Erblindung durch Retinitis pigmentosa bei der Nephronophthise (NPH), gefäßreiche Tumoren beim Von-Hippel-Lindau-Syndrom (VHL) oder Angiomyolipome und Angiofibrome bei der tuberösen Sklerose (TSC). In den letzten Jahren wurden mit Hilfe der Positionsklonierung über 25 ursächliche Gene für diese Erkrankungen identifiziert (Übersicht in Badano et al., 2006; Hildebrandt & Zhou, 2007; Tobin & Beales, 2009). Im Gegensatz zu diesen syndromalen Formen der PKD zeigen die ADPKD und ARPKD eine niedrigere genetische, aber eine extrem hohe allelische Heterogenität. Sie werden also durch eine große Zahl unterschiedlicher Mutationen in nur wenigen Genen ausgelöst. Ein Faktor, der alle Formen der PKD verbindet, ist die Lokalisation der beteiligten Proteine im primären Zilium der Tubulusepithelzellen. Dieser Befund ist richtungsweisend für das aktuelle Verständnis der Pathogenese von Zystennieren (Fliegauf et al., 2007).

Genetik und Klinik der ADPKD

Die ADPKD wird typischerweise bei Erwachsenen diagnostiziert und ist mit einer Inzidenz von bis zu 1:1.000 eine der häufigsten monogenen Erbkrankheiten überhaupt (Übersicht in Harris & Torres, 2009). Klinisch manifestiert sich die ADPKD als Erkrankung oft im Alter zwischen 30 und 50 Jahren. Zu den Erstmanifestationen gehören die Hämaturie (50%), eine moderate Proteinurie (< 1 g/d), die arterielle Hypertonie (30-60% der Patienten haben zu diesem Zeitpunkt noch eine normale GFR), rezidivierende Zysteninfektionen mit Abdominal-/Flankenschmerzen sowie eine mäßiggradige Polyurie, die sich für den Patienten sichtbar als Nykturie manifestiert. Die Progression der ADPKD verläuft individuell sehr unterschiedlich, allerdings bei den einzelnen Individuen sehr konstant. Oft haben die Nieren eine Größe von mehr als 1.000 ml erreicht, bevor es zu einer Einschränkung der Nierenfunktion kommt. Liegt ein Nierenvolumen von > 1.500 ml vor, so ist mit einer durchschnittlichen Abnahme der GFR von ca. 4-5 ml/min/Jahr zu rechnen (Grantham et al., 2006a).

Die Erkrankung ist durch die progressive Akkumulation von flüssigkeitsgefüllten Zysten im Nierenparenchym gekennzeichnet. Diese Zysten sind mit einem einschichtigen Epithel ausgekleidet, das als Zystenepithel bezeichnet wird. Mit der Zeit kommt es zur fortschreitenden Vergrößerung der Zysten durch Hyperproliferation des Zystenepithels und Hypersekretion in das Zystenlumen. Dadurch wird das umliegende Nierengewebe komprimiert mit der Folge der Einschränkung der Nierenfunktion. Das Stadium der terminalen Niereninsuffizienz wird variabel, aber meist im Alter zwischen 50 und 60 Jahren erreicht. Zu diesem Zeitpunkt sind die Nieren massiv vergrößert und komplett von Zysten durchsetzt, die von fibrotischen Arealen mit atrophischen Tubuli umgeben sind.

Allein in den USA leiden 4,4% aller Dialysepatienten an ADPKD. Etwa 2.200 Patienten kommen jährlich neu hinzu (Renal Data System US. USRDS 1999 annual report). Bemerkenswert ist die hohe phänotypische Variabilität von ADPKD, die von einzelnen Fällen mit massiv vergrößerten Nieren in utero bis hin zu älteren Patienten mit adäquater Nierenfunktion reicht (Rossetti & Harris, 2007). Ebenso variabel ist das Auftreten von extrarenalen Manifestationen. Es ist wichtig zu verstehen, dass die ADPKD eine Systemerkrankung ist. Das heißt, dass die Zystennierenerkrankung immer beide Nieren befällt und häufig mit Zystenbildung in weiteren Organen, überwiegend der Leber und dem Pankreas, vergesellschaftet ist. Weitere extrarenale Manifestationen sind häufig diskret, wie Mitralklappenprolaps und -insuffizienz, Aortenklappen-Anomalien oder die gefürchteten intrakraniellen Aneurysmen, die zu Ruptur und häufig letaler Subarachnoidalblutung führen können. Diese gefürchtete Manifestation tritt häufig familiär gehäuft auf und ist zum Glück eher selten.

Ausgelöst wird die ADPKD zu 85% durch Mutationen im Gen *PKD1*, in der Mehrzahl der übrigen Fällen durch Mutationen im Gen *PKD2*. Für einige Fälle konnte weder eine Mutation in *PKD1* noch in *PKD2* festgestellt werden. Daher wurde immer wieder die Existenz eines dritten ursächlichen Gens *PKD3* vermutet, das allerdings bisher nicht identifiziert werden konnte. Patienten mit Mutationen in *PKD1* zeigen in der Regel einen schwereren Verlauf, bei dem es durchschnittlich 20 Jahre früher zur terminalen Niereninsuffizienz kommt als bei *PKD2*-Mutation (Hateboer et al., 1999). Dies scheint begründet in der Tatsache, dass sich zu einem frühen Zeitpunkt eine größere Zahl an Zysten bildet (Harris et al., 2006).

Die ADPKD-Proteine und genetische Mechanismen

Das Gen *PKD1* kodiert für Polycystin-1, ein aus 4.303 Aminosäuren zusammengesetztes integrales Membranprotein mit 11 transmembranären Domänen. Den größten Teil des Proteins bildet sein aminoterminaler extrazellulärer Anteil, der unter anderem 12 Immunglobulin-ähnliche Domänen enthält und zahlreiche weitere Domänen beinhaltet, die eine Funktion als Rezeptor oder Adhäsionsprotein vermuten lassen. Die 197 Aminosäuren umfassende, zytoplasmatische Region am Carboxyterminus enthält eine Coiled-Coiled Domäne, über welche Polycystin-1 mit Polycystin-2, dem Genprodukt von *PKD2*, interagiert. Polycystin-2 zeigt mit seinen 6 Transmembrandomänen die charakteristische Struktur und Funktion eines Kationenkanals und weist eine große Ähnlichkeit auf zu den letzten 6 Transmembrandomänen von Polycystin-1. Beide Polycystine bilden gemeinsam eine Subfamilie der TRP-Ionenkanäle (Kottgen, 2007).

Der extrazelluläre Anteil von Polycystin-1 enthält weiterhin eine GPS-Domäne, durch die das Protein in zwei Teile getrennt werden kann: ein N-terminales Fragment (150 kD) und ein C-terminales Fragment, die aber nichtkovalent miteinander verbunden bleiben. Dies dient eventuell der Aktivierung des Proteins (Wei et al., 2007). In der Maus ist sowohl geschnittenes als auch ungeschnittenes PKD1 nachweisbar. Der Knockout von PKD1 in Mäusen führt zu einem embryonal letalen Phänotyp (Lu et al., 1997). Neben Zysten in den Nieren und im Pankreas zeigen die Mäuse schwere vaskuläre, kardiale und skelettale Defekte. Knockin-Mäuse allerdings, die ein mutiertes Polycystin-1 exprimieren, das nicht mehr geschnitten werden kann, überleben durchschnittlich 28 Tage und haben stark vergrößerte zystische Nieren (Yu et al., 2007). Weitere Mausmodelle zeigen überraschenderweise, dass auch die Überexpression von sowohl Polycystin-1 (Thivierge et al., 2006) als auch Polycystin-2 (Burtey et al., 2008; Park et al., 2009) zur Entwicklung einer polyzystischen Nierenerkrankung führt. Gleiches gilt für Mausmodelle mit einem hypomorphen Allel für Polycystin-1, in denen weniger als 20% des normalen Polycystin-1 exprimiert werden (Jiang et al., 2006). Aus diesen Modellen kann man schließen, dass multiple genetische Mechanismen, die zu einem Ungleichgewicht in der Expression der Polycystine führen und so deren Funktion beeinflussen, zur Entwicklung einer PKD beitragen können.

Weitere Mausmodelle der letzten Zeit konnten zeigen, dass neben der quantitativen Balance der Polycystin-Expression auch die zeitliche Regulation von großer Bedeutung ist. Dazu wurden konditionelle Knockout-Mäuse entwickelt, bei denen der Verlust von *Pkd1* oder *Kif3a* zur Entwicklung einer zystischen Nierenerkrankung führt (Patel et al., 2008; Piontek et al., 2007). Die Inaktivierung von *Pkd1* vor dem 13. Lebenstag oder von *Kif3a* bei neugeborenen Tieren führt zur Entwicklung einer schweren PKD innerhalb weniger Wochen, wohingegen die Inaktivierung von *Pkd1* nach Tag 13 bzw. von *Kif3a* nach Tag 10 zu einer wesentlich langsameren Entstehung der PKD führt. Zusammenfassend zeigen diese Studien, dass *Pkd1* und *Kif3a* in adulten Nieren die Aufgabe haben, die tubuläre Struktur zu erhalten, dass die initiale Zystenbildung in jedem Alter erfolgen kann und dass der Verlust von *Pkd1* oder *Kif3a* vor dem Abschluss der Nierenentwicklung wesentlich schneller zur Zystenbildung führt als in der reifen Niere. Der schnelle und massive Verlust von *Pkd1* oder *Kif3a* in diesen Modellen ist aber nur bedingt vergleichbar mit dem Start der Zystenentwicklung bei ADPKD, so dass man diese Mausmodelle nicht als perfekte Krankheitsmodelle betrachten darf. Ebenso stehen die Knockout-Mäuse für Pkd1 im Widerspruch zur menschlichen Erkrankung, da nur die homozygoten Knockout-Tiere an PKD erkranken (Lu et al., 1997), nicht aber die heterozygoten. Bei letzteren bilden sich lediglich im Alter einige Zysten, die überwiegend in der Leber zu finden sind (Lu et al., 1999). Dieser Unterschied zur menschlichen Erkrankung, die als autosomal dominante Erkrankung durch lediglich ein mutiertes Allel übertragen wird, wird gegenwärtig durch die sog. Zwei-Hit-Theorie erklärt (Qian et al., 1996; Watnick et al., 1998; Wu et al., 1998). Danach wird ähnlich wie bei Tumorsuppressor-Genen zunächst eine Keimbahnmutation von einem Elternteil geerbt. Nur diejenigen tubulären Zellen, bei denen eine zweite, somatische Mutation auftritt, haben das Potential zur Zystenbildung. Diese Theorie erklärt auch, warum es nur in etwa 1% aller Nephrone zum Auftreten von Zysten kommt. Mausmodelle, in denen eine niedrigere Expression von Polycystin-1 bereits zu Zystennieren führt (Jiang et al., 2006; Lantinga-van Leeuwen et al., 2004), und der Befund, dass es in Polycystin-2 heterozygoten Knockout-Tieren zu einer gesteigerten Proliferation des Tubulusepithels kommt (Chang et al., 2006), lassen vermuten, dass neben der Zwei-Hit-Theorie weitere Mechanismen zur Zystenentstehung beitragen. Die Befunde der klassischen Knockout-Tiere zeigen außerdem, dass *PKD1* und *PKD2* für die Differenzierung der Nephrone in der zweiten Embryonalhälfte von funktioneller Bedeutung ist, nicht hingegen für die initiale Nierenanlage.

Zur Funktion von Polycystin-1 wurden darüber hinaus in den letzten Jahren zwei Modelle beschrieben, bei denen der kurze cytoplasmatische Anteil von Polycystin-1 proteolytisch geschnitten wird und ähnlich wie beim Notch-Signalweg in den Zellkern lokalisiert. Beim ersten Modell kommt es vermehrt zur Abspaltung eines 112 Aminosäuren langen Fragments, wenn der Urinfluss im Tubulus unterbrochen und damit das primäre Zilium auf den Epithelzellen nicht mehr mechanisch stimuliert wird. Dieses Fragment aktiviert STAT6-abhängige Transkription im Zellkern (Low et al., 2006). Das zweite Modell beschreibt die durch das Abknicken von Zilien ausgelöste proteolytische Abspaltung des gesamten zytoplasmatischen Teils von Polycystin-1, der dann im Zellkern an das Wnt-Effektormolekül beta-Catenin bindet und so den kanonischen Wnt-Signalweg inhibiert (Lal et al., 2008). Beide Modelle verbinden also die Signalübertragung durch geschnittene Polycystin-1-Fragmente mit den primären Zilien der Epithelzellen.

ADPKD – eine Ziliopathie

Zilien sind wenige Mikrometer lange, haarartige Organellen, die von der Oberfläche fast aller Säugerzellen ausgehen. Nach ihrem

Stützskelett aus Mikrotubuli unterscheidet man zwischen 9+2 (meist motilen) und 9+0 (primären, meist immotilen) Zilien. Motile Zilien findet man als Bündel von mehreren hundert Organellen auf der Oberfläche zahlreicher spezialisierter Epithelien, welche etwa die Atemwege, Teile des Genitaltraktes oder der Ventrikel auskleiden. Die Funktion motiler Zilien besteht darin, Flüssigkeiten oder Keimzellen fortzubewegen. Die meisten primären Zilien sind hingegen unbeweglich, so auch die Zilien in der Niere, die mit ihrem Basalkörper an der apikalen Oberfläche der Tubuluszellen verankert sind und in das Tubuluslumen hineinragen. Diese antennenartigen Organellen wurden in der Niere erstmals im Jahr 1898 beschrieben und galten lange als funktionslose evolutionäre Residuen (Webber & Lee, 1975). Dies änderte sich, als im Jahr 1999 erkannt wurde, dass die Homologe von *PKD1* und *PKD2* im Nematodenwurm *C. elegans* zilientragenden Neuronen lokalisiert sind. Dort sind die Polycystine (LOV-1 und PKD-2) für das korrekte Paarungsverhalten der Männchen erforderlich (Barr & Sternberg, 1999). Kurze Zeit später zeigte sich eine weitere Verbindung von polyzystischen Nieren und Zilien bei der Analyse der sog. Orpk-Maus, die eine zystische Nierenerkrankung aufweist, welche häufig mit der menschlichen ARPKD verglichen wurde. Es wurde gezeigt, dass für die Erkrankung eine Mutation im *TG737*-Gen verantwortlich ist (Murcia et al., 2000; Yoder et al., 1995), dessen Homolog in der Grünalge *Chlamydomonas reinhardtii* das Gen *IFT88* ist (Pazour et al., 2000). IFT88 kodiert für ein intraflagelläres Transportprotein, das essentiell für die Ausbildung von Flagellen, also beweglichen Zilien in der Alge ist. Diese Arbeiten waren der Ausgangspunkt für die Entwicklung der *ziliären Hypothese,* die besagt, dass alle Proteine, deren Mutation oder Verlust zu zystischen Nieren führt, im Zilium lokalisiert sind oder eine Funktion bei der ziliären Signalübertragung haben. Danach könnten Störungen dieser Organelle eine gemeinsame zellbiologische Ursache für die Entwicklung von zystischen Nierenerkrankungen darstellen (Pazour, 2004). Die ziliäre Hypothese wird weiter dadurch untermauert, dass die Mutation von Genen, die essentiell für die Ziliogenese sind, zu zystischen Nierenerkrankungen führen (Davenport et al., 2007; Lin et al., 2003). Der ziliären Hypothese folgend gelten polyzystische Nierenerkrankungen, sowohl die ADPKD als auch alle rezessiven Formen, derzeit als Ziliopathien – also als Erkrankungen, die mit einer Dysfunktion des primären Ziliums assoziiert sind. Studien der letzten Jahre zeigen allerdings, dass fast alle beteiligten Proteine auch am Basalkörper des Ziliums, an den Zentrosomen und an den Polen der Teilungsspindel zu finden sind. Dies könnte in der Zukunft eine Ausweitung der ziliären Hypothese auf weitere Organellen zur Folge haben. Auf jeden Fall wird durch die ziliäre Hypothese das Erscheinungsbild der Zystennierenerkrankung als Systemerkrankung erklärt. Ziliendefekte im Auge bedeuten retinale Degeneration wie bei NPH, Ziliendefekte im Gallenwegsepithel Leberfibrose wie bei ARPKD oder Ziliendefekte im Pankreasgang Pankreaszysten wie bei ADPKD. Primäre Zilien sind in erster Linie sensorische Organellen, die der Zelle Informationen aus dem umliegenden zellulären Mikromilieu liefern. Dabei können Zilien offensichtlich unterschiedliche Reize wahrnehmen, ihre Funktionen reichen von Mechanosensation über Chemosensation bis hin zu einer direkten Kontrolle des Zellzyklus. Mit Blick auf die Pathogenese von Zysten ist derzeit der Aspekt der Mechanosensation am klarsten fassbar. Es konnte gezeigt werden, dass das direkte mechanische Abknicken des Ziliums auf Nierenepithelzellen zu einem Kalziumeinstrom in die Zelle führt (Praetorius & Spring, 2001). Der gleiche Effekt zeigt sich, wenn Zilien durch Flüssigkeitsfluss über Zellen hinweg mechanisch gereizt werden. Ein dadurch ausgelöstes Kalziumsignal entsteht nicht in Polycystin-1 defizienten Zellen (Nauli et al., 2003). Der vorbeifließende Urin knickt also das Zilium ab und bewirkt über Polycystin-1 einen Anstieg des intrazellulären Kalziums. Dieses Kalziumsignal führt in der Tubuluszelle zur Inhibition des kanonischen Wnt-Signalwegs, der für die Proliferation in der Nierenentwicklung entscheidend und bei PKD übersteigert aktiviert ist (Lin et al., 2003), und zur Aktivierung des nicht kanonischen Wnt-Signalweg, der wiederum für die Entwicklung einer planaren Zellpolarität, also der Kontrolle der Polarität im Nierentubulus, in der Zellen Positionsinformation bekommen entlang des Tubulusverlaufs, und damit das Ereichen eines höheren Differenzierungsgrades wichtig ist (Simons et al., 2005).

Progressionsfaktoren der autosomal-dominanten polyzystischen Nierenerkrankung

Die im nephrologischen Alltag führende Zystennieren-Erkrankung ist ohne Zweifel die ADPKD. Hier wurde in den letzten Jahren klar, dass die Erkrankung beim jeweiligen Patienten chronisch-progredient und recht stabil verläuft, dass aber vom Verlauf des einzelnen nicht auf die Progression bei anderen Familienangehörigen geschlossen werden kann. In den USA wurde zur besseren klinischen Beobachtung eine prospektive Kohorte an ADPKD-Patienten generiert. Dabei wurde das *Consortium for Radiologic Imaging Studies of Polycystic Kidney Disease (CRISP)* ins Leben gerufen, dessen Daten über längere Zeiträume analysiert werden (Grantham et al., 2006b). Die CRISP-Kohorte war initial gegründet worden, um Marker der PKD-Progression bei ADPKD-Patienten zu identifizieren. Dabei werden das durch Kernspintomographie (ohne Kontrastmittel) bestimmte Nierenvolumen und die über Clearance-Messungen bestimmte glomeruläre Filtrationsrate (GFR) in Relation gesetzt zu verschiedenen modifizierbaren und nicht-modifizierbaren Faktoren der Patienten. Dabei zeichnet sich ab, dass möglicherweise das Serum-HDL, die Natriumexkretion und die Urin-Osmolalität mit dem Verlauf der ADPKD korrelieren (Torres et al., 2011a). Der Effekt eines höheren Salzkonsums für arterielle Hypertonie und die Progression verschiedener Nierenerkrankungen ist gut nachgewiesen. Diese Studie deutet an, dass ein höherer Salzkonsum auch zur rascheren Progression der ADPKD beiträgt. Darüber hinaus sind Fehlregulationen des antidiuretischen Hormons (ADH oder Vasopressin) bei der ADPKD seit längerem bekannt (siehe detailliert unten). Erhöhte Vasopressin-Spiegel scheinen der ADPKD Vorschub zu leisten (Wang et al., 2008). Darüber hinaus scheint auch der HDL-Cholesterin-Spiegel mit der Progression der ADPKD korreliert. Momentan ist nicht klar, über welchen Mechanismus dieser Faktor die Prognose der ADPKD beeinflussen könnte. Ob eine Beeinflussung der beschriebenen Faktoren aber den Verlauf der ADPKD beeinflussen kann, ist noch nicht klar. In einer Pilotstudie soll geklärt werden, ob eine erhöhte Wasserzufuhr den Verlauf der ADPKD günstig beeinflussen kann (Wang et al., 2011; Wang et al., 2013). Theoretisch ist der Hintergrund sehr einleuchtend: Erhöhte Wasserzufuhr führt zur Suppression von ADH. Wenn ADH über eine proliferationsstimulierende Wirkung an der ADPKD-Progression beteiligt ist, könnte so ein Progressionsfaktor reduziert werden. In dieser Pilotstudie wurde untersucht, wie viel Flüssigkeit im Schnitt aufgenommen werden muss, um die Urinosmolalität bei ADPKD dauerhaft unter 300 mosm/kg (genau bei 285 mosm/kg) zu halten. Dabei zeigt sich, dass dieses Ziel im Prinzip gut erreicht werden kann und etwa die Ausfuhr von 3 Litern Urin erfordert. Es ist mittlerweile gut etabliert, dass das Nierenvolumen (TKV) gut mit dem Outcome bei ADPKD korreliert (Bae & Grantham, 2010; Bae et al., 2009; Grantham et al., 2012). Je höher das aktuelle TKV, desto schlechter die Prognose. Dieser Zusammenhang wurde in einer kürzlichen Studie nochmals eindeutig bestätigt (Chapman et al., 2012). Darüber hinaus hat sich ergeben, dass der klinische Verlauf der ADPKD nicht nur von der Tatsache beeinflusst wird, welches

PKD-Gen mutiert ist *(PKD2*-Mutationen verlaufen in der Regel weniger rasch progredient als *PKD1*-Mutationen), sondern dass zum einen die Art der Mutation beiträgt (Cornec-Le Gall et al., 2013), zum anderen jedoch auch sog. *Modifier Genes* existieren, die die Progression mit diktieren (Bergmann et al., 2011; Liu et al., 2010). Eine Übersetzung dieser Erkenntnisse in die klinische Praxis ist jedoch noch nicht möglich. Konsequenzen für die Praxis: Aus meiner Sicht sind zum aktuellen Zeitpunkt weder diagnostische NMR-Untersuchungen zur Bestimmung des TKV noch genetische Analysen auf PKD1- oder PKD2-Mutation außerhalb von Studien indiziert. Ich empfehle aber allen meinen Patienten, dass sie ausreichende Mengen trinken sollten (Ziel: 3 Liter Urinausscheidung) zur Suppression der ADH-Achse und dass ein verminderter Salzkonsum (5-7 g NaCl/d) indiziert ist.

Eine der gefürchteten extrarenalen Manifestationen der ADPKD sind die intrakraniellen Aneurysmata mit ihrer Gefahr der Ruptur und subarachnoidalen Blutung. Im Falle der Ruptur und Blutung ist die Mortalität hoch. Verschiedene Studien gehen von einer Prävalenz von 1 bis 5% für Aneurysmata bei ADPKD-Patienten aus mit einer deutlichen familiären Häufung. Die aktuellen Empfehlungen raten nicht zum generellen Screening, sondern nur zur Untersuchung in bestimmten Fällen. Nach internationalem Konsens sollten nur Patienten mit Beschwerden, Zustand nach Hirnblutung, positiver Familienanamnese, Risikoberufen (Flugzeugkapitän) oder vor massiven Operationen mit erwarteten deutlichen Blutdruckschwankungen durch Kernspintomographie oder Computertomographie auf intrakranielle Aneurysmata untersucht werden. Diese Empfehlungen wurden in einer kürzlichen, wichtigen Studie nochmals überprüft (Irazabal et al., 2011a). Hierbei wurden asymptomatische ADPKD mit intrakraniellen Aneurysmata nachverfolgt. 45 Aneurysmata wurden bei 38 Patienten aus 36 Familien nachgewiesen. Die meisten der Aneurysmen waren klein (um 3,5 mm), in der anterioren Zirkulation und nur wenig rupturgefährdet: Während der kumulativen Nachbeobachtungszeit von 243 Jahren kam es nur zum Auftreten eines neuen Aneurysmas mit Größenwachstum von 4,7 auf 6,2 mm. In der kumulativen Nachbeobachtung von 316 Jahren ließ sich keine einzige Ruptur verzeichnen, so dass auch diese Autoren zum Schluss kommen, dass die aktuelle Regel eines zurückhaltenden Screenings vollkommen gerechtfertigt ist und eine umfassende Untersuchung aller Patienten nicht angezeigt scheint (Irazabal et al., 2011a).

Aktuelle Therapiestudien bei familiären Zystennieren

Die Einblicke in molekulare Prinzipien der Zystennieren haben Anhalt für neue Therapieprinzipien gegeben, die aktuell äußerst intensiv beforscht werden. Im Gegensatz zu vielen anderen chronischen Nierenerkrankungen waren bislang nephroprotektive Strategien bei der ADPKD nur wenig erfolgreich. Die Entwicklung von Tiermodellen für die ADPKD und andere zystische Nierenerkrankungen erlaubte nun zuletzt die tierexperimentelle Testung verschiedener therapeutischer Strategien, die Eingang fanden in mehr als 20 aktuelle klinische Studien weltweit. Medikamente wie mTOR-Inhibitoren, Vasopressin-Antagonisten, Somatostatin-Analoga, ACE-Hemmer etc. werden aktuell in Phase-2- und Phase-3-Studien auf deren Wirksamkeit in ADPKD getestet.

Leider konnte mit dem Einsatz von aus der Transplantationsmedizin bekannten mTOR-Inhibitoren bei ADPKD trotz viel versprechender tierexperimenteller Daten kein wirklicher Durchbruch erzielt werden. mTOR, eine Serin-/Threoninkinase mit wichtigen Funktionen bei der Kontrolle von Zellproliferation, Migration und Organgröße, zeigt eine gesteigerte Aktivität im Zystenepithel zystisch veränderter Nieren. Der molekulare Mechanismus und die zugrunde liegende Biochemie konnten nahezu aufgeklärt werden. Aus diesem Grunde wurde der Einsatz von Inhibitoren der mTOR-Kinase zur Progressionshemmung der ADPKD erwogen. Seit langem sind mTOR-Inhibitoren vor allem in der Transplantation gut eingeführte Medikamente mit zwei aktuell in Deutschland zugelassenen Präparaten (Sirolimus und Everolimus). Und in der Tat zeigte sich eine gute Wirksamkeit zur Progressionshemmung der Zystennieren-Erkrankung bei tierexperimentellen Studien für Sirolimus (Shillingford et al., 2006; Zafar et al., 2010) und Everolimus (Wu et al., 2009; Wu et al., 2007). Außerdem gaben retrospektive Analysen den Anschein, dass der Einsatz von mTOR-Inhibitoren bei transplantierten PKD-Patienten ein weiteres Zystenwachstum günstig zu beeinflussen schien. Diese Befunde waren Ausgangspunkt für zwei kontrollierte Studien, deren Ergebnisse bereits im letzten Jahr präsentiert wurden (Serra et al., 2010; Walz et al., 2010). Beide Studien zeigen überraschenderweise ein negatives Ergebnis und keinen Benefit für mTOR-Inhibitoren bei Patienten mit ADPKD. Walz und Kollegen randomisierten 433 Patienten mit ADPKD im Stadium CKD1-3 in eine Placebo- oder eine Everolimus-behandelte Gruppe (2,5 mg zweimal täglich und dann nach Spiegelkontrolle, Zielspiegel 3-8 ng/ml) und behandelten für 2 Jahre (Walz et al.,

2010). Die Everolimus-behandelte Gruppe zeigte dabei zwar eine marginale Verminderung des Größenwachstums der Zystennieren im Vergleich zu Placebo. Allerdings war dies nicht mit einer Progressionshemmung der Nierenerkrankung assoziiert. Im Gegenteil zeigte sich hier sogar ein diskreter Nachteil der Everolimus-behandelten Gruppe in puncto Nierenfunktion. In einer zweiten Studie, die parallel hierzu publiziert wurde, untersuchten Serra und Kollegen den Effekt einer nicht-spiegelkontrollierten Sirolimusbehandlung (Zieldosis 2 mg, keine Spiegelkontrolle) bei 100 Patienten mit ADPKD und geringgradig eingeschränkter Nierenfunktion (eGFR ≥ 70 ml/min), die randomisiert in eine Placebo- und eine Sirolimusgruppe nach 18 Monaten zur Analyse anstanden (Serra et al., 2010). Serielle NMR-Untersuchungen wurden durchgeführt zur Kontrolle von Nierengröße und Zystenvolumen. Hier zeigte sich kein Unterschied in den behandelten Gruppen nach Ablauf der 18 Monate. Auch der Nierenfunktionsverlust wurde durch Sirolimusbehandlung nicht positiv beeinflusst.

Diese beiden negativen Studien kontrastieren zwar die positiven Ergebnisse kleinerer Einzelfallberichte und Fallserien, können aber das Therapiekonzept der mTOR-Inhibition bei ADPKD nicht untermauern. In Kommentaren zum negativen Ausgang der beiden mTOR-Inhibitor-Studien bei ADPKD meinten Perico und Remuzzi zwar (Perico & Remuzzi, 2010; Ponticelli & Locatelli, 2010), dass der gering positive Effekt von Everolimus auf die Nierengröße Anlass zur weiteren Analyse geben könnte und dass der fehlende Sirolimus-Effekt in der kleineren zweiten Studie einer inadäquat niedrigen und nicht spiegelkontrollierten Dosis des mTOR-Inhibitors geschuldet sei. Insgesamt ergeben sich durch diese Studien mehr Fragen als Antworten. Interessanterweise zeigen kürzliche Arbeiten, dass möglicherweise eine recht hohe Dosis der mTOR-Inhibitoren gegeben werden muss (Novalic et al., 2012), dass auf der anderen Seite diese Dosis aber mit erheblichen Nebenwirkungen inklusive ovarieller Toxizität verbunden ist (Braun et al., 2012). Serra und Kollegen berichten aktuell, dass 11 von 21 Patientinnen, die in der Schweizer ADPKD/Sirolimus-Studie eingeschlossen waren, Störungen des Menstruationszyklus beobachteten im Vergleich zu 3 von 18 Patientinnen in der Kontrollgruppe. 5 Patientinnen in der Sirolimus-Gruppe zeigten eine Oligoamenorrhoe, während dies nur in 1 Patientin in der Kontrollgruppe auftrat. Ovarielle Zysten waren ebenfalls in der Sirolimus-Gruppe signifikant häufiger. Dies ist von besonderer Bedeutung, da die Dosis in dieser Studie wie oben beschrieben sehr niedrig war. Hier könnte in einer kürzlichen Studie die Modifikation der Therapie bedeutsam sein (Shillingford et al., 2012). Die Arbeitsgruppe von Thomas Weimbs konnte zeigen, dass Folat-konjugiertes Rapamycin deutlich effektiver ist in der Progressionshemmung im Tiermodell, möglicherweise durch eine erhöhte Gewebegängigkeit. Aktuell bleibt aber der Stellenwert der mTOR-Therapie bei ADPKD offen. Eine Indikation zum klinischen Einsatz besteht zum gegenwärtigen Zeitpunkt sicher nicht. Dies sieht mittlerweile bei anderen Formen zystischer Nierenerkrankungen anders aus.

In kürzlichen Untersuchungen konnte gezeigt werden, dass die Progression der Tuberösen Sklerose durch den Einsatz von mTOR-Inhibitoren günstig beeinflusst wird (Dabora et al., 2011; Ehninger & Silva, 2011; Franz, 2011; Glasgow et al., 2010; Haidinger et al., 2010; Lee et al., 2009; 2010; Peces et al., 2010; Pressey et al., 2010; Sooriakumaran et al., 2010; Tarasewicz et al., 2009; Tiberio et al., 2011; Wong, 2010). Sowohl Angiomyolipom-Bildung und assoziierte Komplikationen als auch die mit Tsc assoziierte Lymphangioleiomyomatose werden äußerst günstig sowohl durch Sirolimus als auch durch Everolimus in adäquater Dosierung beeinflusst, wie diese Studien zeigen (Bissler et al., 2008; Krischock et al., 2010; Micozkadioglu et al., 2010).

Es ist wichtig zu betonen, dass es jedoch eine sehr etablierte Therapie der ADPKD gibt: die Nierentransplantation. Die Übertragung eines Organs ohne Gendefekt kann durchaus als „Heilung" verstanden werden, Rekurrenz der Erkrankung im Transplantat gibt es selbstverständlich im Ggs. zu anderen Nierenerkrankungen nicht (Bradshaw, 2011). Eine kürzliche große Studie analysierte den Erfolg der Transplantation bei ADPKD und kam zum Ergebnis, dass die Nierentransplantation bei ADPKD ein besseres Outcome zeigt im Vergleich zum Durchschnitt aller Nierenerkrankungen (allerdings für den Preis einer höheren Rate an arterieller Hypertonie und metabolischen Komplikationen) (Jacquet et al., 2011).

Das Potential von Antagonisten am V2-Rezeptor in der Therapie von Zystennieren

In jüngster Zeit wurde die erste positive randomisierte klinische Studie zur Progressionshemmung bei ADPKD publiziert. Tolvaptan, ein Antagonist am Vasopressin-(V2)-Rezeptor war in der Lage, die Progression der ADPKD günstig zu beeinflussen (Torres et al., 2012a). Auch wenn der nachgewiesene positive Effekt nur diskret und die Nebenwirkungsrate hoch war, gibt diese Studie Anlass zur Vermutung, dass in nicht allzu ferner Zukunft effektive Therapien zur Progressionshemmung der ADPKD möglich werden.

Patienten mit zystischen Nierenerkrankungen zeigen erhöhte zirkulierende Spiegel an Vasopressin und eine gestörte zentrale Osmoregulation (Ho et al., 2012). Es konnte gezeigt werden, dass ADPKD-Patienten eine verminderte Konzentrationsfähigkeit des Urins im Durstversuch haben. Ob eine hypothalamische Expression von PKD1 und PKD2 dabei eine Rolle spielt, ist noch unklar. Auf jeden Fall wird diese zentrale Störung aggraviert durch einen frühen renalen Konzentrationsdefekt (Bankir & Bichet, 2012). Jüngste Daten zeigen, dass Copeptin, ein Marker der Vasopressin-Freisetzung (ganz ähnlich dem C-Peptid bei Insulin) assoziiert ist mit dem Stadium der ADPKD (Meijer et al., 2011). Interessanterweise zeigen ADPKD-Patienten bereits sehr früh, also vor Beginn einer Nierenfunktionseinschränkung, einen Defekt in der Urinkonzentrationsfähigkeit ohne relevante Störung der hypothalamischen Achse. Dieser Konzentrationsdefekt erklärt die deutlich erhöhte Copeptin-/Vasopressin-Spiegel mit einer Überstimulation der Vasopressin-Achse zum Ausgleich des Wasserhaushaltes bei ADPKD-Patienten, wie aktuelle Studien zeigen (Boertien et al., 2012; Zittema et al., 2012). Vasopressin stimuliert über die Bindung an Vasopressin-V2-Rezeptoren einen Anstieg des intrazellulären cAMP und so die Sekretion von Flüssigkeit in Zysten (Patel et al., 2009; Torres & Harris, 2009). Erst kürzlich konnte gezeigt werden, dass dieser Teufelskreis sich mit Zunahme der Erkrankung verschlimmert (Boertien et al., 2013). Passend hierzu führt die Behandlung mit V2-Rezeptor-Antagonisten im Versuchstier zu einem gebremsten Zystenwachstum (Patel et al., 2009; Torres & Harris, 2009). Erste Studien mit Tolvaptan, einem selektiven V2-Rezeptor-Antagonisten zeigten dann ebenfalls gebremstes Zystenwachstum beim Menschen und waren Ausgangspunkt für die große randomisierte TEMPO Trial (Higashihara et al., 2011; Irazabal et al., 2011b; Patel et al., 2009; Torres & Harris, 2009; Torres et al., 2011b).

Bei doppelblinden, randomisierten, kontrollierten *Tolvaptan Efficacy and Safety in Management of ADPKD and Its Outcome (TEMPO) 3:4 Trial* wurden 1.445 ADPKD-Patienten 2:1-randomisiert in eine Gruppe, die Tolvaptan erhielt, oder in einen Placebo-Kontrollarm (Torres et al., 2012a). Im Gesamten erhielten 961 Patienten Tolvaptan und 484 Patienten Placebo. Tolvaptan wurde gestartet mit einer Dosis von 45 mg morgens und 15 mg abends und dann wöchentlich gesteigert zu 60 mg morgens und 30 mg abends, gefolgt von 90 mg morgens und 30 mg abends, solange tolerierbar. Anschließend sollte die am höchsten tolerierte Dosis dann mindestens 36 Monate beibehalten werden. Patienten, die auch die niedrigste Dosis nicht vertrugen, wurden zumindest telefonisch weiter befragt und verfolgt. Es zeigte sich, dass viele der Patienten die Medikation nicht vertragen konnten. Die Abbruchrate lag bei 23% in der Behandlungsgruppe, was sicherlich als hoch bezeichnet werden kann. Die bedeutsame Nebenwirkung der Polyurie (im Mittel 7 Liter, ggf. viel mehr) kann sicherlich hierzu beigetragen haben. Über die Dreijahresperiode zeigte sich eine signifikante Abmilderung der Größenzunahme der Nieren, die 5,5% pro Jahr in der Kontrollgruppe und 2,8% bei der Tolvaptan-Behandlung zeigte. Darüber hinaus konnte Tolvaptan den Nierenfunktionsverlust verlangsamen: Der als Slope Decline ausgedrückte Nierenfunktionsverlust lag bei der Kontrollgruppe bei 2,61 und bei der Tolvaptangruppe bei 3,81. Allerdings war dieser Vorteil recht klein und nur marginal signifikant. Interessanterweise zeigt sich aber eine erhebliche Abnahme der Flankenschmerzen, was für die tägliche Therapie der ADPKD-Patienten in der Zukunft interessant sein könnte.

Ein ausgesprochen interessanter Aspekt der Studie wird in begleitenden Diskussionen immer wieder betont: Basierend auf der Studie könnte man annehmen, dass der positive Effekt auf der Suppression von Vasopressin-abhängiger Freisetzung von cAMP beruht. Das gleiche Ziel könnte demnach erreicht werden, wenn Patienten möglichst viel Wasser trinken (Wasserkonsum supprimiert selbstverständlich ADH/Vasopressin) (Spital, 2013). Ebenfalls zur Senkung des intrazellulären cAMP wird ein langwirksames Analogon des Hormons Somatostatin verwendet. Im Tiermodell konnte gezeigt werden, dass Octreotid die Bildung hepatischer Zysten verringern kann, es zeigte sich aber keine Besserung in Bezug auf die Nierenfunktion (Masyuk et al., 2007). Aktuell laufen zwei Studien zur Verwendung von Octreotid bei der ADPKD. Vielversprechende Befunde wurden kürzlich zu dem Somatostatin-Analogon Lanreotide in Bezug auf die Reduktion von Leberzysten publiziert (van Keimpema et al., 2009). Diese Daten werden in den großen randomisierten Studien mit Octreotid zu bestätigen sein. Auch der Effekt von ACE-Hemmern und sehr konsequenter Blutdruckeinstellung wird aktuell in der HALT-PKD Trial untersucht (Torres et al., 2012b). Auch diese Ergebnisse sind in Bälde zu erwarten (Chapman et al., 2010). Wer von einer medikamentösen Therapie profitieren könnte, ist derzeit noch unklar. Dennoch sind diese Ergebnisse ausgesprochen ermutigend. Als Fazit für die Praxis gilt aktuell, dass möglicherweise eine ähnliche Wirkung durch Suppression der ADH/Vasopressin-Sekretion zu erzielen ist. Diese ist durch eine ausreichende Trinkmenge zu erreichen (mind. 3 Liter Urinbildung), was aktuell in den Empfehlungen für ADPKD-Patienten enthalten sein sollte.

Literatur

Badano J.L., Mitsuma N., Beales P.L. & Katsanis N. (2006). The ciliopathies: an emerging class of human genetic disorders. *Annu Rev Genomics Hum Genet 7,* 125-148.

Bae K.T. & Grantham J.J. (2010). Imaging for the prognosis of autosomal dominant polycystic kidney disease. *Nat Rev Nephrol 6,* 96-106.

Bae K.T., Tao C., Zhu F. et al. (2009). MRI-based kidney volume measurements in ADPKD: reliability and effect of gadolinium enhancement. *Clin J Am Soc Nephrol 4,* 719-725.

Bankir L. & Bichet D.G. (2012). Polycystic kidney disease: An early urea-selective urine-concentrating defect in ADPKD. *Nat Rev Nephrol 8,* 437-439.

Barr M.M. & Sternberg P.W. (1999). A polycystic kidney-disease gene homologue required for male mating behaviour in C. elegans. *Nature 401,* 386-389.

Benzing T. & Schermer B. (2011). Transition zone proteins and cilia dynamics. *Nat Genet 43,* 723-724.

Bergmann C., von Bothmer J., Ortiz Bruchle, N. et al. (2011). Mutations in multiple PKD genes may explain early and severe polycystic kidney disease. *J Am Soc Nephrol 22,* 2047-2056.

Bissler J.J., McCormack F.X., Young L.R. et al. (2008). Sirolimus for angiomyolipoma in tuberous sclerosis complex or lymphangioleiomyomatosis. *The New England journal of medicine 358,* 140-151.

Boertien W.E., Meijer E., Li J. et al. (2013). Relationship of copeptin, a surrogate marker for arginine vasopressin, with change in total kidney volume and GFR decline in autosomal dominant polycystic kidney disease: results from the CRISP cohort. *Am J Kidney Dis 61,* 420-429.

Boertien W.E., Meijer E., Zittema, D. et al. (2012). Copeptin, a surrogate marker for vasopressin, is associated with kidney function decline in subjects with autosomal dominant polycystic kidney disease. *Nephrol Dial Transplant 27,* 4131-4137.

Bradshaw S.E. (2011). Polycystic kidney disease: Renal transplantation in patients with ADPKD – the good, the bad and ugly. *Nat Rev Nephrol 7,* 244.

Braun M., Young, J. Reiner, C.S. et al. (2012). Ovarian toxicity from sirolimus. *The New England journal of medicine 366,* 1062-1064.

Burtey S., Riera M., Ribe E. et al. (2008). Overexpression of PKD2 in the mouse is associated with renal tubulopathy. *Nephrol Dial Transplant 23,* 1157-1165.

Chang M.Y., Parker E. et al. (2006). Haploinsufficiency of Pkd2 is associated with increased tubular cell proliferation and interstitial fibrosis in two murine Pkd2 models. *Nephrol Dial Transplant 21,* 2078-2084.

Chapman A.B., Bos, J.E., Torres V.E. et al. (2012). Kidney volume and functional outcomes in autosomal dominant polycystic kidney disease. *Clin J Am Soc Nephrol 7,* 479-486.

Chapman A.B., Torres V.E., Perrone, R.D. et al. (2010). The HALT polycystic kidney disease trials: design and implementation. *Clin J Am Soc Nephrol 5,* 102-109.

Cornec-Le Gall E., Audrezet M.P., Chen J.M. et al. (2013). Type of PKD1 Mutation Influences Renal Outcome in ADPKD. *J Am Soc Nephrol 24 (6),* 868-870.

Dabora S.L., Franz D.N., Ashwal S. et al. (2011). Multicenter phase 2 trial of sirolimus for tuberous sclerosis: kidney angiomyolipomas and other tumors regress and VEGF-D levels decrease. *PloS one 6,* e23379.

Davenport J.R., Watts A.J., Roper V.C. et al. (2007). Disruption of intraflagellar transport in adult mice leads to obesity and slow-onset cystic kidney disease. *Curr Biol 17,* 1586-1594.

Ehninger D. & Silva A.J. (2011). Rapamycin for treating Tuberous sclerosis and Autism spectrum disorders. *Trends in molecular medicine 17,* 78-87.

Fliegauf M., Benzing T. & Omran, H. (2007). When cilia go bad: cilia defects and ciliopathies. *Nat Rev Mol Cell Biol 8,* 880-893.

Franz D.N. (2011). Everolimus: an mTOR inhibitor for the treatment of tuberous sclerosis. *Expert Rev Anticancer Ther 11,* 1181-1192.

Glasgow C.G., Steagall W.K., Taveira-Dasilva A. et al. (2010). Lymphangioleiomyomatosis (LAM): molecular insights lead to targeted therapies. *Respir Med 104, Suppl 1,* S45-58.

Grantham J.J., Chapman A.B. & Torres, V.E. (2006a). Volume progression in autosomal dominant polycystic kidney disease: the major factor determining clinical outcomes. *Clin J Am Soc Nephrol 1,* 148-157.

Grantham J.J., Torres V.E., Chapman A.B. et al. (2006b). Volume progression in polycystic kidney disease. *The New England journal of medicine 354,* 2122-2130.

Grantham J.J., Mulamalla S., Grantham C.J. et al. (2012). Detected renal cysts are tips of the iceberg in adults with ADPKD. *Clin J Am Soc Nephrol 7,* 1087-1093.

Haidinger M., Hecking M., Weichhart, T. et al. (2010). Sirolimus in renal transplant recipients with tuberous sclerosis complex: clinical effectiveness and implications for innate immunity. *Transplant international: official journal of the European Society for Organ Transplantation 23,* 777-785.

Harris P.C., Bae K.T., Rossetti S. et al. (2006). Cyst number but not the rate of cystic growth is associated with the mutated gene in autosomal dominant polycystic kidney disease. *J Am Soc Nephrol 17,* 3013-3019.

Harris P.C. & Torres V.E. (2009). Polycystic kidney disease. *Annu Rev Med 60,* 321-337.

Hateboer N., v. Dijk M.A., Bogdanova N. et al. (1999). Comparison of phenotypes of polycystic kidney disease types 1 and 2. European PKD1-PKD2 Study Group. *Lancet 353,* 103-107.

Higashihara E., Torres V.E., Chapman, A.B. et al. (2011). Tolvaptan in autosomal dominant polycystic kidney disease: three years' experience. *Clin J Am Soc Nephrol 6,* 2499-2507.

Hildebrandt F., Benzing T. & Katsanis, N. (2011). Ciliopathies. *N Engl J Med 364,* 1533-1543.

Hildebrandt F. & Zhou, W. (2007). Nephronophthisis-associated ciliopathies. *J Am Soc Nephrol 18,* 1855-1871.

Ho, T.A., Godefroid N., Gruzon, D. et al. (2012). Autosomal dominant polycystic kidney disease is associated with central and nephrogenic defects in osmoregulation. *Kidney international 82,* 1121-1129.

Irazabal M.V., Huston J. 3rd, Kubly V. et al. (2011a). Extended follow-up of unruptured intracranial aneurysms detected by presymptomatic screening in patients with autosomal dominant polycystic kidney disease. *Clin J Am Soc Nephrol 6,* 1274-1285.

Irazabal M.V., Torres V.E., Hogan M.C. et al. (2011b). Short-term effects of tolvaptan on renal function and volume in patients with autosomal dominant polycystic kidney disease. *Kidney international 80,* 295-301.

Jacquet A., Pallet N., Kessler M. et al. (2011). Outcomes of renal transplantation in patients with autosomal dominant polycystic kidney disease: a nationwide longitudinal study. *Transplant international: official journal of the European Society for Organ Transplantation 24,* 582-587.

Jiang S.T., Chiou Y.Y., Wang E. et al. (2006). Defining a link with autosomal-dominant polycystic kidney disease in mice with congenitally low expression of Pkd1. *Am J Pathol 168,* 205-220.

Kottgen M. (2007). TRPP2 and autosomal dominant polycystic kidney disease. *Biochim Biophys Acta 1772,* 836-850.

Krischock L., Beach R. & Taylor, J. (2010). Sirolimus and tuberous sclerosis-associated renal angiomyolipomas. *Arch Dis Child 95,* 391-392.

Lal M., Song X., Pluznick J.L. et al. (2008). Polycystin-1 C-terminal tail associates with beta-catenin and inhibits canonical Wnt signaling. *Hum Mol Genet 17,* 3105-3117.

Lantinga-van Leeuwen I.S., Dauwerse J.G., Baelde H.J. et al. (2004). Lowering of Pkd1 expression is sufficient to cause polycystic kidney disease. *Hum Mol Genet 13,* 3069-3077.

Lee N., Woodrum C.L., Nobil A.M. et al. (2009). Rapamycin weekly maintenance dosing and the potential efficacy of combination sorafenib plus rapamycin but not atorvastatin or doxycycline in tuberous sclerosis preclinical models. *BMC Pharmacol 9,* 8.

Lee P.S., Tsang S.W., Moses M.A. et al. (2010). Rapamycin-insensitive up-regulation of MMP2 and other genes in tuberous sclerosis complex 2-deficient lymphangioleiomyomatosis-like cells. *Am J Respir Cell Mol Biol 42,* 227-234.

Lin F., Hiesberger T., Cordes K. et al. (2003). Kidney-specific inactivation of the KIF3A subunit of kinesin-II inhibits renal ciliogenesis and produces polycystic kidney disease. *Proc Natl Acad Sci USA 100,* 5286-5291.

Liu M., Shi S., Senthilnathan S. et al. (2010). Genetic variation of DKK3 may modify renal disease severity in ADPKD. *J Am Soc Nephrol 21,* 1510-1520.

Low, S.H., Vasanth, S., Larson, C.H. et al. (2006). Polycystin-1, STAT6, and P100 function in a pathway that transduces ciliary mechanosensation and is activated in polycystic kidney disease. Dev Cell 10, 57-69.

Lu W., Fan X., Basora, N. et al. (1999). Late onset of renal and hepatic cysts in Pkd1-targeted heterozygotes. *Nat Genet 21,* 160-161.

Lu W., Peissel B., Babakhanlou H. et al. (1997). Perinatal lethality with kidney and pancreas defects in mice with a targetted Pkd1 mutation. *Nat Genet 17,* 179-181.

Masyuk T.V., Masyuk A.I., Torres V.E. et al. (2007). Octreotide inhibits hepatic cystogenesis in a rodent model of polycystic liver disease by reducing cholangiocyte adenosine 3',5'-cyclic monophosphate. *Gastroenterology 132,* 1104-1116.

Meijer E., Bakker S.J., van der Jagt E.J. et al. (2011). Copeptin, a surrogate marker of vasopressin, is associated with disease severity in autosomal dominant polycystic kidney disease. *Clin J Am Soc Nephrol 6,* 361-368.

Micozkadioglu H., Koc Z., Ozelsancak R. & Yildiz, I. (2010). Rapamycin therapy for renal, brain, and skin lesions in a tuberous sclerosis patient. *Ren Fail 32,* 1233-1236.

Murcia N.S., Richards W.G., Yoder B.K. et al. (2000). The Oak Ridge Polycystic Kidney (orpk) disease gene is required for left-right axis determination. *Development 127,* 2347-2355.

Nauli S.M., Alenghat F.J., Luo Y. et al. (2003). Polycystins 1 and 2 mediate mechanosensation in the primary cilium of kidney cells. *Nat Genet 33,* 129-137.

Novalic Z., van der Wal A.M., Leonhard W.N. et al. (2012). Dose-Dependent Effects of Sirolimus on mTOR Signaling and Polycystic Kidney Disease. *J Am Soc Nephrol 23 (5),* 842-853.

Park E.Y., Sung Y.H., Yang M.H. et al. (2009). Cyst formation in kidney via B-Raf signaling in the PKD2 transgenic mice. *J Biol Chem 284,* 7214-7222.

Patel V., Chowdhury R. & Igarashi P. (2009). Advances in the pathogenesis and treatment of polycystic kidney disease. *Curr Opin Nephrol Hypertens 18,* 99-106.

Patel V., Li, L., Cobo-Stark P. et al. (2008). Acute kidney injury and aberrant planar cell polarity induce cyst formation in mice lacking renal cilia. *Hum Mol Genet 17,* 1578-1590.

Pazour G.J. (2004). Intraflagellar transport and cilia-dependent renal disease: the ciliary hypothesis of polycystic kidney disease. *J Am Soc Nephrol 15,* 2528-2536.

Pazour G.J., Dickert B.L., Vucica Y. et al. (2000). Chlamydomonas IFT88 and its mouse homologue, polycystic kidney disease gene tg737, are required for assembly of cilia and flagella. *J Cell Biol 151,* 709-718.

Peces R., Peces C., Cuesta-Lopez E. et al. (2010). Low-dose rapamycin reduces kidney volume angiomyolipomas and prevents the loss of renal function in a patient with tuberous sclerosis complex. *Nephrology, dialysis, transplantation: official publication of the European Dialysis and Transplant Association – European Renal Association 25,* 3787-3791.

Perico N. & Remuzzi G. (2010). Do mTOR inhibitors still have a future in ADPKD? *Nat Rev Nephrol 6,* 696-698.

Piontek K., Menezes L.F., Garcia-Gonzalez M.A. et al. (2007). A critical developmental switch defines the kinetics of kidney cyst formation after loss of Pkd1. *Nat Med 13,* 1490-1495.

Ponticelli C. & Locatelli F. (2010). Autosomal dominant polycystic kidney disease and mTOR inhibitors: the narrow road between hope and disappointment. *Nephrol Dial Transplant 25,* 3809-3812.

Praetorius, H.A. & Spring, K.R. (2001). Bending the MDCK cell primary cilium increases intracellular calcium. *J Membr Biol 184,* 71-79.

Pressey J.G., Wright J.M., Geller J.I. et al. (2010). Sirolimus therapy for fibromatosis and multifocal renal cell carcinoma in a child with tuberous sclerosis complex. *Pediatr Blood Cancer 54,* 1035-1037.

Qian F., Watnick T.J., Onuchic L.F. & Germino G.G. (1996). The molecular basis of focal cyst formation in human autosomal dominant polycystic kidney disease type I. *Cell 87,* 979-987.

Rossetti S. & Harris, P.C. (2007). Genotype-phenotype correlations in autosomal dominant and autosomal recessive polycystic kidney disease. *J Am Soc Nephrol 18,* 1374-1380.

Serra A.L., Poster D., Kistler A.D. et al. (2010). Sirolimus and kidney growth in autosomal dominant polycystic kidney disease. *The New England journal of medicine 363,* 820-829.

Shillingford J.M., Leamon C.P., Vlahov I.R. & Weimbs, T. (2012). Folate-conjugated rapamycin slows progression of polycystic kidney disease. *J Am Soc Nephrol 23,* 1674-1681.

Shillingford J.M., Murcia N.S., Larson C.H. et al. (2006). The mTOR pathway is regulated by polycystin-1, and its inhibition reverses renal cystogenesis in polycystic kidney disease. *Proceedings of the National Academy of Sciences of the United States of America 103*, 5466-5471.

Simons M., Gloy J., Ganner A. et al. (2005). Inversin, the gene product mutated in nephronophthisis type II, functions as a molecular switch between Wnt signaling pathways. *Nat Genet 37*, 537-543.

Sooriakumaran P., Gibbs P., Coughlin G. et al. (2010). Angiomyolipomata: challenges, solutions, and future prospects based on over 100 cases treated. *BJU international 105*, 101-106.

Spital A. (2013). Tolvaptan in autosomal dominant polycystic kidney disease. *The New England journal of medicine 368*, 1257.

Tarasewicz A., Debska-Slizien A., Konopa J. et al. (2009). Rapamycin as a therapy of choice after renal transplantation in a patient with tuberous sclerosis complex. *Transplantation proceedings 41*, 3677-3682.

Thivierge C., Kurbegovic A., Couillard M. et al. (2006). Overexpression of PKD1 causes polycystic kidney disease. *Mol Cell Biol 26*, 1538-1548.

Tiberio D., Franz D.N. & Phillips J.R. (2011). Regression of a cardiac rhabdomyoma in a patient receiving everolimus. *Pediatrics 127*, e1335-1337.

Tobin J.L. & Beales P.L. (2009). The nonmotile ciliopathies. *Genet Med 11*, 386-402.

Torres V.E., Chapman A.B., Devuyst O. et al. (2012a). Tolvaptan in patients with autosomal dominant polycystic kidney disease. *The New England journal of medicine 367*, 2407-2418.

Torres V.E., Chapman A.B., Perrone R.D. et al. (2012b). Analysis of baseline parameters in the HALT polycystic kidney disease trials. *Kidney international 81*, 577-585.

Torres V.E., Grantham J.J., Chapman A.B. et al. (2011a). Potentially modifiable factors affecting the progression of autosomal dominant polycystic kidney disease. *Clin J Am Soc Nephrol 6*, 640-647.

Torres V.E. & Harris, P.C. (2009). Autosomal dominant polycystic kidney disease: the last 3 years. *Kidney international 76*, 149-168.

Torres V.E., Meijer E., Bae K.T. et al. (2011b). Rationale and design of the TEMPO (Tolvaptan Efficacy and Safety in Management of Autosomal Dominant Polycystic Kidney Disease and its Outcomes) 3-4 Study. *American journal of kidney diseases: the official journal of the National Kidney Foundation 57*, 692-699.

van Keimpema L., Nevens F., Vanslembrouck R. et al. (2009). Lanreotide reduces the volume of polycystic liver: a randomized, double-blind, placebo-controlled trial. *Gastroenterology 137*, 1661-1668, e1661-1662.

Walz G., Budde K., Mannaa M. et al. (2010). Everolimus in patients with autosomal dominant polycystic kidney disease. *The New England journal of medicine 363*, 830-840.

Wang C.J., Creed C., Winklhofer F.T. & Grantham J.J. (2011). Water prescription in autosomal dominant polycystic kidney disease: a pilot study. *Clin J Am Soc Nephrol 6*, 192-197.

Wang C.J., Grantham J.J. & Wetmore, J.B. (2013). The medicinal use of water in renal disease. *Kidney international 84 (1)*, 45-53.

Wang X., Wu Y., Ward C.J. et al. (2008). Vasopressin directly regulates cyst growth in polycystic kidney disease. *J Am Soc Nephrol 19*, 102-108.

Watnick T.J., Torres V.E., Gandolph M.A. et al. (1998). Somatic mutation in individual liver cysts supports a two-hit model of cystogenesis in autosomal dominant polycystic kidney disease. *Mol Cell 2*, 247-251.

Webber W.A. & Lee J. (1975). Fine structure of mammalian renal cilia. *Anat Rec 182*, 339-343.

Wei W., Hackmann K., Xu H. et al. (2007). Characterization of cis-autoproteolysis of polycystin-1, the product of human polycystic kidney disease 1 gene. *J Biol Chem 282*, 21729-21737.

Wong M. (2010). Mammalian target of rapamycin (mTOR) inhibition as a potential antiepileptogenic therapy: From tuberous sclerosis to common acquired epilepsies. *Epilepsia 51*, 27-36.

Wu G., D'Agati V., Cai Y. et al. (1998). Somatic inactivation of Pkd2 results in polycystic kidney disease. *Cell 93*, 177-188.

Wu M., Arcaro A., Varga Z. et al. (2009). Pulse mTOR inhibitor treatment effectively controls cyst growth but leads to severe parenchymal and glomerular hypertrophy in rat polycystic kidney disease. *Am J Physiol Renal Physiol 297*, F1597-1605.

Wu M., Wahl P.R., Le Hir M. et al. (2007). Everolimus retards cyst growth and preserves kidney function in a rodent model for polycystic kidney disease. *Kidney Blood Press Res 30*, 253-259.

Yoder B.K., Richards W.G., Sweeney W.E. et al. (1995). Insertional mutagenesis and molecular analysis of a new gene associated with polycystic kidney disease. *Proc Assoc Am Physicians 107*, 314-323.

Yu S., Hackmann K., Gao J. et al. (2007). Essential role of cleavage of Polycystin-1 at G protein-coupled receptor proteolytic site for kidney tubular structure. *Proc Natl Acad Sci USA 104*, 18688-18693.

Zafar I., Ravichandran K., Belibi F.A. et al. (2010). Sirolimus attenuates disease progression in an orthologous mouse model of human autosomal dominant polycystic kidney disease. *Kidney international 78*, 754-761.

Zittema D., Boertien W.E., van Beek A.P. et al. (2012). Vasopressin, copeptin, and renal concentrating capacity in patients with autosomal dominant polycystic kidney disease without renal impairment. *Clin J Am Soc Nephrol 7*, 906-913.

Interstitielle Nephritis

Michael Zeisberg

Die interstitielle Nephritis ist eine entzündliche Erkrankung der Niere, die primär vom Interstitium ausgeht. Traditionell wird eine akute interstitielle Nephritis von einer chronischen tubulointerstitiellen Nephritis unterschieden, wenn die akute Entzündung in einen chronisch fibrosierenden Prozess übergeht. Die interstitielle Nephritis ist ein Überbegriff für heterogene Erkrankungen mit unterschiedlichen Ursachen, klinisch am relevantesten ist das durch medikamentös-induzierte interstitielle Nephritis verursachte akute Nierenversagen.

Definition und Klassifikation

„Interstitielle Nephritis" im engeren Sinne ist ein Begriff aus der Pathologie, der erstmals 1890 von Councilman bei seiner Analyse an Nieren von an Diphtherie- und Scharlach erkrankten Kindern eingeführt wurde. Traditionell wird die akute von der chronischen interstitiellen Nephritis unterschieden, wenngleich der Übergang fließend ist [1]. Die akute interstitielle Nephritis ist histopathologisch durch eine entzündliche Infiltration des Interstitiums, typischerweise durch T-Lymphozyten und eosinophile Granulozyten, die auch Tubuli infiltrieren können, charakterisiert (Abbildung 1) [1]. Die Entzündung ist dabei nicht homogen, sondern fleckförmig verteilt,

Abbildung 1
Histologie der interstitiellen Nephritis

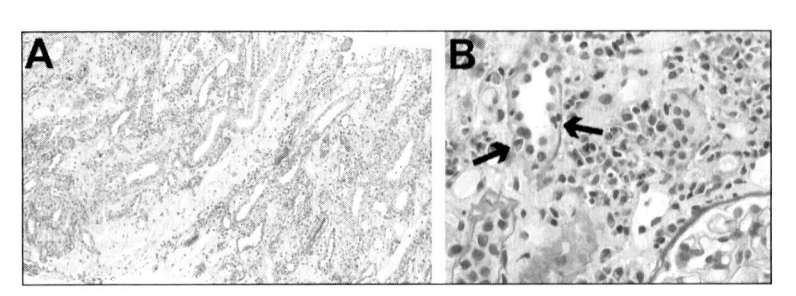

A. Übersichtsaufnahme eines Nierenbiopsie-Zylinders. Zu erkennen sind fleckförmig angeordnete entzündliche Infiltrate und ödematöse Veränderungen.
B. Die Detailaufnahme der PAS-gefärbten Biopsie zeigt typische Veränderungen bei interstitieller Nephritis. Die Pfeile weisen auf mononukleäre Zellen, die das Tubulusepithel infiltriert haben (Tubulitis). Bereitgestellt von Dr. Helmut Hopfer, Basel.

Ursache	Anteil (%)
Medikamentös-induziert	75-80
Anti-Infektiva: Aciclovir, **AMPICILLIN,** Amoxicillin, Aztreonam, Carbenicillin, Cefaclor, Cefamandol, Cefazolin, Cephalexin, Cephaloridin, Cephalothin, Cephapirin, Cephradin, Cefixitin, Cefotetan, Cefotaxim, Chinin, **CIPROFLOXACIN,** Cloxacillin, Colistin, Cotrimoxazol, Erythromycin, Ethambutol, Foscarnet, Gentamicin, Indinavir, Interferon, Isoniazid, Lincomycin, **METHICILLIN,** Mezlocillin, Minocyclin, Nafcillin, Nitrofurantoin, Norfloxacin, Oxacillin, **PENICILLIN G,** Piperacillin, Piromidsäure, Polymyxin, **RIFAMPICIN,** Spiramycin, **SULFONAMIDE,** Teicoplanin, Tetracyclin, Vancomycin	
NSARs: Azapropazon, **ASPIRIN,** Benoxaprofen, Celecoxib, Diclofenac, Diflunisal, Fenclofenac, **FENOPROFEN,** Flurbiprofen, **IBUPROFEN, INDOMETHACIN,** Ketoprofen, Mefenaminsäure, Meloxicam, Mesalazin (5-ASA), **NAPROXEN,** Phenazon, **PHENYLBUTAZON, PIROXICAM,** Pirprofen, Sulfasalazin, Sulindac, Suprofen, **TOLMETIN, ZOMEPIRAC**	
Analgetika: Aminopyrin, Antrafenin, Clometacin, Floctafenin, Glafenin, Metamizol, Noramidopyrin	
Anti-Konvulsiva: Carbamazepin, Diazepam, Phenobarbital, **PHENYTOIN,** Valproinsäure	
Diuretika: Chlorthalidon, Ethacrynsäure, **FUROSEMID,** Hydrochlorothiazid, Indapamid, Triamteren	
Andere Medikamente: **ALLOPURINOL,** Alpha-methyldopa, Avastin, Azathioprin, Bethanidin, Bismuthsalze, Captopril, Carbimazol, Chlorpropamide, Ciclosporin, **CIMETIDIN,** Clofibrat, Clozapin, Cyamemazin, D-Penicillamin, Fenofibrat, Goldsalze, Griseofulvin, Interleukin-2, **OMEPRAZOL, PHENINDION,** Phenothiazin, Phenylpropanolamin, Probenecid, Propranolol, Propylthiouracil, Ranitidin, Streptokinase, Sulphinpyrazon, Warfarin	
Infektassoziiert	10-15
Bakterien: Brucellen, Campylobacter, E. coli, Legionellen, Salmonellen, Streptokokken, Staphylokokken, Yersinien	
Viren: CMV, EBV, Hanta-Virus, HIV, Polyoma	
Andere: Leptospiren, Mykobakterien, Mykoplasmen, Rickettsien, Schistosoma, Toxoplasmen	
Assoziation mit Systemerkrankungen	10
Sakoidose, Sjögren-Syndrom, SLE	
Idiopathisch	1
Anti-TBM Tubulointerstitielle Nephritis und Uveitis Syndrom (TINU), IgG4-assoziierte Nephritis	

Tabelle 1
Ursachen und relative Häufigkeiten der akuten tubulointerstitiellen Nephritis. Die häufigsten Auslöser der medikamentös-induzierten akuten interstitiellen Nephritis sind fett gedruckt. Der Übergang zur chronischen Verlaufsform mit interstitieller Fibrose ist fließend (adaptiert von [2])

Glomeruli und Gefäße sind initial ausgespart. Die chronische interstitielle Nephritis ist vor allem durch Fibrose des Interstitiums und Tubulusatrophie charakterisiert [1]. Die interstitielle Nephritis kann verschiedene Ursachen haben, insbesondere allergische Reaktionen auf Medikamente, systemische Infektionen oder Systemerkrankungen (siehe Tabelle 1) [1]. Die Klassifikation der interstitiellen Nephritis berücksichtigt sowohl den Verlauf (akut oder chronisch) als auch die Ursache (z.B. medikamentös-induzierte akute interstitielle Nephritis), kann aber korrekterweise nur durch Biopsie gestellt werden. Medikamentös induzierte AIN ist die mit Abstand häufigste Form der interstitiellen Nephritiden (ca. 75%). Nicht berücksichtigt sind bei dieser enggefassten Klassifikation Erkrankungen, die zwar primär das Tubulointerstitium betreffen, die aber nicht auf einer immunologischen Fehlregulation basieren, wie zum Beispiel der Pyelonephritis, den Schwermetallnephropathien, hereditären Nephropathien, oder direkt toxischen interstitiellen Nephropathien (Balkan-Nephropathie).

Epidemiologie und Bedeutung

Weil die Diagnose der interstitiellen Nephritis nur mittels Biopsie gestellt werden kann, es aber keine Studie gibt, in der eine größere Kohorte von Patienten mit akutem (oder subakutem) Nierenversagen biopsiert und prospektiv analysiert wurde, ist die Prävalenz der interstitiellen Nephritis nicht genau bekannt. In Studien, in denen Diagnosen basierend auf klinischen und laborchemischen Daten (ohne Biopsie) gestellt wurden, liegt der Anteil der akuten interstitiellen Nephritis zum akuten Nierenversagen 2%. Eine retrospektive Analyse von Fällen, in denen eine Nierenbiopsie an Patienten mit akutem Nierenversagen durchgeführt wurden, ergab eine relative Häufigkeit von 25% [3]. Wahrscheinlich liegt der tatsächliche Anteil der interstitiellen Nephritis beim akuten Nierenversagen bei 10-15%, wird aber seltener diagnostiziert, weil in der Praxis eine Nierenbiopsie bei ANV selten durchgeführt wird. Es ist davon auszugehen, dass eine weit höhere Dunkelziffer der subakuten Verlaufsformen besteht. Der Anteil der chronischen interstitiellen Nephritis als Ursache der terminalen Niereninsuffizienz liegt bei 10%.

Pathogenese

Interstitielle Nephritiden werden durch eine pathologische (fast immer allergische) Immunreaktion auf Antigene an der tubulären Basalmembran oder im Interstitium initiiert. Als Antigene dienen Medikamente (oder deren Metabolite), Immunkomplexe (bei systemischen Infektionen) oder das „Tubulointerstitial Nephritis Antigen" (ein Bestandteil der tubulären Basalmembran) (Abbildung 2A). In allen Fällen folgt eine zelluläre Immunantwort, welche zunächst auf das Interstitium begrenzt ist (Abbildung 2B), im weiteren Verlauf aber auf andere Kompartimente, insbesondere auf Tubuli, über-

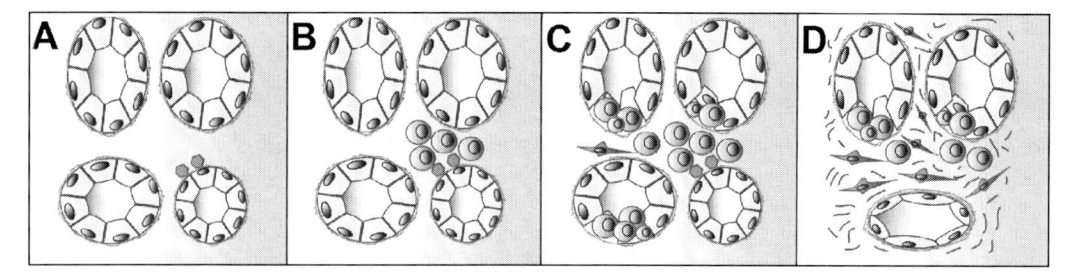

A. Häufigste Ursache der interstitiellen Nephritis sind Antigene (Hexagons) im Bereich der tubulären Basalmembran (z.B. Medikamentenmetabolite, Viruspartikel oder TBM-Antigen).
B. Immunreaktion des zellulären Spättyps, zunächst auf das Interstitium beschränkt.
C. Mononukleäre Zellen infiltrieren durch die tubuläre Basalmembran hindurch das Tubulusepithel (Tubulitis). Von mononukleären Zellen und Tubulusepithelzellen sezernierte Wachstumsfaktoren rekrutieren aktivierte Fibroblasten, chronisch-fibrosierende Prozesse beginnen.
D. Eine akute tubulointerstitielle Nephritis kann in einen chronischen Fibroseprozess übergehen, der zum terminalen Nierenversagen führen kann.

Abbildung 2
Pathogenese der interstitiellen Nephritis

greifen kann (Abbildung 2C). Von T-Zellen und Makrophagen sezernierte Faktoren induzieren Vernarbungsprozesse (Fibrose), welche die Chronifizierung der Nierenerkrankung bewirken (Abbildung 2D). Insbesondere bei der medikamentös-induzierten interstitiellen Nephritis handelt es sich um eine allergische Immunantwort des verzögerten Spättyps. Diese bewirkt die Eosinophilie, Eosinophilurie, generalisierte Eritheme und Fieber, welche oft mit der interstitiellen Nephritis einhergehen, und ist Grundlage für das verzögerte Auftreten der Symptome nach initialer Medikamenten-Exposition.

Klinische und laborchemische Manifestation

Entsprechend der Heterogenität der Grunderkrankungen und des Ausmaßes und Lokalisationen der Läsionen in der Niere ist die klinische Manifestation der interstitiellen Nephritis sehr variabel (Tabelle 3). Die für die akute arzneimittelinduzierte interstitielle Nephritis als typisch beschriebene Trias von Erythemen, Fieber, Arthralgien kommt nur in 10% der Fälle vor. Weil in den allermeisten Fallen eine akute interstitielle Nephritis erst diagnostiziert wird, wenn sie ein akutes (oder sub-akutes) Nierenversagen verursacht hat, sind die Symptome und laborchemischen Veränderungen meist recht unspezifisch. Eine Eosinophilie im Blutbild sollte an eine interstitielle Nephritis denken lassen, ebenso wie der Nachweis von Eosinophilen im Urin (die aber nicht bei der Routineuntersuchung erkannt werden, sondern nur durch Spezialfärbung, z.B. der Eosin-Methylenblaufärbung nach Hansel) – ein Fehlen von Eosinophilen im Urin schließt eine akute interstitielle Nephritis jedoch nicht aus. Generell gilt, dass akute interstitielle Nephritiden mit einer Leukozyturie einhergehen. In 15% aller Fälle von akuter interstitieller Nephritis sind Erythrozytenzylinder im Urin nachweisbar.

Tabelle 3 Klinische Befunde und Laborparameter bei akuter interstitieller Nephritis (adaptiert nach [4])

Klinische Symptome	Arthralgien (45%)	
	Fieber	36% bei AIN, bessert sich vor Nierenfunktion
	Exanthem	klassische Trias von Fieber, Exanthem und Eosinophilie < 15%
	Flankenschmerz	
Klinische Chemie	Erhöhte Retentionsparameter	AIN wird meist nur in Zusammenhang mit ANV diagnostiziert
	Hyper- oder Hypokaliämie	
	Eosinophilie	35%
	Anämie	
	Erhöhte Transaminasen	insbesondere bei medikamentös-induzierter AIN
Urinanalyse	Leukozyturie	> 80% bei AIN
	Eosinophilurie	74% negativ prädiktiv, wenn nicht nachweisbar
	Hämaturie	Erythrozyten-Zylinder schließen AIN nicht aus (Inzidenz 15% bei AIN)
	Proteinurie	Häufig, meist < 1 g/24 h

Diagnostik

Prinzipiell wird die interstitielle Nephritis mittels Biopsie diagnostiziert und nach erfolgter bioptischer Diagnose einer AIN wird neben Entfernung/Therapie der auslösenden Noxe eine Therapie mit Corticosteroiden eingeleitet (siehe unten). In der Praxis stellen sich insbesondere bei Patienten mit akutem Nierenversagen die Fragen, wann eine Nierenbiopsie indiziert ist und ob auf Grund der klinischen und laborchemischen Befunde allein (ohne Biopsie) die Indikation einer empirischen Therapie mit Corticosteroiden gestellt werden kann. Leider gibt es keinen nicht-invasiven diagnostischen Test, der auch nur annähernd sicher prädiktiv ist – auch die propagierte Testung

Empfehlung zur **Durchführung einer Nierenbiopsie** bei Verdacht auf interstitielle Nephritis	**Verzicht auf Nierenbiopsie** trotz Verdachts auf interstitielle Nephritis
Klinik- und labortypisch für AIN, aber keine entsprechende Medikamenten-Anamnese	Rasche Besserung der Nierenfunktion (3 Tage) nach Absetzen des als ursächlich angesehenen Medikamentes
Medikation typisch für AIN, aber kein typisches Urinsediment (z.B. Fehlen einer Eosinophilurie bei Rifampicin-Medikation)	Vorliegen einer Kontraindikation wie erhöhtes Blutungsrisiko, Sepsis, renoparenchymatöse Infektion, Einzelniere, etc.
Keine Verbesserung der Nierenfunktion nach Absetzen eines als ursächlich angesehenen Medikamentes	Fehlende Einwilligung des Patienten
Klinischer und amamnestischer Verdacht auf AIN bei atypischen Laborbefunden (nephrotische Proteinurie oder Nachweis von Erythrozytenzylindern)	
Ausbleiben eines Therapieerfolges bei empirisch begonnener Corticosteroidtherapie	

Tabelle 4
Indikationen zur Durchführung einer Nierenbiopsie bei Verdacht auf interstitielle Nephritis

auf eosinophile Granulozyten im Urin und die Gallium-67-Szintigraphie konnten sich nicht durchsetzen: Der Nachweis von Eosinophilen im Urinsediment weist auf eine interstitielle Nephritis hin (15,6% prädiktiv, wenn positiv), wenn keine eosinophilen Granulzyten nachweisbar sind, dann ist eine AIN mit 80%iger Wahrscheinlichkeit ausgeschlossen (Achtung – Eosinophile Granulozyten im Urin werden nicht durch Standardmethoden erfasst, sondern durch Spezialfärbungen) [5, 6]. Wird eine medikamentös-induzierte AIN bei Patienten mit multiplen Medikationen gestellt (bei denen das probatorische Absetzen aller Medikationen nicht möglich ist), dann kann das ursächliche Medikament mittels eines induzierten Lymphozyten-Transformationstests (LTT) identifiziert werden. In Tabelle 4 sind Indikationen zur Durchführung einer Nierenbiopsie oder zum Verzicht einer Biopsie bei Verdacht auf interstitielle Nephritis zusammengefasst.

Therapie

Die wichtigste therapeutische Maßnahme ist die Entfernung der auslösenden Noxe, zusätzlich wird insbesondere bei der medikamentös-induzierten interstitiellen Nephritis zu einer Therapie mit Corticosteroiden geraten. Das Ziel der Therapie ist es, die Entzündung möglichst frühzeitig zu unterdrücken, um den Übergang zu chronischen fibrotischen Prozessen (die selbst aber nicht auf immunsuppressive Therapie ansprechen) zu verhindern. Dementsprechend weisen nach Corticosteroidtherapie genauso viele Patienten dauerhaft erhöhte Retentionsparameter auf wie ohne, die Inzidenz der chronischen Dialysepflicht wird aber deutlich gesenkt (bei der medikamentös-induzierten interstitiellen Nephritis von 44% auf 3,6%). Weil der Therapieerfolg unmittelbar mit dem Fibrosegrad korreliert ist, sollte eine immunsuppressive Therapie so früh wie möglich angestrebt werden.

Bei der Dosierung und Dauer der Therapie besteht keine Einigkeit, basierend auf der bestehenden Studienlage erscheint folgendes Vorgehen sinnvoll [7]: Beginn der Therapie mit 300 mg Methylprednisolon/Tag für 3 Tage gefolgt von 1 mg/kg/Tag Predison für 6 Wochen mit anschließendem Ausschleichen. Wurde die Therapie ohne vorherige Biopsie begonnen, so sollte diese unbedingt durchgeführt werden, wenn der Therapieerfolg nach 7 Tagen ausbleibt. Bei Kontraindikationen gegen Corticosteroide oder ausbleibendem Therapieerfolg kann eine Therapie mit MMF (z.B 2x 1 g/Tag) durchgeführt werden.

Zusammenfassung

- Die interstitielle Nephritis ist eine immunologische Erkrankung der Niere, die primär vom Interstitium ausgeht und die sich auf andere Nierenkompartimente ausdehnen und die Niere chronisch schädigen kann.
- Die medikamentös-induzierte AIN ist die häufigste Form der interstitiellen Nephritiden.
- Verdacht auf eine interstitielle Nephritis besteht bei allen Patienten mit erhöhten renalen Retentionsparametern und Leukozyturie, insbesondere bei verdächtiger Medikamentenanamnese.
- Die Diagnose der interstitiellen Nephritis erfolgt mittels Nierenbiopsie.
- Neben der Therapie der auslösenden Noxe (bzw. Absetzen des auslösenden Medikamentes) wird die AIN mit Corticosteroiden (z.B. 300 mg Methylprednisolon/Tag für 3 Tage gefolgt von 1 mg/kg/Tag Predison für 6 Wochen) therapiert.
- Auf Biopsie und Therapie kann beim medikamentös induzierten AIN verzichtet werden, wenn sich die Nierenfunktion innerhalb von 7 Tagen nach Absetzen des auslösenden Medikamentes erholt.

Literatur

1. Dhillon S. & Higgins R.M. (1997). Interstitial nephritis. *Postgraduate Medical Journal 73 (857):* 151-155.
2. Halbritter J., Mayer C., Rasche F.M. et al. (2009). [Interstitial nephritis]. *Der Internist 50 (9):* 1111-1125.
3. Liano F. & Pascual J. (1996). Epidemiology of acute renal failure: a prospective, multicenter, community-based study. Madrid Acute Renal Failure Study Group. *Kidney International 50 (3):* 811-818.
4. Kodner C.M. & Kudrimoti A. (2003). Diagnosis and management of acute interstitial nephritis. *American Family Physician 67 (12):* 2527-2534.
5. Fogazzi G.B,. Ferrari B. & Garigali G. (2012). Urinary sediment findings in acute interstitial nephritis. *Am J Kidney Dis 60 (2):* 330-332.
6. Muriithi A.K., Nasr S.H. & Leung N. (2013). Utility of urine eosinophils in the diagnosis of acute interstitial nephritis. *Clin J Am Soc Nephrol 8 (11):* 1857-1862.
7. Preddie D.C., Markowitz G.S., Radhakrishnan J. et al. (2006). Mycophenolate mofetil for the treatment of interstitial nephritis. *Clin J Am Soc Nephrol 1 (4):* 718-722.

Diabetestherapie und Niere

Harald Rupprecht

Es soll im Folgenden zunächst die Rolle der Niere in der Glukoseregulation dargestellt werden. Im Gegensatz zur Bedeutung von Leber, Muskulatur und Fettgewebe wird der Beitrag der Niere zur Glukosehomöostase oft unterschätzt. In einem zweiten Abschnitt wird dann auf die medikamentöse Therapie des Diabetes mellitus Typ 2 bei eingeschränkter Nierenfunktion eingegangen.

Glukoseregulation durch die Niere

Es existieren vier wichtige Mechanismen, durch die die Niere an der Glukoseregulation im menschlichen Körper beteiligt ist:
1) Freisetzung von Glukose in die Zirkulation über Glukoneogenese.
2) Aufnahme und Utilisation von Glukose aus der Zirkulation, um den Energiebedarf der Niere zu decken.
3) Metabolismus von in die Zirkulation sezerniertem Insulin.
4) Reabsorption von Glukose aus dem glomerulären Filtrat in die Zirkulation.

Freisetzung von Glukose in die Zirkulation über Glukoneogenese

Der proximale Tubulus im Nierencortex ist mit der Enzymmaschinerie zur Glukoneogenese ausgestattet. Pro Tag werden etwa 15-55 g Glukose über Glukoneogenese in die Zirkulation freigesetzt [1]. Während eines postabsorptiven Zustandes nach einer 14- bis 16-Std.-Fastenperiode übernimmt die Niere so etwa 25% der gesamten Glukosefreisetzung in die Zirkulation. Weitere 50% werden durch Glykogenolyse durch die Leber und weitere 25% durch Glukoneogenese durch die Leber beigesteuert. Je länger die Fastenperiode, desto weniger Glykogen hat die Leber zur Verfügung, so dass der Anteil der renalen Glukosefreisetzung in die Zirkulation dann auf bis zu 50% steigen kann [1]. Im postprandialen Zustand wird die Gesamtfreisetzung von Glukose in die Zirkulation natürlich zurückgefahren, insgesamt um etwa 61%. Die Freisetzung durch die Leber reduziert sich dabei um 82%. Überraschenderweise steigt allerdings die Glukosefreisetzung durch die Niere sogar an, so dass die Niere im postprandialen Zustand etwa 60% der endogenen Glukosefreisetzung übernimmt. Warum dies so geregelt ist, ist unklar. Möglicherweise wird auf diese Weise jedoch gewährleistet, dass sich die Glykogenreserven der Leber wieder effizient füllen können [2].

Aufnahme und Utilisation von Glukose aus der Zirkulation, um den Energiebedarf der Niere zu decken

Sieht man sich die Gesamtkörperverwertung von zugeführter Glukose an, so lässt sich feststellen, dass die Leber 45%, die Muskulatur 30%, das Gehirn 15%, das Fettgewebe 5% und die Nieren 10% der zugeführten Glukose aufnehmen. Der Hauptort der Glukoseutilisation in der Niere ist die Medulla, da diese im Gegensatz zum Cortex keine Gluconeogenesekapazität besitzt [3].

Metabolismus von in die Zirkulation sezerniertem Insulin

Bei regulärer Insulinsekretion in die V. porta werden etwa 75% des Insulins in der Leber metabolisiert (first pass-Effekt). 25% des Insulins werden in der Niere metabolisiert und dort ausgeschieden. Dabei werden etwa 60% glomerulär filtriert und 40% aktiv tubulär sezerniert [4]. Die Niere ist demnach ein wichtiges Organ zur Regulation der Insulinspiegel. Bei exogen appliziertem Insulin fällt der first pass-Effekt durch die Leber weg und der renale Metabolismus gewinnt noch zusätzlich an Bedeutung. Bei einem Abfall der GFR auf unter 20-30 ml/min kommt es zu einem deutlichen Abfall der Insulin-Clearance und damit zur Akkumulation und Hypoglykämiegefahr. Mehrere Studien haben gut belegt, dass der Insulinbedarf sowohl bei Typ-1- als auch bei Typ-2-Diabetikern mit Rückgang der GFR deutlich abnimmt und bei einer Niereninsuffizienz im Stadium V nur noch etwa 50% des Insulinbedarfs bei normaler Nierenfunktion beträgt [5].

Reabsorption von Glukose aus dem glomerulären Filtrat in die Zirkulation

Im Normalzustand werden durch die Niere täglich etwa 160 g Glukose filtriert und erscheinen im primären Glomerulumfiltrat. Diese Menge an Glukose wird nahezu komplett rückresorbiert, so dass im Endharn praktisch keine Glukose mehr nachweisbar ist. 90% der filtrierten Glukose werden im S1- und S2-Segment des proximalen Tubulus über den SGLT-2 (sodium glucose transporter 2) reabsorbiert, die restlichen 10% im S3-Segment durch den SGLT-1

Abbildung 1
Glukosetransporter im proximalen Tubulus (adaptiert nach [6]). SGLT2 ist für etwa 90% der Glukosereabsorption verantwortlich

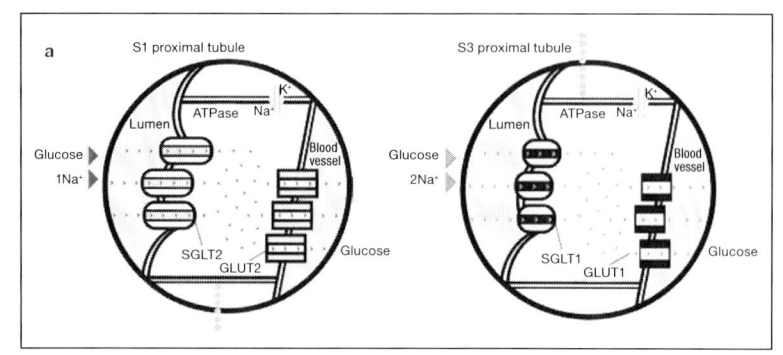

Abbildung 2
Renaler Glukosetransport in Abhängigkeit von der Serumglukose (adaptiert nach [6])

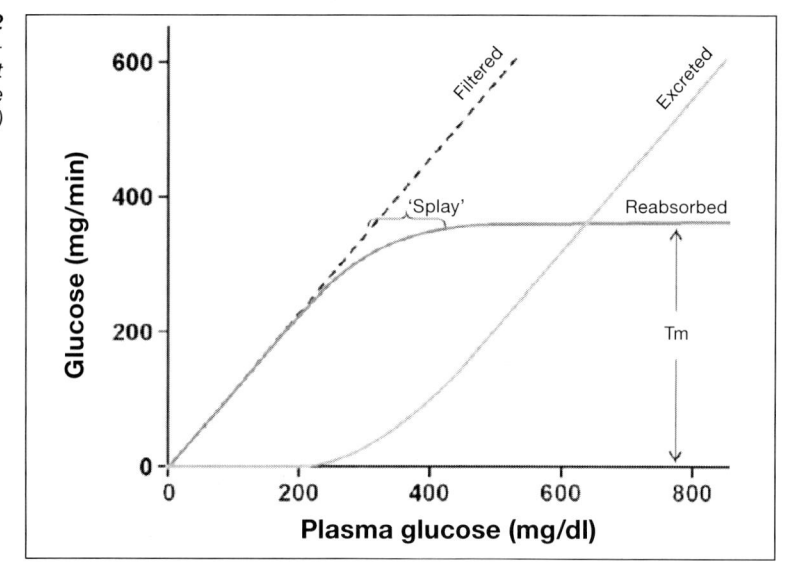

(Abbildung 1). Bei steigenden Serumglukosespiegeln wird entsprechend mehr Glukose filtriert und bis zu einem gewissen Grad rückresorbiert. Im proximalen Tubulus ist die Reabsorptionskapazität bis auf maximal 350-400 g Glukose/Tag steigerbar. Ab einer Serumglukose von etwa 180-200 mg/d übersteigt die filtrierte Menge jedoch die Reabsorptionsfähigkeit und Glukose erscheint im Urin (Abbildung 2).

Eine Hemmung des SGLT-2 macht man sich mittlerweile therapeutisch zu Nutze. Hierbei führt die gesteigerte Ausscheidung von Glukose über die Niere zu einer deutlichen Verbesserung der Diabeteseinstellung ohne ein gesteigertes Risiko von Hypoglykämien. Der SGLT-2 ist für diesen Ansatz aus folgenden Gründen besonders geeignet:

- SGLT-2 ist für 90% der renalen Glukosereabsorption verantwortlich.
- SGLT-2 ist gewebsspezifisch in der Niere exprimiert, so dass seine Hemmung keine Auswirkungen auf andere Organfunktionen hat.
- Mutationen im SGLT-2 gehen mit der „familiären renalen Glukosurie" einher. Selbst bei komplettem Fehlen von SGLT-2 geht diese Erkrankung lediglich mit einer gewissen Polyurie einher und macht ansonsten trotz einer Glukosurie von bis zu 200 g/Tag keine ernsthaften Symptome.
- SGLT-2 ist bei Diabetikern im Tubulusepithel überexprimiert.

Diabetestherapie bei eingeschränkter Nierenfunktion

Man muss davon ausgehen, dass etwa 20-25% aller Diabetiker eine Nierenfunktionseinschränkung im Stadium 3 oder höher haben, d.h. eine GFR von unter 60 ml/min. Die Diabetestherapie bei chronischer Niereninsuffizienz ist daher ein wichtiges und äußerst häufig anzutreffendes klinisches Problem [9, 10].

Therapieziele
Die ACCORD-Studie hat eindrucksvoll belegt, dass eine intensive Glukosekontrolle mit einem Ziel-HbA1c von unter 6% im Vergleich zu einer Standardtherapie mit einem Ziel-HbA1c von 7,0-7,9% zu keiner Reduktion der kardiovaskulären Ereignisse und sogar zu einer erhöhten Mortalität führt [7]. Insbesondere hat sich gezeigt, dass Patienten mit langer Diabetesdauer, ältere Patienten, Patienten mit Hypoglykämierisiko und Patienten mit Komorbiditäten und manifesten vaskulären Komplikationen von diesem negativen Effekt einer strengen Glykämiekontrolle betroffen sind. Patienten mit Niereninsuffizienz auf dem Boden eines Diabetes oder einer arteriellen Hypertonie gehören in der Regel dieser Risikogruppe an. Generell kann daher bei ihnen von einem Ziel-HbA1c von 7,5-8,0% ausgegangen werden.

Bei Dialysepatienten können eigentlich gar keine fundierten Therapieziele bezüglich des HbA1c-Wertes formuliert werden. Zum einen besteht hier eine fragliche Wertigkeit der HbA1c-Messung per se. Der HbA1c-Wert liegt hier oftmals falsch niedrig, bedingt durch eine verminderte Erythrozytenüberlebensdauer (Urämie, Blutverluste an Dialyse), bedingt durch EK-Transfusionen sowie Erythropoetin-Gabe (Produktion frischen unglukosylierten Hämoglobins). Zum anderen gibt es für dieses Patientengut keine randomisierten Therapiestudien, die tatsächlich verschiedene HbA1c-Zielwerte gegeneinander verglichen hätten. Es zeigt sich jedoch, dass dialysepflichtige Patienten, deren HbA1c durchschnittlich zwischen 7% und 7,9% lag, die beste Überlebensprognose haben. Im Vergleich dazu stieg das Mortalitätsrisiko mit zunehmender HbA1c-Verschlechterung an und war in der Gruppe mit der schlechtesten Diabeteseinstellung (mittleres HbA1c > 10%) 1,6-fach erhöht [23]. Ebenso war ein signifikanter Anstieg der kardiovaskularen und der Gesamtmortalität bei Patienten mit sehr niedrigen mittleren HbA1c-Werten festzustellen (HbA1c 5-5,9% [23]. Auch Ramirez et al. beobachteten bei Hämodialysepatienten, dass eine U-förmige Korrelation zwischen Mortalität und HbA1c existiert. Die Überlebenswahrscheinlichkeit verringerte sich, je mehr sich der HbA1c vom Bereich zwischen 7% und 7,9% entfernte. Patienten mit einem HbA1c unter 5% bzw. von 9% und darüber hatten ein um 35% bzw. 38% höheres Mortalitätsrisiko als jene mit einem HbA1c zwischen 7% und 7,9%. Möglicherweise liegt also der optimale HbA1c-Bereich für den Dialysepatienten zwischen 7% und 7,9% [24].

Ein wichtiges Therapieziel ist aber die Vermeidung von Hypoglykämien. Patienten mit Niereninsuffizienz sind besonders gefährdet, Hypoglykämien zu erleiden. Dies hat folgende Gründe:
- Verlängerte Wirkdauer von Insulin, da Insulinabbau und -ausscheidung über die Niere erfolgen.
- Akkumulation von oralen Antidiabetika (insbesondere Sulfonylharnstoffe).
- Verminderung der Glukoneogeneseleistung.
- Malnutritions-/Inflammationssyndrom im Rahmen der Niereninsuffizienz führt zu fehlenden Glykogenreserven in der Leber.

Medikamentöse Therapie mit oralen Antidiabetika

Sulfonylharnstoffe und Glinide

Glibenclamid wird zu etwa gleichen Teilen über Urin und Galle ausgeschieden und akkumuliert daher bei Niereninsuffizienz. Dies bringt ein erhöhtes Hypoglykämierisiko mit sich. Bei einer GFR unter 60 ml/min sollte die Dosis halbiert werden, ab einer GFR unter 30 ml/min ist die Substanz kontraindiziert. Glimepirid wird ebenfalls überwiegend renal ausgeschieden und muss daher bei nachlassender Nierenfunktion dosisreduziert werden. Bei schwerer Niereninsuffizienz ist es kontraindiziert. Gliquidon wird nur zu 5%

renal eliminiert. Nach Fachinformation gilt eine höhergradige Niereninsuffizienz zwar als Kontraindikation, bei fehlenden Alternativen und nach Aufklärung des Patienten kann die Substanz aber aus klinischer Sicht verordnet werden.

Die Glinide Repaglinin und Nateglinid sind für alle Stadien der Niereninsuffizienz zugelassen. Nateglinid wird allerdings zu 80% renal eliminiert und es gibt keine ausreichenden Daten für den längerfristigen Einsatz. Es sollte daher bei Niereninsuffizienz eher vermieden werden. Repaglinid wird nur zu etwa 10% renal eliminiert und kann daher bei Niereninsuffizienz gut eingesetzt werden, wobei bei einer GFR unter 30 ml/min die Maximaldosis halbiert werden sollte.

Metformin

Metformin wird nach Aufnahme in unveränderter Form renal durch glomeruläre Filtration und tubuläre Sekretion eliminiert. Es akkumuliert daher bei Niereninsuffizienz mit der Gefahr der Entwicklung einer Laktatazidose. Metformin ist in Deutschland daher bei einer GFR unter 60 ml/min kontraindiziert.

Andere Fachgesellschaften setzten die Untergrenze für eine Metformingabe aber schon seit längerer Zeit niedriger an. So sehen die Empfehlungen der Canadian Diabetes Association, der Australian Diabetes Society und der Clinical excellence guidelines UK folgendermaßen aus:

eGFR (ml/min)	Vorgeschlagenes Vorgehen
> 60	Keine renale Kontraindikation gegen Metformin, eGFR 1x/Jahr messen
< 60 und > 45	Metformingabe fortsetzen, eGFR alle 3-6 Mon. messen
< 45 und > 30	Verschreibung mit Vorsicht, Dosis halbieren. Patienten nicht neu auf Metformin einstellen, eGFR alle 3 Mon. messen
< 30	STOP Metformin

Diese Empfehlungen beruhen darauf, dass im klinischen Alltag die Laktatazidoseraten extrem niedrig liegen. Die Inzidenz wird unter Metformin mit etwa 3-4/100.000 Patientenjahren beschrieben und liegt damit nicht höher als die beobachtete Inzidenz unter anderen oralen Antidiabetika [11]. Dabei wurden etwa 23% aller Patienten mit einer GFR zwischen 30 und 60 ml/min mit Metformin therapiert [10]. Es erscheint hier also eine Ausweitung der Indikation möglich.

Thiazolidindione (Glitazone)

Rosiglitazon und Pioglitazon unterscheiden sich hinsichtlich ihrer pharmakologischen Eigenschaften bei Niereninsuffizienz nicht wesentlich. Beide Substanzen werden hepatisch vollständig metabolisiert und eine eingeschränkte Nierenfunktion beeinflusst den Stoffwechsel beider Substanzen nicht wesentlich. Die Substanzen können jedoch eine Herzinsuffizienz verschlechtern, es ist eine erhöhte Frakturrate insbesondere bei Frauen an der oberen Extremität beschrieben und es besteht ein minimal erhöhtes Risiko für die Entstehung eines Blasenkarzinoms. Rosiglitazon ist daher mittlerweile vom deutschen Markt verschwunden. Auch für Pioglitazon hat der GBA die Verschreibungsfähigkeit deutlich eingeschränkt. Es gibt aber gewisse Morbiditätskriterien, bei deren Erfüllung Pioglitazon theoretisch verordnet werden kann. Hierzu gehören Patienten mit kardiovaskulärer Hochrisikosituation (Z.n. Apoplex, KHK, pAVK), aber auch Patienten mit eingeschränkter Nierenfunktion, bei denen auf Grund dieser Tatsache andere Antidiabetika kontraindiziert sind.

Was spricht weiterhin für eine Verordnung von Pioglitazon bei Patienten mit eingeschränkter Nierenfunktion? Die Substanz ist zugelassen bis zu einer GFR von 4 ml/min und somit in aller Regel auch bei Dialysepatienten einsetzbar. In der PROactive-Studie, die bei über 5.238 Patienten mit Diabetes mellitus Typ 2 und bekannter makrovaskulärer Erkrankung Pioglitazon mit Placebo zusätzlich zu anderen OADs verglich, gab es keinen signifikanten Unterschied im primären Endpunkt (Tod, Myokardinfarkt, Schlaganfall, Intervention an Koronarien oder Beinarterien). Pioglitazon war jedoch signifikant besser bezüglich des sekundären Endpunktes (Tod, nicht-tödlicher Myokardinfarkt, Schlaganfall). Diese Überlegenheit war besonders deutlich bei Patienten mit eingeschränkter Nierenfunktion [12]. Insbesondere niereninsuffiziente Patienten profitieren demnach von dem Einsatz von Pioglitazon. Mit der Einschränkung der Behandlung von volumenüberladenen oder herzinsuffizienten Patienten sollte der Einsatz von Pioglitazon bei diesem Patientengut immer in Erwägung gezogen werden. Pioglitazon ist in allen Stadien der Niereninsuffizienz ohne Dosisanpassung anwendbar.

Alpha-Glukosidasehemmer

Acarbose selbst wird zwar nur zu 2% renal eliminiert, wird jedoch durch Verdauungsenzyme und Darmbakterien in etwa 13 Metabolite aufgespalten, die systemisch absorbiert werden und bei Niereninsuffizienz akkumulieren. Einige dieser Metabolite haben hepatotoxische Eigenschaften. Es liegen nur wenige Informationen zum längerfristigen Einsatz von Acarbose bei Niereninsuffizienz vor, laut Fachinformation ist die Substanz jedoch bei einer GFR unter 25 ml/min kontraindiziert.

Inkretin-basierte Therapeutika

Hierzu zählen die Inkretinmimetika oder GLP-1-Analoga und die Dipetidylpeptidase-4-Hemmer (DPP-4-Hemmer), die den Abbau von physiologisch sezerniertem GLP-1 verlangsamen. Beide Substanzgruppen führen zu einer gesteigerten Insulinsekretion und einer Abnahme der Glukagonsekretion nach Nahrungsaufnahme.

Das Inkretinmimetikum Exenatid wird renal durch glomeruläre Filtration und anschließendem proteolytischen Abbau eliminiert. Exenatid ist bis zu einer GFR von 30 ml/min zugelassen, sollte aber bei einer Kreatininclearance von 30-50 ml/min nur in reduzierter Dosis (2x 5 µg/Tag) und bei stärker eingeschränkter Nierenfunktion gar nicht appliziert werden. Liraglutid ist nur bis zu einer GFR von 50ml/min zugelassen. Beide Substanzen sind daher für den Einsatz bei stärker niereninsuffizienten Patienten ungeeignet.

Im Gegensatz dazu bieten die DPP-4-Hemmer eine hervorragende Therapiealternative gerade bei Patienten mit eingeschränkter Nierenfunktion. Eine Reihe von Studien belegt die Sicherheit und Wirksamkeit von Sitagliptin, Vildagliptin und Saxagliptin bei moderater bis schwerer Nierenfunktionseinschränkung [13, 15, 16] sowie bei Patienten mit Dialysepflicht [14-16]. Die DPP-4-Hemmer sind in allen Stadien der Niereninsuffizienz anwendbar, Sitagliptin und Vildagliptin sind auch für die Anwendung beim Dialysepatienten zugelassen. Die Dosierung von Saxagliptin bedarf keiner Anpassung bei Niereninsuffizienz, die Dosis von Sitaglitpin und Vildagliptin sollte bei einer GFR unter 30ml/min halbiert werden. Die Effizienz der Substanzen ist moderat, mit einer zu erwartenden HbA1c-Senkung von 0,4-0,7%. Der maximale Effekt ist nach 12-16 Wochen zu erwarten. Die Hypoglykämierate ist im Vergleich zu Placebo gering erhöht, wobei kein Unterschied bei der Rate schwerer Hypoglykämien bestand. Es kommt zu einem Gewichtsverlust bei niereninsuffizienten Patienten von etwa einem Kilogramm. Die Substanzen haben keine negativen Auswirkungen auf die Nierenrestfunktion [17].

SGLT-2-Hemmer

Wie oben bereits ausgeführt, hemmen SGLT-2-Hemmer wie Dapagliflozin oder Empagliflozin die Rückresorption von filtrierter Glukose im proximalen Tubulus der Niere. Bei Gesunden kommt es dadurch zu einer Glukoseausscheidung mit dem Urin in Höhe von etwa 60 g pro Tag [18]. Dies entspricht in etwa 40% der insgesamt filtrierten Menge an Glukose von circa 150 g. Bei erhöhten Serumglukosespiegeln steigt die filtrierte Menge an Glukose an, entsprechend steigt auch die Menge an Glukose, die nach SGLT-2-Hemmung im Urin ausgeschieden wird [18]. Die Wirkung von SGLT-2-Hemmern ist unabhängig von Insulin, es werden kaum Hypoglykämien induziert. Zusätzlich zu den günstigen Effekten auf den Glukosestoffwechsel mit einer HbA1c-Absenkung um etwa 0,5-0,9% kommt es zu einem Abfall des Blutdrucks, der Harnsäure und des Körpergewichtes um etwa 2-3 kg [19]. Der Gewichtsverlust ist zum einen durch eine gewisse diuretische Wirkung der Substanz bedingt, zum anderen durch den durch die Glukosurie induzierten Kalorienverlust. Wichtigste Nebenwirkungen sind eine erhöhte Rate an Genitalinfektionen bei Männern und Frauen sowie eine gering erhöhte Rate an Harnwegsinfekten insbesondere bei Frauen und ein gering erhöhtes Hypoglykämierisiko bei der Anwendung gemeinsam mit Insulin [20, 21].

Da ein ausreichender Effekt der SGLT-2-Hemmung nur dann zu erwarten ist, wenn auch ausreichend Glukose glomerulär filtriert wird, ist es offensichtlich, dass die Substanzgruppe mit abnehmender Nierenfunktion ihre Effektivität verliert. SGLT-2-Hemmer sollten daher bei deutlich verminderter GFR nicht mehr eingesetzt werden (Empagliflozin bis GFR 45 ml/min, Dapagliflozin bis GFR 60 ml/min zugelassen). Ebenfalls sollten sie bei gleichzeitiger Gabe von Schleifendiuretika, bei Volumenmangel und bei Patienten älter als 75 Jahre nicht gegeben werden.

Mittlerweile sind für Empagliflozin herausragende Ergebnisse für kardiovaskuläre und renale Endpunkte publiziert worden. So konnte im EMPA-REG-OUTCOME-Studienprogramm gezeigt werden, dass eine zusätzliche Gabe von Empagliflozin zu einer Senkung des primären Outcomes (CV-Tod, nicht-tödlicher Myokardinfarkt, nicht-tödlicher Schlaganfall) um 14%, einer Senkung des kardiovaskulären Todes um 38%, Senkung der Gesamtmortalität um 32% und einer Senkung der Hospitalisierungsrate um 35% führte [25]. Außerdem konnte gezeigt werden, dass Empagliflozin zu einer deutlichen Reduktion renaler Endpunkte führte. Das Neuauftreten einer Mikroalbuminurie konnte um 38%, eine Verdopplung des S-Creatinins um 44% und die Notwendigkeit eines Nierenersatzverfahrens um 55% reduziert werden [26]. Eine Erklärung dieser herausragenden nephroprotektiven Eigenschaften liegt am ehesten in einer Aktivierung des tubulo-glomerulären Feedbackmechanismus. SGLT-2-Hemmung führt durch Hemmung des Cotransports von Glukose und Natrium zu einem vermehrten Na-Angebot an der Macula densa und somit über den TGF-Mechanismus zu einem Abfall von intraglomerulärem Druck und GFR. Tatsächlich lässt sich, wie bei einer ACE-I-Hemmer Therapie, auch mit SGLT-2-Hemmern ein initialer GFR-Abfall beobachten, gefolgt von einer im Verlauf dann deutlich stabilisierten Nierenfunktion [27].

Einsatz von Antidiabetika bei eingeschränkter Nierenfunktion

		GFR 30-60 ml/min	GFR 15-30 ml/min	GFR < 15 ml/min, ESRD
Sulfonylharnstoffe	Glibenclamid (Euglucon)	50%	KI	KI
	Glimepirid (Amaryl)	1-3 mg/Tag	1 mg/dTag	KI
	Gliquidon (Glurenorm)	15-120 mg/Tag	15-60 mg/Tag	KI, Gabe möglich 15-60 mg/Tag
Glinide	Repaglinid (NovoNorm)	3x 0,5-4,0 mg	3x 0,5-2,0 mg	3x 0,5-2,0 mg
Biguanide	Metformin	50% bis GFR > 45	KI	KI
Thiazolidindione	Pioglitazon (Actos)	15-45 mg/Tag	15-45 mg/Tag	15-45 mg/Tag
α-Glukosidaseh.	Acarbose	3x 25-100 mg/Tag	bis GFR > 25 zugel.	KI
GLP-Analoga	Exenatide	max. 2x 5 µg/Tag	KI	KI
	Liraglutid	bis GFR > 50 zugel.	KI	KI
DPP-IV-Hemmer	Sitagliptin (Januvia) 1x 100	1x 50 mg	1x 25 mg	1x 25 mg
	Saxagliptin (Onglyza) 1x 5	1x 2,5-5 mg	1x 2,5 mg	1x 2,5 mg (HD nicht zugel.)
	Vildagliptin (Galvus) 2x 50	2x 50 mg	1x 50 mg	1x 50 mg
	Linagliptin 1x 5 mg	1x 5 mg	1x 5 mg	1x 5 mg
SGLT-2-Hemmer	Dapagliflozin 1x 10 mg	KI	KI	KI
	Empagliflozin 1x 10-25 mg	bis GFR > 45	KI	KI

Medikamentöse Therapie mit Insulin

Bei Niereninsuffizienz besteht auf der einen Seite eine erhöhte Insulinresistenz [22]. Dies sollte eigentlich zu einem Mehrbedarf an Insulin führen. Auf der anderen Seite kommt es zu Änderungen der Pharmakokinetik von Insulin, da Insulin – neben dem Abbau in der Leber – glomerulär filtriert und anschließend tubulär reabsorbiert und abgebaut wird. Bei nachlassender Nierenfunktion kommt es durch diesen verminderten Abbau zu einer deutlich erhöhten Halbwertszeit von Insulin. Tatsächlich ist dieser Mechanismus der wichtigere, und insgesamt kommt es bei nachlassender Nierenleistung zu einem Absinken des Insulinbedarfs. Dies ist sowohl für Typ-1- als auch für Typ-2-Diabetiker gezeigt worden [5]. Der Insulinbedarf bei einer Niereninsuffizienz im Stadium V liegt bei etwa 50% des Bedarfs bei normaler Nierenfunktion [5]. Der Metabolismus der verschiedenen Insuline ist jedoch bei Niereninsuffizienz nicht gut untersucht. Als Faustregel lässt sich sagen, dass kurzwirksames Insulin wie Normalinsulin wirkt, Normalinsulin wie ein NPH-Insulin und NPH-Insulin wie ein langwirksames Insulin. Langwirksame Insuline wirken tatsächlich über einen Zeitraum von 24 Stunden, bergen aber auch die Gefahr einer gewissen Akkumulation in sich.

Bei Beginn und Überwachung einer Insulintherapie sind diese Änderungen der Pharmakokinetik und -dynamik daher in Betracht zu ziehen. Grundsätzlich sind bei Typ-2-Diabetikern alle Formen der Insulintherapie, wie die Basalinsulin-unterstützte orale Therapie (BOT), die supplementäre Insulintherapie (SIT) oder intensivierte Insulintherapieverfahren (ICT, SCII) möglich.

Zusammenfassung

Bei niereninsuffizienten Diabetikern besteht ein deutlich erhöhtes Risiko für Hypoglykämien, bedingt durch den verlangsamten Abbau von Insulin, die verlängerte Halbwertszeit einiger oraler Antidiabetika sowie die verminderte Glukoneogenesefähigkeit der geschädigten Nieren. Oberstes Ziel sollte daher sein, eine Therapie mit minimalem Hypoglykämierisiko zu installieren. Sulfonylharnstoffe sollten daher bei mäßiger bis schwerer Niereninsuffizienz vermieden werden. Metformin ist in Deutschland nur bei einer GFR von über 45 ml/min zugelassen. Eine Reihe von ausländischen Diabetesgesellschaften empfiehlt aber mittlerweile, Metformin erst ab einer GFR von unter 30 ml/min definitiv abzusetzen, da bis zu diesen Grenzwerten kein erhöhtes Laktatazidoserisiko beschrieben sei. Gut bei Niereninsuffizienz zu verwenden sind die Glitazone, insbesondere Pioglitazon ist bis zu einer GFR von 4 ml/min zugelassen. Die PRO-ACTIVE-Studie hatte außerdem gezeigt, dass insbesondere Nierenkranke bezüglich kardiovaskulärer Endpunkte von einer Gabe von Pioglitazon profitieren. Vorsicht ist jedoch bei herzinsuffizienten Patienten geboten. Als Mittel der ersten Wahl bei schwer eingeschränkter Niereninsuffizienz können mittlerweile die DDP-4-Hemmer gelten. Eine Reihe aktueller Untersuchungen belegt die Wirksamkeit und Sicherheit dieser Substanzen auch bei schwer eingeschränkter Nierenfunktion und bei Dialysepatienten. Die neue Substanzgruppe der SGLT-2-Hemmer hat aufgrund ihrer Wirkweise und der Abhängigkeit von der Menge an filtrierter Glukose bei eingeschränkter Nierenfunktion keinen Platz. Ansonsten ist die Substanzgruppe aber gerade für den Nephrologen durch ihr Wirkprinzip höchst spannend. Für die Substanzgruppe existieren mittlerweile sehr gute harte Outcomedaten bezüglich Mortalität und Nierenfunktionserhalt. Der Einsatz von Insulin ist in allen Stadien der Nierenfunktionseinschränkung möglich, ist aber mit einem erhöhten Risiko von Hypoglykämien assoziiert. Dies liegt unter anderem an der Akkumulation von Insulin bei eingeschränkter Nierenfunktion.

Literatur

1. Gerich J.E. (2010). Role of the kidney in normal glucose homeostasis and in the hyperglycaemia of diabetes mellitus: therapeutic implication. *Diabet Med 27:* 136-142.
2. Meyer C. et al. (2002). Role of human liver, kidney, and skeletal muscle in postprandial glucose homeostasis. *Am J Physiol Endocrinol Metab 282:* E419-427.
3. Marsenic O. (2009). Glucose control by the kidney: an emerging target in diabetes. *Am J Kidney Dis 53:* 875-883.
4. Shrishrimal K. et al. (2009). Managing diabetes in hemodialysis patients: observations and recommendations. *Cleve Clin J Med 76:* 649-655.
5. Biesenbach G. et al. (2003). Decreased insulin requirement in relation to GFR in nephropathic type 1 and insulin-treated type 2 diabetic patients. *Diabet Med 20:* 642-645.
6. Komoroski B. et al. (2009). Dapagliflozin, a novel SGLT2 inhibitor, induces dose-dependent glucosuria in healthy subjects. *Clin Pharmacol Ther 85:* 520-526.
7. ACCORD Study Group (2008). Effects of intensive glucose lowering in type 2 diabetes. *NEJM 358:* 2545-2559.
8. Williams M.E. et al. (2006). Hemodialyzed type I and type II diabetic patients in the US: characteristics, glycemic control, and survival. *Kidney Int 70:* 1503-1509.
9. Shaw J.S. et al. (2007). Establishing pragmatic estimated GFR thresholds to guide metformin prescribing. *Diabet Med 24:* 1160-1163.
10. Koro C.E. et al. (2009). Antidiabetic medication use and prevalence of chronic kidney disease among patients with type 2 diabetes mellitus in the United States. *Clin Ther 31:* 2608-2617.
11. Bodmer M. et al. (2008). Metformin, sulfonylureas, or other antidiabetes drugs and the risk of lactic acidosis or hypoglycemia: a nested-control analysis. *Diabetes Care 31:* 2086-2091.
12. Dormandy J.A. et al. (PROacitve Investigators) (2005). Secondary prevention of macrovascular events in patients with type 2 diabetes in the PROactive study: a randomized controlled trial. *Lancet 366:* 1279-1289.
13. Lukashevich V. et al. (2011). Safety and efficacy of vildagliptin versus placebo in patients with type 2 diabetes and moderate or severe renal impairment: a prospective 24-week randomized placebo-controlled trial. *Diabetes Obes Metab 13:* 947-954.
14. Ito M. et al. (2011). The dipeptidyl peptidase-4 (DPP-4) inhibitor vildagliptin improves glycemic control in type 2 diabetic patients undergoing hemodialysis. *Endocr J 58:* 979-987.

15. Nowicki M. et al. (2011). Long-term treatment with the dipeptidyl peptidase-4 inhibitor saxagliptin in patients with type 2 diabetes mellitus and renal impairment: a randomized controlled 52-week efficacy and safety study. *Int J Clin Pract 65:* 1230-1239.
16. Chan J.C. et al. (2008). Safety and efficacy of sitagliptin in patients with type 2 diabetes and chronic renal insufficiency. *Diabetes Obes Metab 10:* 545-555.
17. Mikhail N. (2012). Use of dipeptidyl peptidase-4 inhibitors for the treatment of patients with type 2 diabetes mellitus and chronic kidney disease. *Postgrad Med 124:* 138-144.
18. Komoroski B. et al. (2009). Dapagliflozin, a novel, selective SGLT-2 inhibitor, improved glycemic control over 2 weeks in patients with type 2 diabetes mellitus. *Clin Pharmacol Ther 85:* 513-519.
19. Musso G. et al. (2012). A novel approach to control hyperglycemia in type 2 diabetes: sodium glucose co-transport (SGLT) inhibitors: systematic review and meta-analysis of randomized trials. *Ann Med 44:* 375-393.
20. Strojek K. et al. (2011). Effect of dapagliflozin in patients with type 2 diabetes who have inadequate glycaemic control with glimepiride: a randomized, 24-week, double-blind, palcebo-controlled trial. *Diabetes Obes Metab 13:* 928-938.
21. Wilding J.P.H. et al. (2012). Long-term efficacy of dapagliflozin in patients with type 2 diabetes mellitus receiving high doses of insulin: a randomized trial. *Ann Intern Med 156:* 405-415.
22. Svensson M. et al. (2002). A small reduction in glomerular filtration is accompanied by insulin resistance in type I diabetes patients with diabetic nephropathy. *Eur J Clin Invest 32:* 100-109.
23. Ricks J. et al. (2012). Glycemic control and cardiovascular mortality in hemodialysis patients with diabetes. A 6-year cohort study. *Diabetes 61:* 706-715.
24. Ramirez S.P. et al. (2012). Hemoglobin A1c levels and mortality in the diabetic hemodialysis population. Findings from the Dialysis Outcomes and Practive Patterns Study (DOPPS). *Diabetes Care 35:* 2527-2532.
25. Zinman B. et al. (2015). Empagliflozin, cardiovascular outcomes and mortality in type 2 diabetes. *NEJM 373,* (online).
26. Wanner Ch. et al. (2015). *Empagliflozin and cardiovascular outcomes in patients with type 2 diabetes and CKD.* Oral presentation, ASN San Diego.
27. Vallon V. (2015). The mechanisms and therapeutic potential of SGLT2 inhibitors in diabetes mellitus. *Annu Rev Med 66:* 255-270.

Die diabetische Nephropathie

Harald Rupprecht & Hermann Pavenstädt

Hintergrund

Der Diabetes mellitus ist eine weltweite Gesundheitskatastrophe. Bis 2025 wird es weltweit voraussichtlich 380 Millionen Diabetiker geben, ca. 418 Millionen Patienten haben dann zudem eine gestörte Glukosetoleranz. Fünf Schritte werden zum Management dieser Herausforderungen vorgeschlagen [1]:
1) Gesundheitskampagnen, die das Ziel haben, die Entstehung des Typ-2-Diabetes mellitus zu verhindern.
2) Erfassung der frühen DN durch Screening der Albuminurie und der GFR.
3) Eine breite öffentliche Aufklärung über die Nierenerkrankung beim Diabetes mellitus.
4) Konsequente Umsetzung der evidenzbasierten Therapien. Patienten mit diabetischer Nephropathie sollten mit einem ACE-Hemmer oder AT1-Blocker therapiert werden und Blutdruck, Blutzucker und Blutfette sollten optimal eingestellt werden.
5) Entwicklung von neuen Ansätzen zur Prävention und Therapie der DN [1].

Definition und Epidemiologie

Diabetes-assoziierte Nierenerkrankungen umfassen alle Formen der renalen Schädigung, die bei Patienten mit Diabetes mellitus auftreten können. Diese sind in der Frühform durch eine konsequente Blutdruck- und Blutzuckerkontrolle sowie Lebensstiländerungen vermeidbar und unter gewissen Umständen teilweise sogar reversibel.

Die diabetische Nephropathie verläuft beim Typ-1- und Typ-2-Diabetiker ähnlich und ist charakterisiert durch [2]:
- Veränderungen der Albuminausscheidung im Urin,
- Abnahme der glomerulären Filtrationsrate,

- Entwicklung oder Verstärkung von Hypertonie, Dyslipoproteinämie und anderen Diabetes-typischen Begleiterkrankungen.

Bei den Veränderungen der Albuminurie wird auf Grund der prognostischen Wertigkeit eine Mikro- von einer Makroalbuminurie unterschieden (Tabelle 1).

Tabelle 1
Definition von Mikroalbuminurie und Makroalbuminurie. Ein pathologischer Befund muss in mindestens 2 von 3 Messungen erhoben werden. (1 mg/g = 1 µg/mg = 0,113 mg/mmol Crea)

	Geschlecht	Mikroalbuminurie	Makroalbuminurie
UACR (Urin-Albumin/ Creatinin-Ratio)	Männer	2,5-25 mg/mmol, 20-200 mg/g Crea	> 25 mg/mmol > 200 mg/g Crea
	Frauen	3,5-35 mg/mmol, 30-300 mg/g Crea	> 35 mg/mmol, > 300 mg/g Crea
24-Std.-Sammelurin		30-300 mg/Tag	> 300 mg/Tag
Kürzere Sammelperioden		30-300 µg/min	> 300 µg/min

Die Nephropathie-Stadien und die assoziierten Begleiterkrankungen sind in Tabelle 2 aufgeführt.

Tabelle 2
Nephropathie-Stadien und assoziierte Begleiterkrankungen

Stadium	GFR (ml/min)	Albumin-Creatinin-Quotient (mg/g)	Begleiterkrankungen/ Bemerkungen
Nierenschädigung mit normaler Nierenfunktion			
1a Mikroalbuminurie	> 90	m: 20-200 w: 30-300	S-Crea normal, Blutdruck normal oder Hypertonie, Dyslipidämie, Progression von KHK, pAVK, Retinopathie und Neuropathie
1b Makroalbuminurie	> 90	m: > 200 w: > 300	
Nierenschädigung mit Niereninsuffizienz (NI)			
2 leichtgradige NI	60-89	m: > 200 w: > 300	S-Crea grenzwertig oder erhöht, Hypertonie, Dyslipidämie, Hypoglykämieneigung, rasche Progression der Begleiterkrankungen, Anämie, Störungen des Knochenstoffwechsels
3 mäßiggradige NI	30-59	Abnehmend	
4 hochgradige NI	15-29	Abnehmend	
5 terminale NI	< 15		

In der UKPDS74-Auswertung hatten im Verlauf von 15 Jahren nach Randomisierung etwa 60% der Patienten entweder eine Mikro- oder Makoalbuminurie oder eine Reduktion der GFR entwickelt (35,4% Mikroalbuminurie, 10,4% Makroalbuminurie, 28,4% reduzierte GFR, 3,4% Verdoppelung des S-Creatinins) [3]. Dabei hatten interessanterweise nur 14% eine Albuminurie mit gleichzeitiger Reduktion der GFR entwickelt, 12% entwickelten eine Niereninsuffizienz vor dem Auftreten einer Mikroalbuminurie. Von den 1.132 Patienten der Studie, die niereninsuffizient wurden, entwickelten 51% keine Albuminurie, 16% entwickelten die Albuminurie nach dem Auftreten der Niereninsuffizienz und nur 33% entwickelten die Albuminurie vor der Niereninsuffizienz und folgten so dem allgemein angenommenen Pathogeneseschema. Auftreten von Albuminurie und Entwicklung einer Niereninsuffizienz spiegeln somit nicht unbedingt die gleiche zugrundeliegende Pathogenese wider. Bei vielen Patienten mit Diabetes ist der Grund für die Niereninsuffizienz in arteriosklerotischen Läsionen der Niere (ischämische Nephropathie) zu suchen und von den glomerulären Läsionen mit Progression von Mikro- zu Makroalbuminurie und GFR-Verlust zu unterscheiden.

Das Langzeitrisiko eines Diabetikers, eine dialysepflichtige Niereninsuffizienz zu entwickeln, hängt ganz entscheidend von der Ausgangs-GFR und dem Albuminuriestadium ab (siehe Tabelle 3). So hat ein Diabetiker mit normaler Nierenfunktion und Mikroalbuminurie ein etwa 9-fach erhöhtes Risiko, ein Diabetiker mit einer GFR unter 30 ml/min und Makroalbuminurie ein über 1.500-fach erhöhtes Risiko dialysepflichtig zu werden [4]. Insbesondere bei der Gruppe der über 65-Jährigen findet sich ein steiler Anstieg der ESRD-Inzidenz.

Progression to ESRD	UACR < 30 mg/g	UACR 30-300 mg/g	UACR > 300 mg/g
eGFR > 105	1,00 (ref)	9,31	56,97
eGFR 90-105	1,93	12,33	91,43
eGFR 75-90	3,20	8,92	100,10
eGFR 60-75	1,98	32,84	114,51
eGFR 45-60	13,03	41,43	177,68
eGFR 30-45	32,40	155,79	510,72
eGFR < 30	161,35	1.207,12	1.530,91

Tabelle 3
eGFR und Albuminurie und Langzeitrisiko für ESRD bei Patienten mit Diabetes [4]

In einer Arbeit von Perkins, die Diabetiker mit Normalbuminurie mit solchen mit Mikroalbuminurie über vier Jahre verfolgte, konnte gezeigt werden, dass normalbuminurische Patienten in 9,0% einen Nierenfunktionsverlust erlitten, bei stabil mikroalbuminurischen Patienten waren es 32,2%. Ließ sich eine Regression der Mikroalbuminurie erzielen, konnte diese Rate auf 16,2% gesenkt werden, entwickelte sich hingegen aus der Mikro- eine Makroalbuminurie, stieg die Rate auf 67,7% [5]. Das Erreichen einer Remission der Mikroalbuminurie ist daher ein wichtiges therapeutisches Ziel. Faktoren, die eine Regression der Mikroalbuminurie begünstigen, sind kurze Dauer der Mikroalbuminurie, bessere glykämische Kontrolle, bessere Blutdruckkontrolle und Therapie mit einem ACE-Inhibitor oder AT1-Blocker.

Prinzipiell sind die histologischen Veränderungen einer diabetischen Nephropathie rückbildungsfähig. Dies zeigen eindrücklich Untersuchungen nach Pankreastransplantation, wo nach 10 Jahren in einer Rebiopsie eine deutliche Regression der diabetischen Veränderungen zu verzeichnen war [6], sowie die Regression einer diabetischen Nephropathie nach Transplantation einer diabetischen Niere in einen nicht-diabetischen Empfänger [7].

Pathogenese

Entscheidend für die Pathogenese der DN scheint eine Podozytenschädigung zu sein. Bereits früh, vor dem Auftreten einer Albuminurie, lässt sich eine deutliche Abnahme der Podozytendichte feststellen und damit verbunden eine signifikante Zunahme der Fläche, die durch einen einzelnen Podozyten bedeckt werden muss [8]. Auch findet sich mit Zunahme der Albuminurie eine Zunahme der Podozytenzahl im Urin. Beides lässt sich durch eine ACE-Hemmer-Therapie unterdrücken [9].

Die Albuminurie kann entweder von vielen Nephronen herrühren, die geringe Mengen an Albumin verlieren oder aber von wenigen Nephronen, die eine größere Menge Albumin verlieren. Da die Kapazität des Tubulussystems, glomerulär filtriertes Albumin zu reabsorbieren, relativ groß ist, wäre es plausibler, dass eine relativ große Menge Albumin von wenigen Nephronen stammt. Dies konnte so auch in immunhistologischen Untersuchungen an Nieren von Maus und Mensch gezeigt werden. Eine Albuminfärbung zeigte sich nur an wenigen Tubuli und in seriellen Schnitten entsprangen Albumin-positive Tubuli immer aus Glomeruli mit Adhäsionen zwischen Bowmanscher Kapsel und Schlingenkonvolut [10].

Die für die Pathogenese der DN verantwortlichen molekularen Mechanismen sind bis heute noch nicht vollständig verstanden. Hämodynamische und metabolische Faktoren spielen dabei eine Rolle. Abbildung 1 gibt eine Übersicht [11]: Die metabolischen Veränderungen, die zur Hyperglykämie führen, aktivieren unterschiedliche glukoseabhängige Signalwege, die zur fortgeschrittenen Glykosylierung, zur Aktivierung der Proteinkinase C und zur Aktivierung des Hexosamin und Polyol-Signalweges führen. Aktivierung dieser Signalwege führt zur vermehrten AGE-Formation und Stimulation von Zytokinen (IL-1, IL-6, TNF-alfa, MCP-1 etc), intrazellulären Sig-

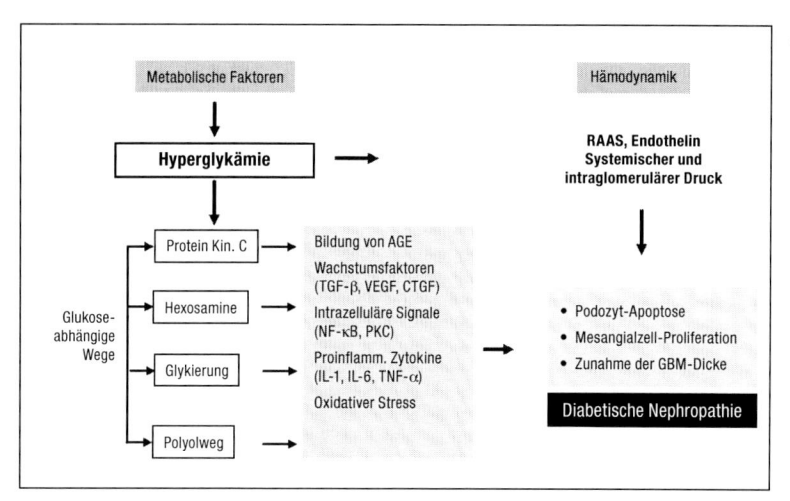

Abbildung 1
Pathogenese der diabetischen Nephropathie; modifiziert nach [2]

nalwegen und oxidativem Stress. Parallel wird durch hämodynamische Faktoren der systemische und intraglomeruläre Druck erhöht und das Renin-Angiotensin- und Endothelin-System aktiviert. Diese Komponenten führen zur Podozytenschädigung mit nachfolgendem Podozytenverlust, Verdickung der glomerulären Basalmembran und Mesangialzellproliferation.

Kürzlich publizierte Arbeiten zeigen, dass Podozyten Insulin-Rezeptoren exprimieren und dass hierdurch der Glukosetransport über die Glukosetransporter GLUT1 und GLUT2 moduliert wird [12]. Interessanterweise führt eine Insulininfusion bei Menschen zu einer transienten Albuminurie [13]. Überraschender Weise führt der Knock-out des Insulinrezeptors selektiv im Podozyten aber zu einem Phänotyp, der der DN ähnelt. Diese Mäuse entwickeln eine Albuminurie, morphologische Veränderungen wie bei der diabetischen Nephropathie und eine Podozyten-Apoptose. Zudem werden wichtige Signalwege wie der MAPK- oder der AKT-Signalweg, der für das Überleben von Zellen wichtig ist, beeinträchtigt. Es wird in dieser Arbeit spekuliert, dass Insulin die Dynamik der Podozyten-Fußfortsätze reguliert. Dies tritt physiologischer Weise zum Beispiel nach einer Mahlzeit auf und sorgt dafür, dass die glomeruläre Filtrationsbarriere mit der dabei auftretenden erhöhten Filtrationslast fertig wird. Das Insulinsignal ist somit für die normale Funktion des Podozyten essentiell, und wenn es gestört wird, wird eine Kaskade in Gang gesetzt, die zur diabetischen Nephropathie führt. Die Autoren spekulieren, dass eine Erhöhung der Insulinsensitivität des Podozyten ein mögliches therapeutisches Vorgehen für die Behandlung der diabetischen Nephropathie sein könnte [14]. Bei der

DN kommt es zu einer erhöhten mTOR-Aktivität. Eine Herunterregulierung des mTOR-Signals in Podozyten hatte im Tiermodel einen protektiven Effekt auf die Progression der DN [15]. Auch hier werden sich möglicherweise zukünftig neue Therapiestrategien entwickeln. Ein Schlüsselenzym bei der Hyperglykämie könnte AMPK sein, ein Mitglied einer Kinasen-Kaskade, die die Aufgabe hat, Zellen vor ATP-Mangel zu schützen. AMPK ist in diabetischen Nieren inhibiert. AMPK ist ein Inhibitor von mTOR, so dass eine Inhibition der AMPK-Aktivität durch Hyperglykämie zu einer mTOR-Aktivierung führen könnte. Metformin ist ein AMPK-Aktivator, der in kultivierten Podozyten die mTOR-Aktivität inhibiert und im Tiermodel die renale Hypertrophie beim Typ-1-Diabetes verbessert. Wenig ist aber über den Effekt von Metformin bei der frühen DN bekannt [16].

Screening und weitere Diagnostik

Das Screening auf eine diabetische Nephropathie erfolgt idealerweise durch einmal jährliche Bestimmung der Albumin/Creatinin-Ratio im ersten Morgenurin (UACR) sowie eine Berechnung der eGFR, da Patienten mit Diabetes auch ohne Albuminurie bereits eine eingeschränkte Nierenfunktion aufweisen können (z.B. bei ischämischer Nephropathie, s.o.) [2]. Die Bestimmung der UACR sollte nicht nach körperlicher Anstrengung, nach längerem Stehen, bei unkontrollierter Hypertonie oder bei Fieber erfolgen, da diese Zustände zu einer Erhöhung der UACR führen können.

Die Diagnose „diabetische Nephropathie" kann mit hoher Wahrscheinlichkeit gestellt werden, wenn in mindestens 2 von 3 Urinproben, innerhalb von 3 Monaten gemessen, der UACR bei Männern > 20 mg/g und bei Frauen > 30 mg/g Creatinin beträgt.

Etwa 10-15% der Typ-2-Diabetiker mit Nierenerkrankung haben keine typische diabetische Nephropathie. Hinweise auf eine mögliche nichtdiabetische Nierenerkrankung sind:
- Dauer eines Typ-1-Diabetes von unter 10 Jahren (nur 4% entwickeln innerhalb von 10 Jahren eine Proteinurie),
- ein pathologisches Urinsediment (Akanthozyten, Erythrozytenzylinder, Leukozyten),
- eine rasche Zunahme der Proteinurie,
- eine große Proteinurie (> 3 g/g Crea), insbesondere ohne vorausgehende Mikroalbuminurie,
- rascher Creatininanstieg als Hinweis auf das akute Auftreten einer Nierenerkrankung,

- Zeichen einer systemischen Erkrankung,
- Fehlen einer Retinopathie insbesondere beim Typ-1-Diabetiker. Im Gegensatz dazu schließt das Fehlen einer diabetischen Retinopathie beim Typ-2-Diabetiker eine DN nicht aus, beispielsweise hatten 12 von 27 Typ-2-Diabetikern mit bioptisch gesicherter DN keine Retinopathie [17].

Bei Hinweisen auf eine nichtdiabetische Nierenerkrankung sollte eine Abklärung durch eine Nierenbiopsie erfolgen.

Histologische Klassifizierung

Ein internationales Konsortium hat eine Klassifikation der Typ-1- und Typ-2-DN vorgeschlagen [18]. So ist in der vorgeschlagenen Klassifikation die Klasse-I-Nephropathie durch eine isolierte glomeruläre Basalmembranverdickung ohne Evidenz der mesangialen Expansion oder Glomerulosklerose charakterisiert und bei der Klasse-V-Nephropathie sind 50% der Glomerula global sklerosiert. Zudem wird die Schwere der interstitiellen und vaskulären Läsion mit Hilfe von Scores eingeteilt. Im fortgeschrittenen Stadium der diabetischen Nephropathie findet man die noduläre Glomerulosklerose. Differenzialdiagnostisch kommen dabei folgende Erkrankungen in Betracht: Amyloidose und monoklonale Immunglobulin-Ablagerungserkrankungen, vor allen Dingen die light chain deposit disease, andere Ablagerungserkrankungen wie die fibrilläre oder immunotaktoide Glomerulopathie, die Fibronektin Glomerulopathie, die Kollagen-III-Glomerulopathie, chronisch hypoxische und ischämische glomeruläre Erkrankungen, die chronisch membranoproliferative Glomerulonephritis und die sogenannte idiopathische noduläre Glomerulosklerose, welche häufig mit starkem Rauchen, Hypertonie und metabolischem Syndrom assoziiert ist.

Weitere Diagnostik
- Augenhintergrund,
- EKG, Belastungs-EKG,
- Langzeit-Blutdruckmessung,
- Lipide,
- Fußstatus inklusive periphere Dopplerdrücke sowie Stimmgabeltest,
- bei Niereninsuffizienz Ausschluss eines sekundären Hyperparathyreoidismus (Ca, P, PTH),
- Anämieabklärung (bei diabetischer Nephropathie früheres Auftreten einer renalen Anämie).

Therapie

Nicht direkt beeinflussbare Risikofaktoren für die Entwicklung und Progression einer diabetischen Nephropathie sind das Vorhandensein einer Retinopathie, männliches Geschlecht sowie genetische Prädisposition. Beeinflussbare Risikofaktoren sind:
- schlechte glykämische Kontrolle,
- Blutdruckerhöhung,
- Rauchen,
- Hyperlipidämie,
- Adipositas.

Diese Risikofaktoren müssen im Rahmen einer ganzheitlichen Betreuung diabetischer Patienten allesamt angegangen werden.

Glykämische Kontrolle
Effekte auf renale Endpunkte: Die UKPDS-Studie hat für Typ-2-Diabetiker gezeigt, dass eine HbA1c-Senkung von im Schnitt 7,9% auf 7,0% nach 10 Jahren Diabetes-assoziierte Endpunkte um 12% reduzieren konnte. Für Diabetes-assoziierte Todesfälle lag die Reduktionsrate bei 10%, mikrovaskuläre Erkrankungen konnten um 25% gesenkt werden [19, 20]. Bezüglich der renalen Endpunkte zeigt sich, dass nach 12 Jahren die Progressionsrate zu einer Mikroalbuminurie von 34,2% auf 23,0% im intensiv therapierten Arm gesenkt wurde, eine Verdopplung des Serum-Creatinins von 3,52% auf 0,91%. Ähnlich zeigte die ADVANCE-Studie, dass eine HbA1c-Senkung von 7,3% auf 6,5% signifikant die Rate mikrovaskulärer Ereignisse senkte. Dies war fast ausschließlich bedingt durch eine 21%ige Risikoreduktion des Neuauftretens oder einer Verschlechterung einer manifesten Nephropathie [21]. In einer Nachbeobachtung über 10 Jahre (ADVANCE-ON) konnte dann sogar gezeigt werden, dass die intensive BZ-Einstellung zu einer 46%igen Risikoreduktion des harten Endpunktes Dialysepflicht geführt hat [22], ohne jedoch Einfluss auf Mortalität oder makrovaskuläre Ereignisse zu haben.

Ähnlich stellt sich die Datenlage in DCCT und EDIC für Typ-1-Diabetiker dar. So konnte durch eine HbA1c-Senkung von 9,1% auf 7,2% das Risiko für das neue Auftreten einer Mikroalbuminurie in DCCT um 39%, in der 4-jährigen Nachbeobachtung (DCCT/EDIC) dann sogar um 53% gesenkt werden [23]. Auch hier konnte in einem Follow-up über im Median 22 Jahre eine 50% Risikoreduktion für das Auftreten eines GFR-Verlustes auf < 60 ml/min demonstriert werden. Bemerkenswert ist, dass der Effekt erst 10 Jahre nach Beginn der Studie evident wurde (Abbildung 2).

Eine intensive BZ-Kontrolle ist demnach in der Lage, sowohl bei Typ-1- als auch bei Typ-2-Diabetikern die Inzidenz harter renaler Endpunkte zu senken.

In letzter Zeit hat sich in der Diabetestherapie die Substanzgruppe der SGLT-2-Inhibitoren etabliert. Für Empagliflozin ist mittlerweile ein ausführliches Studienprogramm auch zu kardiovaskulären sowie zu renalen Endpunkten veröffentlicht worden (EMPA-REG OUTCOME). Empagliflozin, zusätzlich zu einer Standardtherapie, senkte das Risiko des primären Endpunktes (CV-Tod, nicht-tödlicher Herzinfarkt, nicht-tödlicher Schlaganfall) um 14%, das Risiko eines CV-Todes um 38%, die Hospitalisierungsrate wegen Herzinsuffizienz um 35% und die Gesamtmortalität um 32% [24]. Diese Ergebnisse konnten auch für Patienten mit eingeschränkter Nierenfunktion (GFR 45-60) bestätigt werden. Weiterhin wurden auch renale Endpunkte günstig beeinflusst. Es fand sich eine Risikoreduktion für das neue Auftreten einer Makroalbuminurie um 39%, einer Verdopplung des S-Creatinins um 44% sowie einer dialysepflichtigen Niereninsuffizienz um 55% [25]. Für kein anderes Antidiabetikum ist bislang ein so positives Wirkprofil auf kardiovaskuläre und renale Endpunkte gezeigt worden. Wahrscheinlich spielen hier auch Effekte auf den Blutdruck, auf den intraglomerulären Druck sowie Gewicht und Harnsäurespiegel eine Rolle.

HbA1c-Zielwert: Welcher HbA1c-Wert letztendlich angestrebt werden soll, kann bisher von keiner Studie sicher beantwortet werden. Die Deutsche Diabetes-Gesellschaft empfiehlt einen HbA1c-Zielbereich von < 6,5%. Hingegen empfiehlt die American Diabetes Association einen Ziel-HbA1c von unter oder um 7% herum.

Die Einstellung sollte individuell, d.h. in Anbetracht der Gesamtmorbidität des Patienten erfolgen und die HbA1c-Senkung sollte nicht zu schnell durchgeführt werden. Bei Patienten mit kurzer Diabetesdauer, langer Lebenserwartung und keiner signifikanten koronaren Herzerkrankung sollte auf jeden Fall ein Ziel-HbA1c von unter 6,5 oder 7% angestrebt werden. Von einer aggressiven Senkung auf einen HbA1c-Wert von < 6,5-7% wird hingegen bei folgenden Typ-2-Diabetikern abgeraten: Anamnese von schwerwiegenden Hypoglykämien, länger bekannter Typ-2-Diabetes mellitus und fortgeschrittene mikro- und makrovaskuläre Schäden. Eine Einstellung auf niedrige Blutzuckerwerte ist nur dann durchzuführen, wenn diese nicht durch eine Häufung von Hypoglykämien erkauft wird [19, 20].

Der Ziel-HbA1c bei Patienten mit Nephropathie ist noch weniger klar definiert. In den Praxisempfehlungen der DDG wird in der Sekundärprophylaxe zur Verhinderung einer Progression ein

HbA1c-Wert von < 7% empfohlen, wenn eine klinisch relevante Makroangiopathie oder eine Hypoglykämiewahrnehmungsstörung ausgeschlossen werden können [2].

Bei Niereninsuffizienz kann es durch die verkürzte Lebenszeit der Erythrozyten (verkürzte Expositionszeit im diabetischen Milieu) sowie durch die Neuproduktion junger Erythrozyten unter einer EPO- und Eisentherapie zu falsch niedrigeren HbA1c-Werten kommen, was bei der Güte der BZ-Einstellung Beachtung finden muss.

Blutdruckeinstellung und Senkung des intraglomerulären Drucks

Effekte einer Bluthochdrucktherapie auf das Outcome: Beim Typ-2-Diabetes mellitus reduziert die Blutdrucksenkung kardiovaskuläre Komplikationen und Mortalität unabhängig von den eingesetzten Medikamenten. In ADVANCE war im Blutdruckarm der Studie durch eine Senkung des Blutdrucks von 140/77 auf 134/75 eine Senkung der Gesamtmortalität um 14% erreicht worden. Darüber hinaus war in der UKPDS-Studie und in der ADVANCE-Studie für eine Risikoreduktion makrovaskulärer Ereignisse die strenge Blutdrucksenkung deutlich effektiver als die Korrektur der Hyperglykämie [19]. Ebenso zeigte UKPDS bezüglich der Mortalität eine signifikante 32%ige Senkung im Arm mit der strengeren Blutdruckkontrolle und eine nicht signifikante 10%ige Reduktion im intensivierten Blutzuckerarm. Aber auch für die Verhinderung renaler Ereignisse ist die Blutdrucksenkung wichtig. In ADVANCE konnte in der Gruppe mit den niedrigen Blutdruckwerten eine 18%ige Reduktion des Auftretens einer neuen oder sich verschlechternden Nephropathie erreicht werden. Der Effekt war dabei umso ausgeprägter je tiefer der Blutdruck gesenkt wurde (bis hinab zu Werten < 110 systolisch) [26]. Dies unterstreicht die herausragende Bedeutung der Blutdrucksenkung in der Therapie von Patienten mit Diabetes mellitus.

Zielblutdruck: Die derzeitigen Leitlinien der ESH/ESC (Europäische Hochdruck- und Kardiologiegesellschaften), die auch von der DHL (Deutsche Hochdruckliga) übernommen wurden, schlagen vor, beim Diabetiker systolische Blutdruckwerte < 140 mmHg und diastolische Blutdruckwerte < 85 mmHg zu erreichen. Bei Vorhandensein einer Nierenschädigung mit Proteinurie sollte ein systolischer Blutdruck < 130 mmHg erwogen werden [27]. Die Praxisempfehlungen der DDG schlagen für Diabetiker ein Blutdruckziel von systolisch < 140 und diastolisch < 80 vor. In Abhängigkeit von der Proteinurie sollten niedrigere Werte angestrebt werden [2]. Vorteilhaft für die Nephroprotektion erscheint bei Diabetikern mit Niereninsuffizienz ein Zielblutdruck von < 130/80 mmHg und bei Vorliegen einer Proteinurie von > 3 g/Tag von ≤ 125/75 mmHg [28].

Im Folgenden soll kurz die Datenlage, die zu diesen Empfehlungen geführt hat, umrissen werden. In der ACCORD-Studie wurden 4.733 Patienten mit Typ-2-Diabetes mellitus mit einem hohen kardiovaskulären Risiko in eine Gruppe mit intensiver Blutdrucksenkung (mittlerer systolischer RR nach einem Jahr: 119,3 mmHg) und eine Standardtherapiegruppe (mittlerer systolischer RR nach einem Jahr: 133,5 mmHg) randomisiert [29]. Durch die intensive Blutdruckkontrolle konnte der primäre Endpunkt aus kardiovaskulärem Tod, nicht-tödlichem Herzinfarkt und nicht-tödlichem Schlaganfall nicht signifikant gesenkt werden. Der sekundäre Endpunkt Schlaganfall trat zwar in der intensiv behandelten Gruppe mit einer Risikoreduktion von 41% signifikant seltener auf, die Häufigkeit dieses Ereignisses war jedoch sehr gering. Diese Daten zeigen, dass eine intensive Blutdrucksenkung zerebrovaskuläre Ereignisse verhindern kann, jedoch die Häufigkeit von Myokardinfarkten oder kardiovaskulären Ereignissen nicht signifikant reduziert. Gleichermaßen zeigte sich in der ONTARGET-Studie, dass das Risiko für kardiovaskulären Tod durch Blutdrucksenkung unter 135 mmHg nicht weiter reduziert werden konnte [30]. Es liegt daher bei Patienten mit Diabetes mellitus keine ausreichende Evidenz für einen Zielblutdruck < 135 mmHg systolisch vor.

Für den diastolischen Blutdruck konnte in der HOT-Studie gezeigt werden, dass bei Diabetikern eine Senkung des Druckes auf < 80 mmHg, im Vergleich zu einer Senkung auf < 85 oder < 90 mmHg zu einer weiteren Senkung der kardiovaskulären Ereignisrate, der kardiovaskulären Mortalität sowie der Gesamtmortalität führte [31]. Die MDRD-Studie belegte, dass eine strenge Blutdrucksenkung insbesondere dann zu einer Verhinderung eines GFR-Verlustes führte, wenn eine ausgeprägte Proteinurie vorlag. Bei einer Proteinurie von > 3 g/Tag führte eine RR-Senkung auf unter 125/75 zur besten Nephroprotektion [32].

Medikamentenwahl: Die Leitlinien der ESH/ESC geben hierzu folgende Empfehlungen [27]:
- Alle antihypertensiven Substanzklassen werden empfohlen und können bei Patienten mit Diabetes eingesetzt werden.
- RAS-Blocker reduzieren die Albuminurie effektiver als andere Substanzen und sind bei hypertensiven Patienten mit Mikroalbuminurie oder Makroalbuminurie indiziert.
- Die Substanzauswahl soll sich nach den Komorbiditäten richten.

- Die gleichzeitige Anwendung von zwei RAS-Blockern wird nicht empfohlen und sollte bei Patienten mit Diabetes mellitus vermieden werden.

ACE-I/ARB: In einer Vielzahl von Studien bei Typ-1- und Typ-2-Diabetikern ist der positive Effekt von ACE-I -oder AT1R-Blockern bei Patienten mit Mikro- als auch Makroalbuminurie sowohl auf kardiovaskuläre als auch renale Endpunkte gut belegt. Eine Metaanalyse zum Effekt von ACE-I bei normalbuminurischen Patienten konnte zeigen, dass die Rate der Entwicklung einer Mikro- oder Makroalbuminurie um 40% gesenkt werden konnte. Dies war insbesondere durch einen günstigen Effekt bei Patienten mit Hypertonie bedingt, wohingegen normotone Patienten keinen signifikanten Benefit hatten [33]. In der ROADMAP-(Randomized Olmesartan and Diabetes Microalbuminuria Prevention)-Studie wurde untersucht, ob der AT1R-Blocker Olmesartan, 40 mg/Tag, die Mikroalbuminurie bei Patienten mit Typ-2-Diabetes mellitus verzögert oder verhindert [34]. Nach der Rekrutierung von etwa ¼ der Teilnehmer wurde die Studie frühzeitig abgebrochen. 8,2% der Patienten in der Olmesartangruppe versus 9,8% der Patienten in der Placebogruppe entwickelten eine Mikroalbuminurie (absolute Risikoreduktion: 1,6%; „number needed to treat": 63). Die mittlere Zeit bis zum Auftreten einer Mikroalbuminurie betrug 722 Tage in der Olmesartan-Gruppe und 576 Tage in der Placebo-Gruppe. Jedoch hatte in der Olmesartangruppe eine größere Anzahl von Patienten tödliche kardiovaskuläre Ereignisse, so dass keine generelle Empfehlung zum Einsatz bei normalbuminurischen Patienten gegeben werden kann.

Für eine duale Blockade des RAS mit ACE-Hemmer plus ARB konnte in der ONTARGET-Studie (38% Diabetiker, 13% Patienten mit Mikroalbuminurie) kein Benefit gegenüber der Therapie mit den Einzelsubstanzen, bei erhöhter Nebenwirkungsrate, gezeigt werden [35].

Zusammenfassend ist daher bei einer Mikro- oder Makroalbuminurie grundsätzlich eine Therapie mit einem ACE-Hemmer oder AT1-Blocker indiziert, da diese effektiv den intraglomerulären Druck senken. Patienten, die normalbuminurisch und hypertensiv sind, sollten ebenfalls einen ACE-Hemmer erhalten. Normalbuminurische, normotensive Patienten müssen nicht mit einem ACE-Inhibitor oder AT1-Blocker behandelt werden. Eine duale Blockade des RAS wird nicht empfohlen.

Aldosteronantagonisten: Bei Patienten mit Diabetes mellitus, Hypertonie und Albuminurie konnte eine Therapie mit Lisinopril/Spironolakton den Urin/Albumin/Kreatinin-Quotienten besser senken als die Therapie mit Lisinopril/Losartan. Eine Kombinationstherapie von Lisinopril/Spironolakton kann also die Albuminurie am besten reduzieren, allerdings ist die dabei vermehrt auftretende Hyperkaliämie ein limitierender Faktor [36]. Weitere größer angelegte Studien werden erwartet.

Aliskiren: Die Gabe des Renininhibitors Aliskiren in Kombination mit einem AT1R-Blocker reduzierte im Vergleich zur alleinigen Gabe des AT1R-Blockers bei Patienten mit diabetischer Nephropathie den Urin Albumin/Kreatinin-Quotienten signifikant um 20% [37].

Geklärt werden sollte dann in der ALTITUDE-Studie, ob eine duale Blockade des Renin-Angiotensin-Systems mit entweder einem ACE-Hemmer oder AT1R-Blocker und einer Zusatztherapie mit Aliskiren zu einer weiteren Reduktion von kardiovaskulären und renalen Ereignissen bei Hochrisikopatienten mit Typ-2-Diabetes führt. Auf Empfehlung des unabhängigen Data Monitoring Committee wurde aufgrund einer Zunahme der unerwünschten Ereignisse (Hypotensionen, Hyperkaliämien, renale Komplikationen, nicht tödliche Schlaganfälle) das vorzeitige Ende der Studie beschlossen [38].

Endothelin A-Rezeptorantagonisten: Der Endothelin-A-Rezeptor-Antagonist Avosentan konnte in Kombination mit einer Standardtherapie die Mikroalbuminurie bei Patienten mit Typ-2-Diabetes reduzieren. Die Studie wurde aber nach einer mittleren Verlaufsbeobachtung von vier Monaten beendet, da es zu vermehrten kardiovaskulären Ereignissen (Überwässerung, Herzinsuffizienz) gekommen war [39]. Interessanterweise konnte Atrasentan, ein weiterer und vielleicht selektiverer Endothelin-A-Rezeptor-Antagonist bei Patienten mit einer DN, einer eGFR > 20 ml/min per 1,73 m^2 und einer Albumin/Kreatinin-Ratio von 100-3.000 mg/g, die bereits mit ACE-Hemmern oder AT1-Rezeptor-Blockern therapiert wurden, die Albuminurie signifikant reduzieren, ohne dass es zu ähnlich gravierenden Nebenwirkungsraten kam [40].

Aufgeben des Rauchens

Rauchen führt zu einem erhöhten Risiko des Auftretens einer Mikroalbuminurie, einem früheren Übergang ins Stadium der manifesten Nephropathie sowie zu einem beschleunigten Abfall der GFR. So konnte bei Typ-2-Diabetikern, die nicht rauchten, ein GFR-Verlust von 0,73 ml/min/Monat gemessen werden, wohingegen Raucher einen GFR-Verlust von 1,24 ml/min/Monat aufwiesen [41]. Ähnlich konnte bei Typ-1-Diabetikern, die nicht rauchten, eine Progression der DN in 11%, bei Rauchern in 53% und bei Ex-Rauchern in 33% der Fälle gezeigt werden [42]. Ähnlich wie bei anderen

Nierenerkrankungen auch gilt also die dringende Empfehlung, das Rauchen aufzugeben.

Ernährung und Gewichtsreduktion

Für die Normalbevölkerung gibt es nach Adjustierung für eine Vielzahl von Faktoren eine klare Assoziation zwischen BMI und dem Risiko für eine terminale Niereninsuffizienz [43]. Das Risiko ist für BMI-Werte von 25-30 1,87-fach erhöht, für BMI-Werte > 40 7,07-fach erhöht. Durch Gewichtsreduktion lässt sich ein Rückgang der Proteinurie erzielen, wobei bei Patienten mit manifester Proteinurie ein Rückgang um 1,7 g/Tag, bei Patienten mit Mikroalbuminurie im Durchschnitt ein Rückgang um 14 mg/Tag zu verzeichnen war (pro kg Gewichtsverlust –110 mg/Tag bzw. –1,1 mg/Tag) [44]. Nach bariatrischer Chirurgie bei Patienten mit metabolischem Syndrom oder Diabetes ließ sich die UACR um etwa 45% absenken [45].

Die Auswirkung diätetischer Gewohnheiten auf die Nierenfunktion wurde bei 6.213 Patienten mit Typ-2-Diabetes aus der ON-TARGET-Studie untersucht. Patienten in der gesundesten Tertile des Modified Alternate Healthy Eating Index (mAHEI, hohe Werte entsprechen einer gesunden, mediterranen Diät) hatten im Vergleich zu Patienten in der ungesundesten Tertile ein niedrigeres CKD-Risiko (OR 0,74) und ein geringeres Mortalitätsrisiko (OR 0,61). Ebenso war das Risiko für die Entwicklung einer CKD durch den Konsum von Obst mehr als 3x/Wo sowie durch moderaten Alkoholkonsum erniedrigt. Salzkonsum war nicht mit dem Auftreten einer CKD assoziiert, Patienten in der niedrigsten Tertile des Eiweißkonsums hatten sogar ein leicht gesteigertes Risiko [46].

Neuere Ansätze zur Therapie der diabetischen Nephropathie

Bardoxolon-Methyl

Bardoxolon-Methyl ist ein antioxidativer Modulator. In der Bardoxolon-Methyl-Therapie-Studie (BEAM) wurden 227 Patienten mit Typ-2-Diabetes mellitus mit einer eGFR zwischen 20 und 45 ml/min mit Placebo oder unterschiedlichen Dosen von Bardoxolon-Methyl (25, 75, oder 150 mg/Tag) behandelt. Nach 52 Wochen kam es im Vergleich zum Placebo zu einem signifikanten Anstieg der eGFR um 6-10 ml/min. Der eGFR-Anstieg wurde ab vier Wochen nach Einleitung der Therapie beobachtet, nach Beendigung der Therapie fiel die eGFR nach vier Wochen auf den Ausgangswert zurück. Allerdings kam es auch zu einem Anstieg der Albuminurie, der mit der Höhe der GFR korrelierte [47], so dass der eGFR-Anstieg durch eine Erhöhung des intraglomerulären Drucks vermittelt worden sein könnte. Dies könnte mittelfristig sogar zu einer Schädigung des Glomerulus führen.

Eine in der Folge aufgelegte größere randomisierte Multi-Center-Studie (BEACON) wurde wegen Ineffektivität bezüglich des Risikos für ESRD oder kardiovaskulären Tod sowie wegen einer Zunahme der Herzinsuffizienzrate frühzeitig abgebrochen [48].

Anti-TGF-beta Therapie

In einer randomisierten, multizentrischen, Placebo-kontrollierten Phase-2-Studie wurde eine 12-monatige Therapie mit einem monoklonalen Antikörper gegen TGF-beta1 (LY2382770) bei Typ-1- oder Typ-2-Diabetikern mit einer Proteinurie > 800 mg/Tag untersucht. Die Studien wurden ebenfalls wegen Wirkungslosigkeit frühzeitig abgebrochen [49].

Vitamin D

Die VITAL-Studie hat bei Patienten mit diabetischer Nephropathie gezeigt, dass eine Therapie mit dem Vitamin-D-Analogon Paricalcitol zur Reduktion der Albuminurie führt. Dies muss in weiteren größeren klinischen Studien bestätigt werden [50]. Unklar ist, ob eine Besserung durch Hemmung des RAAS nicht zu gleichen Ergebnissen führen würde, da ein Effekt der Vitamin-D-Therapie eine Reduzierung der Reninausschüttung ist.

CCX140-B (Chemokin-Rezeptor-2-Inhibitor)

MCP-1 wird bei der DN für die Makrophagen-Infiltration sowie zum Teil für den podozytären Schaden verantwortlich gemacht. Eine Inhibierung der MCP-1-Wirkung wurde bei 332 Patienten mit einer UACR von 100-3.000 mg/Tag unter stabiler ACE/ARB-Therapie mit dem Chemokin-Rezeptor-2-Inhibitor CCX140-B durchgeführt. Es fand sich eine über 52 Wochen hinweg dauerhafte Reduktion der UACR um 24%. Bei Patienten mit einer Baseline-UACR > 800 mg/g konnte zudem der Abfall der GFR verlangsamt werden [51].

Baricitinib (Janus-Kinase 1/2-Hemmer)

Kürzlich konnte für den oralen Janus-Kinase-Hemmer Baricitinib gezeigt werden, dass er zu einer Reduktion der Biomarker IP-10, MCP-1 und sTNF-R1 und sTNF-R2 führt und eine etwa 40%ige Reduktion der Proteinurie bewirkt. In der 6-monatigen Pilotstudie fand sich kein Effekt auf die GFR [52].

Zusammenfassung der Therapieziele bei diabetischer Nephropathie

- HbA1c: 6,5-7% in frühen CKD-Stadien, fortgeschrittene Stadien: individuell höhere HbA1c-Werte als Ziel festlegen in Abhängigkeit von Komorbiditäten, Alter, Hypoglykämierisiko etc.
- Blutdruck: < 140/85, Diabetiker mit Niereninsuffizienz < 130/80 mmHg, bei einer Proteinurie ≥ 3 g/Tag: ≤ 125/75 mmHg.
- LDL-Cholesterin < 100 mg/dl, bei manifester koronarer Herzkrankheit < 70 mg/dl, HDL-Cholesterin > 40 mg/dl, Triglyzeride < 150 mg/dl.
- Thrombozyten-Aggregations-Hemmer.
- Verzicht aufs Rauchen.
- Gewichtsreduktion und mediterrane Diät.
- Exakte Nutzen-Risiko-Abwägung vor Gabe nephrotoxischer Medikamente, protektive Maßnahme vor Röntgen-Kontrastmittelgabe, Beachten der möglichen Kumulation von Begleitmedikamenten, Beachten des erhöhten kardiovaskulären Risikos mit Screening für Angiopathie, Beachten von Antibiotika-Therapien von Harnwegsinfektionen.
- Neuere Therapiestrategien müssen sich erst in größeren klinischen Studien bewähren.

Literatur

1. Atkins R.C. & Zimmet P. (2010). Diabetic Kidney Disease: Act Now or Pay Later. *Am J Med Sci 339:* 102-104.
2. Rüster C., Hasslacher C. & Wolf G (2015). Praxisempfehlungen der Deutschen Diabetes Gesellschaft 2015: Nephropathie bei Diabetes. *Diabetologie und Stoffwechsel 10, Supplement 2:* S113-S118.
3. Retnakaran R. et al. (2006). Risk factors for renal dysfunction in type 2 diabetes. UKPDS74. *Diabetes 55:* 1832-1839.
4. Amin A.P. et al. (2013). The synergistic relationsship between eGFR and microalbuminuria in predicting long-term progression to ESRD or death in patients with diabetes: Result from the Kidney early evaluation program (KEEP). *Am J Kidney Dis 61:* S12-S23.
5. Perkins B.A. et al. (2007). Microalbuminuria and the risk for early progressive renal function decline in type 1 diabetes. *J Am Soc Nephrol 18:* 1353-1361.
6. Fioretto P. et al. (1998). Reversal of lesions of diabetic nephropathy after pancreas transplantation. *NEJM 339:* 69-75.

7. Abouna G.M. et al. (1983). Reversal of diabetic nephropathy in human cadaveric kidneys after transplantation into non-diabetic recipients. *Lancet 322:* 1274-1276.
8. Pagtalunan et al. (1997). Podocyte loss and progressive glomerular injury in type II diabetes. *J Clin Invest 99:* 342-348.
9. Nakamura T. et al (2000) Urinary excretion of podocytes in patients with diabetic nephropathy. *Nephrol Dial Tranplant 15:* 1379-1383.
10. Powell D.W. et al. (2013) Associations between structural and functional changes to the kidney in diabetic humans and mice. *Life Sci 93:* 257-264.
11. Turgut F. & Bolton W.K. (2010). Potential new therapeutic agents for diabetic kidney disease. *Am J Kidney Dis 55:* 928-940.
12. Coward R.J., Saleem M.A. (2011). Podoytes as a target of insulin. *Curr Diabetes Rev 7:* 22-27.
13. Mogensen C.E., Christensen N.J. & Gundersen H.J. (1980). The acute effect of insulin on heart rate, blood pressure, plasma noradrenaline and urinary albumin excretion. The role of changes in blood glucose. *Diabetologia 18:* 453-457.
14. Welsh G.I., Hale L.J., Eremina V. et al. (2010). Insulin signaling to the glomerular podocyte is critical for normal kidney function. *Cell Metab 12:* 329-340.
15. Gödel M., Hartleben B., Herbach N. et al. (2011). Role of mTOR in podocyte function and diabetic nephropathy in humans and mice. *J Clin Invest 121:* 2197-2209.
16. Huber T.B., Walz G. & Kuehn E.W. (2011). mTOR and rapamycin in the kidney: signaling and therapeutic implications beyond immunosuppression.*Kidney Int 79:* 502-511.
17. Parving H.H., Gall M.A., Skøtt P. et al. (1992). Prevalence and causes of albuminuria in non-insulin-dependent diabetic patients. *Kidney Int 41:* 758-762.
18. Tervaert T.W., Mooyaart A.L., Amann K. et al. (2010). Pathologic classification of diabetic nephropathy. *J Am Soc Nephrol 21:* 556-563.
19. Hasslacher C. (2011). Antidiabetische Therapie bei Niereninsuffizienz. *Der Nephrologe 5:* 400-408.
20. Schernthaner G. (2010). Diabetes and Cardiovascular Disease: Is intensive glucose control beneficial or deadly? Lessons from ACCORD, ADVANCE, VADT, UKPDS, PROactive, and NICE-SUGAR. *Med Wochenschr 160:* 8-19.
21. The ADVANCE Collaborative Group (2008). Intensive blood glucose control and vascular outcomes in patients with type 2 diabetes. *NEJM 358:* 2560-2572.

22. Zoungas S. et al. for ADVANCE-ON Collaborative Group (2014). Follow-up of blood-pressure lowering and glucose control in type 2 diabetes. *NEJM 372:* 1392-1406.
23. DCCT/EDIC Research Group, de Boer I.H., Sun W. et al. (2011). Intensive diabetes therapy and glomerular filtration rate in type 1 diabetes. *N Engl J Med 365:* 2366-2376.
24. Zinman B. et al. (2015). Empagliflozin, cardiovascular outcomes, and mortality in type 2 diabetes. *NEJM 373;* online.
25. Wanner Ch. et al. (2015). *Empagliflozin and renal outcomes in patients with type2 diabetes and CKD.* High Impact Clinical Trials, ASN 2015.
26. De Galan B.E. et al. (2009). Lowering blood pressure reduces renal events in type 2 diabetes. *J Am Soc Nephrol 20:* 883-892.
27. Mancia G. et al. (2013). 2013 ESH/ESC guidelines for the management of arterial hypertension; The task force for the management of arterial hypertension of the European society of hypertension (ESH) and of the European society of cardiology (ESC). *Eur Heart J 34:* 2159-221950.
28. Deutsche Gesellschaft für Hypertonie und Prävention (2011). *Neue Entwicklungen in der Hochdrucktherapie: Eine Bewertung durch die Deutsche Hochdruckliga e.V.* (S. 18-30). http://www.hochdruckliga.de/tl_files/content/dhl/downloads/DHL-Leitlinien-2011.pdf
29. ACCORD Study Group, Cushman W.C., Evans G.W. et al. (2010). Effects of intensive blood-pressure control in type 2 diabetes mellitus. *N Engl J Med 362:* 1575-1585.
30. Redon J. et al. (2012). Safety and efficacy of low blood pressures among patients with diabetes: subgroup analyses from the ONTARGET (ONgoing Telmisartan Alone and in combination with Ramipril Global Endpoint Trial). *J Am Coll Cardiol 59:* 74-83.
31. Hansson L. et al. (1998). Effects of intensive blood-pressure lowering and low-dose aspirin in patients with hypertension: principal results of the Hypertension Optimal Treatment (HOT) randomised trial. HOT Study Group. *Lancet 351:* 1755-1762.
32. Peterson J.C. et al. (1995). Blood pressure control, proteinuria, and the progression of renal disease. The Modification of Diet in Renal Disease Study. *Ann Intern Med 123:* 754-762.
33. Strippoli G.F.M. et al. (2005). Antihypertensive agents for primary prevention of diabetic nephropathy. *J Am Soc Nephrol 16:* 3081-3091
34. Haller H., Ito S., Izzo J.L. jr. et al. (2011). Olmesartan for the delay or prevention of microalbuminuria in type 2 diabetes. *N Engl J Med 364:* 907-917.
35. ONTARGET Investigators, Yusuf S. et al. (2008). Telmisartan, ramipril, or both in patients at high risk for vascular events. *NEJM 358:* 1547-1559

36. Mehdi U.F., Adams-Huet B., Raskin P. et al. (2009). Addition of angiotensin receptor blockade or mineralocorticoid antagonism to maximal angiotensin-converting enzyme inhibition in diabetic nephropathy. *J Am Soc Nephrol 20:* 2641-2650.
37. Parving H.H., Persson F., Lewis J.B. et al. (2008). Aliskiren combined with losartan in type 2 diabetes and nephropathy. *N Engl J Med 358:* 2433-2446.
38. Parving H.H. et al. (2012). Cardiorenal end points in a trial of aliskiren for type 2 diabetes. *N Engl J Med 367:* 2204-2213.
39. Mann J.F., Green D., Jamerson K. et al. (2010). Avosentan for overt diabetic nephropathy. *J Am Soc Nephrol 21:* 527-535.
40. Kohan D.E., Pritchett Y., Molitch M. et al. (2011). Addition of atrasentan to renin-angiotensin system blockade reduces albuminuria in diabetic nephropathy. *J Am Soc Nephrol 22:* 763-772.
41. Biesenbach G. et al. (1997). Influence of cigarette-smoking on the progression of clinical diabetic nephropathy in type 2 diabetic patients. *Clin Nephrol 48:* 146-150.
42. Sawicki P.T. et al. (1994). Smoking is associated with progression of diabetic nephropathy. *Diabetes Care 17:* 126-131.
43. Hsu C.V. et al. (2006). Body mass index and risk for end-stage renal disease. *Ann Intern Med 144:* 21-28.
44. Afshinnia F. et al. (2010). Weight loss and proteinuria: systemic review of clinical trials and comparative cohorts. *Nephrol Dial Tranplant 25:* 1173-1183.
45. Agrawal V. et al. (2008). The effect of weight loss after bariatric surgery on albuminuria. *Clin Nephrol 70:* 194-202.
46. Dunkler D. et al. (2013). Diet and kidney disease in high-risk individuals with type 2 diabetes mellitus. *JAMA Intern Med 173:* 1682-1692.
47. Pergola P.E., Raskin P., Toto R.D. et al. (2011). Bardoxolone methyl and kidney function in CKD with type 2 diabetes. *N Engl J Med 365:* 327-336.
48. DeZeeuw D. et al. (2013). Bardoxolone methyl in type 2 diabetes and stage 4 chronic kidney disease. *NEJM 369:* 2492-2503.
49. Voelker J.R. (2014). *Renal efficacy and safety of anti-TGF-bata1 therapy in patients with diabetic nephropathy.* High impact clinical trials, ASN 2014.
50. de Zeeuw D., Agarwal R., Amdahl M. et al. (2010). Selective vitamin D receptor activation with paricalcitol for reduction of albuminuria in patients with type 2 diabetes (VITAL study): a randomised controlled trial. *Lancet 376 (9752):* 1543-1551.
51. Glassock R.J. et al. (2015). *Efficacy in diabetic nephropathy in a phase 2 clinical trial of chemokine receptor 2 inhibitor CCX140-B.* TH-OR031, ASN 2015.

52. Brosius F.C. et al. (2015). *Baricitinib in diabetic kidney disease: Biomarker analysis from a phase 2, randomized, double-blind, placebo-controlled study.* TH-OR034, ASN 2015.

ANCA-assoziierte Vaskulitiden

Kirsten de Groot

Einleitung

ANCA-assoziierte Vaskulitiden (AAV) bezeichnen eine Gruppe primärer systemischer Kleingefäßvaskulitiden, die mit antineutrophilen cytoplasmatischen Antikörpern assoziiert sind. Gemäß der neuen Nomenklatur mit dem Ziel der Vermeidung von Eponymen, umfassen sie die Granulomatose mit Polyangiitis (GPA [1], früher Wegener'sche Granulomatose), die mikroskopische Polyangiitis (MPA) sowie die eosinophile Granulomatose mit Polyangiitis (EGPA, früher Churg-Strauss-Syndrom). In der aktuell revidierten Chapel-Hill-Definition der Vaskulitiden wird die Assoziation mit ANCA in die Definition der ANCA-assoziierten Vaskulitiden erstmals aufgenommen [2].

Bei gleichbleibender Inzidenz ist die Prävalenz von Patienten mit ANCA-assoziierten Vaskulitiden in den letzten 10 Jahren deutlich gestiegen, die der GPA hat sich verdoppelt [3, 4]. Dies ist das Resultat einer frühzeitigeren Diagnostik sowie einer Stadien-adaptierten Therapie, die ein verlängertes Überleben der Patienten ermöglicht [5, 6].

Pathogenese

Die Pathogenese der AAV scheint multifaktoriell zu sein und ist noch nicht lückenlos aufgeklärt. Genetische Aspekte, Umwelteinflüsse sowie Dysregulation von inflammatorischen Prozessen oder deren Kontrollmechanismen scheinen eine Rolle zu spielen [7, 8].

Obwohl die ANCA als Autoantikörper in der Pathogenese der Erkrankungen wahrscheinlich eine wichtige Rolle spielen, werden in Gewebebiopsien von Patienten mit AAV wenig oder keine Immunkomplexe nachgewiesen, was den Namen „pauci-immune"-Vaskulitiden/Glomerulonephritiden geprägt hat [9]. In-vitro-Studien haben gezeigt, dass ANCA aktivierte neutrophile Granulozyten stimulieren, reaktive Sauerstoffradikale zu produzieren, zu degranulieren und dabei proteolytische Enzyme freizusetzen [10]. Dies führt zu Gefäßwandschäden mit Einwanderung von Entzündungszellen und damit dem Bild der nekrotisierenden Vaskulitis.

In den letzten Jahren wurde durch Knock-out-Experimente aufgezeigt, dass der alternative Weg der Komplementaktivierung in der Pathogenese eine Rolle spielt, da Mäuse mit Knockout für Komplement-Faktor-C5- und -Faktor-B- bzw. -C5a-Rezeptor vor der Entstehung einer Vaskulitis bzw. Glomerulonephritis geschützt sind [11, 12]. Sowohl im Nierengewebe als auch im Serum und Urin von Patienten mit ANCA-assoziierten Vaskulitiden konnten kürzlich mit sensitiven Messmethoden Zeichen der Aktivierung des alternativen Komplementweges nachgewiesen werden [13, 14].

Diese Erkenntnisse eröffnen neue therapeutische Möglichkeiten: Im Tiermodell einer durch passiven Transfer von anti-Maus-MPO-Antikörpern induzierten ANCA-assoziierten halbmondbildenden Glomerulonephritis konnte die 2x tägliche orale Applikation von CCX168, ein den C5a-Rezeptor antagonisierendes small molecule, die Ausbildung einer nekrotisierenden GN stark abmildern [15].

Anhand von Familienuntersuchungen zeigt sich, dass es eine genetische Suszeptibilität geben muss, da das Erkrankungsrisiko z.B. für die WG, für einen Verwandten 1. Grades eines betroffenen Patienten bei 1,56 liegt [16]. Mögliche genetische Polymorphismen, die für dieses Phänomen verantwortlich zu machen sein könnten, umfassen Proteine, die in der Immunantwort eine Rolle spielen, wie HLA-Antigene, PTPN22, CTLA4 [17].

Eine genomweite Assoziationsstudie an zwei Kohorten mit 1.233 und 1.454 nordeuropäischen AASV-Patienten und mit über 6.858 Kontrollen konnte klar zeigen, dass die Pathogenese der AAV genetische Determinanten aufweist und distinkte genetische Unterschiede zwischen GPA und MPA bestehen [18]. HLA-DP wurde als stärkster genetischer Risikofaktor für die GPA bestätigt, ebenso wie der Polymorphismus des α1-Antitrypsin-Gens *(A1AT)*, dessen Genprodukt das ANCA-Zielantigen Proteinase 3 antagonisiert. Zudem konnte erstmals eine Mutation im Proteinase-3-Gen *(PRTN3)* als Risikokandidat für PR3-ANCA-positive Vaskulitiden identifiziert werden. Für die MPA konnte lediglich HLA DQ als Risikogen identifiziert werden. Interessanterweise bestand eine stärkere Assoziation zwischen den genannten Genen und PR3- bzw. MPO-ANCA als den assoziierten klinischen Entitäten. Darüber hinaus sind kürzlich epigenetische Veränderungen der beim Gesunden abgeschalteten Transkription der ANCA-Antigene Proteinase 3 (PR3) und Myeloperoxidase (MPO) beschrieben worden. Dies bewirkt, dass die Methylierung der Histone der PR3- und MPO-Gene gestört und die hierdurch herbeigeführte epigenetische Abschaltung dieser Gene beeinträchtigt ist, was geeignet wäre, die inadäquate Expression der ANCA-Zielantigene bei AAV zu erklären [19].

Aktuelle Experimente konnten zudem klären, dass für die PR3-ANCA-induzierte Signaltransduktion und konsekutive Zellaktivierung die Bindung von auf der Zelloberfläche exprimiertem PR3 an Neutrophil-Antigen B1 (NB1) sowie die Co-Lokalisierung zum transmembranösen Protein β2-Integrin Mac 1 (CD11b/18) im Sinne eines Signalkomplexes wichtig sind [20].

Die Immunogenität der ANCA-Zielantigene wird darüber hinaus dadurch gesteigert, dass ANCA-aktivierte Granulozyten Chromatinfäden freisetzen (sog. NETs [neutrophil extracellular traps]), die PR3 und MPO enthalten [21]. Die Ablagerung-NETs im entzündeten Gewebe der Niere und anderen betroffenen Organen verstärkt die Entzündungsaktivität und die autoinflammatorische Antwort.

Darüber hinaus ist gezeigt worden, dass der Serumspiegel des High mobility group box 1 (HMGB1), eines nukleären Nicht-Histon-Proteins, welches bei Zellnekrose und spät im Verlauf der Zellapoptose freigesetzt wird, WG von MPA und aktive von inaktiver WG zu diskriminieren vermag [22].

Neben den „klassischen" oben beschriebenen ANCA-Antigenen, die ausschließlich in neutrophilen Granulozyten und Monozyten vorkommen, wurde kürzlich ein neues Antigen, LAMP2, entdeckt, welches zusätzlich auf Endothelzellen exprimiert wird [23]. Es besteht eine ausgeprägte Homologie zwischen diesem Protein und dem Fimbrienprotein FimH gram-negativer Bakterien. In der Ratte konnte durch Immunisierung mit FimH LAMP-ANCA induziert werden und die Tiere entwickelten eine pauci-immune fokale nekrotisierende extrakapillär proliferierende GN [23]. Die Bedeutung dieser Befunde [24] ist vor dem Hintergrund der fehlenden Bestätigung durch andere Arbeitsgruppen noch unklar [25].

Regulationsstörungen in den Lymphozytensubsets sind nur partiell verstanden. B-Lymphozyten wird eine pathogenetische Rolle zugeschrieben, da histologisch in betroffenen Geweben nachweisbar und aufgrund des überzeugenden therapeutischen Effektes des anti-B-Zell-Antikörpers Rituximab (s.u.). Bei den T-Zellen wird eine Dysbalance im Sinne einer Reduktion der Zahl und/oder Funktion der regulatorischen T-Zellen diskutiert.

Umwelteinflüsse, wie z.B. eine Silikatexposition sowie die Einnahme von Medikamenten (z.B. Propylthiouracil), können die Entstehung einer MPO-ANCA assoziierten Vaskulitis begünstigen [26].

Diagnostik

Bei der Erstdiagnose einer AAV müssen alle Organsysteme nach einer möglichen Vaskulitismanifestation abgesucht werden. Klinische Befunde, Bildgebung und laborchemische Untersuchungen werden zu Diagnosestellung, zum Ausschluss von Differentialdiagnosen und sekundären Vaskulitisursachen (Infekt, Malignom, Medikamente) herangezogen.

Die Gewinnung eines histologischen Beweises mittels Nierenbiopsie oder Biopsie von Haut, Lunge, Muskel/Nerven, HNO-Gewebe gilt immer noch als Goldstandard der Diagnosesicherung.

Die Nierenbiopsie dient nicht nur der histologischen Sicherung, sondern auch der prognostischen Einschätzung der renalen Rekompensationswahrscheinlichkeit [27].

Krankheitsrezidive treten meistens in schon früher von der Vaskulitis betroffenen Organen auf. Patienten sollten während der Remissionsinduktion engmaschig, in der Remissionserhaltungsphase dreimonatlich gesehen werden.

Therapie

Dank der Tatsache, dass eine Remissionsinduktion bei ca. 90% der Patienten mit AAV mit aktivitäts- und stadienadaptierter Therapie (siehe Tabelle 1) heutzutage gelingt, ist die Lebenserwartung von AAV-Patienten von wenigen Monaten vor der Cyclophosphamid-Ära bis zu einer 10-Jahres-Überlebenswahrscheinlichkeit auf knapp 70% [5] gestiegen. Dennoch beträgt die Mortalitäts-Ratio im ersten Behandlungsjahr 2,6 und in den Folgejahren 1,3 gegenüber einer alters- und geschlechtsgemachten gesunden Kohorte [5]. Eine Analyse der unerwünschten Ereignisse, die während des ersten Behandlungsjahres in den ersten vier EUVAS-Studien [28-31] auftraten, zeigte eine 1-Jahres-Mortalität von 11%, wobei ein Todesfall durch aktive Vaskulitis dreimal seltener eintrat als durch Infektionen oder kardiovaskuläre Ursachen [32]. Dies bedeutet, dass die Gefahr besteht, Patienten, zumindest im 1. Behandlungsjahr, übermäßig zu immunsupprimieren. Als Prädiktoren der Mortalität im 1. Behandlungsjahr haben sich Alter > 65 Jahre, GFR < 15 ml/min und ein BVAS-Score > 15 („Birmingham vasculitis activity score") erwiesen [32].

Der Anteil der Patienten, die bei Erstdiagnose das 60. Lebensjahr überschritten haben, liegt bei etwa einem Drittel der Patienten [33], v.a. wenn es sich um eine isolierte ANCA-assoziierte Glome-

Studie (Patientenzahl)	Einschluss	Therapiearm vs. Kontrollarm	1°-Endpunkt	Resultat
CYCLOPS [28] (n = 149)	neu GPA, MPA, RL renal, Krea. < 5,5 mg/dl	CYC-*Pulse* 15 mg/kg KG vs. CYC tgl. p.o. 2 mg/kg	Zeit bis Remission	Cyc-Puls = Cyc tgl. p.o. weniger Leukopenie
CHUSPAN [64] (n = 65)	PAN$_{(n=18)}$, MPA$_{(n=47)}$ schlechte Prognose	CYC-*Puls* 6 Monate vs. CYC-Puls 12 Monate	Rezidiv/Tod	
NORAM [29] (n = 100)	neu GPA, MPA systemisch, Krea < 1,7 mg/dl	*MTX* 0,3 mg/kg vs. CYC p.o.	Eintritt der Remission	(MTX = CYC$_{po}$), MTX schlechter bei DEI > 10, mehr/früher Rezidive
MEPEX [31] (n = 137)	neu GPA, MPA RPGN Krea > 5,8	7x *Plasmapherese* (PE) vs. 3x Methylpred.stöße jeweils + CYC p.o. + Pred p.o.	Renales Überleben	PE besser insgesamt 25% Mortalität!
MYCYC [39] (n = 140)	neu GPA, MPA	*MMF* 2 g/d vs. Puls-CYC	Remissionen nach 6 Mo. (BVAS = 0) + Adhärenz an Steroidreduktionsregime	MMF unterlegen

CYC = Cyclophosphamid, MTX = Methotrexat, PE = Plasmapherese,
GPA = Granulomatose mit Polyangiitis (früher M. Wegener), MPA = mikroskopische Polyangiitis
PAN = Panarteriitis nodosa, RL = renal limitierte Vaskulitis

Tabelle 1
Randomisierte kontrollierte Therapiestudien zur Remissionsinduktion bei AAV

rulonephritis ohne andere systemische Vaskulitismanifestationen handelt.

Ziel zukünftiger Studien ist es weiterhin, die Immunsuppression nicht nur an Krankheitsstadium und -ausdehnung, sondern auch an Alter und Komorbidität (z.B. Nierenfunktion) anzupassen.

Eine aktuelle Übersicht über die mittlerweile deutlich differenzierten Therapieoptionen und -standards bietet eine aktuelle Übersicht [34].

Langzeitverlaufsdaten von Therapiestudien zur Remissionsinduktion der Europäischen Vaskulitisarbeitsgruppe EUVAS

Mittlerweile liegen Langzeitverlaufsdaten der ersten prospektiven, randomisierten, kontrollierten EUVAS-Studien vor.

In der CYCLOPS-Studie [28] (Puls vs. tgl. orale Cyclophosphamidgabe) wurde kein signifikanter Unterschied in Remissions- und Rezidivrate, Todesfällen und unerwünschten Ereignissen zwischen einer 2- bis 3-wöchentlichen an Alter und Nierenfunktion angepassten Cyclophosphamid-(CYC)-Pulstherapie und einer täglichen oralen Dauertherapie beobachtet. Eine außerhalb der Studie durchgeführte Nachbeobachtung (durch Versendung von standardisierten Fragebögen an die behandelnden Zentren) von im Median 4,3 Jahren zeigt mehr als doppelt so viele Rezidive im CYC-Pulsarm im Vergleich zur Patientengruppe mit täglicher oraler CYC-Dauertherapie. Dieses Phänomen hatte jedoch keinen Einfluss auf Mortalität und Rate an terminalen Nierenversagen [35].

In der MEPEX-Studie wurde bei Patienten mit ANCA-assoziierter rapid progressiver GN und drohender Dialysepflichtigkeit der Einfluss additiver Plasmaaustauschbehandlungen (PE) vs. Methylprednisolonstöße zusätzlich zu einer täglichen oralen CYC-Dauertherapie auf das Dialyse-unabhängige renale Überleben geprüft. Der am Studienende nach 12 Monaten signifikante positive Effekt der Plasmapherese auf die Zahl der Dialyse-unabhängigen Patienten war nach einer medianen Nachbeobachtung von vier Jahren nicht mehr nachweisbar. Ebenso wenig ergaben sich signifikante positive Auswirkungen dieses Regimes auf Mortalitäts- oder Rezidivraten [36]. Die Frage, ob bessere Ergebnisse mit dem früheren Einsatz von Plasmaaustauschbehandlungen erzielt werden könnten, versucht eine weltweite, randomisierte kontrollierte Studie (PEXIVAS) zu beantworten, bei der Plasmapherese bereits ab einer GFR ≤ 50 ml/min und auch bei alveolärer Hämorrhagie eingesetzt wird und dessen potentieller Steroid einsparender Effekt in einem faktoriellen Design mit untersucht werden soll [37].

Da heute aufgrund der Nebenwirkungsträchtigkeit die tägliche orale CYC-Dauertherapie zugunsten einer unkomplizierteren i.v. CYC-Pulstherapie nur noch selten eingesetzt wird, stellt sich die Frage, ob zur Therapie der RPGN Plasmaaustausch mit CYC-Pulstherapie ebenso wirksam ist wie PE in Kombination mit oraler CYC-Dauertherapie. In einer retrospektiven Untersuchung haben Pepper et al. die Therapie einer AAV mit RPGN-Plasmapherese und CYC-Pulsen verglichen mit den Patienten im Plasmapheresearm der MEPEX-Studie, die zusätzlich täglich oral CYC erhielten [38]. In der Pulstherapiegruppe war das Gesamtüberleben nach einem Jahr signifikant besser als im Plasmapheresearm der MEPX-Studie unter tgl. oralem CYC, in beiden Therapiegruppen blieb ein Drittel der überlebenden Patienten dialysepflichtig, die mediane GFR der Dialyse-unabhängigen Patienten unterschied sich nicht zwischen den beiden Therapieregimen.

Mycophenolat hat als Remissionsinduktionsregime gegenüber CYC-Pulsen das primäre Studienziel der Nichtunterlegenheit nicht erreicht und kann somit im Lichte der zugelassenen Alternative mit Rituximab (s.u.) nur als Reservemedikament gelten [39].

Remissionsinduktion mit Rituximab

Eine weitere Option, CYC einzusparen, liegt im Einsatz von Biologika.

Der anti-CD20-Antikörper Rituximab hat sich zur Remissionsinduktion bei Serien von therapierefraktären Patienten mit AAV überwiegend als wirksam gezeigt [40]. Es liegen nun Ergebnisse zweier randomisierter kontrollierter Studien vor, die Rituximab vs. CYC zur Remissionsinduktion verglichen haben (Tabelle 2).

In der (n = 44 Patienten) europäischen Studie RITUXVAS [41] wurden Patienten mit aktiver, neu diagnostizierter AAV und Glomerulonephritis (mittlere eGFR 16 ml/min) 3:1 randomisiert einer Therapie mit Rituximab 4-mal 375 mg/m² KÖF plus ein bis zwei CYC-Stößen zugewiesen oder einer konventionellen CYC-Pulstherapie nach dem Schema der CYCLOPS-Studie (s.o.). Beide Behandlungsgruppen erhielten das gleiche Prednisolonregime in absteigender Dosis beginnend mit 1 mg/kg KG. Primärer Studienendpunkt

Tabelle 2
Charakteristika der beiden kontrollierten Studien zum Einsatz von Rituximab zur Remissionsinduktion bei ANCA-assoziierten Vaskulitiden

	RAVE Stone et al., NEJM, 2010 [42]		RITUXVAS Jones et al., NEJM, 2010 [41]	
	Rituximab	CYC	Rituximab	CYC
Studienart	Randomisiert, kontrolliert, doppelblind		Randomisiert, kontrolliert, offen	
Patienten, n =	99	98	33	11
Einschluss	ED (49%) + Rezidiv (51%) Serumkreatinin max. 4 mg/dl		ED, mit GN	
Alter (J)	54	51	68	67
GFR (ml/min)*	54	69	20	12
BVAS	8,5	8,2	19	18
Induktions-therapie	4x 375 mg/m² 3x 1 g MePred	2 mg/kg tgl. p.o. 3x 1 g MePred	4x 375 mg/m² + 2x Cyc-Puls (15 mg/kg KG)	15 mg/kg i.v. alle 3 Wo.
Erhaltungs-therapie		Azathioprin (2 mg/kg/d)		Azathioprin (2 mg/kg/d)
Prednisolon	Start mit 1 mg/kg, Mo 5: GC Stop		Start mit 1 mg/kg, Mo 6: 5 mg/d	
Berichtetes „Follow-up"	6 Monate		12 Monate	
* nur 52% der Patienten hatten eine renale Manifestation Abkürzungen: ED = Erstdiagnose, BVAS = Birmingham vasculitis activity index, MePred = Methylprednisolon, GC = Glucocorticoide				

war die Rate anhaltender Remissionen, d.h. BVAS (Birmingham Vasculitis Activity Index = 0) für ≥ 6 Monate. Bei Studienbeginn waren 8 Patienten dialysepflichtig, davon 8 im Rituximabarm, die mediane eGFR bei Studienbeginn lag bei 16 ml/min.

In der US-amerikanischen Studie RAVE [42] wurden 197 Patienten mit aktiver AAV bei Erstdiagnose oder Rezidiv 1:1 randomisiert, entweder eine Therapie mit Rituximab wie in der o.g. Studie + drei Methylprednisolonpulse zu erhalten oder eine täglich orale CYC-Dauertherapie, jeweils mit einem Prednisolonregime in absteigender Dosis. Die Patienten wiesen, gemessen am BVAS (Birmingham Vasculitis Activity Index), eine deutlich geringere Krankheitsaktivität bei Studienbeginn auf (8 vs. 18,5) auf und nur 50% der Patienten hatten eine Nierenbeteiligung, die mittlere GFR lag entsprechend mit 54 ml/min im Rituximab-Arm und 69 ml/min im CYC-Arm erheblich höher als in der erstgenannten Studie. Der primäre Endpunkt lag in der Remissionsrate nach 6 Monaten bei gleichzeitiger Steroidfreiheit am Ende von Monat 5. Die remissionserhaltende Therapie bestand in beiden Studien aus Azathioprin im CYC-Arm (mit begleitendem Prednisolon in RITUXVAS und ohne Prednisolon in RAVE), der Rituximabarm verblieb jeweils ohne Immunsuppressivum, in der RITUXVAS-Studie wurde eine protokollisierte Prednisolondosis ≤ 5 mg/d weitergeführt.

In beiden Studien war das Ziel, die sog. „Nicht-Unterlegenheit" der Rituximabtherapie nachzuweisen, auch erreicht. Von der RAVE-Studie mit einer Beobachtungszeit von 18 Monaten sind allerdings erst die Daten der ersten sechs Monate publiziert.

In beiden Studien gab es keine statistisch signifikanten Unterschiede bzgl. Mortalität, dem Auftreten von Infektionen, terminalen Nierenversagen oder Rezidiven. Karzinome wurden in beiden Studien beobachtet, 2 vs. 0 (RITUXVAS Rituximab vs. CYC) und 7 vs. 2 (RAVE Rituximab vs. CYC), dieser Unterschied war statistisch nicht signifikant.

Aufgrund der Ergebnisse dieser beiden Studien wurde Rituximab im „orphan drug status" (spezieller Zulassungsmodus für Arzneimittel für seltene Erkrankungen) mit 4x 375 mg/m² zur Remissionsinduktionstherapie bei schweren AAV seit April 2013 in Europa zugelassen.

Aus Sicht europäischer Experten sollte eine Induktionstherapie mit Rituximab zunächst Patienten mit Kontraindikationen für CYC, Krankheitsprogress unter CYC oder rezidivierenden Verläufen vorbehalten werden, insbesondere da eine Überlegenheit von Rituximab gegenüber CYC bezüglich Wirksamkeit oder Sicherheitsprofil nicht gezeigt werden konnte.

Da die Inzidenz der AAV, v.a. im Sinne einer MPO-assoziierten Glomerulonephritis bei **älteren Menschen** einen Gipfel aufweist, stellt sich die Frage nach einem an das numerische und biologische Alter angepassten immunsuppressiven Regime. Eine französische randomisierte und kontrollierte Studie konnte zeigen, dass bei gleicher Effektivität hinsichtlich der Häufigkeit von Remissionen, Rezidiven und terminalem Nierenversagen ein Regime mit reduzierter CYC-Pulsdosis und schnellerem Steroidrückzug mit signifikant selteneren Nebenwirkungen einherging [43].

Remissionserhaltende Therapie

Nach Remissionsinduktion mit CYC gilt Azathioprin als Goldstandard für eine nachfolgende remissionserhaltende Therapie. Alle etwa äquipotenten Immunsuppressiva (Methotrexat (cave Kumulation bei GFR < 50 ml/min), Leflunomid, Mycophenolat Mofetil) sind mittlerweile in randomisierten kontrollierten Studien getestet worden und sind dem Azathioprin bestenfalls ebenbürtig. Unter Mycophenolat als remissionserhaltender Therapie hat sich eine höhere Rezidivrate als unter Azathioprin gezeigt [42] (Tabelle 3).

Die optimale Dauer einer remissionserhaltenden Therapie bleibt mangels guter Daten unklar. Aus den vorhandenen Studien lässt sich ableiten, dass das Rezidivrisiko bei Patienten mit GPA und/oder C/PR3-ANCA, Serumkreatinin < 200 µmol/l und kardiovaskulä-

Tabelle 3
Randomisierte kontrollierte Therapiestudien zur Remissionserhaltung bei AAV

Studie (Patientenzahl)	Einschluss	Therapiearm vs. Kontrollarm	1°-Endpunkt	Resultat
CYCAZAREM [30] (n = 144)	GPA, MPA, RL renal/vital Organ	Aza 2 mg/kg p.o. CYC 1,5 mg/kg p.o. vs.	Rezidiv (major, minor)	AZA = CYC$_{po}$
IMPROVE [44] (n = 156)	neu GPA, MPA	MMF vs. Aza	Zeit ohne Rezidiv	MMF schlechter
WEGENT [65] (n = 126)	GPA, MPA renal/multi Organ	MTX vs. Aza	UAW (Med. Abbruch, Tod)	MTX = AZA UAW MTX tendenziell schlechter
LEM [66] (n = 54)	GPA generalisiert, Krea ≤ 1,3	Leflunomid 30 mg/d vs. MTX	Rezidiv (major, minor)	LEF besser UAW LEF schlechter
WGET [46] (n = 174)	GPA BVAS/WG ≥ 3	MTX bzw. CYC + Etanercept vs. MTX bzw. CYC + Placebo	Remission ≥ 6 Monate	Enbrel = Plazebo 6 (+3) vs. 0 solide Tumore
CYC = Cyclophosphamid, MTX = Methotrexat, Aza = Azathioprin GPA = Granulomatose mit Polyangiitis (früher M. Wegener), MPA = mikroskopische Polyangiitis, RL = renal limitierte Vaskulitis					

ren Erkrankungen sowie Verzicht auf CYC zur Remissionsinduktion und frühzeitiger Beendigung der Kortikosteroide [45] am höchsten ist. Deshalb wird empfohlen, die immunsuppressive Therapie bei Patienten mit diesen Merkmalen mindestens 18 Monate nach Beginn der Induktionstherapie fortzuführen. Inwieweit eine Fortsetzung darüber hinaus sinnvoll ist oder durch die Therapie-assoziierten Nebenwirkungen konterkariert wird, werden die noch ausstehenden Ergebnisse der REMAIN-Studie zeigen müssen. Möglicherweise wird man zukünftig die remissionserhaltende Therapie für Patienten mit den o.g. Risikofaktoren für ein Rezidiv anders gestalten als für Patienten, die diese Merkmale nicht aufweisen und damit nicht mehr alle Patienten mit ANCA-assoziierten Vaskulitiden mit einem einheitlichen Protokoll für die Remissionserhaltungsphase behandeln.

Der TNFα-Antagonist Etanercept hat sich in einer Placebo-kontrollierten randomisierten Studie additiv zur Standardimmunsuppression als nicht hilfreich für Remissionserhaltung erwiesen [46]. Zusätzlich traten in beiden Behandlungsarmen, auch nach Verlängerung der Beobachtungsdauer auf 43 Monate nach Studienbeginn, gegenüber der alters- und geschlechtskorrigierten Bevölkerung vermehrt solide Malignome auf mit höherer Tendenz unter Etanercept [47]. Für andere TNFα-Antagonisten existieren keine kontrollierten Studien. Lediglich Infliximab hat sich in Einzelfällen von refraktärer granulomatöser Manifestation bei der GPA bewährt [48]. Vor Einsatz eines TNFα-Antagonisten muss eine Tuberkulose ausgeschlossen werden, da sonst das Risiko einer Reaktivierung mit miliarer Aussaat besteht.

Rituximab ist in Europa zur remissionserhaltenden Therapie *nicht* zugelassen.

Die Nachbeobachtung der in der RAVE-Studie [42] mit einem Kurs Rituximab zur Induktion behandelten Patienten zeigt jedoch, dass 18 Monate nach Beginn der Remissionsinduktionstherapie die Rezidivrate genauso hoch liegt wie nach Induktion mit CYC-Puls [49].

Die Frage nach dem wiederholten Einsatz von Rituximab zur Rezidivprophylaxe liegt also nahe. Diesbezüglich herrscht jedoch noch große Unklarheit hinsichtlich Dosis, Applikationsintervall, Begleittherapie und Parameter der Therapiesteuerung (Wiederauftreten von B-Zellen und/oder ANCA im peripheren Blut, Wiederkehr klinischer Symptomatik?).

Zwei retrospektive Studien kommen zu unterschiedlichen Konklusionen bzgl. eines remissionserhaltenden Regimes mit Rituximab, hier stehen Ergebnisse aus den USA mit Behandlung bei Wiederkehr der B-Zellen im peripheren Blut oder ANCA-Konversion kontrovers den britischen gegenüber, die bessere Ergebnisse fanden, wenn die Patienten ungeachtet der B-Zellzahl und des ANCA-Titers regelmäßig alle 6 Monate mit Rituximab behandelt werden [50, 51].

In einer randomisierten kontrollierten französischen Studie hat sich eine remissionserhaltende Therapie mit 500 mg Rituximab alle sechs Monate einer Standardtherapie mit Azathioprin hinsichtlich der Zahl schwerer Rezidive als überlegen erwiesen [52]. Zwei weitere Studien mit Rituximab als remissionserhaltender Therapie rekrutieren momentan Patienten.

Konkrete Hinweise zur zulassungskonformen Handhabung einer Rituximab-Therapie wurden kürzlich von einer deutschen Expertengruppe publiziert [53].

Im Jahre 2016 werden sowohl eine deutsche S1-Leitlinie als auch eine Leitlinine der europäischen rheumatologischen Gesellschaft (EULAR) zum Management von ANCA-assoziierten Vaskulitiden erscheinen.

Langzeit-Outcome

Das Langzeitüberleben von AAV-Patienten hat sich in den letzten 30 Jahren signifikant verbessert [54, 55]. Eine aktuelle Arbeit zeigt bei einem primär von Rheumatologen betreuten Kollektiv (d.h. bei Patienten ohne schwere Nierenfunktionseinschränkung oder Dialyse) eine standardisierte Mortalitätsratio von 1,03, d.h. eine von der alters- und geschlechtsadaptierten Bevölkerung nicht verschiedene Sterblichkeit [6]. Dennoch ist die cardiovaskuläre Morbidität insbesondere in Bezug auf ischämische Schlaganfälle und Myokardinfarkte gegenüber der altersgleichen nicht vaskulitisch erkrankten Bevölkerung um den Faktor 2-4 erhöht [56].

Allerdings besteht noch immer eine hohe Rezidivrate [57], die vielleicht gerade Ausdruck der Verringerung der Immunsuppression im Rahmen einer remissionserhaltenden Therapie ist. Insbesondere die granulomatösen Manifestationen, assoziiert mit PR3-/C-ANCA, haben sich als rezidiv-freudig erwiesen mit hohem Risiko für bleibende Organschäden v.a. im Bereich der oberen und unteren Luftwege und der Nieren (GFR-Verlust, Proteinurie) [58]. Hinzu kommen chronische Schäden als Folge der immunsuppressiven Therapie, wie z.B. der Steroid-induzierte Diabetes mellitus [58]. Die Inzidenz maligner Tumoren ist bei Patienten mit AAV gegenüber der Normalbevölkerung um das 1,6- bis 2,4-fache erhöht [59-61].

Churg-Strauss-Syndrom

In der Pathogenese hypereosinophiler Syndrome; u.a. der EGPA (früher Churg-Strauss-Syndrom) spielt das Interleukin-5 (IL-5) eine entscheidende Rolle in Reifung und Aktivierung eosinophiler Granulozyten. Aktuell wird die therapeutische Wirkung von anti-IL-5-Antikörpern bei hypereosinophilen Syndromen untersucht, nachdem Interferon α, welches u.a. IL-5 herunterreguliert, bei der EGPA bereits eine etablierte Therapieoption darstellt [62]. Moosig et al. haben 10 Patienten mit therapierefraktärer (Prednisolon > 12,5 mg + CYC, Azathioprin oder „low-dose"-Methotrexat) EGPA mit Mepolizumab [63], einem rekombinanten anti-IL-5-Antikörper behandelt. Der primäre Endpunkt bestand im Erreichen einer Remission (BVAS = 0) und der erfolgreichen Senkung der Prednisolondosis unterhalb der Cushingschwelle in der 32. Woche.

Ausblick

Der „orphan drug track" der Arzneimittelzulassungsbehörden ermöglicht die Zulassung von Medikamenten für seltene Erkrankungen, die bislang fast nur im „off-label"-Verfahren mit allen damit verbundenen Schwierigkeiten, auch der Kostenerstattung durch die Krankenkassen, behandelt werden konnten. Aufgrund der um ein Vielfaches kleineren Patientenzahlen und der kurzen Beobachtungsdauer in den Studien für dieses Zulassungsverfahren werden manche Erkenntnisse über Wirksamkeit und Toxizität erst nach der Markteinführung der so zugelassenen neuen Medikamente zusammengetragen werden können. Hier werden zukünftig Registerdaten eine sehr wichtige Informationsquelle darstellen.

Literatur

1. Falk R.J., Gross W.L., Guillevin L. et al. (2011). Granulomatosis with polyangiitis (Wegener's): an alternative name for Wegener's granulomatosis. *J Am Soc Nephrol 22 (4):* 587-588.
2. Jennette J.C., Falk R.J., Bacon P.A. et al. (2013). 2012 revised international chapel hill consensus conference nomenclature of vasculitides. *Arthritis Rheum, 65 (1):* 1-11.
3. Watts R.A., Al-Taiar A., Scott D.G. et al. (2009). Prevalence and incidence of Wegener's granulomatosis in the UK general practice research database. *Arthritis Rheum 61 (10):* 1412-1416.

4. Herlyn K., Buckert F., Gross W.L. & Reinhold-Keller, E. (2014). Doubled prevalence rates of ANCA-associated vasculitides and giant cell arteritis between 1994 and 2006 in northern Germany. *Rheumatology 53(5):* 882-889.
5. Flossmann O., Berden A., de Groot K. et al. (2011). Long-term patient survival in ANCA-associated vasculitis. *Ann Rheum Dis 70 (3):* 488-494.
6. Holle J.U., Gross W.L., Latza U. et al. (2011). Improved outcome in 445 patients with Wegener's granulomatosis in a German vasculitis center over four decades. *Arthritis Rheum 63 (1):* 257-266.
7. Jennette C.J. & Falk R.J. (2013). L1. Pathogenesis of ANCA-associated vasculitis: observations, theories and speculations. *Presse Med 42 (4 Pt 2):* 493-498.
8. Furuta S. & Jayne D.R. (2013. Antineutrophil cytoplasm antibody-associated vasculitis: recent developments. *Kidney Int 84 (2):* 244-249.
9. Jennette J.C. & Falk R.J. (1997). Small-vessel vasculitis. *N Engl J Med 337 (21):* 1512-1523.
10. Falk R.J., Terrel R.S., Charles L.A. et al. (1990). Anti-neutrophil cytoplasmic autoantibodies induce neutrophils to degranulate and produce oxygen radicals in vitro. *Proc Natl Acad Sci USA 87:* 4115-4119.
11. Xiao H., Schreiber A., Heeringa P. et al. (2007). Alternative complement pathway in the pathogenesis of disease mediated by anti-neutrophil cytoplasmic autoantibodies. *Am J Pathol 170 (1):* 52-64.
12. Schreiber A., Xiao H., Jennette J.C. et al. (2009). C5a receptor mediates neutrophil activation and ANCA-induced glomerulonephritis. *J Am Soc Nephrol 20 (2):* 289-298.
13. Gou S.J., Yuan J., Chen M. et al. (2013). Circulating complement activation in patients with anti-neutrophil cytoplasmic antibody-associated vasculitis. *Kidney Int 83 (1):* 129-137.
14. Gou S.J., Yuan J., Wang C. et al. (2013). Alternative complement pathway activation products in urine and kidneys of patients with ANCA-associated GN. *Clin J Am Soc Nephrol 8 (11):* 1884-1891.
15. Xiao H., Dairaghi D.J., Powers J.P. et al. (2013). C5a Receptor (CD88) Blockade Protects against MPO-ANCA GN. *J Am Soc Nephrol 25 (2):* 225-231.
16. Knight A., Sandin S. & Askling J. (2008). Risks and relative risks of Wegener's granulomatosis among close relatives of patients with the disease. *Arthritis Rheum 58 (1):* 302-307.
17. Willcocks L.C., Lyons P.A., Rees A.J. et al. (2010). The contribution of genetic variation and infection to the pathogenesis of ANCA-associated systemic vasculitis. *Arthritis Res Ther 2 (1):* 202.

18. Lyons P.A., Rayner T.F., Trivedi S. et al. (2012). Genetically distinct subsets within ANCA-associated vasculitis. *N Engl J Med 367 (3):* 214-223.
19. Ciavatta D.J., Yang J., Preston G.A. et al. (2010). Epigenetic basis for aberrant upregulation of autoantigen genes in humans with ANCA vasculitis. *J Clin Invest 120 (9):* 3209-3219.
20. Jerke U., Rolle S., Dittmar G. et al. (2011). Complement receptor Mac-1 is an adaptor for NB1 (CD177)-mediated PR3-ANCA neutrophil activation. *J Biol Chem 286 (9):* 7070-7081.
21. Kessenbrock K., Krumbholz M., Schonermarck U. et al. (2009). Netting neutrophils in autoimmune small-vessel vasculitis. *Nat Med 15 (6):* 623-625.
22. Wibisono D., Csernok E., Lamprecht P. et al. (2010). Serum HMGB1 levels are increased in active Wegener's granulomatosis and differentiate between active forms of ANCA-associated vasculitis. *Ann Rheum Dis 69 (10):* 1888-1889.
23. Kain R., Exner M., Brandes R. et al. (2008). Molecular mimicry in pauci-immune focal necrotizing glomerulonephritis. *Nat Med 14 (10):* 1088-1096.
24. Kain R., Tadema H., McKinney E.F. et al. (2012). High prevalence of autoantibodies to hLAMP-2 in anti-neutrophil cytoplasmic antibody-associated vasculitis. *J Am Soc Nephrol 23 (3):* 556-566.
25. Roth A.J., Brown M.C., Smith R.N. et al. (2012). Anti-LAMP-2 antibodies are not prevalent in patients with antineutrophil cytoplasmic autoantibody glomerulonephritis. *J Am Soc Nephrol 23 (3):* 545-555.
26. Ntatsaki E., Watts R.A. & Scott D.G. (2010). Epidemiology of ANCA-associated vasculitis. *Rheum Dis Clin North Am 36 (3):* 447-461.
27. Berden A.E., Ferrario F., Hagen E.C. et al. (2010). Histopathologic classification of ANCA-associated glomerulonephritis. *J Am Soc Nephrol 21 (10):* 1628-1636.
28. de Groot K., Harper L., Jayne D.R. et al. (2009). Pulse versus daily oral cyclophosphamide for induction of remission in antineutrophil cytoplasmic antibody-associated vasculitis: a randomized trial. *Ann Intern Med 150 (10):* 670-680.
29. de Groot K., Rasmussen N., Bacon P.A. et al. (2005). Randomized trial of cyclophosphamide versus methotrexate for induction of remission in early systemic antineutrophil cytoplasmic antibody-associated vasculitis. *Arthritis Rheum 52 (8):* 2461-2469.
30. Jayne D., Rasmussen N., Andrassy K. et al. (2003). A randomized trial of maintenance therapy for vasculitis associated with antineutrophil cytoplasmic autoantibodies. *N Engl J Med 349 (1):* 36-44.
31. Jayne D.R., Gaskin G., Rasmussen N. et al. (2007). Randomized trial of plasma exchange or high-dosage methylprednisolone as adjunctive

therapy for severe renal vasculitis. *J Am Soc Nephrol 18 (7):* 2180-2188.
32. Little M.A., Nightingale P., Verburgh C.A. et al. (2010). Early mortality in systemic vasculitis: relative contribution of adverse events and active vasculitis. *Ann Rheum Dis 69:* 1036-1043.
33. Hamour S.M. & Salama A.D. (2011). ANCA comes of age – but with caveats. *Kidney Int 79 (7):* 699-701.
34 Schonermarck U., Gross W.L. & de Groot K. (2014). Treatment of ANCA-associated vasculitis. *Nat Rev Nephrol 10 (1):* 25-36.
35. Harper L., Morgan M.D., Walsh M. et al. (2012). Pulse versus daily oral cyclophosphamide for induction of remission in ANCA-associated vasculitis: long-term follow-up. *Ann Rheum Dis 71 (6):* 955-960.
36. Walsh M., Casian A., Flossmann O. et al. (2013). Long-term follow-up of patients with severe ANCA-associated vasculitis comparing plasma exchange to intravenous methylprednisolone treatment is unclear. *Kidney Int 84 (2):* 397-402.
37. Casian A. & Jayne D. (2011). Plasma exchange in the treatment of Wegener's granulomatosis, microscopic polyangiitis, Churg-Strauss syndrome and renal limited vasculitis. *Curr Opin Rheumatol 23 (1):* 12-17.
38. Pepper R.J., Chanouzas D., Tarzi R. et al. (2012). Intravenous Cyclophosphamide and Plasmapheresis in Dialysis-Dependent ANCA-Associated Vasculitis. *Clin J Am Soc Nephrol, 83 (12):* 1204-1209.
38. Jones R.B. (2013). A randomized trial of mycophenolate mofetil versus cyclophosphamide for remission induction of ANCA-associated vasculitis: "MYCYC". On behalf of the European vasculitis study group. *Presse Med 42:* 678-679 (Abstract).
40. Walsh M. & Jayne D. (2007). Rituximab in the treatment of anti-neutrophil cytoplasm antibody associated vasculitis and systemic lupus erythematosus: past, present and future. *Kidney Int 72 (6):* 676-682.
41. Jones R.B., Tervaert J.W., Hauser T. et al. (2010). Rituximab versus cyclophosphamide in ANCA-associated renal vasculitis. *N Engl J Med 363 (3):* 211-220.
42. Stone J.H., Merkel P.A., Spiera R. et al. (2010). Rituximab versus cyclophosphamide for ANCA-associated vasculitis. *N Engl J Med 363 (3):* 221-232.
43. Pagnoux C. et al. (2013). Treatment of systemic necrotizing vasculitides in patients > 65 years old: Results of the multicentre randomized CORTAGE trial. *Presse Med 42:* 679-680; http://dx.doi.org/10.1016/j.lpm.2013.02.069.
44. Hiemstra T.F., Walsh M., Mahr A. et al. (2010). Mycophenolate mofetil vs. azathioprine for remission maintenance in antineutrophil

cytoplasmic antibody-associated vasculitis: a randomized controlled trial. *JAMA 304 (21):* 2381-2388.
45. Walsh M., Flossmann O., Berden A. et al. (2011). Risk factors for relapse of ANCA associated vasculitis. *Arthritis Rheum 63:* 257-266.
46. WGET Research Group (2005). Etanercept plus standard therapy for Wegener's granulomatosis. *N Engl J Med 352 (4):* 351-361.
47. Silva F., Seo P., Schroeder D.R. et al. (2011). Solid malignancies among etanercept-treated patients with granulomatosis with polyangiitis (Wegener's): long-term follow-up of a multicenter longitudinal cohort. *Arthritis Rheum 63 (8):* 2495-2503.
48. Lamprecht P. (20005). TNF-alpha inhibitors in systemic vasculitides and connective tissue diseases. *Autoimmun Rev 4 (1):* 28-34.
49. Specks U., Merkel P., Seo P. et al. (2013) Efficacy of remission-induction regimens for ANCA-associated vasculitis. *N Engl J Med 369 (5):* 417-427.
50. Cartin-Ceba R., Golbin J.M., Keogh K.A. et al. (2012). Rituximab for remission induction and maintenance in refractory granulomatosis with polyangiitis (Wegener's): ten-year experience at a single center. *Arthritis Rheum 64 (11):* 3770-3778.
51. Smith R.M., Jones R.B., Guerry M.J. et al. (2012). Rituximab for remission maintenance in relapsing antineutrophil cytoplasmic antibody-associated vasculitis. *Arthritis Rheum 64 (11):* 3760-3769.
52. Guillevin L., Pagnoux C., Karras, A. et al. (2014). Rituximab versus azathioprine for maintenance in ANCA-associated vasculitis. *N Engl J Med 371 (19):* 1771-1780.
53. Moosig F., Aries P.M., de Groot, K. et al. (2014). [B-cell targeted therapy in patients with granulomatosis with polyangiitis and microscopic polyangiitis]. *Dtsch Med Wochenschr 139 (44):* 2248-2253.
54. Eriksson P., Jacobsson L., Lindell A. et al. (2009). Improved outcome in Wegener's granulomatosis and microscopic polyangiitis? A retrospective analysis of 95 cases in two cohorts. *J Intern Med 265 (4):* 496-506.
55. Stratta P., Marcuccio C., Campo A. et al. (2008). Improvement in relative survival of patients with vasculitis: study of 101 cases compared to the general population. *Int J Immunopathol Pharmacol 21 (3):* 631-642.
56. Cohen Tervaert J.W. (2013). Cardiovascular disease is accelerated due to atherosclerosis in vasculitis patients. *Best Pract Res Clin Rheumatol 27:* 33-44.
57. Walsh M., Flossmann O., Berden A. et al. (2012). Risk factors for relapse of antineutrophil cytoplasmic antibody-associated vasculitis. *Arthritis Rheum 64 (2):* 542-548.
58. Seo P., Min Y.I., Holbrook J.T. et al. (2005). Damage caused by Wegener's granulomatosis and its treatment: prospective data from the We-

gener's Granulomatosis Etanercept Trial (WGET). *Arthritis Rheum 52 (7):* 2168-2178.
59. Faurschou M., Sorensen I.J., Mellemkjaer L. et al. (2008). Malignancies in Wegener's granulomatosis: incidence and relation to cyclophosphamide therapy in a cohort of 293 patients. *J Rheumatol 35 (1):* 100-105.
60. Heijl C., Harper L., Flossmann O. et al. (2011). Incidence of malignancy in patients treated for antineutrophil cytoplasm antibody-associated vasculitis: follow-up data from European Vasculitis Study Group clinical trials. *Ann Rheum Dis 70 (8):* 1415-1421.
61. Mahr A., Heijl C., Le Guenno G. et al. (2013). ANCA-associated vasculitis and malignancy: current evidence for cause and consequence relationships. *Best Pract Res Clin Rheumatol 27 (1):* 45-56.
62. Tatsis E., Schnabel A. & Gross W.L. (1998). Interferon-alpha treatment of four patients with the Churg-Strauss syndrome. *Ann Intern Med 129 (5):* 370-374.
63. Moosig F., Gross W.L., Herrmann K. et al. (2011). Targeting interleukin-5 in refractory and relapsing churg-strauss syndrome. *Ann Intern Med 155 (5):* 341-343.
64. Guillevin L., Cohen P., Mahr A. et al. (2003). Treatment of polyarteritis nodosa and microscopic polyangiitis with poor prognosis factors: a prospective trial comparing glucocorticoids and six or twelve cyclophosphamide pulses in sixty-five patients. *Arthritis Rheum 49 (1):* 93-100.
65. Pagnoux C., Mahr A., Hamidou M.A. et al. (2008). Azathioprine or methotrexate maintenance for ANCA-associated vasculitis. *N Engl J Med 359 (26):* 2790-2803.
66. Metzler C., Miehle N., Manger K. et al. (2007). Elevated relapse rate under oral methotrexate versus leflunomide for maintenance of remission in Wegener's granulomatosis. *Rheumatology (Oxford) 46 (7):* 1087-1091.

Differenzierung thrombotischer Mikroangiopathien

Jan Beneke & Jan Menne

Zusammenfassung

Thrombotische Mikroangiopathie ist eine Krankheitsentität, welche durch eine Trias aus mikroangiopathischer hämolytischer Coombs-negativer Anämie (MAHA) mit einer deutlich erhöhten LDH und Nachweis von Fragmentozyten, Thrombopenie und Organmanifestation – besonders häufig Nieren- und ZNS-Beteiligung – gekennzeichnet ist. Drei Hauptformen werden unterschieden:
1. Thrombotische thrombozyopenische Purpura (TTP), welche durch eine verminderte ADAMTS13-Aktivität infolge einer genetischen Mutation oder häufiger durch einen Antikörper gegen das Enzym verursacht wird.
2. Atypisches hämolytisch urämisches Syndrom (aHUS) bei einer gestörten Komplement-Regulation und bei 40-60% lässt sich eine Mutation in einem Komplement-Gen nachweisen.
3. Shiga-Toxin-induziertes hämolytisch urämisches Syndrom (STEC-HUS), welches typischerweise durch eine Infektion mit enterohämorrhagischen E.coli (EHEC) ausgelöst wird.

Patienten mit TTP haben in der Regel eine ausgeprägte Thrombopenie (< 30/nl) und keine wesentliche Nierenschädigung (Krea < 200 µmol/l). Diese Laborveränderungen sind ein recht guter und einfacher Anhaltspunkt für das Vorliegen einer TTP. Neurologische Veränderungen mit Krampfanfällen und fokalen Defiziten werden bei allen drei Entitäten beobachtet. Bei erwachsenen Patienten ist der Plasmaaustausch (PE) die erste Therapiemaßnahme, außer man ist sich sicher, dass ein STEC-HUS vorliegt. Vor dem ersten PE muss zwingend die ADAMTS13-Aktivitäts-Bestimmung veranlasst werden. Bei Patienten mit TTP reichen in der Regel 5-10 PEs aus. Liegen Antikörper vor, muss gelegentlich auch noch eine immunsuppressive Therapie erfolgen. Bei Patienten mit aHUS und fehlendem Ansprechen auf eine PE-Behandlung ist der C5-Komplement-Inhibitor Eculizumab Mittel der Wahl. Im Gegensatz zu der gängigen Meinung ist eine antibiotische Therapie bei Patienten mit STEC-HUS eher nützlich.

Eine thrombotische Mikroangiopathie (TMA) ist ein Syndrom, welches klinisch durch die Trias von mikroangiopathischer hämolytischer Anämie (MAHA), Thrombopenie und Organmanifestation (besonders häufig Nieren- und ZNS-Beteiligung) gekennzeichnet ist [1]. Wie bereits dem Krankheitsbegriff zu entnehmen, kommt es zu thrombotischen Teil- oder Komplettverschlüssen von kleinen Gefäßen (Arteriolen und Kapillaren). Infolgedessen verschlechtert sich die Perfusion des Organs, was sich klinisch – in Abhängigkeit vom betroffenen Organ – vielfältig bemerkbar machen kann und bei schweren Verläufen zum Tode führt. Das thrombotische Geschehen führt durch den Plättchenverbrauch zu einer Thrombopenie, gleichzeitig verschlechtert sich die Zirkulation in den kleinen Gefäßen. Erythrozyten zerreißen bei der Passage von teilthrombosierten Gefäßen, was zum Auftreten einer hämolytischen Anämie mit Nachweis von Fragmentozyten, Anstieg der Lactatdehydrogenase (LDH) und des freien Hämoglobins sowie zum Abfall des Haptoglobins führt. Es werden drei Hauptformen unterschieden. Dies sind die Thrombotisch-thrombozytopenische Purpura (TTP), das Shiga-Toxin-induzierte hämolytisch-urämischen-Syndrom (STEC-HUS), welches früher auch als typisches HUS, D+HUS oder EHEC-HUS bezeichnet wurde, und das atypische HUS (aHUS). Darüber hinaus grenzen einige Autoren auch eine Gruppe von sogenannten sekundären TMA-Formen ab, bei denen derzeit keine eindeutige Zuordnung möglich ist. Aus Platzgründen kann auf diese Diskussion nicht eingegangen werden, und es wird von drei Hauptentitäten ausgegangen.

Pathophysiologie

Für die **thrombotisch thrombozytopenische Purpura** ist eine verminderte Aktivität der Metalloprotease ADAMTS13 ursächlich, deren Funktion die Spaltung vom Endothel freigesetzter ultragroßer von-Willebrand-Multimere (UL-vWF) ist. Normalerweise werden diese großen Komplexe proteolytisch in den von-Willebrand-Faktor gespalten [2]. Wird ADAMTS13 durch Autoantikörper vom IgG-Typ inhibiert oder im selteneren Fall (5-10%) durch einen Gendefekt minder funktionsfähig exprimiert, lässt sich eine erhöhte Konzentration von UL-vWF in der Zirkulation nachweisen, welche zu einer Aggregation von Thrombozyten mit Mikrothrombenbildung in kleinen Gefäßen führt.

Abbildung 1
Das Komplementsystem

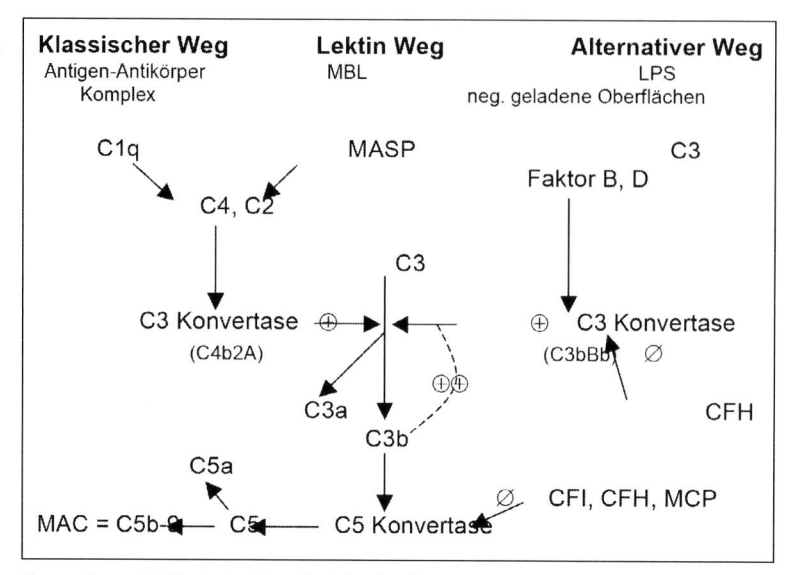

```
Klassischer Weg          Lektin Weg              Alternativer Weg
Antigen-Antikörper       MBL                     LPS
Komplex                                          neg. geladene Oberflächen

C1q                      MASP                    C3
                                                 Faktor B, D

       C4, C2

                           C3
  C3 Konvertase  ⊕ →    ←              ⊕   C3 Konvertase
     (C4b2A)                                     (C3bBb)    ∅

                          C3a
                          C3b                              CFH

         C5a
                                          ∅   CFI, CFH, MCP
  MAC = C5b-9  ←   C5  ←   C5 Konvertase
```

Besonders wichtig beim Verständnis des Systems ist die Tatsache, dass es nach Komplementaktivierung zu einer Selbstamplifizierung über den alternativen Weg kommt. C3b kann durch Spaltung der C3-Konvertase mehr C3b bilden. Um eine Überaktivierung zu verhindern, gibt es mehrere regulierende Faktoren, wobei CFH eine Schlüsselrolle zukommt. C+Nummer: Komplement-Faktor; CFH: Komplement-Faktor H; CFI: Komplement-Faktor I; LPS; MAC: Membran attackierender Komplex; MBL: Mannose-bindendes Lektin; MASP: Mannose-assoziierte Serin-Protease ; MCP: Membran-Komplement-Protein

Die Pathologie des **atypischen hämolytisch-urämischen Syndroms** wird durch eine überschießende Aktivität des Komplementsystems erklärt. Bei 40-60% der Patienten lassen sich Mutationen nachweisen, die zu einer gestörten Regulation des Komplementsystems führen (Abbildung 1) [3-5]. Kommt es zur Stimulation, wird das Endothel nicht ausreichend vor einer Schädigung durch Komplement geschützt. Am häufigsten ist der Komplementfaktor H (CFH) betroffen, aber auch andere Mutationen, beispielsweise im CFI sowie den Regulatoren-MCP oder Thrombomodulin (THBD), sind bekannt [6].

Der Manifestation von TTP und aHUS geht häufig ein auslösendes Ereignis voraus, welches zu einer Endothelschädigung führt (Abbildung 2). Beispielhaft für einen solchen Trigger sind Infektionen, autoimmunologische Ereignisse oder Krankheiten wie SLE, allogene Stammzelltransplantationen, Medikamente (Chinin, Chemotherapeutika, Calcineurin-Inhibitoren), Schwangerschaft, Neoplasien oder maligner Hypertonus [7]. In mehr als einem Drittel der Patienten bleibt der Auslöser jedoch idiopathisch.

Das **typische Hämolytisch-urämische Syndrom** wird durch das phagencodierte Shiga-Toxin (Stx) verursacht. Am häufigsten tritt

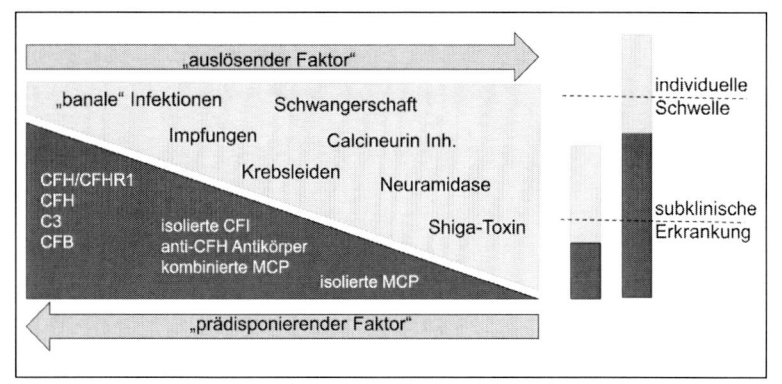

Abbildung 2
Die „second Hit"-Theorie bei aHUS

Genetische Veränderungen sind wichtig für die Entstehung eines aHUS, alleine aber nicht ausreichend. So liegt die Penetranz bei unter 50%, d.h. weniger als die Hälfte der Personen mit einer „aHUS-Mutation" werden erkranken. In der Regel wird ein auslösender Trigger benötigt, welcher zu einer Endothelschädigung und nachfolgenden Komplementaktivierung führt. Liegt eine schwere Mutation vor, reicht wahrscheinlich nur ein geringer zusätzlicher Schaden aus. Es ist unklar, ob eine permanente unterschwellige Organschädigung bei Patienten mit aHUS auftritt, selbst wenn klinisch keine Hinweise auf eine akute TMA vorliegen.
C3: Komplement-Faktor 3, CFH/CFHR1: Fusionsprotein zwischen zwei Molekülen, CFB: Komplement-Faktor B; CFH: Komplement-Faktor H; CFI: Komplement-Faktor I; MCP: Membran-Komplement-Protein

es nach Infektion mit einem enterohämorrhagischen E. Coli (STEC) vom Serotyp O157:H7 auf [8]. Darüber hinaus sind andere Serotypen des Bakteriums bekannt – wie der für die deutschlandweite Epidemie 2011 verantwortliche O104:H4. Auch Shigellae dysentericae können durch Shigatoxin oder Shiga-like-Toxin ein D+HUS auslösen, ebenso Streptococcus pneumonia durch eine Neuraminidase.

Klinische Präsentation

Wie der Tabelle 1 entnommen werden kann, gibt es Unterschiede, wann sich die einzelnen TMA-Formen hauptsächlich präsentieren. Dies bietet eine Orientierungshilfe bei der Differentialdiagnose, beispielhaft anhand des Patientenalters. Die von STEC-HUS betrof-

Erwachsene	Kinder

• TTP (60-80%)
  – genetischer Defekt
    (Schwangerschaft)
  – Antikörper >90% der Fälle
• aHUS (20-40%)
  – 1-3% Anti-CFH-Antikörper
• STEC-HUS (<5%)
	• STEC-HUS (60-90%)
	• aHUS (20-40%)
	  – 15-30% Anti-CFH-Antikörper
	• TTP (< 5%)
	  – meistens genetischer Defekt
	  – bei Jugendlichen Antikörper

Tabelle 1
altersabhängiges Vorkommen der verschiedenen TMA-Formen

fenen Patienten sind mehrheitlich Kleinkinder. Ein endemisches oder epidemisches Auftreten ohne besondere Alterspräferenz ist in Abhängigkeit vom Übertragungsweg jedoch möglich. Das aHUS manifestiert sich bei etwa 50% erstmals im Erwachsenenalter. Die Erstmanifestation der TTP liegt eher im jugendlichen oder erwachsenen Alter.

Alle Patienten mit thrombotischer Mikroangiopathie haben unabhängig von der Ursache eine hämolytische Anämie, Thrombozytopenie und eine Organbeteiligung [1, 9, 10]. Je nach Schweregrad des Verlaufs kann das Spektrum aber sehr variabel sein. Dabei können nur Laborveränderungen festgestellt werden oder lebensbedrohliche Manifestationen. Die intravasale Hämolyse mit konsekutiver Anämie verursacht körperliche Leistungsminderung, Abgeschlagenheit und rasche Ermüdbarkeit. Kopfschmerzen, Schwindel, Belastungsdyspnoe und Tachykardie gehören ebenfalls zu den möglichen Symptomen.

Historisch galt der unterschiedliche Fokus auftretender Endorganschäden als wegführender Hinweis zur Unterscheidung der verschiedenen TMA-Formen. Stand die neurologische Beteiligung (Krampfanfall, Psychose, fokale Defizite oder Somnolenz bis Koma) im Vordergrund, hat man früher die Diagnose TTP gestellt. Heutzutage ist das nicht mehr zu rechtfertigen, da diese Symptome auch bei Patienten mit aHUS und STEC-HUS auftreten. Über 10% aller HUS-Patienten haben ebenfalls Krampfanfälle. Nierenschäden werden bei praktisch allen Patienten mit STEC-HUS und aHUS klinisch apparent und führen häufig zur Dialysepflichtigkeit. Im Gegensatz dazu kommt es bei Patienten mit TTP bei unter 20% zu einer schweren Nierenbeteiligung. Dabei tritt häufig eine schwere Hypertonie infolge renaler Ischämie auf. Kardiovaskuläre Ereignisse wie Herzinfarkt und Schlaganfall treten besonders häufig (über 10%) bei TTP auf und es ist bei dieser Patientengruppe gezeigt worden, dass initial erhöhte Troponinwerte ein ungünstiger Prognosefaktor sind [11].

Bei Patienten mit STEC-HUS kommt es nach Erregerkontakt nach einer Inkubationszeit von 4-10 Tagen bei praktisch allen Patienten zu massiven Durchfällen, die sich in der Mehrheit auch blutig präsentieren [8]. Vereinzelte Ausnahmen wurden allerdings selbst bei diesem Leitsymptom berichtet.

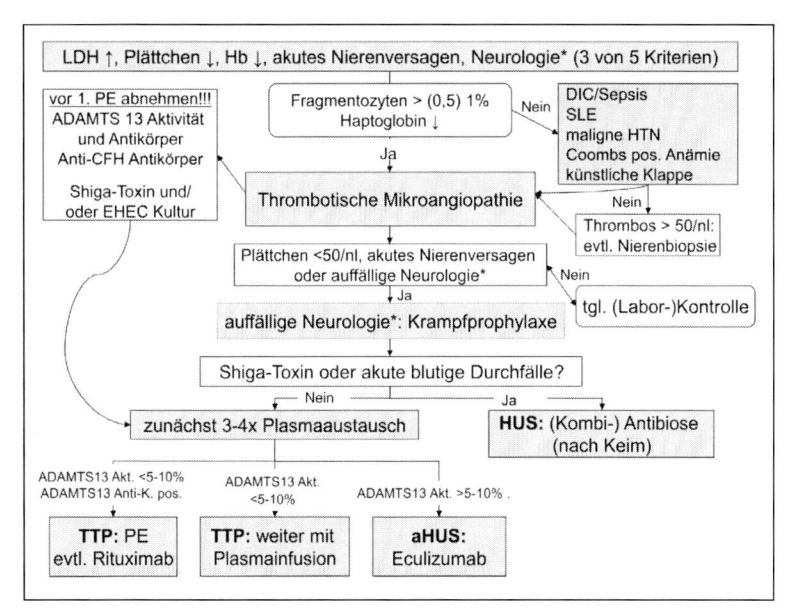

Abbildung 3
Diagnostik und Therapiealgorithmus: TMA in der Schwangerschaft

```
LDH ↑, Plättchen ↓, Hb ↓, akutes Nierenversagen, Neurologie* (3 von 5 Kriterien)

vor 1. PE abnehmen!!!        Fragmentozyten > (0,5) 1%    Nein    DIC/Sepsis
ADAMTS 13 Aktivität          Haptoglobin ↓                        SLE
und Antikörper                                                    maligne HTN
Anti-CFH Antikörper                    ↓ Ja                       Coombs pos. Anämie
                                                                  künstliche Klappe
Shiga-Toxin und/
oder EHEC Kultur          Thrombotische Mikroangiopathie
                                                            Nein
                                                            Thrombos > 50/nl:
                          Plättchen <50/nl, akutes Nierenversagen    evtl. Nierenbiopsie
                          oder auffällige Neurologie*
                                                            Nein
                                  ↓ Ja                      tgl. (Labor-)Kontrolle
                          auffällige Neurologie*: Krampfprophylaxe

                          Shiga-Toxin oder akute blutige Durchfälle?
                          ┌── Nein ──────── Ja ──┐
                          zunächst 3-4x Plasmaaustausch    HUS: (Kombi-) Antibiose
                                                                (nach Keim)

ADAMTS13 Akt. <5-10%    ADAMTS13 Akt.
ADAMTS13 Anti-K. pos.   <5-10%        ADAMTS13 Akt. >5-10% .

TTP: PE                 TTP: weiter mit         aHUS:
evtl. Rituximab         Plasmainfusion          Eculizumab
```

LDH: Lactat-Dehydrogenase, Hb: Hämoglobin, DIC: Disseminierte intravaskuläre Gerinnungsstörung, SLE: systemischer Lupus erythematodes; HTN: Hypertonie, CFH: Komplement-Faktor H; EHEC: Enterohaemmorhagic E. coli; HUS: Hämolytisch urämisches Syndrom; TTP: Thrombotische thrombopenische Purpura.
* Krampfanfall, fokal-neurologisches Defizit, Somnolenz/Stupor

Differentialdiagnostik

Im Blutbild finden sich verminderte Werte für Hämoglobin (in der Regel < 10 g/dl) und Thrombozyten (≤ 150/nl), erhöhte Werte für LDH und ein negativer Coombs-Test (Abbildung 3). Der periphere Blutausstrich zeigt über 0,5-1% Fragmentozyten (dies kann aber auch mehrere Tage dauern), zusätzliche Werteveränderungen als Zeichen der Organschädigungen sind möglich, insbesondere erhöhte Kreatininspiegel. Das freie Hb ist erhöht und das Haptoglobin anfänglich häufig noch normal, fällt dann aber auf sehr niedrige Werte ab.

Der negative Coombs-Test schließt autoimmunologische Erkrankungen wie den Systemischen Lupus Erythematodes (SLE) aus, kann aber im Rahmen von seltenem, Neuraminidase-vermitteltem HUS auch positive Ergebnisse zeigen. Die Gerinnungsparameter sind bei den TMA weitestgehend unverändert, wodurch man von einer Disseminierten Intravasalen Gerinnung (DIC) unterscheiden kann. Auch ist die DIC im Gegensatz zum HUS durch eine Hypotension gekennzeichnet.

In den letzten Jahren sind mehrere Arbeiten erschienen, in denen gezeigt wurde, dass Patienten mit TTP in der Regel eine ausgeprägte Thrombopenie (< 30/nl) und keine wesentliche Nierenschädigung (Krea < 200 µmol/l) haben [12]. Diese Laborkonstellation findet sich sehr selten bei Patienten mit HUS und ist daher ein guter klinischer Anhaltspunkt, um zwischen TTP und HUS zu unterscheiden. Sicher unterscheiden lassen sich die Erkrankungen aber nur durch die Bestimmung der ADAMTS13-Aktivität.

Die Serumproben für spezifische Untersuchungen müssen vor Beginn einer etwaigen Plasmapherese abgenommen werden (Abbildung 3), da die TTP über die IgG-Autoantikörper (mittels ELISA) und die Aktivität der ADAMTS13-Metalloprotease (per Durchflusszytometrie) nachgewiesen wird und diese Ergebnisse durch eine Plasmapherese verfälscht werden. Mit STEC-HUS assoziiertes Shiga-Toxin 1 und 2 kann durch eine PCR- oder ELISA-Bestimmung nachgewiesen werden. Auch Stuhlproben zum Nachweis einer EHEC-Infektion sollten genommen werden. Für atypischen HUS ist eine Genuntersuchung möglich, aber nicht zwingend erforderlich, da in 40-60% der aHUS-Fälle noch immer kein Defekt nachgewiesen werden kann. Zur Prognoseabschätzung und möglicherweise auch Steuerung der Dauer der Eculizumab-Therapie hat es eine Bedeutung. Die Bestimmung von Komplementspiegeln (C3, C4, CH50, AP50 oder C5b-9) hilft bei der Differentialdiagnose nicht weiter. Bei bis zu 50% der Patienten mit aHUS sind die Werte normal und bei 20-50% der Patienten mit TTP und STEC-HUS finden sich veränderte Werte infolge der diffusen Endothelschädigung [13]. Im Rahmen der TMA bleibt aHUS somit häufig eine Ausschlussdiagnose.

Die Untersuchungsergebnisse auf ADAMTS13 und EHEC/Shiga-Toxin sind zumeist erst nach einigen Tagen verfügbar, der schnelle Krankheitsverlauf kann aber eine vorzeitige Therapie mit einem Plasmaaustausch bei Verdacht auf TTP oder aHUS notwendig machen.

Therapie und Prognose

In den 1970er Jahren lag die Letalität bei Patienten mit einer schweren thrombotischen Mikroangiopathie bei zum Teil 50%. Alleine durch eine gute unterstützende und symptomorientierte Therapie, welche teils auch Intensivtherapie erfordert, konnte die Prognose in den letzten 30-40 Jahren wesentlich gebessert werden. Volumenmanagement, Flüssigkeitsrestriktion bei akutem oligurischem Nierenversagen mit Überwässerung oder -substitution bei Kleinkindern mit STEC-HUS haben zur Prognoseverbesserung beigetragen. Medikamentöse Therapie mit Diuretika, Antihypertensiva und Dialyse ist bei Patienten mit HUS oft erforderlich. Bei allen Patienten mit neurologischen Auffälligkeiten sollte eine Krampfprophylaxe erfolgen, da 10-20% einen epileptischen Anfall haben werden. Wegen der ausgeprägten Hämolyse wird häufig die Gabe von Erythrozytenkonzentraten erforderlich. Die Gabe von Thrombozyten ist bei Patienten mit TTP umstritten und es sind gehäuft Komplikationen wie Schlaganfall oder Herzinfarkt nach Thrombozytengabe aufgetreten [14]. Daher ist eine sorgfältige Risiko-Nutzen-Analyse bei TTP-Patienten erforderlich. Unveröffentlichte Daten der EHEC-HUS-Epidemie zeigen, dass bei Patienten mit STEC-HUS eine Thrombozytengabe unproblematisch ist. Für aHUS liegen keine Daten vor. Die wenigsten Patienten haben jedoch Plättchenzahlen unterhalb von 30/nl und in der Regel ist eine Substitution erforderlich.

Bei Patienten mit TTP ist der Plasmaaustausch Mittel der ersten Wahl. Einerseits wird ADAMTS13 mit dem Plasma zugeführt und andererseits Antikörper gegen ADAMTS13 werden eliminiert, sofern vorhanden. In der Regel kommt es nach 5-7 Behandlungen zu einer wesentlichen Verbesserung. Wir behandeln so lange mit Plasmaaustausch, bis sich die Thrombozytenzahl für 1-2 Tage auf einen Wert von mindestens 150/nl normalisiert hat. Bei Therapieversagen oder Rezidiven mit Nachweis von Antikörpern ist eine immunsuppressive Therapie meistens erfolgreich. Rituximab gilt als Mittel der Wahl [15]. Aber auch andere Therapiestrategien sind erprobt.

Der Nutzen des Plasmaaustauschs ist bei Patienten mit aHUS nicht so eindeutig belegt. Es gibt Patienten, die gut auf eine Therapie ansprechen, aber auch viele, für die der Nutzen nur gering ist. Seit 2011 ist die Gabe des C5-Komplementinhibitors Eculizumab zugelassen und es gibt mittlerweile viele unverblindete, nicht randomisierte Studien und Fallserien, in denen der Erfolg der Therapie belegt ist [16]. Da eine TTP im Kindesalter kaum vorkommt, setzen die pädiatrischen Nephrologen mittlerweile Eculizumab als Erstlinientherpie bei Kindern mit TMA ein, wenn kein STEC-HUS vorliegt, und verzichten auf den Plasmaaustausch. Diese Therapiestrategie kann bei Jugendlichen und Erwachsenen nicht empfohlen werden. Bei ihnen tritt die TTP häufiger auf und deren akuter Krankheitsverlauf ist in der Regel vital bedrohlicher als das aHUS. Da Eculizumab bei Patienten mit TTP keinen therapeutischen Nutzen hat, wäre es daher gefährlich, auf den Plasmaaustausch zu verzichten. Nach Erhalt der ADAMTS13-Laboranalysen, die wie erwähnt vor dem ersten Plasmaaustausch abgenommen werden müssen, kann über das weitere Therapieprozedere entschieden werden (Abbildung 3). Bei Jahreskosten einer Eculizumab-Therapie von 500.000-600.000 Euro wird viel über die Therapiedauer diskutiert. Es ist klar festzuhalten, dass es sowohl Patienten gibt, bei denen Eculizumab problemlos abgesetzt werden kann, als auch Patienten, bei denen es zu einem raschen Rezidiv kommt. Derzeit gibt es aber keine klaren Kriterien, um das Rezidivrisiko verlässlich abschätzen zu können. Derzeit laufende Studien sollen bei der Klärung dieser Frage helfen. Wir setzen die C5-inhibitorische Therapie bei allen Patienten ab, die eine terminale Niereninsuffizienz über mehr als 2-3 Monate präsentieren, sofern wir nicht noch von einer Erholung der Nierenfunktion ausgehen, beispielsweise durch richtungsweisende Befunde einer Nierenbiopsie. Bei der Risikoabschätzung hilft auch die Genetik weiter. Insbesondere Patienten mit einer CFH-Mutation mit Erstmanifestation im Kindesalter haben ein hohes Rezidivrisiko, ebenso Patienten mit mehr als einer stattgehabten aHUS-Episode. Ohne nachweisbare Mutation ist das Risiko eines aHUS-Rezidivs deutlich niedriger. Diese Patienten sowie Patienten mit MCP-Mutation sind am besten geeignet, ein Absetzen der Therapie zu erwägen. Ob eine chronische subklinische Komplementaktivierung bei unbehandelten Patienten langfristig zu einer fortschreitenden Nierenschädigung führt, ist nicht belegt, aber denkbar (Abbildung 2). Um diese Frage zu beantworten, wäre eine randomisierte Studie erforderlich.

Eine besondere Gruppe stellen Patienten nach Nierentransplantation da. Bei diesen Patienten lässt sich häufiger eine thrombotische Mikroangiopathie nachweisen und es liegt in der Regel keine TTP oder ein STEC-HUS vor [17, 18]. Eine Therapie mit Calcineurin oder mTOR-Inhibitoren sowie das Vorliegen einer humoralen Rejektion können das Auftreten einer TMA begünstigen. Daher sollte erwogen werden, die immunsuppressive Therapie anzupassen. Einzelne Fallberichte zeigen positive Ergebnissen nach Änderung der Therapie auf Belatacept [19]. Eculizumab ist mittlerweile auch in diesem Szenario erfolgreich eingesetzt worden [20]. Bei Patienten mit aHUS und schwerwiegenden Mutationen (Abbildung 2) kann die präemptive C5-Inhibition sinnvoll sein, wenn eine Nierentransplantation geplant ist. Diese sollte mit der Transplantation begonnen werden.

Bei Patienten mit STEC-HUS haben der Plasmaaustausch als auch die Gabe von Eculizumab keinen Nutzen [21]. Hingegen hilft wahrscheinlich eine frühzeitige antibiotische Therapie am besten mit einem Carbapenem und Rifaximin zur Darmdekontamination. Mit diesem Therapieregime sind während des deutschen EHEC-HUS-Ausbruchs positive Erfahrungen gemacht worden.

Tabelle 2
Vergleich zwischen TTP, typischem und atypischem HUS

		TTP	STEC-HUS	aHUS
Pathologie	Mechanismus	verminderte ADAMTS13-Aktivität	Bakterielles Toxin	Hyperakt. Komplement
	Pathologisches Agens	Autoantikörper, ADAMTS13-Defizienz (erworben, genetisch)	Shiga-Toxin (Stx), Shiga-like Toxin, Neuraminidase	Faktor H ↓ Faktor I ↓ MCP ↓ THBD ↓ Faktor-H-Antikörper
	Auslöser (Trigger)	Infekte, Medikamente, autoimmunologische Ereignisse, Div.	Stx-prod. E. Coli, Shigella dysenterica, Strept. Pneumoniae (im Kindesalter: Neuramidase)	Infekte, Medikamente, Schwangerschaft, autoimmunologische Ereignisse, HIV, Krebs
	Wirkung	Thrombosen durch UL-vWF	Zelltod, Inflammation, Thrombosen	Aktivierung der Komplementkaskade
Symptome/Labor	Allgemein	Thrombozyten ↓, Hb ↓, LDH ↑, Krea ↑, Fragmentozten ↑, freies Hb ↑ Haptoglobin ↓ (im Verlauf) und/oder neurologische Symptome		
	Labor	ADAMTS13-Akt. ≤ 5-10%, Anti-ADAMTS13-IgG, Thrombos meist < 30/nl, Kreatinin < 200 µmol/l	Shiga-Toxin (PCR u/o ELISA), EHEC-Nachweis	Komplement-Gendefekt (Nachweis in 40-60%)
	(Haupt-)Organbeteiligung	ZNS, Niere, Herz, Lunge	schwere (blutige) Diarrhoe, Niere, ZNS, gastrointestinal	Niere, ZNS, kardiovaskulär, gastrointestinal
	Ultraschall: Aszites plus verdickte Darmwand	Nein	Ja	Nein
Therapie	Plasmaaustausch/-infusion	Ja	Nein	Ja
	Hämodialyse	Ja	Ja	Ja
	Medikamente 1. Wahl	Rituximab[1]	Antibiose (evtl. nicht alle Stämme)	Eculizumab[2], bei Faktor-H-Antikörper: Immunsuppression[3]
	Therapieversagen	Cyclosporin, Vincristin, Mycophenolat Mofetil, Splenektomie,		
Verlauf	Mortalität Chronische Dialyse	10-15% < 5%	< 3% < 2%	< 5% 20-50%
	Rezidiv	Ja bei 10-30%	Nein	Ja bei 30-70%

[1] Wenn keine Remission durch Plasmaaustausch erreicht wird oder es zu Rezidiven kommt.
[2] Bei Erstmanifestation nur wenn Plasmaaustausch keinen Therapieerfolg zeigt; bei Therapieversagen oder Rezidiv Mittel der 1. Wahl.
[3] Bei Faktor-H-Antikörpern kann eine Immunsuppression alleine oder in Kombination mit Eculizumab angewendet werden. Wenn Antikörper nicht mehr nachweisbar ist, kann die Therapie meist beendet werden.

Fazit

Manifestiert sich eine Form der TMA bei Patienten, sieht man häufig einen akut-fulminanten Verlauf mit diffuser klinischer Präsentation. Für die Differentialdiagnose sollte man die möglichen und vorherrschenden Symptome sowie die wichtigsten Laborparameter berücksichtigen (Tabelle 2). Sind von den fünf Hauptkriterien Thrombozytopenie, Hämolyse, erhöhte LDH, akutes Nierenversagen oder Neurologie drei oder mehr erfüllt, empfehlen wir eine Untersuchung auf Fragmentozyten und erythrozytengerichtete Antikörper (Coombs-Test). Wichtig ist eine zeitnahe Bestimmung von ADAMTS13-Aktivität, gegen die Protease gerichteten Antikörpern, Shiga-Toxinen und EHEC-Keimen im Stuhl. Bis zum Erhalt der Untersuchungsergebnisse kann die vorläufige Therapie an der Symptomatik festgemacht werden: Eine Thrombozytopenie < 50/nl oder akutes Nierenversagen bieten eine Indikation für drei- bis viermaligen therapeutischen Plasmaaustausch, im Anschluss kann je nach Laborergebnissen die Diagnose TTP oder aHUS (häufig als Ausschlussdiagnose) gestellt werden. Bei Verdacht auf aHUS stellt die Therapie mit Eculizumab eine neue wirkungsvolle aber kostspielige Therapieform da. Die Therapiedauer ist derzeit noch ungeklärt. Bei fulminant blutigen Durchfällen ist eine prophylaktische EHEC-Eradikationstherapie mit Carbapenem und Rifaximin plausibel.

Neurologische Symptome wie Krampfanfälle, fokal-neurologische Defizite, Somnolenz oder Stupor indizieren unabhängig davon eine Krampfprophylaxe. Der aggressive Charakter und die relative Seltenheit der TMA rechtfertigt darüber hinaus die Versorgung in Krankenhäusern der Maximalversorgung.

Literatur

1. George J.N. & Nester C.M. (2014). Syndromes of thrombotic microangiopathy. *N Engl J Med 371:* 654-666.
2. Shah N., Rutherford C., Matevosyan K. et al. (2013). Role of ADAMTS13 in the management of thrombotic microangiopathies including thrombotic thrombocytopenic purpura (TTP). *Br J Haematol 163:* 514-519.
3. Noris M. & Remuzzi G. (2013). Managing and preventing atypical hemolytic uremic syndrome recurrence after kidney transplantation. *Curr Opin Nephrol Hypertens 22:* 704-712.
4. Kavanagh D., Goodship T.H. & Richards A. (2013). Atypical hemolytic uremic syndrome. *Semin Nephrol 33:* 508-530.

5. Fakhouri F., Fremeaux-Bacchi V. & Loirat C. (2013). Atypical hemolytic uremic syndrome: from the rediscovery of complement to targeted therapy. *Eur J Intern Med 24:* 492-495.
6. Rodriguez de Cordoba S., Hidalgo M.S., Pinto S. & Tortajada A. (2014). Genetics of atypical hemolytic uremic syndrome (aHUS). *Semin Thromb Hemost 40:* 422-430.
7. Al-Nouri Z.L., Reese J.A., Terrell D.R. et al. (2015). Drug-induced thrombotic microangiopathy: a systematic review of published reports. *Blood 125:* 616-618.
8. Tarr P.I., Gordon C.A. & Chandler W.L. (2005). Shiga-toxin-producing Escherichia coli and haemolytic uraemic syndrome. *Lancet 365:* 1073-1086.
9. Nester C.M. & Thomas C.P. (2012). Atypical hemolytic uremic syndrome: what is it, how is it diagnosed, and how is it treated? *Hematology Am Soc Hematol Educ Program 2012:* 617-625.
10. Clark W.F. (2012). Thrombotic microangiopathy: current knowledge and outcomes with plasma exchange. *Semin Dial 25:* 214-219.
11. Benhamou Y., Boelle P.Y., Baudin B. et al. (2015). Cardiac troponin-I on diagnosis predicts early death and refractoriness in acquired thrombotic thrombocytopenic purpura. Experience of the French Thrombotic Microangiopathies Reference Center. *J Thromb Haemost 13:* 293-302.
12. Coppo P., Schwarzinger M., Buffet M. et al. (2010). Predictive features of severe acquired ADAMTS13 deficiency in idiopathic thrombotic microangiopathies: the French TMA reference center experience. *PLoS One 5:* e10208.
13. Noris M., Galbusera M., Gastoldi S. et al. (2014). Dynamics of complement activation in aHUS and how to monitor eculizumab therapy. *Blood 124:* 1715-1726.
14. Goel R., Ness P.M., Takemoto C.M. et al. (2015). Platelet transfusions in platelet consumptive disorders are associated with arterial thrombosis and in-hospital mortality. *Blood 125:* 1470-1476.
15. Lim W., Vesely S.K. & George J.N. (2015). The role of rituximab in the management of patients with acquired thrombotic thrombocytopenic purpura. *Blood 125:* 1526-1531.
16. Legendre C.M., Licht C., Muus P. et al. (2013). Terminal complement inhibitor eculizumab in atypical hemolytic-uremic syndrome. *N Engl J Med 368:* 2169-2181.
17. Noris M. & Remuzzi G. (2010). Thrombotic microangiopathy after kidney transplantation. *Am J Transplant 10:* 1517-1523.
18. Kavanagh D., Richards A., Goodship T. & Jalanko H. (2010). Transplantation in atypical hemolytic uremic syndrome. *Semin Thromb Hemost 36:* 653-659.

19. Cicora F., Paz M., Mos F. & Roberti J. (2013). Use of belatacept as alternative immunosuppression in three renal transplant patients with de novo drug-induced thrombotic microangiopathy. *Case Rep Med 2013:* 260254.
20. Zuber J., Le Quintrec M., Morris H. et al. (2013). Targeted strategies in the prevention and management of atypical HUS recurrence after kidney transplantation. *Transplant Rev (Orlando) 27:* 117-125.
21. Menne J., Nitschke M., Stingele R. et al. (2012). Validation of treatment strategies for enterohaemorrhagic Escherichia coli O104:H4 induced haemolytic uraemic syndrome: case-control study. *BMJ 345:* e4565.

Paraproteinämien und Niere

Harald Rupprecht

Definition MGUS, smouldering Myeloma, multiples Myelom und monoklonale Gammopathie renaler Signifikanz

Die International Myeloma Working Group (IMWG) hat 2014 die Diagnosekriterien für das multiple Myelom revidiert und neben den Organmanifestationen (CRAB-Kriterien) nun auch spezifische Biomarker mit einem hohen Progressionsrisiko als krankheitsdefinierende Ereignisse festgelegt (Tabelle 1).

Die Rate des Übergangs in ein manifestes multiples Myelom liegt beim „smouldering Myeloma" bei etwa 10%/Jahr, beim MGUS bei etwa 1%/Jahr.

Das multiple Myelom ist zum Zeitpunkt der Diagnosestellung bei etwa 50% der Patienten mit einer Niereninsuffizienz assoziiert. 8% der Patienten präsentieren sich initial dialysepflichtig. Häufig erfolgt die Diagnosestellung eines multiplen Myeloms daher im Zuge der Abklärung der Niereninsuffizienz. Das manifeste multiple Myelom ist auch diejenige monoklonale Gammopathie, die am häufigsten zu einer Nierenfunktionseinschränkung führt.

Tabelle 1
Diagnosekriterien für das multiple Myelom nach der IMWG (Rajkumar, 2014)

	MGUS	Smouldering Myeloma	Multiples Myelom (symptomatisch)
Monoklonales Protein	< 30g/l im Serum und	> 30 g/l im Serum oder > 500 mg/24 Std. i. Urin und/oder	Vorhanden im Serum und/oder Urin und/oder
Anteil Plasmazellen im Knochenmark	< 10% und	> 10%-60% und	> 10% oder extramed. MM und
Organschädigung*	Nein	Nein und keine Amyloidose	Ja oder
Biomarker einer Malignität			Plasmazellen im KM > 60%, iFLC/uiFLC-Ratio > 100, zwei oder mehr Läsionen im MRT

* Organschädigung: C: Ca++ > 2,75 mmol/dl, R: eGFR <40ml/min oderCrea > 2 mg/dl; A: Hb < 10g/dl, B: 1 oder mehr Osteolysen in Rö, CT oder pET-CT

Es gibt jedoch eine wachsende Anzahl von Nierenerkrankungen, die mit monoklonalen Gammopathien assoziiert sind, die nicht die Kriterien für ein multiples Myelom erfüllen, sondern vom rein hämatologischen Standpunkt aus in die Gruppe der monoklonalen Gammopathien undeterminierter Signifikanz (MGUS) fallen würden. Diese Gammopathien können jedoch zu einer deutlichen Niereninsuffizienz bis hin zur Dialysepflicht führen, und die Persistenz der monoklonalen Gammopathie ist mit hohen Rekurrenzraten nach Nierentransplantation vergesellschaftet. Durch Therapie und Unterdrückung des verantwortlichen Klons lässt sich ein Erhalt bzw. sogar eine Erholung der Nierenfunktion erzielen. Es zeigt sich also, dass für die Entstehung einer Nierenbeteiligung nicht unbedingt die Menge des monoklonalen Proteins, sondern vielmehr häufig die biochemische Beschaffenheit des Proteins von Bedeutung ist. So gibt es monoklonale Proteine, die auf Grund ihrer Struktur besonders dazu neigen, Ablagerungen, insbesondere in der Niere, zu bilden, auch wenn deren Menge im Serum „undeterminiert" oder „insignifikant" erscheint. Der Begriff „MGUS" ist für diese Krankheitsentitäten daher unglücklich und falsch gewählt, da er dazu führt, dass diesen Patienten eine potentielle Therapie vorenthalten würde. Es war daher nötig, einen Begriff zu suchen, der der pathogenetischen Natur dieser Erkrankung gerecht wird, und es wurde daher der Begriff der „monoklonalen Gammopathie renaler Signifikanz" (MGRS) geprägt (Leung, 2012).

Formen der Nierenbeteiligung bei Paraproteinämien

Die Nierenbeteiligung kann sich als akutes Nierenversagen, als chronische Niereninsuffizienz mit Proteinurie bis hin zum nephrotischen Syndrom oder auch als tubuläre Dysfunktion äußern (Tabelle 1).

Die häufigsten Formen einer Nierenbeteiligung bei Paraproteinämie sind die Cast-Nephropathie, die AL-Amyloidose und die Light chain deposit disease (LCDD). In einer Nierenhistologiestudie an 118 Patienten fanden sich diese Entitäten in 40,7%, 29,7% und 18,6% der Fälle. In 10,2% fand sich eine tubulointerstitielle Nephritis und in 0,8% eine Cryoglobulinämie. Gelegentlich treten verschiedene Formen auch parallel auf. So wurde bei einem Patienten die Coexistenz von Cast-Nephropathie, LCDD und Ablagerung von Fibrillen beschrieben (Quian, 2010). Neben den Immunglobulin-assoziierten Mechanismen der Nierenschädigung, die weit vielschichtiger als die drei oben beschriebenen Hauptformen sein können, gibt es Im-

Tabelle 2 *Manifestationsformen einer Niereninsuffizienz bei Paraproteinämien*

Akutes Nierenversagen	Chronische Niereninsuffizienz, Proteinurie bis nephrot. Syndrom	Tubuläre Dysfunktion (Fanconi-S., RTA Typ II)
• Hyperkalzämie • Hyperurikämie • Kontrastmittel-Nephropathie • Cast-Nephropathie • Niereninfiltration mit Plasmazellen • Akute Leichtketten-vermittelte akut interstitielle Nephritis	• AL-Amyloidose • Cast-Nephropathie • Monoclonal immunoglobulin deposition disease (MIDD) • Proliferative GN mit monoklonalen Immunglobulin-Ablagerungen (PGNMID) • Immunotaktoide GN • Cryoglobulinämie Typ 1 oder 2 mit Nephritis	• AL-Amyloidose • Direkte Tubulustoxizität durch Leichtketten im Urin

Tabelle 3 *Immunglobulin-abhängige und -unabhängige Mechanismen der Nierenschädigung bei Paraproteinämien*

Immunglobulin-abhängige Mechanismen	Details
Cast-Nephropathie	Risikofaktoren sind Leichtkettenmyelom mit > 10 g IgG-Exkretion, IgD-Myelom, Volumendepletion, Diuretika
MIDD	Häufig kappa-Leichtketten, Systemerkrankung
AL/AH/AHL-Amyloidose	Meist AL-Amyloidose, häufig lambda-Leichtketten, Systemerkrankung
Monoklonale Gammopathie-assoziierte proliferative Glomerulonephritis	Membranoproliferativ, C3-Glomerulonephritis
Cryoglobulinämie Typ 1 oder Typ 2	Membranoproliferative oder endokapillär proliferative GN
Tubulointerstitielle Nephritis	Kann Ig-abhängig und -unabhängig auftreten
Minimal change oder membranöse GN	
Henoch-Schoenlein Purpura/IgA-NP	Assoziiert mit IgA-Myelom
Immunotaktoide und fibrilläre Glomerulopathie	Selten
Intrakapilläre Ablagerung von IgM-Thromben	Assoziiert mit M. Waldenström
Thrombotische Mikroangiopathie	Endothelschaden durch Paraprotein mit Auslösung von HUS/TTP
Hyperviskositätssyndrom	Meist assoziiert mit M. Waldenström
Immunglobulin-unabhängige Mechanismen	**Details**
Volumendepletion/Sepsis	Kann ATN auslösen oder Cast-NP begünstigen
Hyperkalzämie	Kann Cast-NP begünstigen
Tumorlysesyndrom	Akute Urat- oder Phosphatnephropathie
Medikamententoxizität	Zolendronat: ATN; Pamidronat: collapsing FSGS; Kontrastmittel-NP
Direkte Plasmazellinfiltration der Niere	Bei aggressivem Myelom
Pyelonephritis	Im Rahmen der Immundefizienz oder der Chemotherapie

munglobulin-unabhängige Schädigungsmechanismen (Tabelle 3) (Heher, 2010).

Das Vorliegen einer Niereninsuffizienz bei multiplem Myelom hat erhebliche prognostische Bedeutung, und es zeigt sich, dass sich

Abbildung 1
Prognostische Bedeutung einer Nierenfunktionseinschränkung Schlechteres Überleben bei nicht-reversibler Nierenfunktionseinschränkung

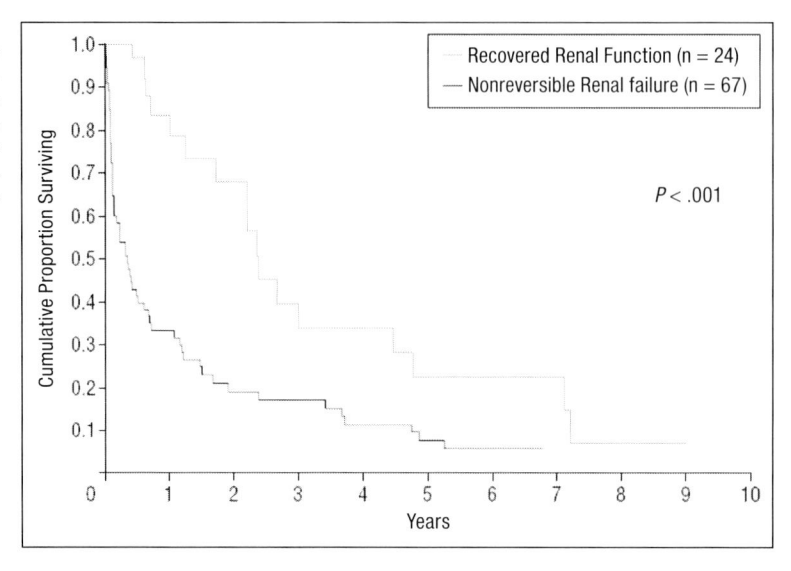

Abbildung 2
Überleben bei verschiedenen Formen der renalen Beteiligung bei Paraproteinämien

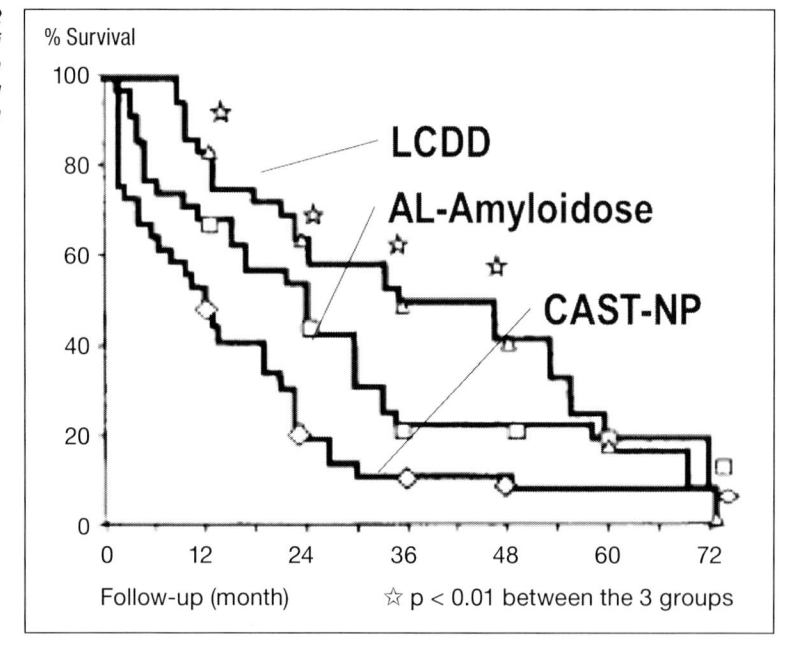

die Prognose deutlich verbessert, wenn das Nierenversagen reversibel ist (Abbildung 1). Das Überleben ist ebenfalls abhängig von der Histologie. Das beste Überleben fand sich bei der LCDD, das ungünstigste bei der Cast-Nephropathie (Abbildung 2) (Montseny, 1998). Bei Patienten mit Myelom und Cast-Nephropathie weist die Nierenbeteiligung auf eine hohe Tumorlast hin. Dies gilt nicht für die monoklonale Immunglobulin Deposition Disease (MIDD) oder die AL-Amyloidose, bei denen in der Regel nur eine geringe bis mäßige KM-Infiltration durch Plasmazellen nachweisbar ist. In jedem Fall hängt die Prognose der Patienten jedoch eng mit der Reversibilität des Nierenversagens zusammen.

Cast-Nephropathie

Leichtketten werden glomerulär filtriert (kappa 25 kD, lambda 50 kD) und im proximalen Tubulus normalerweise nahezu komplett rückresorbiert. Wenn die Rückresorptionskapazität von etwa 10-30 g Leichtketten/Tag überschritten wird, kommt es zur Anflutung freier Leichtketten im distalen Tubulus, wo diese zusammen mit Tamm-Horsefall Protein-Präzipitate bilden können. Diese führen über eine Tubulusobstruktion sowie eine direkte Tubulustoxizität zum Untergang von Nephronen. Die Präzipitate treten histologisch als eosinophile tubuläre Zylinder, typischerweise mit zellulärer Begleitreaktion, hervor. Die Leichtketten können immunhistologisch nachgewiesen werden. Es finden sich jedoch keine Fibrillen und die Kongorotfärbung ist negativ (Abbildung 3).

Begünstigend für die Leichtkettenpräzipitation wirken sich eine hohe Leichtkettenkonzentration, ein Volumenmangel, eine hohe distale Natrium-, Kalium- oder Protonenkonzentration, die Gabe von NSAID oder auch die Gabe von Kontrastmittel aus. Der Urin-

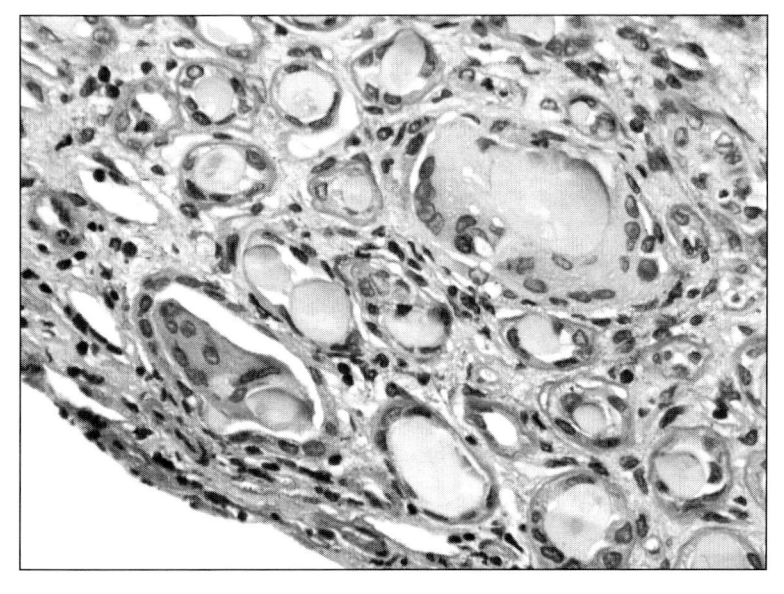

Abbildung 3
Cast-Nephropathie

streifentest auf Eiweiß fällt bei der Cast-Nephropathie häufig negativ aus, da er vornehmlich Albumin erkennt und der wesentliche Bestandteil der Proteinurie bei der Cast-Nephropathie Leichtketten sind. Je höher die Leichtkettenausscheidung, desto höher ist auch das Risiko, ein Nierenversagen zu entwickeln. Die Cast-Nephropathie ist die klassische Komplikation eines manifesten multiplen Myeloms und das Auftreten wird umso wahrscheinlicher, je höher die Tumorlast durch das Myelom ist.

Im Gegensatz zur Cast-Nephropathie handelt es sich bei der Amyloidose, der MIDD, der proliferativen Glomerulonephritis mit monoklonalen Immunglobulinablagerungen, der Cryoglobulinämie und der immunotaktoiden GN um Ablagerungserkrankungen, bei denen weniger die Menge als die Beschaffenheit des Paraproteins Bedeutung hat. Häufig wird hier ein abnormales monoklonales Immunglobulin produziert, ohne dass zwangsläufig ein manifestes multiples Myelom vorliegen muss. Serumelektrophorese und auch die Immunfixation im Serum können negativ sein und die Diagnose kann häufig erst durch den Nachweis eines pathologischen Quotienten von kappa/lambda-Ketten im Test für freie Leichtketten im Serum (FLC-Assay) gestellt werden. Die Beschaffenheit der monoklonalen Immunglobuline bestimmt, ob diese in Form von Fibrillen (Amyloidose), Mikrotubuli (immunotaktoide GN, Cryoglobulinämie) oder amorph (MIDD, proliferative GN mit monoklonalen Immunglobulinablagerungen) abgelagert werden. Die Ablagerungen können systemisch erfolgen (Amyloidose, MIDD) oder aber nur die Niere betreffen. Hierfür wurde der Begriff der monoklonalen Gammopathie renaler Signifikanz (MGRS) geprägt. Ihnen allen ist gemeinsam, dass geringe Mengen an Paraprotein ausreichen können, um eine renale Erkrankung auszulösen und zu unterhalten.

AL/AH/AHL-Amyloidose

Die renale Amyloidose tritt als Teil einer systemischen Amyloidose auf. Pathophysiologisch basiert sie auf dem Vorliegen eines zirkulierenden fibrillogenen Proteins. Durch unzureichend geklärte Mechanismen lagern sich diese Paraproteine in einer Beta-Faltblattstruktur glomerulär, tubulär oder auch vaskulär ab. In den Ablagerungen finden sich auch andere Proteine wie z.B. die Serum-Amyloid-P-Komponente (SAP), Glyko- und Lipoproteine. Amyloid ist in der Lage, Kongorot zu binden. Dies führt im doppelbrechenden Licht zu einer charakteristischen Grünfärbung. Ultrastrukturell beträgt der Durchmesser der Amyloidfibrillen etwa 10-12 nm. Dies stellt ein

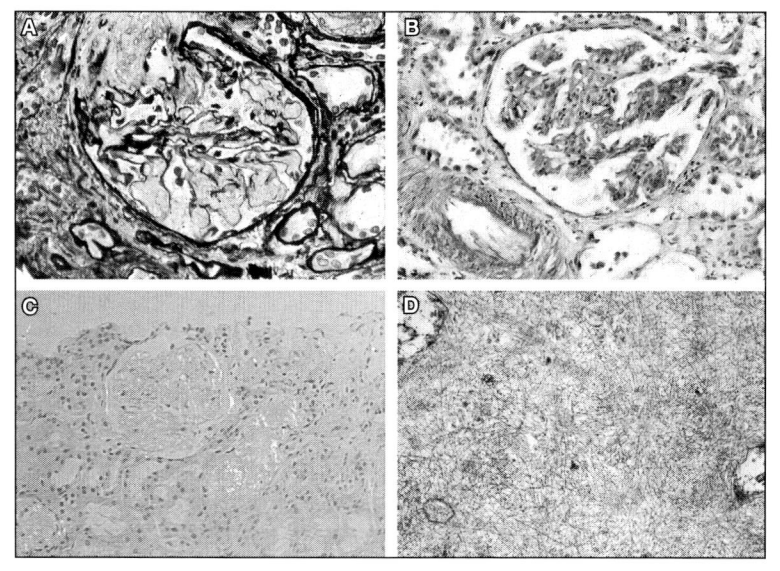

Abbildung 4
Amyloidose
A: Silberfärbung,
B: Kongorot-Färbung,
C: Kongorot unter
  polarisiertem Licht,
D: Elektronenmikroskopie

wichtiges Unterscheidungskriterium gegenüber anderen fibrillären Erkrankungen dar. Klinisch findet sich bei der renalen Amyloidose häufig eine glomeruläre Proteinurie bis hin zum nephrotischen Syndrom. Es können andere Organe betroffen sein, insbesondere das Herz und die Leber. Die Ablagerungen können entweder aus monoklonalen Leichtketten (AL-Amyloidose, 75% Lambda-Ketten), aus einer monoklonalen schweren Kette (AH-Amyloidose, kappa und lambda negativ) oder aus einer monoklonalen schweren und einer monoklonalen leichten Kette (AHL-Amyloidose, meist IgG/lambda) bestehen. Nur in 10-20% der Fälle liegt der Amyloidose ein manifestes multiples Myloms zu Grunde, meist handelt es sich demnach um eine monoklonale Gammopathie renaler Signifikanz. Tabelle 4 zeigt die Häufigkeiten der gefundenen monoklonalen Proteine an. Am häufigsten findet sich eine IgG/lambda-Paraproteinämie. Wichtig ist zu wissen, dass mittels Serum-Elektrophorese und Immunfixation

Monoklonales Protein im Serum	71%
Leichtketten	23%
IgG	34%
IgA	9%
IgM	4%
IgD	1%
Monoklonales Protein im Urin	**70%**
Lambda-Leichtketten	54%
Kappa-Leichtketten	16%

Tabelle 4
Paraproteine
bei AL-Amyloidose

in ca. 20% kein Nachweis eines Paraproteins gelingt. Erst durch die Bestimmung freier Leichtketten im Serum kann der Nachweis eines Paraproteins dann in den meisten Fällen erfolgen.

Monoclonal Immunoglobulin Deposition Disease (MIDD)

Bei der MIDD werden in etwa 70% der Fälle Leichtketten abgelagert (light chain deposit disease, LCDD). In aller Regel handelt es sich dabei um eine Kappa-Kette, nur in 10% findet sich eine Lambda-Kette. Seltener finden sich auch Ablagerungen von verkürzten schweren Ketten (heavy chain deposit disease, HCDD) oder gemischte Formen (L/HCDD). Die Ablagerungen sind lichtmikroskopisch kaum von der Amyloidose zu unterscheiden, es fehlt jedoch die beta-Faltblattstruktur und die Fähigkeit, Kongo-Rot zu binden. 40% der Patienten mit MIDD haben ein multiples Myelom. In 15-30% der Fälle mit MIDD gelingt kein Paraproteinnachweis in Serum oder Urin mittels Standardmethoden. Wie bei der Amyloidose sollte hier der wesentlich sensitivere Nachweis mittels Bestimmung freier Leichtketten im Serum erfolgen.

Klinisch dominiert die Niereninsuffizienz, in 40% besteht ein nephrotisches Syndrom. In der Nierenbiopsie findet sich klassischerweise das Bild einer nodulären Glomerulosklerose, das sehr einer diabetischen Nephropathie ähneln kann. In der Elektronenmikroskopie zeigen sich granuläre, amorphe Ablagerungen in den tubulären Basalmembranen, im Mesangium (in der Peripherie der Noduli), auf der endothelialen Seite der glomerulären Basalmembran und in der Gefäßwand (Pozzi, 2003) (Abbildung 5). In etwa einem Drittel der Fälle findet sich in der Nierenbiopsie neben der MIDD gleichzeitig eine Cast-Nephropathie, was die renale Prognose deutlich verschlechtert. Es handelt sich bei der MIDD um eine Systemerkran-

Abbildung 5
Light chain deposit disease

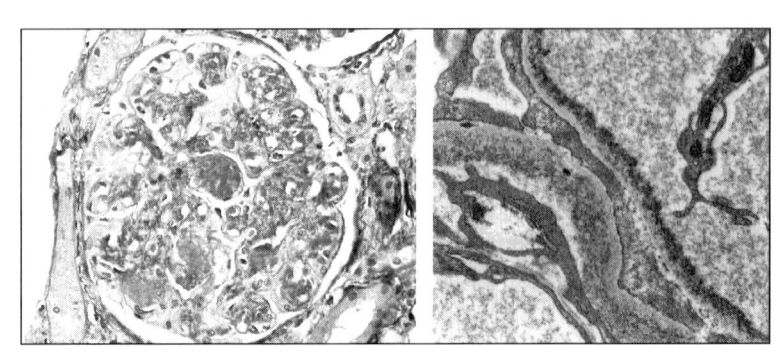

kung mit Befall multipler Organe, wobei der häufigste extrarenale Befall in Leber und Herz zu finden ist. Das Überleben ist sehr heterogen, das 5-Jahres-Patientenüberleben liegt jedoch bei etwa 70%.

Monoklonale Gammopathie-assoziierte proliferative Glomerulonephritis

Ein monoklonales Protein kann eine proliferative Glomerulonephritis, in der Regel eine membranoproliferative GN (MPGN), induzieren. Selten kann sie sich auch als mesangioproliferative, diffus proliferative oder nekrotisierende GN manifestieren. Diese Form der proliferativen GN (meist MPGN) wird u.a. nach dem immunhistochemischen Färbemuster eingeteilt. Man unterscheidet Formen, die positiv für Immunglobulin und Komplement C3 sind (Aktivierung des klassischen Komplementweges über Immunkomplexe), von Formen, die eine C3-dominante Färbung aufweisen (Aktivierung des alternativen Komplementweges über genetische Defekte oder Antikörper gegen Regulatoren des Komplementsystems). Letztere werden auch als C3-Glomerulopathien bezeichnet.

Monoklonale Gammopathien können beide Formen, die klassische MPGN als auch eine C3-Glomerulopathie, hervorrufen (Sethi, 2013). Im ersten Fall kommt es zur glomerulären Ablagerung eines monoklonalen Proteins, welches Komplement-aktivierend wirkt (klassischer Weg). Dies führt zu einer Immunglobulin- und C3-positiven Glomerulonephritis. Patienten präsentieren sich mit Hypertonie, Proteinurie und Nierenfunktionsverlust. 40% zeigen eine Erniedrigung von C3 und C4 im Serum. Häufig reichen geringe Mengen des Paraproteins aus, um die Erkrankung in der Niere zu unterhalten, so dass sie einer Detektion in der Serum-Elektrophorese oder der Immunfixation entgehen. Es muss daher zwingend ein Assay auf freie Leichtketten im Serum (siehe unten) durchgeführt werden.

Im zweiten Fall hat das monoklonale Protein inhibitorische Eigenschaften auf Regulatoren des Komplementsystems (z.B. anti-Faktor-H-Aktivität) (Meri, 1992) oder stimuliert das Komplementsystem (C3-Nephritis-Faktor-Aktivität). Dies führt zu einer ungezügelten Aktivierung des alternativen Komplementwegs und resultiert in einer Immunglobulin-negativen, C3-positiven Glomerulopathie (C3-Glomerulonephritis oder dense deposit disease).

Die Paraprotein-assoziierte MPGN hat eine besonders hohe Rekurrenzrate im Transplantat. Bei solchen Patienten sollte daher vor einer geplanten Nierentransplantation die Gammopathie therapiert werden oder auch eine kombinierte Nieren- und Stammzelltransplantation durchgeführt werden.

Eine monoklonale Proliferation von Plasmazellen im Knochenmark findet sich in weniger als 10% der Patienten. Auch mit sensitiven Methoden wie dem FLC-Assay kann ein Paraprotein in Serum oder Urin nur in etwa 30% der Fälle nachgewiesen werden. Der Nachweis beruht dann lediglich auf einer Restriktion für eine der Leichtketten in der Nierenbiopsie.

Immunotaktoide Glomerulonephritis, Cryoglobulinämische Glomerulonephritis

In seltenen Fällen manifestiert sich eine Paraproteinämie an der Niere in Form einer cryoglobulinämischen oder immunotaktoiden GN. Die cryoglobulinämische imponiert lichtmikroskopisch als membranoproliferative oder endokapillär proliferative GN, die immunotaktoide GN als membranöse (subepitheliale Ablagerungen) oder membranoproliferative GN (subendotheliale Ablagerungen). Im Gegensatz zur oben beschriebenen monoklonalen Gammopathie-assoziierten proliferativen Glomerulonephritis finden sich in der Elektronenmikroskopie jedoch zusätzlich charakteristische Ablagerungen. Bei der immunotaktoiden GN finden sich in der EM organisierte, parallel verlaufende, mikrotubuläre Ablagerungen von mehr als 30 nm Durchmesser (Abbildung 6). Bei der Cryoglobulinämie handelt es sich um eine Typ-1- oder Typ-2-Cryoglobulinämie und es finden sich ebenfalls große Fibrillen von 30-50 nm Durchmesser, die aus Cryoglobulinen bestehen.

Detektion monoklonaler Immunglobuline

Die Eiweißelektrophorese ist kostengünstig, hat aber eine relativ geringe Sensitivität für freie Leichtketten. Die Immunfixation ist sensi-

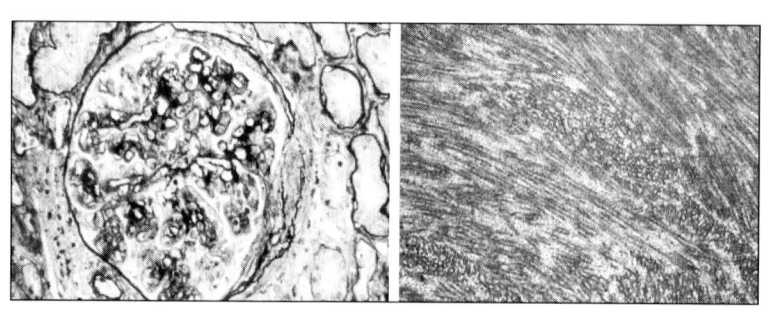

Abbildung 6
Immunotaktoide GN

tiver, kann aber die Menge des monoklonalen Immunglobulins nicht quantifizieren und ist somit nicht geeignet den Krankheitsverlauf zu monitoren. Der nephelometrische freie Leichtketten-(FLC)-Assay detektiert monomere und dimere Kappa- und Lambda-Leichtketten bis zu Konzentrationen von 2-4 mg/l. Die kurze Halbwertszeit der Leichtketten und die Quantifizierbarkeit im FLC-Assay machen ihn für das Monitoring der Krankheitsaktivität und des Therapieansprechens besonders geeignet. Der FLC-Assay bestimmt nicht direkt die Monoklonalität, sondern erkennt diese durch einen Anstieg oder Abfall des Kappa/Lambda-Quotienten. Bei Patienten mit MIDD, AL-Amyloidose, monoklonaler Gammopathie-assoziierter proliferativer Glomerulonephritis, immunotaktoider Glomerulonephritis oder nicht-sekretorischem Myelom, bei denen mittels Elektrophorese oder Immunfixation kein monoklonales Immunglobulin detektiert werden konnte, wird im FLC-Assay noch ein signifikanter Anteil mit pathologischem Kappa/Lambda-Quotienten gefunden. Normalwerte für den Kappa/Lambda-Quotienten bei Nierengesunden liegen bei 0,6 (0,26-1,65). Bei Niereninsuffizienz verschiebt sich der Normalwert nach oben, da hier insbesondere die kleineren Kappa-Ketten vermindert eliminiert werden. Der Normalwert bei Niereninsuffienz liegt bei 1,12 (0,37-3,1) (Hutchison, 2009).

Therapie bei Paraproteinämien mit renaler Beteiligung

Cast-Nephropathie

Die Cast-Nephropathie ist praktisch immer mit einer hohen Tumorlast eines Myeloms verbunden. Hier steht daher die hämatologische Therapie des multiplen Myeloms im Mittelpunkt. Da das MM nicht geheilt werden kann, liegt das Therapieziel in der Kontrolle der Krankheitsaktivität bei möglichst erhaltener Lebensqualität. Das Überleben hat sich in den letzen Jahren durch die Einführung neuer Therapieprinzipien deutlich verbessert. Es stehen die Hochdosis-Melphalan/autologe Stammzelltransplantation (HDM/ASCT), die immunmodulatorischen Substanzen Thalidomid und dessen Derivate Lenalidomid und Pomalidomid, die Proteasom-Inhibitoren Bortezomib und Carfilzomib und der Histon-Deacetylase-Inhibitor Panobinostat zur Verfügung. Da bei MM mit Cast-Nephropathie eine möglichst rasche Kontrolle der Leichtkettenproduktion erzielt werden muss, werden hier bereits initial aggressivere Schemata zum Einsatz kommen (VTD – Bortezomib, Thalidomid, Dexamethason;

VCD – Bortezomib, Cyclophosphamid, Dexamethason; VRD – Bortezomib, Lenalidomid, Dexamethason).

Im Folgenden soll diskutiert werden, inwieweit diese neueren Therapieprinzipien auch bei fortgeschrittener Niereninsuffizienz Anwendung finden können.

Der reversible Proteasom-Inhibitor Bortezomib interferiert mit dem Proteinhandling im Ubiquitin-Proteasom-Pathway. Da Myelomzellen große Mengen an Immunglobulin synthetisieren, reagieren sie besonders empfindlich auf den Proteasom-Inhibitor, der eine Apoptose dieser Zellen induziert. Bortezomib hat sich in Kombination mit Dexamethason als die effektivste Myelom-Therapie bei Patienten mit assoziierter Nierenbeteiligung herausgestellt und wird von der Myeloma Working Group hier mittlerweile als Erstlinientherapie empfohlen (Dimopoulos, 2010). Der Vorteil Bortezomib-haltiger Schemata bei Patienten mit eingeschränkter Nierenfunktion ist gut belegt. So fanden sich komplette oder partielle renale Remissionen bei Patienten, die mit herkömmlichen Chemotherapeutika plus Dexamethason behandelt wurden, in 41%, bei Patienten, die mit immunmodulatorischen Substanzen (Thalidomid, Lenalidomid) behandelt wurden, in 45% und bei Patienten, die mit Bortezomib-haltigen Schemata therapiert wurden, in 71% der Fälle (Roussou, 2010). Im Gegensatz zu anderen traditionellen Therapeutika, deren Toxizität bei Niereninsuffizienz zunimmt, bleibt das Effektivitäts- und Nebenwirkungsprofil von Bortezomib auch bei eingeschränkter Nierenfunktion erhalten (Dimopoulos, 2009). Bortezomib kann ohne Dosisanpassung verwendet werden.

Thalidomid ist bei eingeschränkter Nierenfunktion und Dialyse ohne Dosisanpassung einsetzbar. In Einzelfällen sind bei niereninsuffizienten Patienten jedoch lebensbedrohliche Hyperkaliämien beschrieben worden. Thalidomid wird daher mehr und mehr durch sein Derivat, das Lenalidomid, ersetzt. In einer kombinierten Analyse zweier Phase-III-Studien wurde die Effizienz und Sicherheit von Lenalidomid plus Dexamethason im Vergleich zu Dexamethason alleine bei Patienten mit Myelom und Relapse mit normaler und eingeschränkter Nierenfunktion gezeigt (Dimopoulos, 2010). Lenalidomid akkumuliert jedoch bei Niereninsuffizienz und muss daher in der Dosis angepasst werden, bei Dialysepflicht z.B. 15 mg 3x/Woche. Lenalidomid ist dialysabel und sollte daher nach der Dialyse appliziert werden (Chen, 2007).

Für Pomalidomid liegen bei eingeschränkter Nierenfunktion mit einer GFR < 45 bislang keine Daten vor.

Auch aggressivere Schemata mit Polychemotherapie sind in Erprobung. So zeigte sich ein Kombinationsschema mit Bortezomib,

Tabelle 5
Medikamentendosierung bei MM mit eingeschränkter Nierenfunktion

	GFR			
	> 50	30-50	< 30	HD
Melphalan	100%	75%	50%	50% nach HD
Cyclophosphamid	100%	100%	75%	50%
Thalidomid	100%	100%	100%	100%
Lenalidomid	100%	40%	30%	25%
Pomalidomid	100%	100%	keine Daten	keine Daten
Bortezomib	100%	100%	100%	100%
Carfilzomib	100%	100%	100%	100%
Panobinostat	100%	100%	100%	keine Daten
Elotuzumab	100%	100%	keine Daten	keine Daten
HDM/ASCT	Tandem-Melphalan 200 mg/m²	Mono-Melphalan 140 mg/m²	Mono-Melphalan 140 mg/m²	Mono-Melphalan 140 mg/m²

Melphalan, Prednison und Thalidomid, gefolgt von einer 2-jährigen Erhaltungstherapie mit Bortezomib und Thalidomid (VMPT-VT) einem Schema mit Bortezomib, Melphalan und Prednison (VMP) bezüglich der Ansprechraten überlegen. Dies galt auch für Patienten mit einer GFR zwischen 30 und 50 ml/min. Bei Patienten mit einer GFR < 30 ml/min war der Unterschied statistisch nicht mehr signifikant (Morabito, 2011).

Bei therapierefraktärem Myelom ist auch der Histon-Deacetylase-Inhibitor Panobinostat im Kombination mit Bortezomib und Dexamethason zugelassen und führt im Vergleich zur Therapie mit Bortezomib + Dex alleine zu einer Verlängerung des progressionsfreien Überlebens von 8 auf 12 Monate (Bailey, 2015). Panobinostat ist auch bei schwer eingeschränkter Nierenfunktion einsetzbar, bei Dialysepatienten gibt es jedoch keine Daten.

In der klinischen Testung befinden sich eine Reihe monoklonaler Antikörper. Elotuzumab, ein Antikörper gegen SLAMF7 (signaling lymphocytic activation molecule F7), zeigte bei Refraktärität oder Relapse eines multiplen Myeloms in der Kombination mit Lenalidomid und Dexamethason erfolgversprechende Resultate, wurde aber nur bei Patienten mit einer GFR von über 30 ml/min eingesetzt (Lonial, 2015).

Die Hochdosis-Melphalan/autologe Stammzelltransplantation (HDM/ASCT) nach einer Induktionstherapie hat sich als wesentliches Standbein der Myelomtherapie erwiesen. Eine HDM/ASCT ist auch bei fortgeschrittener Niereninsuffizienz und sogar bei Dialysepflicht möglich. Eine Studie an 81 Patienten mit Nierenversa-

gen (davon 38 dialysepflichtig) konnte Folgendes zeigen (Badros, 2001):
- Die Niereninsuffizienz hat keinen Einfluss auf die Qualität der Stammzellmobilisierung oder das Engraftment.
- Rate kompletter Remissionen ist vergleichbar mit Patienten mit normaler Nierenfunktion.
- Bei Niereninsuffizienz findet sich eine höhere behandlungsassoziierte Mortalität und Morbidität.
- In der Melphalan-200-mg/m²-Gruppe fand sich höhere Toxizität als in der 140-mg/m²-Gruppe.
- Dialysepflichtigkeit und die Melphalan-Dosis (200 vs. 140 mg/m²) hatten keinen Einfluss auf das „event free survival" oder das Gesamtüberleben.
- Tandem-ASCT führte zu keinem besseren Überleben als die einfache ASCT.

Ähnlich konnte in einer Studie von Bernard bei 33 dialysepflichtigen Patienten, die einer ASCT unterzogen wurden, ein medianes progressionsfreies Überleben von 3,8 Jahren und ein medianes Gesamtüberleben von 5,6 Jahren (Gesamtüberleben nach ASCT im Gesamtkollektiv unabhängig von Nierenfunktion: 5,2 Jahre) gezeigt werden. Es fand sich jedoch eine erhöhte Toxizitätsrate sowie eine Transplantations-assoziierte Mortalität von 15%, die im Wesentlichen durch septische Krankheitsbilder bedingt war (Bernard, 2015). Dialysepatienten sollten auf Grund der guten Ergebnisse nicht von einer ASCT ausgeschlossen werden, müssen aber bei erhöhter Komplikationsrate gut ausgewählt und überwacht werden.

Maschinelle Entfernung von Paraproteinen

Arbeiten von Leung haben zeigen können, dass insbesondere bei der Cast-Nephropathie eine Erholung der Nierenfunktion erzielt werden kann. Grundvoraussetzung hierfür ist allerdings eine mehr als 50%ige Senkung der Spiegel an freien Leichtketten im Serum. Konnte eine Erholung der Nierenfunktion erzielt werden, verbesserte sich auch das Überleben (Leung, 2008). Man versucht daher zusätzlich zur Verhinderung der Neuproduktion von Paraprotein durch die Chemotherapie eine rasche Elimination durch maschinelle Verfahren zu erzielen. Initiale Studien zur Wirksamkeit eines Plasmaaustausches haben widersprüchliche Daten bezüglich des Überlebens und der Erholung der Nierenfunktion ergeben. Zucchelli zeigte bei insgesamt 29 Patienten mit akutem Nierenversagen bei Cast-Nephropathie und einer Bence-Jones-Proteinurie von über 1 g/d, dass es in der Plasmapheresegruppe zu einem besseren Überleben und einer häufigeren Erholung der Nierenfunktion kam. Diese

Daten konnten in einer größeren kanadischen Arbeit nicht reproduziert werden (Clark, 2005). In dieser Arbeit waren jedoch viele Patienten nicht biopsiert, so dass unklar bleibt, welchen Anteil tatsächlich eine Cast-Nephropathie hatte. Neuere Arbeiten zeigen, dass eine Dialyse mit einer großporigen Membran (high cut off-Dialyse) eine effektivere Leichtketteneliminierung erzielt als die Plasmapherese. In einer Pilotstudie bei dialysepflichtigen Patienten mit histologisch gesicherter Cast-Nephropathie konnte gezeigt werden, dass durch tägliche Dialyse über 8 Stunden mit dem high cut off-Filter (HCO1100, Gambro) in etwa 80% eine Erholung der Nierenfunktion erzielt werden konnte (Hutchison, 2007; 2009). In einer historischen Kontrollgruppe war dies nur bei etwa 20% der Patienten der Fall. Die Studie zeigte auch, dass eine signifikante Senkung der Spiegel an freien Leichtketten im Serum mit der HCO-Dialyse nur möglich war, wenn gleichzeitig eine suffiziente Chemotherapie erfolgte. Die EuLITE-Studie (European trial of free light chain removal by extended hemodialysis in cast nephropathy) soll die Frage des Nutzens einer maschinellen Leichtketteneliminierung endgültig klären. Wenn eine HCO-Dialyse in Erwägung gezogen wird, sollten folgende Punkte Berücksichtigung finden:
- Histologisch gesicherte Cast-Nephropathie.
- Konzentration freier Leichtketten im Serum > 500 mg/l.
- Durchführbarkeit einer adäquaten Chemotherapie.
- Lange Dialyse für 6-8 Stunden.
- Nach jeder Dialyse Substitution von ca. 3-6 g Albumin pro Stunde Dialyse, da über den Filter Albumin entfernt wird.

Die Plasmapherese bleibt Therapiestandard bei Patienten mit Hyperviskositätssyndrom, wie es insbesondere bei IgA- oder IgM-Myelomen auftreten kann.

AL-Amyloidose

Die Prognose der AL-Amyloidose ist schlecht und wird insbesondere durch die kardiale Beteiligung bestimmt. Unbehandelt beträgt die mittlere Überlebenszeit lediglich etwa 13 Monate. Durch eine Therapie kann das Überleben bei Patienten ohne kardiale Beteiligung auf etwa 6-7 Jahre verlängert werden. Bei Patienten mit kardialer Beteiligung beträgt es jedoch nur 18 Monate. Die Therapie ist abhängig von der Ausprägung der Organmanifestation und dem Allgemeinzustand des Patienten und umfasst unterschiedliche Chemotherapieschemata und die HDM/ASCT. Die HDM/ASCT ist bei AL-Amyloidose mit einer deutlich höheren behandlungsassoziierten Mortalität verbunden als bei der Therapie des multiplen Myeloms. Selbst in erfahrenen Zentren beträgt sie zwischen 5 und

14%. Bei Patienten mit schwerer kardialer Beteiligung liegt sie noch deutlich höher, weshalb solche Patienten keiner HDM/ASCT zugeführt werden. Der Stellenwert der HDM/ASCT in der Therapie der AL-Amyloidose wurde durch eine nationale Multicenter-Studie mit randomisiert-prospektivem Design in Frage gestellt. Es fand sich hier beim Vergleich von jeweils 50 mit HDM/ASCT oder Melphalan/Dexamethason therapierten Patienten ein besseres Überleben in der Melphalan/Dexamethason-Gruppe. In der Stammzelltransplantationsgruppe konnte bei 13 der 50 Patienten die Therapie letztendlich nicht wie geplant durchgeführt werden und die behandlungsassoziierte Mortalität lag mit 24% sehr hoch. Aber auch wenn der Überlebensvergleich nur in Patienten durchgeführt wurde, die nach sechs Monaten noch am Leben waren und die tatsächlich die zugewiesene Therapie erhalten hatten (also 100% Behandlungsmöglichkeit und 0% behandlungsassoziierte Mortalität angenommen wurde), schnitt die HDM/ASCT nicht besser ab als die Standardtherapie. Die AL-Amyloidose wird derzeit daher am besten mit konventionellen Therapieschemata auch unter Hinzunahme von Bortezomib therapiert (Venner, 2012). Die HDM/ASCT sollte wenn, dann sehr erfahrenen Zentren vorbehalten bleiben.

Monoklonale Gammopathien renaler Signifikanz

Zu den monoklonalen Gammopathien renaler Signifikanz zählen die Cryoglobulinämie Typ 1 und 2, die immunotaktoide GN, die monoklonalen Immunglobulin-Ablagerungserkrankungen (MIDD) sowie die proliferative GN. Bislang existiert keine etablierte Strategie, die Ablagerung monoklonaler Immunglobuline zu unterbinden oder gar bereits gebildete Ablagerungen wieder aufzulösen. Momentan besteht daher lediglich die Möglichkeit, den zu Grunde liegenden B-Zell-Klon durch eine Chemotherapie zu bekämpfen, auch wenn der Klon per se nicht augenscheinlich maligner Natur ist (Fermand, 2013).

Bei der Wahl des Chemotherapeutikums sollte dessen renaler Metabolismus sowie potentielle renale und extrarenale Toxizitäten in Betracht gezogen werden. Bei den Alkylantien ist Cyclophosphamid dem Melphalan auf Grund seiner geringeren Toxizität bei eingeschränkter Nierenfunktion vorzuziehen. Bei den immunmodulatorischen Substanzen sollte Thalidomid gegenüber Lenalidomid der Vorzug gegeben werden, da Letzteres renal eliminiert wird und zu einer Verschlechterung der Nierenfunktion führen kann. Bortezomib kann ohne Dosisanpassung auch bei terminaler Niereninsuffizienz gegeben werden. Eine autologe Stammzelltransplantation kann, wie oben bereits beschrieben, auch bei dialysepflichtigen Patienten erwogen werden und stellt auch bei der MGRS in ausgewählten Fällen eine Therapieoption dar. Eine MRGS stellt keine Kontraindikation gegen eine Nierentransplantation dar, denn das Risiko für die Patienten, an ihrem Plasmazellklon zu versterben, ist extrem gering. Das Risiko einer Rekurrenz im Transplantat ist jedoch sehr hoch, solange der Klon nicht kontrolliert ist. Dies gilt insbesondere für die PGNMID (Nasr, 2011).

Da die verschiedenen Formen der MGRS selten sind, gibt es keine kontrollierten Studien und das therapeutische Vorgehen basiert auf Konsensusmeinungen.

MIDD

In den CKD-Stadien 1 bis 3 werden Bortezomib-haltige Regime, wie CBD (Cyclophosphamid-Bortezomib-Dexamethason) empfohlen. Ausgewählte Patienten ohne signifikante extrarenale Manifestationen sollten einer HDM/ASCT zugeführt werden. Es gibt hier Berichte eines guten Langzeitverlaufes bei LCDD mit deutlichem Rückgang der Proteinurie und Verbesserung der GFR (Lorenz, 2008) als auch Rückbildung der Leichtkettenablagerung in der Histologie (Petrakis, 2010). In den CKD-Stadien 4 und 5 ist die Wahrscheinlichkeit einer Erholung der Nierenfunktion gering. Hier sollten Bortezomib-haltige Regime, wie CBD, zum Einsatz kommen. Eine autologe Stammzelltransplantation sollte nur erfolgen, wenn eine Nierentransplantation geplant ist, da hier ein optimales clonales Ansprechen gewünscht ist, um eine langfristige Transplantatfunktion zu gewährleisten.

Cryoglobulinämie Typ 1

Typ-1-Cryoglobuline bestehen aus einem einzelnen monoklonalen Immunglobulin, meist IgG oder IgM. Patienten mit nur geringen Symptomen sollten beobachtet werden. Patienten mit symptomatischer oder progressiver systemischer Erkrankung sollten therapiert werden. Bei Nachweis eines IgGs kommen Bortezomib- und Cyclophosphamid-haltige Schemata zum Einsatz. Bei Nachweis eines IgMs sollte derzeit Rituximab der Vorzug gegeben werden. Bei akuten schweren Symptomen kann ein Plasmaaustausch durchgeführt werden.

Cryoglobulinämie Typ 2

Typ-2-Cryoglobuline sind gemischt und bestehen aus einem monoklonalen Immunglobulin, meist IgM/kappa, und einem polyklonalen Immunglobulin und haben Rheumafaktor-Aktivität. Die Komplementspiegel sind konstant erniedrigt. Die meisten Fälle sind mit einer chronischen Hepatitis C oder einer Autoimmunerkrankung, typischerweise einem Sjögren-Syndrom, vergesellschaftet. Der zu Grunde liegende B-Zell-Klon ist in der Regel klein mit < 10% Knochenmarksinfiltration. Bei einer Hepatitis-C-assoziierten Cryoglobulinämie steht die antivirale Therapie im Vordergrund. Findet sich keine Virusreplikation bei einem Patienten mit rekurrierenden Symptomen oder Nierenbeteiligung ist Rituximab die Therapie der Wahl.

Immunotaktoide GN

Die auslösende Störung der B-Zellen ist hier häufig eine CLL oder ein kleinzelliges lymphozytisches Lymphom. Ein Plasmazellklon ist selten. Daher wird hier eine CLL-adaptierte Therapie mit Cyclophosphamid- und/oder Bendamustin-haltigen Regimen empfohlen.

Monoklonale Gammopathie-assoziierte proliferative Glomerulonephritis

Hier finden sich nicht-organisierte Immunglobulin-Ablagerungen, meist intaktes IgG3/kappa. Extrarenale Manifestationen sind selten. Die Therapie sollte sich am Grad der Nierenbeteiligung orientieren. Patienten im CKD-Stadium 1 und 2 und einer Proteinurie unter 1 g/Tag ohne Progressionstendenz sollen lediglich symptomatisch behandelt werden. Patienten im CKD-Stadium 1 und 2, einer Proteinurie > 1 g/Tag oder progredienter Erkrankung sowie Patienten in den CKD-Stadien 3 und 4 sollten eine Chemotherapie erhalten. Cyclophosphamid und Bortezomib sind die Medikamente der Wahl (CBD-Regime). Patienten im Stadium 5, die ein Nierentransplantat erhalten sollen, sollten möglichst eine komplette hämatologische Remission erzielen. Hier wird daher, wenn möglich, eine HDM/ASCT durchgeführt werden. Für Patienten, bei denen niemals in Serum oder Urin ein monoklonales Paraprotein nachgewiesen werden konnte, gibt es keine gesicherten Empfehlungen. Patienten, die keine Kandidaten für eine Nierentransplantation mehr sind, sollten konservativ geführt werden.

Literatur

Badros A. et al. (2001). Results of autologous stem cell transplant in multiple myeloma patients with renal failure. *Br J Haematol 114*: 822-829.
Badros A.Z. et al. (2013). Carfilzomib in multiple myeloma patients with renal impairment: pharmacokinetics and safety. *Leukemia 27*: 1707-1714.

Bailey H. et al. (2015). Panobinostat for the treatment of multiple myeloma: the evidence to date. *J Blood Med 6:* 269-276.

Bernard R.S. et al. (2015). Efficacy, toxicity and mortality of autologous SCT in multiple myeloma patients with dialysis-dependent renal failure. *Bone Marrow Transplant 50:* 95-99.

Bridoux F. et al. (2015). Diagnosis of monoclonal gammopathy of renal significance. *Kidney Int 87:* 698-711.

Chen N. et al. (2007). Pharmacokinetics of lenalidomide in subjects with various degrees of renal impairment and in subjects on hemodialysis. *J Clin Pharmacol 47:* 1466-1475.

Clark W.F. et al. (2005). Plasma exchange when myeloma presents as acute renal failure: a randomized controlled trial. *Ann Int Med 143:* 777-784.

Dimopoulos M.A., Richardson P.G., Schlag R. et al. (2009). VMP is active and well tolerated in newly diagnosed patients with multiple myeloma with moderately impaired renal funtion, and results in reversal of renal impairment: Cohort analysis of the phase III VISTA study. *J Clin Oncol 36:* 6086-6093.

Dimopoulos M.A., Terpos E., Chanan-Khan A. et al. (2010). Renal impairment in patients with multiple myeloma: A consensus statement on behalf of the international myeloma working group. *J Clin Oncol 28:* 4976-4984.

Dimopoulos M.A., Alegre A., Stadtmauer E.A. et al. (2010). The efficacy and safety of lenalidomide plus dexamethasone in relapsed and/or refractory multiple myeloma patients with impaired renal function. *Cancer 116:* 3807-3814.

Fermand J-P. et al. (2013). How I treat monoclonal gammopathy of renal significance (MGRS). *Blood 122:* 3583-3590.

Heher E.C., Goes N.B., Spitzer T.R. et al. (2010). Kidney disease associated with plasma cell dyscrasias. *Blood 116:* 1397-1404.

Hutchison C.A. et al. (2007). Efficient removal of immunoglobulin free light chains by hemodialysis for multiple myeloma: in vitro and in vivo studies. *JASN 18:* 886-895.

Hutchison C.A. et al. (2009). Treatment of acute renal failure secondary to multiple myeloma with chemotherapy and extended high cut-off hemodialysis. *CJASN 4:* 745-754.

Hutchison C.A., Basnayake K., Cockwell R. (2009). Serum free light chain assessment in monoclonal gammopathy and kidney disease. *Nat Rev Nephrol 5:* 621-627.

Jaccard A. et al. (2007). High-dose melphalan versus melphalan plus dexamethasone for AL-amyloidosis. *New Engl J Med 357:* 1083-1093.

Kumar S.K. et al. (2008). Improved survival in multiple myeloma and the impact of novel therapies. *Blood 111:* 2516-2520.

Kyle R.A. et al. (2007). Clinical course and prognosis of smoldering (asymptomatic) multiple myeloma. *New Engl J Med 356:* 2582-2590.

Leung N. et al. (2008). Improvement of cast nephropathy with plasma exchange depends on the diagnosis and on reduction of serum free light chains. *Kidney Int 73:* 1282-1288.

Leung N. et al. (2012). Monoclonal gammopathy of renal significance: when MGUS is no longer undetermined or insignificant. *Blood 120:* 4292-4295.

Lonial S. et al. (2015). Elotuzumab therapy for relapsed or refractory multiple myeloma. *NEJM 373:* 621-631.5

Lorenz E.C., Gertz M.A., Fervenza F.C. et al. (2008). Long-term outcome of autologous stem cell transplantation in light chain deposition disease. *NDT 23:* 2052-2057.

Meri S. et al. (1992). Activation of the alternative pathway of complement by monoclonal lambda light chains in membranoproliferative Glomerulonephritis. *J Exp Med 75:* 939-950.

Montseny J.-J. et al. (1998). Long-term outcome according to renal histological lesions in 118 patients with monoclonal gammopathies. *Nephrol Dial Transplant 13:* 1438-1445.

Morabito F., Gentile M., Mazzone C. et al. (2011). Safety and efficacy of bortezomib-melphalan-prednisone-thalidomide followed by bortezomib-thalidomide maintenance (VMPT-VT) versus bortezomib-melphalan-prednisone (VMP) in untreated multiple myeloma patients with renal impairment. *Blood 118:* 5759-5766.

Nasr S.H. et al. (2011). Proliferative Glomerulonephritis with monoclonal IgG deposits recurs in the allograft. *CJASN 6:* 122-132.

Petrakis I., Stylianou K., Mavroeidi V. et al. (2010). Biopsy-proven resolution of renal light-chain deposition disease after autologous stem cell transplantation. *NDT 25:* 2020-2023.

Pozzi C., Amico M.D., Fogazzi G.B. et al. (2003). Light chain deposition disease with renal involvement: clinical characteristics and prognostic factors. *Am J Kidney Dis 42:* 1154-1163.

Qian Q., Leung N., Theis J.D. et al. (2010). Coexistence of myeloma cast nephropathy, light chain deposition disease and nonamyloid fibrils in a patient with multiple myeloma. *ASJD 5:* 971-976.

Rajkumar S.V. et al. (2014). International Myeloma Working Group updated criteria for the diagnosis of multiple myeloma. *Lancet Oncol 15:* 538-548.

Roussou M., Kastritis E., Christoulas D. et al. (2010). Reversibility of renal failure in newly diagnosed patients with multiple myeloma and the role of novel agents. *Leuk Res 34:* 1395-1397.

San Miguel J.F. et al. (2008). Bortezomib plus melphalan and prednisone for initial treatment of multiple myeloma. *Leukemia 22:* 842-849.

Sethi S. et al. (2013). Monoclonal gammopathy-associated proliferative glomerulonephritis. *Mayo Clin Proc 88:* 1284-1293.

Skinner M. et al. (2004). High-dose melphalan and autologous stem-cell transplantation in patients with AL-amyloidosis: an 8-year study. *Ann Int Med 140:* 85-93.

Venner C.P. et al. (2012). Cyclophosphamid, bortezomib, and dexamethasone therapy in AL-amyloidosis is associated with high clonal response rates and prolonged progression-free survival. *Blood 119:* 4387-4390.

Monitoring von Patienten unter fortgesetzter Immunsuppression

Kirsten de Groot

In der Nephrologie erfordern zahlreiche Krankheitsbilder eine längerfristige, mitunter lebenslange Immunsuppression:
1. nach Nierentransplantation,
2. bei vielen primären Glomerulonephritiden,
3. bei autoimmunologischen Systemerkrankungen mit Nierenbeteiligung.

Die medikamentöse Langzeit-Immunsuppression ist mit verschiedenen Risiken für den Patienten verbunden, weshalb ein Monitoring des Grades der Immunsuppression sowie der potentiell assoziierten Nebenwirkungen für ein günstiges Nutzen-Risiko-Verhältnis der Immunsuppression entscheidend ist

Neben der Natur der Immunsuppression selbst bestimmen verschiedene weitere Faktoren das Ausmaß des immunsuppressiven Effekts, nämlich u.a. die der aktuellen Immunsuppression vorangegangenen Therapien, vorausgegangene Infektionen, Co-Morbiditäten, die Grunderkrankung selbst, das Patientenalter, Nikotinkonsum.

Das Monitoring unter Immunsuppression umfasst verschiedenen Aspekte:
1. Direkte Toxizität: Es gilt, die bekannten Nebenwirkungen der ausgewählten Immunsuppressiva in regelmäßigen Abständen zu kontrollieren: z.B. die Diabetogenität von Steroiden, Tacrolimus oder weniger ausgeprägt von Ciclosporin A [1], siehe auch Tabelle 1.

   Hinsichtlich Myelotoxizität ist zu beachten, dass Cyclophosphamid, Azathioprin und Mycophenolat bei Niereninsuffizienz dosisreduziert werden müssen, um eine Knochenmarkssuppression zu vermeiden.
2. Medikamenteninteraktion:

   Bestimmte Medikamenteninteraktionen müssen vermieden werden. Zu den gängigen gehören: die Kombination von Azathioprin mit Allopurinol oder Febuxostat → Myelotoxizität, oder von Calcineurininhibitoren mit Statinen → Gefahr der Rhabdomyolyse.

	CyA	Tacrolimus	Sirolimus Everolimus	Cyclophosphamid	MMF	Aza	Leflunomid	Prednisolon
Immunsuppressive Potenz	+++	+++	++	+++	++	++	+(+)	+
Nephrotoxizität	++	++	–	(+)	–	–	–	–
Neurotoxizität	+	++	–	–	–	–	(+?)	–
Diabetogenität	+	++	+	–	–	–	–	++
Diarrhoe	–	–	+	–	++	–	+	–
Hepatotoxizität	(+)	(+)	+	(+)	–	+	+	(+)
Knochenmarksuppression	–	–	+ (Thr)	+++	+	+	–	–
RR ↑	+	+	–	–	–	–	+	(+)
Osteoporose								++
Cataract								+
Chol, Triglyc ↑	+		+					

Tabelle 1
Toxizität von ausgesuchten Immunsuppressiva (nach [1])

3. Bei metabolischen Knochenerkrankungen ist eine steroid-induzierte Osteoporose differentialdiagnostisch von einer CKD-assoziierten hyper- oder adynamen Knochenstoffwechselstörung, einer Osteonekrose oder Calcineurin-Inhibitor-assoziierten Knochenschmerzen zu unterscheiden.

Darüber hinaus versuchen wir einen Einblick über den Nettozustand der Immunsuppression zu erlangen. Dies geschieht zum einen durch das Blutspiegelmonitoring von Immunsuppressiva, darüber hinaus aber auch durch Testung der Immunantwort auf pathogenspezifische oder nicht-pathogenspezifische Stimuli, sowie durch Bestimmung bestimmter Zellpopulationen unter den Immunzellen [2].

Einen einzigen idealen zuverlässigen, reproduzierbaren, sensitiven und spezifischen Test mit kurzer turn-around-Zeit für die Routinediagnostik gibt es bislang nicht.

Die wichtigsten nicht-pathogenspezifischen Tests umfassen die Bestimmung von IgG und Gesamt- oder CD4-Lymphozyten, niedrige Spiegel korrelieren mit erhöhtem Risiko für Infekte, inbesondere mit CMV, Aspergillen Pneumocystis sowie für Mortalität [3, 4].

Mittlerweile sind auch pathogenspezifische Tests verfügbar, die noch keinen Eingang in die Routinediagnostik erlangt haben, aber innerhalb von Forschungsprojekten einen guten Vorhersagewert für spätere Infekte erwiesen haben. Hierzu gehören: INFg-produzierende Antigen-spezifische CD-8-Zellen sowie die Ermittlung einer CMV- oder BKV-spezifischen T-Zell-Antwort. Es zeigte sich, dass eine niedrige BKV-spezifische T-Zell-Antwort mit erhöhtem Posttransplantationsrisiko für eine BK-Virämie einhergeht [5].

Zur **Minderung des Infektionsrisikos** müssen verschiedene Aspekte verfolgt werden:
1. Systematisches Infektionsscreening: z.B. CMV, BK-Virus nach Nierentransplantation.
2. Regelmäßige Kontrolle und ggf. Auffrischung des Impfkalenders, v.a. bei Dialysepatienten auf der Warteliste zur Nierentransplantation. Vakzine mit Lebendimpfstoffen sind kontraindiziert. Beurteilung des Impferfolges durch Antikörperanstieg nach einer Impfung (Schutz in der Regel bei Anstieg ≥ 4-fach des Ausgangsniveaus) unter Immunsuppression nicht zuverlässig. Es gibt keinen Hinweis zur Annahme, dass eine zugrunde liegende Autoimmunerkrankung durch eine Impfung reaktiviert wird. Eine Impfantwort kann auch bei Niereninsuffizienz vermindert sein, dies ist aber kein Gegengrund zum Impfen.

    Eine Umfrage unter niederländischen Nephrologen zeigte, dass die Impfquote nierentransplantierter Patienten mit Ausnahme der Influenzavakzine sehr gering war [6].
3. Antiinfektive Prophylaxe unter Immunsuppression, z.B. mittels IHN bei vorangegangener Tbc, mittels Virustatikum bei CMV-Hochrisikokonstellation oder Lamivudin bei Hepatitis-B-Risikokonstellation nach Nierentransplantation. Zusätzlich sollte bei allen sehr potenten Immunsuppressiva begleitend eine Pneumocystis-jirovecii-Prophylaxe durchgeführt werden.
4. Bewusstsein für zyklisch verabreichte Immunsuppressiva wie z.B. Rituximab mit mehrere Monate anhaltender B-Zell-Depletion nach der letzten Gabe.

Malignome unter Immunsuppression

Die besten Untersuchungen zur Malignominzidenz nach Beginn einer immunsuppressiven Therapie gibt es nach Organtransplantation. Die relative Inzidenz im Vergleich zur Normalbevölkerung wird mit 3- bis 5-fach erhöht angegeben. Das Malignomrisiko liegt unter Dialysepatienten schon höher als unter Nierengesunden und steigt nach Nierentransplantation weiter an. Das betrifft v.a. Hauttumore (Melanome, Plattenepithelca.), Non-Hodgkin-Lymphome, anogenitale Tumoren, Kaposisarkom, hepatobiliäre Carcinome und das Nierenzellcarcinom. Virusinfekte mit EBV, HPV, HHV8, Hep B und

C sowie eine Immunsuppression mit Azathioprin, Cyclosporin A, Tacrolimus, Cyclophosphamid, OKT3 oder ATG stellen begünstigende Faktoren dar. Screening-Untersuchungen sollten jährlich mittels Sonographie des Abdomens, Vorsorge beim Hautarzt, Gynäkologen bzw. Urologen erfolgen, eine Coloskopie alle 5 Jahre. Wichtig ist, zu bedenken, dass die Sinnhaftigkeit eines engmaschigen und systematischen Tumorscreenings sich an der Lebenserwartung des Patienten orientieren muss, da die Lebensverlängerung z.B. beim Screening für ein Mammaca. gering sein kann, bei Kaukasiern geringer als bei Schwarzen [7].

Kardiovaskuläre Morbidität und Mortalität
Die kardiovaskuläre Mortalität ist im ersten Jahr post NTX zu 40-50% kardiovaskulär bedingt und liegt ca. 20-fach höher als alters- u. geschlechtsgematchte Bevölkerung, aber geringer als an der Dialyse. Auch für Patienten mit systemischen Autoimmunerkrankungen liegt die kardiovaskuläre Mortalität deutlich über der der Allgemeinbevölkerung, beim SLE um den Faktor bis zu 50, bei ANCA-assoziierten Vaskulitiden ca. um den Faktor 3. Dabei ist die Risikoerhöhung nur zum Teil auf die krankheitsassoziierte Niereninsuffizienz zurückzuführen, zum größeren Teil wohl eher auf die systemische Entzündungsaktivität. Dieses Phänomen wird auch bei entzündlichen Autoimmunerkrankungen ohne Nierenbeteiligung, wie der rheumatoiden Arthritis, beobachtet [8].

Psychologisches Monitoring
Nicht zuletzt muss bei Langzeit-immunsupprimierten Patienten auch die andauernde psychologische Belastung bewertet sowie Unterstützung gewährleistet werden bzgl. des Umgangs mit chronischer Erkrankung, Schmerz, erhöhtem Infektions- und Malignomrisiko, der beruflichen und sozialen Integration sowie der Therapieadhärenz.

Literatur

1. Taylor, A.L., Watson, C.J. & Bradley, J.A. (2005). Immunosuppressive agents in solid organ transplantation: Mechanisms of action and therapeutic efficacy. *Crit Rev Oncol Hematol 56 (1):* 23-46.
2. Fernandez-Ruiz, M., Kumar, D. & Humar, A. (2014). Clinical immune-monitoring strategies for predicting infection risk in solid organ transplantation. *Clin Transl Immunology 3 (2):* e12.

3. Florescu, D.F., Kalil, A.C., Qiu, F. et al. (2013). What is the impact of hypogammaglobulinemia on the rate of infections and survival in solid organ transplantation? A meta-analysis. *Am J Transplant 13 (10):* 2601-2610.
4. Mansharamani, N.G., Balachandran, D., Vernovsky, I. et al. (2000). Peripheral blood CD4 + T-lymphocyte counts during Pneumocystis carinii pneumonia in immunocompromised patients without HIV infection. *Chest 118 (3):* 712-720.
5. Schachtner, T., Stein, M., Babel, N. & Reinke, P. (2015). The Loss of BKV-specific Immunity From Pretransplantation to Posttransplantation Identifies Kidney Transplant Recipients at Increased Risk of BKV Replication. *Am J Transplant 15 (8):* 2159-2169.
6. Struijk, G.H., Lammers, A.J., Brinkman, R.J. et al. (2015). Immunization after renal transplantation: current clinical practice. *Transpl Infect Dis 17 (2):* 192-200.
7. Kiberd, B.A., Keough-Ryan, T. & Clase, C.M. (2003). Screening for prostate, breast and colorectal cancer in renal transplant recipients. *Am J Transplant 3 (5):* 619-625.
8. Bottomley, M.J. & Harden, P.N. (2013). Update on the long-term complications of renal transplantation. *Br Med Bull 106:* 117-134.

Chronische Niereninsuffizienz, Nierenersatzverfahren

KDIGO-Guidelines zu Evaluierung und Management chronischer Niereninsuffizienz

Elke Schäffner

Kurze Historie der Leitlinien zu Nierenerkrankungen

Ende der 1990er Jahre startete die National Kidney Foundation (NKI) die sog. Dialysis Outcome Quality Initiative (DOQI), um Leitlinien in vier Bereichen der Dialysetherapie zu erstellen. Im weiteren Verlauf wurde die Erstellung von Leitlinien ausgeweitet auf Krankheitszustände (noch) nicht dialysepflichtiger, nierenkranker Patienten, weshalb der Programmname 1999 von DOQI auf KDOQI (K für Kidney) geändert wurde. 2002 entstand die erste Leitlinie über chronische Nierenerkrankung, welche eine GFR-basierte Stadieneinteilung beinhaltete. Diese KDOQI-Leitlinie bewirkte eine Art Umbruch im Sinne von mehr „CKD-Bewußtsein", besserer Forschungsgrundlage, mehr begrifflicher Einheitlichkeit sowie mehr Sichtbarkeit in Fach-, Laienpresse und Gesundheitspolitik [1].

Eine Folge dieser Initiative war, dass auch in anderen Ländern (England, Kanada, Australien) sogenannte practice guidelines veröffentlicht wurden, was bei bestimmten Themen (z.B. Anämie) eine Redundanz zur Folge hatte, andere Themen jedoch eher ausgespart wurden (z.B. Management chronischer Nierenerkrankungen mit bestimmter Ätiologie).

2003 gründete sich KDIGO (Kidney Disease: Improving Global Outcomes), um den Prozess der Richtlinienerstellung zu koordinieren und damit zu verbessern. KDIGO stellt ein unabhängiges internationales Gremium von ca. 50 Direktoren dar (größtenteils Nephrologen). Für administrative Belange hat KDIGO die NKF beauftragt.

KDIGO Clinical Practice Guidelines zu chronischer Niereninsuffizienz, 2013

Im Januar 2013 veröffentlichte die „Kidney Disease Outcomes Quality Initiative (KDIGO) den neuesten Bericht zu den „Clinical Practice Guidelines" für die Evaluierung und das Management chronischer Niereninsuffizienz [2]. Die Richtlinien umfassen insgesamt fünf Kapitel:
1) „Definition and classification of chronic kidney disease" (CKD),
2) „Definition, identification, and prediction of CKD",
3) „Management of progression and complications of CKD",
4) „Other complications of CKD: CVD, medication dosage, patient safety, infections, hospitalizations, and caveats for investigating complications of CKD",
5) „Referral to specialists and models of care".

Im Folgenden soll auf die relevantesten Empfehlungen aus den Kapiteln 1, 2 und 5 eingegangen werden (da große Teile aus Kapitel 3 und 4 an anderer Stelle bereits abgehandelt werden). Abschnitte, die aus Autorensicht die Problematik einzelner Leitlinien diskutieren, sind in kursiver Schrift gehalten.

Die Leitlinien unterscheiden grundsätzlich zwischen „Empfehlung" und „Vorschlag", wobei die Empfehlungen auf einem höheren epidemiologischen Evidenzgrad (Level 1; A, B oder C) basieren als die Vorschläge (Level 2; A, B, C oder „not graded").

I. Kapitel 1: Definition und Klassifikation von chronischer Niereninsuffizienz

1. Definition

Die chronische Niereninsuffizienz wird definiert als eine Abnormalität von Nierenstruktur oder Nierenfunktion, welche für mindestens drei Monate andauert. Somit beinhaltet die Definition drei Variablen, den *Zeitfaktor* (mindestens drei Monate), die *Nierenstruktur* und die *Nierenfunktion*. Von diesen drei Kriterien muss zur Diagnosestellung neben der Zeitvariable mindestens eine der beiden anderen (Strukturschaden oder/und Funktionsverlust) vorliegen. Weiterhin gilt weltweit die glomeruläre Filtrationsrate (GFR) als bester Indikator der Nieren*funktion*. Ein Absinken der GFR unter die Schwelle von 60 ml/min/1,73m² wird allgemein als chronische Niereninsuffizienz angesehen (etwas weniger als die Hälfte einer normalen Nierenfunktion von 125 ml/min bei jungen Erwachsenen). Ein Nieren-

schaden wird als strukturelle oder funktionelle Abnormalität, welche den GFR-Verlust ausschließt, definiert. Hier können die Ursachen vielfältig sein. An oberster Stelle ist die Albuminurie zu nennen, in der Regel gemessen als „Albumin-Creatinine-Ratio" (ACR). Andere Indikatoren für einen vorliegenden Nierenschaden sind zum Beispiel ein pathologisches Urinsediment, renal tubuläre Schäden, Abnormalitäten, die durch Histologie oder Bildgebung gesichert sind, sowie das Vorliegen eines Nierentransplantates.

2. Klassifikation

Die KDIGO-Initiative empfiehlt, die Klassifizierung chronischer Niereninsuffizienz auf *Ursache, GFR* und *Albuminurie-Kategorie* zu basieren („CGA", wobei „C" für cause, „G" für GFR und „A" für Albuminuria stehen). Bezüglich der Ursache der Niereninsuffizienz wird vorgeschlagen, zwischen einer *systemischen Erkrankung* (Diabetes mellitus, Autoimmunerkrankungen, Infektionen, Amyloidose, Sarkoidose, Medikamentenschaden, Multiples Myelom, Arteriosklerose, Hypertonie, Polyzystische Nierenerkrankung, Alport-Syndrom u.a.) und einer *primären Nierenerkrankung* (auf die Niere begrenzte Glomerulonephritiden, Harnwegsinfektionen, Harnsteine, Obstruktionen, ANCA-assoziierte Vaskulitiden, renale Dysplasien u.a.) zu unterscheiden.

Bei der Einteilung der CKD-Stadien nach GFR wurden die herkömmlichen fünf Stadien belassen, wobei Stadium 3 aufgrund der Datenlage, die auf unterschiedliche Risikoprofile und „Endpunkt-Risiken" hinweist, nochmals in G3a und 3b unterteilt wurde

Tabelle 1
GFR-Kategorien bei CKD

GFR category	GFR (ml/min/1,73 m^2)	Terms
G1	≥ 90	Normal or high
G2	60-89	Mildly decreased*
G3a	45-59	Mildly to moderately decreased
G3b	30-44	Moderately to severely decreased
G4	15-29	Severely decreased
G5	< 15	Kidney failure

Abbreviations: CKD = chronical kidney disease, GFR = glomerular filtration rate.
* Relative to young adult level.
In the absence of evidence of kidney damage, neither GFR category G1 or G2 fulfill the criteria of CKD.
Kopie mit Genehmigung von Macmillan Publishers Ltd: Kidney International. Kidney Disease: Improving Global Outcomes (KDIGO) CKD Work Group. KDIGO clinical practice guideline for the evaluation and management of chronic kidney disease. *Kidney Int. Suppl. 3*, 1-150, 2013; accessed http://www.nature.com/kisup/journal/v3/n1/index.html

(Tabelle 1). Wichtig ist das Verständnis dafür, dass eine mild eingeschränkte GFR (G2) in Abwesenheit von anderen, einen Nierenschaden bezeichnenden Markern *keine CKD* bedeutet.

3. Prädiktive Bedeutung von GFR und Albuminurie

Neu beim aktuellen CKD-Stadiensystem ist die Hinzunahme der Albuminurie zur GFR. Die Rationale, Albumin in das Stadiensystem zu integrieren, beruht auf der Tatsache, dass in verschiedenen Studien gezeigt werden konnte, dass bereits kleinere Mengen an Albuminurie von diagnostischer, aber auch *prognostischer* Bedeutung sind sowohl für Endpunkte wie Gesamt- und kardiovaskuläre Mortalität als auch für nephrologische Endpunkte (Dialysepflicht, Akutes Nierenversagen, fortschreitende CKD) [3-6]. Abbildung 1 zeigt die entsprechende Matrix, die diese beiden Parameter (GFR und Albuminurie) vereint, für alle fünf Endpunkte. Auch wenn von einem kontinuierlichen Risikoanstieg mit steigender Albuminurie auszugehen ist, wird Albuminurie hier der Einfachheit halber kategorisch unterteilt. Diese Matrix wird gerne als „heat map" bezeichnet, in der der Anstieg der relativen Risiken (Zahlen in den einzelnen Zellen) durch eine wachsende Farbintensität widergespiegelt wird (hellgrau = niedriges Risiko, dunkelgrau = hohes Risiko, s. Legende Abbildung 1). Von Bedeutung ist hier die Tatsache, dass die Albuminurie einen unabhängigen Risikofaktor darstellt, das heißt, dass auch bei normaler GFR eine bestehende Albuminurie bereits ein erhöhtes relatives Risiko für jeden der genannten Endpunkte darstellt, wenn auch in unterschiedlichem Ausmaß.

Grundlage für diese Ergebnisse waren Meta-Analysen bestehend aus 45 Kohortenstudien (1.555.332 Teilnehmer), die entweder bevölkerungsbasiert oder bereits chronisch nierenkrank waren oder aber Hoch-Risiko-Patienten für die Entwicklung einer CKD darstellten [6].

Zusammenfassend kann man sagen, dass die neuen KDIGO-Richtlinien in Bezug auf die Klassifikation folgende Neuerungen gebracht haben: Integration von Albuminurie in das bisher rein GFR-basierte CKD-Stadiensystem, Unterteilung des Stadium 3 in 3a und b und in diesem Zusammenhang die Bedeutung der *Prädiktions*fähigkeit durch GFR und Albuminurie für spätere klinische Ereignisse sowie die Betonung der Bedeutung der klinischen Diagnose (wobei letztere nicht wirklich in das Stadiensystem integriert ist).

Summary of relative risks from categorical meta-analysis
(dipstick included)
(−, ±, +, ≥ ++)

All-cause mortality

	ACR <10	ACR 10-29	ACR 30-299	ACR ≥300
eGFR >105	1.1	1.5	2.2	5.0
eGFR 90-105	Ref	1.4	1.5	3.1
eGFR 75-90	1.0	1.3	1.7	2.3
eGFR 60-75	1.0	1.4	1.8	2.7
eGFR 45-60	1.3	1.7	2.2	3.6
eGFR 30-45	1.9	2.3	3.3	4.9
eGFR 15-30	5.3	3.6	4.7	6.6

Cardiovascular mortality

	ACR <10	ACR 10-29	ACR 30-299	ACR ≥300
eGFR >105	0.9	1.3	2.3	2.1
eGFR 90-105	Ref	1.5	1.7	3.7
eGFR 75-90	1.0	1.3	1.6	3.7
eGFR 60-75	1.1	1.4	2.0	4.1
eGFR 45-60	1.5	2.2	2.8	4.3
eGFR 30-45	2.2	2.7	3.4	5.2
eGFR 15-30	14	7.9	4.8	8.1

Kidney failure (ESRD)

	ACR <10	ACR 10-29	ACR 30-299	ACR ≥300
eGFR >105	Ref	Ref	7.8	18
eGFR 90-105	Ref	Ref	11	20
eGFR 75-90	Ref	Ref	3.8	48
eGFR 60-75	Ref	Ref	7.4	67
eGFR 45-60	5.2	22	40	147
eGFR 30-45	56	74	294	763
eGFR 15-30	433	1044	1056	2286

Acute kidney injury (AKI)

	ACR <10	ACR 10-29	ACR 30-299	ACR ≥300
eGFR >105	Ref	Ref	2.7	8.4
eGFR 90-105	Ref	Ref	2.4	5.8
eGFR 75-90	Ref	Ref	2.5	4.1
eGFR 60-75	Ref	Ref	3.3	6.4
eGFR 45-60	2.2	4.9	6.4	5.9
eGFR 30-45	7.3	10	12	20
eGFR 15-30	17	17	21	29

Progressive CKD

	ACR <10	ACR 10-29	ACR 30-299	ACR ≥300
eGFR >105	Ref	Ref	0.4	3.0
eGFR 90-105	Ref	Ref	0.9	3.3
eGFR 75-90	Ref	Ref	1.9	5.0
eGFR 60-75	Ref	Ref	3.2	8.1
eGFR 45-60	3.1	4.0	9.4	57
eGFR 30-45	3.0	19	15	22
eGFR 15-30	4.0	12	21	7.7

[...] All results are adjusted for covariates and compared to the reference cell (Ref). Each cell represents a pooled RR from a meta-analysis; bold numbers indicate statistical significance at P < 0.05. Incidence rates per 1000 person-years for the reference cells are 7.0 for all-cause mortality, 4.5 for CVD mortality, 0.04 for kidney failure, 0.98 for AKI, and 2.02 for CKD progression. Colors reflect the ranking of adjusted RR. The point estimates for each cell were ranked from 1 to 28 (the lowest RR having rank number 1, and the highest number 28). The categories with a rank number 1-8 are light medium gray, rank numbers 9-14 are light gray, the rank numbers 15-21 are dark medium gray and the rank numbers 22-28 are dark gray. (For the outcome of CKD progression, two cells with RR < 1.0 are also green, leaving fewer cells as yellow, orange and red) [...].

Kopie mit Genehmigung von Macmillan Publishers Ltd: Kidney International. Kidney Disease: Improving Global Outcomes (KDIGO) CKD Work Group. KDIGO clinical practice guideline for the evaluation and management of chronic kidney disease. *Kidney Int. Suppl. 3*, 1-150, 2013; accessed http://www.nature.com/kisup/journal/v3/n1/index.html

Abbildung 1
Summary of categorical meta-analysis (adjusted RRs) for general population cohorts with ACR

4. Methoden der Bestimmung der Nierenfunktion

Die Guidelines empfehlen grundsätzlich zur Einschätzung der Nierenfunktion anstelle einer „puren" Kreatinin-Messung die Schätzung der GFR unter Verwendung einer Kreatinin-basierten GFR-Schätzformel und weisen darauf hin, dass diese Formel auch spezifiziert werden sollte. Das Kreatinin hierfür sollte enzymatisch gemessen werden oder mit einer Methode, die eine Kalibrierung hierfür zulässt („IDMS-traceable") [7], was momentan in Deutschland jedoch nicht flächendeckend üblich ist (die meisten Labore messen mit der Jaffe-Methode). Im Besonderen wird von den Autoren die Kreatinin-basierte CKD-EPI-Gleichung aus dem Jahr 2009 empfohlen [8].

Für bestimmte Situationen, in denen davon ausgegangen werden muss, dass das Kreatinin weniger genau ist (fortgeschrittenes Alter, sehr hoher oder sehr niedriger Body Mass Index) wird diskutiert, ob Cystatin C der geeignetere endogene Marker sei. In den aktuellen KDIGO-Empfehlungen wird daher vorgeschlagen, eine Cystatin C-basierte Schätzgleichung als „Bestätigungstest" zu verwenden, sollte die geschätzte (Kreatinin-basierte) GFR zwischen 45 und 59 ml/min/1,73 m² sein und kein weiteres Anzeichen eines Nierenschadens vorliegen. Auch hier sollte ein Cystatin C-Assay verwendet werden, der gegen das internationale Referenzmaterial kalibriert werden kann [9].

Grundsätzlich kann die „wahre" Nierenfunktion auch aufwendiger invasiv mittels exogener Filtrationsmarker exakt *gemessen* werden (Messung der Urinclearance zum Beispiel mittels Inulin oder Iothalamat oder der Plasmaclearance mittels Iohexol). Die Leitlinien schlagen vor, auf die Möglichkeit eines solchen Goldstandards in Situationen zurückzugreifen, die eine besondere therapeutische Entscheidung nach sich ziehen (z.B. Organspende oder Dosierung bei nephrotoxischen Medikamenten).

„Performance" einer GFR-Schätzgleichung und endogene Marker

Schätzgleichungen werden mittels Vergleich mit einem Goldstandard (GFR-Messung, s. oben) entwickelt. Die Güte einer Schätzgleichung wird anhand dreier statistischer Parameter beurteilt:
1. *Bias (systematische Abweichung von der gemessenen GFR),*
2. *Präzision (Streuung, zufälliger Fehler) und*
3. *Akkuratheit (Anteil der Schätzwerte, die innerhalb eines bestimmten Bereiches der gemessenen GFR liegen).*

*GFR-Schätzgleichungen sind populationsspezifisch. Das heißt, Gleichungen, die in einer Population Nierenkranker entwickelt werden (die MDRD-Gleichung [10] zum Beispiel), unter*schätzen *die GFR in der Regel bei Nierengesunden, während Gleichungen, die bei Gesunden (z.B. in einer Population von Nierenspendern) entwickelt werden, dazu tendieren, die GFR zu über*schätzen*. In diesem Zusammenhang hat sich gezeigt, dass die momentan weltweit noch am häufigsten verwendete Vier-Variablen-MDRD-Gleichung [10] nicht allen Personen gerecht wird: Während sie bei Nierengesunden die GFR systematisch unterschätzt, überschätzt die MDRD-Gleichung die GFR bei älteren Menschen. GFR-Werte hängen also auch von der verwendeten Schätzgleichung ab und können unter bestimmten Umständen sehr variieren in Abhängigkeit der gewählten Gleichung. Welche klinische Relevanz die Wahl der Schätzgleichung hat, soll folgendes Beispiel einer eher zier-*

lichen 78-jährigen Probandin der Berliner Initiative Studie [11] *verdeutlichen: Ein laborchemisch als normal gemessenes Serumkreatinin von 0,61 mg/dl und ein gleichzeitig erhöhter Cystatin C-Wert von 1,36 mg/l führen in Abhängigkeit der verwendeten Schätzformel zu folgenden GFR-Werten (ml/min/1,73 m²): MDRD 95, CKD-EPI 86, Berliner Initiative Studie (BIS) $2_{(crea/cysC)}$* [12] *56 und $CKD\text{-}EPI_{(cysC)}$* [13] *45 ml/min/1,73 m². Die große Schwankungsbreite über mehrere Stadien der chronischen Niereninsuffizienz verdeutlicht die Problematik, unterschiedlichen Szenarien mit einer einzigen Formel gerecht zu werden. Aufgrund der laborchemischen Situation (niedrig normales Kreatinin bei wahrscheinlich niedriger Muskelmasse, jedoch erhöhtes Cystatin C) würde man evtl. eher zu einer Cystatin C-basierten Schätzgleichung tendieren, obwohl die CKD-EPI einen GFR-Wert zeigt, der die Patientin als nierengesund einordnet (s. I.4.).*

5. Methoden der Albuminurie-Bestimmung

Die Albuminurie ist, wie oben erwähnt, das zweite Standbein der CKD-Stadieneinteilung. Insofern verdient auch ihre Diagnostik besonderes Augenmerk. Mehrere Methoden stehen zur Bestimmung der Albuminurie zur Verfügung. Als grobe Screening-Methode kann mit dem Urinstix (Teststreifen) begonnen werden, wobei hier nur eine qualitative Bestimmung erfolgt und eine Mikroalbuminurie durch die meisten herkömmlichen Teststreifen nicht erfasst werden kann (erst Makroalbuminurie > 300 mg/g oder > 30 mg/mmol). Die KDIGO-Richtlinien raten eher von ihrem Gebrauch ab. Weiterführend bieten sich zum Nachweis einer Mikrobalbuminurie aus dem Spontanurin quantitative Methoden an, die Antikörper-basiert sind (meist turbidimetrisch, aber auch nephelometrisch). Angegeben wird, wie oben bereits beschrieben, die Albumin-Creatinine-Ratio (ACR), das heißt die Konzentration von Albumin in mg oder g wird auf die Kreatininkonzentration des Harns (in g oder mmol) bezogen. Damit wird der Verdünnungsgrad der Harnprobe berücksichtigt. In der Regel korreliert die ACR im Spontanurin recht gut mit der sog. albumin excretion rate (AER; ACR 300 mg/g ≈ AER 300 mg/24 Std.). Proteinbestimmungen aus dem ersten Morgenurin sind zu bevorzugen, aber auch Bestimmungen zu anderen Tageszeiten („untimed") sind mindestens so zuverlässig wie aus 24-Std.-Sammelurinproben, die zwar immer noch als die offizielle Referenzmethode gelten, aber gerade unter ambulanten Bedingungen sehr fehleranfällig sind. Ein Vorteil des Spontanurins ist auch, dass das Durchführen von Verlaufskontrollen unkomplizierter ist.

Neben den großen Stärken der Albuminurie-Diagnostik (nicht zeitaufwendig, nicht invasiv, kostengünstig, aber enorme Aussagekraft) sind folgende Schwächen zu nennen: Der Nachweis einer Albuminurie < 300 mg/g mittels Teststreifen kann nur mit sog. Mikroalbumin- oder Mikralteststreifen (semiquantitativ) erfolgen. Ein Albuminurie-Nachweis kann durch eine Reihe pathologischer oder auch normaler Faktoren beeinflusst sein. So kann er z.B. im Falle von starker körperlicher Belastung oder Harnwegsinfekt falsch positiv sein, ebenso bei sehr niedrigem Kreatinin. Ein Kreatinin von 0,5 mg/dl bei niedriger Muskelmasse z.B. kann die ACR falsch hoch aussehen lassen.

Bestehende Kontroversen
Das neue CKD-Stadiensystem versucht, durch die beschriebenen Modifizierungen eine genauere Einteilung chronisch Nierenkranker und eine einfache Handhabung für die klinische Anwendbarkeit in Einklang zu bringen.

Anhaltende Kritikpunkte am überarbeiteten Stadiensystem, die weiterhin am häufigsten kontrovers diskutiert werden, sind folgende:
1) *Faktoren wie* Alter *und* Geschlecht *finden keine genügende Berücksichtigung (ein 30-Jähriger mit GFR 65 und eine 80-Jährige mit GFR 45 ml/min/1,73m^2 werden mit Hilfe des gleichen Systems klassifiziert, unabhängig von Alter, Geschlecht und Krankheitsursache).*
2) *Die momentane Einteilung mit dem starrem Schwellenwert von 60 ml/min/1,73m^2 mag zu einer signifikanten Überschätzung der Prävalenz von CKD-Patienten führen (v.a. Stadium 3, sog. „CKD-epidemic").*
3) *In Anbetracht der Ungenauigkeit häufig verwendeter GFR-Schätzformeln (v.a. bei Zuständen wie Alter ≥ 70, Anorexie, Zirrhose, Hyperfiltration) und der oben beschriebenen formelabhängigen Schwankungsbreite der GFR (dies gilt genauso für die empfohlene CKD-EPI-Gleichung) wird die neue Unterteilung in Stadium 3a und b konterkariert.*

II. Kapitel 2: Progression

Eine Progression von CKD wird definiert als eine Abnahme der GFR um mindestens 25% im Vergleich zum Ausgangswert. Ein Fortschreiten gilt als rapide, wenn es 5 ml/min/1,73m^2 pro Jahr übersteigt. Je mehr Kreatinin-Messungen vorliegen und je länger die Beobachtungszeit dauert, desto valider kann von einer rechten

Progression (im Gegensatz zu Messschwankungen) ausgegangen werden.

Die Häufigkeit der veranschlagten Kontrolluntersuchungen pro Jahr in Abhängigkeit der vorliegenden GFR bzw. Albuminurie-Befunde sind in Abbildung 2 dargestellt, wobei es sich hier lediglich um Vorschläge („not graded") handelt, die immer individuell abgestimmt werden sollten (s. hierzu auch die Legende von Abbildung 2).

III. Kapitel 5: Überweisung zum Nephrologen und alternative Versorgungsmodelle

1. Überweisung

Die Leitlinien empfehlen die Überweisung zu einem Nierenspezialisten für niereninsuffiziente Patienten unter den folgenden Umständen:
- Akutes Nierenversagen oder abrupter GFR-Abfall,
- GFR < 30 ml/min/1,72 m² (GFR-Stadium 4-5),

Abbildung 2

Guide to Frequency of Monitoring (number of times per year) by GFR and Albuminuria Category		Persistent albuminuria categories Description and range		
		A1 Normal to mildly increased <30 mg/g <3 mg/mmol	A2 Moderately increased 30–300 mg/g 3–30 mg/mmol	A3 Severely increased >300 mg/g >30mg/mmol
GFR categories (ml/min/1.73 m²) Description and range	G1 Normal or high ≥90	1 if CKD	1	2
	G2 Mildly decreased 60–89	1 if CKD	1	2
	G3a Mildly to moderately decreased 45–59	1	2	3
	G3b Moderately to severely decreased 30–44	2	3	3
	G4 Severely decreased 15–29	3	3	4+
	G5 Kidney failure <15	4+	4+	4+

GFR and albuminuria grid to reflect the risk of progression by intensity of gray. The numbers in the boxes are a guide to the frequency of monitoring (number of times per year). [...] These are general parameters only based on expert opinion and must take into account underlying comorbid conditions and disease state, as well as the likelihood of impacting a change in management for any individual patient.
Kopie mit Genehmigung von Macmillan Publishers Ltd: Kidney International. Kidney Disease: Improving Global Outcomes (KDIGO) CKD Work Group. KDIGO clinical practice guideline for the evaluation and management of chronic kidney disease. *Kidney Int. Suppl.* 3, 1-150, 2013; accessed http://www.nature.com/kisup/journal/v3/n1/index.html

- andauernde Albuminurie ≥ 300 mg/g
  oder AER ≥ 300 mg/24 Std.,
- Progression einer CKD (s. oben),
- Erythrozytenzylinder im Urin,
- CKD und Therapie-refraktäre Hypertonie (mit bereits 4 Antihypertensiva),
- anhaltende Hyperkaliämie,
- wiederkehrende oder heftige Nephrolithiasis,
- erbliche Nierenerkrankung.

Die Frage des Zeitpunktes der Überweisung zum Nephrologen ist immer wieder Gegenstand von Untersuchungen, wobei es keine randomisierte kontrollierte Studie gibt, die eine frühe gegen eine späte Überweisung von Patienten zum Nephrologen untersucht. Drei Monate ist sicherlich ein Zeitraum, der das absolute Minimum bedeutet, welches notwendig ist, um eine sinnvolle Evaluierung und Therapieaufklärung des Patienten durchzuführen sowie eventuell einen Dialysezugang anlegen zu lassen, ist aber die am häufigsten angewandte Definition.

In einer Meta-Analyse von Chan et al., in der insgesamt knapp 22 Studien mit 13.000 Patienten aus 10 verschiedenen Ländern ausgewertet wurden, zeigte sich ein klarer Nutzen eines frühen Überweisens zum Nephrologen für entscheidende Parameter wie Mortalität, Hospitalisierungsdauer, Serum-Albumin und Hämatokrit [14] (Tabelle 2). Ähnliche Ergebnisse lieferte ein Review-Artikel, der 27 longitudinale Kohortenstudien mit insgesamt ca. 17.600 Patienten untersuchte, von denen ca. 11.700 früh und 5.900 spät überwiesen wurden. Auch hier zeigte sich ein deutlich erniedrigtes Mortalitätsrisiko für Patienten, die früh überwiesen wurden (OR 0.51, 96% CI 0.44-0.59), welches auch nach 5 Jahren noch signifikant unterschiedlich blieb sowie eine knapp 9 Tage kürzere Hospitalisierungsdauer [15].

Patienten > 75 Jahre, Frauen, Nicht-Kaukasier, Patienten mit niedrigem sozialem Status und/oder mehreren Begleiterkrankungen werden deutlich seltener zum Nephrologen überwiesen [16, 17].

2. Alternatives Modell: Konservatives Vorgehen versus Nierenersatztherapie

In den letzten Jahren hat die Diskussion über ein konservatives Management anstelle einer Nierenersatztherapie stark zugenommen. Die bewusste Entscheidung gegen ein Nierenersatzverfahren wird immer mehr als ernstzunehmende Alternative bewertet, die in indi-

Variable	Early referral mean (SD)	Late referral mean (SD)	P value
Overall mortality,%	11 (3)	23 (4)	< 0.0001
1-year mortality,%	13 (4)	29 (5)	0.028
Hospital length of stay, days	13.5 (2.2)	25.3 (3.8)	0.0007
Serum albumin at RRT start, g/dl [g/l]	3.62 (0.05) [36.2 (0.5)]	3.40 (0.03) [34.0 (0.3)]	0.001
Hematocrit at RRT start,%	30.54 (0.18)	29.71 (0.10)	0.013
Abbreviation: RRT – renal replacement therapy Adapted from Am J Med, Chan MR, Dall AT, Fletcher KE et al.[673] Outcomes in patients with chronic kidney disease referred late to nephrologists: a meta-analysis. 120: 1063-1070, 2007, with permission from Elsevier; accessed http://download.journals.elsevierhealth.com/pdfs/journals/0002-9343/PIIS000293430700664X.pdf			
Kopie mit Genehmigung von Macmillan Publishers Ltd: Kidney International. Kidney Disease: Improving Global Outcomes (KDIGO) CKD Work Group. KDIGO clinical practice guideline for the evaluation and management of chronic kidney disease. *Kidney Int. Suppl. 3*, 1-150, 2013; accessed http://www.nature.com/kisup/journal/v3/n1/index.html			

Tabelle 2
Ergebnisse früher versus später Überweisung zum Nephrologen

viduellen Fällen die bessere Option sein kann. Die evidenzbasierte Datenlage zu dieser Thematik ist limitiert, daher sind alle Aussagen der Leitlinien „not graded". Da das Thema aber auch demographisch bedingt zunehmend an Bedeutung gewinnen wird, da der Großteil derer, die es betrifft, älter oder hochbetagt ist, hat es eine enorme klinische und gesellschaftliche Relevanz. Vorgeschlagen werden interdisziplinäre umfassende Therapie- und Betreuungsprogramme, die bei Bedarf neben dem Nephrologen den Allgemeinmediziner, Palliativmediziner, Psychiater und Sozialarbeiter beinhalten und in Gesprächsführung, Entscheidungen und Krankheitsmanagement neben dem Patienten auch Familienangehörige einbeziehen.

Literatur

1. Eckardt, K.U. & Kasiske, B.L. (2009). Kidney disease: improving global outcomes. *Nature reviews Nephrology 5:* 650-657.
2. Kidney Disease: Improving Global Outcomes (KDIGO) CKD Work Group (2013). KDIGO clinical practice guideline for the evaluation and management of chronic kidney disease. *Kidney Int Suppl 3:* 1-150.
3. Hemmelgarn B.R., Manns B.J., Lloyd A. et al. (2010). Relation between kidney function, proteinuria, and adverse outcomes. *JAMA 303:* 423-429.
4. Matsushita K., van der Velde M., Astor B.C. et al. (2010). Association of estimated glomerular filtration rate and albuminuria with all-cause and cardiovascular mortality in general population cohorts: a collaborative meta-analysis. *Lancet 375:* 2073-2081.

5. Gansevoort R.T., Matsushita K., van der Velde M. et al. (2011). Lower estimated GFR and higher albuminuria are associated with adverse kidney outcomes. A collaborative meta-analysis of general and high-risk population cohorts. *Kidney Int 80:* 93-104.
6. Levey A.S., de Jong P.E., Coresh J. et al. (2011). The definition, classification, and prognosis of chronic kidney disease: a KDIGO Controversies Conference report. *Kidney Int 80:* 17-28.
7. Myers G.L., Miller W.G., Coresh J. et al. (2006). Recommendations for improving serum creatinine measurement: a report from the Laboratory Working Group of the National Kidney Disease Education Program. *Clin Chem, 52:* 5-18.
8. Levey A.S., Stevens L.A., Schmid C.H. et al. (2009). A new equation to estimate glomerular filtration rate. *Ann Intern Med 150:* 604-612.
9. Grubb A,. Blirup-Jensen S., Lindstrom V. et al. (2010). First certified reference material for cystatin C in human serum ERM-DA471/IFCC. *Clinical chemistry and laboratory medicine: CCLM/FESCC, 48:* 1619-1621.
10. Levey A.S., Bosch J.P., Lewis J.B. et al. (1999). A more accurate method to estimate glomerular filtration rate from serum creatinine: a new prediction equation. Modification of Diet in Renal Disease Study Group. *Ann Intern Med 130:* 461-470.
11. Schaeffner E.S., van der Giet M., Gaedeke J. et al. (2010). The Berlin initiative study: the methodology of exploring kidney function in the elderly by combining a longitudinal and cross-sectional approach. *Eur J Epidemiol 25:* 203-210.
12. Schaeffner E.S. (2012). Two novel equations to estimate kidney function in persons aged 70 years or older. *Ann Intern Med 157.*
13. Inker L.A., Schmid C.H., Tighiouart H. et al. (2012). Estimating glomerular filtration rate from serum creatinine and cystatin C. *The New England journal of medicine 367:* 20-29.
14. Chan M.R., Dall A.T., Fletcher K.E. et al. (2007). Outcomes in patients with chronic kidney disease referred late to nephrologists: a meta-analysis. *The American journal of medicine 120:* 1063-1070.
15. Smart N.A. & Titus T.T. (2011). Outcomes of early versus late nephrology referral in chronic kidney disease: a systematic review. *The American journal of medicine 124:* 1073-1080, e1072.
16. Navaneethan S.D., Kandula P., Jeevanantham V. et al. (2010). Referral patterns of primary care physicians for chronic kidney disease in general population and geriatric patients. *Clinical nephrology 73:* 260-267.
17. Navaneethan S.D., Nigwekar S., Sengodan M. et al. (2007). Referral to nephrologists for chronic kidney disease care: is non-diabetic kidney disease ignored? *Nephron Clinical practice 106:* c113-118.

CKD – Auswahl des Dialyseverfahrens HD, PD oder konservative Therapie

Dominik M. Alscher

In der folgenden Zusammenstellung soll besprochen werden, wann der optimale Zeitpunkt zur Dialyseeinleitung bei chronischer Nierenerkrankung eintritt. Weiter sollen noch einmal die Aspekte Verzicht auf Dialysebehandlung (palliative Nephrologie) besprochen werden und in einem dritten Block soll noch einmal auf Unterschiede zwischen Hämo- und Peritonealdialyse und die Methodenwahl eingegangen werden.

Eine chronische Nierenerkrankung kann in Stadien eingeteilt werden. Für westliche Industrieländer finden sich Prävalenzzahlen von 10-15% (Abbildung 1).

Dialysepflichtigkeit findet sich nur in einer Prävalenz von 0,1%. Die Arbeit des Nephrologen fängt aber bereits zuvor an. Die meisten Patienten mit chronischer Nierenerkrankung versterben an Herz-Kreislauf-Komplikationen. Ein wesentlicher Aspekt der Behandlung zuvor ist auch die Progressionsbeeinflussung, da die Mortalität mit zunehmender Einschränkung der Niereninsuffizienz steigt.

Abbildung 1

CKD: Prävalenz und Stadieneinteilung

Stadium	Beschreibung	GFR (ml/min/1,73m^2)	Prävalenz* (%)
1	Nierenerkrankung mit normaler GFR	> 90	3,3
2	Milder GFR-Abfall	60 – 89	3,0
3	Moderater GFR-Abfall	30 – 59	4,3
4	Starker GFR-Abfall	15 – 29	0,2
5	Nierenversagen	< 15 oder Dialyse	0,1

* Prävalenz-Zahlen aus Österreich   Schratzberger, Der Mediziner 10/2007: 14-15

Abbildung 2

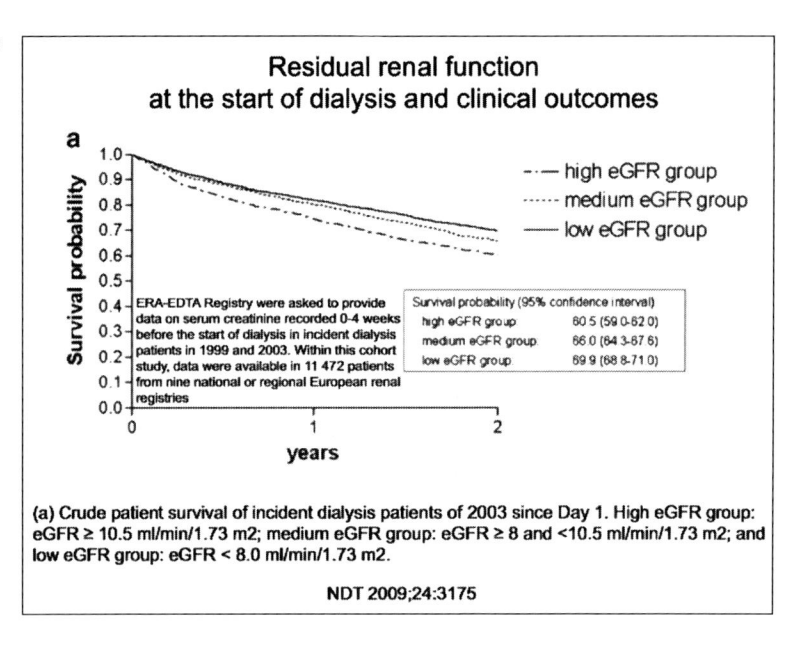

Residual renal function at the start of dialysis and clinical outcomes

a

ERA-EDTA Registry were asked to provide data on serum creatinine recorded 0-4 weeks before the start of dialysis in incident dialysis patients in 1999 and 2003. Within this cohort study, data were available in 11 472 patients from nine national or regional European renal registries

Survival probability (95% confidence interval)
high eGFR group: 80.5 (59.0-62.0)
medium eGFR group: 66.0 (64.3-67.6)
low eGFR group: 69.9 (68.8-71.0)

(a) Crude patient survival of incident dialysis patients of 2003 since Day 1. High eGFR group: eGFR ≥ 10.5 ml/min/1.73 m2; medium eGFR group: eGFR ≥ 8 and <10.5 ml/min/1.73 m2; and low eGFR group: eGFR < 8.0 ml/min/1.73 m2.

NDT 2009;24:3175

Leitlinien zum Beginn der Dialyse bei chronischer Nierenerkrankung finden sich für Nordamerika und Europa. Beispielsweise findet sich im Jahr 2006 eine Empfehlung der USA, dass wenn die wöchentliche Nierenfunktion (renales Kt/V) unter 2,0 fällt, welches in etwa einer GFR von 10,5 ml/min entspricht und erste Zeichen einer Urämie auftreten, die Dialyseeinleitung erfolgen sollte [1]. Die europäischen Richtlinien sehen dies dann vor, wenn die GFR < 15 ml/min. beträgt, und sich dann erste Zeichen einer Urämie zeigen [2]. Dies umfasst auch ein schwierig zu kontrollierenden Hydratationsstatus oder Blutdruckwerte, die ebenfalls nicht zu kontrollieren sind. Weiterhin wird auch noch der Ernährungsstatus berücksichtigt. Unabhängig von Symptomen soll dann aber eine Dialyse ab einer GFR von 8-10 ml/min/1,73 m² begonnen werden.

Auf der anderen Seite finden sich Daten, dass das Überleben in Abhängigkeit von der residualen Nierenfunktion zum Zeitpunkt des Dialysebeginns invers korreliert ist [3]. Dies bedeutet, dass beispielsweise bei einer GFR von über 10,5 ml/min/1,73 m² ein schlechteres Überleben an Dialyse feststellbar war vs. einer GFR < 8,0 ml/min/1,73 m² (Abbildung 2).

Aufgrund dieses Widerspruchs wurde eine randomisierte kontrollierte Studie sehr aufmerksam registriert, welche im Jahr 2010 veröffentlicht wurde – die IDEAL-Studie [4]. In dieser Studie wurde eine Frühstartgruppe definiert als Dialysebeginn bei einer GFR von 10-14 ml/min vs. einer späten Startgruppe, hier wurde gewartet

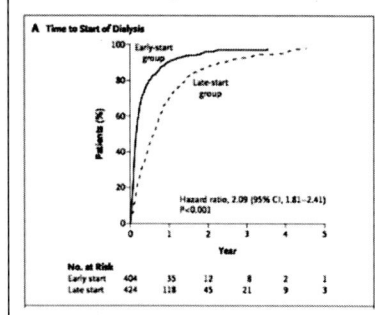

> **A Randomized, Controlled Trial of Early versus Late Initiation of Dialysis** 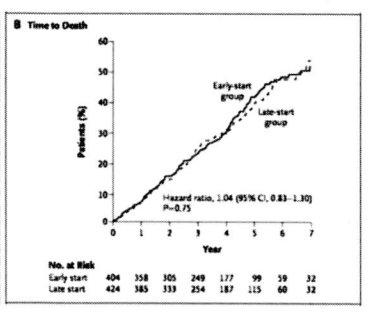
>
> *Abbildung 3*
>
> Kaplan–Meier Curves for Time to the Initiation of Dialysis and for Time to Death.
> The data for time to the initiation of dialysis (Panel A) were censored at the time of death, transplantation, or withdrawal of consent or at the time a patient transferred to a nonparticipating hospital, emigrated, or could not be contacted. The curves for time to death (Panel B) are truncated at 7 years of follow-up and a cumulative hazard of 60%.
>
> NEJM 2010;363:609

bis eine GFR 5-7 ml/min bzw. wenn Urämiesymptome auftraten. Es wurden letztendlich 828 Patienten randomisiert aufgenommen. Jeder Arm hatte damit über 400 Patienten. Die Patienten hatten im Mittel ein Alter von 60 Jahren. Der Anteil von Diabetiker betrug knapp ein Drittel. Mehr als die Hälfte der Patienten plante das Verfahren der Peritonealdialyse durchzuführen. Zum Zeitpunkt der Randomisation betrug die GFR 10 ml/min (MDRD). Nimmt man die Mortalität als harten Endpunkt fand sich kein signifikanter Unterschied zwischen beiden Gruppen (Abbildung 3).

Es ist jedoch zu erwähnen, dass in der späten Startgruppe, aufgrund urämischer Symptome, die Dialyse sehr frühzeitig notwendig wurde (bei 234 von 322 Patienten bei einer GFR > 7 ml/min/1,73m^2). Interessant ist, betrachtet man nur die Patienten mit Peritonealdialyse, dass dies genau gleich war. Aufgrund dieser veränderten Evidenzen wurden die europäischen Richtlinien angepasst [5]. In den neuen Richtlinien wird insbesondere darauf abgehoben, dass der Patient schon bereits bei einer GFR > 15 ml/min bei Auswahl der Hämodialyse einen Gefäßausgang (Shuntanlage) erhalten sollen. Bei Patienten mit einer GFR < 15 ml/min soll dann die Dialyse begonnen werden, wenn sie Anzeichen einer Urämie haben. Es sollte berücksichtigt werden, dass im Regelfall eine Dialyse bei einer GFR 6-9 ml/min notwendig wird (dies wird als sehr starke Evidenz aufgrund der Studienergebnisse gewertet).

Abbildung 4

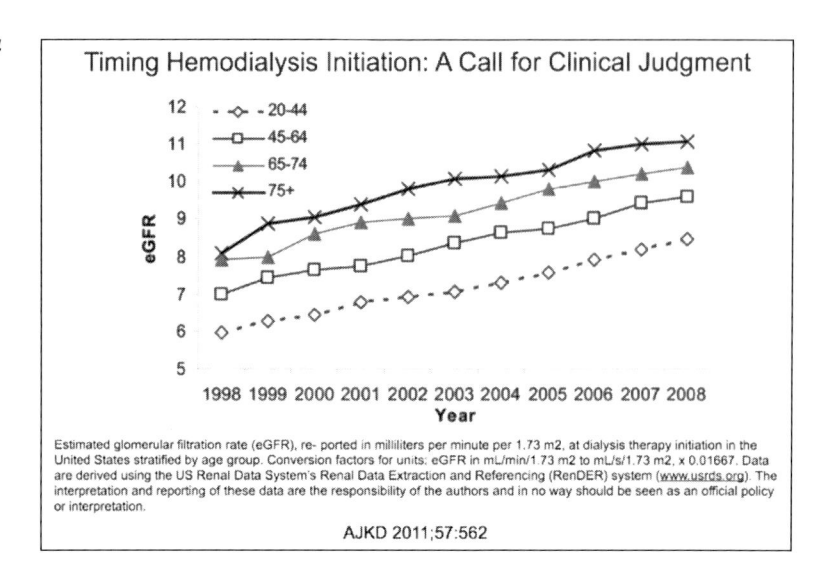

Timing Hemodialysis Initiation: A Call for Clinical Judgment

Estimated glomerular filtration rate (eGFR), re-ported in milliliters per minute per 1.73 m2, at dialysis therapy initiation in the United States stratified by age group. Conversion factors for units: eGFR in mL/min/1.73 m2 to mL/s/1.73 m2, x 0.01667. Data are derived using the US Renal Data System's Renal Data Extraction and Referencing (RenDER) system (www.usrds.org). The interpretation and reporting of these data are the responsibility of the authors and in no way should be seen as an official policy or interpretation.

AJKD 2011;57:562

Erstaunlich ist, dass weltweit die Zahl der Patienten mit Dialysebeginn bei einer GFR von 10-15 bzw. über 15 ml/min anwächst [6]. Insbesondere in den älteren Patientengruppen (bspw. 65-74 und über 75 Jahre) findet sich dies, und diese werden in der Regel noch deutlich früher wie ihre jüngeren andialysiert [7]. Die Überlebenskurven sind jedoch schlecht (Abbildung 4).

Komorbiditäten können als Argument nicht angeführt werden. Es gibt eine schöne Arbeit, die auch bei fehlenden Komorbiditäten diesen Effekt darstellt [8]. Es muss unterstellt werden, dass das Verfahren der Dialyse aufgrund entsprechender Toxizitäten und Komplikationen bei Patienten mit noch nicht so ausgeprägt eingeschränkter Nierenfunktion im Sinne einer Risiko/Vorteils-Abschätzung mehr Risiken birgt.

Verzicht auf Dialyseverfahren

Es stellt sich im Alltag immer wieder die Frage, ob nicht auf die Einleitung von Dialyseverfahren, insbesondere bei älteren Patienten, nicht gänzlich verzichtet werden soll. Eine Studie aus den USA untersuchte den Einfluss einer Dialyseeinleitung auf den funktionellen Status und das Überleben von Bewohnern von Pflegeheimen [9]. Bei über 3.000 Patienten fand sich durch Einleitung der Dialyse eine deutliche Verschlechterung des funktionellen Status und ein steiler Anstieg der Mortalität. Auf der anderen Seite gibt es einige Arbeiten, welche die palliative Nephrologie (keine Dialyse) versus Dialysebehandlung untersucht haben. In einer Metaanalyse wurde dies systematisch im Jahre 2012 zusammengefasst [10]. Letztendlich fanden 13 Arbeiten Eingang in die Metaanalyse. Es konnte gezeigt werden, dass obwohl die Überlebensraten ohne Dialyse signifikant kürzer waren, für einen Teil der Patienten ein konservatives Vorgehen günstiger war, wenn die Symptome gut kontrolliert sind. Weiter führen die Autoren aus, dass auch diese Daten bestätigen, dass häufig zu früh mit Dialyse begonnen wird und die Initiierung einer Dialysebehandlung auch für ältere Patienten eine individualisierte Entscheidung sein sollte.

Für die Betreuung aller Patienten mit CKD ist eine frühe Einbindung in ein nephrologisches Umfeld sinnvoll. Die Progression kann signifikant verlangsamt werden [11]. Eine Ursache liegt in einer besseren Blutdruckeinstellung. Hier findet sich ebenfalls signifikant eine Absenkung zuvor erhöhter Blutdruckwerte, was für die Progression einer Nierenerkrankung entscheidend ist. Es stellt sich die Frage, ob durch Beginn der Dialyse die renale Restfunktion tatsächlich negativ beeinflusst wird, wie immer wieder vermutet (Entfernung osmotisch wirksame Urämietoxine). Eine neuere Arbeit (NECOSAD-Studienergebnisse) zeigt, dass mit Beginn der Dialyse die Abnahme der renalen Restfunktion sogar verlangsamt wird [12]. Damit kann dies aber auch nicht als Erklärung für das Paradoxon eines negativen frühen Dialysebeginns genommen werden. Für Hämo- und Peritonealdialyse-Patienten ist dies gleich.

Ein weiterer Aspekt betrifft den Zugang für die Hämodialyse. Daten aus Kanada zeigen, das Peritonealdialyse-Patienten und Patienten mit einer nativen AV-Fistel an Hämodialyse ein ähnliches Überleben in den ersten fünf Jahren haben [13]. Hämodialyse-Patienten mit Notwendigkeit zum Katheter sind deutlich schlechter gestellt hinsichtlich der Überlebenschancen.

Patienten, welche zur Dialyseanleitung kommen, erhalten in der überwiegenden Zahl der Fälle eine Zentrumshämodialyse. Dies liegt unter anderem daran, dass Alternativverfahren sehr selten angeboten werden (bspw. Peritonealdialyse). Werden standardisierte Schulungsprogramme eingesetzt (bspw. Pre-Dialysis Education Program = PDEP) nimmt der Anteil bspw. für Peritonealdialyse auf 30% zu [14].

Zusammenfassung

Es ist unbestritten, dass ein Patient mit Urämie bei ausbleibendem Nierenersatz verstirbt. Es gibt wenige Verfahren in der Medizin, die hinsichtlich der Evidenz so sicher belegbar sind. Der Zeitpunkt des optimalen Beginns orientiert sich am Beginn der ersten Urämiesymptome. Eine nephrologische Betreuung muss jedoch zuvor einsetzen. Die nephrologische Betreuung ist einerseits notwendig, um die Methodenplanung frühzeitig zu beginnen. Es ist zu erwarten, dass sich etwa ⅔ der Patienten für die Hämodialyse entscheiden werden und dann ist die rechtzeitige Anlage einer nativen AV-Fistel notwendig. Weiterhin ist eine nephrologische Betreuung notwendig um die Progression der Nierenerkrankung möglichst zu beeinflussen. Dass dies gelingt, lässt sich durch entsprechende Arbeiten gut belegen. Ein frühzeitiger, präventiver Dialysebeginn ist anhand von den Evidenzen heute nicht mehr begründbar. Es kann damit gerechnet werden, dass im Mittel ab einem Abfall der GFR unter 10 ml/min die ersten Urämiesymptome auftreten und dann die Dialyse notwendig wird.

Literatur

1. Korevaar J.C., Jansen M.A., Dekker F.W. et al. (2002). Evaluation of DOQI guidelines: early start of dialysis treatment is not associated with better health-related quality of life. *Am J Kidney Dis 39 (1):* 108-115.
2. Dombros N., Dratwa M., Feriani M. et al. (2005). European best practice guidelines for peritoneal dialysis. 2 The initiation of dialysis. *Nephrol Dial Transplant 20, Suppl 9:* ix3-ix7.
3. Stel V.S., Dekker F.W., Ansell D. et al. (2009). Residual renal function at the start of dialysis and clinical outcomes. *Nephrol Dial Transplant 24 (10):* 3175-3182.
4. Cooper B.A., Branley P., Bulfone L. et al. (2010). A randomized, controlled trial of early versus late initiation of dialysis. *N Engl J Med 363 (7):* 609-619.
5. Tattersall J., Dekker F., Heimburger O. et al. (2011). When to start dialysis: updated guidance following publication of the Initiating Dialysis Early and Late (IDEAL) study. *Nephrol Dial Transplant 26 (7):* 2082-2086.
6. Rosansky S. & Glassock R.J. (2010). ‚Early' dialysis start based on eGFR is no longer appropriate. *Nat Rev Nephrol 6 (12):* 693-694.
7. Weiner D.E. & Stevens L.A. (2011). Timing hemodialysis initiation: a call for clinical judgment. *Am J Kidney Dis 57 (4):* 562-565.
8. Rosansky S.J., Eggers P., Jackson K. et al. (2011). Early start of hemodialysis may be harmful. *Arch Intern Med 171 (5):* 396-403.
9. Kurella Tamura M., Covinsky K.E., Chertow G.M. et al. (2009). Functional status of elderly adults before and after initiation of dialysis. *The New England journal of medicine 361 (16):* 1539-1547.

10. O'Connor N.R. & Kumar P. (2012). Conservative management of end-stage renal disease without dialysis: a systematic review. *Journal of palliative medicine 15 (2):* 228-235.
11. Jones C., Roderick P., Harris S. & Rogerson M. (2006). Decline in kidney function before and after nephrology referral and the effect on survival in moderate to advanced chronic kidney disease. *Nephrol Dial Transplant 21 (8):* 2133-2143.
12. de Jager D.J., Halbesma N., Krediet R.T. et al. (2013). Is the decline of renal function different before and after the start of dialysis? *Nephrol Dial Transplant* 28 (3): *698-705.*
13. Perl J., Wald R., McFarlane P. et al. (2011). Hemodialysis Vascular Access Modifies the Association between Dialysis Modality and Survival. *J Am Soc Nephrol 22 (6):* 1113-1121.
14. Goovaerts T., Jadoul M. & Goffin E. (2005). Influence of a pre-dialysis education programme (PDEP) on the mode of renal replacement therapy. *Nephrol Dial Transplant 20 (9):* 1842-1847.

CKD/HD/PD:
CKD-MBD-Management

Markus Ketteler

Einleitung

CKD-MBD steht für „Chronic Kidney Disease – Mineral and Bone Disorders", also für die Störungen des Mineral- und Knochenhaushalts bei chronischen Nierenerkrankungen. Dieser Terminus ersetzt seit 2006 den Begriff der „Renalen Osteodystrophie", unter dem zuvor die niereninsuffizienzassoziierten Probleme des Knochenmetabolismus wie sekundärer Hyperparathyreoidismus, Vitamin-D-Mangel und Hyperphosphatämie zusammengefasst waren. Beim Management dieser Störungen muss insbesondere im Auge behalten werden, dass es nicht in letzter Instanz darum geht, Laborwerte in einen vermeintlichen „Normalbereich" zu korrigieren, sondern um die unmittelbaren pathobiologisch spezifischen Organkonsequenzen zu verhindern oder zumindest unter Kontrolle zu behalten. Dabei handelt es sich in erster Linie um die Prävention von Frakturen, Knochenschmerzen, Gefäßwandverkalkungen und kardiovaskulären Ereignissen. Im Folgenden soll der Stand der gegenwärtigen Behandlungsempfehlungen hinsichtlich des Hyperparathyreoidismus, der Dysregulationen des Vitamin-D-Haushalts und des Phosphatmanagements kurz dargestellt werden.

CKD-MBD:
Leitlinien und Behandlungsempfehlungen

Im Jahr 2009 waren die CKD-MBD-Leitlinienempfehlungen der „Kidney Disease – Improving Global Outcomes"-(KDIGO)-Initiative publiziert worden [1]. Im Vergleich zu den Vorgänger-Leitlinien (KDOQI 2003) ist hier eine Abkehr von fixen numerischen Zielwerten vorgenommen worden. Dieses Umdenken war aufgrund einer limitierten Evidenz-basierten Datenlage als notwendig erachtet worden, obwohl dadurch natürlich die klinischen Empfehlungen relativ vage formuliert werden mussten. Der hier dargestellte Stand der

Empfehlungen zu den biochemischen Kernparametern und deren Hintergrund sieht wie folgt aus:

- Parathormon (PTH): Vermeidung von Extremwerten (< 2-fach und > 9-fach des Normalbereichs des jeweiligen Assays), Erfassung von Trends und biologischer Relevanz des sHPT – Begründung: Erhebliche Inter-Assay-Variabilitäten, keine zuverlässige Korrelation mit Knochenumsatz innerhalb dieses Bereichs, Assoziationen mit erhöhter Mortalität außerhalb dieses Bereichs;
- Phosphat: Behandlung in Richtung Normalbereich – Begründung: Klare biologische und epidemiologische Plausibilität als kardiovaskulärer Risikofaktor, aber keine prospektive Evidenz für einen gesicherten protektiven Zielbereich;
- Calcium: Niedrig-normale Serumwerte werden vorsichtig als vermutlich günstig beschrieben – Begründung: Deskriptive Daten aus epidemiologischen Studien, allerdings geben Calciumwerte keinen Anhalt zur Erfassung der Calciumbilanz;
- Vitamin-D-Status: Substitution entsprechend der Empfehlungen für die Normalbevölkerung;
- Generell: Trends, d.h. progressive Anstiege oder Abfälle der biochemischen Parameter, statt Einzelmessungen sollen präferentiell bei Therapieentscheidungen berücksichtigt werden.

Für das Jahr 2016 ist von KDIGO eine Update-Initiative dieser Leitlinien auf den Weg gebracht worden. Diese bezieht sich auf die Ergebnisse einer „Controversies Conference" im Oktober 2013, bei der letztlich 13 Leitlinien identifiziert wurden, welche einer Überprüfung und Revision zugeführt wurden [2]. Vermutlich wird bei diesem Prozess eine fokussierte Diskriminierung für Aussagen zu Dialyse- und Prädialysepatienten erarbeitet werden; neue Daten gibt es insbesondere im Bereich der Knochenqualität und deren Diagnostik sowie zum Phosphatmanagement. Diese revidierten Leitlinien werden etwa Mitte 2016 zur Verfügung stehen.

Sekundärer Hyperparathyreoidismus: Die EVOLVE-Studie

Die EVOLVE-Studie ist die größte prospektive, kontrollierte Studie, die bislang bei Dialysepatienten durchgeführt wurde [3]. Annähernd 4.000 Hämodialysepatienten mit sekundärem Hyperparathyreoidismus wurden entweder zu einer Behandlung mit Cinacalcet versus Placebo und jeweils einer steuerbaren Standardtherapie (Vitamin-D-Derivate, Phosphatbinder) randomisiert. Der primäre Endpunkt war zusammengesetzt aus Mortalität und „major atherosclerotic cardiovascular events" (MACE; Myokardinfarkt, instabile Angina, Herzinsuffizienzereignisse). Weitere sekundäre und präspezifizierte Endpunkte wurden verfolgt. Der primäre Endpunkt verfehlte dabei die statistische Signifikanz. Die Studie litt allerdings unter einigen problematischen Vorzeichen und Entwicklungen. So war beispielsweise nicht für das Alter der Patienten vorab stratifiziert worden, und zufällig hatte sich für den Cinacalcet-Arm eine Altersabweichung von 1 Jahr nach oben im Vergleich zum Placebo-Arm ergeben. Weiterhin litten viele Patienten bereits bei Einschluss unter einem schweren sekundären Hyperparathyreoidismus, so dass fast 20% der Patienten des Placebo-Arms auf kommerzielles Cinacalcet eingestellt wurden. Gemäß der Intention-To-Treat-Analyse (ITT) mussten diese Patienten jedoch bis zum Ende der Studie als Placebo-Patienten geführt und ausgewertet werden.

Als präspezifizierte sekundäre Analysen wurden daher die Ergebnisse dann zum einen altersadjustiert, zum anderen mit dem sog. „Lag-Censoring"-Ansatz ausgewertet. Bei letzterer Analyse wurden die erreichten Endpunkte nur dann ausgewertet, wenn sie maximal nach 6 Monaten nach Abbruch eines der beiden Therapiearme auftraten, entsprechend einer „Per-Protocol+6-Monats-Analyse". Diese beiden sekundären Auswertungsmodi ergaben dann einen signifikanten Behandlungsvorteil pro Cinacalcet. Ebenfalls signifikant abgesenkt werden konnten die Parathyreoidektomierate, die Frakturrate und die Calciphylaxie-Inzidenz im Behandlungsarm.

Was aber auch beobachtet wurde, war, dass die mittleren PTH-Werte in der ITT-Kohorte zwischen den beiden Gruppen deutlich auseinanderlagen, nämlich bei ca. 600 pg/ml im Placebo-Arm und bei ca. 300 pg/ml im Cinacalcet-Arm. Wertet man die Studie somit nur gemäß der PTH-Laborwerte aus, so ergibt sich zwischen diesen beiden Wertebereichen keine Mortalitätsdifferenz. Dieses Ergebnis könnte als Bestätigung des breiten KDIGO-Leitlinienbereichs für PTH-Werte aufgefasst werden.

Phosphatmanagement

Bei der chronischen Niereninsuffizienz steht die graduelle Entwicklung einer Hyperphosphatämie klinisch im Vordergrund. Diese Störung des Phosphathaushalts findet sich allerdings durch kompensatorische Effekte der phosphaturischen Hormone FGF23 und PTH erst in verhältnismäßig späten Stadien (GFR < 25-30 ml/min). Spätestens im Dialysestadium entwickeln aber die meisten Patienten eine Hyperphosphatämie, insbesondere bei kalorisch adäquater Ernährung. Epidemiologisch sind hohe Phosphatwerte vor allem bei Dialysepatienten mit erhöhter Mortalität assoziiert, aber bereits bei Prädialysepatienten assoziieren schon hochnormale Serum-Phosphatwerte mit einer eingeschränkten Überlebensprognose [4, 5]. In den letzten Jahren waren vergleichbare Beobachtungen sogar in Kohortenstudien der nierengesunden Normalbevölkerung aufgefallen, ein Phosphat im oberen Normwertebereich prognostizierte eingeschränktes Überleben und vermehrte kardiovaskuläre Ereignisse [6].

Pathophysiologisch induziert Phosphat Gefäß- und Weichteilverkalkungen, wobei es sich um aktive zelluläre Prozesse handelt [7]. In Gegenwart eines erhöhten extrazellulären Phosphats nehmen glatte Gefäßmuskelzellen Phosphat über den PIT-1-Transporter auf, und dieser Anstieg des intrazellulären Phosphats führt zu einer „Reprogrammierung" der Zelle. Osteoblastentranskriptionsfaktoren (u.a. runx2) werden angeschaltet, die Zelle beginnt Knochenproteine und Matrixvesikel zu sezernieren. Dieser Prozess bedingt eine Kalzifizierung der Gefäßwand und wird als osteochondrogene Differenzierung bezeichnet. Phosphat wirkt zudem endotheltoxisch [8]. Interessanterweise sind auch erhöhte FGF23-Serumkonzentrationen mit erhöhter Mortalität und kardiovaskulärer Ereignisrate verbunden [9, 10]. Der pathophysiologische Hintergrund mag hier verbunden sein mit Myokard-toxischen Effekten des FGF23 über unspezifische FGF-Rezeptoren – FGF23 verursacht experimentell linksventrikuläre Hypertrophie (LVH) [11].

Ausgesprochen interessant in diesem Kontext sind erneut post-hoc-Auswertungen der o.g. EVOLVE-Studie: Cinacalcet senkte in dieser Untersuchung die FGF23-Serumkonzentrationen bei Dialysepatienten sehr effektiv ab, und je deutlicher diese Reduktion stattfand, umso nachhaltiger bestanden insbesondere günstige Assoziationen mit der kardiovaskulären Morbidität und Mortalität der Patienten [12] (Abbildung 1).

Die therapeutischen Optionen der Phosphatsenkung bei fortgeschrittener Niereninsuffizienz fußen wiederum auf drei Säulen:
1) Die Intensivierung der Dialysetherapie (bei dialysepflichtigen Patienten);
2) die diätetische Phosphatrestriktion;
3) die Gabe von Phosphatbindern.

Der erste Ansatz ist effektiv, jedoch logistisch häufig schwer umsetzbar, da entweder eine signifikante Verlängerung der Dialysezeit pro Sitzung oder eine Erhöhung der Dialysefrequenz erforderlich wären. Die diätetische Phosphatkontrolle ist ein zweischneidiges Schwert, da Phosphatzufuhr eng mit der Eiweißzufuhr gekoppelt ist und eine

Abbildung 1
Kardiovaskuläre Ereignisrate im Rahmen der EVOLVE-Studie (ITT-Population): Bei Patienten, bei denen mehr als eine Halbierung der FGF23-Serumkonzentrationen im Studienverlauf gelang, waren kardiovaskuläre Mortalität, plötzlicher Herztod und Herzversagen um bis zu 44% verringert [12]

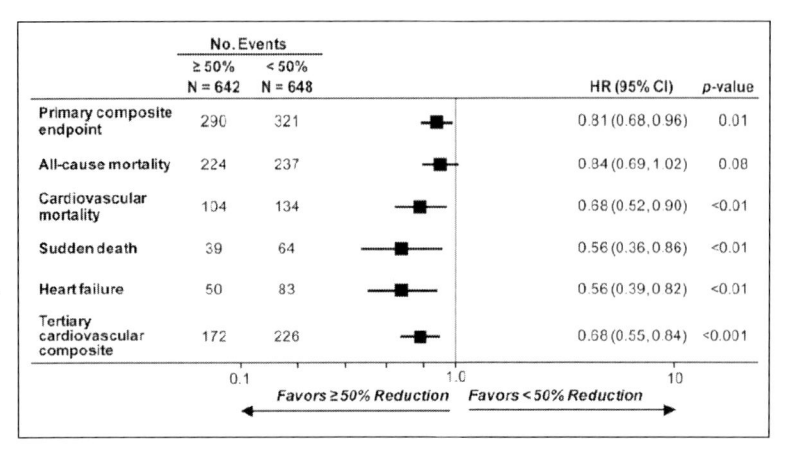

	No. Events ≥ 50% N = 642	No. Events < 50% N = 648	HR (95% CI)	p-value
Primary composite endpoint	290	321	0.81 (0.68, 0.96)	0.01
All-cause mortality	224	237	0.84 (0.69, 1.02)	0.08
Cardiovascular mortality	104	134	0.68 (0.52, 0.90)	<0.01
Sudden death	39	64	0.56 (0.36, 0.86)	<0.01
Heart failure	50	83	0.56 (0.39, 0.82)	<0.01
Tertiary cardiovascular composite	172	226	0.68 (0.55, 0.84)	<0.001

Proteinmalnutrition bei Patienten mit fortgeschrittener Niereninsuffizienz zwingend vermieden werden sollte. Hier besteht derzeit ein Augenmerk darauf, Nahrungsmittel, die große Menge an Phosphatzusätzen (z.B. in Schmelzkäsen, Cola-Getränken etc.) enthalten, zu vermeiden [13].

Im Vordergrund der therapeutischen Bemühungen bei Hyperphosphatämie stehen die Phosphatbinder. Eine gängige Unterscheidung wird vorgenommen zwischen calciumhaltigen (Calciumcarbonat, Calciumacetat) und calciumfreien Phosphatbindern. Zu letzterer Gruppe gehören das Sevelamer, Lanthanumcarbonat, Colestilan, magnesiumbasierte Binder, seit Oktober 2014 ein erster eisenhaltiger Binder („Sucroferric Oxyhydroxid") und aluminiumhaltige Substanzen. Letztere sollten nur noch temporär und in Ausnahmefällen eingesetzt werden, da die Gefahr einer Absorption und Akkumulation (Knochen, ZNS) bei unkontrollierter Langzeitanwendung besteht. Differenziert nachgedacht wird derzeit über die Phosphatbindertherapie bei noch nicht dialysepflichtigen Patienten, bezüglich Zeitpunkt und der korrekten Interpretation von Laborbefunden, da hier Risiken beispielsweise einer übermäßigen Calciumzufuhr mit dem klinischen Nutzen abgewogen werden müssen.

Alle Substanzen werden zu den Mahlzeiten eingenommen und führen bei korrekter Einnahme zu einer Phosphatsenkung. Calciumhaltige Phosphatbinder sind deutlich preiswerter als die calciumfreien Produkte, sind aber – zumindest in hohen Dosen – mit einem erhöhten kardiovaskulären Verkalkungsrisiko und erhöhter Mortalität assoziiert, wie zwei kürzlich publizierte Metaanalysen dokumentieren konnten [14, 15] (Abbildung 2). In Deutschland werden häufig Phosphatbinderkombinationen eingesetzt. Ein Ausblick betrifft noch das Nicotinamid (Vitamin B3). Über diesen Ansatz wird der intestinale Phosphattransport gehemmt (NaPi-2a). Da in Gegenwart

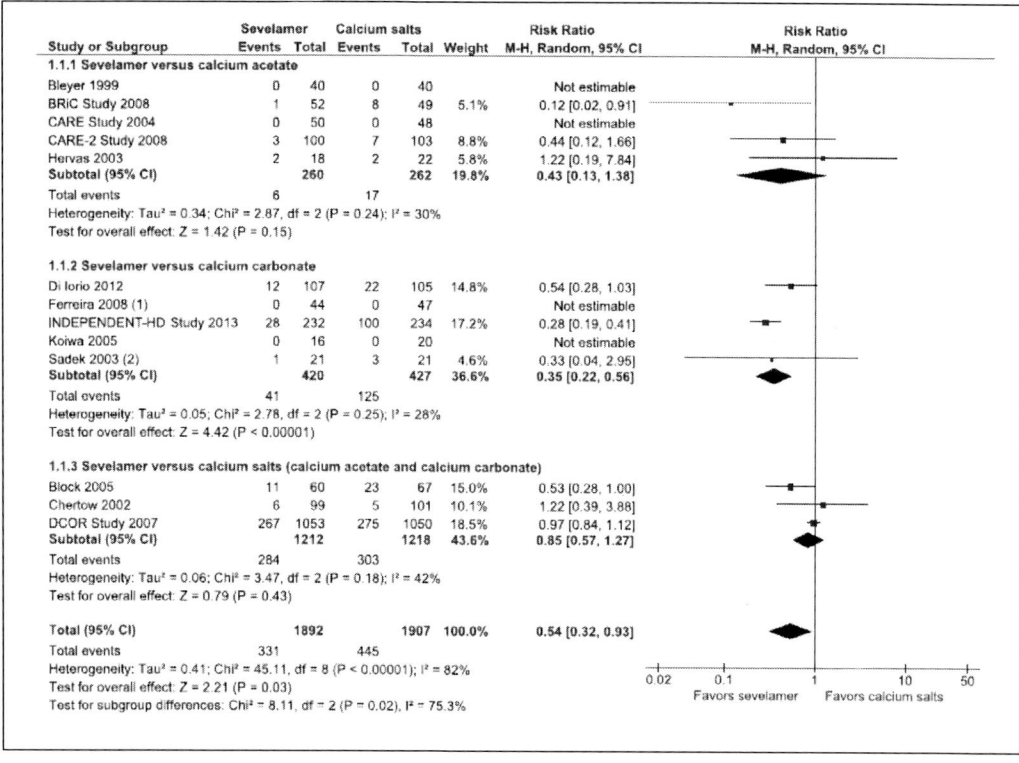

Study or Subgroup	Sevelamer Events	Total	Calcium salts Events	Total	Weight	Risk Ratio M-H, Random, 95% CI	Risk Ratio M-H, Random, 95% CI
1.1.1 Sevelamer versus calcium acetate							
Bleyer 1999	0	40	0	40		Not estimable	
BRiC Study 2008	1	52	8	49	5.1%	0.12 [0.02, 0.91]	
CARE Study 2004	0	50	0	48		Not estimable	
CARE-2 Study 2008	3	100	7	103	8.8%	0.44 [0.12, 1.66]	
Hervas 2003	2	18	2	22	5.8%	1.22 [0.19, 7.84]	
Subtotal (95% CI)		260		262	19.8%	0.43 [0.13, 1.38]	
Total events	6		17				
Heterogeneity: Tau² = 0.34; Chi² = 2.87, df = 2 (P = 0.24); I² = 30%							
Test for overall effect: Z = 1.42 (P = 0.15)							
1.1.2 Sevelamer versus calcium carbonate							
Di Iorio 2012	12	107	22	105	14.8%	0.54 [0.28, 1.03]	
Ferreira 2008 (1)	0	44	0	47		Not estimable	
INDEPENDENT-HD Study 2013	28	232	100	234	17.2%	0.28 [0.19, 0.41]	
Koiwa 2005	0	16	0	20		Not estimable	
Sadek 2003 (2)	1	21	3	21	4.6%	0.33 [0.04, 2.95]	
Subtotal (95% CI)		420		427	36.6%	0.35 [0.22, 0.56]	
Total events	41		125				
Heterogeneity: Tau² = 0.05; Chi² = 2.78, df = 2 (P = 0.25); I² = 28%							
Test for overall effect: Z = 4.42 (P < 0.00001)							
1.1.3 Sevelamer versus calcium salts (calcium acetate and calcium carbonate)							
Block 2005	11	60	23	67	15.0%	0.53 [0.28, 1.00]	
Chertow 2002	6	99	5	101	10.1%	1.22 [0.39, 3.88]	
DCOR Study 2007	267	1053	275	1050	18.5%	0.97 [0.84, 1.12]	
Subtotal (95% CI)		1212		1218	43.6%	0.85 [0.57, 1.27]	
Total events	284		303				
Heterogeneity: Tau² = 0.06; Chi² = 3.47, df = 2 (P = 0.18); I² = 42%							
Test for overall effect: Z = 0.79 (P = 0.43)							
Total (95% CI)		1892		1907	100.0%	0.54 [0.32, 0.93]	
Total events	331		445				
Heterogeneity: Tau² = 0.41; Chi² = 45.11, df = 8 (P < 0.00001); I² = 82%							
Test for overall effect: Z = 2.21 (P = 0.03)							
Test for subgroup differences: Chi² = 8.11, df = 2 (P = 0.02), I² = 75.3%							

0.02 0.1 1 10 50
Favors sevelamer   Favors calcium salts

Abbildung 2
Metaanalyse der prospektiven, randomisierten Studien, welche einerseits calciumhaltige und den calciumfreien Phosphatbinder Sevelamer miteinander verglichen hatten und gleichzeitig über vollständige Mortalitätsinformationen verfügten. Hier zeigte sich ein 46%iger Überlebensvorteil zu Gunsten von Sevelamer [15]

einer Phosphatrestriktion bzw. durch Phosphatbinder dieser Transporter heraufreguliert wird, könnte sich das Nicotinamid als neues „Add-on"-Behandlungsprinzip qualifizieren, d.h. die Gabe erfolgt einmal täglich zusätzlich zu einer laufenden Bindertherapie. Falls dieses Konzept funktioniert, könnte es zu einer deutlichen Reduktion der notwendigen täglichen Phosphatbinderdosis bei den exponierten Patienten kommen.

Vitamin-D-Status bei chronischen Nierenerkrankungen

Nachdem jahrzehntelang in der Nephrologie die Meinung herrschte, dass der Ersatz des Calcitriolmangels die einzig sinnvolle und ausreichende Korrekturmaßnahme des Vitamin-D-Status bei fortgeschrittener Niereninsuffizienz wäre, sind in letzter Zeit eine Reihe Arbeiten erschienen, die sich mit der Supplementation von nativem Vitamin D beschäftigten. In zwei Studien wurden Dialysepatienten 10.000 bzw. 20.000 IE Cholecalciferol pro Woche verabreicht, womit ein Anstieg der 25-OH-Vitamin-D-Spiegel um durchschnittlich 24 ng/ml und in den Normalbereich gelang, ohne dass Calciumanstiege beobachtet wurden [16, 17]. In der höheren Dosierung kam es sogar zu einem signifikanten Anstieg der Calcitriolspiegel um etwa 30%. Bei Patienten in den CKD-Stadien 2-5 korrelieren die 25-OH-Vitamin-D-Spiegel unmittelbar mit den Calcitriol- und invers mit den PTH-Serumkonzentrationen. Somit ergibt sich, dass der Ausgleich eines basalen Vitamin-D-Mangels in Prädialysestadien präventiv der Entwicklung eines sekundären Hyperparathyreoidismus entgegenwirkt. Ob diese Modifikationen auch mit sog. positiven „pleiotropen" Vitamin-D-Effekten auf das Immunsystem, auf kardiovaskuläre Funktionen oder Kanzerogenität verbunden sind, bleibt gegenwärtig noch offen. Derzeit laufen aber mehrere große multizentrische Studien in der Normalbevölkerung, die sich dieser Thematik angenommen haben, erste Ergebnisse sind 2017/2018 zu erwarten [18].

Zusammenfassung und Ausblick

Nach wie vor bilden aktive Vitamin-D-Derivate und Calcimimetika das Rückgrat der Therapie des sekundären Hyperparathyreoidismus, Phosphatbinder sind unabdingbar für die Kontrolle des Phosphathaushalts bei fortgeschrittener Niereninsuffizienz. Der therapeutische Einsatz ist aber einerseits vom CKD-Stadium, andererseits aber vor allem auch von den pathophysiologischen Konsequenzen der Störungen des Mineral- und Knochenhaushalts abhängig. Ein Patient mit moderat erhöhtem PTH, aber ohne Hinweise auf einen gleichzeitig pathologisch erhöhten Knochenumsatz, bedarf vermutlich keiner spezifischen Therapie, sondern lediglich prospektiver Kontrolluntersuchungen. Interessant werden könnte der Fibroblastenwachstumsfaktor-23 (FGF23) als zukünftiger Biomarker und als therapeutisches Target. Es scheint, als ob ein FGF23-Exzess der ersten adaptiven Veränderung bei Patienten mit CKD-MBD entspricht und gleichzeitig beispielsweise myokardtoxische Wirkungen aufweisen mag, vermittelt über den kardialen FGF-Rezeptor 4 (FGFR-4. Auch erscheint es denkbar, dass man in Zukunft die Notwendigkeit einer phosphatmodifizierenden Intervention bei Prädialysepatienten an FGF23-Spiegeln festlegen mag. Hier handelt es sich aber noch um Zukunftsmusik, es werden vermutlich noch 3-4 Jahre ins Land gehen, bis diese Fragestellungen ausreichend geklärt und verstanden sind.

Literatur

1. Eknoyan G., Levin A. & Levin N. (2003). K/DOQI clinical practice guidelines for bone metabolism and disease in chronic kidney disease. *Am J Kidney Dis 42, Suppl 3:* S1-S201.
2. Ketteler M., Elder G., Evenepoel P. et al. (in press). Revisiting KDIGO Clinical Practice Guideline on Chronic Kidney Disease – Mineral and Bone Disorder: A Commentary from a Kidney Disease: Improving Global Outcomes (KDIGO) Controversies Conference. *Kidney Int.*
3. EVOLVE Trial Investigators, Chertow G.M., Block G.A. et al. (2012). Effect of cinacalcet on cardiovascular disease in patients undergoing dialysis. *N Engl J Med 27; 367 (26):* 2482-2494.
4. Block G.A., Klassen P.S., Lazarus J.M. et al. (2004). Mineral Metabolism, Mortality, and Morbidity in Maintenance Hemodialysis. *J Am Soc Nephrol 15:* 2208-2218.
5. Kestenbaum B., Sampson J.N., Rudser K.D. et al. (2005). Serum phosphate levels and mortality risk among people with chronic kidney disease. *J Am Soc Nephrol 16 (2):* 520-528.
6. Dhingra R., Sullivan L.M., Fox C.S. et al. (2007). Relations of serum phosphorus and calcium levels to the incidence of cardiovascular disease in the community. *Arch Intern Med 167 (9):* 879-885.
7. Giachelli C.M. (2009). The emerging role of phosphate in vascular calcification. *Kidney Int 75 (9):* 890-897.
8. Shuto E., Taketani Y., Tanaka R. et al. (2009). Dietary phosphorus acutely impairs endothelial function. *J Am Soc Nephrol 20 (7):* 1504-1512.
9. Isakova T., Xie H., Yang W. et al. (2011). Chronic Renal Insufficiency Cohort (CRIC) Study Group. Fibroblast growth factor 23 and risks of mortality and end-stage renal disease in patients with chronic kidney disease. *JAMA 305 (23):* 2432-2439.
10. Gutiérrez O.M., Mannstadt M., Isakova T. et al. (2008). Fibroblast growth factor 23 and mortality among patients undergoing hemodialysis. *N Engl J Med 359 (6):* 584-592.
11. Faul C., Amaral A.P., Oskouei B. et al. (2011). FGF23 induces left ventricular hypertrophy. *J Clin Invest 121 (11):* 4393-4408.
12. Moe S.M., Chertow G.M., Parfrey P.S. et al. (2015). Evaluation of Cinacalcet HCl Therapy to Lower Cardiovascular Events (EVOLVE) Trial Investigators. Cinacalcet, Fibroblast Growth Factor-23, and Cardiovascular Disease in Hemodialysis: The Evaluation of Cinacalcet HCl Therapy to Lower Cardiovascular Events (EVOLVE) Trial. *Circulation 132 (1):* 27-39.
13. Ritz E., Hahn K., Ketteler M. et al. (2012). Phosphate additives in food – a health risk. *Dtsch Ärztebl Int 109 (4):* 49-55.

14. Jamal S.A., Vandermeer B., Raggi P. et al. (2013). Effect of calcium-based versus non-calcium-based phosphate binders on mortality in patients with chronic kidney disease: an updated systematic review and meta-analysis. *Lancet 382 (9900):* 1268-1277.
15. Patel L., Bernard L.M & Elder G.J. (2015). Sevelamer Versus Calcium-Based Binders for Treatment of Hyperphosphatemia in CKD: A Meta-Analysis of Randomized Controlled Trials. *Clin J Am Soc Nephrol, pii:* CJN.06800615 [Epub ahead of print].
16. Armas L.A., Andukuri R., Barger-Lux J. et al. (2012). 25-Hydroxyvitamin D response to cholecalciferol supplementation in hemodialysis. *Clin J Am Soc Nephrol 7 (9):* 1428-1434.
17. Armas L.A., Armas L.A., Zena M. et al. (2012). Calcium absorption response to cholecalciferol supplementation in hemodialysis. *Clin J Am Soc Nephrol 8 (6):* 1003-1008.
18. Kupferschmidt K. (2012). Uncertain verdict as vitamin D goes on trial. *Science 337 (6101):* 1476-1478.

Renale Anämie

Christian Rosenberger

Vorbemerkung

Für den Umgang mit renaler Anämie existieren relativ aktuelle Richtlinien der europäischen Expertengruppe Kidney Disease/Improving Global Outcomes, KDIGO (KDIGO, 2012), sowie darauf erschienene Experten-Kommentare: European Renal Best Practice (ERBP) (Locatelli et al., 2013), Kidney Disease Outcomes Quality Initiative (KDOQI) (Kliger et al., 2013), Drüeke & Parfrey, 2012.

Das Thema Anämie bei chronischer Niereninsuffizienz (chronic kidney disease, CKD) ist relativ komplex. Wir können vermutlich nicht für jede klinische Situation eine Handlungsanweisung in den Guidelines erwarten. Die Guidelines sind in manchen Punkten sicherlich nicht endgültig, insbesondere da, wo sie auf geringer Evidenz gründen. Die internationalen Experten sprechen sich in vielen Situationen für ein individualisiertes Vorgehen aus. Die folgende Arbeit soll unterstützen, einen individuellen Weg zu finden.

Physiologie der Blutbildung

Die Blutbildung durchläuft im roten Knochenmark folgende Zellstadien: pluripotente Stammzelle, erythroide burst forming unit (BFUe), erythroide colony forming unit (CFUe), Proerythroblast, basophiler Erythroblast, polychromatischer Erythroblast, orthochromatischer Erythroblast, Retikulozyt (Elliott et al., 2008; Jelkmann, 2013; Koury, 2014). Letzterer wird ins periphere Blut ausgeschüttet, wo er zum Erythrozyten reift. Die Retikulozyten-Reifung dauert 1 bis 5 Tage. Unter physiologischen Bedingungen verbringen die Retikulozyten etwa die Hälfte der Reifungsphase im Knochenmark.

Dem Glykopeptid-Hormon Erythropoietin (EPO) kommt bei der Blutbildung eine entscheidende Rolle zu (Elliott et al., 2008; Jelkmann, 2013; Koury, 2014). EPO besteht aus 165 Aminosäuren und 4 Glykanresten. Das Molekulargewicht beträgt 30,4 kDa, wovon 40% auf den Glykananteil entfallen. EPO wird im adulten

Organismus überwiegend in spezialisierten tubulo-interstitiellen Fibroblasten in der juxtamedullären Nierenrinde gebildet. Der dafür entscheidende Trankriptionsfaktor ist Hypoxie-induzierbarer Faktor(HIF)-2alpha. Die Besonderheit von HIF-2alpha ist, dass er sauerstoffabhängig auf Proteinebene reguliert wird (Haase, 2013). Unter Normoxie wird HIF-2alpha-Protein ständig gebildet und abgebaut. Schlüsselenzyme des HIF-2alpha-Abbaus sind sauerstoffabhängige HIF-Prolyl-Hydroxylasen. Diese Enzyme werden als Sauerstoffsensoren der Zelle angesehen und bieten Angriffspunkte für die Anämietherapie (siehe auch „Orale ESAs, HIF-Aktivatoren"). Physiologische Blut-EPO-Spiegel liegen zwischen 10 und 25 mU/ml, entsprechend 2 bis 5 pMol.

EPO wirkt über membranständige Rezeptoren, die auf CFUe, Proerythroblasten und basophilen Erythroblasten nachweisbar sind. Bindung an den EPO-Rezeptor verhindert die Apoptose der hämatopoetischen Zielzelle. Die hämatopoietischen Zellen reagieren sehr empfindlich auf EPO-Entzug. Fällt der EPO-Spiegel für länger als 2-8 Stunden unter einen kritischen Wert, so gehen diese Zellen in Apoptose (Elliott et al., 2008). Die Entwicklung von der CFUe über den Proerythroblasten bis hin zum basophilen Erythroblasten kann bis zu sieben Tage in Anspruch nehmen, eine Zeitspanne, in der die EPO-Spiegel den kritischen Bereich nicht unterschreiten dürfen. Die Wirkung von EPO ist höchstwahrscheinlich in erster Linie zeitabhängig und weniger konzentrationsabhängig (Keller et al., 2015). Dies hat entscheidende Bedeutung für die Auswahl, Applikationsform (subkutan gegen intravenös), Dosierung und das Dosierungsintervall von Erythropoiese-stimulierenden Agenzien (ESAs). Unter Anämie steigen die Blut-EPO-Spiegel bis auf das 1.000-fache an, die Blutbildung hingegen kann nur etwa 4-fach gesteigert werden. Die maximale Steilheit des Hb-Anstieges wird bei exogen zugeführten rhEPO-Dosen von 200 bis 500 IU/kg erreicht (Elliott et al., 2008).

Renale Anämie

Definition

Laut KDIGO (2012) ist eine renale Anämie definiert als ein Blut-Hämoglobin-Wert (Hb) von < 13 g/dl bei Männern und < 12 g/dl bei Frauen.

Epidemiologie

Patienten mit CKD entwickeln im Schnitt eine renale Anämie, sobald die eGFR in die Nähe von 30 ml/min fällt (Astor et al., 2002; McFarlane et al., 2008). Die Prävalenz der Anämie in den verschiedenen CKD-Stadien ist: 15% in den Stadien I und II, 20% im Stadium III, 65% im Stadium IV und 75% im Stadium V (McFarlane et al., 2008).

Prognose

In großen Beobachtungsstudien an CKD-Patienten korrelieren die nichtadjustierten Hb-Werte mit dem Überleben (Ofsthun et al., 2003). Wie wir inzwischen aus randomisiert kontrollierten Studien (RCTs) (Besarab et al., 1998; Parfrey et al., 2005; Drüeke et al., 2006; Singh et al., 2006; Pfeffer et al., 2009) wissen, führt jedoch die Behandlung der Anämie nicht zwangsläufig zu einem besseren Überleben. Im Gegenteil, zumindest in Hochrisikopatienten kann eine Normalisierung des Hb mittels ESAs sogar die Mortalität erhöhen.

Diagnose, Differentialdiagnosen

Die renale Anämie ist eine Ausschlussdiagnose. Eine sorgfältige Anamnese und körperliche Untersuchung auf Blutungshinweise, sowie die Bestimmung von Eisenparametern, Vitamin B12 und Folsäure im Blut sind unverzichtbar. Erwähnenswert: Die weite Verbreitung der Therapie mit Protonenpumpen-Hemmern bei alten und multimorbiden Patienten kann zu Achlorhydrie und zu verminderter Aufnahme von Vitamin B12 führen. Bei älteren Patienten mit Anämie und Niereninsuffizienz ist an die Möglichkeit eines multiplen Myeloms zu denken.

Typischerweise tritt eine renale Anämie bei einer eGFR um 30 ml/min und darunter auf. Die Erythrozyten sind normochrom und normozytär.

Es besteht ein relativer Mangel an EPO. Die Blut-EPO-Spiegel sind meist erhöht (im Mittel 30 mU/ml, Streubereich 4 bis 300 mU/ml [Macdougall et al., 2014]). Zum Vergleich sind die Blut-EPO-Spiegel: 10 mU/ml bei gesunden Probanden in Zürich (480 Metern ü.d.M.) und tags darauf 25 mU/ml auf dem Jungfraujoch (3.454 Metern ü.d.M) (Lundby et al., 2014); 741 U/ml (Streuung 330 bis

3.234 mU/ml) bei schwerer Malaria und Hämolyse (Shabani et al., 2015); 3,7 mU/ml bei Polycythämia vera (Duan et al., 2015). Die Bestimmung der Blut-EPO-Spiegel bringt bei Verdacht auf renale Anämie keine zusätzliche Information.

Passend zu einer hyporegeneratorischen Anämie ist die *absolute* Retikulozytenzahl (die relative Retikulozytenzahl sollte nicht verwendet werden) im Blut vermindert. Der Normwert für die absoluten Retikulozyten im Blut (normal 30 bis 100/nl) korreliert invers mit dem Hämatokrit (Hkt): 150/nl bei Hkt 35%, 250/nl bei Hkt 25%, > 250/nl bei Hkt < 25% (Heimpel et al., 2010). Grund dafür ist, dass unter Anämie die Retikulozyten frühzeitig aus dem Knochenmark ins periphere Blut ausgeschüttet werden. Insgesamt ist die Retikulozyten-Reifungszeit unverändert (1 bis 5 Tage), die Zeit im peripheren Blut verlängert sich jedoch auf Kosten der Knochenmarksphase.

Behandlung

Die Grundpfeiler der Behandlung der renalen Anämie sind Eisen und ESAs. Vieles spricht für die Reihenfolge: erst Eisen, dann ESAs. Eisengabe führt zu Einsparung von ESAs, was angesichts möglicher Nebenwirkungen von hohen ESA-Dosen und nicht zuletzt ökonomisch sinnvoll erscheint. Demgegenüber sind die möglichen Nebenwirkungen von modernen (intravenösen) Eisenpräparaten zu berücksichtigen. Diese Risiken werden von KDOQI (Kliger et al., 2013) geringer eingeschätzt als von KDIGO (2012) und noch geringer als von ERBP (Locatelli et al., 2013).

Indikation

Was kann eine Anämie-Behandlung erreichen und was nicht? RCTs zu Eisengabe haben bislang keine harten Outcome-Parameter untersucht. Zu ESAs in CKD gibt es 5 große RCTs, die alle keine Verbesserung des Überlebens zwischen einem Hb von 10 g/dl und 13,5 g/dl feststellen konnten (Besarab et al., 1998; Parfrey et al., 2005; Drüeke et al., 2006; Singh et al., 2006; Pfeffer et al., 2009). Eine Anhebung des Hb von 7,4 g/dl auf 10,2 g/dl durch ESAs verhinderte Bluttransfusionen und verbesserte die Lebensqualität. Eine weitere Steigerung auf 11,7 g/dl erbrachte diesbezüglich keinen wesentlichen Vorteil (Canadian Erythropoietin Study Group, 1990). Somit kann nach heutigem Studienstand die Anhebung des Hb auf > 10 g/dl mittels ESAs und Eisen Anämie-Symptome lindern, die Lebensqualität verbessern und Bluttransfusionen verhindern.

Eisen

Laborparameter des Eisen-Haushaltes
Die beste, aber in der täglichen Praxis nicht durchführbare Methode zur Bestimmung der Eisenspeicher ist die Knochenmarks-Biopsie mit histologischer Eisenfärbung.

Die zurzeit am häufigsten verwendeten Laborparameter zur Abschätzung des Eisenhaushaltes sind: Ferritin, Transferrinsättigung (TSAT), Anteil hypochromer Erythrozyten (in % der Gesamterythrozyten), Retikulozyten-Hb, löslicher Transferrin-Rezeptor. Bekannte Störquellen sind Leberschaden, Inflammation (Ferritin falsch hoch, Transferrin falsch niedrig; Werner & Odenthal, 1969), die zirkadiane Schwankung des Eisenspiegels, kürzlich zurückliegende intravenöse Eisengabe (Ferritin und TSAT falsch hoch). KDIGO-2012 empfiehlt, zwischen intravenöser Eisengabe und Laborbestimmung mindestens eine Woche verstreichen zu lassen. Vermutlich sollte diese Zeitspanne bei höheren Eisendosen (z.B. 1.000 mg) ausgeweitet werden. Zur Aussagekraft von Labor-Eisen-Parameter existiert eine Vielzahl von Studien mit zum Teil widersprüchlichen Ergebnissen (Hackeng et al., 2004; Ritchie et al., 2002; Tessitore et al., 2001; Thomas et al., 2013). Generell lässt sich sagen: Es ist einfacher, mithilfe des Labors einen Eisenmangel festzustellen (Ferritin < 100 ng/ml; TSAT < 20%, > 6% hypochrome Erythrozyten, Retikulozyten-Hb < 29 pg), als ihn auszuschließen. Letztlich ist kein einziger Laborparameter ausreichend valide, um einen Eisenmangel auszuschließen. Im Zweifel zeigt nur die Entwicklung des Hb nach probatorischer Eisengabe, ob ein Eisenmangel vorgelegen hat oder nicht.

Eisen-Verwertungsstörung
Speziell bei CKD-Patienten beobachtet man, dass die Eisenspeicher gefüllt sind, das Eisen aber nicht ausreichend für die Erythropoiese zur Verfügung gestellt wird. Ursache für dieses Phänomen ist häufig eine chronische Inflammation mit erhöhtem Hepcidin-Spiegel. Hepcidin wird in der Leber produziert und reguliert an Zielzellen (Hepatozyten, Duodenalepithelien, RES-Zellen) den Eisentransporter Ferroportin herab. Das Ergebnis ist eine verminderte Eisenaufnahme über das Duodenum und eine verminderte Eisenabgabe aus den Körperspeichern (Coyne, 2011; Zhang et al., 2009).

Absoluter und relativer Eisenmangel
Laut KDIGO-2012 liegt ein absoluter Eisenmangel bei einem Ferritin von < 100ng/ml + TSAT < 20% vor, ein relativer Eisenmangel hingegen bei einem Ferritin > 100 ng/ml + TSAT < 20%.

Indikation zur Eisen-Therapie

Bei gesichertem oder vermutetem Eisenmangel bestehen zwei klassische Indikationen zur Eisensubstitution: Entweder der Hb ist zu niedrig oder der Hb ist zwar im Zielbereich, jedoch unter Einsatz von ESAs. Die regelmäßigen, wenn auch meist geringen Blutverluste bei der Dialysebehandlung summieren sich und führen über die Zeit zu Eisenmangel. Deshalb ist die Indikation zur Substitution bei dialyseabhängiger chronischer Niereninsuffizienz (D-CKD) großzügiger zu stellen als bei nichtdialysepflichtiger (ND-CKD).

KDIGO-2012 empfiehlt eine probatorische Eisengabe über 1-3 Monate bei Anämie + Ferritin < 500 ng/ml + TSAT < 30%. Hingegen empfiehlt ERBP (Locatelli et al., 2013) ein differenzierteres Vorgehen bei Anämie:
Substitution bei
1) Ferritin < 100 ng/ml + TSAT < 20%,
2) D-CKD + Wunsch nach Hb-Anstieg + Ferritin < 300 ng/ml + TSAT < 25%,
3) ND-CKD + Wunsch nach Hb-Anstieg + Ferritin < 200 ng/ml + TSAT < 25%.

All diese Grenzwerte beruhen auf Expertenmeinungen. Studien belegen, dass selbst Patienten mit TSAT > 30% oder Ferritin > 1000 ng/ml nach Eisengabe mit einem Hb-Anstieg regieren können (Coyne et al., 2007; Susantitaphong et al., 2014).

Eisen-Präparate zur intravenösen Gabe

Zur Verfügung stehen Fe^{3+}-Dextran (Cosmofer®, INFeD®), Fe^{3+}-Glukonat (Ferrlecit®), Fe^{3+}-Sucrose (Venofer®), Fe^{3+}-Isomaltose (Monofer®), Fe^{3+}-Carboxymaltose (Ferinject®) und Fe^{3+}-Polyglukose-Sorbitol-Carboxymethylether (Feraheme®). Intravenöse Eisen-Präparate werden zunehmend in CKD-Patienten verwendet (Bailie et al., 2013). Die Auswahl der Präparate unterliegt großen regionalen Schwankungen. In Deutschland wird überwiegend Fe^{3+}-Glukonat und Fe^{3+}-Sucrose eingesetzt (Bailie et al., 2013).

Eisen-Präparate zur oralen Gabe

Zur Verfügung stehen Fe^{2+}-Fumarat (Rulofer®), Fe^{2+}-Glukonat (Lösferron®), Fe^{2+}-Succinat (Ferrlecit®), Fe^{2+}-Sulfat (Dreisafer®), Fe^{2+}-Glyzin-Sulfat (Ferro sanol®), Fe^{3+}-Polymaltose (Ferrum Hausmann®) (Santiago, 2012) und Fe^{3+}-Citrat (Auryxia® in den USA; in Europa nicht zugelassen). Letzteres wirkt auch als Phosphatbinder (Block et al., 2014). Voraussetzung für die intestinale Resorption von Fe^{3+} ist dessen Umwandlung in Fe^{2+}. Die Bioverfügbarkeit ist besser bei Fe^{2+}-Präparaten als bei Fe^{3+}-Präparaten, und bei Nicht-CKD-Patienten besser als bei CKD-Patienten. Für Fe^{2+}-Sulfat beträgt sie bei Nicht-CKD-Patienten 10-15%.

In der größten publizierten Studie zum Vergleich von intravenöser und oraler Eisengabe (Macdougall et al., 2014) betrug die orale Dosis 2x 100 mg Eisen pro Tag. Bei der Auswahl und Dosierung der Präparate ist der Gehalt an reinem Eisen pro Tablette/Kapsel zu beachten.

Nahrungsmittel wie z.B. Getreideprodukte, Getränke wie z.B. Tee und Kaffee, und Komedikation wie z.B. Säureblocker oder Chinolone können die Aufnahme von oralem Eisen behindern, sodass eine Einnahme auf nüchternen Magen und mit „ausreichend" klarem Wasser empfohlen wird.

Nebenwirkungen von Eisen-Präparaten

Die versehentliche paravasale Injektion von Eisen kann zu Gewebsveränderungen bis hin zu Nekrosen führen. Nach Eisengabe können Blutmarker für oxidativen Stress erhöht sein (Koskenkorva-Frank et al., 2013; Potthoff & Münch, 2013), was die Sorge vor ischämischen Organschäden schürte. In vitro führt Eisen zu verminderter Phagozytose-Aktivität von Abwehrzellen. Große Registerstudien suggerieren einen Zusammenhang zwischen Eisengabe und dem Auftreten von Infekten (Brookhart et al., 2013). Die Interpretation solcher Studien wird dadurch erschwert, dass Patienten mit Infekten häufig ESA-refraktär sind und höhere Eisendosen erhalten. In RCTs konnten die befürchteten Effekte auf Organschäden und Infekte nicht belegt werden (Macdougall et al., 2014; Onken et al., 2014), bei allerdings geringer Ereignisrate, was auf ein relativ gesundes Studienkollektiv schließen lässt. RCTs an Hochrisikogruppen liegen zu diesem Thema nicht vor.

Intravenöse Eisen-Präparate können schwerwiegende und sogar fatale Unverträglichkeitsreaktionen hervorrufen. Das Risiko ist am besten belegt für Fe^{3+}-Dextran-Präparate, für die als einzige i.v.-Eisen-Präparate eine Testdosis von 25 mg vorgeschrieben ist. Walters und Van Wyck publizierten 2005 eine große, jedoch retrospektive Studie, für die sie aus einer Periode von 16 Monaten zwischen 1999 und 2000 die elektronischen Akten von 1.066.099 Dialysebehandlungen an 48.509 Patienten in den USA durchforstet hatten. Die Suche nach den Stichworten Dextran und entweder Adrenalin, Glukokortikoide oder Antihistaminika, die jeweils am selben Behandlungstag vermerkt sein mussten, führte zu 7 Fällen, die sich alle durch Recherche vor Ort als schwere Unverträglichkeit entpuppten. Davon waren 5 bei der Testdosis und 2 bei der ersten vollen Dosis aufgetreten. Dies zeigt, dass eine erfolgreiche Testdosis keine komplette Garantie gegen eine schwere Unverträglichkeitsreaktion bietet. Dies zeigt aber auch, dass Patienten, die bereits eine volle Fe^{3+}-Dextran-Dosis gut vertragen haben, ein deutlich geringeres Risiko für eine solche schwere Reaktion tragen. Von den 48.509 untersuchten Patienten erhielten 20.213 erstmalig Fe^{3+}-Dextran (als Testdosis oder als erste volle Dosis nach erfolgreicher Testdosis), sodass sich das Risiko einer schweren Unverträglichkeitsreaktion bei erstmaliger Gabe mit 7 : 20.213 = 0,037% ergibt. Die Autoren konnten aus den Unterlagen weitere 337 Unverträglichkeitsreaktionen auf Fe^{3+}-Dextran ausfindig machen, für die keine medikamentöse Therapie eingeleitet worden war, und die demnach als nicht bedrohlich eingestuft wurden. Dies ergibt eine Rate von 337 : 1.066.099 = 0,0316% an nicht bedrohlichen Reaktionen.

Für nicht-dextranhaltige Eisen-Präparate gibt es zwar RCTs, dafür aber mit weit geringeren Fallzahlen als in der Studie von Walters und Van Wyck. In der FIND-CKD-Studie (Macdougall et al., 2014) wurden 304 Patienten über 12 Monate mit Fe^{3+}-Carboxymaltose behandelt, von denen 2 eine Unverträglichkeitsreaktion entwickelten, jedoch weder medikamentös noch stationär behandelt werden mussten. Die Kardinalsymptome waren Hypotonie und abdominelle Schmerzen, möglicherweise Ausdruck einer Minderperfusion im Splanchnikus-Gebiet. Alle Unverträglichkeitsreaktionen äußerten sich während oder kurz nach der Injektion. In der REPAIR-IDA-Studie (Onken et al., 2014) erhielten 2.561 ND-CKD-Patienten für 8 Wochen intravenöses Eisen (Fe^{3+}-Sucrose gegen Fe^{3+}-Carboxymaltose). Es traten 9 Unverträglichkeitsreaktionen auf unter Fe^{3+}-Carboxymaltose und 2 unter Fe^{3+}-Sucrose. Eine schwerwiegende Reaktion trat 33 Tage nach der ersten Fe^{3+}-Carboxymaltose-Gabe auf, wurde aber als unabhängig von der Studienmedikation gewertet. Die restlichen Unverträglichkeitsreaktionen wurden als leicht- bis mittelgradig eingestuft.

Für alle intravenösen Eisen-Präparate wird eine Nachbeobachtung von mindestens 30 Minuten, bei Fe^{3+}-Dextran von mindestens 60 Minuten vorgeschrieben. Nach einem Rote-Hand-Brief von November 2013 müssen alle Patienten für eine intravenöse Eisengabe schriftlich aufgeklärt werden, insbesondere über die Möglichkeit einer tödlichen Unverträglichkeitsreaktion. Die intravenöse Eisengabe darf nur unter ständiger Überwachung durch Fachpersonal erfolgen. Die Möglichkeit der Notfallversorgung muss vorhanden sein.

Orale Eisen-Präparate haben eine geringe Bioverfügbarkeit (< 20%) (Santiago, 2012), da die Eisenaufnahme aus dem Duodenum nicht besonders effektiv ist. Bei CKD-Patienten ist aufgrund von erhöhten Hepcidin-Spiegeln die intestinale Absorbtion von Eisen noch weiter vermindert. Orale Eisenpräparate führen relativ häufig zu gastrointestinalen Nebenwirkungen (40% und 20% vorzeitiger Therapie-Abbruch in der FIND-CKD-Studie; Macdougall et al., 2014).

Intravenöse gegen orale Eisen-Substitution

In CKD ist die intravenöse Eisengabe schneller und besser Hb-wirksam gegenüber der oralen. Dies belegen eine Reihe von RCTs:

a) D-CKD-Patienten *mit* ESA: 3 RCTs (Provenzano et al., 2009; Li et al., 2008, 2008b); insgesamt 412 Patienten; ΔHb_{iv} 1,02 g/dl vs. ΔHb_{po} 0,46 g/dl; ΔHb_{iv} 3,77 g/dl vs. ΔHb_{po} 1,79 g/dl; ΔHb_{iv} 3,38 g/dl vs. ΔHb_{po} 0,68 g/dl;

b) ND-CKD-Patienten *mit* ESA: 3 RCTs (Qunibi et al., 2011; Spinowitz et al., 2008; Van Wyck et al., 2005); insgesamt 847 Patienten; ΔHb_{iv} 0,95 g/dl v.s ΔHb_{po} 0,5 g/dl; ΔHb_{iv} 0,82 g/dl vs. ΔHb_{po} 0,16 g/dl; ΔHb_{iv} 0,7 g/dl vs. ΔHb_{po} 0,4 g/dl;

c) ND-CKD-Patienten *ohne* ESA: 5 RCTs (Agarwal et al., 2006; Qunibi et al., 2011; Spinowitz et al., 2008; Van Wyck et al., 2005); insgesamt 1.073 Patienten; ΔHb_{iv} 0,4 g/dl vs. ΔHb_{po} 0,2 g/dl; ΔHb_{iv} 1,16 g/dl vs. ΔHb_{po} 0,75 g/dl; ΔHb_{iv} 0,62 g/dl vs. ΔHb_{po} 0,13 g/dl; ΔHb_{iv} 0,7 g/dl vs. ΔHb_{po} 0,4 g/dl; ΔHb_{iv} 1,4 g/dl vs. ΔHb_{po} 1,0 g/dl.

Die einzelnen Studien sind untereinander nur eingeschränkt vergleichbar. Der Unterschied im ΔHb zwischen intravenöser und oraler Eisengabe scheint tendenziell unter ESAs größer zu sein als ohne ESAs, ebenso bei D-CKD größer als bei ND-CKD.

Das Nutzen-Risiko-Verhältnis intravenöser Eisenpräparate in CKD-Patienten wird von einigen Experten als günstig angesehen (Auerbach & Macdougall, 2014; Nissenson & Charytan, 2003), das Thema bleibt jedoch kontrovers.

Erythropoiese-stimulierende Agenzien (ESAs)

Erythropoietin ist aufgrund seiner ausgeprägten Glykosylierung nicht 1:1 durch pharmazeutische Verfahren herzustellen. Das künstlich hergestellte Hormon, streng genommen ein Biological, erhält deshalb ein sogenanntes international non-proprietary name (INN), welches es von dem körpereigenen unterscheidet. Epoetin alfa war das erste künstlich hergestellte Erythropoietin, gefolgt von Epoetin beta, Darbepoetin alfa und Continuous Erythropoietin Receptor Activator (C.E.R.A.) (Tabelle 1). Epoetin alfa und beta unterscheiden sich chemisch nur marginal, nicht jedoch in ihrer Pharmakokinetik und -dynamik. Die Halbwertszeit des Moleküls korreliert mit

Tabelle 1
Erythropoiese-stimulierende Agenzien (ESAs)

	1. Generation ESA			2. Generation ESA		Biosimilars		
INN	Epoetin alfa	Epoetin beta	Darbepoetin alfa	C.E.R.A	Peginesatide*	Epoetin alfa	Epoetin zeta	Epoetin theta
Werk-Kürzel						HX575	SB309	XM01
Handelsname	Epogen Eprex Erypo	NeoRecormon	Aranesp	Mircera	Hematide	Binocrit Abseamed Epoetin alfa hexal	Retacrit Silapo	Eporatio Biopoin
Hersteller	Amgen Johnson & Johnson	Roche	Amgen	Roche	Affymax Takeda	Sandoz/ Novartis Hexal	Hospira Stada	Ratiopharm Teva
Zulassung EU	1988	1990	2001	2007	–	2007	2007	2009
Chemie Aminosäuren Glykosylgruppen MG Sonstiges	165 4 ~ 30 kD	165 4 ~ 30 kD	165 6 ~ 37 kD	165 4 ~ 60 kD PEG-konj.	2 x 21 0 ~ 50 kD synthetisch PEG-konj.	165 4 ~ 30 kD	165 4 ~ 30 kD	165 4 ~ 30 kD
Sialinreste	max. 14	max. 14	max. 22	max. 14	0	max. 14	max. 14	max. 14
HWZ i.v. (h)	6–9	6–9	25	134	33–77	6–9**	6–9**	6–9**
HWZ s.c. (h)	20–25	20–25	49	139	~ 50	20–25**	20–25**	20–25*
Bioverfügbarkeit s.c./i.v. (%)	20–40	20–40	37	52	~ 40	20–40**	20–40**	20–40**

HWZ: Halbwertszeit im Blut; C.E.R.A: continuous erythropoietin receptor activator; INN: international non-proprietary name; MG: Molekulargewicht; PEG-konj.: mit Polyethylen-Glykol konjugiert; *: in den USA zugelassen und aufgrund von schweren Unverträglichkeitsreaktionen vom Markt genommen; **: extrapoliert von Erstgeneration-ESAs der Anzahl der Sialin-Gruppen. Diese Erkenntnis führte zur Entwicklung von Darbepoetin alfa, welches im Vergleich zu Epoetin 2 zusätzliche Glykan-Gruppen trägt, was die maximale Anzahl der Sialin-Gruppen von 14 auf 22 erhöht, die Halbwertszeit (bei intravenöser Gabe) von 6 bis 9 h auf 25 h erhöht, die Affinität zum EPO-Rezeptor jedoch deutlich verringert. Eine weitere Entwicklung ist C.E.R.A, das durch Pegylierung von Epoetin beta entstand und eine weitere Verlängerung der Halbwertszeit auf 134 h (bei intravenöser Gabe) erzielte (Jelkmann, 2013; Elliott et al., 2008).

ESA-Biosimilars

Für Darbepoetin alfa und C.E.R.A besteht noch Patentschutz. Nach Ablauf des Patentschutzes für Epoetin alfa und beta wurden sogenannte Biosimilars produziert. Im Gegensatz zu Generika weichen Biosimilars chemisch mehr oder weniger deutlich von der Referenzsubstanz ab. Alle bisher zugelassenen ESAs, einschließlich der Biosimilars, müssen in genetisch veränderten lebenden Zellen produziert werden, was von Hersteller zu Hersteller eine unterschiedliche Glykosylierung zur Folge hat. Biosimilars unterliegen bei der Food and Drug Administration (FDA) und der European Medicines Agency (EMA) einem sehr strengen Zulassungs- (mindestens zwei Phase-3-Studien) und auf die Zulassung folgenden Überwachungsprozess. Biosimilars müssen der Referenzsubstanz gegenüber gleichwertig sein in Bezug auf Qualität, Wirksamkeit und Sicherheit. Die an Mäusen getestete Wirksamkeit darf zwischen 80 und 120% der Referenzsubstanz betragen (Abraham & MacDonald, 2012; Jelkmann, 2012).

In Europa haben drei ESA-Biosimilars (Tabelle 1) die Zulassung zur Behandlung der renalen Anämie erhalten. Sie gelten als sicher. Gewarnt wird ausdrücklich vor Präparaten aus Erdteilen mit weniger strengen Zulassungsbehörden. Die Nomenklatur der Biosimilars ist etwas verwirrend: Obwohl alle drei in Europa zugelassenen in den Zuckerketten vom Epoetin alfa oder beta abweichen, erhielt eines das INN-Epoetin alfa, die anderen beiden jedoch das INN-Epoetin zeta bzw. Epoetin theta. Experten empfehlen die Verwendung der Substanzkürzel und Handelsnamen zur besseren Verfolgung der Literatur zu den einzelnen Substanzen.

Anti-ESA-Antikörper

Der Einsatz von ESAs kann zur Bildung von Anti-ESA-Antikörpern führen, von denen jedoch nur ein Teil neutralisierend wirkt. Neutralisierende ESA-Antikörper führen zum Wirkverlust von ESAs und zur Antagonisierung des endogen produzierten EPO, was in eine pure red cell aplasia (PRCA) mündet (Macdougall et al., 2012).

Eine PRCA kann frühzeitig am Abfall der absoluten Retikulozyten im peripheren Blut (Beispiele: innerhalb von 3 Tagen von 45/nl auf 0/nl bei einem Patienten, und von 80/nl auf 40/nl bei einem anderen Patienten; Haag-Weber et al., 2012) erkannt werden.

In den Jahren 2002 bis 2003 kam es zu einer Häufung von PRCA-Fällen, mit einer Inzidenz von 4,5 auf 10.000 Patientenjahre. Aktuell rechnet man, wie in der Zeit vor 2002 mit einer Inzidenz der PRCA von 0,02 bis 0,03 auf 10.000 Patientenjahre. Die Gründe für den vorübergehenden Inzidenzanstieg sind letztlich nicht geklärt, es kursieren jedoch mehrere Hypothesen. Die Fälle traten fast ausschließlich in Europa und nach subkutaner Gabe von Epoetin alfa auf, welches kurz davor für den europäischen Markt verändert werden musste. Die EMA hatte aus Sorge um eine mögliche Übertragung der Creutzfeldt-Jakob-Krankheit Rinderalbumin als Epoetin-Lösungs-Stabilisator verboten, sodass stattdessen Polysorbat-80 zum Einsatz kam. Experten schließen weitgehend aus, dass Polysorbat-80 alleine für PRCA verantwortlich war. Vermutlich gab die Kombination mehrerer Faktoren den Ausschlag: weniger stabile Epoetin-Lösung unter Polysorbat-80, nicht fachgerechte Lagerung (gerade beim Einsatz außerhalb ärztlicher Einrichtungen und durch medizinische Laien erscheint dies möglich), und die per se erhöhte Immunogenität der subkutanen Applikationsform. Ferner wurde vermutet, dass Substanzen, die die Epoetin-Löslichkeit verringern können, vom Gummistopfen in den Inhalt der Fertigspritzen gelangt sind. Diese Hypothese konnte weder bewiesen noch widerlegt werden. Zum Schutz vor möglichen Substanzleckagen wurden die Gummistopfen daraufhin jedoch mit Teflon beschichtet. In einer Zulassungsstudie entwickelten 2 von 174 Patienten, die für 52 Wochen mit dem Biosimilar HX575 (Epoetin-alfa, Binocrit®, Abseamed®, Epoetin alfa Hexal®) behandelt wurden, eine PRCA. Als Ursache dafür wurden Wolfram-Verunreinigungen der Glas-Fertigspritzen verantwortlich gemacht. Nach entsprechender Umstellung des Herstellungsprozesses konnte das Problem der PRCA-Entwicklung offensichtlich behoben werden konnte.

Die Erfahrung der letzten Jahre lehrt, dass jede Umstellung des ESA-Herstellungs-Prozesses die Gefahr einer erhöhten Immunogenität birgt. Ebenso ist auf fachgerechte Lagerung und Einhaltung der Kühlkette zu achten. Die subkutane Verabreichung von ESA ist mit einer höheren Rate an Immunisierungen verbunden als die intravenöse. Alte und gebrechliche Patienten sollten möglichst nicht mit ESA-Selbstinjektion betraut werden.

Eine PRCA kann prinzipiell bei allen bisher zugelassenen ESAs und ungeachtet der Applikationsform auftreten.

Nebenwirkungen von ESAs

ESAs werden u.a. mit arterieller Hypertonie, Schlaganfall, venösen Thrombosen (insbesondere bei Malignompatienten) und Dialyse-Shunt-Thrombosen in Verbindung gebracht. Die möglichen pathophysiologischen Mechanismen bleiben weitgehend unklar.

Ein gleichzeitig bestehender Eisenmangel könnte über eine Thrombozytose die Thromboseneigung unter ESAs erhöhen, weshalb auf ausreichende Eisengabe zu achten ist (Streja et al., 2008). Das Schlaganfall-Risiko ist am besten in der TREAT-Studie belegt und hängt vermutlich mit einem erhöhten arteriellen Blutdruck zusammen, auch wenn bei Einzelmessungen des TREAT-Protokolls keine Differenz zwischen den Studiengruppen festgestellt werden konnte. EPO kann glatte Muskelzellen zur Proliferation anregen, was zu Dialyse-Shunt-Stenosen führen könnte.

PRCA (siehe auch „Anti-ESA-Antikörper") ist eine sehr seltene, aber sehr ernsthafte Komplikation, die durch Anti-ESA-Antikörper vermittelt wird.

ESAs könnten das Wachstum maligner Tumore fördern, auch wenn die experimentelle und klinische Evidenz dafür nicht sehr gut ist. Die mRNA für EPO-Rezeptoren wurde in malignen Zellen entdeckt, nicht jedoch das Protein. Eine große Metanalyse an über 15.000 Krebs-Patienten konnte keinen Einfluss von ESAs auf Überleben oder Krankheitsprogress belegen (Glaspy et al., 2010). Für neue, in der klinischen Erprobung befindliche ESAs, die die HIF-Prolyl-Hydroxylase hemmen (siehe auch „Orale ESAs, HIF-Aktivatoren"), gilt hingegen eine Malignom-Vorgeschichte als Ausschlusskriterium. Sie führen nämlich zur Akkumulation von HIF. HIF alleine führt zwar nicht zu maligner Entartung, eine bereits maligne Zelle gewinnt jedoch durch HIF einen wichtigen Überlebensvorteil und möglicherweise auch Metastasierungspotential. Als Paradebeispiel für die maligne Potenz von HIF gilt das klarzellige Nierenzellkarzinom.

Intravenöse gegen subkutane Gabe von ESAs

Subkutanes Epoetin scheint, je nach Studie, mehr oder weniger deutlich wirksamer zu sein als intravenöses (Leikis et al., 2004; Raymond et al., 2006). Reymond et al. fanden, dass Epoetin bei subkutaner Gabe im Schnitt um etwa 30% wirksamer ist als bei intravenöser Gabe (Reymond et al., 2006). Der Unterschied war umso größer, je niedriger die Epoetin-Wochendosis war: 90% bei < 5.000

IE/Wo, 40% bei 5.000-10.000 IE/Wo, 25% bei 10.000 bis 20.000 IE/Wo, und –3% bei > 20.000 IE/Wo. Demgegenüber fanden Pizzarelli et al. (2006) eine vergleichbare Wirksamkeit von subkutanem und intravenösem Epoetin bei einer Dosis von etwa 7.500 IE/Wo.

Darbepoetin hingegen scheint in beiden Applikationsformen ungefähr gleich wirksam zu sein (Bolasco & Atzeni, 2011).

Die Ursachen für diese Phänomene sind nicht ganz klar. Vermutlich spielt die ESA-Spitzenkonzentration eine Rolle, wie auch die Halbwertszeit, Fläche unter der Kurve und Affinität zum EPO-Rezeptor.

Interessanterweise wird subkutanes Epoetin im Interstitium und vermutlich auch im lymphatischen System abgebaut, was die Bioverfügbarkeit auf 25-40% und die Spitzenspiegel auf 5-10% des intravenösen Epoetin reduziert (Tabelle 1). Die Blut-Halbwertszeit ist jedoch mit 25 h deutlich verlängert im Vergleich zu den 6-9 h bei intravenöser Gabe. Die Blut-Halbwertszeit von Darbepoetin beträgt 25 h bei intravenöser und 49 h bei subkutaner Gabe. Die Blut-Halbwertszeit von C.E.R.A. beträgt 134 h bei intravenöser und 139 h bei subkutaner Gabe (Elliott et al., 2008).

Dosierung von ESAs

Epoetin alfa/beta sollte höchstwahrscheinlich am besten dreimal wöchentlich, Darbepoetin alfa wöchentlich und C.E.R.A monatlich verabreicht werden (Keller et al., 2015). Ziel sollte es sein, mit möglichst geringen Einzeldosen eine ausreichend lange Stimulation der EPO-Rezeptoren zu bewerkstelligen. Wie bereits erwähnt, kann sich der streng EPO-abhängige Abschnitt der Erythropoiese, nämlich die Entwicklung von CFUe über Proerythroblast zum basophilen Erythroblasen, bis zu 7 Tage hinziehen, in denen der EPO-Spiegel einen kritischen Wert nicht unterschreiten darf. In der Praxis ist es allerdings schwierig, zumindest in Deutschland, die Einzeldosis zu verändern, da ESA-Fertigspritzen einzelnen Patienten zugeordnet werden müssen. So kommt es nicht selten vor, dass statt der Einzeldosis das Dosisintervall verändert wird.

Die subkutane und intravenöse Applikation ist für C.E.R.A. und vermutlich auch für Darbepoetin gleich wirksam. Bei Epoetin ist vermutlich die subkutane Gabe effektiver (siehe auch „Intravenöse gegen subkutane Gabe von ESAs"). Aus praktischen Gründen wird Epoetin bei Dialysepatienten, zumindest in Deutschland, überwiegend intravenös verabreicht. ND-CKD-Patienten erhalten in Deutschland überwiegend Darbepoetin oder C.E.R.A.

In der Korrekturphase werden deutlich höhere Dosen gebraucht als in der Erhaltungsphase. Ein Effekt auf den Hb ist frühestens zwei Wochen nach Therapiebeginn zu erwarten. Der Hb-Anstieg sollte nicht mehr als 2 g/dl in 4 Wochen betragen (KDIGO, 2012; KDOQI, 2006). Dosiskorrektur nach oben sollte frühestens nach 2, besser nach 4 Wochen erfolgen. Ist der Hb zu hoch, sollte die Dosis reduziert werden. Längere Therapiepausen sind zu vermeiden.

Für die Umrechnung der ESA-Dosis kann ungefähr folgendes Verhältnis zugrunde gelegt werden: Epoetin (IE)/C.E.R.A. (µg)/Darbepoetin (µg) wie 200:5:1. Das Wirkverhältnis schwankt jedoch in Abhängigkeit von der Gesamtdosis.

Mangelndes Ansprechen auf ESAs

Die Grenze zur sogenannten ESA hyporesponsiveness ist nicht klar definiert. Badve et al. (2013) legten für ihre ausführliche Literaturrecherche folgende Grenzwerte zugrunde: 200 mU/kg/Woche für Epoetin s.c., 300 mU/kg/Woche für Epoetin i.v. und 1 µg/kg/Woche für Darbepoetin.

Anerkannte Ursachen für ESA hyporesponsiveness sind: Mangel an Eisen, Vitamin-B12 oder Folsäure, schlechte Dialysance, Aluminium-Toxizität, Hyperparathyreoidismus, Malignome, systemische Inflammation, Gebrauch von Dialysekathetern. Bei etwa 10% der Patienten kann keine Ursache für das mangelnde Ansprechen auf ESAs gefunden werden (Badve et al., 2013).

Die molekularen Grundlagen des Phänomens sind wenig erforscht. Entsprechend unklar ist das therapeutische Vorgehen. Bisherige Interventionsstudien untersuchten u.a. den Einfluss von L-Carnithin, Ascorbinsäure, Statinen, Pentoxifyllin und Androgenen, die jedoch allesamt nicht überzeugend genug waren, sodass KDIGO von ihrem Einsatz abrät.

Richtlinien und Ziel-Hb-Werte bei ESA-Therapie

Für die Einleitung einer ESA-Therapie empfiehlt KDIGO-2012:
1) Hb > 10 g/dl: individuelle Entscheidung, Verbesserung der Lebensqualität in ausgewählten Patienten möglich,
2) Hb < 10 g/dl: individuelle Entscheidung,
3) Hb < 9 g/dl: starke Empfehlung.

Für die Einleitung einer ESA-Therapie empfiehlt ERBP-2013 (Locatelli et al., 2013):
1) ND-CKD-Patienten: Hb nicht routinemäßig unter 10 g/dl fallen lassen,
2) CKD-Patienten mit niedrigem Risiko: ESAs bei Hb > 10 g/dl beginnen, nicht jedoch > 12 g/dl,

3) CKD-Patienten mit hohem Risiko, aber *ohne* Ischämiesymptome: ESAs bei einem Hb zwischen 9 und 10 g/dl beginnen, Zielwert um 10 g/dl,
4) CKD-Patienten mit hohem Risiko und *mit* Ischämiesymptomen: ESAs > 10 g/dl beginnen.

Orale ESAs, HIF-Aktivatoren

Kleine, oral verfügbare Moleküle sind als ESAs in der Erprobung. Sie hemmen die HIF-Prolyl-Hydroxylase und führen zur Akkumulation von HIF, welcher die EPO-Transkription fördert. Neben EPO steuert HIF einige hundert Gene, von denen etliche bei der Hypoxieanpassung beteiligt sind. Eine HIF-basierte ESA-Therapie kann somit vor Organischämie schützen und wäre theoretisch gerade bei Patienten mit KHK, zerebrovaskulärer Insuffizienz, pAVK und Wundheilungsstörung wertvoll (Muchnik & Kaplan, 2011). HIF-Aktivatoren senken die Plasma-Hepcidin-Spiegel deutlich, was zu einer verbesserten intestinalen Eisenaufnahme und verbesserten Verwertung des Speichereisens führen könnte. HIF schützt vor experimentellem akuten Nierenversagen, sodass unter dieser Therapie eine Chance besteht, dass Episoden von akut-auf-chronischem Nierenversagen abgemildert werden. Kontraindikationen sind Malignome in der Vorgeschichte, feuchte Macula-Degeneration, proliferative Retinopathie. Der Einsatz bei Patienten mit polyzystischer Nierendegeneration ist aufgrund von experimentellen Daten nicht zu empfehlen, da ein verstärktes Zystenwachstum resultieren kann.

Indikation zur Transfusion von Erythrozyten-Konzentraten

Erythrozyten-Transfusion birgt die Gefahr der Keimübertragung, Transfusionsreaktion und Alloimmunisierung, was gerade im Hinblick auf spätere Organtransplantationen problematisch ist. Im Vergleich zu den körpereigenen, durch ESAs stimulierten Erythrozyten sind transfundierte Erythrozten älter, durch Lagerung verändert, weniger verformbar und besitzen weniger 2,3-Bisphosphoglyzerat.

KDIGO (2012) empfiehlt, die Transfusion gegenüber ESAs zu bevorzugen, wenn ein Malignom in kurativer Absicht behandelt wurde. Bei nicht heilbaren Malignomen und bei Schlaganfall in der Vorgeschichte wird ein individuelles Vorgehen nach eingehender Beratung des Patienten empfohlen.

ERBP-2013 (Locatelli et al., 2013) empfiehlt eine Transfusionsgrenze von 7 g/dl bei hämodynamisch stabilen Patienten, und von 8 g/dl postoperativ, bei vorbestehenden kardiovaskulären Erkrankungen oder Anämiesymptomen.

Literatur

Abraham I. & MacDonald K. (2012). Clinical safety of biosimilar recombinant human erythropoietins. *Expert Opin Drug Saf 11 (5):* 819-840.

Agarwal R., Rizkala A.R., Bastani B. et al. (2006). A randomized controlled trial of oral versus intravenous iron in chronic kidney disease. *Am J Nephrol 26 (5):* 445-454.

Astor B.C., Mutner P., Levin A. et al. (2002). Association of kidney function with anemia: the Third National Health and Nutrition Examination Survey (1988-1994). *Arch Intern Med 162:* 1401-1408.

Auerbach M. & Macdougall I.C. (2014). Safety of intravenous iron formulations: facts and folklore. *Blood Transfus 12 (3):* 296-300.

Bailie G.R., Larkina M., Goodkin D.A. et al. (2013). Variation in intravenous iron use internationally and over time: the Dialysis Outcomes and Practice Patterns Study (DOPPS). *Nephrol Dial Transplant 28 (10):* 2570-2579.

Badve S.V., Beller E.M., Cass A. et al. (2013). Interventions for erythropoietin-resistant anaemia in dialysis patients. *Cochrane Database Syst Rev 8:* CD006861.

Besarab A., Bolton W.K., Browne J.K. et al. (1998). The effects of normal as compared with low hematocrit values in patients with cardiac disease who are receiving hemodialysis and Epoetin. *N Engl J Med 339:* 584-590.

Block G.A., Fishbane S., Rodriguez M. et al. (2014). A 12-week, double-blind, placebo-controlled trial of ferric citrate for the treatment of iron deficiency anemia and reduction of serum phosphate in patients with CKD stages 3-5. *Am J Kidney Dis,* S0272-6386(14)01357-2.

Bolasco P. & Atzeni A. (2011). Erythropoiesis-stimulating agents: switch from intravenous to subcutaneous administration in hemodialyzed patients. *Int J Clin Pharmacol Ther 49 (12):* 744-749.

Brookhart M.A., Freburger J.K., Ellis A.R. et al. (2013). Infection risk with bolus versus maintenance iron supplementation in hemodialysis patients. *J Am Soc Nephrol 24 (7):* 1151-1158.

Canadian Erythropoietin Study Group (1990). Association between recombinant human erythropoietin and quality of life and exercise capacity of patients receiving hemodialysis. *BMJ 300 (6724):* 573-578.

Coyne D.W. (2011). Hepcidin: clinical utility as a diagnostic tool and therapeutic target. *Kidney Int 80 (3):* 240-244.

Coyne D.W., Kapoian T., Suki W. et al. (2007). Ferric gluconate is highly efficacious in anemic hemodialysis patients with high serum ferritin and low transferrin saturation: results of the Dialysis Patients' Response to IV Iron with Elevated Ferritin (DRIVE) Study. *J Am Soc Nephrol 18 (3):* 975-984.

Drueke T.B., Locatelli F., Clyne N. et al. (2006). Normalization of hemoglobin level in patients with chronic kidney disease and anemia. *N Engl J Med 355:* 2071-2084.

Drüeke T.B. & Parfrey P.S. (2012). Summary of the KDIGO guideline on anemia and comment: reading between the (guide)line(s). *Kidney Int 82 (9):* 952-60.

Duan Y., Nie J., Zhang Z. & Ji C. (2015). Acquired von Willebrand syndrome in a case of polycythemia vera resulting in recurrent and massive bleeding events in the pleural and abdominal cavity. *Blood Coagul Fibrinolysis 26 (1):* 101-103.

Elliott S., Pham F & Macdougall I.C. (2008). Erythropoietins: a common mechanism of action. *Exp Hematol 36 (12):* 1573-1584.

Glaspy J. (2014). Current status of use of erythropoietic agents in cancer patients. *Semin Thromb Hemost 40 (3):* 306-312.

Haag-Weber M., Eckardt K.U., Hörl W.H. et al. (2012). Safety, immunogenicity and efficacy of subcutaneous biosimilar epoetin-α (HX575) in non-dialysis patients with renal anemia: a multi-center, randomized, double-blind study. *Clin Nephrol 77 (1):* 8-17.

Haase V.H. (2013). Regulation of erythropoiesis by hypoxia-inducible factors. *Blood Rev 27 (1):* 41-53.

Hackeng C.M., Beerenhout C.M., Hermans M. et al. (2004). The relationship between reticulocyte hemoglobin content with C-reactive protein and conventional iron parameters in dialysis patients. *J Nephrol 17(1):* 107-111.

Heimpel H., Diem H. & Nebe T. (2010). Die Bestimmung der Retikulozytenzahl: Eine alte Methode gewinnt neue Bedeutung. *Med Klin (München) 105 (8):* 538-543.

Jelkmann W. (2012). Biosimilar recombinant human erythropoietins ("epoetins") and future erythropoiesis-stimulating treatments. *Expert Opin Biol Ther 12 (5):* 581-592.

Jelkmann W. (2013). Physiology and pharmacology of erythropoietin. *Transfus Med Hemother 40:* 302-309.

KDIGO (2012). Clinical Practice Guideline for Anemia in Chronic Kidney Disease. *Kidney Int, Suppl 2:* 288-316.

KDOQI (2006). Clinical Practice Guidelines and Clinical Practice Recommendations for Anemia in Chronic Kidney Disease. *Am J Kidney Dis 47 (5), Suppl. 3:* S1-S132.

Keller F., Ludwig U. & Czock D. (2015). Pharmacokinetic and pharmacodynamic considerations on the erythropoietin effect and adverse events of darbepoetin. *Expert Opin Drug Metab Toxicol 11 (1):* 139-147.

Kliger A.S., Foley R.N., Goldfarb DS. et al. (2013). KDOQI US Commentary on the 2012 KDIGO Clinical Practice Guideline for Anemia in CKD. *Am J Kidney Dis 62 (5):* 849-859.

Koury M.J. (2014). Abnormal erythropoiesis and the pathophysiology of chronic anemia. *Blood Reviews 28:* 49-66.

Koskenkorva-Frank T.S., Weiss G., Koppenol W.H. & Burckhardt S. (2013). The complex interplay of iron metabolism, reactive oxygen species, and reactive nitrogen species: insights into the potential of various iron therapies to induce oxidative and nitrosative stress. *Free Radic Biol Med 65:* 1174-94.

Leikis M.J., Kent A.B., Becker G.J. & McMahon L.P. (2004). Haemoglobin response to subcutaneous versus intravenous epoetin alfa administration in iron-replete haemodialysis patients. *Nephrology (Carlton) 9 (3):* 153-60.

Locatelli F., Bárány P., Covic A. et al. (20139. Kidney Disease: Improving Global Outcomes guidelines on anaemia management in chronic kidney disease: a European Renal Best Practice position statement. *Nephrol Dial Transplant 28 (6):* 1346-1359.

Li H. & Wang S.X. (2008a). Intravenous iron sucrose in peritoneal dialysis patients with renal anemia. *Perit Dial Int 28:* 149-154.

Li H. & Wang S.X. (2008b). Intravenous iron sucrose in Chinese hemodialysis patients with renal anemia. *Blood Purif 26:* 151-156.

Lundby A.K., Keiser S., Siebenmann C. (2014). Kidney-synthesized erythropoietin is the main source for the hypoxia-induced increase in plasma erythropoietin in adult humans. *Eur J Appl Physiol 114 (6):* 1107-1111.

Macdougall I.C., Roger S.D., de Francisco A. et al. (2012). Antibody-mediated pure red cell aplasia in chronic kidney disease patients receiving erythropoiesis-stimulating agents: new insights. *Kidney Int 81 (8):* 727-732.

Macdougall I.C. & Geisser P. (2013). Use of intravenous iron supplementation in chronic kidney disease: an update. *Iran J Kidney Dis 7 (1):* 9-22.

Macdougall I.C., Bock A.H., Carrera F. et al. (2014). FIND-CKD: a randomized trial of intravenous ferric carboxymaltose versus oral iron in patients with chronic kidney disease and iron deficiency anaemia. *Nephrol Dial Transplant 29 (11):* 2075-2084.

McFarlane S.I., Chen S.C., Whaley-Connell A.T. et al. (2008). Prevalence and associations of anemia of CKD: Kidney Early Evaluation Program (KEEP) and National Health and Nutrition Examination Survey (NHANES) 1999-2004. *Am J Kidney Dis 51 (4), Suppl 2:* S46-55.

Muchnik E. & Kaplan J. (2011). HIF prolyl hydroxylase inhibitors for anemia. *Expert Opin Investig Drugs 20 (5):* 645-656.

Nissenson A.R. & Charytan C. (2003). Controversies in iron management. *Kidney International 64, Suppl. 87:* S64-S71.

Ofsthun N., Labrecque J., Lacson E. et al. (2003). The effects of higher hemoglobin levels on mortality and hospitalization in hemodialysis patients. *Kidney Int 63:* 1908-1914.

Onken J.E., Bregman D.B., Harrington R.A. et al. (2014). Ferric carboxymaltose in patients with iron-deficiency anemia and impaired renal function: the REPAIR-IDA trial. *Nephrol Dial Transplant 29 (4):* 833-842.

Pfeffer M.A., Burdmann E.A., Chen C.Y. et al. (2009). A trial of darbepoetin alfa in type 2 diabetes and chronic kidney disease. *N Engl J Med 361 (21):* 2019-2032.

Palmer S.C., Saglimbene V., Craig J.C. et al. (2014). Darbepoetin for the anaemia of chronic kidney disease. *Cochrane Database Syst Rev 3:* CD009297.

Parfrey P.S., Foley R.N., Wittreich B.H. et al. (2005). Double-blind comparison of full and partial anemia correction in incident hemodialysis patients without symptomatic heart disease. *J Am Soc Nephrol 16:* 2180-2189.

Pizzarelli F., David S., Sala P. et al. (2006). Iron-replete hemodialysis patients do not require higher EPO dosages when converting from subcutaneous to intravenous administration: results of the Italian Study on Erythropoietin Converting (ISEC). *Am J Kidney Dis 47 (6):* 1027-1035.

Potthoff S.A. & Münch H.G. (2013). Sicherheitsaspekte parenteraler Eisentherapien bei Patienten mit chronischer Niereninsuffizienz. *Dtsch Med Wochenschr 1380:* 1312-1317.

Provenzano R., Schiller B., Rao M. et al. (2009). Ferumoxytol as an intravenous iron replacement therapy in hemodialysis patients. *Clin J Am Soc Nephrol 4:* 386-393.

Qunibi W.Y., Martinez C., Smith M. et al. (2011). A randomized controlled trial comparing intravenous ferric carboxymaltose with oral iron for treatment of iron deficiency anaemia of non-dialysis-dependent chronic kidney disease patients. *Nephrol Dial Transplant 26:* 1599-607.

Raymond C.B., Collins D.M., Bernstein K.N. et al. (2006). Erythropoietin-alpha dosage requirements in a provincial hemodialysis population: effect of switching from subcutaneous to intravenous administration. *Nephron Clin Pract 102 (3-4):* c88-92.

Ritchie R.F., Palomaki G.E., Neveux L.M. et al. (2002). Reference distributions for serum iron and transferrin saturation: a practical, simple, and clinically relevant approach in a large cohort. *J Clin Lab Anal 16:* 237-245.

Santiago P. (2012). Ferrous versus ferric oral iron formulations for the treatment of iron deficiency: a clinical overview. *Scientific World Journal:* 846824.

Shabani E., Opoka R.O., Idro R. et al. (2015). High plasma erythropoietin levels are associated with prolonged coma duration and increased mortality in children with cerebral malaria. *Clin Infect Dis 60 (1):* 27-35.

Singh A.K., Szczech L., Tang K.L. et al. (2006). Correction of anemia with epoetin alfa in chronic kidney disease. *N Engl J Med 355:* 2085-2098.

Spinowitz B.S., Kausz A.T., Baptista J. et al. (2008). Ferumoxytol for treating iron deficiency anemia in CKD. *J Am Soc Nephrol 19:* 1599-1605.

Streja E., Kovesdy C.P., Greenland S. et al. (2008). Erythropoietin, iron depletion, and relative thrombocytosis: a possible explanation for hemoglobin-survival paradox in hemodialysis. *Am J Kidney Dis 52:* 727-736.

Susantitaphong P., Alqahtani F. & Jaber B.L. (2014). Efficacy and safety of intravenous iron therapy for functional iron deficiency anemia in hemodialysis patients: a meta-analysis. *Am J Nephrol 39 (2):* 130-141.

Tessitore N., Solero G.P., Lippi G. et al. (2001). The role of iron status markers in predicting response to intravenous iron in haemodialysis patients on maintenance erythropoietin. *Nephrol Dial Transplant 16 (7):* 1416-1423.

Thomas D.W., Hinchliffe R.F., Briggs C,. et al. (2013). Guideline for the laboratory diagnosis of functional iron deficiency. *Br J Haematol 161 (5):* 639-648.

Van Wyck D.B., Roppolo M., Martinez C.O. et al. (2005). A randomized, controlled trial comparing IV iron sucrose to oral iron in anemic patients with nondialysis-dependent CKD. *Kidney Int 68:* 2846-2856.

Walters B.A. & Van Wyck D.B. (2005). Benchmarking iron dextran sensitivity: reactions requiring resuscitative medication in incident and prevalent patients. *Nephrol Dial Transplant 20 (7):* 1438-1442.

Werner M. & Odenthal D. (1967). Serum protein changes after gastrectomy as a model of acute phase reaction. *J Lab Clin Med 70 (2):* 302-310.

Zhang A.S. & Enns C.A. (2009). Molecular mechanisms of normal iron homeostasis. *Hematology Am Soc Hematol Educ Program,* 207-214.

CKD/HD/PD: Virushepatitis

Matthias Girndt

Virushepatitiden stellen als blutübertragbare Infektionen eine inhärente Gefahr für Dialyseeinrichtungen dar. Um nosokomiale Infektionen zu vermeiden, stehen an erster Stelle allgemeine Hygienemaßnahmen. Unter diesen ist die akribische Händehygiene des Dialysepersonals besonders wichtig. Ein Screening auf Hepatitis B und Hepatitis C erlaubt die Erkennung besonderer Risikopatienten, für deren Behandlung dann nochmals gesteigerte Hygienemaßnahmen ergriffen werden. Der Umgang mit chronisch hepatitisinfizierten Patienten ist in der Hygieneleitlinie zum Dialysestandard 2006 [8] beschrieben. Danach ist bei replizierender chronischer Hepatitis eine separate Maschinenzuweisung empfohlen. Für Hepatitis-B-Infizierte kommt die Empfehlung eines separaten Behandlungsraums hinzu. International werden mitunter weniger umfangreiche Vorkehrungen empfohlen, so rät die Leitlinie der KDIGO-Initiative [1] bei Hepatitis-C-Infizierten lediglich, auf gute Umsetzung von allgemeinen Hygienemaßnahmen zu achten, empfiehlt jedoch keine Raum- oder Maschinentrennung.

Hepatitis B

Die Virushepatitis B gehört weiterhin weltweit zu den sehr häufigen Infektionen und trägt wesentlich zur Entstehung schwerwiegender Lebererkrankungen wie Zirrhose und Karzinom bei. In den Industrieländern ist durch die Umsetzung von Hygienemaßnahmen sowie die Einführung der Hepatitis-B-Impfung eine deutliche Reduktion der Inzidenzraten erreicht worden. Auskunft über die Häufigkeit der Hepatitis B in der deutschen Allgemeinbevölkerung gibt eine repräsentative Erhebung des Robert Koch-Instituts [26]. Im Altersspektrum 18 bis 79 Jahre litten danach 2011 etwa 0,3% der Wohnbevölkerung unter einer chronischen Hepatitis B, die Zahl hat sich gegenüber einer Erhebung aus dem Jahr 1998 [35] damit halbiert.

Aktuelle Prävalenzdaten zur Situation bei Dialysepatienten liegen nicht vor. Die letzte Erhebung datiert aus 2006, als die Häufigkeit der replizierenden chronischen Hepatitis B auf etwa 1% geschätzt wurde [13]. Die Prävalenzentwicklung in der Allgemeinbevölkerung, die v.a. durch die zunehmende Verbreitung der Hepatitis-B-Impfung günstig beeinflusst wurde, legt auch für die Dialyse zurückgehende Häufigkeiten nahe. Fast schon vergessen ist die Situation der 70er und frühen 80er Jahre des vergangenen Jahrhunderts, als jeder achte Dialysepatient chronischer Hepatitis-B-Träger war. Weltweit gesehen ist die Situation jedoch noch anders. Dies ist insbesondere vor dem Hintergrund von Patienten relevant, die aus anderen Weltregionen zu uns kommen und hier behandelt werden müssen. Auch für Urlaubsdialysen spielt die regional sehr unterschiedliche Hepatitisprävalenz eine Rolle. Die Erhebungen sind zwar häufig nicht repräsentativ für die Gesamtheit der Dialyseeinrichtungen einer Region, sie geben aber dennoch einen Anhalt für die Unterschiedlichkeit der Prävalenzen. Publizierte Daten reichen von 1 bis 2% in Westeuropa und bis zu 9-12% in Südosteuropa, auch in Asien ist mit Prävalenzen um 10% zu rechnen [10].

Krankheitsbild und Prognose

Die Mehrzahl der Nierengesunden erleidet bei Infektion mit dem Hepatitis-B-Virus eine akute Lebererkrankung mit Allgemeinsymptomen, Ikterus und Transaminasenanstieg als Zeichen der Leberzellschädigung. Diese Schädigung ist Folge einer Aktivierung der T-zellulären Immunabwehr und wird nicht durch das Virus selbst hervorgerufen. Chronisch Nierenkranke bauen eine im Vergleich zum Gesunden deutlich reduzierte spezifische Immunabwehr auf. Grund hierfür ist eine Störung des Aktivierungsprozesses, durch den antigenpräsentierende Zellen die T-Zellen aktivieren [14]. In der Folge verläuft die Hepatitis-B-Infektion bei Nierenkranken sehr viel blander, mit geringer Leberzellschädigung und Ikterus. Eine weitere Folge der T-Zell-Aktivierungsstörung ist, dass die B-Hepatitis im Gegensatz zum Nierengesunden, bei dem nur 20% chronische Verläufe beobachtet werden, selten spontan ausheilt und in der Mehrzahl der Fälle in eine chronische Hepatitis mündet.

Die chronische Hepatitis B stellt für Nierengesunde eine ganz erhebliche Gesundheitsgefahr dar. Mit großer Häufigkeit entwickelt sich eine Leberzirrhose. Darüber hinaus können in der westlichen Welt etwa 20% der Fälle von hepatozellulärem Karzinom auf chronische HBV-Infektionen zurückgeführt werden [9].

Bei Dialysepatienten gibt es kaum Hinweise darauf, dass die chronische Hepatitis B einen Einfluss auf die Prognose hat [20]. Dies kann einerseits daran liegen, dass infolge des Immundefekts ein geringerer Leberzellschaden und damit eine geringere Inzidenz von Leberzirrhose, Leberversagen und hepatozellulärem Karzinom entsteht. Dass aus dem blanden Verlauf der Hepatitis B bei diesen

Patienten eine gegenüber Nierengesunden weniger problematische hepatische Prognose resultieren könnte, ist eine Vermutung, die aber durch den überraschend geringen Einfluss des HBsAg-Nachweises auf die Überlebensdauer von Dialysepatienten gestützt wird [20]. Denkbar ist auch, dass ein prognostischer Effekt der Leberinfektion bei Dialysepatienten nicht zum Tragen kommt, weil ihre Lebenserwartung durch die typische Komorbidität ohnehin stark eingeschränkt ist. Liegt eine Leberzirrhose vor, so ist auch bei Nierenkranken die Sterblichkeit erheblich gesteigert.

Die therapeutische Immunsuppression im Rahmen der Nierentransplantation verschiebt das Gleichgewicht zwischen Virus und Immunsystem bei chronisch aktiver Hepatitis B. Da das Virus selbst nicht leberzelltoxisch ist und der Leberschaden hauptsächlich durch die Abwehrreaktion des Immunsystems hervorgerufen wird, führt die Immunsuppression nur selten zu einer gesteigerten Leberschädigung. Eher wird die Aktivität der Hepatitis geringer. Daher stellt eine Hepatitis B nur in Ausnahmefällen eine Kontraindikation gegen die Nierentransplantation dar. Bei Patienten mit fortgeschrittener Leberzirrhose oder bei portaler Hypertonie wird in der Regel keine Indikation zur Nierentransplantation zu stellen sein. Allerdings kann dann eine kombinierte Leber-Nieren-Transplantation geprüft werden. Bei guter Leberfunktion und fehlender oder geringer Fibrose bedingt die chronische Hepatitis B mit HBsAg-Nachweis zwar statistisch eine gegenüber nicht infizierten Patienten reduzierte Lebenserwartung [29], allerdings nicht in einem prohibitiven Ausmaß. Die typische Immunsuppression nach Nierentransplantation führt bei HBsAg-positiven Patienten nicht zur Entwicklung einer fulminanten Hepatitis und bei Patienten nach ausgeheilter Hepatitis B nicht zur Rekurrenz, wie dies unter hochpotenten spezialisierten Immunsuppressiva wie Rituximab hingegen durchaus geschehen kann [17].

Diagnose

Diagnostische Marker der Hepatitis B sind die im Blut nachweisbaren Virusantigene, Antikörper gegen die Virusantigene oder der Nachweis von replizierender Virus-DNA mittel PCR. Die Virusantigene HBsAg und HBeAg weisen beide auf eine akute oder chronisch persistierende Infektion und Virusreplikation hin. Antikörper gegen das Oberflächenantigen (anti-HBs) vermitteln die Immunität gegen HBV nach Infektion oder Impfung. Eine überwundene HBV-Infektion hinterlässt häufig Antikörper gegen das s- und das c-Antigen, mitunter sind anti-HBc-Antikörper aber auch das einzige Zeichen einer abgelaufenen Infektion. Die Entwicklung von anti-HBe-Antikörpern bei HBeAg-positiven Erkrankungen geht in der Regel einer Serokonversion und Remission der Infektion voraus.

Beim Nierengesunden heilt die akute Hepatitis-B-Infektion in 80% der Fälle nach Maßgabe der diagnostischen Parameter aus. Neuere Untersuchungen zeigen, dass das Virus dennoch in vielen Fällen im Körper persistiert und unter bestimmten Bedingungen reaktiviert werden kann [17]. Bleibt nach akuter Infektion die komplette Konversion der Virusmarker aus, lassen sich prognostisch unterschiedliche Verläufe abgrenzen:
- Der *chronische „inaktive" Virusträger* zeigt keine Zeichen einer Leberschädigung (histologisch sowie aufgrund der Transaminasen). HBsAg und HBV-DNA (< 2.000 IU/ml) können niedrigtitrig nachweisbar sein, nicht jedoch HBeAg.
- Der Patient mit *HBV-Immuntoleranz* weist HBeAg auf, die HBV-DNA ist höhertitrig nachweisbar (> 20.000 IU/ml), jedoch beobachtet man keine Hypertransaminasämie und die Leberhistologie bleibt blande.
- Bei *chronisch aktiver HBV-Infektion* sind HBsAg und HBV-DNA nachweisbar, in einem Teil der Fälle auch HBeAg. Es besteht eine chronische Hepatitis mit dauerhafter oder intermittierender Erhöhung der Transaminasen sowie mehr oder weniger stark ausgeprägten entzündlichen Veränderungen in der Leberhistologie.

Impfprävention

Die Hepatitis-B-Infektion ist effektiv durch eine aktive Impfung zu verhindern. Inzwischen gehört die Hepatitis-B-Impfung zu den von der STIKO empfohlenen Standardimpfungen im Kindesalter [32]. Daher wird sich die Frage der Erstimmunisierung für Erwachsene in einigen Jahren nicht mehr stellen. Vorerst bleibt jedoch die Hepatitis-B-Impfung für alle Nierenkranken in der Vorbereitung auf eine Nierenersatztherapie wichtig, durchzuführen in der Regel im Stadium CKD 4. Auch mit den modernen Impfstoffen und unter effizienter Dialysebehandlung sind weiterhin ca. 20-30% der Patienten Nonresponder, obwohl für diese Patienten erweiterte und hochdosierte Impfschemata vorgesehen sind. Die Impfschemata un-

Impfstoff	Adjuvans	Impfschema Gesunde	Impfschema Niereninsuffizienz
Engerix	Aluminiumhydroxid	3x 20 µg 0-1-6	4x 40 µg 0-1-2-6
HBVAXPRO	Aluminiumhydroxy-phosphatsulfat	3x 10 µg 0-1-6	3x 40 µg 0-1-6
Fendrix	AS04/Aluminium-phosphat	nicht zugelassen	4x 20 µg 0-1-2-6

Tabelle 1
Verfügbare Hepatitis-B-Impfstoffe mit empfohlener Anwendungsweise (Impfschema: Dosierung und Monate der Anwendung)

Abbildung 1
Empfehlung zur Vorgehensweise bei der aktiven Hepatitis-B-Impfung chronisch Nierenkranker

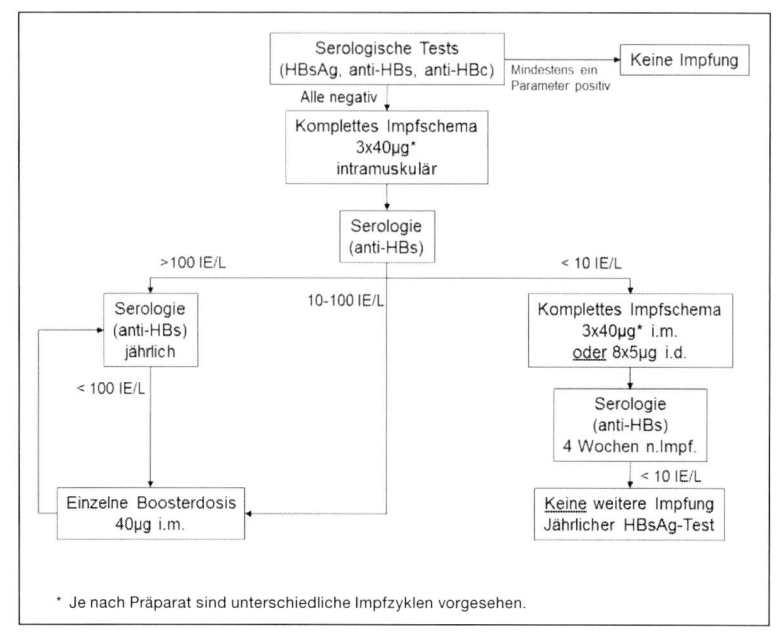

terscheiden sich nach verwendetem Präparat (Tabelle 1). Für Nonresponderpatienten kommen speziell adjuvantierte Impfstoffe [36] oder die intradermale Applikation [3] in Betracht. Ein typisches Impfschema ist in Abbildung 1 dargestellt.

Therapie

Die Klassifikation der chronischen Verlaufsformen hat gemäß den Empfehlungen der *American Association for the Study of Liver Disease (AASLD)* Bedeutung für die Indikationsstellung zur antiviralen Therapie [33]. Eine Behandlungsindikation besteht bei chronisch aktiver Infektion. Hingegen wird keine Indikation zur antiviralen Therapie gesehen, wenn Zeichen einer aktiven Lebererkrankung fehlen. Die regelmäßige Überwachung der Transaminasen ist in allen Fällen erforderlich. Solange sie keine Aktivität anzeigen, ist in der Regel keine Behandlungsindikation zu stellen. In unklaren Situationen, in denen trotz relativ niedriger Enzymwerte eine aktive Lebererkrankung vermutet wird, kann eine Biopsie hilfreich sein. Ausgeprägte histologische Aktivitätszeichen können dann im Einzelfall eine Behandlung sinnvoll erscheinen lassen. Eine Behandlungsindikation kann auch in Fällen gesehen werden, in denen virusassoziierte Begleiterkrankungen (z.B. virusassoziierte Glomerulonephritis) klinisch führend sind. In diesen Fällen besteht das therapeutische Ziel in der Besserung der extrahepatischen Manifestationen, ansonsten richtet sich die Behandlung auf die Vermeidung der langfristigen Folgen Leberzirrhose und hepatozelluläres Karzinom.

Bei Patienten mit chronischer Niereninsuffizienz findet sich sehr häufig die Konstellation des chronischen Virusträgers mit geringen oder fehlenden Zeichen einer Leberschädigung. Dies impliziert, dass bei der Mehrzahl dieser Patienten keine Indikation zur antiviralen Therapie zu stellen ist.

Die therapeutischen Optionen bei Hepatitis-B-Infektion wurden in den letzten Jahren um die Nukleosidanaloga (Lamivudin, Telbivudin und Entecavir) sowie die Nukleotidanaloga (Adefovir und Tenofovir) erweitert. Zuvor stand lediglich Interferon-alpha (bzw. peg-Interferon-alpha) zur Verfügung. Der Einsatz dieser Substanz war bei Patienten mit chronischer Niereninsuffizienz durch ausgeprägte Nebenwirkungen stark eingeschränkt, die Erfahrungen aus der Hepatitis-C-Therapie sprachen stark gegen einen Einsatz. Nach Nierentransplantation gilt Interferon als kontraindiziert, da die Substanz akute Organabstoßungen auslösen kann [30]. Die neueren Substanzen zielen alle auf eine Inhibition der viralen reversen Transkriptase. Sie können damit die Virusreplikation unterdrücken, das Virus jedoch nicht völlig eliminieren. Die Folge ist, dass im Gegensatz zur Behandlung mit Interferon die Replikationshemmertherapie langfristig angelegt sein muss und in der Regel nicht zur Ausheilung der Erkrankung führt. Unter der Dauertherapie stellt die Entwicklung von Resistenzen ein bedeutsames Problem dar, insbesondere bei Verwendung der Nukleosidanaloga. Diese gelten daher heute nicht mehr als Therapeutika der ersten Wahl.

Bei Patienten mit normaler Nierenfunktion gelten Peg-Interferon-alpha, Entecavir oder Tenofovir derzeit als die Behandlungsalternativen der ersten Wahl [33]. Hinsichtlich des primären Ansprechens der Therapie bestehen keine wesentlichen Unterschiede zwischen diesen Substanzen und den Nukleosidanaloga, der entscheidende Vorteil liegt in der geringeren Resistenzentwicklung. Großer Vorteil der Peg-Interferon-Behandlung ist die Aussicht, eine dauerhafte Remission mit einer zeitlich begrenzten Therapie zu erreichen. Dies ist mit den Nukleotidanaloga in der Regel nicht möglich. Eine Interferonbehandlung kann für Patienten mit chronischer Niereninsuffizienz nicht empfohlen werden. Die ungünstige Pharmakokinetik mit deutlich überhöhter kumulativer Wirkstoffbelastung steigert die ohnehin nicht unerheblichen Nebenwirkungen. Die Mehrzahl der Patienten, die in der Vergangenheit bei Hepatitis C mit Interferonen behandelt wurden, musste die Therapie vorzeitig und erfolglos abbrechen [7].

Dialysepatienten können mit Nukleosid- und Nukleotidanaloga behandelt werden. Allerdings werden alle Substanzen renal eliminiert und müssen erheblich in ihrer Dosierung reduziert werden. Entecavir [28] und Adefovir [12, 15] wurden verschiedentlich bei Niereninsuffizienz eingesetzt. Wenngleich es sich hierbei nur um Einzelfallberichte handelt, scheint die Behandlung doch sicher und erfolgreich zu sein. Es muss jedoch darauf hingewiesen werden, dass aussagekräftige Serien bei Dialysepatienten bisher nicht publiziert wurden.

Im Gegensatz zu Interferon ist die Therapie mit Nukleotidanaloga auch nach Nierentransplantation möglich [28]. Allerdings sind nephrotoxische Wirkungen beschrieben, die die Behandlung sowohl bei Patienten mit chronischer Niereninsuffizienz als auch nach Nierentransplantation erschweren können. So wurden sowohl eine Verschlechterung der glomerulären Filtrationsrate [23] als auch tubulotoxische Effekte [24] beschrieben. Ob die durch eine chronische Hepatitis B ungünstig beeinflusste Prognose durch antivirale Therapie vor oder nach einer Nierentransplantation verbessert werden kann, bleibt noch nachzuweisen. Grundsätzlich wird man bei geeigneten Patienten in der Transplantationsvorbereitung die Einleitung einer Behandlung mit Nukleotidanaloga erwägen, wobei diese Behandlung dann in der Regel auch nach Transplantation fortgeführt werden muss.

In der Vergangenheit wurden einige Dialysepatienten zur Vermeidung der Interferontoxizität mit Lamivudin behandelt. Dies führte zu relativ guten primären Ansprechraten, jedoch in vielen Fällen im weiteren Verlauf zur Resistenzentwicklung. Patienten mit sekundärer Lamivudinresistenz sollten mit Tenofovir behandelt werden, weil diese Substanz dann eine bessere Wirksamkeit aufweist als Entecavir [5].

Fazit Hepatitis B

Während die Hepatitis B in der Vergangenheit eine typische nosokomiale Infektion bei Dialysepatienten war, hat ihre Häufigkeit durch Hygienemaßnahmen, die aktive Impfung sowie die in der Allgemeinbevölkerung zurückgehende Hintergrundprävalenz abgenommen. Durch die Niereninsuffizienz kommt es zu subklinischen, dafür aber chronischen Verläufen. Da schwerwiegende Komplikationen wie Leberzirrhose und hepatozelluläres Karzinom möglich sind und die HBV-Infektion die Prognose nach Nierentransplantation ungünstig beeinflusst, wird man angesichts der heute zur Verfügung stehenden neuen antiviralen Substanzen in Fällen mit hoher Virusreplikation und erkennbarer Leberzellschädigung zur Therapie raten.

Allerdings wird diese Konstellation nur in einer kleinen Minderheit der HBV-infizierten chronisch Nierenkranken vorliegen. Diese Haltung kommt dennoch einem grundsätzlichen Paradigmenwechsel zur Hepatitis B bei chronisch Nierenkranken gleich.

Hepatitis C

Unter den viralen Hepatitiden bei chronisch Nierenkranken stellt die Hepatitis C das zahlenmäßig wesentlich häufigere Problem dar. Dabei ist die Hintergrundprävalenz in der deutschen Allgemeinbevölkerung mit der von Hepatitis B vergleichbar (0,3% der Wohnbevölkerung sind anti-HCV positiv [27]). Die letzten Quasi-Niere-Daten von 2006 beschrieben eine anti-HCV-Prävalenz von 2,2% bei Dialysepatienten [13], eine Zahl, die zu westeuropäischen Erhebungen der DOPPS-Gruppe (zwischen 2,6% in Großbritannien und 10-12% in Frankreich und Italien [11]) passt. Allerdings liegt die Prävalenz im Mittelmeerraum (15-40%) z.T. weitaus höher und die Variation von Dialysezentrum zu Dialysezentrum ist groß. Für Osteuropa (75% in Moldavien [6]) und die Türkei (23% [37]) ist weiterhin von besonders hohen HCV-Prävalenzen in Dialyseeinrichtungen auszugehen. Reisetätigkeit von Dialysepatienten mit Urlaubsdialysen im Ausland sowie ausländische Patienten erfordern weiterhin Wachsamkeit, um endemische Ausbrüche der Infektion in Dialyseeinrichtungen sicher zu vermeiden. So kann es ratsam sein, bei Urlaubsrückkehrern oder Patienten aus Endemiegebieten eine Screening-PCR durchzuführen.

Krankheitsbild und Prognose
Im Gegensatz zur Hepatitis B wird der Verlauf der HCV-Infektion nur wenig durch den Immundefekt des chronisch Nierenkranken beeinflusst. Wie beim Nierengesunden kommt es auch bei Dialysepatienten zu einer meist milden Leberschädigung, die jedoch in 80% der Fälle chronisch verläuft und nicht ausheilt. Daher führt sie in der Folge zu Leberzirrhose, Leberinsuffizienz und kann zur Ausbildung eines hepatozellulären Karzinoms prädisponieren, einer Komplikation mit einer Häufigkeit von 16% innerhalb von 20 Jahren [34].

Patienten mit chronischer HCV-Infektion haben nach Nierentransplantation im Vergleich mit nicht infizierten Patienten eine eingeschränkte Transplantatfunktionsdauer und eine reduzierte Lebenserwartung [29]. Allerdings sind diese prognostischen Einschränkungen nicht so ausgeprägt, dass eine Transplantation grundsätzlich kontraindiziert wäre. Die Indikationsstellung wird immer patientenindividuell zu erfolgen haben und die Leberfunktion sowie die Begleiterkrankungen berücksichtigen. Die neuen therapeutischen Möglichkeiten für die Hepatitis C werden hier die Spielräume erweitern. Es darf erwartet werden, dass eine erfolgreiche Therapie der HCV-Infektion die Prognose einer Nierentransplantation verbessern wird. Allerdings ist es noch zu früh, als dass für diese Fragen schon Studiendaten vorlägen. Bereits vor Einführung der direkten antiviralen Therapie war klar, dass eine Hepatitis-C-Infektion einen ungünstigen Einfluss auf die Überlebensrate chronisch Nierenkranker hat, die durch eine Nierentransplantation mit nachfolgender Immunsuppression jedoch nicht weiter verschlechtert wird [21].

Diagnose

Ein ungezieltes Screening erfolgt mittels der Serologie. Bei Nachweis von anti-HCV ist ein Bestätigungstest, in der Regel eine PCR, erforderlich. Die Hygieneleitlinie sieht ein Seroscreening bei Eintritt eines Patienten in ein Dialyseprogramm sowie nachfolgend einmal jährlich vor [8]. Aufgrund der zeitlichen Latenz zwischen Infektion und Antikörpernachweis ist zum anlassbezogenen Screening, z.B. bei Erkrankungsverdacht oder bei Urlaubsrückkehrern, primär die PCR vorzuziehen. Die akute Hepatitis-C-Infektion heilt nur bei einer kleinen Minderheit der Patienten spontan aus. Diese behalten in der Regel anti-HCV-Antikörper. Zur Diagnosestellung der chronischen Infektion gehört die Bestätigung der viralen Replikation durch Nachweis der Virus-RNA mittels PCR. In Hinblick auf die Therapie sollte eine Genotypisierung durchgeführt werden.

Therapie

Innerhalb weniger Jahre hat sich die Therapie der chronischen Hepatitis C dramatisch gewandelt. Die mit erheblichen Nebenwirkungen behaftete und nur mäßig wirksame Interferontherapie wurde durch eine ganze Reihe neuer antiviraler Substanzen ergänzt, die die Aussichten auf Heilung der Infektion drastisch verbessert haben. Dabei kommen Substanzen zum Einsatz, die verschiedene Funktionsproteine des Virus adressieren und damit die Replikation unterbinden. Sie zeichnen sich durch eine bessere Verträglichkeit als Interferon aus, welches zumindest einen Teil seiner Wirksamkeit aus der Stimulation des wirtseigenen Immunsystems bezieht. Da die neuen, direkt antiviral wirkenden Substanzen unterschiedliche Zielproteine ansprechen, sind Kombinationstherapien sinnvoll und erfolgreich.

Die Behandlungsindikation einer chronischen Hepatitis C wird heute sehr weit gefasst. Sowohl deutsche [31] als auch US-amerikanische Leitlinien [2] sehen für alle Patienten mit Hepatitis-C-Infektion eine Behandlungsindikation, ausgenommen lediglich Patienten mit stark eingeschränkter Lebenserwartung durch nichthepatische Begleiterkrankungen. Dialysepatienten sind in diese generelle Indikation einbezogen. Die gegenüber früheren Empfehlungen weit ausgedehnte Indikationsstellung beruht auf der Verfügbarkeit neuer Therapeutika, die nicht nur besser vertragen werden als die älteren, interferonbasierten Konzepte, sondern bei kürzerer Behandlungsdauer eine bessere Effektivität aufweisen. So kann heute mit einem dauerhaften virologischen Ansprechen (kein Nachweis von Hepatitis-C-RNA zwölf Wochen nach Ende einer antiviralen Therapie) bei 95-100% der Patienten gerechnet werden. Ein Nachteil der neuen Behandlungskonzepte liegt in den sehr hohen Therapiekosten.

Der HCV-Genotyp spielt heute keine vorrangige Rolle mehr für die Einschätzung von Therapieaussichten und Indikationsstellung, sondern hauptsächlich für die Planung der Therapiedauer. Auch bei den schwieriger zu behandelnden Genotypen 1 und 4 wird heute die dauerhafte Viruselimination angestrebt. In Deutschland sind etwa ⅔ der Patienten mit Genotyp 1 infiziert, die verbleibenden Patienten tragen überwiegend Genotyp 2 oder 3 [19]. Für Genotyp 1 gibt es verschiedene Therapieoptionen mit vergleichbarer Wirksamkeit. Die Behandlungsdauer beträgt in der Regel zwölf Wochen, bei Patienten mit Leberzirrhose 14 Wochen. Für Patienten mit normaler Nierenfunktion sind eine Reihe therapeutischer Regime in Studien untersucht worden (Überblick in [31]). Für die Behandlung zugelassen sind die Kombinationen aus Ledipasvir plus Sofosbuvir, Paritaprevir plus Ombitasvir plus Dasabuvir, Simeprevir plus Sofosbuvir und Daclatasvir plus Sofosbuvir. Bei HCV-Genotyp 2 besteht die Standardtherapie in der Gabe von Sofosbuvir und Ribavirin für zwölf Wochen, Genotyp 3 spricht weniger gut auf die neueren Behandlungsregime an und sollte daher über 24 Wochen behandelt werden. Mit diesen Therapieschemata sind ebenfalls Ansprechraten deutlich über 90% zu erwarten. Eine detaillierte Diskussion der komplexen Behandlungsschemata und der zugrundeliegenden Studien kann an dieser Stelle nicht erfolgen, hierzu sei auf die Literatur verwiesen [16].

Die meisten dieser Substanzen können aufgrund pharmakologischer Erwägungen grundsätzlich auch bei Dialysepatienten eingesetzt werden. Allerdings liegen bisher nur wenige Erfahrungen vor, so dass ein Einsatz vorzugsweise durch Zentren erfolgen sollte, die mit den Substanzen bereits gut vertraut sind. Ribavirin wird renal eliminiert und kumuliert bei Niereninsuffizienz. Die Substanz löst eine erhebliche dosisabhängige Hämolyse aus. Die Anwendung ist lediglich bis zu einer GFR von 50 ml/min/1,73 m^2 zugelassen. Es gibt Berichte über eine Anwendung auch bei Dialysepatienten, dies erfordert jedoch eine akribische Überwachung und hohe Erythropoetindosen [4]. Ein Einsatz von Ribavirin außerhalb von Studien oder besonders qualifizierten Zentren kann nicht empfohlen werden.

Auch Sofosbuvir kumuliert bei Niereninsuffizienz. Derzeit ist die Anwendung bei einer GFR < 30 ml/min/1,73 m^2 nicht zugelassen. Eine kleine Serie mit sechs Patienten behandelte mit einer um 50% reduzierten Dosis und fand keine Hinweise auf schwerwiegende Nebenwirkungen eines Einsatzes bei CKD 5 und Dialyse [18]. Allerdings lag die Wirksamkeit bei dieser Dosis erheblich unter den Erwartungen. Möglicherweise kann Sofosbuvir auch bei schwerer Niereninsuffizienz trotz der Kumulation in voller Dosis verabreicht werden. Zumindest legt dies eine Serie von 17 Patienten nahe, die über zwölf Wochen therapiert werden konnten, ohne dass schwerwiegende Nebenwirkungen auftraten. Bei dieser Dosierung trat bei allen Patienten eine Viruselimination ein [22]. Eine weitere aktuelle Studie zu dieser Frage, die 14 Dialysepatienten mit einer Kombination aus Ombitasvir/Paritaprevir/Ritonavir + Dasabuvir erfolgreich behandelte, ist bisher nur als Kongressbericht publiziert [25].

Zur Behandlung von Patienten mit HCV bei Patienten mit schwerer Nierenfunktionsstörung gibt es somit derzeit noch kein Standard-Therapieschema. Die Ergebnisse der antiviralen Therapie bei Dialysepatienten sind vergleichend in Abbildung 2 dargestellt.

Abbildung 2
Vergleichende Darstellung der dauerhaften viralen Response (HCV-RNA negativ 6-12 Monate nach Therapieende)

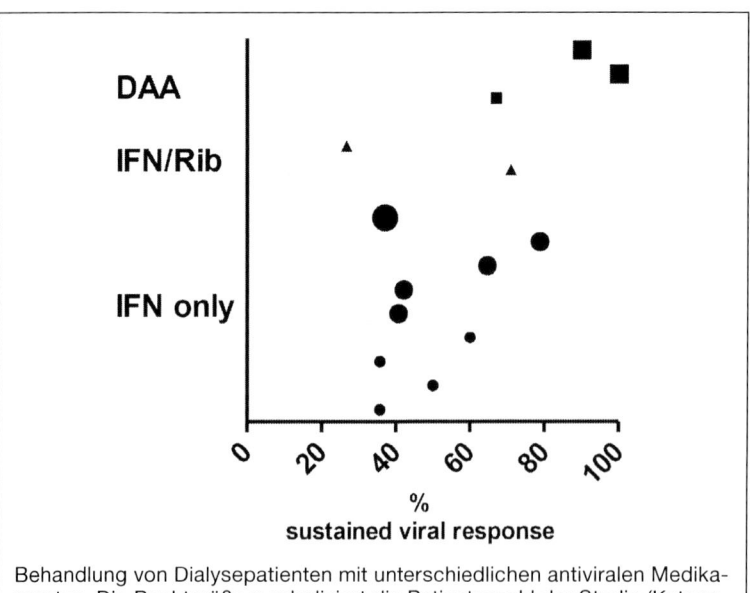

Behandlung von Dialysepatienten mit unterschiedlichen antiviralen Medikamenten. Die Punktgröße symbolisiert die Patientenzahl der Studie (Kategorien < 15 Pat., 16 < 30 Pat., > 30 Pat). DAA = direkte antivirale Agenzien, Quadrate; IFN = (Peg-)Interferon-alpha, Kreise; Rib = Ribavirin, Dreiecke.

Zusammenfassend hat die therapeutische Revolution hinsichtlich der chronischen Hepatitis-C-Infektion auch Konsequenzen für Patienten mit chronischen Nierenkrankheiten. Für Patienten mit CKD 3 kann die für die Allgemeinbevölkerung formulierte nahezu universelle Indikation zur antiviralen Behandlung übernommen werden. Wenn die Nierenkrankheit im Sinne einer extrahepatischen Manifestation der HCV-Infektion in kausalem Zusammenhang mit dem Virus steht, besteht sogar eine besonders vorrangige Indikation zur antiviralen Therapie. Bei Patienten mit CKD 4-5 sind pharmakologische Aspekte bei der Auswahl des Therapieregimes zu beachten. Dennoch wird auch hier eine breite Indikationsstellung erfolgen, zumal die Virusinfektion weiterhin ein Komplikationsrisiko für den Betroffenen sowie ein Expositionsrisiko in Dialysezentren bedingt. Es steht zu hoffen, dass eine antivirale Therapie vor Nierentransplantation künftig die Prognose dieser Patienten verbessern kann.

Fazit Hepatitis C

Die Hepatitis C bleibt eine gefährliche und unter Dialysebedingungen leicht übertragbare Erkrankung. Optimale Hygienemaßnahmen und Präventionsstrategien dürfen auch in Zeiten neuer therapeutischer Optionen nicht vernachlässigt werden. Die neuen Therapeutika führen zu einem Paradigmenwechsel im Umgang mit der Infektion auch bei Nierenkranken. Während die bisherigen Interferon-basierten Therapien vielfach nicht vertragen wurden oder unzureichend wirksam waren, wird die Infektion heute auch bei Niereninsuffizienz heilbar. Vorerst bleiben beim Dialysepatienten aber noch viele Fragen offen, da die optimale Behandlungsstrategie noch nicht in ausreichenden Studien überprüft ist.

Literatur

1. KDIGO (2008). KDIGO clinical practice guidelines for the prevention, diagnosis, evaluation, and treatment of hepatitis C in chronic kidney disease. *Kidney Int, Suppl:* S1-S99.
2. (2015). Hepatitis C guidance: AASLD-IDSA recommendations for testing, managing, and treating adults infected with hepatitis C virus. *Hepatology 62:* 932-954.
3. Barraclough K.A., Wiggins K.J., Hawley C.M. et al. (2009). Intradermal Versus Intramuscular Hepatitis B Vaccination in Hemodialysis Patients: A Prospective Open-Label Randomized Controlled Trial in Nonresponders to Primary Vaccination. *Am J Kidney Dis 54:* 95.

4. Bruchfeld A., Lindahl K., Reichard O. et al. (2006). Pegylated interferon and ribavirin treatment for hepatitis C in haemodialysis patients. *J Viral Hepat 13:* 316-321.
5. Chang T.T., Gish R.G., Hadziyannis S.J. et al. (2005). A dose-ranging study of the efficacy and tolerability of entecavir in Lamivudine-refractory chronic hepatitis B patients. *Gastroenterology 129:* 1198-1209.
6. Covic A., Iancu L., Apetrei C. et al. (1999). Hepatitis virus infection in haemodialysis patients from Moldavia. *Nephrol Dial Transplant 14:* 40-45.
7. Degos F., Pol S., Chaix M.L. et al. (2001). The tolerance and efficacy of interferon-alpha in haemodialysis patients with HCV infection: a multicentre, prospective study. *Nephrol Dial Transplant 16:* 1017-1023.
8. Deutsche Gesellschaft für Nephrologie (DGfN) (2008). *Hygieneleitlinie als Ergänzung zum Dialysestandard 2006;* http://www.rki.de
9. Di Bisceglie A.M. (2009). Hepatitis B and hepatocellular carcinoma. *Hepatology 49:* S56-S60.
10. Fabrizi F., Messa P & Martin P. (2008). Hepatitis B virus infection and the dialysis patient. *Semin Dial 21:* 440-446.
11. Fissell R.B., Bragg-Gresham J.L., Woods J.D. et al. (2004). Patterns of hepatitis C prevalence and seroconversion in hemodialysis units from three continents: the DOPPS. *Kidney Int 65:* 2335-2342.
12. Fontaine H., Vallet-Pichard A., Chaix M.L. et al. (2005). Efficacy and safety of adefovir dipivoxil in kidney recipients, hemodialysis patients, and patients with renal insufficiency. *Transplantation 80:* 1086-1092.
13. Frei U. & Schober-Halstenberg H.J. (2007). *Nierenersatztherapie in Deutschland.* QuasiNiere Jahresbericht 2006/7.
14. Girndt M., Sester M., Sester U. et al. (2001). Defective expression of B7-2 (CD86) on monocytes of dialysis patients correlates to the uremia-associated immune defect. *Kidney Int 59:* 1382-1389.
15. Gornals J.B., Casanovas T., Sabido M. et al. (2005). Clinical and virological effects during two years of ongoing adefovir dipivoxil in the treatment of lamivudine-resistant chronic hepatitis B infection. *Transplant Proc 37:* 3957-3959.
16. Holmes J.A. & Thompson A.J. (2015). Interferon-free combination therapies for the treatment of hepatitis C: current insights. *Hepat Med 7:* 51-70.
17. Huang Y.H., Hsiao L.T., Hong Y.C. et al. (2013). Randomized controlled trial of entecavir prophylaxis for rituximab-associated hepatitis B virus reactivation in patients with lymphoma and resolved hepatitis B. *J Clin Oncol 31:* 2765-2772.
18. Hundemer G.L., Sise M.E., Wisocky J. et al. (2015). Use of sofosbuvir-based direct-acting antiviral therapy for hepatitis C viral infection

in patients with severe renal insufficiency. *Infect Dis (Lond) 47:* 924-929.
19. Huppe D., Zehnter E., Mauss S. et al. (2008). [Epidemiology of chronic hepatitis C in Germany – an analysis of 10,326 patients in hepatitis centres and outpatient units]. *Z Gastroenterol 46:* 34-44.
20. Josselson J., Kyser B.A., Weir M.R & Sadler J.H. et al. (1987). Hepatitis B surface antigenemia in a chronic hemodialysis program: lack of influence on morbidity and mortality. *Am J Kidney Dis 9:* 456-461.
21. Mathurin P., Mouquet C,. Poynard T. et al. (1999). Impact of hepatitis B and C virus on kidney transplantation outcome. *Hepatology 29:* 257-263.
22. Nazario H.E., Ndungu M. & Modi A.A. (2015). Sofosbuvir and Simeprevir in Hepatitis C genotype 1-patients with End-Stage Renal Disease on hemodialysis or GFR < 30 mL/min. *Liver Int.*
23. Nishijima T., Kawasaki Y., Tanaka N. et al. (2014). Long-term exposure to tenofovir continuously decreases renal function in HIV-1-infected patients with low body weight: results from 10 years of follow-up. *Aids 28:* 1903-1910.
24. Perazella M.A. (2010). Tenofovir-induced kidney disease: an acquired renal tubular mitochondriopathy. *Kidney Int 78:* 1060-1063.
25. Pockros, P.J. et al. (2015). *RUBY-I: Ombitasvir/Paritaprevir/Ritonavir + Dasabuvir ± Ribavirin in Non-Cirrhotic HCV Genotype 1-Infected Patients With Severe Renal Impairment or End-Stage Renal Disease.* 66th Annual Meeting of the American Association for the Study of Liver Diseases.
26. Poethko-Müller C., Zimmermann R., Hamouda O. et al. (2013). Die Seroepidemiologie der Hepatitis A, B und C in Deutschland. *Bundesgesundheitsblatt 56:* 707-715.
27. Poethko-Müller C., Zimmermann R., Hamouda O. et al. (2013). Die Seroepidemiologie der Hepatitis A, B und C in Deutschland. Ergebnisse der Studie zur Gesundheit Erwachsener in Deutschland (DEGS1). *Bundesgesundheitsblatt 56:* 707-715.
28. Ridruejo E., Adrover R., Mando O.G. & Silva M.O. (2012). Entecavir in the treatment of chronic hepatitis B in kidney transplantation. *J Hepatol 56:* 997-998.
29. Ridruejo E., Diaz C., Michel M.D. et al. (2010). Short and long term outcome of kidney transplanted patients with chronic viral hepatitis B and C. *Ann Hepatol 9:* 271-277.
30. Rostaing L., Modesto A,. Baron E. et al. (1996). Acute renal failure in kidney transplant patients treated with interferon alpha 2b for chronic hepatitis C. *Nephron 74:* 512-516.
31. Sarrazin C., Berg T., Buggisch P. et al. (2015). [S3 guideline hepatitis C addendum]. *Z Gastroenterol 53:* 320-334.

32. Ständige Impfkommission am Robert Koch-Institut (2015). Empfehlungen der Ständigen Impfkommission (STIKO) am Robert Koch-Institut; Stand: August 2015. *Epidemiol Bull:* 327-362.
33. Terrault N.A., Bzowej N.H., Chang K.M. et al. (2016). AASLD guidelines for treatment of chronic hepatitis B. *Hepatology 63:* 261-283.
34. Thein H.H., Yi Q., Dore G.J. & Krahn M.D. (2008). Estimation of stage-specific fibrosis progression rates in chronic hepatitis C virus infection: a meta-analysis and meta-regression. *Hepatology 48:* 418-431.
35. Thierfelder W., Hellenbrand W., Meisel H. et al. (2001). Prevalence of markers for hepatitis A, B and C in the German population. Results of the German National Health Interview and Examination Survey 1998. *Eur J Epidemiol 17:* 429-435.
36. Tong N.K., Beran J., Kee S.A. et al. (2005). Immunogenicity and safety of an adjuvanted hepatitis B vaccine in pre-hemodialysis and hemodialysis patients. *Kidney Int 68:* 2298-2303.
37. Yakaryilmaz F., Gurbuz O.A., Guliter S. et al. (2006). Prevalence of occult hepatitis B and hepatitis C virus infections in Turkish hemodialysis patients. *Ren Fail 28:* 729-735.

Dialysedosis.
Zum (langen) Leben zu wenig, zum (schnellen) Sterben zu viel?

Gabriele Eden & Jan T. Kielstein

Mit der Möglichkeit, Urämietoxine mittels Dialyse zu entfernen, ergab sich auch schnell das Problem, die minimal zu akzeptierende Dosis an Nierenersatztherapie zu definieren, denn die apparativen und personellen Ressourcen für die Dialyse waren sehr limitiert. Die Abbildung 1 gibt einen Überblick, in welchen Abständen die Dialysetherapie beim ersten chronischen Dialyse-Patienten, Cylde Shields in Seattle, durchgeführt wurde. Dialysiert wurde etwa einmal pro Woche, jedoch über einen Zeitraum von jeweils bis zu 76 Stunden. Wie sich dies auf die eliminierte Menge an Stickstoff pro Dialyse und die Plasmakonzentrationen des Harnstoffs auswirkte, ist aus der Abbildung 1 ersichtlich [1].

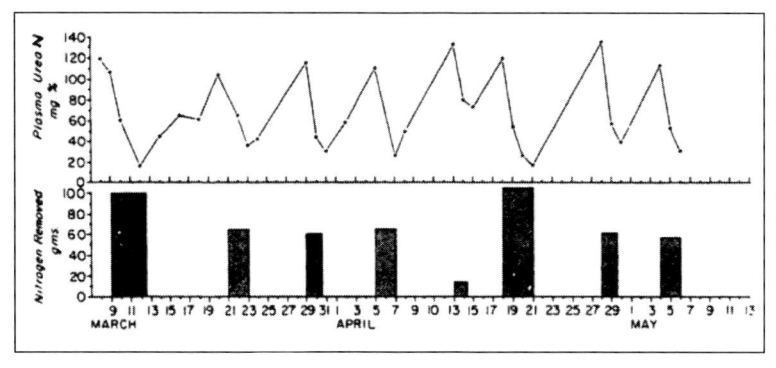

Abbildung 1
Daten des Patienten C.S. Plasma-Harnstoff in der oberen Abbildung und die Menge an Stickstoff in Gramm, die entfernt wurde. Die Breite der schwarzen Balken symbolisiert die Zeitdauer der Dialysetherapie

Pars pro toto – der unbegründete Führungsanspruch des Harnstoffs

Aufgrund der Tatsache, dass wir seit den 1940er Jahren Harnstoff sehr gut messen können, hat dieser bis zum heutigen Tag eine führende Rolle bei der Beurteilung sowohl bei der Abschätzung der Urämie als auch bei der Einschätzung der Dialyseeffektivität. Es sei an dieser Stelle jedoch auf zwei wesentliche Aspekte hingewiesen: Harnstoff ist nur eines von ca. 100 Urämietoxinen, von denen die meisten ein Molekulargewicht von < 500 Dalton (Da) haben. Es gibt jedoch auch 22 Mittelmoleküle und 12 Moleküle mit einem Molekulargewicht > 12.000 Da, die mitnichten durch Harnstoff repräsentiert werden [2]. Harnstoff verursacht keine Urämie. Selbst wenn es dem Dialysat hinzugefügt wird und sich somit der Serumharnstoff eines Dialysepatienten nicht ändert, führt die Dialyse zur Verbesserung der Urämiesymptome. Selbst Harnstoffkonzentrationen von 50 mM haben keine Effekt auf das Befinden von Patienten [3].

Dialysezeit ist Überlebenszeit vs. Kt/V

Als Maß für die Dialysedosis hat sich leider das sogenannte Kt/V durchgesetzt. Hierbei ist K die Harnstoff-Clearance (abhängig von der Oberfläche und Clearance des Dialysators, dem Blutfluss und dem Dialysatfluss) und t die Dialysezeit. Das Harnstoffverteilungsvolumen V wurde eingeführt, um einen Korrekturfaktor für die Körpermasse zu haben, getreu dem Motto *one size does not fit all* – also unterschiedliche Dialyseeinstellungen für lange und dicke Patienten im Vergleich zu dünnen und kleinen Patienten.

$$K \times t/V = -\ln(R - 0{,}008 \times t) + (4 - 3{,}5 \times R) \times 0{,}55 \, UF/Gew$$

Hierbei bedeutet:
R = C_t/C_o
C_t = Harnstoffkonzentration am Ende der Dialysebehandlung
C_o = Harnstoffkonzentration vor Beginn der Dialysebehandlung
t = Dialysezeit in Stunden
UF = Ultrafiltrationsvolumen in Liter
Gew = Trockengewicht in kg

Das Konzept des Kt/V wurde durch retrospektive Studien gestützt, die eine geringere Mortalität mit steigendem Kt/V zeigten [4, 5]. Auf dieser Grundlage haben alle relevanten Leitlinien wie EBPG [6] und die Qualitätssicherung des deutschen Gemeinsamen Bundesausschusses (G-BA) ein minimales Kt/V von 1,2 und ein Ziel von 1,4 empfohlen.

Dieser durch gekonnte Harnstoffabnahmezeitpunkte gut zu erreichende Qualitätsparameter weist allerdings auch Mängel auf, denn die einzelnen Variablen K, t und V sind nicht unabhängig voneinander. Eine Verkürzung der Dialysezeit kann z.B. nicht komplett durch eine Steigerung von K (z.B. durch Erhöhung des Blutflusses auf 600 ml/min) wettgemacht werden, auch wenn dies mancherorts versucht wird. Dies konnte unter anderem sehr elegant in der Studie von Eloot und Mitarbeitern gezeigt werden. Unter Verwendung des GENIUS-Dialysesystems, in welchem das gesamte gebrauchte Dialysat gesammelt wird, konnte Frau Eloot zeigen, dass mit der Verlängerung der Dialysezeit von vier über sechs auf acht Stunden unter Verwendung von jeweils 75 Litern Dialysat die Gesamtmenge der entfernten Markersubstanzen Harnstoff, Kreatinin und Phosphat deutlich stieg. Trotz der nachweislich besseren Entgiftung war das Kt/V jedoch unverändert, egal ob vier, sechs oder acht Stunden dialysiert wurde [7]. Retrospektive Daten der DOPPS-Studie belegen eine verminderte Sterblichkeit mit zunehmender Dialysedauer [8], und zwar unabhängig vom Kt/V. Dies bedeutet, dass Patienten trotz eines identischem Kt/V eine geringere Mortalität aufweisen, wenn sie länger dialysiert werden, auch wenn sie ein größeres K aufweisen. Auch eine retrospektive Studie fand bei 655 Patienten eine geringere Mortalität bei nächtlicher Dialyse (längerer Dialysezeit) als bei Standarddialysezeit [9]. Ebenso konnte eine türkische Fall-Kontroll-Studie mit 494 Patienten zeigen, dass Patienten mit 3× 8 h HD/Woche ein besseres Überleben hatten als Patienten, die 3× 4 h HD/Woche dialysiert wurden [9]. Dialysezeit ist also Lebenszeit und das Kt/V ein gutes mathematisches Hilfsmittel zum (Selbst-)Betrug. Dass eine starre Kt/V-zentrierte Sicht der Dialysedosis die Realität nicht optimal abbildet, zeigen auch rezente Daten zur „incremental dialysis". Der Dialysebeginn mit zwei Dialysen in der Woche ist der 3× wöchentlichen Dialyse nicht unterlegen, was an dem Harnstoff- und Kt/V-gesteuerten Vorgehen, welches wir bisher praktizieren, zweifeln lässt [10].

Am anderen Ende des Spektrums finden wir Daten, die eine individualisierte Dialysetherapie mit Dialysezeiten von bis zu 3× 8 h à la Tassin nicht nur mit einer Verbesserung von klinischen und laborchemischen Parametern zeigt [11], sondern auch mit dem Überleben der Patienten [12].

Auf diesem Hintergrund hat die Lektüre zur Qualitätssicherung à la G-BA einen ganz besonderen Reiz: https://www.g-ba.de/downloads/62-492-785/QSD-RL_2013-06-20.pdf.

Für die Beurteilung der Hämodialysen gelten die einrichtungsbezogen nach den Anlagen 2 und 3 dokumentierten Ergebnisse folgende Werte:
a. bei mehr als 15% aller im Quartal behandelten ständig dialysepflichtigen Patientinnen und Patienten war die effektive Dialysedauer pro Woche kürzer als zwölf Stunden,
b. bei mehr als 15% aller im Quartal behandelten Patientinnen und Patienten war die Anzahl der Dialysen pro Woche kleiner als drei,
c. bei einem erhöhten Anteil aller im Quartal behandelten Patientinnen und Patienten, die ausschließlich über einen Katheterzugang dialysiert wurden.

Für die Beurteilung der Peritonealdialysen gilt für die einrichtungsbezogen nach Anlage 3 dokumentierten Ergebnisse folgender Wert:
d. mehr als 15% aller im Quartal behandelten Patientinnen und Patienten haben einen wKt/V-Wert, der kleiner als 1,7 ist.

Um mit Schiller zu sprechen, nur die *ewig Gestrigen* halten noch am Kt/V als alleinigem Parameter der Dialyseeffizienz fest.

HDF – nicht nur sauber, sondern rein (sinnlos)?

Die Basalmembran der menschlichen Niere besitzt eine Porengröße, die auch Moleküle von 40.000 bis 60.000 Da hindurchlässt, und filtriert Substanzen bis 5.500 Da fast vollständig. Wie eingangs erwähnt ist zwar der größte Teil der Urämietoxine vom Molekulargewichts < 500 Da, jedoch haben wir auch knapp zwei Dutzend Substanzen mit einem Molekulargewicht > 500 Da – die sogenannten Mittelmoleküle. Durch Kombination von Diffusion und Konvektion bietet die Hämodiafiltration die Möglichkeit der effektiven Elimination klein- und mittelmolekularer Substanzen. Low-Flux-Dialyse ermöglicht die Elimination von Substanzen < 500 Da vor allem durch Diffusion. High-Flux-Dialyse kombiniert Diffusion mit konvektivem Transport und ermöglicht die Elimination von Substanzen bis zu 40 kDa. Während die Menge an konvektivem Transport bei High-Flux-Dialyse auf ca. 8 bis 10 Liter/Sitzung limitiert ist, ermöglicht HDF bis zu 60 Liter/Sitzung konvektiven Volumenaustausch (je nach pre- oder post-dilution-Modus) und damit eine wesentlich effizientere Elimination von mittelmolekularen Substanzen.

Drei prospektive randomisierte Studien haben die Frage untersucht, ob die Hämodiafiltration für chronische Dialysepatienten die bessere Wahl ist. Alle drei Studien haben das Postdilutionsverfahren gewählt.

In der CONTRAST-Studie [8] wurden 714 CKD5D-Patienten eingeschlossen, die mindestens zwei Monate dialysepflichtig waren. Hiervon wurden 358 Patienten mit Online-HDF und 356 mit Low-Flux-Dialyse behandelt. Als primärer Endpunkt wurde nach einer durchschnittlichen Beobachtungszeit von drei Jahren die Gesamtmortalität untersucht. Als sekundärer Endpunkt wurde der kombinierte Endpunkt aus verschiedenen kardiovaskulären Ereignissen gewählt. Obwohl die Beta-2-Mikroglobulin-Level in der HDF-Gruppe über den gesamten Studienzeitraum signifikant niedriger als in der Low-Flux-Dialyse-Gruppe waren, wirkte sich dies weder auf den primären noch auf den sekundären aus. Erst bei einer Subgruppenanalyse zeigte sich auch nach Stratifikation für mögliche Confounder wie Geschlecht, Alter und Diabetes eine geringere Mortalität bei den Patienten der HDF-Gruppe, die mit Substitutionsvolumina > 21,95 Liter behandelt wurden. Zielvorgabe der Studie war eigentlich ein Substitutionsvolumen von 24 Litern, welches aber nur von wenigen Patienten erreicht wurde. Es ist also vorstellbar, dass die Faktoren, die das Erreichen eines hohen Substitutionsvolumens ermöglichten, auch das Überleben günstig beeinflusst haben, wie z.B. ein guter Gefäßzugang, Patienten mit höherer Kreislaufstabilität etc.

In einer türkischen Online-HDF-Studie [13] wurden 782 chronische, prävalente Hämodialysepatienten eingeschlossen und in zwei gleich große Gruppen randomisiert, in denen die Patienten über zwei Jahre entweder mit High-Flux-Dialyse oder mit Online-HDF behandelt wurden. Als primärer Endpunkt wurde ein kombinierter Endpunkt aus Tod jedweder Ursache und kardiovaskuläre Ereignisse gewählt. Wie bereits bei der CONTRAST-Studie zeigte sich auch hier kein Unterschied zwischen High-Flux-Dialyse und Online-HDF. Als sekundäre Endpunkte wurden Gesamtmortalität, kardiovaskuläre Mortalität, intradialytische Komplikationen, Hospitalisierungen und verschiedene Laborparameter untersucht. Auch bei dieser Analyse konnte keine Überlegenheit der Online-HDF gezeigt werden. Wie bei der CONTRAST-Studie erfolgte auch hier eine *post-hoc*-Analyse, um abermals die Frage zu untersuchen, ob ein höherer Umsatz bei der Hämodiafiltration notwendig sei, um einen Vorteil gegenüber der Hämodialyse in Bezug auf die kardiovaskuläre Mortalität zu zeigen. Diese Annahme fußte auf den in der retrospektiven DOPSS-Studie gewonnenen Daten. Daher wurde im Nachgang die HDF-Gruppe in Hochdosis-HDF (Substitutionsvolumina > 17,6 Liter) und eine Niedrigdosis-HDF-Gruppe (Substitutionsvolumina < 17,6 Liter) unterteilt. Verglich man nun Hochdosis-HDF mit High-Flux-Dialyse, fand sich eine Reduktion der Gesamtmortalität (46% Risikoreduktion) und der kardiovaskulären Mortalität (71% Risikoreduktion). Interessant ist die Zusammensetzung der Hochdosis-HD-Gruppe. Hier fanden sich weniger Diabetiker und mehr Patienten mit höherem Albuminwert – es waren also wieder die gesünderen Patienten, die die Hochdosis-HDF erhielten.

In der ESHOL-Studie wurden 906 Patienten eingeschlossen und 450 in die HD-Gruppe und 456 in die HDF-Gruppe randomisiert [14]. Als primärer Endpunkt wurde die Gesamtmortalität, als sekundärer Endpunkt die kardiovaskuläre Mortalität sowie die Verträglichkeit der angewendeten Verfahren und verschiedene Laborwerte gewählt. Im Gegensatz zu den beiden zuvor geschilderten Studien berichten die Autoren von ESHOL ein höheres Überleben für die HDF-Gruppe. Insbesondere die Zahl der mit Schlaganfällen und Infektionen assoziierten Todesfälle lag signifikant niedriger als in der HD-Gruppe. Aus den Daten wurde eine Risikoreduktion um 30% ($p < 0{,}01$) und eine „Number-needed-to-treat" von acht Patienten errechnet: Um einen Todesfall pro Jahr zu vermeiden, müssten also acht Patienten auf HDF gewechselt werden. Weiterhin frohlockte man, dass es zu einer Reduktion intradialytischer Symptome unter HDF gekommen sei. Blutdruck und Intensität der antihypertensiven Therapie unterschieden sich jedoch nicht von der HD-Gruppe. Das Studiendesgn lässt jedoch an der Validität der Daten zweifeln, da z.B. die Kontrollgruppe nicht einheitlich High-Flux-Dialyse, sondern teilweise auch Low-Flux-Dialyse erhielt. Weiterhin unterschied sich die Art der Gefäßzugänge in beiden Gruppen. Während nur 7,5% der HDF-Gruppe einen Vorhofkatheter hatten, waren es in der HD-Gruppe mit 13,1% fast doppelt so viele Patienten. Zudem lagen sowohl der Blutfluss als auch der Dialysatfluss signifikant höher in der HDF-Gruppe.

Zusammenfassend reicht nach unserer Ansicht die Datenlage zur Hämodiafiltration nicht aus, um eine grundsätzliche Empfehlung für dieses Verfahren auszusprechen. Zwei der drei vorliegenden prospektiven Studien konnten in Bezug auf den primären Endpunkt keinen Unterschied feststellen. Und nur in der *post-hoc*-Analyse wurden Vorteile zugunsten der Hämodiafiltration bei hohen Substitutionsvolumina festgestellt. Lediglich eine der drei genannten Studien konnte eine Überlegenheit der HDF bezüglich Mortalität nachweisen, diese Studie weist jedoch erhebliche methodische Mängel auf.

Eine Nachanalyse der Studien zum Einfluss der Hämodiafiltration auf das Überleben konnte zeigen, dass hohe Raten an konvektivem Volumentransport mit einem verbesserten Überleben assoziiert waren – aber nur wenn das konvektive Volumen auf die Körperoberfläche berechnet eine Grenze überschritten hat [15].

Dialysefrequenz

Die Variable Dialysezeit allein ist bisher nicht in prospektiven, randomisierten Studien mit klinischen Endpunkten Mortalität/Morbidität geprüft worden, sondern nur retrospektiv oder in Fall-Kontroll-Studien. Zwei neuere randomisierte „Frequent Hemodialysis Network (FHN)"-Studien variierten jedoch sowohl Dialysefrequenz als auch Dialysezeit in unterschiedlichem Ausmaß und ergaben interessante Resultate. Die erste „Tagsüber"-Studie verglich häufige vs. konventionelle Dialysefrequenz tagsüber im Zentrum und ergab 2,88 Sitzungen × 3,5 = 10,4 h/Woche vs. 5,2 Sitzungen × 2,5 h = 12,7 h/Woche [16]. Bei der zweiten, „nächtlichen" Studie wurde häusliche Dialyse durchgeführt, und es wurden 2,9 Sitzungen × 4,2 h = 12,6 h/Woche vs. 5,1 Sitzungen × 6,3 h = 30,8 h/Woche erzielt [17].

Beide Studien konnten zeigen, dass die häufigere Dialyse zu einer Besserung des systolischen Blutdruckes, einer Reduktion der Anzahl an Antihypertensiva und des Serum-Phosphat-Wertes führte. Als primärer Endpunkt wurde nicht Mortalität alleine gewählt, sondern ein kombinierter Endpunkt Mortalität + linksventrikuläre Masse. Dies geschah wegen der begrenzten Anzahl an Patienten, die einen signifikanten Effekt auf Mortalität allein unwahrscheinlich erscheinen ließ. Während die „Tagsüber"-Studie einen signifikanten Effekt auf diesen Endpunkt Mortalität + linksventrikuläre Masse zeigen konnte, war dies in der „nächtlichen" Studie nicht nachweisbar, obwohl in letzterer die Dialysezeit deutlich länger war. Wahrscheinlich wies die „nächtliche" Studie einfach nicht genügend Patienten auf. Trotzdem sind die Ergebnisse von großer Bedeutung, da sie einen Effekt der Dialysefrequenz auf klinisch wichtige Endpunkte belegen.

Die „Tagsüber"-Frequent-Hemodialysis-Network-Studie ist eine der wichtigsten Untersuchungen der letzten Jahre. Sie zeigt, dass trotz nur geringer Erhöhung der Dialysezeit/Woche eine häufigere Dialysefrequenz und damit -dosis Vorteile erbringt für die Endpunkte Tod/linksventrikuläre Masse, Phosphatkontrolle und Blutdruck.

Peritonealdialyse

Die Elimination der Stoffe mit niedrigem Molekulargewicht erfolgt bei der Peritonealdialyse über das Peritoneum, das als semipermeable Membran fungiert. Der Transport dieser Stoffe erfolgt hauptsächlich durch Diffusion entlang eines Konzentrationsgradienten zwischen Blut und Dialysatflüssigkeit. Dieser Konzentrationsgradient nimmt im Gegensatz zur Hämodialyse mit der Dauer der Verweilzeit des Dialysats ab und muss daher in regelmäßigen Abständen ausgetauscht werden. Der Prozess der Diffusion ist größenabhängig, d.h. kleine Stoffe diffundieren schneller als große Stoffe. Zusätzlich findet durch den osmotischen Gradienten der osmotisch wirksamen Dialysatflüssigkeit eine Ultrafiltration mit Konvektion statt.

Die Transportraten variieren sowohl von den individuellen Transporteigenschaften des Peritoneums der Patienten als auch von Variablen, die beeinflusst werden können (Austauschvolumen, Dialysatverweilzeit und Zahl der -wechsel, Veränderungen des osmotischen Dialysatgradienten).

Die Kriterien für eine adäquate Peritonealdialyse werden, wie bei der Hämodialyse, durch das Kt/V festgelegt, allerdings mit zwei Besonderheiten: Erstens ist die zeitliche Bezugsgröße t die Behandlungswoche und nicht die einzelne Dialysebehandlung und zweitens errechnet sich die Harnstoffclearance K sowohl aus der peritonealen als auch aus der renalen Clearance.

Über viele Jahre wurde bei der Beurteilung der PD dem peritonealen Kt/V viel Bedeutung beigemessen, bis insbesondere zwei Studien diese Ansicht relativierten:

Die CANUSA-Studie, bei der 680 PD-Patienten in Kanada und den USA untersucht wurden, zeigte die überragende Bedeutung der renalen Restnierenfunktion für eine adäquate PD-Therapie, die vor allem die Clearance höhermolekularer Toxine und den Hydratationszustand verbesserte und damit zu einem besseren Patientenüberleben führte [18, 19].

Auch die ADEMEX-Studie aus Mexiko relativierte die Bedeutung der peritonealen Clearance. Sie zeigte, dass sich das 2-Jahres-Überleben von CAPD-Patienten mit einer Therapieintensivierung (peritoneales Kt/V 2,1/Woche) nicht von dem einer Kontrollgruppe unter konventioneller CAPD (4× 2,0 l, peritoneales Kt/V 1,6/Woche) unterschied. Erneut war es die Nierenrestfunktion, die einen signifikanten Einfluss auf das Patientenüberleben hatte [20].

Diese Ergebnisse führten 2005 in den EBPG zu einer Absenkung des empfohlenen wöchentlichen Kt/V von 2,0 auf 1,7, das sich nun als Summe aus der peritonealen und renalen Harnstoffclearance K zusammensetzt [21].

Es ergibt sich also:
Wöchentliches Kt/V = wöchentliches peritoneales Kt/V
+ wöchentliches renales Kt/V.

Dabei errechnet sich:
 Wöchentliches peritoneales Kt/V = D/P × 24-h-Auslaufvolumen × 7/V.
 Wöchentliches renales Kt/V = U/P × 24-h-Urinmenge × 7/V.

Hierbei bedeutet:
 V = Harnstoffverteilungsvolumen
 D = Harnstoffkonzentration im Dialysat
 P = Harnstoffvolumen im Plasma
 U = Harnstoffvolumen im Urin

In der Praxis wird die Harnstoffkonzentration im Dialysat (D) aus einer Dialysatprobe aus dem 24 Stunden gepoolten Dialysat analysiert. Da bei der PD die Serumharnstoffkonzentration über den gesamten Tagesverlauf weitgehend stabil ist, genügt die Bestimmung der Serumkonzentration aus einer Blutprobe zu einem beliebigen Zeitpunkt der Sammlung. Urin und Dialysatsammlung erfolgen über den gleichen Zeitraum.

It's the water stupid

Wie kann man sich erklären, dass es nicht primär das Kt/V ist, welches mit dem Überleben der Patienten korreliert, sondern Dinge wie die Dialysezeit und die Restnierenfunktion.

Bereits zu Beginn der chronischen Dialysetherapie wurde auf die Faktoren Natrium und Wasser sehr geachtet. Scribner schrieb in einem Editorial: „The 48 to 60 hours per week of dialysis provides so much more time for removal of extracellular fluid volume that it is no longer necessary to restrict sodium in the diet to achieve drug-free normalization of blood pressure using the dry weight method." Eine adäquate Entfernung von Wasser spielt bei der Beurteilung der Dialyseeffektivität momentan keine (regulatorische) Rolle. Epidemiologische Daten zeigen aber eindrucksvoll, dass chronische Überwässerung mit einem dramatischen Anstieg der Mortalität assoziiert ist. Dies gilt bereits ab einer Niereninsuffizienz im Stadium CKD4 [22]. Bei Dialysepatienten kann durch die sonographische Bestimmung des Wassergehaltes der Lunge die Mortalität vorhergesagt werden, und zwar unabhängig von der Gesamtkörperhydratation gemessen mittels Bioimpedanz [23]. Es kommt also nicht nur auf die Gesamtmenge des Wassers im Körper an, sondern auch darauf, wie dieses verteilt ist. Die Wichtigkeit des Hydratationsstatus kann man auch daran ablesen, dass es in einer Studie nach dem Diabetes der höchste Risikofaktor für die Mortalität von CKD5D-Patienten war [24]. Neben den bekannten pulmonalen und kardialen Nebenwirkungen einer Wasserüberladung scheint diese auch das Übertreten von Endotoxinen aus dem Darm ins But zu erleichtern und somit die chronische Inflammation bei CKD5D mit zu unterhalten [25]. Auch aus diesem Grund ist der Zustand der Euvolämie ein ganz wesentlicher Parameter der Dialyse-Dosis.

Bernard Charra, einer der Ärzte des Dialyseprogrammes in Tassin, dem Dialysezentrum mit der geringsten Mortalität weltweit, hat es treffend auf den Punkt gebracht: *„Adequate dialysis cannot be reduced to numbers; it should include both sufficient small- and middle-molecule diffusion and ultrafiltration with arterial pressure control without need for antihypertensive medication. The long-term satisfactory survival remains the best index of overall dialysis adequacy"* [26].

Literatur

1. Scribner B.H., Buri R., Caner J.E., Hegstrom R., Burnell J.M. (1960). The treatment of chronic uremia by means of intermittent hemodialysis: a preliminary report. *Trans Am Soc Artif Intern Organs 6:* 114-122.
2. Vanholder R., de S.R., Glorieux G et al. (2003). Review on uremic toxins: classification, concentration, and interindividual variability. *Kidney Int 63:* 1934-1943.
3. Johnson W.J., Hagge W.W., Wagoner R.D. (1972). Effects of urea loading in patients with far-advanced renal failure. *Mayo Clin Proc 47:* 21-29.
4. Bloembergen W.E., Stannard D.C., Port F.K. et al. (1996). Relationship of dose of hemodialysis and cause-specific mortality. *Kidney Int 50:* 557-565.
5. Lowrie E.G., Laird N.M., Parker T.F. & Sargent J.A. (1981). Effect of the hemodialysis prescription of patient morbidity: report from the National Cooperative Dialysis Study. *N Engl J Med 305:* 1176-1181.
6. Tattersall J., Martin-Malo A., Pedrini L. et al. (2007). EBPG guideline on dialysis strategies. *Nephrol Dial Transplant 22, Suppl 2:* ii5-21.
7. Eloot S., Van Biesen W., Dhondt A. et al. (2007). Impact of hemodialysis duration on the removal of uremic retention solutes. *Kidney Int.*
8. Grooteman M.P., van den Dorpel M.A., Bots M.L. et al. (2012). Effect of online hemodiafiltration on all-cause mortality and cardiovascular outcomes. *J Am Soc Nephrol 23:* 1087-1096.

9. Lacson E. jr, Wang W., Lester K. et al. (2010). Outcomes associated with in-center nocturnal hemodialysis from a large multicenter program. *Clin J Am Soc Nephrol 5:* 220-226.
10. Kalantar-Zadeh K., Unruh M., Zager P.G. et al. (2014). Twice-weekly and incremental hemodialysis treatment for initiation of kidney replacement therapy. *Am J Kidney Dis 64:* 181-186.
11. Lorenzen J.M., Thum T., Eisenbach G.M., Haller H. & Kielstein J.T. (2012). Conversion from conventional in-centre thrice-weekly haemodialysis to short daily home haemodialysis ameliorates uremia-associated clinical parameters. *Int Urol Nephrol 44:* 883-890.
12. Lacson E. jr. & Lazarus M. (2011). Dialysis time: does it matter? A reappraisal of existing literature. *Curr Opin Nephrol Hypertens 20:* 189-194.
13. Ok E., Asci G., Toz H. et al. (2013). Mortality and cardiovascular events in online haemodiafiltration (OL-HDF) compared with high-flux dialysis: results from the Turkish OL-HDF Study. *Nephrol Dial Transplant 28:* 192-202.
14. Maduell F., Moreso F., Pons M. et al. (2013). High-efficiency postdilution online hemodiafiltration reduces all-cause mortality in hemodialysis patients. *J Am Soc Nephrol 24:* 487-497.
15. Davenport A., Peters S.A., Bots M.L. et al. (2015). Higher convection volume exchange with online hemodiafiltration is associated with survival advantage for dialysis patients: the effect of adjustment for body size. *Kidney Int.*
16. Chertow G.M., Levin N.W., Beck G.J. et al. (2010). In-center hemodialysis six times per week versus three times per week. *N Engl J Med 363:* 2287-2300.
17. Rocco M.V., Lockridge R.S. jr., Beck G.J. et al. (2011). The effects of frequent nocturnal home hemodialysis: the Frequent Hemodialysis Network Nocturnal Trial. *Kidney Int 80:* 1080-1091.
18. Canada-USA (CANUSA) Peritoneal Dialysis Study Group (1996). Adequacy of dialysis and nutrition in continuous peritoneal dialysis: association with clinical outcomes. *J Am Soc Nephrol 7:* 198-207.
19. Bargman J.M., Thorpe K.E. & Churchill D.N. (2001). Relative contribution of residual renal function and peritoneal clearance to adequacy of dialysis: a reanalysis of the CANUSA study. *J Am Soc Nephrol 12:* 2158-2162.
20. Paniagua R., Amato D., Vonesh E. (2002). Effects of increased peritoneal clearances on mortality rates in peritoneal dialysis: ADEMEX, a prospective, randomized, controlled trial. *J Am Soc Nephrol 13:* 1307-1320.

21. Dombros N., Dratwa M., Feriani M. (2005). European best practice guidelines for peritoneal dialysis. 1 General guidelines. *Nephrol Dial Transplant 20, Suppl 9:* ix2.
22. Tsai Y.C., Chiu Y.W., Tsai J.C. (2015). Association of fluid overload with cardiovascular morbidity and all-cause mortality in stages 4 and 5 CKD. *Clin J Am Soc Nephrol 10:* 39-46.
23. Siriopol D., Hogas S., Voroneanu L. (2013). Predicting mortality in haemodialysis patients: a comparison between lung ultrasonography, bioimpedance data and echocardiography parameters. *Nephrol Dial Transplant 28:* 2851-2859.
24. Wizemann V., Wabel P., Chamney P. (2009). The mortality risk of overhydration in haemodialysis patients. *Nephrol Dial Transplant 24:* 1574-1579.
25. McIntyre C.W., Harrison L.E., Eldehni M.T. (2011). Circulating endotoxemia: a novel factor in systemic inflammation and cardiovascular disease in chronic kidney disease. *Clin J Am Soc Nephrol 6:* 133-141.
26. Charra B., Calemard E., Chazot C. (1992). Dose of dialysis: what index? *Blood Purif 10:* 13-21.

Ernährung bei Nierenerkrankungen

Martin K. Kuhlmann

Zusammenfassung

Ernährungsempfehlungen bei Nierenerkrankungen richten sich nach dem Krankheitsstadium (CKD-Stadien), den Begleiterkrankungen und den Sekundärfolgen der Niereninsuffizienz. Diätetische Maßnahmen verfolgen primär präventive Ziele, wie die Progressionshemmung der Niereninsuffizienz, die Aufrechterhaltung eines adäquaten Ernährungszustandes und – die Verhinderung von Hyperphosphatämie oder Hyperkaliämie. Zur Progressionshemmung chronischer Nierenerkrankungen wird neben den etablierten medikamentösen Interventionen nur noch in den CKD-Stadien 1-3 eine diätetische Eiweißrestriktion auf 0,6-0,8 g/kg/Tag empfohlen. In den späteren CKD-Stadien ist eine diätetische Eiweißrestriktion mit einem erhöhten Risiko für die Entwicklung einer Mangelernährung verbunden. Für das Management einer Hyperphosphatämie stehen sowohl diätetische, als auch medikamentöse (Phosphatbinder) Behandlungsoptionen zur Verfügung. Diätetische Phosphatrestriktionen dürfen den Ernährungszustand allerdings nicht negativ beeinflussen. Ab dem CKD-Stadium 5 besteht ein hohes Risiko für die Entwicklung einer Mangelernährung, die charakterisiert ist durch einen gesteigerten Proteinkatabolismus bei gleichzeitig gehemmter Proteinsynthese. Die Entwicklung einer Malnutrition muss frühzeitig erkannt und konsequent behandelt werden. Das Ziel ernährungsmedizinischer Maßnahmen bei Mangelernährung ist die komplette Abdeckung des individuellen Energie- und Eiweißbedarfs (mindestens 1,2 g Eiweiß/kg/Tag und 30-35 kcal/kg/Tag), im Bedarfsfall auch durch orale oder enterale (PEG) Verabreichung eiweißreicher und hochkalorischer Zusatznahrung.

Einleitung

Nierenerkrankungen stellen ein klassisches Feld der Ernährungsmedizin dar. Eine chronische Nierenerkrankung wird von Betroffenen oft mit strengen diätetischen Auflagen assoziiert. So sind die Begriffe „Kartoffel-Ei-Diät" oder „Schweden-Diät" noch weit verbreitet, obwohl diese Diätformen schon lange nicht mehr den modernen medizinischen Erkenntnissen entsprechen. Beide Diäten stammen aus der Zeiten, als eine Dialysebehandlung noch nicht für jede Alters- oder Patientengruppe und erst recht nicht kurzfristig verfügbar war. Unter diesen Umständen war es essentiell, die Entwicklung schwerer urämischer Komplikationen möglichst lange hinauszuzögern, da eine Urämie ohne Dialysebehandlung notgedrungen fatal verläuft. Durch eine strenge Eiweißrestriktion auf 0,2-0,4 g/kg/Tag ließ sich der Anfall harnpflichtiger Substanzen reduzieren, so dass Patienten selbst bei sehr niedriger Nierenfunktion (GFR < 5 ml/min) noch länger am Leben gehalten werden konnten. Der hohe Preis für das verlängerte Überleben ohne Dialyse war allerdings ein zunehmender Verlust an Körpermasse und die Entwicklung einer Mangelernährung bis hin zur Kachexie.

Heute bestehen keinerlei Einschränkung hinsichtlich der Versorgung chronisch Nierenkranker, Betroffene können frei wählen zwischen einer entweder zuhause oder in einem nahe gelegenen Dialysezentrum durchgeführten Hämo- oder Peritonealdialyse. Die Dialyse wird eingeleitet bei Abfall der GFR auf < 10-12 ml/min, bei gleichzeitigem Vorliegen klinischer Urämie-Symptome. Das bedeutet aber nicht, dass ernährungsmedizinische Interventionen überflüssig geworden sind,-das Gegenteil ist der Fall, nur mit stark veränderten Zielsetzungen. Aktuelle Ziele ernährungsmedizinischer Maßnahmen sind einerseits die Progressionshemmung der Nierenerkrankung, die Senkung des kardiovaskulären Risikos, das Verhindern akuter Komplikationen und die Aufrechterhaltung eines adäquaten Ernährungszustandes. Ernährungsempfehlungen bei chronischen Nierenerkrankungen müssen daher sowohl das Krankheitsstadium, als auch Begleit- (z.B. Diabetes mellitus) und Folgeerkrankungen der Niereninsuffizienz (z.B. Hyperphosphatämie) berücksichtigen.

Ernährungsmedizinisch relevante Komplikationen chronischer Nierenerkrankungen

Hyperphosphatämie

Bereits im CKD-Stadium 3 kommt es zu einer leichten Reduktion der renalen Phosphat-Clearance, in deren Folge die FGF-23-(Fibroblast-Growth-Factor 23)- und Parathormon-Spiegel (sekundärer Hyperparathyreoidismus, sHPT) im Blut kompensatorisch ansteigen. Beide Faktoren führen über eine Steigerung der fraktionellen

Phosphatexkretion zu einer Normalisierung der Serum Phosphatspiegel. Erst wenn die Phosphatexkretion nicht weiter gesteigert werden kann, entwickelt sich eine Hyperphosphatämie, die als bedeutender Auslöser der Media-Kalzifizierung bei Niereninsuffizienz betrachtet wird [1]. Diese „Verknöcherung" der Gefäßwand-Media wird als aktiver Prozess beschrieben, eingeleitet durch eine gesteigerte aktive Aufnahme von Phosphat in glatte Gefäßmuskelzellen, die dann einen Osteoblasten-ähnlichen Phänotyp annehmen und eine Ablagerung von Apatit in der Media auslösen. Aus präventiven Gesichtspunkten heraus ist das herausragende Therapieziel in den CKD-Stadien 4, 5 und 5D die Kontrolle des Kalzium-Phosphat-Haushaltes mit normalen Serum-Phosphatspiegeln bei gleichzeitig nicht zu hoher Kalzium-Belastung.

Überwässerung, Hyperkaliämie, metabolische Azidose

Mit zunehmender Niereninsuffizienz wird auch die Fähigkeit zur Kontrolle des Wasser-, Elektrolyt- und Säure-Basenhaushaltes beeinträchtigt. Mit abnehmender GFR (CKD-Stadium 4) kommt es zu einer zunehmenden Retention von Natrium und Wasser mit den Folgen einer Expansion des Extrazellulärraums, einer Steigerung des arteriellen Blutdruckes sowie der Entwicklung von linksventrikulärer Hypertrophie und Linksherzinsuffizienz. Eine medikamentös nicht mehr zu beherrschende Überwässerung stellt eine absolute Dialyseindikation dar. Hyperkaliämie und metabolische Azidose entwickeln sich im CKD-Stadium 5 und sind meist erst bei Dialysepatienten ernährungsmedizinisch relevant. Aufgrund der kontinuierlichen Kalium-Elimination ist das Hyperkaliämierisiko bei Peritonealdialyse-Patienten deutlich niedriger als bei Hämodialysepatienten. Eine metabolische Azidose fördert den Eiweißkatabolismus [2].

Mangelernährung

Die Mangelernährung stellt eines der größten Probleme in der Betreuung älterer chronischer Dialysepatienten dar. Die Mangelernährung bei CKD wird auch als Protein-Energy-Wasting (PEW) bezeichnet und unterscheidet sich pathophysiologisch deutlich von der rein quantitativen Mangelernährung durch unzureichende Eiweiß- und/oder Energiezufuhr [3]. Sie ist charakterisiert durch einen gesteigerten Eiweiß-Katabolismus bei gleichzeitiger Hemmung anaboler Stoffwechselvorgänge und geht mit verminderten Eiweiß- und Energiereserven des Körpers einher. Zahlreiche Faktoren tragen zur Genese des PEW bei, von zentraler Bedeutung sind eine unzureichende spontane Eiweiß- und Energiezufuhr, anorektische Effekt von Urämietoxinen, ein gesteigerter Katabolismus und eine chronische Inflammation. Pro-inflammatorische Zytokine steigern den Eiweiß-Katabolismus, hemmen gleichzeitig die hepatische Albumin-Synthese und haben darüber hinaus eine zentral appetit-hemmende Wirkung [4]. Zeichen der chronischen Inflammation lassen sich laborchemisch bereits im CKD-Stadium 4 nachweisen, klinisch geht die Inflammation mit einem Rückgang der spontanen Eiweiß- und Energiezufuhr und der Entwicklung einer Mangelernährung einher [5].

Eine katabole Stoffwechsellage ist auch bei gut ernährten Dialysepatienten ohne Zeichen von Mangelernährung oder chronischer Inflammation nachweisbar. Die Katabolie wird während einer Dialysebehandlung sogar noch weiter gesteigert [6]. Während jüngere Dialysepatienten diese katabole Stoffwechsellage bis zu einem gewissen Grad durch eine gesteigerte Eiweiß- und Energiezufuhr sowie körperliche Aktivität kompensieren können, ist dies bei multimorbiden älteren Patienten meist nicht der Fall. Ältere CKD-Patienten sind somit im Hinblick auf den Ernährungszustand besonders vulnerabel, insbesondere wenn andere Katabolie-fördernde Faktoren, wie interkurrente Infektionen oder längere Krankenhausaufenthalte mit reduzierter Nahrungsaufnahme, hinzukommen. International wird der Anteil mangelernährter Dialysepatienten auf 30-70% geschätzt, bei 10-15% liegt sogar eine schwere Malnutrition vor [3]. Das Auftreten einer Mangelernährung ist eng mit dem Morbiditäts- und Mortalitätsrisiko der Patienten assoziiert.

Diagnostik der Mangelernährung

Protein-Energy-Wasting ist ein schleichend verlaufender, dynamischer Prozess, der frühzeitig detektiert werden muss. Die Diagnostik basiert auf einer Kombination klinischer, ernährungsspezifischer und laborchemischer Parameter (Tabelle 1). Besonderes Augenmerk wird auf die Beurteilung von akuten und chronischen Veränderung der Körperzusammensetzung gelegt. Ein BMI < 23 kg/m² dient ebenso als Zeichen für das mögliche Vorliegen eines PEW wie ein ungewollter Gewichtsverlust von > 5% innerhalb eines Zeitraums von 3 Monaten oder ein vergleichbar großer Verlust an Muskelmasse. Auch die Beurteilung der spontanen Eiweiß- und Energiezufuhr sollte diagnostisch herangezogen werden. Laborchemische Parameter ergänzen die Diagnostik, rechtfertigen jedoch alleine nicht die Diagnose einer Mangelernährung, da sie durch viele andere Faktoren, wie akute Infektionen, Medikamente oder die verwendete Labormethode, beeinflusst werden [3].

Bei Verdacht auf Vorliegen einer Malnutrition sollte der Ernährungszustand mit Hilfe des Subjective Global Assessment (SGA)

1. Anamnese und körperliche Untersuchung
Gewichtsverlauf, Übelkeit, Erbrechen, Fitness
Subjective Global Assessment, SGA
2. Laborwerte
Albumin < 38 g/l
Präalbumin < 30 mg/dl
Cholesterin < 100 mg/dl
3. Körpermasse
BMI < 23 kg/m²
Gewichtsverlust > 5% pro 3 Monate, > 10% pro 6 Monate
Fettmasse < 10% Gesamt-Körpermasse
Muskelmasse: Reduktion > 5% pro 3 Monate > 10% pro 6 Monate
4. Diätetische Nährstoffzufuhr
Eiweißzufuhr CKD 1-3: < 0,6 g/kg/d über > 2 Monate CKD 4-5D: < 0,8 g/kg/d über > 2 Monate
Energiezufuhr CKD 1- 5D: < 25 kcal/kg/d über > 2 Monate

Tabelle 1
Diagnostisch Kriterien für Mangelernährung (Protein-Energy-Wasting) bei Nierenerkrankungen (adaptiert nach [3])

detaillierter beurteilt werden. SGA ist für die Verwendung bei Dialysepatienten validiert und einfach durchführbar [7]. Veränderungen von Muskelmasse, Fettmasse und Hydratationsstatus lassen sich auch mit der Multifrequenz Bioimpedanz Spektrometrie (BIS) beurteilen, die sich hinsichtlich der Genauigkeit der Ergebnisse nicht von etablierten Goldstandard-Methoden unterscheidet [8]. Darüber hinaus stehen klassische Verfahren, wie Oberarmumfang, Hautfaltendicke oder aufwendigere Methoden, wie DEXA und MRT zur Verfügung.

Quantitative Beurteilung der Eiweiß- und Energiezufuhr

Sowohl diagnostisch, als auch für Planung und Überwachung einer spezifischen Ernährungstherapie ist die Analyse der diätetischen Eiweiß- und Kalorienzufuhr anhand prospektiver oder retrospektiver Ernährungsprotokolle von Bedeutung. Prospektive Analysen des Ernährungsverhaltens sollten immer über mindestens 3 Tage einschließlich eines Dialysetages durchgeführt und durch erfahrenes Personal mit Hilfe von Computerprogrammen ausgewertet werden. So sind Aussagen zu Eiweiß-, Kalorien-, Fett- und Kohlenhydrat-, Kalium- und Phosphatzufuhr möglich. Anhaltspunkte für ein PEW bestehen, wenn über einen Zeitraum von jeweils mehr als zwei Monaten unbeabsichtigt die tägliche Eiweißzufuhr im CKD-Stadium 3-5 auf < 0,6 g/kgKG oder bei Dialysepatienten < 0,8 g/kg gesunken ist oder die Energiezufuhr auf < 25 kcal/kg reduziert wurde [3].

Ernährungsempfehlungen bei chronischen Nierenerkrankungen

Ernährungsempfehlungen zu den verschiedenen CKD-Stadien sind in Tabelle 2 aufgelistet. Diese Empfehlungen gelten für stoffwechsel-stabile Patienten und bilden den Nährstoffbedarf zur *Aufrechterhaltung* eines adäquaten Ernährungszustandes ab.

Ernährungsempfehlungen in den CKD-Stadien 1-3

Die Progressionshemmung chronischer Nierenerkrankungen ist das klassische Feld für den Einsatz einer diätetischen Eiweißrestriktion. In zahlreichen Tierversuchen und nicht-randomisierten klinischen Studien konnte progressionshemmende Effekte einer diätetischen Eiweißrestriktion nachgewiesen werden. Neben der direkten Reduktion der Proteinurie wurde dieses positive Ergebnis mit vermindertem oxidativen Stress, einem verbesserten Lipidprofil und einer geringeren Phosphatbelastung erklärt [9]. Ende der 1980-er Jahre wurde das Konzept einer diätetischen Eiweißrestriktion in der MDRD-Studie (Modification of Diet in Renal Disease) an über 1.800, vornehmlich nicht-diabetischen Patienten prospektiv und randomisiert untersucht. In Sub-Studie A wurde eine milde Eiweißrestriktion auf 0,6 g/kg/Tag mit einer normalen Eiweißzufuhr verglichen, in Sub-Studie B eine stark eiweißreduzierte Diät (0,3 g/kg/Tag + Aminosäure-Ketoanaloga per os) mit der milden Eiweißrestriktion. Weder in Studie A noch in Studie B fand sich ein signifikanter Unterschied bezüglich der Progressionsrate, wobei der p-Wert nur knapp > 0.05 lag [10]. Auch wenn sich in der MDRD-Studie kein signifikanter Vorteil für eine milde oder strenge Eiweißrestriktion zeigen ließ, legen größere Meta-Analysen doch den Nutzen einer milden Eiweißrestriktion nahe [11]. Eindeutiger ist die Datenlage bei Diabetikern. In einer randomisierten Studie an 82 Patienten konnte ein signifikanter Vorteil einer milden Eiweißrestriktion auf 0,6 g/kg/Tag nachgewiesen werden [12]. Internationale Expertengruppen empfehlen daher für alle Patientengruppen in den CKD-Stadien 1-3 eine milde Eiweißrestriktion auf 0,6-0,8 g/kg/Tag [11].

Beim *nephrotischen Syndrom* (NS) mit einem renale Eiweißverlust von > 3,5 g pro Tag kann es zu einem deutlichen Verlust an Körpermasse kommen, eine Eiweißrestriktion kann diese Entwicklung noch beschleunigen. Eine diätetische Eiweißeinschränkung ist daher bei schwerem NS nicht indiziert. Da die Protektion der Körpermasse eine hohe therapeutische Wertigkeit hat, wird beim NS in den CKD-Stadien 1-3 eine Eiweißzufuhr von 0,8-1,0 g/kg/Tag empfohlen.

Tabelle 2
Ernährungsempfehlungen bei chronischer Nierenerkrankung in Abhängigkeit vom CKD-Stadium

	CKD 1-3	CKD 4	CKD 5 (präterminal)	CKD 5D
Eiweiß g/kg NG/Tag	0,6-0,8 ≥ 0,8 bei schwerem NS	0,6-1,0 Eiweißrestriktion nur bei adäquatem Ernährungszustand	0,8-1,0 Erhöhtes Risiko für Mangelernährung bei unzureichender Eiweißzufuhr	HD ≥ 1,1 PD ≥ 1,1 + Äquivalent des Eiweißverlustes über das Dialysat
Energie kcal/kg NG/Tag	25-35 Anpassung an Aktivitätslevel	25-35 Anpassung an Aktivitätslevel	≥ 35 (< 60 Jahre) 30-35 (> 60 Jahre) Anpassung an Aktivitätslevel	HD + PD: ≥ 35 (< 60 Jahre) 30-35 (> 60 Jahre) Bei PD inklusive der per Dialysat zugeführten kcal
Natrium	< 100 mmol/d bei arterieller Hypertonie	< 100 mmol/d bei arterieller Hypertonie oder Ödemen	< 100 mmol/d bei arterieller Hypertonie oder Wasserretention	< 100 mmol/d
Kalium	Keine Restriktion	Keine Restriktion	Individuelle Kalium-Restriktion bei Hyperkaliämie	Individuelle Kalium-Restriktion bei Hyperkaliämie
Phosphat	Keine Einschränkung	Keine spezifische Empfehlung	10-15 mg/kgKG/d + PB	10-15 g/kgKG/d + PB
Calcium	Keine Einschränkung	1.000 mg, maximal 2.000 mg	1.000 mg inkl. Calciumzufuhr durch calciumhaltige PB	1.000 mg inkl. Calciumzufuhr durch calcium-haltige PB
Trinkmenge	Keine Einschränkung, keine Mindesttrinkmenge	Keine Einschränkung, Mindesttrinkmenge	Abhängig von Diuretika-Therapie und Volumenstatus	500-800 ml + Volumen der Restdiurese

Abkürzungen: CKD Chronic Kidney Disease; DNP diabetische Nephropathie; HD Hämodialyse; KG Körpergewicht; NG Normalgewicht; NS nephrotisches Syndrom; PD Peritonealdialyse; PB Phosphatbinder

Trinkmenge ist nicht eingeschränkt, eine Mindesttrinkmenge besteht ebenso nicht.

Ernährungsempfehlungen in den CKD-Stadien 4 und 5

In den CKD-Stadien 4 und 5 besteht ein erhöhtes Risiko für die Entwicklung einer Katabolie mit der möglichen Folge des ungewollten Verlustes an Körpermasse. Im CKD-Stadium 4 sollte der Ernährungszustand daher regelmäßig überprüft werden. Stellen sich Zeichen eines Verlustes an Körpermasse ein, sollte von einer Eiweißrestriktion abgerückt und eine „normale" Eiweißzufuhr von 0,8-1,0 g/kg/Tag empfohlen werden. Die Empfehlungen zur Energiezufuhr unterscheiden sich nicht von den CKD-Stadien 1-3.

Im CKD-Stadium 5 hat eine Eiweißrestriktion keinen Einfluß mehr auf die Progressionsrate und steigert das bereits deutlich erhöhte Risiko einer Malnutrition. Generell sollte die Eiweißzufuhr in diesem Stadium bei 0,8-1,0 g/kg/Tag liegen. Bei den Empfehlungen zur Energiezufuhr wird im CKD-Stadium 5 zwischen der Altersgruppe der < 60-Jährigen und der > 60-Jährigen unterschieden. Für Patienten < 60 Jahre wird der Energiebedarf mit 35 kcal/kg/Tag, für Patienten > 60 Jahre wird er mit 30-35 kcal/kg/Tag angegeben. Die Angaben zur Energiezufuhr beziehen sich in allen Stadien auf einen mittleren Aktivitätsgrad, bei größerer körperlicher Aktivität ist die Energiezufuhr entsprechend anzupassen [12].

In einer kleineren kontrollierten Studien ließ sich zeigen, dass der Zeitpunkt der Dialyse-Einleitung im CKD-Stadium 5 durch eine strenge Eiweißrestriktion auf 0,3 g/kg/Tag bei gleichzeitiger oraler Substitution von Ketoanaloga wichtiger Aminosäuren bis zu einem Jahr hinausgezögert werden kann, ohne eine Mangelernährung zu induzieren [13]. Die Patienten wurden dabei sehr engmaschig durch ernährungsmedizinisches Fachpersonal betreut, um eine Verschlechterung des Ernährungszustandes rasch feststellen und entsprechend gegensteuern zu können. Dieses Konzept erfordert allerdings einen hohen strukturellen, personellen und zeitlichen Aufwand und wird international nur in wenigen spezialisierten Zentren durchgeführt.

Empfehlungen zur Vitaminzufuhr sind auch bei fortgeschrittener Niereninsuffizienz unverändert zu Nierengesunden. Der laborchemische Nachweis von Hyperkaliämie oder Hyperphosphatämie sollten primär diätetische Beratungen nach sich ziehen, mit dem Ziel, eine exzessive Kalium- oder Phosphatzufuhr zu vermeiden (Details s.u.).

Ernährungsempfehlungen für Dialysepatienten (CKD-Stadium 5D)

Eiweiß- und Energie

Mit Einleitung der Nierenersatztherapie und der damit verbundenen weiteren Stimulation der Katabolie, ändert sich auch der Nährstoffbedarf. Für Dialysepatienten sollte eine tägliche Eiweißzufuhr von mindestens 1,2 g/kg Normalgewicht und eine Energiezufuhr von mindestens 30-35 kcal/kg Normalgewicht angestrebt werden. Der Aminosäureverlust über das Dialysat entspricht bei Hämodialysepatienten ca. 10-15 g/Woche, bei der Peritonealdialyse ist der Eiweißverlust über das Dialysat in der Regel sogar noch höher anzusetzen. Dieser zusätzliche Eiweißverlust sollte bei den individuellen Ernährungsempfehlungen berücksichtigt werden. Bei PD-Patienten sollte auch die geschätzte Energiezufuhr über Glukose-haltiges Dialysat berücksichtigt werden.

Natrium und Wasser

In der Pathogenese der essentiellen aber auch der renoparenchymatösen arteriellen Hypertonie spielt die Natrium-Retention eine bedeutende Rolle. In allen CKD-Stadien wird daher eine Einschränkung der Kochsalzzufuhr auf 6 g/Tag empfohlen. Die diätetische Natriumzufuhr kann in früheren CKD-Stadien anhand der renalen Natriumausscheidung im 24-h-Urin quantifiziert werden, eine Kochsalzzufuhr von 6 g/Tag entspricht einer Natriumexkretion von 100 mmol. Erst in den CKD-Stadien 4 und 5 kann es zu einer Wasserretention kommen, so dass neben der Kochsalzrestriktion auch eine diuretische Therapie indiziert ist. Die diätetische Kochsalzrestriktion senkt das Durstgefühl und die spontane Trinkmenge, so dass eine Trinkmengenbegrenzung bei CKD-4 und 5 in der Regel nicht notwendig ist. Bei Dialysepatienten sollten Kochsalzrestriktion und Trinkmengenbegrenzung immer kombiniert werden. Die empfohlene Trinkmenge liegt bei anurischen Hämodialysepatienten bei 500-800 ml, bei Patienten mit Restdiurese bei 500-800 ml + das Äquivalent des täglichen Urinvolumens.

Kalium

Bei Hyperkaliämie beinhalten die ernährungsmedizinischen Maßnahmen eine Ernährungsberatung, die über den Kaliumgehalt einzelner Lebensmittel informiert und Einschränkungen hinsichtlich der täglichen Zufuhr von Obst und Gemüse ausspricht. Zur Prophylaxe einer Hyperkaliämie empfiehlt sich ein guter Azidoseausgleich mit einem prä-dialytischen Ziel-HCO_3-Spiegel von 22-25 mmol/l. Dies kann durch eine entsprechende Bicarbonateinstellung im Dialysat und/oder durch Verordnung von Natriumhydrogencarbonat per os erreicht werden.

Vitamine

Wasserlösliche Vitamine werden bei der Hämo- und Peritonealdialyse eliminiert, so dass bei fehlender Substitution ein Vitaminmangel auftreten kann. Der Tagesbedarf einzelner Vitamine ist in Tabelle 3 dargestellt, zusätzlich ist angegeben, ob eine Substitution bei Dialysepatienten empfohlen wird. Vitamin A wird bei der Dialyse nicht eliminiert, die Plasma-Spiegel können sogar erhöht sein. Aufgrund der Gefahr einer Hypervitaminosis A, einhergehend mit Hypercalcämie, Anämie und Hypertriglyzeridämie, wird von einer Vitamin-A-Substitution abgeraten, der Tagesbedarf von 700-900 μg wird in der Regel durch die Ernährung abgedeckt. Für Vitamin K ist kein Mangel bei Dialysepatienten beschrieben, lediglich bei Dialysepatienten mit unzureichender Nahrungsaufnahme oder veränderter Darmflora nach längerer Antibiotika-Therapie kann eine Substitution mit 10 mg/Tag erforderlich werden. Die Substitution wasserlöslicher Vitamine sollte bei Dialysepatienten in der angegebenen Dosierung erfolgen [14]. Für Dialysepatienten wird ein erhöhter Bedarf an Vitamin E (400-800 E/Tag) angegeben [15], in den anderen CKD-Stadien ist der Bedarf nicht gesteigert [16].

Phosphat

Phosphor wird über die Nahrung aufgenommen und als Phosphat über die Nieren ausgeschieden. Der Phosphorgehalt von Nahrungs-

Tabelle 3
Tagesbedarf an Vitaminen bei Erwachsenen in verschiedenen Stadien einer chronischen Nierenerkrankung

Vitamine	Nierengesund [32]	CKD 1-5 [14]	Substitution bei CKD 5D [14]
A (Retinol), μg	800-1.000	700-900	nicht empfohlen
B1 (Thiamin), mg	1,0-1,3	1,1-1,3	1,1-1,2
B2 (Riboflavin), mg	1,2-1,5	1,2-1,5	1,1-1,3
B3 (Nicotinsäure), mg	13-17	13-17	14-16
B5 (Pantothensäure), mg	6	6	5
B6 (Pyridoxin), mg	1,2-1,5	1,2-1,5; unter Epo-Therapie: 10	10-50
B7 (Biotin), μg	30-60	30-60	30
B9 (Folsäure), mg	0,4	1,0	1,0-5,0
B12 (Cyanocobalamin), μg	3	3	2,4
C (Ascorbinsäure), mg	100	100	75-90
D (Cholecalciferol), I.E.	200-400	400-1.000	400-1.500
E (Tocopherole), I.E.	18-22	18-22	400-800
K (Phyllochinon), μg	70-80	70-80	nicht empfohlen

mitteln korreliert mit deren Eiweißgehalt, im Mittel liegt er bei 15 mg/g Eiweiß, bei manchen Nahrungsmitteln kann dieser Quotient sogar Werte von 20 oder 25 mg/g Protein annehmen. Bei einer Eiweißzufuhr von 1,0 g/kg/Tag liegt die Phosphoraufnahme somit um 15 mg/kg/Tag, dies würde bei einem 80 kg schweren Dialysepatienten mit einer Eiweißzufuhr von 1,0 g/kg/Tag (80 g/Tag oder 560 g/Woche) einer mittleren Phosphorzufuhr von 1200 mg/Tag (8,4 g/Woche) entsprechen. Davon werden 60-70% (720-840 mg/Tag, 5-6 g/Woche) absorbiert und renal wieder eliminiert. Das Management der Hyperphosphatämie basiert auf drei Säulen, nämlich der diätetischen Phosphatrestriktion, der Hemmung der gastrointestinalen Absorption von Phosphat durch Phosphatbinder und, bei Dialysepatienten, der Phosphatelimination durch die Dialyse.

Die Phosphatelimination im Rahmen einer konventionellen Hämodialyse oder einer kontinuierlichen ambulanten Peritonealdialyse (CAPD) liegt mit ca. 2,5-3 g pro Woche deutlich unter der wöchentlichen Phosphatlast von 5-6 g. Das Phosphatmanagement bei Dialysepatienten muß daher immer auch medikamentöse und diätetische Maßnahmen beinhalten [17]. Eine diätetische Phosphat-Restriktion auf 800-1.000 mg/Tag, wie sie über Jahre hinweg empfohlen wurde, ist jedoch nicht kompatibel mit den Ernährungsempfehlungen zur Eiweißzufuhr und mit einem erhöhten Risiko für die Entwicklung einer Mangelernährung verbunden. Da sowohl Hyperphosphatämie, als auch Mangelernährung mit einem erhöhten Mortalitätsrisiko einhergehen, wird mit einer diätetischen Phosphatrestriktion letztendlich „der Teufel mit dem Belzebub ausgetrieben". Dieses Dilemma läßt sich durch zwei Ansätze lösen:

Auswahl von Lebensmitteln anhand des Phosphor/Eiweiß-Quotienten

Unter Berücksichtigung des Phosphor- und Eiweißgehalts in Form des Phosphor/Eiweiß-Quotienten (Ph/Ew-Quotient) lassen sich Nahrungsmittel mit niedrigem Phosphor bei gleichzeitig hohem Eiweißgehalt identifizieren. Retrospektive Kohortenuntersuchungen zeigen, dass Ernährungsgewohnheiten mit hohem Ph/Ew-Quotient mit einem gesteigerten Mortalitätsrisiko assoziiert sind [18]. Entsprechend wird empfohlen, bevorzugt Nahrungsmittel mit einem Ph/Ew-Quotient < 15 auszuwählen und auf Nahrungsmittel mit einem Ph/Ew-Quotient > 15 zu verzichten [19]. Diese Empfehlungen können in der Praxis nur mit professioneller Ernährungsberatung erfolgreich umgesetzt werden. Bislang liegen noch keine prospektiven Studien vor, die die klinische Relevanz einer Ernährung nach dem Phosphor/Eiweiß-Quotienten evaluieren.

Trotz gleich hohen Eiweiß- und Phosphorgehalts wird von einer vegetarischen Kost weniger Phosphor resorbiert als von einem Fleischgericht. Dies liegt in der unterschiedlichen Bioverfügbarkeit des in diesen beiden Kostformen enthaltenen Phosphors begründet. In pflanzlichen Produkten ist Phosphor Bestandteil der Phytinsäure, die vom menschlichen Darm nicht gespalten werden kann. Die Bioverfügbarkeit des Phosphors aus pflanzlichen Produkten liegt mit 10-30% deutlich niedriger als die tierischer Eiweißprodukte, wo sie 40-60% beträgt [20]. In den CKD-Stadien 4, 5 und für Dialysepatienten ist eine Kostform mit hohem Anteil an pflanzlichen Eiweißen hinsichtlich der Phosphatlast also günstig.

Intensivierte Phosphatbinder-Therapie nach dem Phosphat-Einheiten-Konzept

Das PEP-Konzept (PEP-das Phosphat-Einheiten-Programm), verbindet diätetische und medikamentöse Grundsätze zur Behandlung der Hyperphosphatämie. Grundsätzlich lässt sich die gastrointestinale Absorption des aus der Nahrung freigesetzten Phosphors durch orale Phosphatbinder effektiv vermindern. Die auf dem Markt befindlichen Phosphatbinder unterscheiden sich hinsichtlich Phosphatbindungskapazität, Verträglichkeit, Nebenwirkungsspektrum und Kosten deutlich voneinander. Die anhaltend hohe Prävalenz der Hyperphosphatämie dürfte auf eine Unterdosierung oder inadäquate Einnahme von Phosphatbindern zurückzuführen sein. Trotz stark variablen Phosphorgehaltes von Mahlzeiten werden Phosphatbinder häufig in fixer Dosierung und nur zu den Hauptmahlzeiten verordnet (z.B. 2-2-2). Mit dem PEP-Konzept werden Patienten im Sinne des Empowerments aktiv in das Phosphat-Management einbezogen [21]. Sie werden darin geschult, den Phosphorgehalt von Mahlzeiten mit dem Auge abzuschätzen und die Dosis des Phosphatbinders selbständig an die Phosphorzufuhr anzupassen, ähnlich wie Diabetiker die Insulindosis an den Kohlenhydratgehalt der Mahlzeiten adaptieren. Die Abschätzung des Mahlzeiten-Phosphorgehaltes erfolgt kategorisiert anhand von Phosphat-Einheiten (PE) (Tabelle 4). Bei jeder Mahlzeit legt der Patient die notwendige Phosphatbinderdosis selbständig anhand eines individuell vorgegebenen PB/PE-Verhältnisses für den von ihm verwendeten Phosphatbinder fest. Die Realisierbarkeit des PEP-Konzeptes konnte in einer prospektiven Studie an Kindern im CKD-Stadium 5 dokumentiert werden. Die Phosphatspiegel fielen innerhalb von 6 Wochen signifikant ab, wobei die Dosis der PB gesteigert wurde ohne dass sich der Phosphorgehalt der Mahlzeiten und somit die Eiweißzufuhr änderte. Auch wurden Zwischenmahlzeiten wesentlich häufiger mit

Phosphatbindern abgedeckt [22]. Das PEP-Programm ist prinzipiell mit jedem Phosphatbinder durchführbar.

Der Phosphor/Eiweiß-Quotient, wie auch das Phosphat-Einheiten-Konzept sind in den CKD-Stadien 4, 5 und 5D anwendbar und ermöglichen prinzipiell eine adäquat hohe Eiweißzufuhr ohne

Tabelle 4
Phosphorgehalt, PE-Werte und Einsatz phosphathaltiger Zusatzstoffe in verschiedenen Nahrungsmittelgruppen

	Portionsgröße	Phosphorgehalt (mg)	PE	Einsatz phosphathaltiger Zusatzstoffe
Fleisch, Wurst, Fisch, Geflügel				
Fleisch vom Schwein, Kalb, Rind oder Lamm	150 g	200-300	3	± (Tiefkühlprodukte)
Wurst (Aufschnitt)	50 g	50-100	1	+ (Kennzeichnung)
Würste (Bockwurst, Bratwurst, Weißwurst, Wiener, etc.)	150 g	200-300	3	+ (Kennzeichnung)
Fisch, Meeresfrüchte	150 g	300-400	4	± (Konservierte Produkte)
Käse, Milchprodukte, Eier				
Weichkäse (Butterkäse, Camembert, Gorgonzola, Mozzarella, etc.)	50 g	100-200	2	±
Hart- und Schnittkäse (Edamer, Gouda, Emmentaler, Raclette, etc.)	50 g	200-300	3	±
Schmelzkäse, Scheibletten, Parmesan	50 g	400-500	5	++
Milch, alle Fettstufen	200 ml	100-200	2	−
Joghurt, alle Fettstufen	150 g	100-200	2	±
Quark, alle Fettstufen	150 g	200-300	3	−
Hühnerei	60 g	100-200	2	−
Vegatarischer Brotaufstrich	100 g	100-200	2	+
Gemüse, Obst, Gebäck, Backzutaten				
Kartoffeln, Reis, Nudeln, Grieß	150 g	50-100	1	−
Salat, Obst	150 g	0-50	0	−
Weizenbrot	100 g	50-100	1	± (Backmischung)
Vollkornbrot	100 g	100-200	2	± (Backmischung)
Erdnüsse, Mandeln, Pistazien	100 g	400-500	5	−
Schokolade, Vollmilch	50 g	100-200	2	±
Bäckerhefe	Würfel	200-300	3	+
Backpulver	Päckchen	1.500	15	++
Getränke				
Cola, Cola-Mischgetränke	200 ml	50-100	1	++
Bier	200 ml	50-100	1	±
Fruchtsäfte (haltbar)	200 ml	50-100	1	+
Kaffee (Instantprodukte)	150 ml	0-100	1	±
Kakaopulver	20 g	100-200	2	+
Legende: PE = Phosphateinheit;-keine phosphathaltigen Zusatzstoffe; ± phosphathaltige Zusatzstoffe in einzelnen Produkten; + phosphathaltige Zusatzstoffe in den meisten Produkten; ++ phosphathaltige Zusatzstoffe in größeren Mengen in den meisten Produkten				

Entgleisung der Phosphatspiegel. Einfacher wäre es allerdings für CKD-Patienten, wenn der Phosphorgehalt der Nahrungsmittel auf den Verpackungen angegeben würde, um so die Ermittlung des Ph/Ew-Quotienten oder des PE-Gehaltes zu vereinfachen. Auch sollten CKD-Patienten über Phosphat-haltige Nahrungsmittelzusätze aufgeklärt werden, die von der Nahrungsmittelindustrie zum Zwecke der Verlängerung der Haltbarkeit oder aus geschmacklichen Gründen zugesetzt werden [23]. Nahrungsmittelzusätze sind deklarationspflichtig und können anhand spezifischer E-Nummern identifiziert werden. Patienten mit fortgeschrittenen Nierenerkrankungen sollten Lebensmittel mit Phosphat-haltigen Nahrungsmittelzusätzen vermeiden.

Im Zusammenhang mit der Hyperphosphatämie ist auch die diätetische und medikamentöse Calciumzufuhr zu bewerten. International wird für Patienten mit altersbedingtem Osteoporoserisiko eine diätetische Calciumzufuhr von 1.000 mg/Tag empfohlen, die maximal tolerierbare Calciumzufuhr dabei mit 2.000 mg/Tag angegeben [24]. Diese Empfehlungen müssen bei Patienten mit fortgeschrittener Niereninsuffizienz und bei Dialysepatienten unter dem Aspekt der Calcium- und Phosphat-getriggerten Media-Kalzifizierung und des damit gesteigerten kardiovaskulären Risikos kritisch betrachtet werden. Nach Meinung des Autors sollte bei fortgeschrittener Niereninsuffizienz die Calciumzufuhr 1.000 mg/Tag nicht überschreiten, inklusive der Calciumzufuhr über calciumhaltige Phosphatbinder (Calciumacetat, Calciumcarbonat).

Behandlung der Mangelernährung

Ziel der ernährungsmedizinischen Interventionen bei PEW ist die Induktion einer positiven Stickstoffbilanz und die Zunahme der Muskelmasse. Hierzu muß anhaltend eine anabole Stoffwechsellage induziert werden. Die katabole Stoffwechsellage kann bei mangelernährten Dialysepatienten durch intradialytische intravenöse oder orale Verabreichung von Eiweiß, Fetten und Kohlenhydraten in eine Anabolie überführt werden. Durch Muskeltätigkeit vor oder während der Dialyse läßt sich dieser Effekt sogar noch weiter steigern [25]. Der Effekt einer intradialytischen Substratzufuhr ist jedoch nur von kurzer Dauer und hält maximal zwei Stunden über das Dialyseende hinaus an. Danach schlägt der Stoffwechsel wieder in eine dominierende Katabolie um. Eine ernährungsmedizinische Intervention, die lediglich an drei Dialysen pro Woche durchgeführt wird, kann somit langfristig keinen Erfolg haben.

Zur Behandlung eines PEW wird ein Vorgehen entlang eines in Abbildung 1 dargestellten Algorithmus empfohlen, der in leicht modifizierter Form so auch von der International Society of Renal Nutrition and Metabolism veröffentlicht wurde [26]. An erster Stelle stehen immer Ausschluss und Behebung anderer, potentiell behebbarer Ursachen einer Malnutrition (Zahnstatus, unzureichende Dialysedosis, Gastritis, Malignom etc.). Die weitere Therapieplanung erfolgt dann in Abhängigkeit vom Grad der Mangelernährung und auf der Grundlage von professionell durchgeführten und ausgewerteten Ernährungsprotokollen, die eine detaillierte Analyse des Essverhaltens und des aktuellen Defizits in der Eiweiß- und Energieversorgung ermöglichen. Die anzustrebende Eiweiß- und Energiezufuhr wird nicht anhand des aktuellen, zu niedrigen Körpergewichtes, sondern bezogen auf ein Zielgewicht, welches sich am ödemfreien

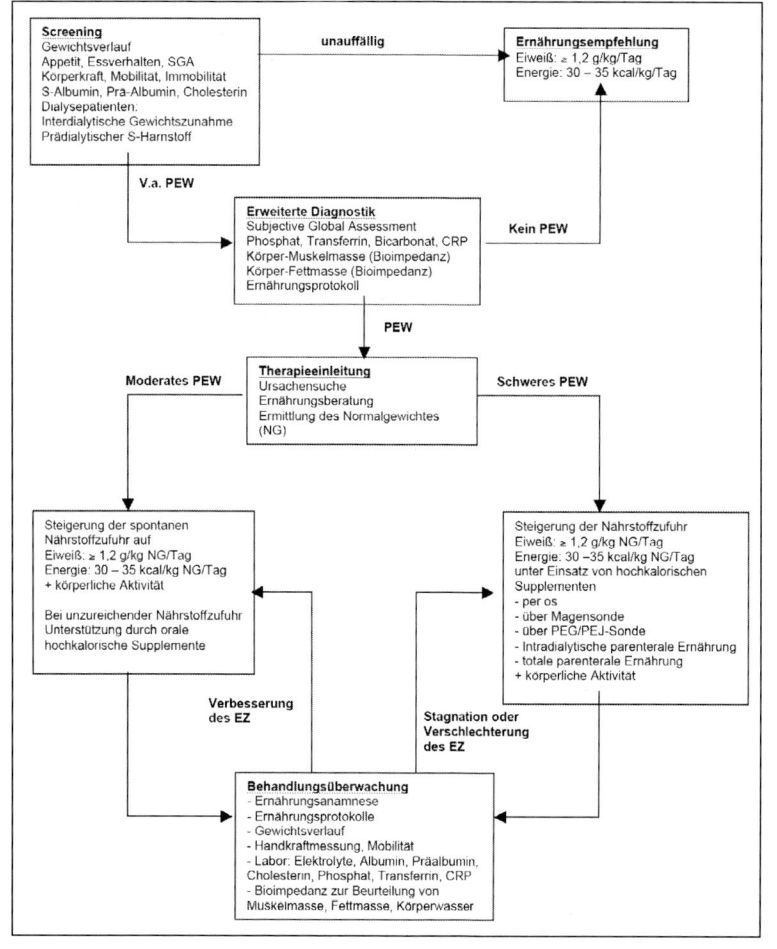

Abbildung 1
Therapie-Algorithmus bei Mangelernährung

Normalgewicht (NG, nach Broca) orientiert (Männer: Körpergröße in cm – 100; Frauen: Körpergröße in cm – 100 – 10%).

Bei *moderater Mangelernährung (SGA Kategorie B)* steht zunächst die Steigerung der spontanen Eiweiß- und Energiezufuhr im Vordergrund. Die Eiweißzufuhr sollte auf mindestens 1,2 g Eiweiß/kg NG/Tag, die Kalorienzufuhr in Abhängigkeit vom täglichen Aktivitätsgrad auf 30-35 kcal/kg NG/Tag gesteigert werden, die Fettzufuhr jedoch dabei nicht mehr als 30-40% der Gesamtkalorienzufuhr ausmachen. Auf eine ausreichende Vitaminzufuhr ist zu achten (Tabelle 3), ebenso sollten die Phosphatbinder- und Dialysedosis an die gesteigerte Eiweißzufuhr angepaßt werden. Es ist wichtig, den Patienten gleichzeitig zu einer Steigerung seiner körperlichen Aktivität zu motivieren. In regelmäßigen Abständen sollte die Kontrolle des Behandlungserfolges anhand von Ernährungsprotokollen und der Messung der Körperzusammensetzung, sowie einer Kontrolle von Phosphat- und Kaliumspiegeln erfolgen.

Bleiben die Bemühungen um eine Steigerung der spontanen Eiweiß- und Energiezufuhr erfolglos oder schreitet der Verlust an Körpermasse weiter voran, dann besteht die Indikation zur Verordnung hochkalorischer und eiweißreicher Zusatznahrung. Hierfür bietet der Markt verschiedene Produkte (Trinknahrung, Ernährungsriegel), die sich in der Kaloriendichte, sowie im Gehalt an Eiweiß, Fett, Phosphat, Elektrolyten und Vitaminen unterscheiden. Bei der Auswahl der Präparate sollte der Nährstoffbedarf, Kalium- und Phosphatspiegel, sowie die Restdiurese des Patienten berücksichtigt werden. Die verordneten Präparate sollen reguläre Mahlzeiten nicht ersetzen, zwischen den Mahlzeiten zugeführt werden. Zur Förderung der Compliance können diese Präparate an Dialysetagen auch intradialytisch verabreicht werden. Es ist darauf zu achten, dass die Ernährungstherapie nicht durch eine Trinkmengen-Beschränkung behindert wird. Bis zur Deckung des Nährstoffbedarfs sollte die Zufuhr von Trinknahrung nicht in die Berechnung der Gesamt-Trinkmenge eingehen. Sollte es dennoch zu Volumenproblemen kommen, sollte die Dialysefrequenz auf vier Behandlungen pro Woche gesteigert werden. Primäres Ziel muß es sein, den wöchentlichen Eiweiß- und Energiebedarf adäquat zu decken, gelingt dies nicht, ist eine Eskalation des Therapieregimes indiziert.

Bei *schwerer Mangelernährung (SGA Kategorie C)* ist der Eiweiß- und Kalorienbedarf so hoch, dass er durch spontane Kalorien- und Eiweißzufuhr nicht mehr ausreichend gedeckt werden kann, es besteht somit bereits primär die Indikation zur enteralen Ernährungstherapie. Eine schwere Mangelernährung geht meist mit einer Hypophosphatämie einher, die den Patienten weiter schwächt.

In der Therapie sollte daher auch auf eine ausreichende Phosphatzufuhr geachtet werden, ausschließlich phosphatarme Produkte zu verwenden kann kontraproduktiv sein. Wenn sich die angestrebte wöchentliche Eiweiß- und Kalorienversorgung durch orale Zusatznahrung nicht realisieren lässt oder sich ein weiterer Verlust an Körpermasse einstellt, dann sollte recht frühzeitig die Indikation zur enteralen Ernährung über Magensonde oder PEG/PEJ-(perkutane endoskopische Gastrostomie/Jejunostomie)-Sonde gestellt werden. Mit dieser Indikation ist bei Patienten mit Therapiewunsch nicht zu lange zu warten, da diese Therapieform eine kontrollierte und garantierte tägliche Nahrungszufuhr erlaubt. Die PEG-Sonde bietet den Vorteil einer weiterhin unbehinderten oralen Nahrungszufuhr, so dass die Menge der Sondennahrung individuell an die orale Nahrungsaufnahme angepaßt werden kann [26]. Nicht selten kommt es unter der regelmäßigen Nahrungszufuhr über die PEG-Sonde zu einer Zunahme des Appetits und einer Steigerung der oralen Nahrungszufuhr. Bei PD-Patienten ist eine PEG/PEJ aufgrund des damit einhergehenden deutlich gesteigerten Peritonitis-Risikos kontraindiziert.

Zur enteralen Ernährungstherapie gibt es verschiedene, meist kleine Studien. In eigenen Untersuchungen konnten wir nachweisen, dass das Körpergewicht mäßig bis schwer mangelernährter Dialysepatienten unter einer supplementierten Eiweiß- und Kalorienzufuhr (1,5 g Eiweiß/kg/Tag und 45 kcal/kg/Tag) über einen Zeitraum von 3 Monaten signifikant ansteigt [27]. Die Serum-Albumin-Konzentration zeigte in diesem Zeitraum ebenfalls einen Trend zum Anstieg. Eine Meta-Analyse von 5 randomisierten und 13 nicht-randomisierten Studien bestätigt den Nutzen einer oralen Zusatzkost auf die Körpermasse mangelernährter Dialysepatienten, ob diese Maßnahmen auch die Mortalität beeinflussen, ist bislang nicht belegt [28].

Als prinzipielle Option bei der Therapie des PEW wird immer wieder auch die ***intradialytische parenterale Ernährung (IDPN)*** angeführt. Während einer Dialysebehandlung besteht ein großlumiger venöser Zugang über den prinzipiell eine auch parenterale Ernährung verabreicht werden kann. Gerne wird die IDPN daher als Therapieoption bei Mangelernährung angeführt, obwohl sie bedeutende Nachteile aufweist. Ein Hauptproblem hierbei liegt in der limitierten Eiweiß- und Energiezufuhr, mit der der wöchentliche Bedarf eines Dialysepatienten (bei einem NG von 70 kg sind es 17.500 kcal und 540 g Eiweiß pro Woche) bei weitem nicht gedeckt werden kann. Während einer 4- bis 5-stündigen Dialyse lassen sich allerdings maximal 800 kcal (Kohlchydrate, Fette) und ca. 70 g Aminosäuren verabreichen, lediglich 2.400 kcal und 210 g Aminosäuren also pro Woche. Das entspricht bei schwerer Mangelernährung leider nur einem „Tropfen auf dem heißen Stein". Ein weiterer Nachteil sind die extrem hohen Kosten, die pro Behandlung zwischen 140 und 170 Euro (20-30 Euro pro 100 kcal und 10 g Aminosäuren) liegen und sich zu Monatskosten zwischen 1.600 und 2.000 Euro aufaddieren.

Zur IDPN gibt es eine prospektive, randomisierte Studie [29] in der alle Patienten eine Basis-Supplementierung mit oraler Trinknahrung erhielten und die Hälfte der Patienten zusätzlich eine intradialytische parenterale Ernährung. Nach einem Beobachtungszeitraum von bis zu 24 Monaten zeigte sich hinsichtlich des Überlebens kein signifikanter Vorteil bei den mit IDPN behandelten Patienten. Diese Studie legt nahe, dass eine intradialytische parenterale Ernährung nur dann sinnvoll ist, wenn das definierte Ziel der wöchentlichen Substratzufuhr lediglich durch die Kombination von enteraler und parenteraler Ernährung erzielt werden kann. Die IDPN kann nur Bestandteil eines komplexen Gesamtkonzeptes zur Behandlung einer schweren Mangelernährung sein. Sie ist nicht indiziert bei mäßiger Mangelernährung, solange eine orale oder enterale Nahrungszufuhr möglich ist. Vor einer IDPN sollte immer überprüft werden, ob sich der wöchentliche Energie- und Eiweißbedarf nicht alternativ mit einer PEG/PEJ-Therapie wesentlich kompletter und kostengünstiger decken lässt.

Medikamentöse Ansätze zur Behandlung des PEW
Medikamentöse Ansätze zur Behandlung der Katabolie des Dialysepatienten stehen derzeit leider nicht zur Verfügung. Für das Anabolikum Nandrolon, ein Testosteron-Derivat, wurden in Studien positive Effekte auf den Ernährungszustand beschrieben [30]. das Medikament ist in Deutschland jedoch nicht zugelassen, wohl aber in Österreich. Auch für die Therapie mit rekombinantem Wachstumshormon (rh-GH) liegen positive Daten aus kleineren Studien vor [31], eine große randomisierte Studie an geplanten 2.000 Patienten wurde wegen unzureichender Rekrutierung allerdings abgebrochen. Somit ist rh-GH für diese Indikation derzeit nicht zugelassen.

Schlussfolgerung

Betrachtet man die verschiedenen Indikationen mit den entsprechenden ernährungsmedizinischen Interventionen genauer, dann sticht die mediterrane Kostform wie ein gemeinsamer Nenner hervor. Die mediterrane Kost bietet sich in allen CKD-Stadien als geeignete Ernährungsform an. Lediglich bei Hyperkaliämie kann die gesteigerte Obst- und Gemüsezufuhr zu Komplikationen führen, vor allem dann, wenn der Patient nicht adäquat ernährungsmedizinisch beraten ist. Auch bei Dialysepatienten spricht kaum etwas gegen und fast alles für eine Ernährung nach mediterranen Prinzipien.

Die Abkehr von der traditionellen Kartoffel-Ei oder Schweden-Diät hin zur Empfehlung einer mediterranen Ernährungsform stellt bei Patienten mit chronischen Nierenerkrankungen, unabhängig vom Erkrankungsstadium, einen radikalen Wandel im ernährungsmedizinischen Procedere dar. Das ist ein Beleg dafür, dass gerade bei dieser Patientenpopulation einer qualitativ hochwertigen Ernährung und einem adäquaten Ernährungszustand heute ein höchster Stellenwert beigemessen wird.

Literatur

1. Levin N.W., Gotch F.A. & Kuhlmann M.K. (2004). Factors for increased morbidity and mortality in uremia: hyperphosphatemia. *Semin Nephrol 24:* 396-400.
2. Bailey J.L., Wang X., England B.K. et al. (1996). The acidosis of chronic renal failure activates muscle proteolysis in rats by augmenting transcription of genes encoding proteins of the ATP-dependent ubiquitin – proteasome pathway. *J Clin Invest 97:* 1447-1453.
3. Fouque D., Kalantar-Zadeh K., Kopple J.D. et al. (2008). A proposed nomenclature and diagnostic criteria for protein – energy wasting in acute and chronic kidney disease. *Kidney Int 73:* 391-398.
4. Stenvinkel P., Ketteler M., Johnson R.J. et al. (2005). IL-10, IL-6, and TNF-alpha: central factors in the altered cytokine network of uremia – the good, the bad, and the ugly. *Kidney Int 67:* 1216-1233.
5. Ikizler T.A., Greene J.H., Wingard R.L. et al. (1995). Spontaneous dietary protein intake during progression of chronic renal failure. *J Am Soc Nephrol 6:* 1386-1391.
6. Ikizler T.A., Pupim L.B., Brouillette J.R. et al. (2002). Hemodialysis stimulates muscle and whole body protein loss and alters substrate oxidation. *Am J Physiol Endocrinol Metab 282:* E107-E116.
7. Enia G., Sicuso C., Alati G. et al. (1993). Subjective global assessment of nutrition in dialysis patients. *Nephrol Dial Transplant 8:* 1094-1098.
8. Moissl U.M., Wabel P., Chamney P.W. et al. (2006). Body fluid volume determination via body composition spectroscopy in health and disease. *Physiol Meas 27:* 921-933.

9. Fouque D. & Aparicio M. (2007). Eleven reasons to control the protein intake of patients with chronic kidney disease. *Nat Clin Pract Nephrol 3:* 383-392.
10. Klahr S., Levey A.S., Beck G.J. et al. (1994). The effects of dietary protein restriction and blood-pressure control on the progression of chronic renal disease. Modification of Diet in Renal Disease Study Group. *N Engl J Med 330:* 877-884.
11. K/DOQI, National Kidney Foundation (2000). Clinical practice guidelines for nutrition in chronic renal failure. *Am J Kidney Dis 35:* S1-S140.
12. Fouque D., Vennegoor M., Ter Wee P. et al. (2007). EBPG guideline on nutrition. *Nephol Dial Transplant 22, Suppl 2:* ii45-ii87.
13. Brunori G., Viola B.F., Parrinello G. et al. (2007). Efficacy and safety of a very-low-protein diet when postponing dialysis in the elderly: a prospective randomized multicenter controlled study. *Am J Kidney Dis 49:* 569-580.
14. Steiber A.L. & Kopple J.D. (2011). Vitamin Status and Needs for People with Stages 3-5 Chronic Kidney Disease. *J Ren Nutr 21:* 355-368.
15. Boaz M., Smetena S,. Weinstein T. et al. (2000). Secondary prevention with antioxidants of cardiovascular disease in end stage renal disease (SPACE): randomized placebo-controlled trials. *Lancet 356:* 1213-1218.
16. Mann J.F.E., Lonn E.M., Yi Q. et al. (2004). Effects of vitamin E on cardiovascular outcomes in people with mild-to-moderate renal insufficiency: results of the HOPE study. *Kidney Int 65:* 1375-1380.
17. Kuhlmann M.K. (2006). Management of Hyperphosphatemia. *Hemodial Int 10:* 338-345.
18. Noori N., Kalantar-Zadeh K., Kovesdy C.P. et al. (2010). Association of dietary phosphorus intake and phosphorus-to-protein ratio with mortality in hemodialysis patients. *Clin J Am Soc Nephrol 5:* 683-692.
19. Kalantar-Zahed K., Gutekunst L., Mehrotra R. et al. (2010). Understanding sources of dietary phosphorus in the treatment of patients with chronic kidney disease. *Clin J Am Soc Nephrol 5:* 519-530.
20. Moe S.M., Zidehsarai M.P., Chambers M.A. et al. (2011). Vegetarian compared with meat dietary protein source and phosphorus homeostasis in chronic kidney disease. *Clin J Am Soc Nephrol 6:* 257-264.
21. Kuhlmann M.K., Hoechst S. & Landthaler I. (2007). Patient empowerment in the management of hyperphosphatemia. *Int J Artif Organs 30:* 1008-1013.
22. Ahlenstiel T., Pape L., Ehrich J.H. & Kuhlmann M.K. (2010). Self-adjustment of phosphate binder dose to meal phosphorus content im-

proves management of hyperphosphataemia in children with chronic kidney disease. *Nephrol Dial Transplant 25:* 3241-3249.
23. Sullivan C., Sayre S.S., Leon J.B. et al. (2009). Effect of food additives on hyperphosphatemia among patients with end-stage renal disease: a randomized controlled trial. *JAMA 301:* 629-635.
24. Committee to Review Dietary Reference Intakes for Vitamin D and Calcium, Food and Nutrition Board, Institute of Medicine (2010).*Dietary Reference Intakes for Calcium and Vitamin D.* Washington, DC: National Academy Press.
25. Pupim L.B., Flakoll P.J., Levenhagen D.K. & Ikizler T.A. (2004). Exercise augments the acute anabolic effects of intradialytic parenteral nutrition in chronic hemodialysis patients. *Am J Physiol Endocrinol Metab 286:* E589-597.
26. Ikizler T.A., Cano N.J., Franch H. et al. (2013). Prevention and treatment of protein energy wasting in chronic kidney disease patients: a consensus statement by the International Society of Renal Nutrition and Metabolism. *Kidney Int 84:* 1096-1107.
27. Kuhlmann M.K., Schmidt F. & Koehler H. (1999). High protein/energy vs. standard protein/energy nutritional regimen in the treatment of malnourished hemodialysis patients. *Mineral Electrolyte Metabolism 25:* 306-310.
28. Stratton R.J., Bircher G., Fouque D. et al. (2005). Multinutrient oral supplements and tube feeding in maintenance dialysis: a systematic review and meta-analysis. *Am J Kidney Dis 46:* 387-405.
29. Cano N.J., Fouque D., Roth H. et al. (2007). Intradialytic parenteral nutrition does not improve survival in malnourished hemodialysis patients: a 2-year multicenter, prospective, randomized study. *J Am Soc Nephrol 18:* 2583-2591.
30. Johansen K.L., Painter P.L., Sakkas G.K. et al. (2006). Effects of resistance exercise training and nandrolone decanoate on body composition and muscle function among patients who receive hemodialysis: A randomized, controlled trial. *J Am Soc Nephrol 17:* 2307-2314.
31. Feldt-Rasmussen B., Lange M., Sulowicz W. et al. (2007). Growth hormone treatment during hemodialysis in a randomized trial improves nutrition, quality of life, and cardiovascular risk. *J Am Soc Nephrol 18:* 2161-2171.
32. D-A-CH (2008). *Referenzwerte für die Nährstoffzufuhr.* 1. Aufl., 3. korr. Nachdruck. Umschau-Verlag.

Hämodialysekatheter

Fabienne Aregger

Der beste Zugang zur Hämodialyse ist die native AV-Fistel. Patienten mit einer AV-Fistel haben weniger häufig Infektionen und leben länger [1]. Da die AV-Fistel eine 4- bis 8-wöchige Reifung benötigt, muss sie bei chronisch nierenkranken Patienten frühzeitig angelegt werden, um bei Bedarf eingesetzt werden zu können.

Der Katheter als Dialysezugang ist im chronisch ambulanten Bereich sicherlich die schlechteste Option. Es gibt jedoch Situationen, in denen keine Alternativen bestehen, sodass Patienten über einen getunnelten Dialysekatheter behandelt werden müssen. Zum Beispiel kleine Kinder, schwer herzinsuffiziente Patienten mit einer Ejektionsfraktion von < 20%, Patienten mit schwerer peripherer arterieller Verschlusskrankheit und stenosierten Armgefäßen sind Patienten, bei denen eine funktionstüchtige Fistel keine mögliche Option ist. Leider werden aber weltweit auch viele Patienten über getunnelte Dialysekatheter behandelt, welche gute Gefäßoptionen haben, bei denen jedoch aus unterschiedlichen Gründen eine Fistel nicht angelegt wurde. Der Anteil der über getunnelte Katheter dialysierter Patienten hat in den letzten Jahren zugenommen [2].

Im akuten stationären Bereich ist die Situation anders. Intensivpflichtige Patienten werden mit einem nicht-getunnelten Dialysekatheter versorgt. Patienten mit akutem Nierenversagen außerhalb der Intensivstation sowie Patienten mit chronischer Nierenerkrankung und akuter renaler Verschlechterung werden ebenfalls üblicherweise mit einem nicht-getunnelten Katheter dialysiert. Neuere Daten weisen nun darauf hin, dass das höhere Infektionsrisiko von nicht-getunnelten Kathetern bereits 10-14 Tage nach Anlage relevant wird [3]. Deswegen raten Experten nun, bei nicht-intensivpflichtigen Patienten einen getunnelten Dialysekatheter ab einer erwarteten Dialysepflichtigkeit von 2 bis 3 Wochen anzulegen.

Implantation

Mit der Indikationsstellung zur Anlage eines Dialysekatheters stellen sich zwei wichtige initiale Fragen. Soll der Patient mit einem getunnelten Katheter behandelt werden oder ist ein nicht-getunnelter

Katheter ausreichend? Welches ist die Zielvene für die Katheteranlage?

Getunnelte Katheter werden optimalerweise in die rechte Vena jugularis gelegt. Zwei Gründe sprechen für die rechte Jugularis: Der Venenverlauf ist völlig gerade, sodass Knickbildungen unwesentlich sind. Zum anderen ist der Weg in den rechten Vorhof kurz, sodass ein kürzerer Katheter mit besseren Flusseigenschaften gewählt werden kann. Zweite Option ist die linke Jugularvene. Falls beide Jugularvenen verschlossen sind, können getunnelte Katheter femoral oder in die Vena subclavia gelegt werden. Da die getunnelten Katheter relativ weich sind, ist der femorale Zugang auch bei mobilen Patienten möglich. Getunnelte Katheter in der Vena subclavia haben aufgrund der anatomischen Bedingungen nicht optimale Flusseigenschaften und führen gehäuft zu zentralen Stenosen, sodass auch der Zugang über die Vena subclavia zur chronischen Dialyse nicht optimal ist [4].

Bei nicht-getunnelten Kathetern ist ebenfalls die rechte Vena jugularis die beste Option. Neue Hinweise deuten an, dass bei kritisch kranken Patienten mit einem BMI von < 24 der femorale Zugang besser ist als der links-juguläre [5]. Der Zugang über die Vena subclavia ist wie bei den permanenten Kathetern aufgrund der hohen Stenoserate kritisch zu betrachten. Ein Vorschlag über den optimalen Zugang bei kritisch kranken Patienten wurde von Clark formuliert und richtet sich nach dem BMI, dem Mobilitätsgrad des Patienten und der Beatmungssituation [6].

Die Anlage von nicht-getunnelten Kathetern sollte sonographisch gesteuert erfolgen. In mehreren Arbeiten konnte gezeigt werden, dass die Anzahl arterieller Fehlpunktionen, das Auftreten eines Pneumothorax oder Hämatothorax sowie die Anzahl benötigter Punktionen für die Einlage des Drahtes signifikant geringer sind, wenn unter Sicht gestochen wird [7, 8]. Dies gilt sowohl für den jugulären als auch für den femoralen Zugang. Auch getunnelte Katheter sollten sonographisch gesteuert angelegt werden. Gerade bei chronischen Dialysepatienten ist der sorgsame Umgang mit den Venen elementar und die Ultraschall-gesteuerte Punktion äußerst sinnvoll.

Wie bei jeder anderen Intervention, so gilt auch bei der Anlage von Dialysekathetern, dass die Komplikationsrate sinkt, je häufiger Katheter angelegt werden [9].

Getunnelte Katheter sollten zweilumig sein und eine Muffe haben. So kann ein adäquater Blutfluss erreicht werden und der Katheter kann im Tunnel einwachsen, was zu einer geringeren Infektionsrate führt.

Handling

Ziel eines Dialysekatheters ist, eine effiziente Dialyse zu ermöglichen mit einem Flussvolumen von mindestens 300 ml/min. Damit der Blutfluss ausreichend ist, sollte der Katheter optimal liegen. Optimale Lage des nicht-getunnelten Katheters ist in der V. cava superior. Aufgrund des starren Katheters sollte die Lage im rechten Vorhof aufgrund der Gefahr von Perforationen vermieden werden [10]. Getunnelte Katheter sollten im rechten Vorhof liegen, um optimale Flusseigenschaften zu haben. Ein gerader Verlauf des Katheters führt zu besseren Flusseigenschaften, sodass juguläre Katheter rechts bevorzugt werden. Leider ist die Funktionsfähigkeit von Kathetern begrenzt. Nach einem Jahr sind unglücklicherweise ca. 30% der Katheter nicht mehr funktionstüchtig [11]. Grund dafür sind Thrombosen, Fibrinablagerungen, schlechte Flusseigenschaften, Dislokationen und Infektionen. Um die Funktionsfähigkeit von Kathetern zu verlängern, sollte das Katheterfüllvolumen geblockt werden. Ein relevanter Teil der Locklösung diffundiert in den systemischen Kreislauf [12], sodass die Wahl der Lock-Lösung gut überdacht werden sollte. Am häufigsten werden Lock-Lösungen mit Heparin, Citrat und Taurolidin eingesetzt. Daten weisen darauf hin, dass Citratlocks weniger häufig zu Blutungen führen als Heparinlocks und seltener zu katheterassoziierten Bakteriämien führen [13]. Taurolidin hat ebenfalls ein günstigeres Infektionsrisikoprofil als Heparin [14]. Citrat in einer Konzentration von 30% als Blocklösung wird nicht empfohlen, da lebensgefährliche Hypocalcämien und Arrhythmien berichtet wurden. Eine etwas teure, jedoch erfolgreiche Prävention einer Katheterdysfunktion ist rekombinantes tissue-plasminogen-activator (rt-PA), welches einmal pro Woche als Lock-Lösung eingesetzt werden kann [15].

Infekte

Infektionen sind relativ häufige und bedrohliche Komplikationen von zentralvenösen Kathetern. Bei nicht-getunnelten Kathetern treten in 4-9% der eingelegten Katheter Bakteriämien auf [16]. Bei getunnelten Kathetern ist die Inzidenz niedriger [3].

Im Vordergrund steht die Infektprophylaxe. Eine Vielzahl von Präventionsmaßnahmen werden empfohlen, um die Infektionsrate zu reduzieren – zum Beispiel gute Händehygiene, Mundschutz bei Anschlüssen, aseptisches Vorgehen beim An- und Abschließen, engmaschige Exitkontrollen und viele mehr [17]. Die beste Prophylaxe ist, die Katheteranzahl per se möglichst tief zu halten.

Erwartungsgemäß werden häufig gram-positive Keime gefunden; koagulase-negative Staphylokken sowie Staph. aureus sind für 40-80% der katheterassoziierten Infekte die verantwortlichen Keime – gram-negative Bakteriämien sind jedoch auch nicht selten. Die Abnahme von Blutkulturen ist wichtig wie auch die Kultur der Katheterspitze, um den verantwortlichen Keim zu identifizieren und nach der empirischen Therapieeinleitung auf eine erregerspezifische Therapie umzustellen. Bei hohem Fieber mit Verdacht auf katheterassoziierte Bakteriämie sollte nach Abnahme der Kulturen sowohl gram-positiv als auch gram-negativ behandelt werden. Empfohlen wird die Gabe von Antibiotika, welche für Dialysepatienten ein günstiges pharmakokinetisches Profil haben und nach jeder Dialyse intravenös verabreicht werden können. Die US-Amerikanischen Guidelines empfehlen Vancomycin für die gram-positive Abdeckung und Gentamycin oder Ceftazidim für die gram-negative Abdeckung. Die europäischen Guidelines empfehlen die Applikation folgender Antibiotika: Vancomycin, Teicoplanin, Cefazolin, Daptomycin und Ceftazidim [18]. Zu beachten ist die lokale Prävalenz von Methicillin-resistenten Staphylokokken (MRSA).

Ob der getunnelte Katheter gewechselt werden muss oder nicht, richtet sich nach der Klinik und den mikrobiologischen Resultaten. Der getunnelte Katheter muss zwingend sofort explantiert werden bei Sepsis oder hämodynamischer Instabilität und purulentem Tunnelinfekt mit Fieber. Ein Katheterwechsel ist empfohlen bei katheterassoziierten Infektionen mit Staphylokokkus aureus, Pseudomonas und Pilzen [19]. Bei allen anderen Katheterinfektionen kann der getunnelte Katheter belassen und nebst intravenöser Antibiotikatherapie auch eine antibiotische Lock-Lösung angewendet werden mit zufriedenstellenden Resultaten [20]. Alternativ kann der getunnelte Katheter mittels Draht gewechselt werden (guidewire exchange) [19, 21].

Literatur

1. Pastan S., Soucie J.M. & McClellan W.M. (2002). Vascular access and increased risk of death among hemodialysis patients. *Kidney Int:* 620-626.
2. Noordzij M., Jager K.J., van der Veer S.N., et al. (2014). Use of vascular access for haemodialysis in Europe: a report from the ERA-EDTA Registry. *Nephrol Dial Transplant:* 1956-1964.

3. Weijmer M.C., Vervloet M.G. & ter Wee PM. (2004). Compared to tunnelled cuffed haemodialysis catheters, temporary untunnelled catheters are associated with more complications already within 2 weeks of use. *Nephrol Dial Transplant:* 670-677.
4. Schwab S.J., Quarles L.D., Middleton J.P., et al. (1988). Hemodialysis-associated subclavian vein stenosis. *Kidney Int 33:* 1156-1159.
5. Parienti J.J., Thirion M., Megarbane B., et al. (2008). Femoral vs jugular venous catheterization and risk of nosocomial events in adults requiring acute renal replacement therapy: a randomized controlled trial. *JAMA:* 2413-2422.
6. Clark E.G. & Barsuk J.H. (2014). Temporary hemodialysis catheters: recent advances. *Kidney Int:* 888-895.
7. Karakitsos D., Labropoulos N., De Groot E., et al. (2006). Real-time ultrasound-guided catheterisation of the internal jugular vein: a prospective comparison with the landmark technique in critical care patients. *Crit Care:* R162.
8. Prabhu M.V., Juneja D., Gopal P.B. et al. (2010). Ultrasound-guided femoral dialysis access placement: a single-center randomized trial. *Clin J Am Soc Nephrol:* 235-239.
9. Maizel J., Guyomarc'h L., Henon P. et al. (2014). Residents learning ultrasound-guided catheterization are not sufficiently skilled to use landmarks. *Crit Care:* R36.
10. Shamir M.Y. & Bruce L.J. (2011). Central venous catheter-induced cardiac tamponade: a preventable complication. *Anesth Analg:* 1280-1282.
11. Duncan N.D., Singh S., Cairns T.D. et al. (2004). Tesio-Caths provide effective and safe long-term vascular access. *Nephrol Dial Transplant:* 2816-2822.
12. Polaschegg H.D.. (2005). Loss of catheter locking solution caused by fluid density. *ASAIO J:* 230-235.
13. Zhao Y., Li Z., Zhang L. et al. (2014). Citrate versus heparin lock for hemodialysis catheters: a systematic review and meta-analysis of randomized controlled trials. *Am J Kidney Dis:* 479-490.
14. Olthof E.D., Versleijen M.W., Huisman-de Waal G. et al. (2014). Taurolidine lock is superior to heparin lock in the prevention of catheter related bloodstream infections and occlusions. *PLOS one.*
15. Hemmelgarn B.R., Mois L.M., Lok C.E. et al. (2011). Prevention of dialysis catheter malfunction with recombinant tissue plasminogen activator. *N Engl J Med:* 303-312.
16. Ruesch S., Walder B. & Tramer M.R. (2002). Complications of central venous catheters: internal jugular versus subclavian access – a systematic review. *Crit Care Med:* 454-460.

17. Centers for Disease Control (2011). *Guidelines of the prevention of intravascular catheter-related infections.*
18. Vanholder R. (2010). Catheter-related blood stream infections (CRBSI): a European view. *Nephrol Dial Transplant:* 1753-1756.
19. Mermel L.A., Allon M., Bouza E. et al. (2009). Clinical practice guidelines for the diagnosis and management of intravascular catheter-related infection. *Clin Infect Dis:* 1-45.
20. Poole C.V., Carlton D., Bimbo L. et al. (2004). Treatment of catheter-related bacteraemia with an antibiotic lock protocol: effect of bacterial pathogen. *Nephrol Dial Transplant:* 1237-1244.
21. Tanriover B., Carlton D., Saddekni S. et al. (2000). Bacteremia associated with tunneled dialysis catheters: comparison of two treatment strategies. *Kidney Int:* 2151-2155.

Der demente Dialysepatient. Ethische und rechtliche Aspekte

Susanne Kuhlmann

Einleitung

Kognitive Defizite und dementielle Syndrome lassen sich bei Patienten mit chronischer Niereninsuffizienz häufiger nachweisen als in der Gesamtbevölkerung. Bereits ab einer Reduktion der GFR unter 60 ml/min werden Einbußen im Vergleich mit der Kontrollgruppe deutlich, diese schreiten im Verlauf dann viel schneller voran als bei Nierengesunden. Zu Beginn der Dialysetherapie weisen bereits 30% der Patienten ausgeprägte kognitive Einschränkungen auf. Es wird davon ausgegangen, dass 60-80% der Hämodialysepatienten leichte bis schwere kognitive Defizite haben.

Trotzdem wird den kognitiven Defiziten bei Patienten mit chronischem Nierenversagen zu wenig Beachtung geschenkt, dementielle Syndrome werden nicht nur unterdiagnostiziert, sie werden auch ungenügend dokumentiert. Das ist durchaus problematisch: Zum einen haben demente Dialysepatienten eine wesentlich schlechtere Prognose, – die Mortalität ist 1,5- bis 2-fach höher als bei nicht-dementen Dialysepatienten –, zum anderen aber, und das ist erheblich für den praktischen Alltag, hat das Vorliegen kognitiver Einbußen direkte Konsequenzen auf den therapeutischen Prozess. Oft leidet die wechselseitige Kommunikation. Wenn therapeutische Maßnahmen nicht mehr verstanden oder erinnert werden, nimmt die Compliance ab. Ist der Betroffene nicht mehr in der Lage, Beschwerden und Symptome mitzuteilen, droht eine suboptimale Versorgung. Schreitet der kognitive Verfall voran, dann kommt der Punkt, an dem der Patient nicht mehr kompetent für sich selbst entscheiden kann, womit die Grundvoraussetzung der therapeutischen Interaktion wegbricht. Der eingesetzte gesetzliche Vertreter kämpft in der Ermittlung des Patientenwillens mit Unsicherheiten, ein Schwanken zwischen Über- und Untertherapie ist nicht selten. Der demente Patient selbst ist im Dialyse-Setting mitunter schwer zu führen, agitiertes und aggressives Verhalten lässt sich beobachten. Mitpatienten und Personal können sich beeinträchtigt, wenn nicht sogar gefährdet fühlen. In dieser vielschichtigen Situation muss das Wirken der Dialyse kritisch analysiert werden. Dialyse soll Leben verlängern, aber nicht Sterben unsinnig und qualvoll herauszögern. Für den Nephrologen, der demente Patienten in ihrer letzten Lebensphase betreut, sind das schwierige Konstellationen. In jedem einzelnen Fall muss abgewogen und festgelegt werden, ob konservativ betreut, eine Dialyse eingeleitet, weitergeführt oder vielleicht sogar abgebrochen werden sollte. In einer recht unbestimmten und vielgestaltigen Übergangszone vom Kurativen zum Palliativen, in einem ethisch dichten Spannungsfeld, spielen sich diese Entscheidungsprozesse bei dementen Patienten mit terminalem Nierenversagen ab. Es handelt sich um Entscheidungen am Lebensende, um Entscheidungen also, die nicht nur an einem biographischen Kulminationspunkt fallen, sondern diesen gleichzeitig auch noch mitgestalten.

Im Folgenden sind ethische und juristische Aspekte des Dialyseabbruchs zunächst im Allgemeinen dargestellt, die dann mit Focus auf die spezielle Situation bei dementen Patienten weiter konkretisiert werden.

Epidemiologie des Dialyseabbruchs

Wird die einmal begonnene Dialysebehandlung bei terminaler Niereninsuffizienz eingestellt, tritt der Tod, je nach Nierenrestfunktion und Begleiterkrankungen, innerhalb von durchschnittlich 8 bis 10 Tagen ein. Vereinzelt beschriebene Verläufe über Wochen bis Monate sind wahrscheinlich in einer noch sehr guten Nierenrestfunktion begründet. Für Deutschland wurde bislang statistisch nicht aufgearbeitet, wie oft ein solcher Dialyseabbruch für den Tod an der Dialyse ursächlich ist. Vergleichbare Zahlen aus den USA, Kanada, England, Spanien und Frankreich zeigen, dass aber wohl zwischen 5% und 20% der Todesfälle an der Dialyse letztendlich auf einem bewusst herbeigeführten Abbruch beruhen. Vieles spricht dafür, dass die Situation in Deutschland ähnlich sein wird, auch wenn historische und kulturelle Faktoren Unterschiede zwischen den einzelnen Nationen bedingen, in den europäischen Ländern insgesamt der Dialyseabbruch weniger offensiv thematisiert und gehandhabt wird als in den USA. Allerdings hat sich in der vergangenen Jahren die Einstellung gegenüber lebenserhaltenden Maßnahmen an sich deutlich verändert: Daten aus den USA zeigen, dass mittlerweile wohl bis zu 90% der Patienten auf einer Intensivstation im Anschluss an eine, in irgendeiner Form therapielimitierenden oder lebensverkürzenden

Entscheidung versterben. In den 1980er Jahren traf das so auf nur ca. 50% der Intensivpatienten zu.

Die Lebenserwartung an der Dialyse beträgt lediglich 20% bis 25% der Lebenserwartung der gleichaltrigen Gesamtbevölkerung. Studien aus anderen Ländern zeigen, dass die Patienten, bei denen eine Dialysebehandlung abgebrochen wird, häufiger multimorbid und dement sind, häufiger starke Schmerzen haben, häufiger in Pflegeeinrichtungen leben und häufiger von fremder Hilfe abhängig sind als entsprechend alte Patienten, die an der Dialyse bleiben. Gerade in der Gruppe der über 75-Jährigen hat die Zahl der Dialyseabbrüche in den letzten Jahren deutlich zugenommen. Beschrieben in der Literatur sind aber auch relativ stabile Patienten, die ohne akute medizinische Probleme oder drohende Komplikationen einen Abbruch der chronischen Dialysetherapie wünschen, für die der Nutzen der Lebensverlängerung die Belastungen dieser Behandlung nicht mehr aufwiegt.

Der vom Patienten initiierte Dialyseabbruch ist weder juristisch, noch medizinethisch, noch aus Sicht der christlichen Religionen ein Suizid. Suizid kommt in der Gruppe der Dialysepatienten zwar sehr selten, aber doch häufiger vor als in der Gesamtbevölkerung. Betroffen ist allerdings ein anderes Patientenkollektiv: Während beim Dialyseabbruch in der Regel der körperliche Verfall im Vordergrund steht, sind beim Suizid Probleme mit der Dialysetherapie als solcher, Drogen- und Alkoholabusus, sowie psychiatrische Erkrankungen auslösend.

Die American Society of Nephrology und die Renal Physicians Association haben bereits 2001 Leitlinien zum Dialyseabbruch erarbeitet. Diese Leitlinien zum „Shared Decision Making", die nun in der zweiten, überarbeiteten Version vorliegen, betonen einen dialogischen und prozessualen Entscheidungsfindungsprozess, der neben dem Patienten, bzw. seinem gesetzlichen Vertreter und den behandelnden Nephrologen, auch Angehörige, Freunde, Pflegepersonal, eventuell Psychologen und Ethiker involvieren soll. Transparenz und Information stehen im Vordergrund, alle Beteiligten sollen umfassend informiert sein bezüglich Diagnose, Prognose, Behandlungsalternativen, Lebensqualität, Dialyseabbruch und Palliation. In ihrer Stellungnahme empfehlen ASN/RPA bei schweren neurologischen Defiziten, wenn kein Bezug mehr zur eigenen Person oder zur Umwelt hergestellt werden kann, eine Dialyse gar nicht erst anzubieten bzw. abzubrechen.

Juristische Aspekte

Wenn im terminalen Nierenversagen in einer palliativen Situation eine Dialysetherapie nicht mehr eingeleitet, oder aber eine bereits begonnene Behandlung abgebrochen wird, dann tritt der Tod durch den natürlichen und unaufhaltsamen Verlauf der zugrundeliegenden Erkrankung ein und ist damit im Bereich der passiven Sterbehilfe zu verorten. Passive Sterbehilfe bedeutet den Verzicht auf lebensverlängernde Maßnahmen bei Sterbenden, ein Sterben-Lassen, und ist aus juristischer Sicht, wie seitens der ärztlichen Standesorganisationen als straffrei bewertet und anerkannt. Dialyseverzicht wie -abbruch grenzen sich damit deutlich ab von der strafbaren aktiven Sterbehilfe, die sich durch lebensverkürzende Maßnahmen, durch eine Tötung auf Verlangen auszeichnet. Es handelt sich hier auch nicht um einen ärztlich assistierten Suizid, denn dies wäre eine Beihilfe zur Selbsttötung mit Verbleib der Tatherrschaft beim Patienten. Strafbar und nicht legitim wird der Dialyseverzicht oder -abbruch nur dann, wenn das Sterben-Lassen ohne Einverständnis des Patienten erfolgt, dies ist als einseitiger Behandlungsabbruch und als Tötung durch Unterlassen zu betrachten. Die passive Sterbehilfe wird daher gerne zur feineren Unterscheidung nochmals ausdifferenziert, in eine Hilfe im Sterben, die Sterbehilfe im engeren Sinne, und eine Hilfe zum Sterben, eine Sterbehilfe im weiteren Sinne. Bei der Sterbehilfe im engeren Sinne hat der Sterbeprozess bereits begonnen, die Indikation zur Behandlung, zur Dialyse, ist bereits entfallen, der Behandlungsabbruch straffrei. Bei der Sterbehilfe im weiteren Sinne hat der Sterbeprozess dagegen noch nicht eingesetzt, die Indikation zur Dialyse besteht noch, der Behandlungsabbruch ist in diesem Kontext nur mit Einwilligung des Patienten oder seines gesetzlichen Vertreters straffrei.

Im Juni 2010 erging ein richtungsweisendes Urteil des BGH zur passiven Sterbehilfe. Darin stellt der 2. Strafsenat fest: „Sterbehilfe durch Unterlassen, Begrenzen oder Beenden einer begonnenen medizinischen Behandlung (Behandlungsabbruch) ist gerechtfertigt, wenn dies dem tatsächlichen oder mutmaßlichen Patientenwillen entspricht (§ 1901a BGB) und dazu dient, einem ohne Behandlung zum Tode führenden Krankheitsprozess seinen Lauf zu lassen." Der Behandlungsabbruch wird dabei für den BGH alleine durch den „Willen des Betroffenen" legitimiert, „unabhängig von Art und Stadium der Erkrankung", allerdings setzt „der Begriff der Sterbehilfe durch Behandlungsunterlassung, -begrenzung oder -abbruch voraus, dass die betroffene Person lebensbedrohlich erkrankt ist und die betreffende Maßnahme medizinisch zur Erhaltung oder Verlängerung des Lebens geeignet ist". Der Behandlungsabbruch kann „sowohl durch Unterlassen als auch durch aktives Tun vorgenommen werden".

Der weitaus größere Teil der Entscheidungsprozesse zum Thema Dialyseverzicht/-abbruch spielt sich im Bereich der Sterbehilfe im weiteren Sinne, im Bereich der Hilfe zum Sterben ab. Damit kommt der Einwilligung des Betroffenen, seiner Einwilligungsfähigkeit eine zentrale Rolle zu.

Die Einwilligungsfähigkeit wird individuell, entsprechend der geistigen und sittlichen Reife bemessen. Es wird von einer Einwilligungsfähigkeit ausgegangen, wenn die geistige Fähigkeit da ist, Folgen und Tragweite einer Entscheidung zu erkennen, wenn der Willen danach ausgerichtet und dies auch entsprechend kommuniziert werden kann. Einwilligungsfähigkeit ist nicht vorhanden, wenn ein Sachverhalt nicht verstanden wird, wenn Folgen und Risiken nicht bewertet, ein Wille nicht abgeleitet und dieser nicht kommuniziert werden kann.

Die aktuelle Rechtslage in Deutschland sieht vor, dass ein einwilligungsfähiger und umfassend aufgeklärter Patient eine Therapie ablehnen und abbrechen kann, auch wenn das nicht dem medizinischen Standard entspricht. Dem zugrunde liegt das Konzept der Autonomie, der Selbstbestimmung, verankert im allgemeinen Persönlichkeitsrecht (Art. 2 Abs.1 i.V.m. Art. 1 Abs. 1 GG) zusammen mit der allgemeinen Handlungsfreiheit (Art. 2 Abs. 1 GG). Der Arzt hat somit bei einem aufgeklärten einwilligungsfähigen Patienten vor keinem medizinischen Hintergrund ein Recht zur Zwangsbehandlung. Die Einwilligung des Patienten in eine ärztliche Maßnahme wie die Dialyse ist die notwendige Voraussetzung für deren Durchführung, indem ein Patient die Dialyse ablehnt oder abbricht, entzieht er dem behandelnden Arzt eben diese Einwilligung und damit die Legitimationsgrundlage für die Therapie. Allerdings muss ärztlicherseits ausreichend aufgeklärt worden sein, der Patient muss in puncto Erkrankung, Behandlungsoptionen und Prognose so umfassend informiert und beraten worden sein, dass er eine Entscheidung dieser Tragweite auch fällen, die Konsequenzen seines Handelns verstehen kann. Dies ist insbesondere bei Therapieentscheidungen im terminalen Nierenversagen bedeutsam, da es sich hier in der Regel um einen Therapieverzicht oder -abbruch mit Todesfolge handelt. Wer vor einem Dialyseverzicht oder -abbruch nicht ausreichend aufklärt, macht sich eines Aufklärungsfehlers schuldig. Darüber hinaus ist sicherzustellen, dass die Entscheidung nicht von Symptomen beeinflusst wird, die medizinisch beherrschbar wären, wie beispielsweise Schmerzen. Eine medizinische Evaluation und Optimierung sollte daher weitreichenden Entscheidungen stets vorausgehen. Schließlich gehört es zu den Aufgaben des behandelnden Arztes, sich ein Bild von der Kompetenz, von der Einwilligungsfähigkeit des Patienten zu machen. Bestehen Zweifel, ob noch Einwilligungsfähigkeit vorliegt, dann sollte zu deren Beurteilung ein psychiatrisch-neurologisches Konsil eingeholt werden. Liegt keine Einwilligungsfähigkeit mehr vor, dann entscheidet nicht mehr der Patient, sondern an seiner Stelle der gesetzliche Vertreter, dessen Aufgabe es ist, den Willen des Patienten zu verwirklichen. Gesetzlicher Vertreter kann entweder ein Betreuer oder ein Bevollmächtigter sein, den der Patient selbst im einwilligungsfähigen Zustand zuvor benannt hat, oder aber ein Betreuer, der vom Gericht bestellt wurde.

Das „Dritte Gesetz zur Änderung des Betreuungsrechts" von 2009 hat eine gewisse Rechtssicherheit geschaffen: Adressat einer Patientenverfügung ist der gesetzliche Vertreter, er hat den Willen des einwilligungsunfähigen Betreuten zu ermitteln, ihm Ausdruck und Geltung zu verschaffen. Er kann aber nur über Behandlungen befinden, für die es auch eine Indikation gibt. Diese zu stellen ist Aufgabe des Arztes, er prüft, „welche Maßnahme im Hinblick auf den Gesamtzustand und die Prognose des Patienten indiziert ist". Der Arzt hat keine eigene Entscheidungskompetenz, er berät und informiert den gesetzlichen Vertreter lediglich. Liegt eine rechtskräftige schriftliche Verfügung vor, die die aktuelle Situation abdeckt, und herrscht Einigkeit zwischen Arzt und Betreuer, dass der Betreute unter genau diesen Umständen einen Dialyseabbruch gewünscht hätte, dann kann die Dialysetherapie eingestellt werden. Gibt es keine schriftliche Vorausverfügung, dann ist der mutmaßliche Wille Grundlage des weiteren Vorgehens. An die Bestimmung des mutmaßlichen Willens bei der Hilfe zum Sterben sind hohe Anforderungen zu stellen, im Gespräch mit Angehörigen und dem Umfeld hat der gesetzliche Vertreter gewissenhaft nach „konkreten Anhaltspunkten" für den mutmaßlichen Willen zu suchen, „zu berücksichtigen" sind dabei „Äußerungen, religiöse Überzeugungen, persönliche Wertvorstellungen".

Die Legitimationskraft des mutmaßlichen Willens ist schwächer als die des aktuellen Willens, die Anhaltspunkte für den mutmaßlichen Behandlungsabbruch müssen überwiegen, ansonsten hat im Zweifel das Recht auf Leben den Vorrang.

Das Betreuungsgericht muss eingeschaltet werden, wenn zwischen Arzt und gesetzlichem Vertreter kein Einvernehmen herzustellen ist. Diese Instanz schützt das Selbstbestimmungsrecht des Patienten und entlastet Arzt wie gesetzlichen Vertreter.

Grundsätzlich ist der Dialyseabbruch beim einwilligungsunfähigen Patienten juristisch auch gerechtfertigt, wenn keine Indikation mehr besteht zur Fortführung der Dialyse. Da es sich hier jedoch um eine hochkomplexe und problematische Einzelfallentscheidung handelt, sollte sie ärztlicherseits immer transparent und nachvollziehbar, unter Einbeziehung einer Ethik-Kommission, ganz im Sinne des „shared decision making", getroffen werden.

Bei Patienten mit kognitiven Defiziten ist es wichtig den Wendepunkt zu registrieren, ab dem keine Einwilligungsfähigkeit mehr gegeben ist, damit dann ein gesetzlicher Vertreter im Sinne des Betreuten agieren kann. Das bedeutet aber nicht, dass der demente Patient selbst nicht mehr anzusprechen ist, ganz im Gegenteil, das neue Patientenrechtegesetz legt im § 630e BGB fest, dass Einwilligungsunfähige in das Behandlungsgeschehen stärker einzubeziehen sind. Der Behandelnde ist angehalten dem dementen Patienten die wesentlichen Umstände einer Behandlung zu erläutern, „soweit dieser aufgrund seines Entwicklungsstandes und seiner Verständnismöglichkeiten in der Lage ist, die Erläuterung aufzunehmen, und soweit dies seinem Wohl nicht zuwiderläuft".

Ethische Aspekte

Seit den 1960er Jahren bestimmen die vier Prinzipien nach Beauchamp und Childress den medizinethischen Diskurs. Entsprechend sollten der Respekt vor der Selbstbestimmung (autonomy), das Nicht-Schaden (nonmaleficience), das Nutzen (beneficience) und die Gerechtigkeit (justice) auch das Procedere des Dialyseverzichts und -abbruchs bestimmen.

In der therapeutischen Interaktion von Patient und Arzt begegnen die Autonomie des Patienten, sein Wille, seine Personalität und Würde, aber auch seine Hilfsbedürftigkeit der Fürsorge des Arztes, dessen Wohltunsverpflichtung sowie dessen Wissen und Erfahrung. Ein Paradigmenwechsel ist da zu beobachten: Aus dem ursprünglichen „salus aegroti suprema lex" ist unter der zunehmenden Betonung des Autonomiegedankens in der westlichen Welt in den vergangenen Jahrzehnten ein „voluntas aegroti suprema lex" geworden, – und nun wird aktuell der fürsorgliche Ansatz wiederentdeckt, ein „salus ex voluntate aegroti suprema lex" angestoßen. Dies trägt dem Umstand Rechnung, dass der Patient, gerade im terminalen Nierenversagen, durch seine chronische Erkrankung physisch, wie psychisch, wie organisatorisch überlastet ist. Er sieht sich einem tatsächlichen, wie mitunter auch nur vermeintlichen Druck der Umwelt ausgesetzt. Er muss Krankheit und Sterben akzeptieren und bewältigen. Autonomie wird in diesem Kontext oft als eine Überforderung empfunden. Und das gilt auch, vielleicht sogar in besonderem Maße, für den gesetzlichen Vertreter.

Befragungen unter Nephrologen haben ergeben, dass ebenso seitens der Ärzte beträchtliche Unsicherheiten bestehen, wenn sich bei hochbetagten, multimorbiden oder dementen Menschen ein terminales Nierenversagen entwickelt und Entscheidungen anstehen. Oft kommt es zu Schuldgefühlen und der Befürchtung, hinter den eigenen Idealen zurückzubleiben. Nicht selten herrscht Uneinigkeit bezüglich des weiteren Vorgehens. Dabei beeinflussen wohl Ausbildungsstand und Erfahrung, wie eine Situation gesehen und bewertet wird. Untersuchungen haben gezeigt, dass Ärzte mit langjähriger Berufserfahrung eher einen Dialyseverzicht oder -abbruch begleiten und leiten können als Anfänger. Vielfach empfinden Ärzte im Kontext des Dialyseverzichtes oder -abbruchs Angst. Angst vor Konsequenzen, Angst vor dem Urteil der Kollegen, Angst vor den Vorwürfen oder Forderungen der Angehörigen. Sie sind unsicher und glauben, nicht über die nötigen Kenntnisse, sowohl in juristischer, als auch palliativer Hinsicht, zu verfügen. Sie leiden unter dem Verantwortungsdruck und fühlen sich alleine gelassen mit dieser Verantwortung. Den „richtigen" Ton, die „richtigen" Worte zu finden, scheint ein großes Problem – Nephrologen beurteilen ihre kommunikativen Fähigkeiten in entsprechenden Studien gerne als schlecht und bemängeln, dass ein entsprechendes Training weder Inhalt des Studiums noch der späteren Facharztausbildung ist. Dies alles führt oft zu einem regelrechten Konfliktvermeidungsverhalten: Der Arzt bleibt passiv. Statt seiner Rolle gerecht zu werden und sie auszufüllen, lässt er sich treiben. Dies entspricht aber gerade nicht dem Arztprofil, das als erfolgreich in ethisch schwierigen Entscheidungsprozessen herausgearbeitet werden konnte. Hier hat es sich als wohltuend und hilfreich erwiesen, wenn ein Arzt wahrhaftig ist, kommunikative Zuwendung zeigt, die Individualität und Würde des Patienten anerkennt, Empathie hat, Zeit mitbringt und gibt, Vertrauen aufbaut und eben auch Verantwortung übernimmt.

Stehen so schwierige Entscheidungen wie die des Dialyseverzichts oder -abbruchs an, dann empfiehlt es sich, transparent, strukturiert und schrittweise vorzugehen. Es kann hilfreich sein, hierfür einen Fragenkatalog mit dem Patienten durchzugehen und stufenweise abzuarbeiten, dies möglicherweise in regelmäßigen Abständen zu wiederholen: Was ist das Therapieziel für den Patienten? Welche therapeutischen Maßnahmen sind zur Erreichung dieses Therapiezicles geeignet? Ist das Therapieziel mit diesen Maßnahmen erreichbar? Im nächsten Schritt sollte der Arzt dann Nutzen und mögliche Risiken/Schaden für diese therapeutischen Maßnahmen gegeneinander abwägen, den Patienten genau darüber aufklären, ihm die medizinische Situation verdeutlichen und genau dieses Nutzen/Schaden-Verhältnis darlegen. Anschließend kann der Patient entscheiden, ob er exakt diese Therapie zu exakt diesem Nutzen/Schaden-Verhältnis wünscht.

Gerade bei Patienten mit kognitiven Defiziten bedeutet das, individualisierte Therapieentscheidungen zu treffen. Diese sollten den Menschen mit seinem persönlichen Umfeld in den Mittelpunkt stellen, sie sollten bezogen auf die Person, und nicht bezogen auf die Diagnose gefällt werden. Risiken und möglicher Schaden der Dialyse müssen sorgsam und umfassend für diesen einzelnen Patienten ermittelt werden, eine Dialyse ist aus ethischer Perspektive nur gerechtfertigt, wenn der Nutzen überwiegt. Andererseits ist der Gerechtigkeit Rechnung zu tragen, alleine aus ökonomischen oder organisatorischen Gründen darf eine Dialyse nicht unterbleiben. Eine mögliche Ungerechtigkeit sieht eine aktuelle medizinethische Diskussion in der Tatsache, dass sozial höhergestellte Patienten eine demenzielle Entwicklung besser und länger verbergen und kompensieren können und daher in diesen Fällen eher seltener und später an einen Dialyseabbruch oder -vorenthalt gedacht wird als bei Angehörigen niedriger sozialer Schichten. Schließlich ist die Freiwilligkeit einer Entscheidung sicherzustellen, es dürfen kein Druck oder andersgelagerte Interessen von außen eine Rolle spielen, weder seitens des familiären und sozialen Umfelds noch seitens gesellschaftlicher Strukturen. Auch ein vom Patienten selbst verspürter, subjektiv aufgebauter Druck ist hier zu berücksichtigen.

Zusammenfassung

Therapieentscheidungen bei dementen Patienten mit terminalem Nierenversagen sind hochkomplexe Einzelfallentscheidungen. Sie spielen sich ab in einer Übergangszone vom Kurativen zum Palliativen. Bei der Entwicklung der nephrologischen Therapiekonzepte ist zu berücksichtigen, dass es um die Ausgestaltung der letzten Lebensphase mit ihren jeweiligen individuellen Bedürfnissen geht. Die Therapieplanung sollte daher vorausschauend sein, die palliative Versorgung ist zu stärken, ein Sterben zuhause zu ermöglichen. Um in dieser Situation dem Willen, den Wünschen und Vorlieben des Patienten gerecht werden zu können, sollten schon im Vorfeld regelmäßig Gespräche stattfinden, die Fragen zur Patientenverfügung und zu möglichen Therapieentscheidungen am Lebensende thematisieren. Früh und regelmäßig sollten Therapieoptionen und Prognose besprochen werden, früh und regelmäßig sollten Angerhörige, Vertraute oder der gesetzliche Vertreter involviert werden. Ein solches Advance Care Planning erleichtert es auch im Falle einer Einwilligungsunfähigkeit bei fortgeschrittenen kognitiven Defiziten dem gesetzlichen Vertreter, den Willen des Betreuten zu verwirklichen. Es wäre sinnvoll, eine Art Muster-Patientenverfügung für CKD-Patienten zu erarbeiten, die auf die spezifischen Erfordernisse dieser Patientengruppe abhebt.

Dialyseverzicht und -abbruch mit den dazugehörigen medizinischen, ethischen und juristischen Aspekten werden angesichts der Überalterung in der Gruppe der CKD-Patienten mit Demenz zukünftig eine immer größere Rolle spielen. Dabei ist die Persönlichkeit des Betroffenen mit den jeweils ganz eigenen und individuellen Gegebenheiten im Zentrum zu sehen und zu respektieren – und nicht die Diagnose, das Krankheitsbild.

Literatur

1. Kuhlmann S.D. (2011). *Der Dialyseabbruch: Medizinische, ethische und rechtliche Aspekte.* Schriftenreihe Medizin-Ethik-Recht, Band 25.
2. Sturma D. et al. (2010). *„Patientenverfügungen". Rechtliche und ethische Aspekte.* Freiburg i. Br.: Karl Alber.
3. Laufs A., Kern B.-R. (2010). *Handbuch des Arztrechts.* München: HC Beck.
4. Seghal A.R., Galbraith A., Chesney M. et al. (1992). How strictly do dialysis patients want their advance directives followed? *JAMA 267:* 59-63
5. Wright S. (2009). *Hemodialysis in elderly patients. Online Geriatric Nephrology Curriculum.* American Society of Nephrology. http://www.asn-online.org/education_and_ meetings/geriatrics
6. Neu S., Kjellstrand C.M. (1986). Stopping long-term dialysis. An empirical study of withdrawal of life-supporting treatment. *New Engl J Med 314:* 14-20.
7. del Vecchio L., Locatelli F. (2009). Ethical issues in the elderly with renal disease. *Clin Geriatr Med 25:* 543-553.
8. Kliger A.S., Finkelstein F.O. (2003). Which patients choose to stop dialysis? *Nephrol Dial Transplant 18:* 869-871.
9. Frei U., Schober-Halstenberg H.J. (2008). *Nierensatztherapie in Deutschland, Bericht 2006/2007.* QuaSi-Niere.

10. Schöne-Seifert B. (2005). Medizinethik. In: Nida-Rümelin (Hrsg.), *Angewandte Ethik – die Bereichsethiken und ihre theoretische Fundierung*. 2. Auflage (S. 804-833). Stuttgart: Kröner.
11. Kreß H. (2009). *Medizinische Ethik*. 2. Auflage (S. 242-288). Stuttgart: Kohlhammer.
12. Patel S.S., Holley J.L. (2008). Withholding and withdrawing dialysis in the intensive care unit: Benefits derived from consulting the Renal Physicians Association/American Society of Nephrology Clinical Practice Guideline, shared decision-making in the apprpriate initiation of and withdrawal from dialysis. *Clin J Am Soc Nephrol 3:* 587-593.
13. Murtagh F., Cohen L.M., Germain M.J. (2007). Dialysis discontinuation: Quo vadis? *Advances in chronic kidney disease 14:* 379-401.
14. Davidson S.N., Holley J.L. (2008). Ethical isv csues in the care of vulnerable chronic kidney disease patients: The elderly, cognitively impaired, and those from different cultural backgrounds. *Advances in chronic kidney disease 15:* 177-185.
15. Eibach U., Schäfer K. (1998). Support after discontinuation of dialysis – medical and ethical considerations. *Nephrol Dial Transplant 13:* 1154-1157.
16. Nationaler Ethikrat. (2011). Selbstbestimmung und Fürsorge am Lebensende. Stellungnahme 2006 Moss AH: Ethical Principles and Process Guiding Dialysis Decision-Making. *Clin J Am Soc Nephrol 6:* 2313-2317.
17. Tamura M.K., Goldstein M.K., Perez-Stable E.J. (2010). Preferences for dialysis withdrawal and engagement in advance care planning within a diverse sample of dialysis patients. *Nephrol Dial Transplant 25:* 237-242.
18. Schmidt R.J. (2012). Informing our Elders about Dialysis: Is an Age-Attuned Approach Warranted? *Clin J Am Soc Nephrol 7:* 185-191.
19. Sanchez-Tomero J.A., Rodriguez-Jornet A., Balda S. et al. (2011). Exploring the opinion of CKD patients on dialysis regarding End-of-Life & Advance Care Planning. *Nefrologia 31 (4):* 449-456.
20. Renal Physicians Association (2010). *Shared Decision-Making in the Appropriate Initiation of and Withdrawal from Dialysis*. 2nd ed. Rockville, MD: Renal Physicians Association.
21. Moss A.H. (2011). Ethical Principles and Process Guiding Dialysis Decision-Making. *Clin J Am Soc Nephrol 6:* 2313-2317.
22. Davison S.N. (2012). The Ethics of End-of-Life Care for Patients with ESRD. *Clin J Am Soc Nephrol 7:* 2049-2057.
23. Ellwood A.D., Jassal V., Suri R.S. et al. (2013). Early Dialysis Initiation and Rates and Timing of Withdrawal From Dialysis in Canada. *Clin J Am Soc Nephrol 8:* 265-270.

24. Fischer-Grönlund C.E.C., Dahlquist V., Söderberg A.I.S. (2011). Feeling trapped and being torn: Physicians' narratives about ethical dilemmas in hemodialysis care that evoke a troubled conscience. *BMC Medical Ethics 12:* 8.
25. Winkler E.C., Hiddermann W., Marckmann G. (2012). Evaluating a patient's request for life-prolonging treatment: an ethical framework. *J Med Ethics 38:* 647-651.
26. Schmidt R.I., Moss A.H. (2014). Dying on Dialysis: The Case for a Dignified Withdrawal. *Clin J Am Soc Nephrol 9:* 174-180.
27. Ying I., Levitt Z., Jassal S.V. (2013). Should an Elderly Patient with Stage V CKD and Dementia be Started on Dialysis? *Clin J Am Soc Nephrol,* doi:10.2215/CJN.05870513.
28. Allon M., Harbert G., Bova-Collis R. et al. (2013). The Demented Patient Who Declines to Be Dialyzed and the Unhappy Armed Police Officer Son: What Should Be Done? *Clin J Am Soc Nephrol.* doi:10.2215/CJN.08400813.
29. Post J.B., Morin K.G., Sano M. et al. (2012). Increased Presence of Cognitive Impairment in Hemodialysis Patients in the Absence of Neurological Events. *Am J Nephrol 35:* 120-126.
30. Tamura M.K., Meyer J.B., Saxena A.B. et al. (2012). Prevalence and significance of stroke symptoms among patients receiving maintenance dialysis. *Neurology 79:* 981-987.
31. El Tayeb Nasser M., Shawki S., El Shahawy Y. & Sany D. (2012). Assessment of Cognitive Dysfunction in Kidney Disease. *Saudi J Kidney Dis Transpl 23 (6):* 1208-1214.
32. Sorensen E.P., Sarnak M.J., Tighicouart H. et al. (2012). The Kidney Disease Quality of Life Cognitive Function Subscale and Cognitive Performance in Maintenance Hemodialysis Patients. *Am J Kidney Dis 60 (3):* 417-426.
33. Tamura M.K., Unruh M.L., Nissenson A.R. et al. (2013). Effect of More Frequent Hemodialysis on Cognitive Function in the Frequent Hemodialysis Network Trials. *A J Kidney Dis 61 (2):* 228-237.
34. Editorial (2013). Cognitive Impairment in Dialysis Patients: Focus on the Blood Vessels. *Am J Kidney Dis 61 (2):* 187-190.
35. Drew D.A., Bhadelia R., Tighiouart H. (2013). Anatomic Brain Disease in Hemodialysis Patients: A Cross-sectional Study. *Am J Kidney Dis 61 (2):* 271-278.

Differentialindikation verschiedener PD-Modalitäten

Andreas Fußhöller

Einleitung

Die Zahl der terminal niereninsuffizienten Patienten steigt kontinuierlich an, wobei immer mehr Menschen auf die Hämodialyse (HD) oder die Peritonealdialyse (PD) als Dialyseverfahren angewiesen sind, da die Nierentransplantation wegen des Mangels an Spenderorganen und der oft hohen Polymorbidität nicht für alle Patienten zur Verfügung steht. Anders als in anderen Ländern liegt in Deutschland der PD-Anteil lediglich bei ca. 5%, wobei die PD das führende Heimdialyseverfahren ist. Beide Verfahren haben individuelle Vor- und Nachteile und unterscheiden sich hinsichtlich der Sterblichkeit an der Therapie kaum. Es bestehen Hinweise, dass die PD in den ersten Jahren einen Überlebensvorteil beinhaltet.

Die Möglichkeiten der Peritonealdialyse haben sich vor allem durch die modernen Entwicklungen im Hinblick auf die automatisierte PD und die zum Einsatz kommenden Dialyselösungen deutlich erweitert. Auch hat die Peritonealdialyse bei speziellen Indikationen, wie z.B. dem kardiorenalen Syndrom, spezifische Vorteile. Ziel der adäquaten PD unter Nutzung der verschiedenen Therapiemodalitäten ist dabei eine erhaltene Lebensqualität bei adäquater Dialyseeffektivität.

Die grundsätzlichen Ziele der PD-Therapie sind folgende:
– Fehlen von Urämiesymptomen und Erreichen eine adäquaten Dialyseeffektivität (Kt/V > 1,7),
– Fehlen von Überwässerung (Ultrafiltration > 1.000 ml bei Anurie),
– Adäquate Anämiekontrolle, adäquate Eisenspeicher,
– Kontrolle des Säure-Basen-Haushaltes,
– Kontrolle von Phosphat und Parameters des Knochenstoffwechsels,
– Blutdruckkontrolle,
– Erhalt der Nierenrestfunktion,

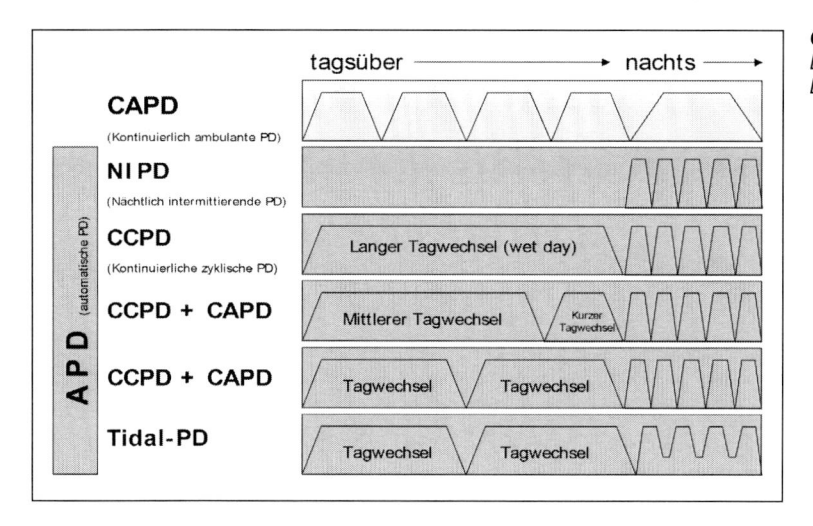

Grafik 1
Die grundsätzlichen Behandlungsregime

- Erhalt der Lebensqualität,
- Adäquate Natriumelimination,
- Geringe Komplikationsrate (z.B. Peritonitis, Katheterinfekt, Hernien, Auslaufschmerzen etc.).

Die Entscheidung für eine der verschiedenen PD-Modalitäten (CAPD, APD, IPD im Zentrum, assistierte PD) wird durch die obigen Kriterien bestimmt. So kann im Sinne des Patientenwunsches nach mehr Lebensqualität oder aber auch rein medizinisch zur Herstellung eines adäquaten Volumenhaushaltes die APD präferiert werden. Medizinische Ziele sind hierbei immer unter der Prämisse einer möglichst erhaltenen Lebensqualität anzustreben. Die grundsätzlichen Behandlungsregime sind in Grafik 1 dargestellt.

Assistierte PD (CAPD oder APD)

Da wir es mehr und mehr mit hochbetagten Patienten an der Dialyse zu tun haben, ist eine frühzeitig zu beantwortende Frage, ob die Peritonealdialyse eigenständig als Heimdialyseverfahren durchgeführt werden soll, oder ob eine Assistenz erforderlich ist (assistierte PD) oder sogar die Peritonealdialyse zumindest zu Beginn im Zentrum (Intermittierende PD [IPD] im Zentrum) durchgeführt werden muss.

Grundsätzlich liegen einige Argumente für die PD gerade bei älteren Patienten vor (keine Shuntnotwendigkeit, keine Blutdruckschwankungen, Verbleib im häuslichen Umfeld, Erhalt der Restdiurese etc.).

Wann immer möglich ist sicher hierbei die selbstständige Heimdialyse erste Wahl; ist dies nicht möglich, so kann eine assistierte PD entweder durch Familienangehörige oder aber durch einen Pflegedienst erfolgen. Die vorliegenden Daten zum Therapieerfolg sind gut hinsichtlich Lebensqualität und Infektionskomplikationen. Die Frage der Vergütung eines Pflegedienstes ist in Deutschland nicht einheitlich geregelt und muss immer individuell festgelegt werden. Die Schulung des Pflegepersonals ist Aufgabe des betreuenden PD-Zentrums. Die z.B. dreimal wöchentliche Peritonealdialyse im Zentrum (als automatisierte PD) ist hinsichtlich der Dialyseeffektivität sehr begrenzt und ist nur bei guter Nierenrestfunktion (z.B. kardiorenales Syndrom) mittelfristig möglich.

CAPD

Das klassische PD-Verfahren ist die CAPD, wobei täglich zwischen zwei und maximal fünf manuelle Beutelwechsel zu Hause durchgeführt werden. Bei guter Nierenrestfunktion (z.B. kardiorenales Syndrom) kann ein zweimal täglicher Wechsel ausreichend sein. Hierbei ist zu beachten, dass bei einer geringen Anzahl von Wechseln naturgemäß die Verweilzeit sehr lang wird und eine Resorption des Dialysates die Folge sein wird, da das klassische osmotische Agens Glukose ebenfalls resorbiert wird. In solchen Situationen bietet sich Polyglukose Icodextrin an, was auch nach längerer Verweilzeit noch eine Utrafiltrationen möglich macht. Icodextrin ist zwar nur für den einmal täglichen Einsatz zugelassen, eine Reihe von Studien belegen aber den gefahrlosen Einsatz auch zweimal täglich („off label use").

Die CAPD bietet sich für Patienten an, deren peritoneale Transporteigenschaften im PET-Test eher langsamer und zumindest nicht als hochpermeabel charakterisiert wurden.

Grundsätzlich sollte ein leeres Abdomen vermieden werden, um den kontinuierlichen Charakter der PD zu behalten und um nicht auf Dialyseleistung zu verzichten. Ferner sollte auf ein adäquates Füllvolumen geachtet werden.

Die Vorteile der CAPD sind:
- simpel, unabhängig von Geräten,
- variable Wechselzeiten,
- visuelle Kontrolle des Dialysates,
- kostengünstig,
- geringe Logistik,
- höhere Natriumelimination als bei APD.

APD

Bei der automatisierten Peritonealdialyse erfolgt die PD mithilfe eines Gerätes (Cycler, siehe Abbildung 1), das die Beutelein- und ausläufe automatisiert durchführt. Dies geschieht in der Regel während des Schlafs des Patienten über Nacht. Tagsüber sind meist keine weiteren Beutelwechsel erforderlich, so dass in entsprechenden Untersuchungen Lebensqualitätsvorteile der APD im Vergleich zur CAPD gesehen wurden. Zudem kann durch deutlich höhere Dialysatumsätze (bis zu 20 l/Tag) bei kürzerer Verweilzeit sowohl die Dialyseeffektivität als auch die Ultrafiltration gesteigert werden. So können auch anurische PD-Patienten, die mit der CAPD nicht mehr adäquat behandelt werden können, mit der APD weiter effektiv versorgt werden. Ferner ist der intraabdominelle Druck während der APD, die im Liegen erfolgt, geringer, was Vorteile für das Auftreten von Hernien und insbesondere bei Patienten mit polyzystischen Nieren hat. Aufgrund der kurzen Verweilzeiten sind Patienten mit einem langsamen peritonealen Transportverhalten („low transporter") nicht geeignet für die APD. Besonders geeignet sind Patienten mit höher permeablem Peritoneum. Die verschiedenen Therapieoptionen der APD sind ebenfalls in Grafik 1 dargestellt (CCPD, Tidal-PD, N-IPD [nächtlich intermittierende PD]). Als Standardtherapie der APD sollte die CCPD (kontinuierlich-zyklische PD) gelten. Als abdominelle Füllung während der langen Verweilzeit über den Tag ist besonders das Glukosepolymer Icodextrin geeignet, auch bei der APD sollte ein leeres Abdomen grundsätzlich vermieden werden.

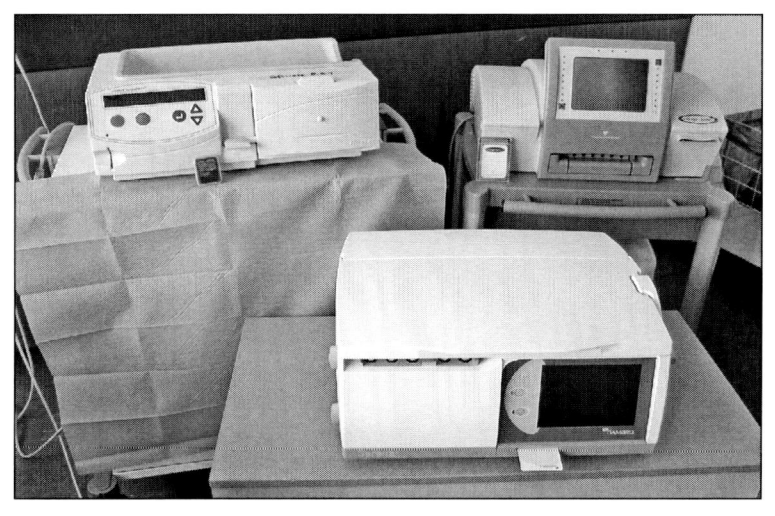

Abbildung 1
Verschiedene „Cycler" zur Durchführung der APD

Die Vorteile der APD sind zusammengefasst:
- Höhere Lebensqualität, Berufstätigkeit,
- Steigerung der Dialyseeffektivität,
- Steigerung der Ultrafiltration,
- Reduktion des intraperitonealen Druckes (besonders geeignet bei APDKD),
- Therapieüberwachung und -optimierung durch EDV-gestützte Therapieerfassung.

Zusammenfassung

Zusammenfassend spielen für die Auswahl der richtigen Therapiemodalität bei der Peritonealdialyse eine Vielzahl von Faktoren eine Rolle.

Ganz entscheidend ist der Wunsch des Patienten und dessen spezifische, individuelle Aspekte, die seine Lebensqualität definieren.

Es gilt bei möglichst uneingeschränkter Lebensqualität die Parameter der adäquaten Dialyse zu erfüllen (Kt/V, Ultrafiltration etc.). Neben der Wahl der Modalität ist die Wahl der richtigen PD-Lösung bedeutsam, um die genannten Ziele zu erreichen. Die Einschätzung der Nierenrestfunktion und des peritonealen Transportverhaltens im PET-Test ist wichtig für die Wahl und Ausgestaltung einer adäquaten PD-Therapie.

Grundsätzlich muss schon vor der Etablierung der PD entschieden werden, ob die PD eigenständig oder als assistierte PD (Familie, Pflegedienst) erfolgen muss.

Der Erfolg einer eingeleiteten PD-Therapie muss in jeder Hinsicht (Patientenzufriedenheit, Dialyseeffektivität, Ultrafiltration, Komplikationen etc.) regelmäßig überprüft werden. Eine Anpassung der Therapie (Füllvolumen, Verweilzeit, PD-Lösung, Dialysatumsatz) oder Änderung der Modalität (z.B. Wechsel von CAPD zur APD) ist jederzeit möglich. Sollte keine PD-Modalität zum Erreichen der genannten Ziele führen, muss ein Wechsel zur Hämodialyse erwogen werden.

PD: Prophylaxe und Therapie von Exit-Site-Infektionen und Peritonitis

Vedat Schwenger

Seit der ersten klinischen Anwendung der Peritonealdialyse 1923 durch Georg Ganter hat sich das Verfahren der kontinuierlich ambulanten Peritonealdialyse (CAPD) als qualitativ hochwertiges Verfahren in der Nierenersatztherapie etabliert. Ursprünglich war die Peritonealdialyse dem akuten Nierenversagen vorbehalten, da wiederholte Behandlung mit den damals gängigen Systemen häufig zu Peritonitiden führte. Nach der Entwicklung eines chronischen Kathetersystems aus Polyethylen (Doolan-Katheter) konnte Mitte der 1960er Jahre erstmals erfolgreich chronische Peritonealdialyse durchgeführt werden. Das Verfahren der kontinuierlichen ambulanten Peritonealdialyse, wie wir es heute kennen mit mehrfach täglichem Austausch von z.B. 4x 2 l wurde von Moncrief und Popovich weiterentwickelt und vorgestellt [1]. Der Wechsel erfolgte damals über einen implantierten Tenckhoff-Katheter mit 2 l Dialysatlösungen in Flaschen. Die bei diesen Verfahren häufig aufgetretenen Peritonitiden waren die Hauptursache für Therapieversagen, Hospitalisierung und Mortalität [2-4]. Die Peritonitisrate betrug 5-10/Behandlungsjahr/Patient [2]. Durch Materialweiterentwicklung, Entwicklung von flexiblen Dialysatbeuteln, Einführung des Y-Konnektions-Systems (somit geschlossenes System) und eines Mehrkammerbeutelsystems konnte die Peritonitisrate in den meisten Zentren zwar deutlich, z.T. auf unter 1/60 Behandlungsmonate/Patient, gesenkt werden [5-8], dennoch sind nach wie vor ca. 18% der infektionsassoziierten Mortalität den Peritonitiden zuzuschreiben. Hierbei beträgt die direkte Peritonitis-assoziierte Mortalität etwa 4% [9]. Die PD-assoziierte Peritonitis ist nach wie vor die Hauptursache für den Verfahrenswechsel von Peritonealdialyse auf Hämodialyse. Die internationalen Peritonitis-Leitlinien wurden erstmalig 1983, in Folge 1989, 1993, 1996, 2000, 2005 und zuletzt 2010 veröffentlicht [9]. Neben Therapiestandards für die Diagnostik und Therapie der Peritonitis kommen Maßnahmen und Leitlinien, die der Prävention der Peritonitis dienen, eine besondere Bedeutung zu. Aufgrund dieser Weiterentwicklungen und der niedrigen Peritonitisrate stellt die PD mittlerweile für viele Patienten mit chronischem Nieren-

versagen eine gute Therapiealternative zur Hämodialyse dar. Weltweit werden ca. 15% aller Dialysepatienten mit Peritonealdialyse behandelt. In Deutschland sind dies weniger als 5%.

Klinik

Exit-Site-Infekt

Bei Exit-Site-Infekten muss eine bakterielle Infektion nachgewiesen werden bzw. eine purulente Drainage aus dem Exit-Site nachzuvollziehen sein. Die alleinige Rötung des Exits kann durch mechanische Irritation verursacht sein und ist nicht gleichzusetzen mit einem Exit-Site-Infekt. Eine Tunnelinfektion geht für gewöhnlich mit einer Exit-Site-Infektion einher und ist klinisch oftmals nur durch sonographische Untersuchung zu erfassen. Insbesondere Staphylococcus aureus und Pseudomonas aeruginosa Exit-Infekte gehen häufig mit einer Tunnel-Infektion einher. Dies ist insbesondere problematisch, da dieser aufgrund der schwierigen Therapierbarkeit zu einer katheterassoziierten Peritonitis führen kann und oftmals eine Katheterentfernung notwendig ist. Zusätzlich zur lokalen Therapie ist eine orale antibiotische Therapie empfohlen. Die empirische Therapie des Exit-Infektes sollte unverzüglich eingeleitet werden und im Spektrum Staphylococcus aureus abdecken.

Peritonitis

Die PD-assoziierte Peritonitis ist von der Peritonitis im eigentlichen Sinne, d.h. z.B. einer Peritonitis nach Hohlorganperforation zu unterscheiden. Der klinische Verlauf ist aufgrund der regelmäßigen (therapeutischen) Spülungen und der gestörten adaptiven Immunantwort bei Urämie meist blande. Klinische Zeichen sind Abdominalschmerzen und Dialysattrübung (Abbildung 1), Fieber, Übelkeit, Erbrechen [10]. Die Patienten sind darauf hinzuweisen, dass bei unklaren Unterbauchschmerzen bzw. Dialysattrübung eine sofortige Vorstellung im Zentrum erfolgen sollte. Eine initiale antibiotische Therapie durch den Patienten muss vermieden werden, da die Keimgewinnung bei der PD-assoziierten Peritonitis von großer Bedeutung ist. Zu beachten ist ferner, dass z.T. trotz stärkerer Klinik eine verzögerte Reaktion der Entzündungswerte erfolgt, d.h. ein Anstieg des CRP-Wertes ist oftmals erst nach 24-36 Stunden zu beobachten. Jedes Peritonealdialyse-Zentrum sollte regelmäßig, d.h. mindestens jährlich eine Peritonitis-Rate als auch entsprechende Mikrobiologie dokumentieren bzw. überprüfen. Hierzu kann die Inzidenz der Pe-

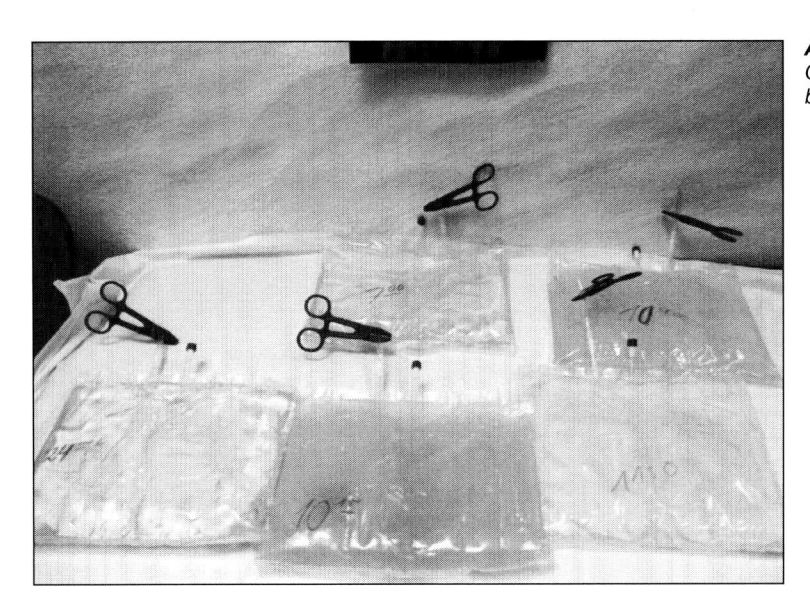

Abbildung 1
CAPD-Dialysatbeutel
bei Peritonitis

ritonitis-Fälle als örtliche Rate angegeben, d.h. z.B. 1/40 Behandlungsmonate oder als Episoden pro Jahr, alternativ auch Anzahl der Patienten, die in einer bestimmten Periode Peritonitis-frei sind.

Prävention

Der Schwerpunkt der PD-Peritonitis-Leitlinien orientiert sich mehr an Diagnostik und Therapie. Präventiven Maßnahmen kommt jedoch eine besondere Bedeutung zu, zumal gezeigt werden konnte, dass intensiviertes Training der Patienten die Peritonitisrate deutlich senken konnte [11]. Um lokale Besonderheiten wie z.B. Resistenzen, aber auch häufige Infektionswege und rezidivierende Peritoniden berücksichtigen und identifizieren zu können, müssen diese sorgfältig evaluiert werden. Trainingsmaßnahmen sollten hierauf gezielt abgestimmt werden und ggf. ein regelmäßiges Nachtraining erfolgen. Im Fokus der Bemühungen stehen hier sicherlich die Pflegekräfte. Die Qualität des Trainings und die Erfolge in der Prävention der Peritonitis sind eng mit der Pflege assoziiert. Zusätzlich spielt die prophylaktische Antibiotikagabe bei Katheterimplantation ebenso eine Rolle wie die regelmäßige und sorgfältige Exit-Pflege. Perioperativ sollte z.B. ein Cephalosporin, ggf. auch Vancomycin verabreicht werden. Zur Risikoreduktion katheterassoziierter Infektionen sollte ein abwärts gerichteter Katheter bevorzugt werden. Der Exit sollte trockengehalten werden. In den ersten 2-3 Wochen empfehlen wir den Patienten das Baden zu vermeiden. Duschen mit wasserfesten Klebeverbänden stellt hier eine gangbare Alternative für den Patienten dar. Zum mechanischen Schutz verwenden wir trockene Auflagen mit sterilen Kompressen. Die Exitpflege erfolgt mit steriler NaCl-Lösung. Wasserstoffperoxid oder Jodlösungen sollten vermieden werden, da sie zum Einen die Haut stark belasten oder zur Verfärbung führen können, was die Diagnostik von Exitinfektionen erschweren kann. In Zentren mit hoher Rate an Exitinfekten kann die prophylaktische Gabe von Mupirocin oder Gentamycin-Creme die Infektionsrate senken. Zu beachten ist, dass Mupirocin-Salbe die Struktur von polyurethanhaltigen Kathetern angreifen kann. Auf die Notwendigkeit der Behandlung einer nasalen bakteriellen Besiedelung sei bei der Therapie von Staphylokokken-Infekten verwiesen. Vor Interventionen wie z.B. Darmspiegelungen geben wir bei stationären Patienten prophylaktisch einmalig Cefotaxim i.v., bei ambulanten Patienten Amoxicillin per os. Der Bauch sollte vor Untersuchung entleert werden. In Zentren mit hoher Rate an transmembranösen Darmdurchwanderungsperitonitiden sollten Stuhlunregelmäßigkeiten wie Obstipation, die bei Dialysepatienten häufig vorliegen, berücksichtigt werden. Bei den häufig hypokaliämischen PD-Patienten kann die Darmmotilität ohne Hypokaliämieausgleich zusätzlich verlangsamt sein.

**Präventive Maßnahmen
zur Reduktion der Peritonitisrate**
1. Katheterimplantation im „Kompetenzzentrum". Prophylaktische Antibiotikagabe bei Katheterimplantation, z.B. Cefazolin, alternativ Vancomycin.
2. Nach abwärts gerichteter Katheter.
3. Adäquate Schulung des Personals und der Patienten (aseptische Technik, Mundschutz, inklusive Nachschulungen, spezifisches PD-Personal).
4. Baden erst wenn Exit komplett abgeheilt ist.
5. Exitpflege: trockener Exit, Entfernung von Krusten und einwachsenden Haaren, Vermeiden von Externa am Exit, mechanischer Schutz (steriler [?] Exitverband).
6. Durchführen des Zwischenstückwechsels durch Fachpersonal.
7. Adäquater und hygienisch sauberer Dialyseplatz.
8. Prophylaktische Antibiotikagabe bei Zwischenstückwechsel oder Diskonnektion des Systems durch z.B. Katheterverletzung.
9. Behandlung nasaler Staphylococcus aureus-Träger und Staphylokokken-Exitinfekte z.B. mit Mupirocin- oder Gentamycincreme [12-14].

10. Ursachenabklärung bei jeder Peritonitis.
11. Ggf. Darmregulation und Hypokaliämieausgleich.

Pathogenese und Infektionswege

Im Gegensatz zur chirurgischen oder spontan bakteriellen Peritonitis überwiegt die Anzahl der grampositiven Erreger [15]. Durch Verbesserung der PD-Systeme, insbesondere Einführung der geschlossenen PD-Systeme, ließ sich die Zahl der grampositiven Peritonitiden (überwiegend Staphylokokken) deutlich reduzieren.

a) Kontamination

Die Hauptquelle für PD-assoziierte Peritonitiden stellt die Kontamination [16] während des Beutelwechsels durch Handhabungsfehler oder z.B. durch kontaminierte Dialysatlösungen bei defekten Beuteln dar. Hierdurch bedingt liegen meist grampositive Erreger, insbesondere Staphylococcus epidermidis und Staphylococcus aureus vor. Seit Einführung des geschlossenen Y-Systems wurde die Rate der durch Kontamination bedingten Peritonitiden deutlich gesenkt, dies betrifft insbesondere die koagulasenegativen Staphylokokken [5, 6, 17, 18]. Die Besonderheit der Staphylokokkeninfektion ist die mögliche Adhärenz am PD-Katheter durch Biofilmbildung [17, 19-22]. Hierdurch werden häufig Rezidive und Tunnelinfekte verursacht. Eine Assoziation zwischen Nasenkeimbesiedelung mit Staphylococcus aureus und Katheter-Infektion bzw. PD-Peritonitis konnte gezeigt werden [23-27]. Mittels Phagentypisierung wurde nachgewiesen, dass die Staphylokokkenstämme der Nase mit den Exitisolaten übereinstimmen [23, 25]. Zu beachten ist, dass bis zu 50% der PD-Patienten nasale Staphylococcus aureus-Träger sind [23, 24]. Mehr als ⅔ aller Staphylococcus aureus-Peritonitiden wiederum sind mit Katheterinfekten assoziiert. Nasale Staphylococcus aureus-Träger haben ein 2- bis 6-fach höheres Risiko, eine Staphylococcus aureus-Peritonitis zu erleiden [25-27]. In einer prospektiven Studie konnte die Wirksamkeit einer Sanierung der nasalen Kontamination mit Staphylococcus aureus auf die Peritonitisrate gezeigt werden [12]. Um Risikopatienten zu erfassen bzw. eine sinnvolle Prävention zu betreiben, sollten Nasenabstriche von Personal und Patienten durchgeführt werden. Nasale Besiedelungen mit Staphylococcus aureus sollten aus den genannten Gründen behandelt werden. Zu berücksichtigen ist nach erfolgreicher Dekontamination die mögliche rasche Wiederbesiedelung der Nasenschleimhaut. Eine periodische Behandlung oder zusätzliche orale Antibiotikatherapie kann hier notwendig sein.

b) Katheterassoziierter Infektionsweg

Mind. 20% der PD-Peritonitiden sind PD-Katheter-assoziiert [28, 29]. Begünstigend hierfür sind Exit- und Tunnelinfekte des PD-Katheters, über den die Ausbreitung erfolgen kann. In prospektiven Untersuchungen konnte gezeigt werden, dass Exitinfekte und Kathetertunnelinfekte zur erhöhten Peritonitisrate führten (20). Die häufigste Ursache von Exitinfekten sind Staphylococcus aureus und Staph. epidermidis sowie Pseudomonas aeruginosa, wohingegen Tunnelinfekte am häufigsten durch Staphylococcus aureus- bzw. Pseudomonas bedingt sind [29-31]. Eine Exitbehandlung bei Exitinfekt mit Staphylococcus aureus und mit geringer Umgebungsreaktion kann mit Mupirocinsalbe erfolgen [32, 33], bei ausgeprägter Umgebungsentzündung therapieren wir oral mit Clindamycin oder Levofloxacin. Staphylococcus epidermidis verursacht zwar häufig Exitinfekte, führt jedoch seltener zu Tunnelinfekten [29-31]. Während Exitinfekte mit Staphylococcus epidermidis sich in der Regel gut behandeln lassen, sind mit Tunnelinfekten einhergehende Peritonitiden oftmals für eine antibiotische Therapie refraktär. Ein Tunnelinfekt bei PD-Peritonitis bedarf daher häufig eines Wechsel des PD-Katheters [31] bzw. eines Wechsels des Therapieverfahrens auf z.B. Hämodialyse. Bei Vorliegen einer Peritonitis und Exitinfekts mit Staphylococcus aureus oder Pseudomonas ist ebenfalls aufgrund der Biofilmbildung und Rezidivneigung häufig ein Katheterwechsel notwendig [31]. Katheterinfektionen können durch Biofilmbildung zur relapsing Peritonitis mit demselben Mikroorganismus innerhalb von 4 Wochen führen [15, 31]. Bei Katheterinfektion mit Pseudomonas wird in unserem Zentrum der PD-Katheter wegen der schlechten Sanierbarkeit und der mit Pseudomonas assoziierten hohen Morbidität umgehend entfernt. Es existieren Einzelberichte einer erfolgreichen Sanierung eines Katheterinfektes mit Pseudomonas. Aufgrund des wohl eher ungewohnten Vorgehens und des eher seltenen Therapieerfolges wurden diese vermutlich publiziert [34].

c) Gastrointestinaler Infektionsweg

Bei Vorliegen einer gramnegativen Peritonitis oder Infektion mit Anerobiern muss eine gastrointestinale Genese ausgeschlossen werden. Hier spielt insbesondere die Hohlorganperforation (z.B. Divertikelperforation) eine große Rolle [35]. Gramnegative Peritonitiden durch Einzelkeime (z.B. E. coli) können natürlich auch durch Kontamination bedingt sein. Bei Vorliegen einer gramnegativen Mischflora muss auch ohne eindeutigen Focus eine Hohlorganperforation ausgeschlossen werden. Die antibiotische Therapie der Wahl ist Metronidazol (oral) in Kombination mit Ampicillin und Ceftazidim oder einem Aminoglycosid (alle i.p.). Aminoglycoside und Penicilline sollten wegen Inkompatibilität nicht in einen Beutel gegeben werden. Nach Katheterentfernung können die Antibiotika auf i.v.-Gabe umgestellt werden. Eine endoskopische Abklärung des Darmes vor PD-Beginn kann sinnvoll sein, hilft jedoch nicht das Risiko von Hohlorganperforationen zu reduzieren.

d) Sonstige
Sonstige Peritonitiden können z.B. durch hämatogene Streuung nach invasiven Prozeduren entstehen, stellen jedoch eine absolute Seltenheit dar.

Diagnose

Kriterien für das Vorliegen einer PD-Peritonitis sind [2, 36]:
– Abdominalschmerzen,
– trübes Dialysat,
– mehr als 100 Leukozyten/µl Dialysat (> 50% PMNs),
– positive Dialysatkulturen.

Gramfärbung
Bei Vorliegen eines trüben Dialysates sollte vor Beginn der antibiotischen Therapie aus dem Dialysatzentrifugat eine Gramfärbung durchgeführt werden. Bis zum Vorliegen des Antibiogramms wird die empirische antibiotische Therapie durchgeführt. Oftmals werden der hohe Aufwand der Gramfärbung und die hohe Quote negativer Ergebnisse kritisiert. Dennoch kann sie zur Festlegung der antibiotischen Therapie sehr hilfreich sein, zumal frühzeitig Pilzinfektionen diagnostiziert werden können (langsames Wachstum in der Blutkultur). Da gelegentlich bakterielle Mischinfektionen vorliegen, ist die Kombination der initialen Gramfärbung mit der Dialysatkultur notwendig.

Bakteriologische Abstriche
Nasen- und Exitabstriche sollten bei Vorliegen einer PD-Peritonitis zur Identifizierung von Staphylokokkenträgern erfolgen, eine Sanierung z.B. mit Mupirocinsalbe ist hier indiziert. Die Peritonitisrate kann durch prophylaktische Staphylokokken-Sanierung reduziert werden [12, 37].

Dialysatkulturen

Bei Vorliegen eines trüben Dialysats sollte die Diagnostik (u.a. Kulturen und quantitatives Dialysatsediment) möglichst aus dem ersten trüben Beutel durchgeführt werden. Bei Vorliegen von mehr als 100 Leukozyten/µl liegt eine infektiöse Peritonitis vor. Zu beachten ist hier die eosinophile Peritonitis durch Reaktion auf Fremdmaterialien des PD-Katheters oder des Systems [37]. Diese tritt häufig in der Frühphase nach Initiierung der PD auf. Eine Giemsafärbung bestätigt die Verdachtsdiagnose. Bei eosinophiler Peritonitis ist eine antibiotische Therapie nicht notwendig, ggf. sind Steroide und/oder Antihistaminika indiziert. Da in der Zählkammer nur die Gesamtanzahl der Leukozyten erfasst wird, wird empfohlen die Anzahl der polymorph nukleären Neutrophilen (PMN) anzugeben. Eine Rate von mindestens 50% PMNs ist sensitiver für die infektiöse Peritonitis als die Gesamtanzahl der Leukozyten. Extrem getrübtem Dialysat kann 1.000 I.E. Heparin zur Prophylaxe der Fibrinbildung hinzugefügt werden. Bei Direktversand von nativem Dialysat genügen in der Regel 20-30 ml. Werden Blutkulturflaschen bevorzugt, sollten sowohl anaerobe als auch aerobe Dialysat- und Blutkulturen vor antibiotischer Therapie angelegt werden (10 ml Dialysat). Leider erbringt die Dialysatkultur nicht immer positive Ergebnisse, jedoch sollte die Rate negativer Ergebnisse bei weniger als 20% liegen. Die vorherige Zentrifugation von 50 ml Dialysat bei ca. 3.000 g und die Resuspension des Sedimentes mit steriler NaCl-Lösung kann die Anzahl negativer Ergebnisse weiter reduzieren. Bei Versand innerhalb von 48 Std. sollte die Bebrütung in einem Inkubator unterlassen werden, da die Auswertung der Blutkulturflaschen in der Regel vollautomatisiert erfolgt und die Erfassung der Dichteänderung einer vorbebrüteten Flasche erschwert ist und falsch negative Ergebnisse erbringen kann. Bei verzögertem Versand sollte die Kulturflasche vorinkubiert werden, dies muss dem Labor jedoch mitgeteilt werden. Die vorherige Absprache mit dem Diagnostiklabor

Tabelle 1
Differentialdiagnose der Dialysattrübung

infektiöse Peritonitis (polymorphnukleäre Leukozyten)
eosinophile und aseptische (z.B. Endotoxine) Peritonitis
chylöser Aszites
Hämorrhagie: Menstruation, Ovulation, Blutung durch Zystenruptur (Niere, Ovar)
Peritonealcarcinose
Pankreatitis

ist absolut erforderlich. Nach Vorliegen eines Antibiogramms sollte die antibiotische Therapie entsprechend adaptiert werden. Der standardisierten Probenbearbeitung kommt bei der hohen Rate der kulturnegativen Befunde eine besondere Rolle zu. Jedes Zentrum sollte seine Standards entsprechend mit der Mikrobiologie absprechen und überprüfen (Tabelle 1).

Labor
Blutbild, Infektwerte sowie Pankreaswerte und Transaminasen sollten zum Ausschluss einer anderen Genese des akuten Abdomens erfolgen. Zu beachten ist, dass z.B. CRP bei der PD-Peritonitis verzögert ansteigen kann.

Bei septischen Patienten sind zusätzliche Blutkulturen zu empfehlen, bei unkomplizierten Peritonitiden kann hierauf verzichtet werden.

Tunnelsonographie
PD-assoziierte Peritonitiden mit Kathetertunnelinfekt sind häufig durch Staphylococcus aureus oder Pseudomonas bedingt. Die Tunnelsonographie stellt ein einfaches und hilfreiches diagnostisches Mittel dar, um Katheterinfekte zu identifizieren. Bei Vorliegen eines Katheterinfektes (s. Abbildung 2) ist oftmals aufgrund der hohen Rezidivrate eine Katheterexplantation notwendig.

Röntgen-Abdomen-Übersicht im Stehen
Zum Nachweis von freier abdominaler Luft, z.B. bei Hohlorganperforation, sollte ein Röntgen-Abdomen im Stehen durchgeführt

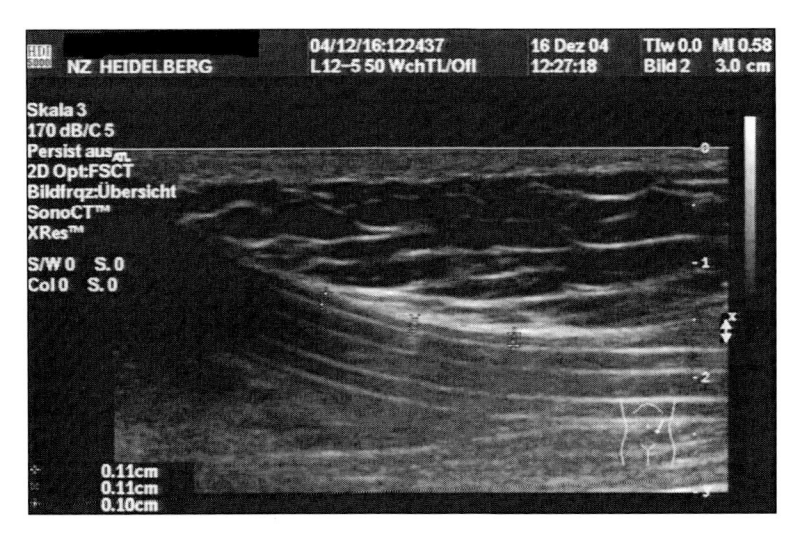

Abbildung 2
Sonographischer Nachweis eines PD-Kathetertunnelinfektes

werden. Bei gramnegativer Peritonitis und freier Luft im Abdomen ist die chirurgische Vorstellung obligat. Bedingt durch den Dialysatwechsel können kleinere Mengen freier Luft auch ohne Hohlorganperforation sichtbar sein.

Diagnostik unter laufender Therapie

Tägliches Dialysatsediment, ggf. Therapieanpassung der antibiotischen Therapie bei therapierefraktärer Peritonitis nach 72 Stunden.

Seltene Fälle einer PD-assoziierten Peritonitis müssen berücksichtigt werden, z.B. Leckage des PD-Systems bedingt durch Produktionsfehler oder unsachgemäße Handhabung und konsekutive Kontamination, Endotoxin-verunreinigte Beutel oder Medikamenten-assoziierte Peritonitiden [38-40].

Therapie

Jedes Peritonealdialyse-Zentrum sollte seine Therapieprotokolle an die lokalen Gegebenheiten, insbesondere an die häufigsten Infektionen und Resistenzen anpassen und bei jeder Infektion den Infektionsweg/-ursache klären. Nach Abnahme der Dialysatkulturen und Durchführung der Gramfärbungen sollte umgehend mit der antibiotischen Therapie begonnen werden. Das Konzept der schnellen Beutelwechsel (PD-Lavage) wurde zwischenzeitlich verlassen, da sich gezeigt hat, dass diese ohne Vorteil sind [41, 42]. Vielmehr scheint durch Lavage die zelluläre und humorale Infektabwehr infolge der Ausspülung von Makrophagen und Leukozyten beeinträchtigt. Bei starken Schmerzen kann ein schneller Beutelwechsel jedoch die Symptome lindern. Darüber hinaus sollte eine adäquate Schmerztherapie nicht vernachlässigt werden (z.B. Tramadol oder Metamizol i.v.).

Empirische Therapie

Gemäß den Leitlinien der ISPD 2010 [9] wird bei PD-Peritonitis initial bei grampositiven Keimen eine empirische Therapie mit Vancomycin oder einem Cephalosporin durchgeführt. Bei gramnegativen Keimen sollte die Therapie mit einem Drittklasse Cephalosporin oder einem Aminoglykosid erfolgen. Zu berücksichtigen ist hier, dass die lokalen Zentrumsgegebenheiten bzw. Erregerspezifika (Resistenzen) berücksichtigt werden. Die intraperitoneale Applikation der Antibiotika sollte der i.v.-Antibiose vorgezogen werden. Die intermittierende und kontinuierliche Gabe der Antibiotika unterscheiden sich hinsichtlich ihrer klinischen Effektivität nur unwesentlich. Für die Dosierung ist die renale Restfunktion zu berücksichtigen.

Aufgrund des beobachteten Anstiegs Vancomycin-resistenter Mikroorganismen ist zu diskutieren, inwieweit Vancomycin als empirische Therapie zurückhaltend eingesetzt werden kann. Erschwerend kommt hinzu, dass Vancomycin-Resistenz in der Regel auch mit Resistenz gegenüber anderen Antibiotika, u.a. Penicillinen und auch Aminoglycosiden assoziiert ist. Allerdings kann allein aufgrund der bestehenden Resistenzen der Einsatz von Vancomycin notwendig sein. Ähnlich verhält es sich mit den Quinolonen. Sie sollten aufgrund der Resistenzentwicklung ebenfalls als empirische Therapie vermieden werden.

Bei blandem Verlauf kann die Therapie der PD-assoziierten Peritonitis ambulant durchgeführt werden. Zu berücksichtigen ist allerdings, dass aufgrund der regelmäßigen Spülungen auch klinisch blande Verläufe z.B. bei einer Hohlorganperforation möglich sind. Zudem besteht das Risiko eines Therapieversagens, daher sollte die initiale Therapie unter engmaschiger ambulanter Kontrolle oder unter stationären Bedingungen erfolgen. Die Vorbefüllung der PD-Beutel mit Antibiotika kann hier z.B. eine Möglichkeit sein, die ambulante Therapie sorgfältig durchzuführen. Zumindest für einige Tage ist hierbei die antibiotische Stabilität bei Raumtemperatur gewährleistet [43]. Die Behandlungsdauer sollte mind. 14 Tage betragen, je nach Erregerspektrum auch deutlich länger. Handelt es sich um eine therapierefraktäre Peritonitis oder aber Peritonitis mit negativen Dialysatkulturen, muss nach 72 bis 96 Stunden eine Reevaluation bzw. Untersuchung auf Pilzinfektion erfolgen [43, 44]. Eine Katheterentfernung ist zu erwägen und sollte nach spätestens 5 Tagen refraktärer Therapie veranlasst werden.

Peritonitis bei APD-Patienten

Generell ist die Peritonitisrate bei APD aufgrund der geringeren Konnektionshäufigkeit niedriger als bei CAPD [45]. Das Erregerspektrum entspricht dem der PD-Patienten und die antibiotische Therapie wird gemäß den Richtlinien zur PD-Peritonitis durchgeführt. Obwohl hierfür keine Evidenzen bestehen, wird oftmals bei Vorliegen einer Peritonitis bei APD-Patienten aus pragmatischen Gründen auf CAPD umgesetzt. Hierfür spricht, dass durch den schnellen Dialysataustausch die Gefahr einer antibiotischen Unterdosierung besteht. Bei intermittierender Gabe von Antibiotika sollten diese in den Nachtbeutel gegeben werden, so dass eine Verweilzeit von mind. 6 Stunden gewährleistet ist. Exakte pharmakokinetische Studien für APD-Patienten liegen jedoch nur wenige vor.

Therapieversagen

Bei Persistieren der Symptome ist nach 72 Stunden eine Reevaluation der Situation zu empfehlen [44]. Hier ist ggf. auch eine erneute Abklärung einer Hohlorganperforation zu berücksichtigen, bzw. eine gynäkologische Ursache des Infektes oder eine Pilzinfektion auszuschließen. Obligat ist, insbesondere bei Nachweis von Staphylococcus aureus oder Pseudomonas im Exitabstrich oder in der Blut- oder Dialysatkultur, eine Tunnelsonographie zum Nachweis eines möglichen Tunnelinfektes. Bei unklaren Fällen kann eine CT-Untersuchung zum Ausschluss eines intraabdominalen Abszesses hilfreich sein. Je nach Art und Resistenz des Keimes kann ggf. Vancomycin oder Rifampicin hinzugefügt werden. Bei fehlendem Therapieansprechen sollte eine Katheterentfernung nach 96 Stunden erfolgen. In unserem Zentrum wird z.B. bei Vorliegen einer Pseudomonas- oder einer Pilzinfektion umgehend eine Katheterentfernung durchgeführt.

Rezidivierende („relapsing") Peritonitis

Oftmals liegt hier eine Katheterinfektion vor [46]. Als „relapsing" Peritonitis wird eine erneute Peritonitis innerhalb von 4 Wochen nach Beendigung der antibiotischen Therapie mit demselben Mikroorganismus bezeichnet. Ein erneuter antibiotischer Versuch nach Vorlage des Antibiogramms kann erfolgen. Meist ist hier aber die Katheterentfernung notwendig. Als rekurrierende Peritonitis wird eine erneute Peritonitis innerhalb von 4 Wochen nach Beendigung der Therapie, jedoch mit einem anderen Keim als Ursache der Peritonitis bezeichnet. Bei Vorliegen von sterilen Kulturen geht man von einer „relapsing" Peritonitis aus.

Sklerosierende Peritonitis

Die sklerosierende Peritonitis (enkapsulierende peritoneale Sklerose – EPS) ist ein seltenes (Inzidenz ca. 0,5-1%), jedoch bedrohliches Ereignis. Sie geht mit schwerer peritonealer Fibrose und mit raschem Ultrafiltrationsversagen einher. Die Genese ist letztendlich nicht geklärt, sie scheint mit rezidivierender Peritonitis, langer Dialysezeit und Unterdialyse vergesellschaftet zu sein [47, 48].

Katheterneuimplantation

Bei Katheterinfektion liegen keine Daten zum optimalen Zeitintervall zwischen Katheterexplantation und Katheterneuimplantation vor. Einzelberichte zeigen, dass eine zeitgleiche Katheterimplantation und Explantation des vorherigen Katheters möglich ist. Dies sollte bei Pseudomonas- oder Pilzinfektionen vermieden werden.

Eine Reimplantation in unserem Zentrum erfolgt in der Regel ca. 2-4 Wochen nach Katheterentfernung.

Konsequenzen der Peritonitis

70 bis 90% der Peritonitiden sprechen auf die antibiotische Therapie an. Begünstigend ist hier das Fehlen eines Exitinfektes oder eines Tunnelinfektes. Abszedierung bei Vorliegen einer Peritonitis ist selten. Die PD-Katheterentfernung bedingt einen Verfahrenswechsel, insofern kann ein zu PD-Beginn angelegter Dialyseshunt in dieser Situation hilfreich sein. Aufgrund der niedrigen Peritonitisrate, insbesondere der niedrigen Rate komplizierter Peritonitiden, die eine Katheterentfernung nach sich ziehen, erfolgt in unserem Zentrum eine vorherige Shuntanlage nur in Ausnahmefällen.

Peritonitiden ziehen morphologische Veränderungen des Peritoneums nach sich. Von Bedeutung ist die submesotheliale Fibrosierung, die im weiteren Verlauf mit Dialysatversagen und Ultrafiltratversagen einhergeht.

Schlussfolgerung

Mit der Peritonealdialyse steht dem Patienten heute eine gute Alternative zur intermittierenden Hämodialyse zur Verfügung, von dem insbesondere Patienten auf der Warteliste zur Nierentransplantation profitieren [49]. Durch Verbesserung der Materialien, Technik und Ausbau von Kompetenzzentren konnte die Peritonitis- und Komplikationsrate deutlich gesenkt werden.

Literatur

1. Popovich R.P., Moncrief J.W., Nolph K.D. et al. (1978). Continuous ambulatory peritoneal dialysis. *Ann Intern Med 88:* 449-456.
2. Rubin J., Rogers W.A., Taylor H.M. et al. (1980). Peritonitis during continuous ambulatory peritoneal dialysis. *Ann Intern Med 92:* 7-13.
3. Fried L.F., Bernardini J., Johnston J.R. & Piraino B. (1996). Peritonitis influences mortality in peritoneal dialysis patients. *J Am Soc Nephrol 7:* 2176-2182.
4. Canada-USA (CANUSA) Peritoneal Dialysis Study Group (1996). Adequacy of dialysis and nutrition in continuous peritoneal dialysis: association with clinical outcomes. *J Am Soc Nephrol 7:* 198-207.

5. Holley J.L., Bernardini J., Piraino B. (1994). Infecting organisms in continuous ambulatory peritoneal dialysis patients on the Y-set. *Am J Kidney Dis 23:* 569-573.
6. Bonnardeaux A., Ouimet D., Galarneau A. et al. (1992). Peritonitis in continuous ambulatory peritoneal dialysis: impact of a compulsory switch from a standard to a Y-connector system in a single North American Center. *Am J Kidney Dis 19:* 364-370.
7. Straka P., Kubey W., Luneburg P. et al. (1995). The "flush" procedure of twin bag systems. *Perit Dial Int 15:* 390-392.
8. Vas S,. Oreopoulos D.G. (2001). Infections in patients undergoing peritoneal dialysis. *Infect Dis Clin North Am 15:* 743-774.
9. Li P.K., Szeto C.C., Piraino B. et al. (2010). Peritoneal dialysis-related infections recommendations: 2010 update. *Perit Dial Int 30:* 393-423.
10. Swartz R.D. (1988). Peritonitis complicating continuous ambulatory peritoneal dialysis. *Compr Ther 14:* 24-30.
11. Hall G., Bogan A., Dreis S. et al. (2004). New directions in peritoneal dialysis patient training. *Nephrol Nurs J 31:* 149-154, 159-163.
12. Swartz R., Messana.J, Starmann B. et al. (1991). Preventing Staphylococcus aureus infection during chronic peritoneal dialysis. *J Am Soc Nephrol 2:* 1085-1091.
13. Gokal R. (2000). Peritoneal dialysis. Prevention and control of infection. *Drugs Aging 17:* 269-282.
14. Luzar M.A. (1992). Peritonitis prevention in continuous ambulatory peritoneal dialysis. *Nephrologie 13:* 171-177.
15. Finkelstein E.S., Jekel J., Troidle L. et al. (2002). Patterns of infection in patients maintained on long-term peritoneal dialysis therapy with multiple episodes of peritonitis. *Am J Kidney Dis 39:* 1278-1286.
16. Rubin J., McElroy R. (1989). Peritonitis secondary to dialysis tubing contamination among patients undergoing continuous ambulatory peritoneal dialysis. *Am J Kidney Dis 14:* 92-95.
17. Dasgupta M.K., Larabie M., Lam K. et al. (1990). Growth of bacterial biofilms on Tenckhoff catheter discs in vitro after simulated touch contamination of the Y-connecting set in continuous ambulatory peritoneal dialysis. *Am J Nephrol 10:* 353-358.
18. Canadian CAPD Clinical Trials Group (1989). Peritonitis in continuous ambulatory peritoneal dialysis (CAPD): a multi-centre randomized clinical trial comparing the Y connector disinfectant system to standard systems. *Perit Dial Int 9:* 159-163.
19. Gorman S.P., Adair C.G., Mawhinney W.M. (1994). Incidence and nature of peritoneal catheter biofilm determined by electron and confocal laser scanning microscopy. *Epidemiol Infec 112:* 551-559.

20. Read R.R., Eberwein P., Dasgupta M.K. et al. (1989). Peritonitis in peritoneal dialysis: bacterial colonization by biofilm spread along the catheter surface. *Kidney Int 35:* 614-621.
21. Swartz R., Messana J., Holmes C. & Williams J. (1991). Biofilm formation on peritoneal catheters does not require the presence of infection. *ASAIO Trans 37:* 626-634.
22. Giangrande A., Allaria P., Torpia R. et al. (1993). Ultrastructure analysis of Tenckhoff chronic peritoneal catheters used in continuous ambulatory peritoneal dialysis patients. *Perit Dial Int 13, Suppl 2:* S133-135.
23. Sewell C.M., Clarridge J., Lacke C. et al. (1982). Staphylococcal nasal carriage and subsequent infection in peritoneal dialysis patients. *JAMA 248:* 1493-1495.
24. Luzar M.A., Coles G.A., Faller B. et al. (1990). Staphylococcus aureus nasal carriage and infection in patients on continuous ambulatory peritoneal dialysis. *N Engl J Med 322:* 505-509.
25. Davies S.J., Ogg C.S., Cameron J.S. et al. (1989). Staphylococcus aureus nasal carriage, exit-site infection and catheter loss in patients treated with continuous ambulatory peritoneal dialysis (CAPD). *Perit Dial Int 9:* 61-64.
26. Piraino B., Perlmutter J.A., Holley J.L. & Bernardini J. (1993). Staphylococcus aureus peritonitis is associated with Staphylococcus aureus nasal carriage in peritoneal dialysis patients. *Perit Dial Int 13, Suppl 2:* S332-334.
27. Wanten G.J., van Oost P., Schneeberger P.M. & Koolen M.I. (1996). Nasal carriage and peritonitis by Staphylococcus aureus in patients on continuous ambulatory peritoneal dialysis: a prospective study. *Perit Dial Int 16:* 352-356.
28. Golper T.A., Brier M.E., Bunke M. et al. (1996). Risk factors for peritonitis in long-term peritoneal dialysis: the Network 9 peritonitis and catheter survival studies. Academic Subcommittee of the Steering Committee of the Network 9 Peritonitis and Catheter Survival Studies. *Am J Kidney Dis 28:* 428-436.
29. Gupta B., Bernardini J., Piraino B. (1996). Peritonitis associated with exit site and tunnel infections. *Am J Kidney Dis 28:* 415-419.
30. Scalamogna A., Castelnovo C., de Vecchi A. & Ponticelli C. (1991). Exit-site and tunnel infections in continuous ambulatory peritoneal dialysis patients. *Am J Kidney Dis 18:* 674-677.
31. Bayston R., Andrews M,. Rigg K. & Shelton A. (1999). Recurrent infection and catheter loss in patients on continuous ambulatory peritoneal dialysis. *Perit Dial Int 19:* 550-555.
32. Bernardini J., Piraino B., Holley J. et al. (1996). A randomized trial of Staphylococcus aureus prophylaxis in peritoneal dialysis patients:

mupirocin calcium ointment 2% applied to the exit site versus cyclic oral rifampin. *Am J Kidney Dis 27:* 695-700.

33. Casey M., Taylor J., Clinard P. et al. (2000). Application of mupirocin cream at the catheter exit site reduces exit-site infections and peritonitis in peritoneal dialysis patients. *Perit Dial Int 20:* 566-568.

34. Nguyen V., Swartz R.D., Reynolds J. et al. (1987). Successful treatment of Pseudomonas peritonitis during continuous ambulatory peritoneal dialysis. *Am J Nephrol 7:* 38-43.

35. Low D.E., Vas S.I., Oreopoulos D.G. et al. (1980). Prophylactic cephalexin ineffective in chronic ambulatory peritoneal dialysis. *Lancet 2:* 753-754.

36. Tranaeus A., Heimburger O., Lindholm B. (1989). Peritonitis in continuous ambulatory peritoneal dialysis (CAPD): diagnostic findings, therapeutic outcome and complications. *Perit Dial Int 9:* 179-190.

37. Gokal R., Ramos J.M., Ward M.K. & Kerr D.N. (1981). "Eosinophilic" peritonitis in continuous ambulatory peritoneal dialysis (CAPD). *Clin Nephrol 15:* 328-330.

38. Williams P.F., Foggensteiner L. (2002). Sterile/allergic peritonitis with icodextrin in CAPD patients. *Perit Dial Int 22:* 89-90.

39. Tintillier M., Pochet J.M., Christophe J.L. et al. (2002). Transient sterile chemical peritonitis with icodextrin: clinical presentation, prevalence, and literature review. *Perit Dial Int 22:* 534-537.

40. Wang A.Y., Li P.K., Lai K.N. (1996). Comparison of intraperitoneal administration of two preparations of vancomycin in causing chemical peritonitis. *Perit Dial Int 16:* 172-174.

41. De Groc F., Rottembourg J., Jacq D. et al. (1983). Peritonitis during continuous ambulatory peritoneal dialysis. Lavage treatment or not? A prospective study. *Nephrologie 4:* 24-27.

42. Ejlersen E., Brandi L., Lokkegaard H. et al. (1991). Is initial (24 hours) lavage necessary in treatment of CAPD peritonitis? *Perit Dial Int 11:* 38-42.

43. Piraino B., Bailie G.R., Bernardini J. et al. (2005). Peritoneal dialysis-related infections recommendations: 2005 update. *Perit Dial Int 25:* 107-131.

44. Keane W.F., Bailie G.R., Boeschoten E. et al. (2000). Adult peritoneal dialysis-related peritonitis treatment recommendations: 2000 update. *Perit Dial Int 20:* 396-411.

45. Yishak A., Bernardini J., Fried L. & Piraino B. (2001). The outcome of peritonitis in patients on automated peritoneal dialysis. *Adv Perit Dial 17:* 205-208.

46. Tzamaloukas A.H., Hartshorne M.F., Gibel L.J. & Murata G.H. (1993). Persistence of positive dialysate cultures after apparent cure of CAPD peritonitis. *Adv Perit Dial 9:* 198-201.

47. Honda K., Nitta K., Horita S. et al. (2003). Histologic criteria for diagnosing encapsulating peritoneal sclerosis in continuous ambulatory peritoneal dialysis patients. *Adv Perit Dial 19:* 169-175.
48. Kawaguchi Y., Kawanishi H., Mujais S. et al. (2000). Encapsulating peritoneal sclerosis: definition, etiology, diagnosis, and treatment. International Society for Peritoneal Dialysis Ad Hoc Committee on Ultrafiltration Management in Peritoneal Dialysis. *Perit Dial Int 20, Suppl 4:* S43-55.
49. van Biesen W., Vanholder R.C., Veys N. et al. (2000). An evaluation of an integrative care approach for end-stage renal disease patients. *J Am Soc Nephrol 11:* 116-125.

Säure-Basen-Haushalt, Elektrolytstörungen, Akutes Nierenversagen

Kaliumstoffwechsel

Ralph Kettritz

Der extrazelluläre Kaliumspiegel wird aufgrund seines erheblichen Einflusses auf die transmembranen Spannungspotentiale eng reguliert. Störungen im Kaliumhaushalt führen zu Fehlfunktionen an Skelettmuskelzellen, glatten Muskelzellen, Myokardzellen und neuronalen Zellen. Mehr als 98% des Kaliums im Körper befinden sich innerhalb der Zellen. Die tägliche Kaliumzufuhr entspricht etwa 50-100 mmol. Das nicht proteingebundene Kalium wird vom Glomerulus filtriert und im proximalen Tubulus vollständig rückresorbiert. Die Ausscheidung über die Niere findet im distalen Tubulus und im Sammelrohr statt und ist an diesen Stellen auf die Lieferung von Natrium angewiesen. Die renale Kaliumausscheidung wird durch Aldosteron, Urinflussgeschwindigkeit, distale Natriumzufuhr, Säure-Basenhaushalt und den intrazellulären Kaliumspiegel reguliert. Das Verständnis der Funktion von Hauptzellen ist in diesem Zusammenhang wichtig (Abbildung 1).

Das intrazelluläre Kaliumgleichgewicht wird durch die Wirkung von Insulin, Katecholamine, Säure-Basenhaushalt, extrazelluläre Osmolarität und Zellintegrität bestimmt. Verschiedene Mechanismen sind für die Kaliumaufnahme in die Zelle verantwortlich. Die Kenntnis dieser Faktoren erlaubt es die Maßnahmen abzuleiten, die eingesetzt wer-

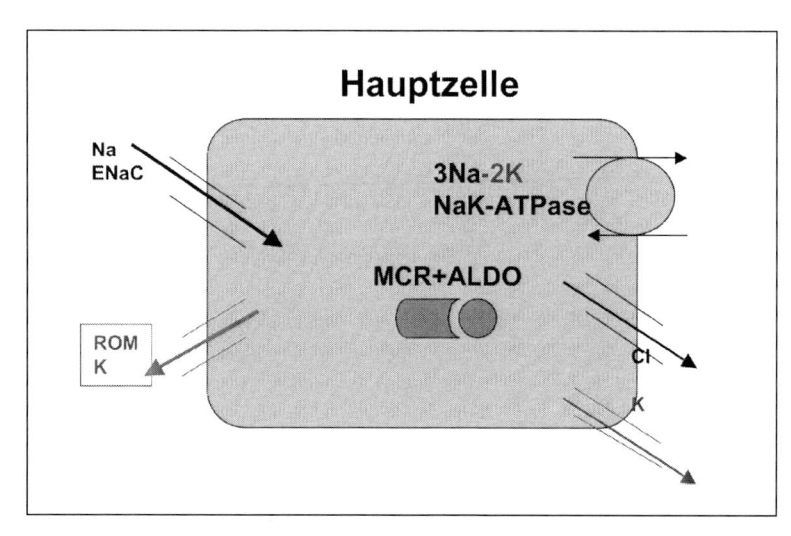

Abbildung 1
Die Expression und Funktion des epithelialen Na-Kanals (ENaC), des ROMK und der Na/K ATPase werden durch den intrazellulären Mineralokortikoidrezeptor kontrolliert. Somit ist Aldosteron zentral für die Kaliumausscheidung

Abbildung 2
Determinanten der Kaliumverteilung zwischen intra- und extrazellulärem Kompartment

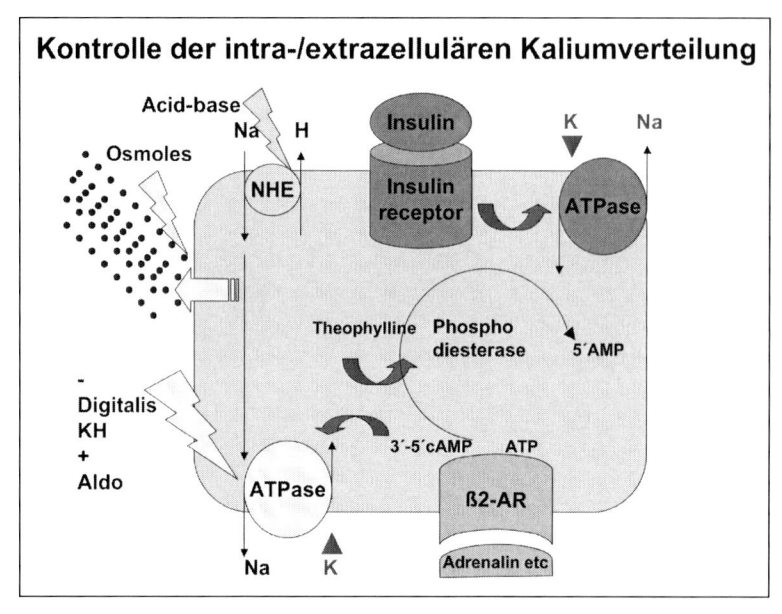

Kontrolle der intra-/extrazellulären Kaliumverteilung

den können, um eine Hyperkaliämie zu behandeln. Die Mechanismen sind in Abbildung 2 zusammengefasst.

Hypokaliämie

Hypokaliäme (K < 3,5 mmol/l) kann durch Kaliumverluste oder Kaliumverschiebungen stattfinden, jedoch selten aufgrund einer diätetisch reduzierten Zufuhr. Die häufigsten Ursachen sind gastrointestinale Verluste durch Durchfall oder Erbrechen und renale Verluste aufgrund von Diuretika. Beim Erbrechen erfolgen die Kaliumverluste überwiegend über die Niere und sind nicht direkt auf den Verlust von Kalium über die Magenflüssigkeit zurückzuführen. Seltene Ursachen einer Hypokaliämie sind der primäre Aldosteronismus, Morbus Bartter, Morbus Gitelman und die periodische Paralyse. Eine Hypokaliämie kann einen Ileus, Muskelkrämpfe, Rhabdomyolyse und kardiale Arrhythmien auslösen. Im EKG sind U-Wellen, flache oder invertierte T-Wellen und eine verlängerte QT-Zeit zu erkennen. Hypokaliämie reduziert die Insulinfreisetzung. Chronische Hypokaliämie, wie bei chronischem Diuretika- oder Laxantienabusus, kann zu einer interstitiellen Nephritis und Nierenzystenbildung führen.

Die Hypokaliämie wird zumeist mit oraler Zufuhr von Kaliumsalzen behandelt. Ist sie von einer metabolischen Azidose begleitet, ist das Kaliumzitrat am besten geeignet. Liegt eine metabolische Alkalose (z.B. Diuretika) vor, ist Kaliumchlorid eher angebracht, da andere Substanzen, wie Kaliumzitrat in Bikarbonat umgewandelt werden und somit die Alkalose verstärken würden. Bei einer schweren Hypokaliämie sollte Kaliumchlorid intravenös infundiert werden. Kaliumchlorid wird in der Regel nicht in Konzentrationen höher als 40 mmol/l infundiert und die Geschwindigkeit sollte 20-40 mmol/h nicht überschreiten. Gesamtkörper-Kaliumdefizite sind schwer einzuschätzen. Bei Kaliumkonzentrationen von < 3,0 mmol/l ist ein Defizit von 200-400 mmol zu erwarten. Liegen die Spiegel bei 2,0 mmol/l, beträgt der Bedarf 400-800 mmol.

Hyperkaliämie

Erhöhte diätetische Kaliumzufuhr ist eine sehr seltene Ursache der Hyperkaliämie, es sei denn, dass die Kaliumausscheidung über die Niere gestört ist. Kalium kann nach Rhabdomyolyse, Hämolyse, Hyperosmolarität, Insulindefizienz, β-Blockade oder nach metabolischer Azidose aus den Zellen entweichen. Letzteres ist komplizierter als nur eine Frage der H-Ionenkonzentration. Organische Azidosen verursachen selten eine Hyperkaliämie; respiratorische Azidosen nie. Hyperchlorämische Azidosen gehen häufig mit Hyperkaliämie einher, was durch die Infusion von Argininchlorid bestätigt werden kann.

Verminderte Kaliumausscheidung kommt bei der akuten und chronischen Niereninsuffizienz vor. Medikamente, wie ACE-Hemmer, AT1-Rezeptorenblocker, Heparin und Cyclosporin-A, hemmen die Aldosteronfreisetzung oder -bildung. Kaliumsparende Diuretika, Epithel-Natriumkanal-(ENaC)-Hemmer, wie Amilorid oder Triamteren, (wie auch Trimethoprim und Pentamidin), interferieren mit der Natriumrückresorption im Sammelrohr und dadurch mit der Kaliumausscheidung. Blocker des Mineralokortikoidrezeptors, wie das Spironolakton oder Eplerenon, vermindern ebenfalls die Kaliumausscheidung. Patienten mit verschiedenen chronischen Nierenerkrankungen, die häufig eine erhebliche interstitielle Komponente haben, wie Diabetes, Analgetikaabusus, chronische Bleivergiftung, HIV-Nephropathie, chronischer Aufstau usw. neigen zu einer reduzierten Fähigkeit, Kalium im Sammelrohr ausscheiden zu können. Diese Patienten weisen in der Regel niedrige Reninspiegel und niedrige Aldosteronspiegel auf. Ein solcher Zustand wird als der „hyporeninämische Hypoaldosteronismus" bezeichnet. Er verursacht eine metabolische Azidose mit Hyperchloridämie und Hyperkaliämie, die sog. Typ IV renale tubuläre Azidose. Dieser komplexe klinische Zustand kann medikamentös z.B. durch Cyclosporin ausgelöst werden.

Die schwere (lebensbedrohliche) Hyperkaliämie ist insbesondere wegen ihrer kardiotoxischen Effekte gefürchtet. Im EKG sind flache oder fehlende P-Wellen, zeltförmige T-Wellen, breite QRS-Komplexe bis zu Sinuswellen und lebensgefährliche ventrikuläre Arrhythmien zu erwarten. Hyperkaliämie führt von der Muskelschwäche bis hin zur kompletten Paralyse. Bei der lebensbedrohlichen akuten Hyperkaliämie ist schnell zu handeln. Die Kardiotoxizität kann mit der Infusion von Kalziumglukonat antagonisiert werden. Kalium kann mit einer Infusion von Glukose und Insulin oder mit Natriumbikarbonat (nur wenn eine schwere Azidose vorliegt) zurück in die Zellen geführt werden. Man kann beta-adrenerge Agonisten als Aerosol verabreichen. Die einfachen konservativen Maßnahmen sind am wichtigsten. Das Absetzen von Kaliumsubstitutionen, von Kalium enthaltenden Diäten oder Medikamenten und das Absetzen von sämtlichen die Kaliumausscheidung vermindernden Medikamenten ist entscheidend. Das Einleiten einer Glukose+Insulin-Infusion ist selten eine Fehlentscheidung. Dialyse ist am aufwendigsten, ist zeitintensiv und selten notwendig. Die Hämofiltration ist weniger effektiv als die Dialyse und ist für die Hyperkaliämie nur zweitrangig zu empfehlen.

Die chronische Hyperkaliämie ist am besten diätetisch zu behandeln, nachdem alle Medikamente, die dazu beigetragen haben, abgesetzt worden sind. Zusätzlich kann Kalium durch die Gabe von Austauschharzen (Resonium®) in Kombination mit abführenden Medikamenten oder mittels Dialyse aus dem Körper entfernt werden. Um diese Therapie ist allerdings eine zunehmende Diskussion entstanden. Es wird sowohl die Wirksamkeit kritisch hinterfragt, als auch das Auftreten schwerer enteraler Nebenwirkungen diskutiert. Das Medikament wurde vor 1962 von der *US Food and Drug Administration* (FDA) zugelassen. In der damaligen Zeit wurde die Hyperkaliämie als eine lebensbedrohliche Komplikation von Nierenversagen erkannt. Bei der Suche nach lebensrettenden Maßnahmen wurde auch SPS evaluiert, ohne dazu eine Plazebo-kontrollierte Studie durchzuführen. Stattdessen berichtete man kleinere Serien ohne jegliche Kontrollgruppen. Eventuelle SPS-Wirkungen konnten natürlich weder von Spontanverläufen noch von den Effekten der anderen eingeleiteten Maßnahmen abgegrenzt werden. SPS stellt ein synthetisches Polymer mit einer reaktiven Schwefelgruppe dar. Das Polymer ist mit Natrium beladen. Ein Gramm SPS trägt dabei immerhin 4 mmol Na$^+$. Dieses Natrium kann nun gegen andere Kationen ausgetauscht werden. Dabei besteht keine Selektion für Kalium, sondern Kalzium, Magnesium und NH_4^+ können ebenfalls gebunden werden. Der Effekt der Kaliumaufnahme ist selbstlimitierend, da das vom SPS abgegebene Na^+ zu einem Anstieg der Na^+-Konzentration führt, welches nun mit K^+ (und anderen Kationen) um die SPS-Bindung konkurriert. Die SPS-Anflutung und Verweilzeit im Kolon beinflusst ebenfalls die Menge an Kalium, die entfernt werden kann.

Die nächste Frage wäre, wie viel Kalium kann überhaupt über den Darm eliminiert werden? Die tägliche enterale Kaliumausscheidung liegt bei etwa 10 mmol. Durch eine höhere Stuhlmenge ist eine Steigerung der enteralen Kaliumausscheidung zu erreichen. Sorgfältige Messungen ergaben eine sehr stringente positive Korrelation zwischen Stuhlmenge und Stuhlkaliumgehalt. Patienten, die bis zu 500 g Stuhlmenge aufwiesen, kamen auf eine fäkale Kaliumausscheidung von 50 mmol pro Tag. Laxantien erhöhen die Stuhlmenge und steigern die Kaliumausscheidung. Wurde zusätzlich SPS verabreicht, stieg zwar die Kaliummenge in der unlöslichen Fraktion (SPS-gebundenes Kalium), fiel aber in der löslichen Fraktion ab, so dass nur ein geringer, nicht-signifikanter Anstieg der enteral eliminierten Gesamtmenge zu verzeichnen war.

2009 hat die FDA eine Warnung veröffentlicht, die auf die Gefahren von Sorbitol in Kombination mit SPS hinwies. Dabei ging es um gastrointestinale Nebenwirkungen und vor allem um intestinale Nekrosen. Die vorhandenen Literaturdaten ergaben keinen überzeugenden Stellenwert für SPS in der Behandlung von Hyperkaliämien. Dies betrifft mit Sicherheit die Ineffektivität als Akutmaßnahme zur Kaliumsenkung. Darüber hinaus sind die berichteten mortalitätsbehafteten Komplikationen besorgniserregend.

Effektivere Kaliumsenker sind jedoch in Sicht. Kürzlich wurden zwei Studien zu oralen Kaliumsenkern publiziert, die auch Patienten mit eingeschränkter Nierenfunktion einschlossen. Dabei wurden die Effektivität und Sicherheit von Patiromer (Weir, NEJM 2015) und Zirkonium (Packham, NEJM 2015) evaluiert. Patiromer ist nicht absorbierbar und bindet Kalium im Kolon. In dem randomisierten Teil der Studie war die Inzidenz einer Hyperkaliämie in der Plazebogruppe mit 60% signifikant häufiger als in der Verumgruppe mit 15%. Hyperkaliämie wurde hier als ≥ 5,5 mmol/l definiert. Darmkonstipation war die häufigste Nebenwirkung bei 11% der Patienten. Zirkonium gehört zu den seltenen Erden und wurde in verschiedenen Dosen getestet. Patienten mit 5 g und 10 g pro Tag erreichten signifikant niedrigere Serum-Kaliumkonzentrationen als Patienten an Plazebo. Was diese beiden Medikamente bei

Langzeitanwendung leisten können oder wenn eine schnelle Kaliumsenkung, z.B. bei Ausgangswerten > 6,5 mmol/l, erzielt werden soll, bleibt abzuwarten.

Erstaunlich ist es, wie die Niere auch mit schweren Einschränkungen den Kaliumhaushalt regeln kann. Nicht selten gibt es Patienten, die ohne eine Hyperkaliämie eine Kreatininclearence von weniger als 3 ml/min haben. Dies zeigt, was mit konservativen Maßnahmen, wie der diätetischen Kaliumrestriktion, der erhöhten Kochsalzversorgung im Sammelrohr (durch die Verabreichung von Schleifendiuretika), der Gabe von Mineralkortikoidrezeptoren-Agonisten (Fludrokortison) und vor allen Dingen durch das Absetzen sämtlicher Pharmaka, die mit der Kaliumausscheidung interferieren, erreicht werden kann.

Klinisch relevante Säure-Basen-Störungen

Martin Bek

1. Säure/Basenproduktion

- Normaler arterieller pH: 7,38-7,42
- Normaler intrazellulärer pH: 7,0-7,3

Der körpereigene pH ist ein gepuffertes Gleichgewicht (Isohydrie) aus:
- Säureproduktion,
- Säureelimination,
- Alkaliproduktion,
- Alkalielimination.

2. Herkunft pH-wirksamer Substanzen

A) Endogen
  1. Aminosäuren: Bsp.
     Threonin: $\Rightarrow$ Aminoaceton $\Rightarrow$ Laktat
     Methionin: $\Rightarrow$ Methylmerkaptan $\Rightarrow$ α-Aminobutyrat
     Cystein: $\Rightarrow$ β-Merkaptopyruvat $\Rightarrow$ H_2SO_4
  2. Organophosphate: $\Rightarrow$ H_3PO_4
  3. Organische Anionen: Bsp. Citrat
     Citratzyklus 2 x CO_2 $\Rightarrow$ Carboanhydrase $\Rightarrow$ ↑ HCO_3

B) Exogen
  Unter normalen (mitteleuropäische Ernährung) Bedingungen:
  Netto-Säureproduktion von **1 mEq H+/kg/Tag**

3. Puffersysteme für die pH-Regulation

A) Extrazellulärer Raum:
  1. HCO_3^-/CO_2-System
  2. Plasmaproteine

3. Skelett (während metabolischer Azidose).
   Durch Lyse des Knochenapatit Freisetzung von alkalischen Ca^{2+}-Salzen + HCO_3^-

B) Intrazellulärer Raum:
   1. Hämoglobin/Myoglobin
   2. Organophosphatkomplexe $H_2PO_4^-$/HPO_4^{2-}
   3. HCO_3^- und H^+/HCO_3^--Transportmechanismen

4. Einfache und gemischte Säure-Basen-Störungen

A) Einfache Störungen
Respiratorisch:
   Azidose (akut oder chronisch)
   Alkalose (akut oder chronisch)
Metabolisch:
   Azidose (akut oder chronisch)
   Alkalose (akut oder chronisch)

B) Gemischte Störungen
   1. gemischt respiratorisch-metabolisch
   respiratorische Azidose + metabolische Azidose
   respiratorische Azidose + metabolische Alkalose
   respiratorische Alkalose + metabolische Azidose
   respiratorische Alkalose + metabolische Alkalose
   2. gemischt metabolisch
   metabolische Azidose + metabolische Alkalose
   AL pos. und AL neg. metabolische Azidose
   gemischte AL neg. metabolische Azidose
   gemischte AL pos. metabolische Azidose

C) Tripelstörungen
   metabolische Azidose + metabolische Alkalose + a) resp. Azidose oder b) resp. Alkalose

5. Die Anionenlücke

a) **hilfreich** zur weiteren Differenzierung von metabolischen Azidosen,
b) **essentiell** zur Erkennung von kombinierten Säure-Basen-Störungen.

Die Anionenlücke (AL) = **nicht messbare Anionen** im Plasma.
Wichtig: Eine erhöhte AL ist auch dann sichtbar, wenn andere Säure-Basen-Störungen die HCO_3-Konzentration verändern.

Anionenlücke = $(Na^+ - (Cl^- + HCO_3^-))$ (normal 10 ± 2 mEq/l)

Anionische Proteine   (1,7-2,4 mEq/l)
   hauptsächlich Albumin
   α-Globuline
   β-Globuline

Organische Anionen
   PO_4^{3-} (2,0 mEq/l)
   SO_4^{2-} (1,0 mEq/l)
   Laktat und Rest   (5,0 mEq/l)

6. Gründe für eine veränderte Anionenlücke [1]

Verringerte Anionenlücke
1. ↑↑ **Kationen** (außer Na^+)
   ↑ K^+, Ca^{2+}, Mg^{2+}
   ↑ Li^+
   ↑ Immunglobuline

2. ↓↓ **Anionen**
   (außer Cl^-/HCO_3^-)
   ↓ Albumin

3. **Laborfehler**
   Hyperviskosität
   Bromismus

Vergrößerte Anionenlücke
1. ↓↓ **Kationen** (außer Na^+)
   ↑ K^+, Ca^{2+}, Mg^{2+}

2. ↑↑ **Anionen** (außer Cl^-/HCO_3^-)
   ↑ Albumin
   ↑ Inorganische Anionen
     (Phosphat, Sulfat)
   ↑ Organische Anionen
     (Laktat, Ketone, Urämie)
   ↑ Exogene Anionen
     (Salicylat, Paraldehyd,
     Ethylenglykol, Methanol)

7. Die Plasmaosmolalitätslücke

a) hilfreich zur weiteren Differenzierung von AL-positiven metabolischen Azidosen,
b) weist auf osmotisch aktive Substanzen hin, die nicht ohne weiteres erfasst werden (z.B. Methylalkohol, Ethylenglycol),

$$Osm_{Lücke} = Osm_{gemessen} - Osm_{berechnet}$$

$Osm_{berechnet} = 2 \times Na^+ + $ Glukose/18 (mg/dl) + Harnstoff-N/2,8 (mg/dl)

8. Die Urinionen-Nettobilanz (= Urin-Anionenlücke) [2]

dient zur weiteren Differenzierung von metabolischen Azidosen mit normaler Anionenlücke:

Haupt-Urinkationen	Haupt-Urinanionen
Na^+, K^+, NH_4^+	Cl^-

d.h. Urin-NH_4^+ = Urin (Cl^- – ($Na^+ + K^+$) + 80).

Dies gilt nur, wenn sich keine weiteren fremden Anionen im Urin befinden (Ketonkörper, Penicillin, Acetylsalicylsäure). Wenn dies der Fall ist, dann gilt

$$\text{Urin} - HGH_4^+ = \frac{\text{gemessene Uosm} - \text{errechnete Uosm}}{2}$$

Die errechnete Uosm = 2 ($Na^+ + K^+$) + Glukose/18 (mg/dl) + Harnstoff-N/2,8 (mg/dl)

Grundsätzliches:

- Die Nieren scheiden NH_4^+ aus, um neues HCO_3^- zu bilden, normal > 40 mEq NH_4^+/Tag, für jedes ausgeschiedene NH_4^+ generiert die Niere ein HCO_3^-.
- Die Menge an ausgeschiedenem NH_4^+ entspricht der Menge an produzierten Säuren.
- NH_4^+ kann im Urin nicht ohne weiteres gemessen werden, kann aber indirekt als nicht-messbares Kation bestimmt werden.
- Die Urinionen-Nettobilanz (UNB) dient zur Bestimmung der 3. **Laborfehler** NH_4^+-Konzentration im Urin.

Physiologie Glutamin

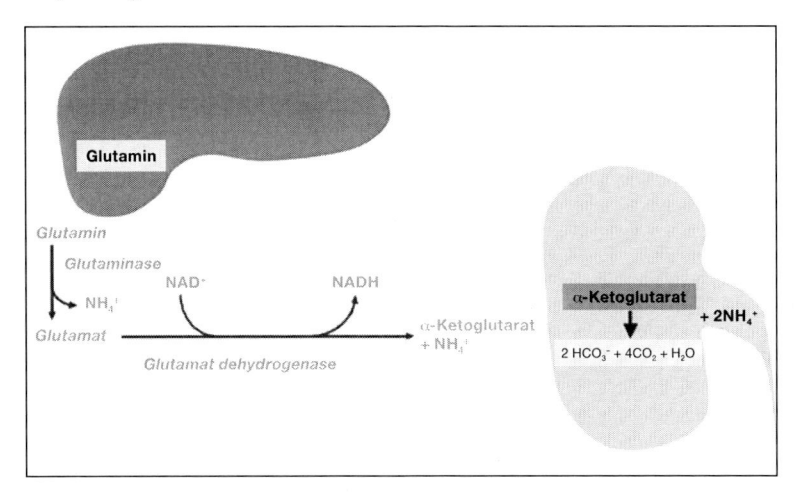

[Diagramm: Leber mit Glutamin → Glutaminase → NH$_3$ + Glutamat; Glutamat dehydrogenase (NAD⁻ → NADH) → α-Ketoglutarat + NH$_3$; Niere: α-Ketoglutarat + 2NH$_4^+$ → 2 HCO$_3^-$ + 4CO$_2$ + H$_2$O]

Urinionen-Nettobilanz (+)
= wenig Urin-NH$_4^+$
= (UNa$^+$ + UK$^+$) > (UCl$^-$)

Urinionen-Nettobilanz (–)
= viel Urin-NH$_4^+$
= (UNa$^+$ + UK$^+$) < (UCl$^-$)

Ursache:
1. Niere kann H$^+$ nicht sezernieren
2. Verminderte Bildung von HCO$_3^-$ in der Niere

1. Extrarenaler HCO$_3^-$-Verlust
2. Acetazolamid

9. DD-metabolische Azidose [3]

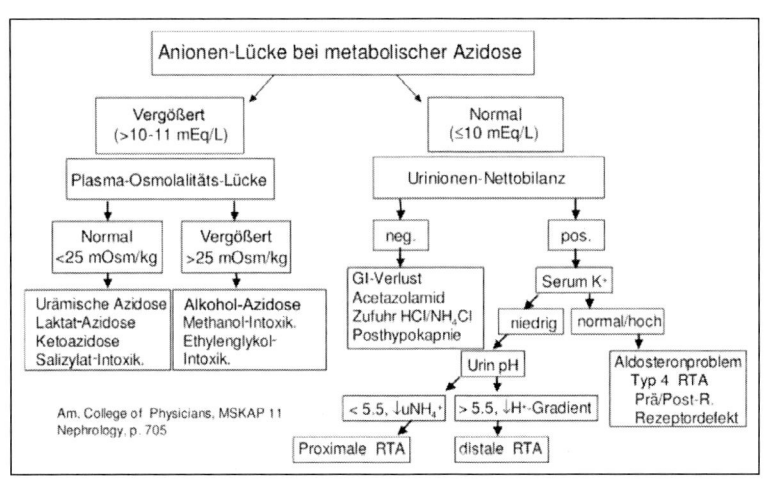

Anionen-Lücke bei metabolischer Azidose

- **Vergößert (>10-11 mEq/L)**
  - Plasma-Osmolalitäts-Lücke
    - Normal <25 mOsm/kg
      - Urämische Azidose
      - Laktat-Azidose
      - Ketoazidose
      - Salizylat-Intoxik.
    - Vergößert >25 mOsm/kg
      - Alkohol-Azidose
      - Methanol-Intoxik.
      - Ethylenglykol-Intoxik.

  Am. College of Physicians, MSKAP 11 Nephrology, p. 705

- **Normal (≤10 mEq/L)**
  - Urinionen-Nettobilanz
    - neg.
      - GI-Verlust
      - Acetazolamid
      - Zufuhr HCl/NH$_4$Cl
      - Posthypokapnie
      - Urin pH
        - < 5.5, ↓uNH$_4^+$ → Proximale RTA
        - > 5.5, ↓H$^+$-Gradient → distale RTA
    - pos.
      - Serum K$^+$
        - niedrig
        - normal/hoch
          - Aldosteronproblem
          - Typ 4 RTA
          - Prä/Post-R.
          - Rezeptordefekt

10. Probenentnahme zur Analyse von Säure-Basen-Störungen

1. Venöse (arterielle) Blutgase: pH, pCO_2, HCO_3^-
2. Studie Weil et al.: Venöse Blutgase sind zur Analyse von Säure-Basen-Störungen genauso geeignet wie arterielle Blutgase. Ausnahme: kreislaufinstabile Patienten
3. Serumelektrolyte: Na^+, Cl^-, K^+ (Glukose/Harnstoff)
4. Urin-pH (Glukose/Harnstoff)
5. Urin-Elektrolyte (Na^+, Cl^-, K^+), ggf. pCO_2

11. Überprüfung der Qualität der Blutgasprobe

$$[H^+] = \frac{24 \times pCO_2}{[HCO_3]}$$

Die rechte Seite der Gleichung sollte nicht mehr als 10% von der linken Seite der Gleichung abweichen.

Faustregel zur Abschätzung von (H^+):
(H^+) in mEq/l = (7,8 – pH) x 100.
Dies gilt für pH 7,25-7,48.

Andere Möglichkeit:
pH 7,4 = 40 mEq H^+/l
pro 0,3 ΔpH verdopple oder halbiere (H^+)
Bsp.: pH 7,1 ≈ 80 mEq H^+/l

Beispielrechnung
Probenwerte: pH 7,25, pCO_2 48 mmHg, HCO_3 29 mmol/l
(H^+) = (7,8 – 7,25) x 100 ≈ 55 mEq/l
(24 x 48)/29
55 ≠ 40
Probe kann nicht verwendet werden!!!

12. Fünf Schritte zur vollständigen Diagnose einer Säure-Basen-Störung [4, 5]

A) Unterscheidung von Azidose/Alkalose
Azidose (pH < 7,38)
Alkalose (pH > 7,42)

B) Unterscheidung respiratorische vs. metabolische Störung

	pH	pCO$_2$	HCO$_3^-$	weiter bei
Resp. Azidose	⇓	⇑	⇑	C)
Resp. Alkalose	⇑	⇓	⇓	C)
Meta. Azidose	⇓	⇓	⇓	D)
Meta. Alkalose	⇑	⇑	⇑	D)

C) Determination der metabolischen Kompensation

Respiratorische Azidose　　　　*Respiratorische Alkalose*
(PaCO$_2$ ⇑ 10 mmHg)　　　　(PaCO$_2$ ⇓ 10 mmHg)

	Akut	*Chronisch*	*Akut*	*Chronisch*
HCO$_3$:	↑ 1 mEq	↑ 3 mEq	↓ 2 mEq	↓ 5 mEq
pH:	↓ 0.08	↓ 0,03	↑ 0,07	↑ 0,02

Berechnetes ΔpH bei respiratorischer Azidose:
ΔpH (akut) 0,08 × ΔPaCO$_2$/10
ΔpH (chronisch) 0,03 × ΔPaCO$_2$/10

Unterschiede zwischen gemessenen und berechneten Werten repräsentieren Grad der Chronizität (% akut,% chronisch).

Beispielrechnung
Probenwerte: pH 7,25, pCO$_2$ 58 mmHg, HCO$_3^-$ 24 mmol/l
(akut)　　　= ΔpH 0,08 × (58-40)/10 = 0,15
(chronisch) = ΔpH 0,03 × (58-40)/10 = 0,05
akute respiratorische Azidose

D) Determination der respiratorischen Kompensation

Metabolische Azidose　　　　*Metabolische Alkalose*
(HCO$_3^-$ ↓, 1 mEq/l)　　　　(HCO$_3^-$ ↑ mEq/l)
PaCO$_2$ ↓, 1,25 mmHg　　　　PaCO$_2$ ↑ 0,75 mmHg

Berechnetes PaCO$_2$ bei primär metabolischen Störungen:
(akut)　　　(1,5 × HCO$_3^-$) + 8 (± 2)
(chronisch) (0,7 × HCO$_3^-$) + 20 (± 1,5)

Unterschiede zwischen gemessenen und berechneten Werten legen eine sekundäre Störung nahe:
Gemessener $PaCO_2$ > berechneter $PaCO_2$: respir. Azidose
Gemessener $PaCO_2$ < berechneter $PaCO_2$: respir. Alkalose

Beispielrechnung
Probenwerte: pH 7,25, pCO_2 38 mmHg, HCO_3^- 17 mmol/l
(akut) $PaCO_2 = (1{,}5 \times 17) + 8\ (\pm 2) = 33$
(chronisch) $PaCO_2 = (0{,}7 \times 17) + 20\ (\pm 1{,}5) = 32$
akute metabolische Azidose + respiratorische Azidose

E) **Determination von tertiären Störungen**
1. Bestimmung der Plasma-**Anionenlücke** (AL):
   $(Na^+ - (Cl^- + HCO_3^-))$ (normal: = 10 ± 2)
   AL > 20: zugrundeliegende metabolische Azidose
2. Bestimmung des **Delta-delta**:
   $(AL - 12) + HCO_3^-$ (normal: = 24 ± 1)

Delta-delta > 30 $\Rightarrow$ metabolische Alkalose
Delta-delta < 23 $\Rightarrow$ AL-negative metabolische Azidose

13. Beispielrechnung einer vollständigen Diagnose einer Säure-Basen-Störung

Chronischer Alkoholiker mit akuter Pneumonie und mehrfachem Erbrechen:

Blutgase:
pH 7,31, HCO_3^- 29 mEq/l, $PaCO_2$ 55 mmHg,
Na^+ 135 mEq/l, Cl^- 80 mEq/l, K^+ 2,8 mEq/l

Checken der Probe:
(H^+) in mEq/l = $(7{,}8 - pH) \times 100$
(H^+) in mEq/l = $(7{,}8 - 7{,}31) \times 100 = 49$ mEq/l
$24 \times 55/29 = 46$

Probe im Rahmen der Fehlerungenauigkeit korrekt.

Analyse:
pH 7,31 $\Rightarrow$ **Azidose**
$PaCO_2$ 55 mmHg $\Rightarrow$ **respiratorische Azidose**
HCO_3^- 29 mEq/l

Metabolische Kompensation?
ΔpH akut: 0,08 x (55 − 40)/10 = 0,12
ΔpH chronisch: 0,03 x (55 − 40)/10 = 0,045
⇒ **akute respiratorische Azidose**

Anionenlücke?
Anionenlücke = (135 − (29 + 80)) = 26
⇒ **AL positive metabolische Azidose**

Delta-Delta?
Delta-delta = ((26 − 12) + 29) = 43
⇒ **metabolische Alkalose**

Diagnose: Kombinierte akute respiratorische Azidose + metabolische Azidose + metabolische Alkalose.

14. DD-metabolische Azidose

Mit Anionenlücke:	**Ohne Anionenlücke:**
(normochloridämische MA)	(hyperchloridämische MA)
Merkwort: KUSMAUL	Merkwort: HARD UP
Ketoazidose	Hyperalimentation
Urämie	Acetazolamid
Salicylsäure	Renal tubuläre Azidose
Methanol	Diarrhoe/GI-Verlust
Äthylenglykol	Uretersigmoidostomie
Laktat-Azidose	Pankreas-Fisteln
Paraldehyd	Seltene Ursachen:
Ischämie	Hypoaldosteronismus
	Myelom, Lithium

15. Folgen einer metabolischen Azidose

1. Muskelschwund
   a) Verzweigtkettige AS (Leucin, Isoleucin, Valin)
      = 18% des Muskelproteins
      Aktivierung der VK-Ketoacetdehydrogenase
   b) verminderte Albumin-(? Protein)-Synthese
   c) Aktivierung des ATP-Ubiquitin-Proteasome-Wegs

2. Knochenschwund
   a) Physikochemische Auflösung des Knochen
      Freisetzung von HCO_3^-, Na^+, K^+, Ca^{2+}, $\Rightarrow$ ↓ renalen Ca^{2+} Reabsorption $\Rightarrow$ Calciurie $\Rightarrow$ negative Calcium-Bilanz
   b) Stimulation von Osteoklasten/Hemmung von Osteoblasten

3. Inhibition der hämodynamischen Regulation
   a) Verminderte myokardiale Funktion mit: ↓ HZV, ↓ Kontraktilität, ↓ Inotropie
   b) Systemische und pulmonale Venokonstriktion
   c) ↑ ventrikuläre Arrhythmien
   d) ↑ Sensibilität gegenüber Hypoxie

Literatur

1. Brenner B. (1995). *The kidney.* 5th edition.
2. Kuhlmann, Walb & Luft (2003). *Nephrologie.* 4th edition.
3. Johnson & Fehally (2000). *Clinical Nephrology.* 1st edition.
4. West J. (1991). *Med 155:* 146
5. Semin (1998). *Nephrol 18:* 83.

Wasserhaushalt – Hyponatriämie

Ralph Kettritz

Die Nieren regulieren das Volumen und die Osmolarität im Körper. Obwohl Osmolaritätsprobleme und Volumenprobleme kombiniert auftreten können, empfiehlt es sich, beide Themen aus didaktischen Gründen zu trennen. Die *Volumenregulation* dient dem vornehmlichen Ziel der Aufrechterhaltung des zirkulierenden Blutvolumens und damit des Kreislaufsystems. Damit werden die Versorgung von Organen und Geweben mit Sauerstoff und Nährstoffen sowie der Abtransport von anfallendem Kohlendioxid und weiterer Stoffwechselendprodukte sichergestellt. Eine balancierte Volumenregulation verhindert, dass wir uns in einem Extrem – dem Schock, oder im anderen Extrem – dem Lungenödem befinden. Die Stellgröße zur Aufrechterhaltung des Volumenhaushaltes ist der Salzgehalt des Körpers. Bei normaler Nierenfunktion und intakter Volumenregulation kann die Na^+-Zufuhr (als NaCl) zwischen 10 und 500 mmol/Tag variieren, ohne dass sich das EZV – und dazu gehört das zirkulierende Blutvolumen – wesentlich ändert. Wegen der enormen Bedeutung der Aufrechterhaltung des Kreislaufs, haben Probleme der Volumenregulation sowohl unter pathophysiologischen als auch unter therapeutischen Aspekten Priorität. Die *Osmoregulation* dient der Einstellung der Plasmaosmolarität in sehr engen Grenzen. Der Ausdruck *Osmolarität* bezieht sich auf die Anzahl der gelösten Osmole (Teilchen) pro Liter, der Ausdruck *Osmolalität* auf die Anzahl der gelösten Osmole pro Kilogramm Wasser. Das Osmometer bestimmt die Osmolalität, d. h. die Bestandteile im vorhandenen Wasser (mosm/kg H_2O). Die Osmoregulation dient der Vermeidung von osmotischen Gradienten über Zellmembranen, die zur Schwellung oder Schrumpfung von Zellen führen würden. Die Aufrechterhaltung der Plasmaosmolarität wird über die Regulation des Wassergehaltes des Körpers erreicht. Osmolaritätsstörungen erkennt man an einer Veränderung der Konzentration des mengenmäßig dominierenden Osmolytes Natrium. Diese Tatsache ist einleuchtend, wenn man berücksichtigt, dass – bei gleich bleibendem Salzgehalt des Körpers – ein Überschuss an (osmolyt)freiem Wasser zu Hyponatriämie und ein Defizit zu Hypernatriämie führen muss. Wir müssen also in

Abbildung 1
Die Verteilung des Gesamtkörperwassers und die Zusammensetzung der Osmole (Teilchen) in den Kompartimenten. Beachte: Die Konzentration der Osmole ist im intra- und extrazellulären Raum gleich.

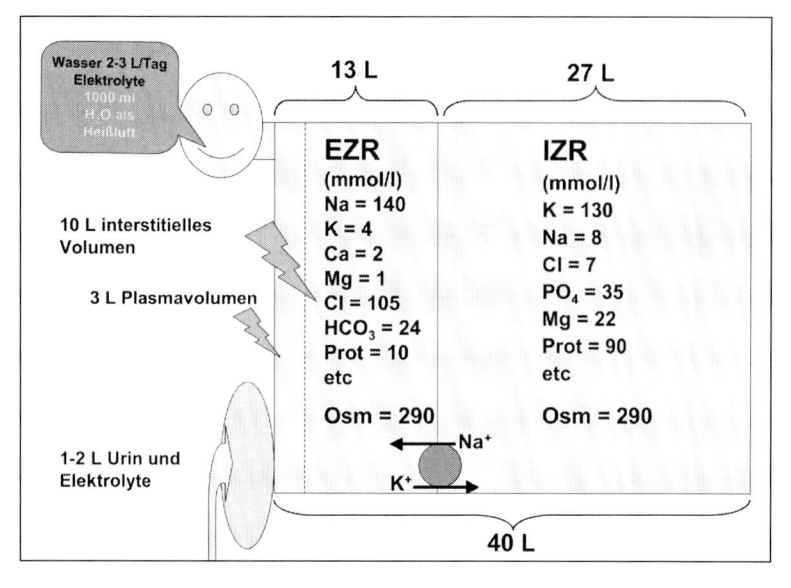

[Abbildung: Verteilung des Gesamtkörperwassers]

Wasser 2-3 L/Tag Elektrolyte
1000 ml H₂O als Heißluft

10 L interstitielles Volumen
3 L Plasmavolumen
1-2 L Urin und Elektrolyte

13 L — EZR (mmol/l): Na = 140, K = 4, Ca = 2, Mg = 1, Cl = 105, HCO₃ = 24, Prot = 10, etc. Osm = 290

27 L — IZR (mmol/l): K = 130, Na = 8, Cl = 7, PO₄ = 35, Mg = 22, Prot = 90, etc. Osm = 290

40 L

der Lage sein Probleme der Natriummenge als Volumenprobleme zu erkennen und davon Veränderungen der Natriumkonzentration als Osmolaritätsprobleme (Wasserprobleme) zu unterscheiden.

Ein durchschnittlicher Mensch von 68 kg besteht aus annähernd 60% (40 l) Wasser. Davon befinden sich 27 l im sogenannten Intrazellulärvolumen (IZV) und etwa 13 l im so genannten Extrazellulärvolumen (EZV). Das EZV ist wiederum unterteilt in das Plasmavolumen (3,5 l) und das Interstitium, das die Zellen umgibt und direkt versorgt. Die Solutkonzentration (Osmolarität) ist natürlich in allen Kompartimenten gleich, obwohl die Zusammensetzung der Solute sehr unterschiedlich ist. Im intrazellulären Bereich sind Kalium, Magnesium und Phosphat die wichtigsten Osmole. Im extrazellulären Bereich sind es Natrium und Chlorid.

Die Wirkung von Nicht-Natriumsoluten, wie Harnstoff (HS) und Glukose wird durch ihre Konzentration in mmol/l bestimmt, so dass sich die Plasmaosmolarität folgendermaßen errechnen lässt: $P_{osm} = 2 \times Na + HS + Glukose$ (alle in mmol/l).

Die Osmolarität wird durch die koordinierte Aktion von Vasopressin, dem antidiuretischen Hormon (ADH), der Konzentrierungs- und Verdünnungsfunktion der Nieren und der Wasserzufuhr geregelt. Osmorezeptoren im Hypothalamus können die aktuelle Osmolarität messen. Die Freisetzung von ADH aus der Neurohypophyse und ein gesteigertes Durstempfinden stellen die Effektoren der Osmoregulation dar. Dieses Effektorsystem beginnt bei minimalen Steigerungen der effektiven Osmolarität wirksam zu werden.

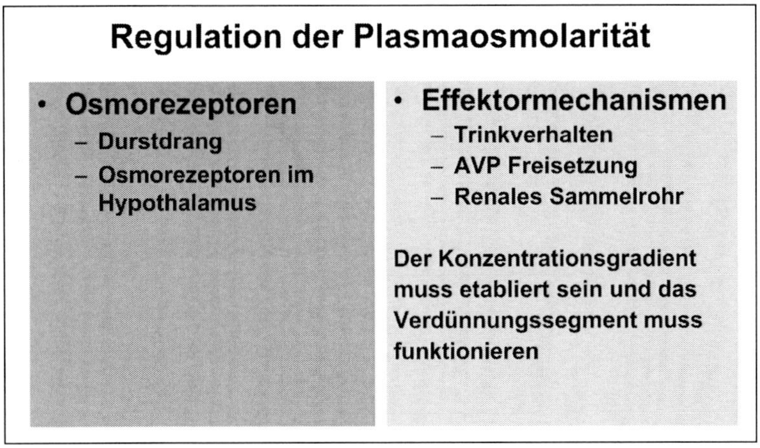

Regulation der Plasmaosmolarität	

• **Osmorezeptoren**
  – Durstdrang
  – Osmorezeptoren im Hypothalamus
	• **Effektormechanismen**
	  – Trinkverhalten
	  – AVP Freisetzung
	  – Renales Sammelrohr
	
	Der Konzentrationsgradient muss etabliert sein und das Verdünnungssegment muss funktionieren

Abbildung 2
Der Regelkreis der Osmolarität

ADH führt zu Wasserretention über das distale Sammelrohr und kann dadurch den Urin beim Menschen auf 1000 mosm/l konzentrieren. Bei einem Plasma-Osmolaritätsspiegel von unter 280 mosm/l wird das ADH abgeschaltet und die Wasserrückresorption verhindert. Der Urin kann dadurch bis auf eine Osmolarität von 50 mosm/l verdünnt werden. Nichtosmolaritätsbedingte Freisetzung von ADH gibt es, und sie ist von erheblicher klinischer Bedeutung. Als Stimuli für diese Art der ADH-Freisetzung sind Übelkeit und Erbrechen, Lungenerkrankungen, Malignome sowie viele Medikamente zu nennen. Schwere Volumenkontraktion (> 20% des Plasmavolumens) kann ebenfalls zu einer nicht-osmotischen ADH-Ausschüttung führen.

Hyponatriämie

Hyponatriämie (< 136 mmol/l) besteht bei etwa 4% der Patienten, die sich in einem allgemeinen Krankenhaus aufhalten. Es gibt wohl seltene Fälle, die auf psychogene Polydypsie oder verminderte Solutzufuhr zurückzuführen sind. Dennoch stellt die Mehrzahl Patienten dar, die nicht fähig sind, einen verdünnten Urin auszuscheiden. Häufig haben ihre Ärzte zu diesem Zustand beigetragen.

Die Aufgabe des Klinikers bei Patienten mit einer Hyponatriämie besteht immer zuerst darin, den Volumenstatus zu bestimmen. Liegen ein Volumenmangel und eine Hyponatriämie mit Hypoosmolarität gleichzeitig vor, überwiegt der Volumenstimulus für die ADH-Freisetzung die inhibitorische Wirkung der Hyponatriämie. Die Überprüfung des Volumenstatus, obwohl relativ ungenau, erfolgt durch einfache klinische Tests, einschließlich Bestimmung der Herzfrequenz, Blutdruckmessung im Liegen und im Stehen, Halsveneneinflussstauung, kardialer Untersuchung und Untersuchung auf periphere Ödeme. Hyponatriämie stellt einen Maßstab für die Plasmaosmolarität, nicht für den Volumenstatus dar. Ergebnisse aus dem klinischen Labor können hilfreich sein. Liegen Harnstoff und Kreatinin im unteren Normalbereich, ist die Wahrscheinlichkeit, dass ein Syndrom des inadäquaten (im Sinne von „unangebracht") ADH-Syndroms (SIADH) vorliegt, hoch. Ist der Harnstoffwert erhöht und die Natriumkonzentration im Urin niedrig, könnte eine Volumendepletion, oder zumindest eine Depletion des zirkulierenden Volumens vorliegen. Beispiele für Hyponatriämie bei expandiertem extrazellulären Volumen wären schwere Herzinsuffizienz, Leberzirrhose oder nephrotisches Syndrom. Die Anamnese und die körperliche Untersuchung sind hier wegweisend. Die Therapie sollte entsprechend der klinischen Befunde erfolgen. Patienten mit Volumenmangel sollten 0,9% (physiologische) Kochsalzlösung infundiert bekommen, bis der Volumenmangel behoben ist. Dadurch wird auch die Freisetzung von ADH unterdrückt. Bei Patienten mit einem expandierten extrazellulären Volumen, wie es z.B. bei der Herzinsuffizienz der Fall ist, ist eine Behandlung der zugrunde liegenden Störung erforderlich. Zusätzlich sollten Salz- und Wasserzufuhr reduziert werden. Solche Patienten können auch von Schleifendiuretika profitieren, weil diese zu einer höheren Ausscheidung von Wasser als Salz (Urin-Natrium+Kalium weniger als Serum-Natrium) und dadurch zu einer Steigerung der Serumnatriumspiegel führen.

Euvoläme Patienten mit Hyponatriämie zeigen beinahe immer unangebrachte ADH-Spiegel. Daher sind sie nicht in der Lage, einen verdünnten Urin auszuscheiden. Bei Cortisol und Schildrüsenmangel sind die ADH-Spiegel ebenfalls erhöht. Das Syndrom des inadäquaten (unangebracht erhöhten) ADH-Spiegels (SIADH) wurde zuerst von William Schwartz und Fred Bartter erkannt und beschrieben. Häufige Ursachen sind ZNS-Störungen (ADH stammt schließlich aus dem Gehirn), Medikamente (Fluoxetin, Thiaziddiuretika) und Tumoren, insbesondere das kleinzellige Bronchialkarzinom.

Liegt die Serumnatriumkonzentration bei < 110 mmol/l, besteht Lebensgefahr. Schwere symptomatische Hyponatriämie tritt insbesondere bei jüngeren Frauen auf. Die Behandlung besteht immer aus einer Restriktion der Aufnahme von freiem Wasser. Da diese Maßnahme in diesem Fall nicht ausreicht, sollte zusätzlich die Infusion mit einer hypertonen Kochsalzinfusion mit oder ohne Furosemid erfolgen.

Der Einfluss von einem Liter Infusat auf den Natriumspiegel kann mit der folgenden Formel vorausberechnet werden:

Δ Na = (Infusat Na – Serum Na)/Gesamtkörperwasser + 1

Wenn das Infusat auch Kalium enthält, verändert sich die Formel:

Δ Na = {(Infusat Na + Infusat K) – Serum Na}/Gesamtkörperwasser + 1

Das Kalium ist zwar intrazellulär, ist aber dennoch als effektives Osmolyt zu betrachten. Gesamtkörper-Kaliumverluste, überwiegend aus dem intrazellulären Raum, führen zu Hyponatriämie, da sich das Wasser vom intrazellulären zum extrazellulären Raum bewegen muss. Diese Tatsache erlaubt es uns, die effektive freie Wasser-Clearance (Cl Wasser(e)) vom Urin zu errechnen:

Cl Wasser(e) = V{1-Urin Na + Urin K)/Serum Na}

Da eine Urinsammlung häufig nicht möglich ist, kann auf eine Spontanurinprobe zurückgegriffen werden, um zu folgern:

(Urin Na + Urin K) > Serum Na bedeutet:
die Serum-Na-Konzentration muss abfallen.

(Urin Na + Urin K) < Serum Na bedeutet:
die Serum-Na-Konzentration muss ansteigen.

Letztere Erkenntnis stellt ein sehr praktisches klinisches Werkzeug dar. Mit einer beliebigen Urinprobe kann man sofort feststellen, ob sich der Zustand eines Patienten mit Hyponatriämie spontan verbessern oder verschlechtern wird. Ist die Urinmenge bekannt, kann man die effektive Freiwasser-Clearance errechnen, um festzustellen, wie schnell dies geschehen wird. Die Infusat-Formel bietet dem Arzt Information über die Wirkung seiner Therapie. Nur ein Caveat muss er zur Kenntnis nehmen. Die Infusatformel kann Einflüsse durch die aktuelle Nierenfunktion nicht berücksichtigen. Sie geht davon aus, dass sich der Körper wie ein geschlossener Kasten verhält. So empfiehlt es sich bei diesen schwerstkranken Patienten die Serumwerte stündlich zu überprüfen. Angestrebt ist eine Anhebung der Serumnatriumkonzentration um etwa 8-12 mmol/24 h. Um die gefürchtete *zentrale pontine Myelinose* zu vermeiden, sollte der Spiegel nicht um mehr als 0,5 mmol/Stunde angehoben werden.

Akutes Nierenversagen/ Akute Nierenschädigung (ANS): Definition, Prognose und Stellenwert von Biomarkern

Kai M. Schmidt-Ott

Kurzzusammenfassung

- Eine akute Nierenschädigung (ANS, engl. *acute kidney injury*, AKI) liegt vor, wenn der Serum-Kreatinin-Verlauf oder die Urinausscheidung eine kurzfristige Nierenfunktionsverschlechterung anzeigen.
- Bereits geringgradige Anstiege des Serum-Kreatinins sind mit erhöhten Mortalitätsraten assoziiert.
- Die Definition und Stadieneinteilung der ANS erfolgt mithilfe der RIFLE- und KDIGO-Klassifikationen.
- Strukturelle (Gewebestress) und/oder funktionelle (GFR-Reduktion) Ursachen können der ANS zugrunde liegen.
- Neue Biomarker (NGAL, KIM-1) sind bei struktureller Schädigung und Entzündungsreaktion erhöht und erleichtern die prognostische Einschätzung.
- Die Behandlung der ANS erfordert eine enge Zusammenarbeit von Notaufnahme, Nephrologie, Urologie und Intensivmedizin.
- Ziele der Behandlung neben den Nierenersatzverfahren sind adäquate Akuttriage, interdisziplinäre intensivmedizinische Betreuung, Verhinderung der Progression, Identifikation therapierbarer Ursachen und Nachbetreuung.

Terminologie

Der Terminus „Akutes Nierenversagen" ist im deutschsprachigen Raum noch sehr verbreitet. Zu bevorzugen ist jedoch die neuere und umfassendere Bezeichnung „Akute Nierenschädigung" (ANS). In Analogie wurde in der englischsprachigen Fachliteratur der Begriff „Acute renal failure" weitestgehend durch „Acute kidney injury" (AKI) ersetzt. Im Unterschied zum „akuten Nierenversagen", welches eine schwere Organfunktionsstörung impliziert, beinhaltet die „akute Nierenschädigung" das gesamte Spektrum von milden Anstiegen des Serum-Kreatinins bis hin zum manifesten Organversagen.

Epidemiologie

Das Vorhandensein einer ANS bestimmt wesentlich die klinische Prognose kritisch Kranker. Die Diagnose betrifft ca. 35% aller Intensivpatienten und 4-7% aller Krankenhauspatienten [1]. Die Ergebnisse der *Beginning and Ending of Supportive Therapy (BEST) Kidney*-Multicenter-Studie zeigen, dass die Mortalität von Intensivpatienten mit schwerer ANS bei ca. 60% liegt [2]. Vorhandensein und Schweregrad einer ANS stehen in direktem Verhältnis zu den Kosten des Krankenhausaufenthalts und chronische Dialysepflichtigkeit nach ANS stellt einen weiteren substanziellen Kostenfaktor im Gesundheitssystem dar [3]. Somit stellt eine ANS ein häufiges und relevantes Problem im Krankenhaus dar.

Definition und Stadieneinteilung der ANS: RIFLE- und KDIGO-Kriterien

In der Vergangenheit war die akute Nierenschädigung lediglich als rasch eintretende Nierenfunktionsverschlechterung definiert. Dies führte zu mehr als 30 unterschiedlichen Definitionen in der Literatur und erschwerte die Erstellung einheitlicher klinischer Richtlinien und die Interpretation und Vergleichbarkeit klinischer Studien. Daher wurden in den vergangenen Jahren standardisierte Richtlinien zur Diagnosestellung und zur Stadieneinteilung der ANS entwickelt. Die Acute Dialysis Quality Initiative (ADQI) definierte die Risk, Injury Failure, Loss, End-Stage Renal Disease (RIFLE)-Kriterien der ANS [4]. Die RIFLE-Kriterien wurden in Form der Acute Kidney Injury Network (AKIN)- und der KDIGO-Kriterien jeweils geringfügig modifiziert [5, 6]. In Abbildung 1 sind die RIFLE-Kriterien und die derzeit aktuellen KIDGO-Kriterien gegenübergestellt. Die Klassifikationen beinhalten eine Neudefinition der ANS bereits bei relativ geringgradigen Anstiegen des Serum-Kreatinins (Anstieg auf das 1,5-fache des Ausgangswertes bzw. um mehr als 0,3 mg/dl) bzw. bei einem Rückgang der Urinausscheidung auf weniger als

RIFLE-Klassifikation	Kreatinin-Kriterien	Urin-Ausfuhr-Kriterien	KDIGO-Klassifikation
Risk (R)	Kreatinin-Anstieg > 1,5-fach (oder GFR-Abfall > 25%)** oder Kreatinin-Anstieg ≥ 0,3 mg/dl*	Urin-Ausfuhr < 0,5 ml/kg/h für 6-12 h	Stadium 1
Injury (I)	Kreatinin-Anstieg > 2-fach (oder GFR-Abfall > 50%)**	Urin-Ausfuhr < 0,5 ml/kg/h für ≥ 12 h	Stadium 2
Failure (F)	Kreatinin-Anstieg > 3-fach (oder GFR-Abfall > 75%)** oder Kreatinin ≥ 4 mg/dl oder Nierenersatzverfahren*	Urin-Ausfuhr < 0,3 ml/kg/h für 24 h oder Anurie für ≥ 12 h	Stadium 3
Loss (L)**	Dauerhaftes Nierenversagen für > 4 Wochen		
ESRD (E)**	Dauerhaftes Nierenversagen für > 3 Monate		
* nur KDIGO-Klassifikation; ** nur RIFLE-Klassifikation			

Abbildung 1
Gegenüberstellung der RIFLE-Kriterien (2004) und aktuellen KDIGO-Kriterien (2011) der akuten Nierenschädigung

0,5 ml pro kg Körpergewicht pro Stunde für mindestens 6 Stunden. Diese Neudefinition begründet sich aus mehreren Studien, die zeigen, dass selbst geringgradige Anstiege des Serum-Kreatinins mit einem deutlichen Anstieg der Mortalität assoziiert sind [7]. Zusätzlich führen die Klassifikationen drei Schweregrade der ANS ein, welche in epidemiologischen Untersuchungen bereits ausführlich hinsichtlich ihrer diagnostischen und prognostischen Wertigkeit untersucht wurden. Es zeigt sich, dass der Schweregrad der ANS in direktem Verhältnis zum Risiko eines ungünstigen klinischen Verlaufs steht.

Ätiologie

Die wesentlichen Ursachen einer ANS bei Krankenhauspatienten sind renale Minderperfusion, exogen-toxische Schädigung und postrenale Obstruktion [2]. Die wesentlichen hämodynamischen Ursachen beinhalten den septischen Schock, große Operationen, den kardiogenen Schock und Hypovolämie (Abbildung 2). Die wesentlichen exogen-toxischen Ursachen beinhalten nephrotoxische Antibiotika (insbesondere Aminoglykoside) und Röntgenkontrastmittel.

Biomarker der ANS – Diagnose struktureller Nierenschädigung

Die sogenannten Biomarker der ANS sind Urin- oder Serummarker, die eine strukturelle Schädigung des Nephron anzeigen. Die derzeit gebräuchlichen Biomarker sind Proteine, die vom geschädigten

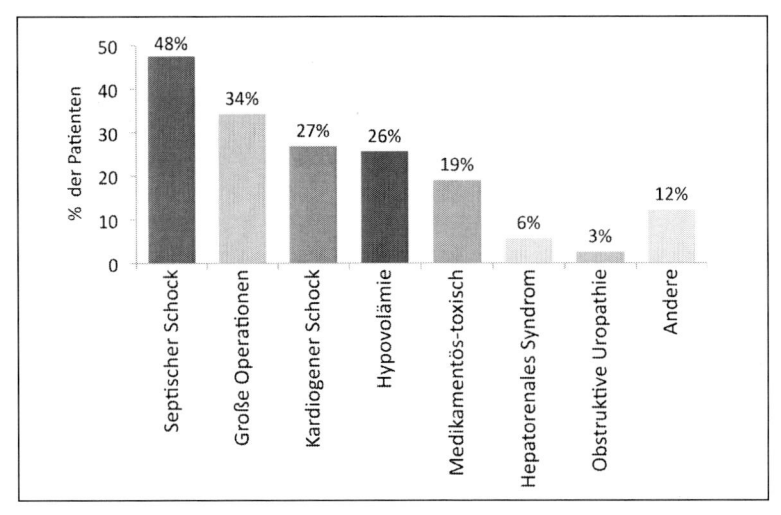

Abbildung 2
Ursachen des akuten Nierenversagens auf Intensivstationen basierend auf einer internationalen multizentrischen Studie an über 29.000 Patienten [2]

Nierentubulus als Antwort auf eine Schädigung gebildet werden oder aus den geschädigten Nierentubuli freigesetzt werden. Klinisch verfügbar ist in Europa derzeit Neutrophilen-Gelatinase-assoziiertes Lipokalin (NGAL, im Urin oder Plasma gemessen) [8]. Weitere Kandidaten-Marker in der präklinischen Testung sind *Kidney Injury Molecule-1* (KIM-1), *Interleukin-18* (IL-18) sowie *L-type fatty acid binding protein* (L-FABP), die im Urin bestimmt werden. Eine neuere Studie postuliert eine besonders sensitive und spezifische Frühdetektion einer ANS durch die Kombination der Urinmarker *Tissue inhibitor of metallo-proteinase 2* (TIMP-2) und *Insulin-like growth factor binding protein 7* (IGFBP7) [9]. Die Wertigkeit dieser Marker liegt in der Möglichkeit einer Frühdiagnose (ca. 2-6 Stunden nach initialer Schädigung), in der Differenzierung von prärenaler und intrinsischer ANS, in der Abgrenzung zur chronischen Niereninsuffizienz (bei unbekanntem Basis-Kreatinin) und in der Prognosebeurteilung [8, 10-13]. So sind beispielsweise erhöhte NGAL-Spiegel prädiktiv bzgl. späterer Dialysepflichtigkeit und Mortalität. Weiterhin ermöglicht die Kombination von Serum-Kreatinin mit Urin-NGAL eine genauere Abschätzung des individuellen Risikos als Serum-Kreatinin alleine [11, 13]. Allerdings sind selbst für NGAL derzeit keine allgemeingültigen Grenzwerte und Regeln zur klinischen Anwendung definiert. So wird voraussichtlich erst eine Implementierung geeigneter Urin-Biomarker in die internationalen Klassifikationen der ANS zu einer breiten Anwendung im klinischen Alltag führen.

Traditionell unterscheidet man hinsichtlich der pathophysiologischen Ursache der Schädigung drei Formen der ANS: intrinsisch, prärenal und postrenal. Eine intrinsische ANS liegt vor, wenn Hin-

Abbildung 3
Problematik der konventionellen Klassifikation von prärenaler, intrinsischer und postrenaler ANS durch Überlappung der Kategorien: Viele traditionell als „prärenal" oder „postrenal" klassifizierte Formen gehen mit struktureller (intrinsischer) Nierenschädigung einher.

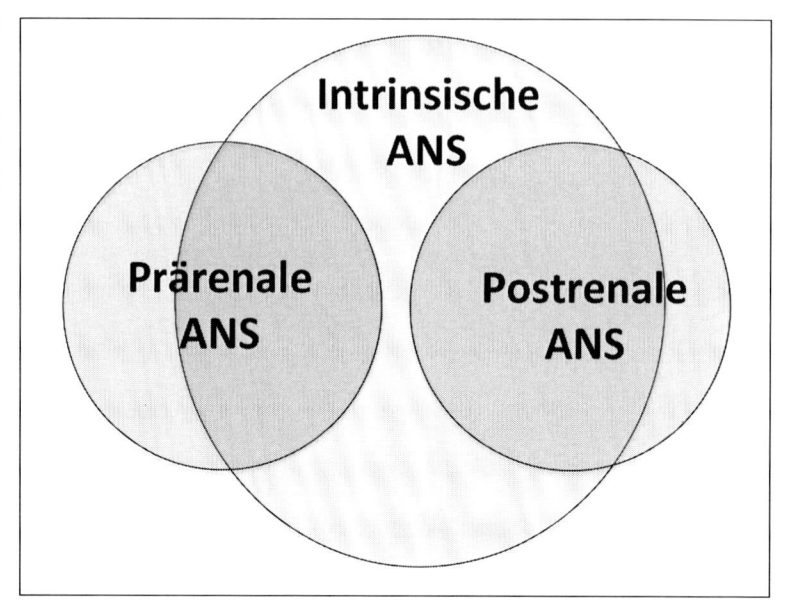

weise (klinisch oder histopathologisch) auf eine strukturelle Schädigung der Niere vorliegen. Von „prärenaler" Schädigung spricht man, wenn ein schnell reversibles Nierenversagen durch Reduktion der effektiven Nierenperfusion vorliegt, welches *per definitionem* nicht mit einer strukturellen Schädigung des Nierengewebes einhergeht. Andererseits wird jede Nierenschädigung, deren Hauptursache eine Obstruktion der ableitenden Harnwege darstellt, als postrenale Nierenschädigung bezeichnet.

Die Einteilung in prärenal, postrenal und intrinsisch ist problematisch (Abbildung 3): Fast jede Obstruktion der ableitenden Harnwege geht mit strukturellen Gewebedefekten in der Niere einher und ist somit auch als intrinsische Nierenschädigung zu werten. Auch der Übergang einer „prärenalen" in eine strukturelle Schädigung ist fließend. Zwar führt eine reduzierte Nierenperfusion zunächst zur funktionellen GFR-Reduktion im Sinne eines „prärenalen" Nierenversagens. Je länger diese jedoch anhält und je ausgeprägter sie ist, desto größer wird die Wahrscheinlichkeit struktureller Schäden am Nierengewebe. Klinisch ist die Unterscheidung von prärenaler und intrinsischer Schädigung durch klassische Kriterien in bis zu 25% der Fälle nicht möglich [14]. Der Schädigungsbiomarker Urin-NGAL ist auch bei klinisch scheinbar rein „prärenalen" Fällen der ANS in der Regel geringgradig erhöht [13], was darauf hindeutet, dass es schon früh im Verlauf der renalen Minderperfusion zu detektierbarem Gewebestress kommt.

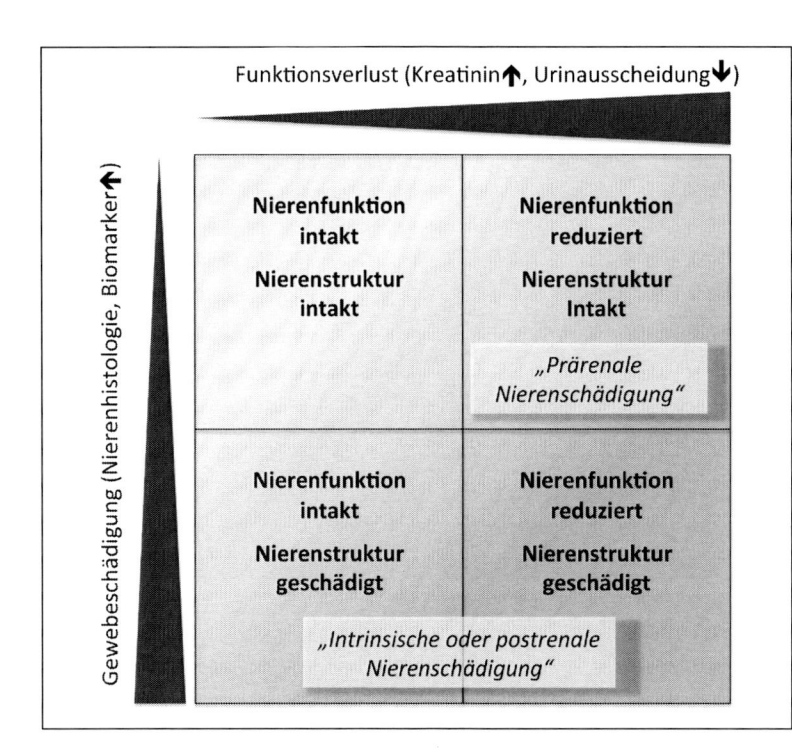

Abbildung 4
Strukturelle vs. funktionelle Nierenschädigung

Funktionsverlust (Kreatinin↑, Urinausscheidung↓)

Gewebeschädigung (Nierenhistologie, Biomarker↑)

Nierenfunktion intakt	Nierenfunktion reduziert
Nierenstruktur intakt	Nierenstruktur Intakt
	„Prärenale Nierenschädigung"
Nierenfunktion intakt	Nierenfunktion reduziert
Nierenstruktur geschädigt	Nierenstruktur geschädigt
„Intrinsische oder postrenale Nierenschädigung"	

Durch die Einführung von Biomarkern in Kombination mit konventionellen Messgrößen der Nierenfunktion (Serum-Kreatinin, Urinausscheidung) wird klinisch eine Unterscheidung von struktureller und funktioneller Nierenschädigung möglich (Abbildung 4). Pathophysiologisch reflektiert eine solche Einteilung die Tatsache, dass deutliche Einschränkungen der Nierenfunktion ohne wesentlichen strukturellen Defekt am Nierengewebe auftreten können. Umgekehrt zeigen Biomarker-Untersuchungen, dass auch ohne erhöhte Kreatininwerte bereits deutliche Hinweise auf tubuläre Schädigung vorliegen können und dass diese Patienten deutlich erhöhte Raten an späterer Dialysepflichtigkeit und Krankenhausmortalität aufweisen [11, 13].

Hämodynamische Ursachen der ANS: „Prärenale" Nierenfunktionseinschränkung und deren Übergang in eine ischämische Tubulusschädigung

Die Nierenperfusion wird von Herzzeitvolumen, renalem Perfusionsdruck und glomerulärer Hämodynamik bestimmt. Das

Herzzeitvolumen wird durch Volumenstatus, Inotropie und Salz-/Wasser-Retention beeinflusst. Der renale Perfusionsdruck ist vom arteriellen Blutdruck sowie von der Durchgängigkeit der Nierenarterien und Nierenvenen abhängig. Der Tonus der afferenten und der efferenten Arteriole bestimmt den glomerulären Filtrationsdruck und die GFR und unterliegt einer engmaschigen neurohumoralen Regulation. Diese glomeruläre Autoregulation ist jedoch nur bei einem systolischen arteriellen Druck zwischen 80 und 170 mmHg hinreichend. Kompensatorische Mechanismen, die eine Aufrechterhaltung der GFR gewährleisten, umfassen eine Aktivierung des Renin-Angiotensin-Aldosteron-Systems, des sympathischen Nervensystems sowie eine intrarenale Aktivierung der Prostaglandinsynthese. Bei Ausschöpfung bzw. bei medikamentöser Antagonisierung dieser neurohumoralen Kompensationsmechanismen (z.B. durch ACE-Hemmer, AT1-Rezeptorantagonisten, Aldosteronantagonisten, Sympathikolytika oder durch Cyclooxygenase-Inhibitoren), insbesondere bei vorbestehender chronischer Niereninsuffizienz, kommt es zu einem progressiven Abfall der GFR. Es resultieren eine Oligurie und ein Anstieg der Retentionsparameter. Diese auch als „prärenales Nierenversagen" bezeichnete funktionelle Störung kann durch Hypovolämie (induziert durch z.B. Diuretika, Erbrechen, Diarrhoen oder Blutungen) oder Hypotension anderer Genese hervorgerufen werden, aber auch bei globaler Volumenexpansion mit Reduktion der Nierenperfusion, etwa im Rahmen des hepatorenalen und des kardiorenalen Syndroms, auftreten. Durch das funktionelle Defizit kann es zu einer deutlichen Reduktion der GFR und der Urinausfuhr kommen. Die reine „prärenale" oder funktionelle ANS geht *per definitionem* nicht mit einer strukturellen Schädigung der Niere einher. Da Biopsieergebnisse in der Regel nicht verfügbar sind, wird die funktionelle ANS klinisch durch die rasche Normalisierung (innerhalb von 24 bis 72 h) des Serum-Kreatinins unter Wiederherstellung der Nierenperfusion definiert. Die Diagnose wird also in der Regel retrospektiv gestellt.

Bei länger anhaltender Minderperfusion kommt es im Verlauf zu einer tubulären Schädigung, so dass eine funktionelle ANS in eine strukturelle ANS übergehen kann. Die anhaltende Hypoperfusion der Niere führt zu Hypoxie bzw. Ischämie von Tubulusepithelzellen, die zur Nekrose bzw. Apoptose führt. Abgeschilferte Tubulusepithelien führen zu einer mechanischen Obstruktion des Nephrons, was tubulären Fluss und GFR weiter vermindert. Kommt es zu einem solchen Nephronschaden, ist die schnelle Reversibilität der Nierenfunktionseinschränkung nicht mehr gegeben und die Wiederherstellung der Nierenfunktion dauert in Abhängigkeit vom Schweregrad der Schädigung mehrere Tage bis Wochen. Ist eine kritische Grenze der Tubulusschädigung überschritten, so erfolgt eine Defektheilung mit anhaltender Einschränkung der GFR. Die verzögerte oder fehlende Reversibilität der Nierenfunktionseinschränkung kann als Kriterium für eine strukturelle intrinsische Schädigung hinzugezogen werden [15]. Dies ist diagnostisch bedeutsam, da Nierenbiopsieergebnisse zur Dokumentation des ischämisch bedingten Nephronschadens in der Regel nicht zur Verfügung stehen.

Strukturelle Nierenschädigung/Intrinsische ANS

Die strukturelle/intrinsische Nierenschädigung wird entsprechend des primär betroffenen Kompartiments eingeteilt:

1. **Tubulointerstitielle Schädigung:**
    a. Akute Tubulusnekrose (toxisch oder ischämisch)
    b. Akute interstitielle Nephritis
    c. Cast-Nephropathie (Multiples Myelom)
    d. Hämolyse/Rhabdomyolyse

2. **Vaskulärer Prozess:**
    a. Vaskulitis
    b. HUS/TTP
    c. akuter Gefäßverschluss/Thromboembolie
    d. maligne Hypertonie
    e. Sklerodermie (renale Krise)

3. **Glomerulärer Prozess:**
    a. akute Glomerulonephritis

Postrenale ANS

Die postrenale ANS wird durch Obstruktion der ableitenden Harnwege verursacht, die zum einseitigen oder beidseitigen Harnstau führt. Die Diagnose erfolgt sonographisch durch Darstellung der Nierenbecken. Die Therapie liegt in der Beseitigung der Obstruktion und fällt in den Bereich der Urologie. Biomarker-Daten sowie tierexperimentelle Modellversuche zeigen, dass die postrenale ANS frühzeitig mit tubulärer Schädigung in der Niere einhergeht [16].

Differenzialdiagnostisches Vorgehen bei ANS

Anamnese und Klinik

Relevant ist insbesondere die Evaluation bzgl. potentieller schädigender Ereignisse (z.B. SIRS/Sepsis, Kontrastmittel, Medikamente) und Komorbiditäten (z.B. chronische Niereninsuffizienz, Autoimmunerkrankungen). Die klinischen Zeichen haben bei ANS eine äußerst geringe Sensitivität. Hinweisend sind Urämiesymptome sowie klinische Hinweise auf Störungen des Elektrolyt- und Volumenhaushalts (z.B. Ödeme, orthostatische Hypotonie) sowie Begleitsymptome (z.B. sonstige Organmanifestationen, Fieber).

Serum-Kreatinin, Urinausfuhr, Biomarker

Serum-Kreatinin und Urinausfuhr stellen als Hauptparameter der KDIGO- und RIFLE-Klassifikationen die wichtigsten klinischen Parameter zur Diagnosestellung, Stadieneinteilung und Verlaufsbeobachtung der ANS dar (s.o.). Es ist anzunehmen, dass in Zukunft die RIFLE- und KDIGO-Klassifikationen um eine Biomarker-Kategorie erweitert werden. Insbesondere NGAL und KIM-1 sind viel versprechende Kandidaten-Biomarker. NGAL-Tests sind in Deutschland bereits klinisch verfügbar. Unklar ist derzeit die Abgrenzung normaler von pathologischen Biomarkerwerten, da exakte Grenzwerte abhängig vom Assay und der betrachteten Patientenpopulation sind.

Urinsedimentanalyse

Diagnostische Wertigkeit haben die Anwesenheit von granulierten Zylindern und renale Tubulusepithelzellen (Hinweise auf akute Tubulusnekrose) und die Anwesenheit von Akanthozyten sowie Erythrozytenzylindern (glomeruläre Schädigung i. S. eines nephritischen Syndroms). Während die Spezifität der Urinsedimentanalyse in den Händen eines erfahrenen Untersuchers hoch ist, schließt ein negatives Urinsediment eine strukturelle Nierenschädigung nicht aus [17].

Serum- und Urin-Indizes

Die Urin-Natrium-Konzentration, die fraktionelle Na-Exkretion (FENa = Urin-Na x Serum-Kreatinin x Serum-Na^{-1} x Urin-Kreatinin^{-1}), die fraktionelle Harnstoffexkretion (FEUrea = Urin-Harnstoff x Serum-Kreatinin x Serum-Harnstoff^{-1} x Urin-Kreatinin^{-1}) und das Serum-Harnstoff- zu Serum-Kreatinin-Verhältnis sind häufig bestimmte Parameter zur Differenzierung von prärenaler vs. intrinsischer ANS bzw. zur Vorhersage der Volumen-Responsivität.

Eine Urin-Na < 10 mmol/l, eine FENa < 1% eine FEUrea < 35% und ein Serum-Harnstoff-zu-Serum-Kreatinin-Verhältnis (jeweils in mmol/l) > 84 zeigen an, dass tubuläre Rückresorptionsmechanismen quantitativ intakt sind, und sprechen somit gegen eine globale tubuläre Schädigung und für eine Volumen-Responsivität der GFR-Erniedrigung. Sie detektieren jedoch nicht sicher den Übergang einer prärenalen Funktionsstörung in eine akute Tubulusnekrose und verlieren unter Diuretikatherapie teilweise ihre Aussagekraft. Ihre diagnostische Wertigkeit ist somit beschränkt [15, 18, 19].

Weitere Labordiagnostik

Relevant sind die Bestimmung von Blutbild, Elektrolyten, Fragmentozyten, Serum- und Urin-Elektrophorese, Hämolyseparameter, ANA, ANCA, GBM-Antikörper, Hepatitis-Serologie, Komplement-Spiegel. Nicht alle dieser Tests sind obligat und sollten im klinischen Kontext angefordert und interpretiert werden. In Abgrenzung zur chronischen Niereninsuffizienz bei unbekanntem Basis-Kreatinin kann die Abwesenheit einer renalen Anämie oder eines sekundären Hyperparathyreoidismus hinweisend auf eine akutes Geschehen sein.

Sonographie

Der sonographische Ausschluss einer postrenalen Obstruktion ist bei jeder ANS obligat. Weiterhin weisen sonographisch kleine Nieren mit hyperechogenem Parenchym auf eine chronische Niereninsuffizienz hin und können eine solche von einer ANS abgrenzen.

Nierenbiopsie

Bei diagnostischer Unklarheit nach Ausschöpfung nicht-invasiver Tests und bei potentiellen therapeutischen Konsequenzen besteht die Indikation zur Nierenbiopsie, um histopathologisch die ANS zu differenzieren. Insbesondere sollte eine Nierenbiopsie bei V. a. Glomerulonephritis sowie bei V. a. interstitielle Nephritis vor geplanter Steroidtherapie gewonnen werden. Auch eine ANS der transplantierten Niere sollte nach Nierensonographie und einem Versuch der Volumengabe frühzeitig bioptisch abgeklärt werden.

Konservative nephrologische Therapiekonzepte bei ANS

Die Behandlung der akuten Nierenschädigung erfordert eine enge Zusammenarbeit von Notaufnahme, Nephrologie, Urologie und Intensivmedizin. Ziele der Behandlung neben den Nierenersatzverfahren sind adäquate Akuttriage, interdisziplinäre intensivmedizinische Betreuung, Verhinderung der Progression, Identifikation therapierbarer Ursachen und Nachbetreuung. Eine rechtzeitige nephrologische Mitbetreuung ist für die individuelle Prognose von Patienten mit ANS relevant [20-22].

Akuttriage

Triageentscheidungen sind besonders in der Notaufnahme relevant, wo die Inzidenz einer intrinsischen ANS bei ca. 8% liegt [13]. Hier muss frühzeitig entschieden werden, ob eine intensivmedizinische Betreuung mit invasivem hämodynamischem Monitoring erforderlich ist bzw. ob eine Betreuung in einer nephrologischen oder urologischen Fachabteilung erfolgen soll. Viele Patienten mit funktioneller ANS („prärenal") können auf Normalstationen oder sogar im ambulanten Bereich versorgt werden. Eine frühzeitige, prospektive Entscheidungsfindung erfolgt unter Zuhilfenahme verfügbarer Parameter mit prognostischer Wertigkeit (Kreatinin-Verlauf, Urinausscheidung, Urinsediment, Urinindizes, Biomarker, Sonographie).

Nephrologische Therapie bei Patienten mit akuter Nierenschädigung

Die nephrologische Behandlung von Patienten mit ANS umfasst eine GFR-adaptierte Dosisanpassung aller Medikamente. Weiterhin sollte die Anwendung nephrotoxischer Substanzen (insbesondere Antibiotika und Röntgenkontrastmittel) minimiert werden. In jedem Fall muss die Genese der ANS geklärt werden, um behandelbare Grunderkrankungen zu identifizieren (z.B. Sepsis, Autoimmunerkrankungen).

Bei kritisch Kranken mit schwerer Sepsis ist eine frühe, durch Zielparameter gesteuerte Therapie („Early goal-directed therapy", EGDT) von erwiesener prognostischer Bedeutung [23, 24]. Diese beinhaltet eine frühzeitige (innerhalb von 6 Stunden) Einstellung physiologischer Zielwerte durch geeignete Volumensubstitution, Vasopressorgabe und Transfusionstherapie. Die Zielwerte beinhalten einen mittleren arteriellen Druck (MAP) ≥ 65 mmHg, einen zentralvenösen Druck (CVP) zwischen 8 und 12 mmHg, eine zügige Verbesserung erhöhter Laktatspiegel, einen Hämatokrit ≥ 30%, eine zentralvenöse O_2-Sättigung ($S_{cv}O_2$) > 70% und eine Urinausfuhr ≥ 0,5 ml/kg/h. Die erste große randomisierte Studie zur EGDT [23] zeigte, dass durch diese Maßnahmen *Critial Illness*-Scores verbessert wurden und die Mortalität gesenkt wurde, allerdings wurden die

Effekte auf eine ANS nicht separat analysiert. Dies wurde in einer Folgestudie getan, die eine Senkung von Gesamtmortalität, Multiorganversagen und ANS im EGDT-Arm zeigte [24]. Eine frühzeitige Initiation einer Antibiotikatherapie (innerhalb der ersten Stunde) bei kritisch Kranken mit Sepsis ist ebenfalls von weitläufig akzeptierter prognostischer Bedeutung [25]. Die Verwendung von Biomarkern der ANS könnte die Sensitivität der Diagnose einer schweren Sepsis mit Nierenbeteiligung erhöhen und somit eine frühere Therapie ermöglichen.

Die optimale intravenöse Flüssigkeitsform zur initialen Volumentherapie kritisch Kranker wurde in mehreren Studien getestet. Die *Saline versus Albumin Fluid Evaluation*-(SAFE)-Studie war eine randomisierte doppelblinde Studie an ca. 7.000 Patienten auf Intensivstationen, die 0,9%-NaCl-Lösung mit einer serum-isoosmotischen/-isoonkotischen 4%-Humanalbumin-Lösung verglich [26]. Die Studie zeigte keine Unterschiede hinsichtlich 28-Tage-Mortalität und Multiorganversagen. Da kristalloide Lösungen kostengünstiger als Albumin sind, werden diese derzeit empfohlen. Allerdings zeigte eine randomisierte Studie an Patienten mit Leberzirrhose und spontaner bakterieller Peritonitis, dass Albumingabe mit Antibiotikatherapie (Cefotaxim) im Vergleich mit alleiniger Antibiotikatherapie das Überleben verbesserte und das Auftreten von ANS verminderte [27]. Somit ist die Albumingabe zumindest in dieser Patientengruppe gerechtfertigt. Die Gabe von Hydroxyethylstärke-haltigen Lösungen ist wegen einer erhöhten ANS-Inzidenz unter dieser Therapie bei kritisch Kranken kontraindiziert [28].

Während die Wertigkeit früher, aggressiver Volumentherapie bei Intensivpatienten gut belegt ist, gibt es deutliche Hinweise, dass Volumenüberladung in der postakuten Phase kritischer Erkrankungen mit schlechten klinischen Verläufen assoziiert ist [29]. Eine Studie des Adult Respiratory Distress Syndrome (ARDS) Network verglich eine restriktive Volumentherapie (positive Netto-Flüssigkeitsbilanz von 136 ml über 7 Tage) mit einer großzügigen Volumentherapie (positive Netto-Flüssigkeitsbilanz von 6.992 ml über 7 Tage) an ca. 1.000 Intensivpatienten [28]. Der volumenrestriktive Ansatz ermöglichte eine frühere Entwöhnung von der mechanischen Beatmung sowie eine Verkürzung der Intensivstationaufenthalte, während keine signifikanten Unterschiede hinsichtlich einer ANS beobachtet wurden. Somit ist es zu empfehlen in der postakuten Phase eine restriktive Volumentherapie anzustreben und kumulative Positivbilanzen zu minimieren.

Nierenersatzverfahren

Die Indikation und Durchführung von Nierenersatzverfahren bei ANS werden an anderer Stelle besprochen.

Nachbetreuung

Die Inzidenzrate von terminaler Niereninsuffizienz nach einer überlebten Episode von ANS liegt bei 4,9/100 Patientenjahre [30]. Auch milde Episoden von ANS sind mit ungünstigen Langzeitverläufen hinsichtlich Mortalität, kardiovaskulären Erkrankungen und anderen Endpunkten assoziiert. Risikofaktoren für eine progressive Verschlechterung der Nierenfunktion bei Überlebenden einer ANS sind Alter, Diabetes mellitus, vorbestehende chronische Niereninsuffizienz, Schweregrad der ANS und niedrige Serum-Albumin-Spiegel [31, 32]. Da ANS-Überlebende in der Regel ambulant weiterbetreut werden, sind diese Patienten für präventive Maßnahmen zur Verhinderung der Progression der Niereninsuffizienz zugänglich. Allerdings werden nur etwa 1/3 aller ANS-Überlebenden innerhalb von 30 Tagen einem Nephrologen vorgestellt. Dieser Anteil erhöht sich im ersten Jahr nach Entlassung auf 48,6%, möglicherweise auch wegen steigender Kreatinin-Werte bei einem Teil der Patienten [33]. Somit ist festzuhalten, dass die Raten nephrologischer Fachbetreuung von ANS-Überlebenden verbesserungbedürftig sind. Randomisierte Studien zur Nachbetreuung von ANS-Patienten sind derzeit nicht verfügbar. Ein Therapieregime wie bei Patienten mit chronischer Niereninsuffizienz anderer Genese erscheint sinnvoll. Dieses umfasst eine engmaschige Blutdruckeinstellung, die Vermeidung von Nephrotoxinen, konsequente Diabetesbehandlung, Ernährungsoptimierung, sowie ggf. die Gabe von ACE-Hemmern oder AT1-Rezeptor-Antagonisten [33].

Literatur

1. Cerda J., Lameire N., Eggers P. et al. (2008). Epidemiology of acute kidney injury. *Clin J Am Soc Nephrol 3:* 881-886.
2. Uchino S., Kellum J.A., Bellomo R. et al. (2005). Acute renal failure in critically ill patients: a multinational, multicenter study. *JAMA 294:* 813-818.
3. Martin R.K. (2010). Acute kidney injury: advances in definition, pathophysiology, and diagnosis. *AACN Adv Crit Care 21:* 350-356.
4. Bellomo R., Ronco C., Kellum J.A. et al. (2004). Acute renal failure – definition, outcome measures, animal models, fluid therapy and infor-

mation technology needs: the Second International Consensus Conference of the Acute Dialysis Quality Initiative (ADQI) Group. *Critical care (London, U.K.) 8:* R204-212.

5. Mehta R.L., Kellum J.A., Shah S.V. et al. (2007). Acute Kidney Injury Network: report of an initiative to improve outcomes in acute kidney injury. *Critical care (London, U.K.) 11:* R31.

6. AKI Definition (2012). Section 2. *Kidney Int 2, Supplements:* 19-36.

7. Waikar S.S., Liu K.D., Chertow G.M. (2008). Diagnosis, epidemiology and outcomes of acute kidney injury. *Clin J Am Soc Nephrol 3:* 844-861.

8. Schmidt-Ott K.M. (2011). Neutrophil gelatinase-associated lipocalin as a biomarker of acute kidney injury – where do we stand today? *Nephrol Dial Transplant 26:* 762-764.

9. Kashani K., Al-Khafaji A., Ardiles T. et al. (2013). Discovery and validation of cell cycle arrest biomarkers in human acute kidney injury. *Critical care (London, U.K.) 17:* R25.

10. Devarajan P. (2010). Review: neutrophil gelatinase-associated lipocalin: a troponin-like biomarker for human acute kidney injury. *Nephrology (Carlton) 15:* 419-428.

11. Haase M., Devarajan P., Haase-Fielitz A. et al. (2011). The outcome of neutrophil gelatinase-associated lipocalin-positive subclinical acute kidney injury a multicenter pooled analysis of prospective studies. *J Am Coll Cardiol 57:* 1752-1761.

12. Koyner J.L., Vaidya V.S., Bennett M.R. et al. (2010). Urinary biomarkers in the clinical prognosis and early detection of acute kidney injury. *Clin J Am Soc Nephrol 5:* 2154-2165.

13. Nickolas T.L., Schmidt-Ott K.M., Canetta P. et al. (2012). Diagnostic and prognostic stratification in the emergency department using urinary biomarkers of nephron damage – a multicenter prospective cohort study. *J Am Coll Cardiol 59:* 246-255.

14. Singer E., Elger A., Elitok S. et al. (2011). Urinary neutrophil gelatinase-associated lipocalin distinguishes pre-renal from intrinsic renal failure and predicts outcomes. *Kidney Int 80:* 405-414.

15. Nickolas T.L., O'Rourke M.J., Yang J. et al. (2008). Sensitivity and specificity of a single emergency department measurement of urinary neutrophil gelatinase-associated lipocalin for diagnosing acute kidney injury. *Annals of internal medicine 148:* 810-819.

16. Sise M.E., Forster C., Singer E. et al. (2011). Urine neutrophil gelatinase-associated lipocalin identifies unilateral and bilateral urinary tract obstruction. *Nephrol Dial Transplant 26:* 4132-4135.

17. Perazella M.A., Coca S.G., Kanbay M. et al. (2008). Diagnostic value of urine microscopy for differential diagnosis of acute kidney injury in hospitalized patients. *Clin J Am Soc Nephrol 3:* 1615-1619.

18. Carvounis C.P., Nisar S., Guro-Razuman S. (2002). Significance of the fractional excretion of urea in the differential diagnosis of acute renal failure. *Kidney Int 62:* 2223-2229.
19. Pepin M.N., Bouchard J., Legault L. & Ethier J. (2007). Diagnostic performance of fractional excretion of urea and fractional excretion of sodium in the evaluations of patients with acute kidney injury with or without diuretic treatment. *Am J Kidney Dis 50:* 566-573.
20. Balasubramanian G., Al-Aly Z., Moiz A. et al. (2011). Early nephrologist involvement in hospital-acquired acute kidney injury: a pilot study. *Am J Kidney Dis 57:* 228-234.
21. Mehta R.L., McDonald B., Gabbai F. et al. (2002). Nephrology consultation in acute renal failure: does timing matter? *The American journal of medicine 113:* 456-461.
22. Perez-Valdivieso J.R., Bes-Rastrollo M., Monedero P. et al. (2007). Prognosis and serum creatinine levels in acute renal failure at the time of nephrology consultation: an observational cohort study. *BMC nephrology 8:* 14.
23. Rivers E., Nguyen B., Havstad S. et al. (2001). Early goal-directed therapy in the treatment of severe sepsis and septic shock. *N Engl J Med 345:* 1368-1377.
24. Lin S.M., Huang C.D., Lin H.C. et al. (2006). A modified goal-directed protocol improves clinical outcomes in intensive care unit patients with septic shock: a randomized controlled trial. *Shock 26:* 551-557.
25. Kumar A., Roberts D., Wood K.E. et al. (2006). Duration of hypotension before initiation of effective antimicrobial therapy is the critical determinant of survival in human septic shock. *Critical care medicine 34:* 1589-1596.
26. Finfer S., Bellomo R., Boyce N. et al. (2004). A comparison of albumin and saline for fluid resuscitation in the intensive care unit. *N Engl J Med 350:* 2247-2256.
27. Sort P., Navasa M., Arroyo V. et al. (1999). Effect of intravenous albumin on renal impairment and mortality in patients with cirrhosis and spontaneous bacterial peritonitis. *N Engl J Med 341:* 403-409.
28. Wiedemann H.P., Wheeler A.P., Bernard G.R. et al. (2006). Comparison of two fluid-management strategies in acute lung injury. *N Engl J Med 354:* 2564-2575.
29. Schrier R.W. (2010). Fluid administration in critically ill patients with acute kidney injury. *Clin J Am Soc Nephrol 5:* 733-739.
30. Coca S.G., Yusuf B., Shlipak M.G. et al. (2009). Long-term risk of mortality and other adverse outcomes after acute kidney injury: a systematic review and meta-analysis. *Am J Kidney Dis 53:* 961-973.
31. Ishani A., Nelson D., Clothier B. et al. (2011). The magnitude of acute serum creatinine increase after cardiac surgery and the risk of chronic

kidney disease, progression of kidney disease, and death. *Arch Intern Med 171:* 226-233.
32. Chawla L.S., Amdur R.L., Amodeo S. et al. (2011). The severity of acute kidney injury predicts progression to chronic kidney disease. *Kidney Int 79:* 1361-1369.
33. Chawla L.S. (2011). Acute kidney injury leading to chronic kidney disease and long-term outcomes of acute kidney injury: the best opportunity to mitigate acute kidney injury? *Contributions to nephrology 174:* 182-190.

Extrakorporale Therapie bei akuter Nierenschädigung – VW³
Vermeidbar? Wann? Was? Wie?

Julius J. Schmidt & Jan T. Kielstein

Am 11. September 2015 jährte sich die erste erfolgreiche Dialysebehandlung durch den Niederländer Willem Kolff zum 70. Mal. [1]. Auch nach sechs Jahrzehnten Nierenersatztherapie kritisch kranker Patienten sind noch viele Fragen zur Diagnostik und Therapie ungeklärt. Gesichert ist lediglich die Zunahme von Patienten mit akuter Nierenschädigung und die daraus resultierende hohe Morbidität und Mortalität. Gut belegt sind ebenfalls die erheblichen finanziellen Implikationen für das Gesundheitssystem. Patienten mit akuter Nierenschädigung, auch die, die keiner Nierenersatztherapie bedürfen, bleiben länger im Krankenhaus und benötigen mehr diagnostische und therapeutische Maßnahmen [2]. Die akute Nierenschädigung, wie das ehemals „akutes Nierenversagen" genannte Krankheitsbild in der Hoffnung auf Möglichkeiten der Prävention und Therapie seit 2007 genannt wird, ist „nicht selten Folge eines gerechtfertigten ärztlichen Bemühens, gelegentlich auch einmal Folge eines ärztlichen Versagens" [3] – eine treffende Formulierung von Curd Moeller aus dem Jahre 1956. Im Gegensatz zu den 1950er Jahren betrifft die akute Nierenschädigung heute aber vor allen Dingen Intensivpatienten nach großen operativen Eingriffen, mit Sepsis oder im Rahmen des Versagens einer oder mehrerer anderer Organe [4]. Ob der zuletzt in die Diskussion eingeworfene Begriff „akuter Nierenstress" hilfreich oder eher verwirrend ist, wird sich noch zeigen, aber in einem Medizinsystem, in dem sich jeder gestresst fühlt, macht die Niere natürlich keine Ausnahme [5].

Die Definition – einfach und günstig

Die Kardiologen haben es uns vorgemacht. Die NYHA-Klassifikation ist einfach und doch hilfreich, ein Grund dafür, dass sie allgemein akzeptiert wird. Wie eingangs erwähnt, sind die vielen unterschiedlichen Definitionen des akuten Nierenversagens 2007 einer simplen, klinisch einfach anwendbaren Definition der „akuten Nierenschädigung" gewichen. Dies erfolgte auch mit der Zielsetzung, in Zukunft möglichst ein „Versagen" der Niere verhindern zu können [6]. Die Definition der *Acute Kidney Injury Network* lautet: abrupter (< 48 Std.) Einbruch der Nierenfunktion, **gegenwärtig definiert** als Anstieg des Serumkreatinins von > 0,3 mg/dl (oder > 26,4 µmol/l) oder um > 50% vom Ausgangswert *oder* eine Reduktion des Urinvolumens (Oligurie von < 0,5 ml/kg/Std. für > 6 Std.) [6]. Dies signalisiert nunmehr auch dem nicht nephrologisch tätigen Intensivmediziner die klare Botschaft, dass auch „geringe" Kreatininanstiege mit einer Funktionsbeeinträchtigung der Niere und mit einem deutlichen Anstieg der Mortalität einhergehen [2]. Neue Biomarker werden in Zukunft eine frühere Diagnose und Prognoseermittlung bei AKI ermöglichen. Die aktualisierte AKI-Definition beinhaltet daher bereits eine (noch nicht konkretisierte) Verwendung von Biomarkern [7]. Im Jahre 2014 hat die amerikanische FDA eine Kombination aus tissue-inhibitor of metalloproteinase 2 (TIMP-2) und urine insulin like growth factor binding protein 7 (IGFBP-7) zugelassen. Diese Markerkombination schafft es nicht nur, eine akute Nierenschädigung innerhalb von 12 Stunden nach einem Insult sicher vorherzusagen, sondern korreliert auch mit der renalen Prognose in den neun Monaten nach der AKI [8, 9]. Die aktuelle Definition im German DRG-System findet sich in der Tabelle 1.

Häufig geht es im klinischen Alltag aber auch darum festzustellen, ob eine leichtgradige Nierenfuktionseinschränkung eine Nierenersatztherapie erforderlich machen wird. Hier hilft der LST (Lasix-Stress-Test, Tabelle 2). Hiermit ist nicht die ungezielte, teils in den Gramm-Bereich exzessiv betriebene Gabe von Lasix, insbesondere auf herzchirurgischen Intensivstationen gemeint. Lasix hat weder in der Prophylaxe noch in der Therapie der akuten Nierenschädigung etwas verloren! Der diuretische Effekt auf die *einmalige* Gabe von Lasix ist jedoch ein hilfreiches diagnostisches Mittel, hilfreicher als

Tabelle 1
Kodieren der AKI ICD-10, GM-Version 2016

Stadium	Serum-Kreatinin	Harnzeitvolumen
N 17.91	Anstieg des Serum-Kreatinins um > 50% bis < 100% vom Ausgangswert innerhalb von 7 Tagen *oder* um mindestens 0,3 mg/dl innerhalb von 48 Stunden	< 0,5 ml/kg/Std. für mindestens > 6 Stunden bis < 12 Stunden
N 17.92	Anstieg des Serum-Kreatinins um > 100% bis < 200% vom Ausgangswert innerhalb von 7 Tagen	< 0,5 ml/kg/Std. für mindestens 12 Stunden
N 17.93	Anstieg des Serum-Kreatinins um > 200% vom Ausgangswert innerhalb von 7 Tagen *oder* Anstieg auf > 4 mg/dl *oder* Abfall der eGFR < 35 ml/min *oder* Einleitung einer Nierenersatztherapie	< 0,3 ml/kg/Std. für mindestens 24 Stunden *oder* Anurie > 12 Stunden

Lasix-Stress-Test	Patienten ohne Schleifendiuretikum in Vormedikation	Patienten mit Schleifendiuretikum in Vormedikation
Lasix-Dosis	1 mg/kgKG	1,5 mg/kgKG
Keine drohende Dialysepflichtigkeit, wenn	Diurese 100 ml/Std. oder 200 ml in den ersten 2 Std. nach Lasix-Gabe.	

Tabelle 2
Durchführung und Interpretation des Lasix-Stress-Tests

viele moderne (und teure) Biomarker [10]. Der Test kann bei einer bereits vorliegenden leichten Nierenschädigung (AKIN 1) eine Dialysepflichtigkeit mit einer Sensitivität von 87,1% und einer Spezifität von 84,1% vorhersagen.

Prävention der akuten Nierenschädigung: RIPC R.I.P.

Während die Entwicklung und Vermarktung neuer Marker exponentiell ansteigt, hat die Entwicklung pharmakologischer Ansätze zur Prävention oder Therapie der AKI bisher keine wegweisenden klinischen Erfolge gezeigt. Ein vielversprechender Ansatz – die Gabe eines Melanocortin-1-Rezeptor-(MC1R)-Agonisten – wird derzeit in klinischen Studien geprüft. Die Wirkung dieser Substanze(n) scheint zumindest teilweise in der Inhibitition inflammatorischer Signale, insbesondere einer verminderten Freisetzung von IL-1β zu liegen [11]. Eine interessante nicht-pharmakologische Intervention ist das *remote ischemic preconditioning* (RIPC), also die geplante, iatrogen verursachte Ischämie *vor* einer möglichen akuten Nierenschädigung, deren potentieller Nutzen bis zum Jahre 2015 aber nicht eindeutig nachgewiesen werden konnte [12]. Die Studie von Zarbock et al. schien Mitte 2015 Klarheit zu bringen [13]. Bei 240 Patienten, die sich einer Bypassoperation unterzogen, konnte im Rahmen einer prospektiven, randomisierten, kontrollierten Studie gezeigt werden, dass allein mit RIPC eine Reduktion der akuten Nierenschädigung um 15% und eine Senkung der Notwendigkeit zur Nierenersatztherapie um 10% erreicht werden konnte [13]. Darüber hinaus wurde auch die Freisetzung von TIMP-2 und IGFBP-7 dramatisch reduziert. Aber wie heißt es in Shakespeares Romeo und Julia: „Nur fürcht ich, weil mich Nacht umgibt, dies alles sei nur Traum, zu schmeichelnd süß, um wirklich zu bestehn!"? Die Euphorie über diesen potentiell simplen und kostengünstigen präventiven Ansatz dauerte nur wenige Wochen. Im Oktober 2015 konnten Hausenloy et al. an 1.612 CABG-Op-Patienten [14] und Meybohm et al. [15] an 1.403 elektiven Bypass-Patienten keinen Benefit des RIPC sehen. Zusammengefasst kann man es für die Prävention der aku-

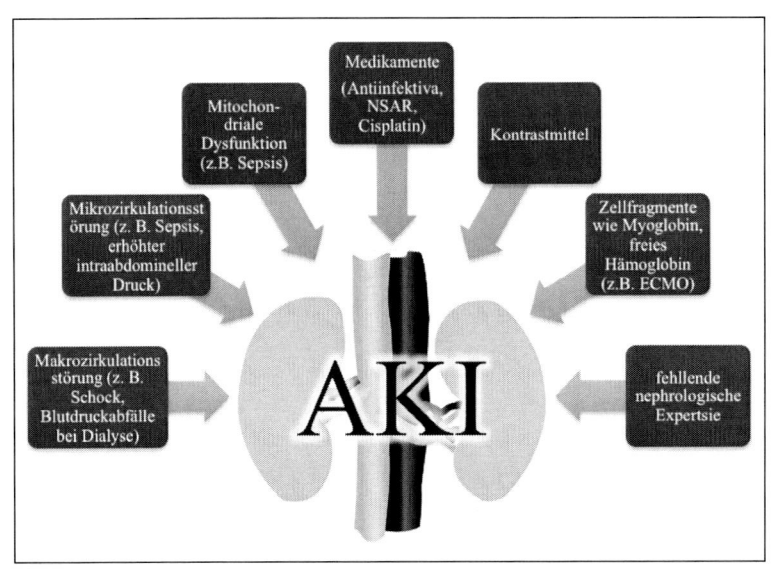

Abbildung 1
Faktoren zur Entstehung der akuten Nierenschädigung [47]

ten Nierenschädigung mittels RIPC auf den Punkt bringen: RIPC R.I.P.

So bleibt die liebevolle Optimierung mannigfaltiger, teils trivial anmutender Faktoren (Hydratation, Vermeidung nephrotoxischer Substanzen etc.) weiterhin die einzig sinnvolle präventive Maßnahme (Abbildung 1). Dass ein höherer arteriellen Mitteldruck (71

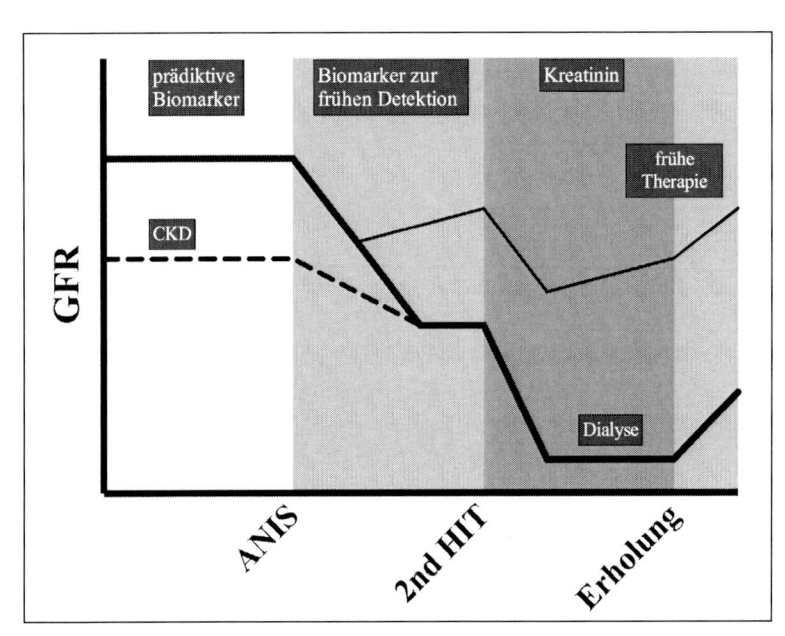

Abbildung 2
Mögliche Verläufe der akuten Nierenschädigung, nach [47]

mmHg) und bessere Sauerstoffversorgung das Fortschreiten einer akuten Nierenschädigung verhindert, wurde erst jüngst wieder gezeigt [16]. Somit sind auch bei dem Patienten, der bereits eine akute Nierenschädigung hat, weitere Injurien zu vermeiden (Abbildung 2). Diese reichen von Blutdruckabfällen unter der Nierenersatztherapie über nephrotoxische Antibiotika („Der Patient ist ja eh an der Dialyse") bis zur berühmten Voltarensalbe, die so hervorragend ins Blut penetriert, dass die Plasmaspiegel mit der oralen Applikation vergleichbar sind [17]. Auch eine anhaltende Flüssigkeitsüberladung reduziert die Wahrscheinlichkeit, dass sich die Niere wieder erholt [18]. Simple Maßnahmen, wie die 4,5-stündige Infusion von Vancomycin, können die Nephrotoxizität gegenüber der 30-min-Infusion deutlich vermindern [19].

Weder Harnstoff noch Haribo-Bären spielen eine Rolle für den Beginn der Nierenersatztherapie

Zu den Legenden in der Medizin, die sich am hartnäckigsten hält, zählt die nach dem Harnstoffserumwert, ab dem eine Nierenersatztherapie notwendig sein soll. Die ominösen 200 mg/dl Harnstoff

Tabelle 3
Übersicht der veröffentlichten Studien zu „frühen" gegen „späte" Dialyseeinleitung, adaptiert nach [48]

	Studie	„Frühe" Dialyse	„Späte" Dialyse	Sterblichkeit
Favorisiert frühe Dialyse	Bagshaw et al. [49]	SrCr ≤ 309 µmol/l, SrU ≤ 24,2 mmol/l	SrCr > 309 µmol/l, SrU > 24,2 mmol/l	71 vs. 53,4%, P < 0,00001
	Carl et al. [50]	SrU < 35,7 mmol/l	SrU > 35,7 mmol/l	52,3 vs. 68%, P < 0,05
	Liu et al. [51]	SrU < 27,1 mmol/l	SrU > 27,1 mmol/l	RR 1,85 mit höherem Harnstoff (95% CI 1,2-3,2)
	Ostermann et al. [52]	SrCr ≤ 309 µmol/l, pH < 7,2	SrCr > 309 µmol/l, pH ≥ 7,2	59/74 vs. 48%, P < 0,0001
	Payen et al. [53]	< 2 Tage zwischen ICU-Aufnahme und Dialysebeginn	≥ 2 Tage zwischen ICU-Aufnahme und Dialysebeginn	44,8 vs. 64,6%, P < 0,01
Kein Unterschied	Bouman et al. [54]	Urin < 30 ml/h über 6 Std. und Kreatinin-Clearance < 20 ml/min	SrU > 40 mmol/l oder Kalium > 6,5 mmol/l oder Lungenödem	29 vs. 25%, P = 0,8
	Iyem et al. [55]	Urin ≤ 0,5 ml/kg/Std. und 50% Anstieg in SrU und SrCr	48 Std. nach: Urin ≤ 0,5 ml/kg/Std. und 50% Anstieg in SrU und SrCr	5,2 vs. 6,6%, P > 0,05
	Jamale et al. [56]	SrU > 70mg/dl und/oder SrCr > 7 mg/dl	Refraktäre Hyperkaliämie, Hypervolämie, Azidose oder Urämie	RR 1,68 für frühen Dialysebeginn (95% CI 0,89-3,17)

Nur prospektive und retrospektive Studien mit mehr als 100 Probanden sind aufgeführt.
SrCr = Serum Kreatinin, SrU = Serum-Harnstoff, ICU = Intensivstation, RR = Relatives Risiko, CI = Konfidenzintervall

sind eine gut zu merkende Zahl, eine wissenschaftliche Evidenz, diese zu verwenden, gibt es jedoch nicht. Tabelle 3 fasst die prospektiven randomisierten Studien zusammen, die den „frühen" vs. „späten" Start einer Nierenersatztherapie untersucht haben.

Intensität der Nierenersatztherapie: Viel hilft viel vs. so wenig wie nötig.

Der Effekt der Dosis der Nierenersatztherapie auf die Mortalität von Patienten mit AKI schien über Jahre klar – wurde revidiert und erscheint heute wieder klar – vorerst. Die Studie von Schiffl et al. (n= 160) konnte für die intermittierende Dialyse zeigen, dass eine mangelhafte Dialyse 3x pro Woche (Kt/V 3,0/Woche) gegenüber einer ausreichenden Dialyse 6x pro Woche (Kt/V 5,8/Woche) mit einer erhöhten Mortalität assoziiert ist [20]. Die geforderte Kt/V für chronische Hämodialysepatienten beträgt übrigens 4,2/Woche. Ronco et al. konnten bereits zwei Jahre früher zeigen, dass das Überleben von Patienten, die mit CVVH behandelt wurden (n = 425), besser war, wenn die Ultrafiltrationsrate 35 ml/kgKG/Std. statt 20 ml/kgKG/Std. betrug. Eine weitere Steigerung der Nierenersatzdosis auf 45 ml/kgKG/Std. erbrachte keine weitere Verbesserung der Mortalität. Dennoch gab es die Tendenz insbesondere bei septischen Patienten, die Dosis der Nierenersatztherapie bis auf 85 ml/kgKG/Std. zu erhöhen [21]. Schiffl und Ronco definierten bis 2008 den Behandlungsstandard in Bezug auf die Intensität der Nierenersatztherapie. Noch im Januar 2008 befand ein multinationales Expertengremium aus Intensivmedizinern und Nephrologen, dass die Frage „What is the optimal 'dosage' of renal replacement therapy to maximize patient and renal survival?" eines der fünf drängendsten Probleme der ANIS ist [22]. Im Mai 2008 erschien die erste von drei Studien, die alle eine unerwartete Antwort auf die Frage nach der Dosis der Nierenersatztherapie brachten. Das VA/ATN trial konnte bei 1.124 Patienten mit ANIS keinen Unterschied im Überleben in Abhängigkeit von der Dosis feststellen. Dies galt für IHD ebenso wie für CVVH und die extended dialysis [23]. Tolwani et al. verglichen bei 200 Patienten high dose mit normaler CVVHDF und fanden ebenfalls keinen Unterschied im Überleben [24]. Auch die dritte Studie, Hannover-Dialysis-Outcome-(HAND-OUT)-Studie konnte bei 156 Patienten keinen Überlebensvorteil einer intensiven extended dialysis mit einem Harnstoffziel von < 90 mg/dl (< 15 mmol/l) gegenüber einer intensified extended dialysis mit einem Harnstoffziel von 120-150 mg/dl (20-25 mmol/l) zeigen [25]. Interessant ist, dass eine von Ronco initiierte prospektive Kohortenstudie den urspünglich gezeigten Überlebensvorteil von Patienten, die mit einer hohen Dosis von CVVH behandelt wurden, auch nicht bestätigen konnte [26]. Abschließend scheint die Frage nach dem Benefit einer hohen RRT-Dosis durch die RENAL-Studie [27] beantwortet worden zu sein, die abermals keinen Überlebensvorteil zeigen konnte [27]. So überrascht auch nicht, dass es keinen Überlebensvorteil gibt, wenn man mit 50 vs 85 ml/kgKG/Std. hämofiltriert [28].

Antibiotikadosierungen aus der Zeit der Schallplatte für Nierenersatzverfahren der i-watch-Ära

Wie kann man die unterschiedlichen Ergebnisse der Studien erklären? Allgemein waren die Patienten in den Studien, bei denen eine hohe Nierenersatzdosis mit einem Überlebensvorteil assoziiert war, zu einem geringeren Prozentsatz septisch. Bei Ronco und Schiffl lag der Anteil der septischen Patienten bei 13 bzw. 37%. Bei den Studien, die keinen Vorteil einer hohen Nierenersatzdosis auf das Überleben zeigen konnten, lag der Anteil der Septiker bei 63% (ATN trial) und 72% (HAND-OUT-Studie). Warum sollten septische Patienten nicht von einer hohen Nierenersatztherapiedosis profitieren? Unter der hohen Dosis der heutzutage eingesetzten Nierenersatzverfahren kommt es auch zur vermehrten Elimination von Elektrolyten, Nährstoffen und Antibiotika [29]. Während die Dosis von Katecholaminen oder Insulin nach dem biologischen Effekt, in diesem Fall dem mittleren arteriellen Blutdruck oder dem Blutzucker gesteuert werden kann, ist die Anpassung der Dosis von Antibiotika an die Intensität der Nierenersatztherapie deutlich schwieriger. Selbst bei Intensivpatienten mit intakter Nierenfunktion ist die Pharmakokinetik und Pharmakodynamik deutlich verändert. Aufgrund eines höheren Verteilungsvolumens (fluid rescucitation, capillary leak) oder einer Hypalbuminämie kann die wirksame Konzentration eines Antibiotikums deutlich vermindert sein [30]. Kommt ein Nierenfunktionsverlust hinzu, wird das Problem noch komplexer und die Dosierung der Antibiotika noch schwieriger, da nur bei wenigen Antibiotika die Möglichkeit des therapeutischen drug monitorings (TDM) besteht. Alte Dosierungsrichtlinien beruhen häufig, auch in der aktuellen Auflage, auf Verfahren mit heute nicht mehr eingesetzten Filtern und Intensitäten und sind somit häufig nicht mehr zutreffend [31]. Somit besteht bei den Patienten, die ja zu 50% eine Sepsis haben, die Gefahr der Unterdosierung der Antibiotika, die durch die Nierenersatztherapie eliminiert werden. Dies konnte im Rahmen mehrerer rezenter Studien bestätigt werden, bei denen teilweise das Doppelte der empfohlenen Dosis eingesetzt werden musste [32-36]. Die Unterdosierung von Antiinfektiva könnte auch erklären, warum im ATN trial insbesondere septische Patienten die Tendenz zu einer höheren Mortalität unter einer Hochdosis Nierenersatztherapie zeigten [23]. Kein Mensch würde auf die Idee kommen, eine Schallplatte mit einer i-watch abspielen zu wollen, und dennoch benutzen wir Dosierungsrichtlinien aus der Zeit der Schallplatte für Nierenersatzverfahren der i-watch-Ära. Ein potentiell tödlicher Anachronismus für septische Patienten mit AKI. Folgerichtig hat eine KDIGO-Konferenz zu diesem Thema u.a. empfohlen, dass die Durchführung pharmakokinetischer Studien unter intermittierender Hämodialyse, CVVH und extended dialysis sollte eine *conditio sine qua non* für die Zulassung von Antibiotika sei, bei denen eine erhebliche renale Elimination bekannt ist [37, 38].

Hypophosphatämie – Marker des Renal Repalcement-Traumas?

Während sich die Nephrologen in der chronischen Dialysetherapie mit Calcium, seltenen Erden und Kunststoffen um die Senkung des Phosphates bemühen, ist bei der Nierenersatztherapie auf der Intensivstation häufig eine Hypophosphatämie zu beobachten. Eine Hypophosphatämie kann sich bereits zwölf Stunden nach dem Beginn einer hoch effizienten Nierenersatztherapie einstellen [39]. In einigen Zentren gehört daher die Substitution von Phosphat (0,1-0,2 mmol/kgKG/Tag) zum Routineprotokoll während der Nierenersatztherapie. Trotzdem hatten in der ATN-Studie 17,6% der Patienten im Hochdosisarm eine Hypophosphatämie [23], in der RENAL-Studie litten sogar 65% der Patienten in der Hochdosisgruppe an einer Hypophosphatämie [27]. Mehrere Arbeitsgruppen konnten zeigen, dass die Hypophosphatämie die Dauer bis zur Entwöhnung von der maschinellen Beatmung verlängert und die Sterblichkeit erhöht [40, 41]. Ob die Hypophosphatämie nur den Mangel an energiereichen Phosphaten in der Muskulatur zur Folge hat oder vielleicht gar ein Marker für eine zu ambitionierte Nierenersatztherapie oder eine zu schlechte enterale (und parenterale) Ernährung mit entsprechenden Folgen oder gar einer insuffizienten Antibiotikatherapie ist, muss noch geklärt werden. Spätestens bei einer Hypophosphatämie sollten Ernährung und Antibiotikadosierung nochmals überprüft werden.

Die Niere vergisst nicht – AKI als Ausgangspunkt für CKD

Die akute Nierenschädigung ist mit einer deutlich erhöhten Mortalität in verschiedenen Patientengruppen assoziiert. In einer Meta-Analyse mit knapp 250.000 aortokoronaren Bypass-Patienten vervierfachte die akute Nierenschädigung die Frühmortalität und verdoppelte die Langzeitmortalität der Patienten [42]. Nur 50% derer, die eine akute Notwendigkeit zur Nierenersatztherapie überleben, erreichen wieder die Nierenfunktion, die sie vor dem Ereignis hatten [43]. Für die anderen 50% stellt die AKI einen erheblichen Risikofaktor für die spätere Dialysepflichtigkeit dar. So konnten Lo und Mitarbeiter an einer halben Million Versicherten in Kalifornien mit einer Ausgangs-eGFR von > 45 ml/min/1,73 m² eindrucksvoll zeigen, dass die Notwendigkeit zur Dialyse im Rahmen einer akuten Nierenschädigung (AKIN stage 3) das Risiko, CKD 4/5 zu entwickeln, um den Faktor 28 gesteigert wurde [44]. Die Ursache hierfür wird unter anderem in einer Schädigung von Tubuluszellen gesehen, ein Prozess, der langfristig zur Vernarbung der Niere führt [45]. Es ist also wichtig zu wissen, ob ein Patient postoperativ eine akute Nierenschädigung erlitten hat. Wird dieser nach Entlassung aus dem Krankenhaus nephrologisch weiterbetreut, vermindert sich die Mortalität um 24% [46].

Konsequenzen für Klinik und Praxis

- Die akute Nierenschädigung (AKI) nimmt an Häufigkeit zu.
- Frühe AKI-Diagnose mit tissue-inhibitor of metalloproteinase 2 (TIMP-2) und urine insulin like growth factor binding protein 7 (IGFBP-7) ist möglich – therapeutische Konsequenzen leiten sich derzeit noch nicht daraus ab.
- Es scheint keinen Unterschied in der Mortalität zwischen einer CVVH-Dosis von 20 und 35 ml/kgKG/h zu geben.
- Eine Steigerung der Dialysedosis mit dem Ergebnis normaler Retentionswerte erbringt keinen Überlebensvorteil.
- Hypophosphatämien sind mit einem verlängerten weaning und einer erhöhten Mortalität von Intensivpatienten assoziiert.
- Die Anpassung der Dosis von Antibiotika und des nutritiven Supports an die Dosis der Nierenersatztherapie ist ein häufig vernachlässigtes Problem von u.U. vitaler Bedeutung für den Patienten mit AKI.

- Eine dauerhaft positive Flüssigkeitsbilanz von Patienten mit AKI (idealer Weise errechnet als % des Körpergewichts) ist mit einer erhöhten Mortalität assoziiert.
- AKI ist häufig der Beginn einer chronischen Nierenkrankheit.

Literatur

1. Kolff W.J. (2002). Lasker Clinical Medical Research Award. The artificial kidney and its effect on the development of other artificial organs. *Nat Med 8:* 1063-1065.
2. Chertow G.M., Burdick E., Honour M. et al. (2005). Acute kidney injury, mortality, length of stay, and costs in hospitalized patients. *J Am Soc Nephrol 16:* 3365-3370.
3. Möller C. & Kohling H. (1956). Die apparative Blut-Dialyse (Künstliche Niere). Überblick und eigene Erfahrungen. *Klin Wochenschr 34:* 569-577.
4. Kielstein J.T., Tolk S., Hafer C. et al. (2011). Effect of acute kidney injury requiring extended dialysis on 28 day and 1 year survival of patients undergoing interventional lung assist membrane ventilator treatment. *BMC Nephrol 12:* 15.
5. Katz N. & Ronco C. (2016). Acute kidney stress – a useful term based on evolution in the understanding of acute kidney injury. *Crit Care 20:* 23.
6. Mehta R.L., Kellum J.A., Shah S.V. et al. (2007). Acute Kidney Injury Network (AKIN): report of an initiative to improve outcomes in acute kidney injury. *Crit Care 11:* R31.
7. Murray P.T., Mehta R.L., Shaw A. et al. (2013). Current use of biomarkers in acute kidney injury: report and summary of recommendations from the 10th Acute Dialysis Quality Initiative consensus conference. *Kidney Int.*
8. Bihorac A., Chawla L.S., Shaw A.D. et al. (2014). Validation of cell-cycle arrest biomarkers for acute kidney injury using clinical adjudication. *Am J Respir Crit Care Med 189:* 932-939.
9. Koyner J.L., Shaw A.D., Chawla L.S. et al. (2014). Tissue Inhibitor Metalloproteinase-2 (TIMP-2) IGF-Binding Protein-7 (IGFBP7) levels are associated with adverse long-term outcomes in patients with AKI. *J Am Soc Nephrol.*
10. Koyner J.L., Davison D.L., Brasha-Mitchell E. et al. (2015). Furosemide Stress Test and Biomarkers for the Prediction of AKI Severity. *J Am Soc Nephrol.*

11. Montero-Melendez T., Patel H.B., Seed M. et al. (2011). The melanocortin agonist AP214 exerts anti-inflammatory and proresolving properties. *Am J Pathol 179:* 259-269.
12. Yang Y., Lang X.B., Zhang P. et al. (2014). Remote ischemic preconditioning for prevention of acute kidney injury: a meta-analysis of randomized controlled trials. *Am J Kidney Dis 64:* 574-583.
13. Zarbock A., Schmidt C., Van A.H. et al. (2015). Effect of remote ischemic preconditioning on kidney injury among high-risk patients undergoing cardiac surgery: a randomized clinical trial. *JAMA 313:* 2133-2141.
14. Hausenloy D.J., Candilio L., Evans R. et al. (2015). Remote Ischemic Preconditioning and Outcomes of Cardiac Surgery. *N Engl J Med 373:* 1408-1417.
15. Meybohm P., Bein B., Brosteanu O. et al. (2015). A multicenter trial of remote ischemic preconditioning for heart surgery. *N Engl J Med 373:* 1397-1407.
16. Raimundo M., Crichton S., Syed Y. et al. (2015). Low Systemic Oxygen Delivery and BP and Risk of Progression of Early AKI. *Clin J Am Soc Nephrol 10:* 1340-1349.
17. Miyatake S., Ichiyama H., Kondo E. & Yasuda K. (2009). Randomized clinical comparisons of diclofenac concentration in the soft tissues and blood plasma between topical and oral applications. *Br J Clin Pharmacol 67:* 125-129.
18. Zhang L., Chen Z., Diao Y., Yang Y. & Fu P. (2015). Associations of fluid overload with mortality and kidney recovery in patients with acute kidney injury: A systematic review and meta-analysis. *J Crit Care 30:* 860-913.
19. Hanrahan T.P., Harlow G., Hutchinson J. et al. (2014). Vancomycin-associated nephrotoxicity in the critically ill: a retrospective multivariate regression analysis*. *Crit Care Med 42:* 2527-2536.
20. Schiffl H., Lang S.M. & Fischer R. (2002). Daily hemodialysis and the outcome of acute renal failure. *N Engl J Med 346:* 305-310.
21. Ratanarat R., Brendolan A., Piccinni P. et al. (2005). Pulse high-volume haemofiltration for treatment of severe sepsis: effects on hemodynamics and survival. *Crit Care 9:* R294-R302.
22. Davenport A., Bouman C., Kirpalani A. et al. (2008). Delivery of renal replacement therapy in acute kidney injury: what are the key issues? *Clin J Am Soc Nephrol 3:* 869-875.
23. Palevsky P.M., Zhang J.H., O'Connor T.Z. et al. (2008). Intensity of renal support in critically ill patients with acute kidney injury. *N Engl J Med 359:* 7-20.

24. Tolwani A.J., Campbell R.C., Stofan B.S. et al. (2008). Standard versus high-dose CVVHDF for ICU-related acute renal failure. *J Am Soc Nephrol 19:* 1233-1238.
25. Faulhaber-Walter R., Hafer C., Jahr N. et al. (2009). The Hannover Dialysis Outcome study: comparison of standard versus intensified extended dialysis for treatment of patients with acute kidney injury in the intensive care unit. *Nephrol Dial Transplant.*
26. Vesconi S., Cruz D.N., Fumagalli R. et al. (2009): Delivered dose of renal replacement therapy and mortality in critically ill patients with acute kidney injury. *Crit Care 13:* R57.
27. Bellomo R., Cass A., Cole L. et al. (2009). Intensity of continuous renal-replacement therapy in critically ill patients. *N Engl J Med 361:* 1627-1638.
28. Zhang P., Yang Y., Lv R. et al. (2012). Effect of the intensity of continuous renal replacement therapy in patients with sepsis and acute kidney injury: a single-center randomized clinical trial. *Nephrol Dial Transplant 27:* 967-973.
29. Schmidt J.J., Hafer C., Spielmann J. et al. (2014). Removal characteristics and total dialysate content of glutamine and other amino acids in critically ill patients with acute kidney injury undergoing extended dialysis. *Nephron Clin Pract 126:* 62-66.
30. Roberts J.A. & Lipman J. (2009). Pharmacokinetic issues for antibiotics in the critically ill patient. *Crit Care Med 37:* 840-851.
31. Mueller B.A., Pasko D.A. & Sowinski K.M. (2003). Higher renal replacement therapy dose delivery influences on drug therapy. *Artif Organs 27:* 808-814.
32. Czock D., Husig-Linde C., Langhoff A. et al. (2006). Pharmacokinetics of moxifloxacin and levofloxacin in intensive care unit patients who have acute renal failure and undergo extended daily dialysis. *Clin J Am Soc Nephrol 1:* 1263-1268.
33. Kielstein J.T., Eugbers C., Bode-Boeger S.M. et al. (2010). Dosing of daptomycin in intensive care unit patients with acute kidney injury undergoing extended dialysis – a pharmacokinetic study. *Nephrol Dial Transplant 25:* 1537-1541.
34. Lorenzen J.M., Broll M., Kaever V. et al. (2012). Pharmacokinetics of Ampicillin/Sulbactam in Critically Ill Patients with Acute Kidney Injury undergoing Extended Dialysis. *Clin J Am Soc Nephrol 7:* 385-390.
35. Strunk A.K., Schmidt J.J., Baroke E. et al. (2014). Single- and multiple-dose pharmacokinetics and total removal of colistin in a patient with acute kidney injury undergoing extended daily dialysis. *J Antimicrob Chemother 69:* 2008-2010.
36. Strunk A.K., Ciesek S., Schmidt J.J. et al. (2016). Single- and multiple-dose pharmacokinetics of ethambutol and rifampicin in a tuber-

culosis patient with acute respiratory distress syndrome undergoing extended daily dialysis and ECMO treatment. *Int J Infect Dis 42:* 1-3.
37. Matzke G.R., Aronoff G.R., Atkinson A.J. jr. et al. (2011). Drug dosing consideration in patients with acute and chronic kidney disease – a clinical update from Kidney Disease: Improving Global Outcomes (KDIGO). *Kidney Int 80:* 1122-1137.
38. Matzke G.R., Aronoff G.R., Atkinson A.J. jr. et al. (2011). Drug dosing consideration in patients with acute and chronic kidney disease – a clinical update from Kidney Disease: Improving Global Outcomes (KDIGO). *Kidney Int 80:* 1122-1137.
39. Kielstein J.T., Kretschmer U., Ernst T. et al. (2004). Efficacy and cardiovascular tolerability of extended dialysis in critically ill patients: a randomized controlled study. *Am J Kidney Dis 43:* 342-349.
40. Demirjian S., Teo B.W., Guzman J.A. et al. (2011). Hypophosphatemia during continuous hemodialysis is associated with prolonged respiratory failure in patients with acute kidney injury. *Nephrol Dial Transplant 26:* 3508-3514.
41. Schiffl H. & Lang S.M. et al. (2012). Severe acute hypophosphatemia during renal replacement therapy adversely affects outcome of critically ill patients with acute kidney injury. *Int Urol Nephrol.*
42. Pickering J.W., James M.T. & Palmer S.C. (2015). Acute kidney injury and prognosis after cardiopulmonary bypass: a meta-analysis of cohort studies. *Am J Kidney Dis 65:* 283-293.
43. Cerda J. & Ronco C. (2009). Modalities of continuous renal replacement therapy: technical and clinical considerations. *Semin Dial 22:* 114-122.
44. Lo L.J., Go A.S., Chertow G.M. et al. (2009). Dialysis-requiring acute renal failure increases the risk of progressive chronic kidney disease. *Kidney Int 76:* 893-899.
45. Alfaadhel T.A., Soroka S.D., Kiberd B.A. et al. (2015). Frailty and Mortality in Dialysis: Evaluation of a Clinical Frailty Scale. *Clin J Am Soc Nephrol.*
46. Harel Z., Wald R., Bargman J.M. et al. (2013). Nephrologist follow-up improves all-cause mortality of severe acute kidney injury survivors. *Kidney Int 83:* 901-908.
47. Schmidt J.J., Beutel G. & Kielstein J.T. (2015). [Diagnosis and pathophysiology of acute renal failure – is prevention possible?]. *Dtsch Med Wochenschr 140:* 245-249.
48. Ostermann M., Dickie H. & Barrett N.A. (2012). Renal replacement therapy in critically ill patients with acute kidney injury – when to start. *Nephrol Dial Transplant 27:* 2242-2248.

49. Bagshaw S.M., Uchino S., Bellomo R. et al. (2009). Timing of renal replacement therapy and clinical outcomes in critically ill patients with severe acute kidney injury. *J Crit Care 24:* 129-140.
50. Carl D.E., Grossman C., Behnke M. et al. (2010). Effect of timing of dialysis on mortality in critically ill, septic patients with acute renal failure. *Hemodial Int 14:* 11-17.
51. Liu K.D., Himmelfarb J., Paganini E. et al. (2006). Timing of initiation of dialysis in critically ill patients with acute kidney injury. *Clin J Am Soc Nephrol 1:* 915-919.
52. Ostermann M. & Chang R.W. (2009). Correlation between parameters at initiation of renal replacement therapy and outcome in patients with acute kidney injury. *Crit Care 13:* R175.
53. Payen D., de Pont A.C., Sakr Y. et al. (2008). A positive fluid balance is associated with a worse outcome in patients with acute renal failure. *Crit Care 12:* R74.
54. Bouman C.S., Oudemans-van Straaten H.M., Tijssen J.G. et al. (2002). Effects of early high-volume continuous venovenous hemofiltration on survival and recovery of renal function in intensive care patients with acute renal failure: a prospective, randomized trial. *Crit Care Med 30:* 2205-2211.
55. Iyem H., Tavli M., Akcicek F., Buket S. et al. (2009). Importance of early dialysis for acute renal failure after an open-heart surgery. *Hemodial Int 13:* 55-61.
56. Jamale T.E., Hase N.K., Kulkarni M. et al. (2013). Earlier-start versus usual-start dialysis in patients with community-acquired acute kidney injury: a randomized controlled trial. *Am J Kidney Dis 62:* 1116-1121.

Nierentransplantation

Vorbereitung von Transplantatempfängern und Lebendspendern

Barbara Suwelack

I. Empfänger-Vorbereitung – Der Patient auf der Warteliste

Die Nierentransplantation ist die Therapie der Wahl der terminalen chronischen Niereninsuffizienz (CKD5). Alle Patienten sollten zumindest einer Evaluation der Transplantationsfähigkeit zugeführt werden.

Infolge des Organmangels bei abnehmender Spendebereitschaft nimmt die Zahl der Patienten auf der Warteliste weiter zu und damit auch die Wartezeit (Zeit an der Dialyse) auf ein geeignetes Spenderorgan. Mit zunehmendem Alter der Wartelistenpatienten wächst auch die Zahl der Patienten mit Komplikationen und zahlreichen Komorbiditäten. Das veränderte Alters- und Morbiditätsspektrum sowie wiederholt durchgeführte Transplantationen bei Transplantationskandidaten stellen hohe Anforderungen an eine gründliche und umsichtige Empfängervorbereitung und Evaluation. Erkrankungen, die eine Transplantation zu risikoreich erscheinen lassen und möglicherweise sogar das Überleben nach Transplantation infrage stellen, müssen bewertet und ausgeschlossen werden. Das Transplantationsgesetz § 16 (Neufassung 2013) liefert die gesetzliche Grundlage für die Aufnahme auf die Warteliste. In den Bundesärztekammerrichtlinien zur Organtransplantation werden die allgemeinen Grundsätze und Regelungen des TPG für die Aufnahme in die Warteliste genauer ausgeführt und sind nach ihrer Publikation im Deutschen Ärzteblatt für alle bindend.

Indikation

Die Nierentransplantation soll prinzipiell jedem Patienten mit bestehendem oder drohendem terminalem dialysepflichtigem Nierenversagen zur Verfügung stehen. Das Patienten-Überleben nach einer

Nierentransplantation ist signifikant besser im Vergleich zu altersgematchten Patienten, die auf der Warteliste, d.h. an der Dialyse verbleiben. Bei 46.164 Patienten auf der Warteliste in den USA war die Mortalität bei den transplantierten Patienten um 68% niedriger im Vergleich zu den auf der Warteliste verbleibenden Dialysepatienten. Die Transplantation bedeutete eine Zunahme der Lebenserwartung von im Mittel 10 Jahren. Bei jungen Patienten < 40 Jahre wurde eine um 17 Jahre verlängerte Lebenserwartung im Vergleich zu den Dialysepatienten gesehen (Ravanan R. et al., 2010, 341). Die Indikation zur Nierentransplantation besteht, wenn Nierenerkrankungen nicht rückbildungsfähig sind, fortschreiten, durch einen genetischen Defekt bedingt sind, das Leben gefährdet ist, die Lebensqualität durch die Erkrankung hochgradig eingeschränkt ist, sowie bei Erkrankungen, die durch die Transplantation erfolgreich behandelt werden können (www.bundesaerztekammer.de).

Der behandelnde Arzt hat Patienten, bei denen eine Organtransplantation medizinisch angezeigt ist, mit deren schriftlicher Einwilligung unverzüglich an das Transplantationszentrum zu melden (TPG § 13, Absatz 3, Satz 1).

Die Entscheidung über die Aufnahme eines Patienten auf die Warteliste trifft die ständige interdisziplinäre und organspezifische Transplantationskonferenz (ITK) des Transplantationszentrums. Die Zusammensetzung, bestehend aus Nephrologen, Transplantationschirurg, unabhängigem, nicht unmittelbar in die Transplantation eingebundenem Arzt ist durch die Richtlinie festgelegt. Über die Aufnahme auf die Warteliste zur Nierentransplantation entscheidet die Transplantationskommission nach Notwendigkeit und Erfolgsaussicht für den Patienten (TPG § 10) und im Hinblick auf eine durch Transplantation zu erwartende Lebensverlängerung oder Verbesserung der Lebensqualität. Die individuelle medizinische Situation, sein physischer und psychischer Gesamtzustand sowie die Compliance des Patienten sind zu beurteilen, ggf. auch durch Hinzuziehung weiterer Fachärzte, z.B. für Psychiatrie.

Kontraindikationen zur Nierentransplantation

Kontraindikationen für eine Nierentransplantation sind vor Listung auszuschließen. Es gibt nur sehr wenige allgemein akzeptierte absolute Kontraindikationen für eine Nierentransplantation:
1. Unbehandelte schwere Infektionen,
2. Maligne Erkrankung mit einer kurzen Lebenserwartung (z.B. metastasiertes Tumorleiden),

3. Klinisch manifeste oder sich durch die Immunsuppression nach Transplantation erwahrungsgemäß verschlimmernde Infektionskrankheiten,
4. Schwerwiegende Erkrankungen anderer Organe,
5. Chronische Erkrankungen mit verkürzter Lebenserwartung (allgemein weniger als die generell erwartete Halbwertzeit eines Transplantates).

Die Gründe der Ablehnung der Aufnahme auf die Warteliste sind in jedem Fall zu dokumentieren und durch die ITK zu bestätigen.

Weitere Kontraindikationen:
- Aktiver Alkohol-/Drogenabusus,
- Noncompliance (fehlende Bereitschaft oder Fähigkeit, am Transplantationserfolg mitzuwirken), allerdings ist die Noncompliance kein unabänderliches Charakteristikum und muss durch qualifizierte Fachdisziplinen bestätigt und reevaluiert werden.

Relative Kontraindikationen erfordern eine gründliche Untersuchung und Therapie vor Listung. Dazu gehören:
- Aktive, aber behandelbare Infektionen:
  Aktive Hepatitis, HIV-Infektion, TBC,
- pAVK, KHK, zerebrovaskuläre Erkrankung,
- Malnutrition, Tumoranamnese, schwerer Hyperparathyreoidismus.

Zeitpunkt der Aufnahme auf die Warteliste zur Nierentransplantation

Ein absoluter Wert der GFR ist nicht allgemein akzeptiert.

Bei einer GFR von 15 ml/min/1,73 m² bzw. bei bestehender Dialysepflicht ist die Listungsvoraussetzung unbestritten. Die kanadischen Guidelines empfehlen eine Aufnahme auf die Warteliste bei einer GFR ≤ 20 ml/min/1,73 m² und wenn erwartet wird, dass die Nierenfunktion progredient sich innerhalb von 6 bis 12 Monaten bis zur Dialysepflicht verschlechtert. Bei Eurotransplant kann der Patient auf die Warteliste aufgenommen werden. Die Wartezeit zählt jedoch erst mit Beginn der ersten Dialysebehandlung. Das erste Dialysedatum muss schriftlich durch den behandelnden Dialysearzt bestätigt werden. Zahlreiche Studien haben allerdings ein besseres Patientenüberleben und auch bessere Transplantatfunktionsraten bei einer präemptiven Nierentransplantation, d.h. bei Transplantation vor Eintritt der Dialysepflicht, belegt. Die präemptive Transplantation ist aufgrund der langen Warte- bzw. Dialysezeiten im ET-Bereich nur durch eine Lebendspende zu realisieren.

Alter der Patienten

Das Patientenalter, vorherige Transplantationen und die renale Grunderkrankung sind keine Kontraindikationen für die Nierentransplantation. Insbesondere durch die Möglichkeit des sog. Old for Old Programs (European Senior Program) ergibt sich die Möglichkeit einer verkürzten Wartezeit für ältere Patienten über 65 Jahre durch Akzeptanz von Nieren älterer Spender. Auch wenn das Alter keine prinzipielle Kontraindikation zur Transplantation darstellt, sollte die Lebenserwartung nach Transplantation die voraussichtliche Wartezeit auf ein Organ übersteigen. Bei eingeschränkter Lebenserwartung nimmt auch der Überlebensvorteil durch Transplantation ab.

Prätransplantations-Work-up

Initiale, obligate Voruntersuchungen vor Aufnahme auf die Warteliste:

Neben der ausführlichen Aufklärung über alle Aspekte der Transplantation, die Immunsuppression und die voraussichtliche Prognose, die im persönlichen Gespräch im Transplantationszentrum erfolgen soll, ist eine gründliche medizinische Untersuchung mit detaillierter Anamnese-Erhebung (Vorerkrankungen, OPs, Psyche und Risikofaktoren, Raucheranamnese, Gewichtsverlauf, Impfanamnese) und physikalische Untersuchung mit Erhebung des Pulsstatus! erforderlich. Neben der renalen Grunderkrankung, die zum terminalen Nierenversagen geführt hat, sollten auch potentielle Risiken einer Immunisierung erfragt werden. Dies betrifft bereits vorangegangene Transplantationen, Bluttransfusionen und Schwangerschaften. Besonderes Augenmerk ist den kardiopulmonalen Befunden und dem Pulsstatus zu widmen.

Laboruntersuchungen

Blutgruppe, Blutbild, Kreatinin, eGFR, Elektrolyte, Kalziumphosphat, Leberfunktionsteste, Lipidstatus, Blutzucker, Glukosestoffwechselparameter, Schwangerschaftstests und im Falle einer geplanten Blutgruppen-inkompatiblen Lebendspende auch die Bestimmung der Isoaglutinin-Titer gegen die Spendererythrozyten, Gerinnungsanalysen sind fakultiv z.B. bei V.a. Thrombophilie und Komplikationen in der Vorgeschichte durchzuführen.

Infektionsserologie: CMV, EBV, VCV, Hepatitis B und C. Lues-Serologie (fakultativ Tbc, Toxoplasmose u.a.).

Impfstatus: Hbs-Antikörper-Titer.

Vorsorgeuntersuchungen

Die gesetzlich vorgesehenen Vorsorgeuntersuchungen sollten im Vorfeld erfolgen. Bei Männern > 50 Jahre PSA, Prostata-Untersuchung, digital/rektal, bei Familienanamnese bereits in jüngerem Alter. Alle Frauen sollten eine gynäkologische Vorsorgeuntersuchung/ Abstrich durchführen lassen einschließlich Brustuntersuchungen. Frauen über 50 Jahren wird die Mammographie empfohlen, oder auch bei positiver Familienanamnese ab 35 Jahre. Patienten über 50 Jahren wird die Koloskopie empfohlen, bei Familienanamnese und Vorerkrankungen (maligne Polypen) bereits früher. Obligat ist eine Ultraschalluntersuchung des Abdomens mit besonderem Augenmerk auf Nieren und ableitende Harnwege sowie bei Hepatitis-Anamnese, z.B. Leber. Fakultative Untersuchungen vor Transplantation und Aufnahme auf die Warteliste sind der individuellen Situation und dem Risikoprofil der Patienten anzupassen. Sie betreffen v.a. kardiovaskuläre, pulmonale, zerebrovaskuläre, infektiologische und onkologische Vorerkrankungen sowie ggf. renale Grunderkrankungen mit Rezidiv-Neigung im Transplantat und Gefahr von Komplikationen (z.B. FSGS, atypisches HUS, u.a.).

Transplantationsimmunologische Untersuchungen

Neben der wiederholten Blutgruppenbestimmung ist die HLA-Typisierung Basis der immunlogischen Transplantationsvorbereitung. Daneben werden mittels LCT-Technik präformierte panelreaktive HLA-Antikörper bestimmt und in PRA-% angegeben. Es können heute mit zunehmender Verbesserung der immunologischen Untersuchungsmethoden HLA-Klasse-I- und -II-Antikörper nachgewiesen werden. Mit hochsensiblen Methoden wie dem Luminex Assay, der auch nicht komplementaktivierende Antikörper erfasst, können ggf. weitere nicht kompatible Antigene detektiert werden und ET gemeldet werden (inacceptable antigens) und helfen die Suche nach einem passenden Organ zu optimieren. Die Bedeutung donorspezifischer Antikörper für das Transplantatüberleben und die Langzeitfunktion wurde in zahlreichen Publikationen belegt und ist, wenn auch sehr kostspielig, entscheidend für die Organauswahl und Therapieentscheidung.

Transplantations-Work-Up

Spezielle Probleme und Untersuchungen

Kardiovaskuläre Erkrankung

Kardiovaskuläre Erkrankungen sind für insgesamt ~ 30% der Posttransplant-Mortalität verantwortlich mit der höchsten Mortalitätsrate in der perioperativen Phase der Transplantation. Sie sind damit unverändert die Haupttodesursache nach Nierentransplantation. Es ist von entscheidender Bedeutung, evtl. vorhandene koronare Herzerkrankung, Herzinsuffizienz, Herzklappenerkrankung und Rhythmusstörung vor der Transplantation zu evaluieren.

Ziel ist es, Patienten zu identifizieren, die von einer präoperativen kardialen Intervention (Revaskularisation/PCI) und einer intensiven Risikofaktor-Reduktion profitieren, um die peri- und postoperative kardiovaskuläre Mortalität und den Langzeit-Verlauf nach Transplantation zu verbessern und Komplikationen zu vermeiden. Besonders gefährdet sind diabetische Dialysepatienten mit einem hohen Risiko für kardiovaskuläre Erkrankungen. Risikofaktoren betreffen ein höheres Lebensalter (> 45 Jahre Männer, > 55 Jahre Frauen), Hypertonus, Fettstoffwechselstörungen, Diabetes, kardiale Familienanamnese, periphere Gefäßerkrankungen, Nikotinabusus, langer Verlauf der chronischen Nierenerkrankung und Dialysedauer > 1 Jahr.

Die Basisdiagnostik besteht in EKG und Echokardiographie, Fragen nach der asymptomatischen Belastbarkeit (Treppensteigen?) sowie falls möglich in einem Belastungs-EKG. Oftmals ist aber die ergometrische Belastungsfähigkeit der Dialysepatienten herabgesetzt und eine Ausbelastung wird nicht erreicht. Daher werden nicht-invasive Belastungsuntersuchungen empfohlen. Hier gibt es keinen Konsensus über die Wahl des Verfahrens. Insbesondere bei Diabetikern haben viele Verfahren ihre Limitationen. Ein kürzlich publizierter Chochrane Review empfiehlt die Stressechokardiographie oder Myokardszintigraphie mit pharmakologischer Belastung (Dobutamin). Eine Koronarangiographie ist generell bei pathologischem Stresstest und Hochrisikopatienten indiziert, bei symptomatischen Patienten mit AP-Symptomatik, einer Herzerkrankung, einem Myokardinfarkt bzw. länger zurückliegendem ACVB und Stent in der Anamnese.

Die Entscheidung, ob ein nicht-invasives Screening ausreicht (niedrig-mittleres Risiko) oder invasive Bildgebung erforderlich ist, basiert auf der Risikoeinteilung der Patienten.

Niedriges kardiovaskuläres Risiko

Alter < 50 Jahre, kein Diabetes, keine anamnestische oder aktuelle KHK, keine Herzinsuffizienz, normales EKG, adäquate Belastbarkeit.

Mittleres Risiko

Alter > 50 Jahre, Diabetes mellitus ohne klinische Zeichen von KHK oder Herzinsuffizienz, ACVB (< 5 Jahre) oder PCI (< 2 Jahre) und beschwerdefrei stabil belastbar.

Hohes Risiko

Symptomatische KHK, anamnestisch Myokardinfarkt, manifeste Herzinsuffizienz, ACVB (> 5 Jahre) oder PCI (> 2 Jahre) zurückliegend oder erneute kardiale Beschwerden nach ACVB/PCI. Vorhandensein multipler Risikofaktoren (Alter, Nikotin, Hypertonie, Dyslipidämie, pAVK, cAVK).

Eine große retrospektive Untersuchung an 514 Patienten zeigte, dass 44% als Low-Risk-Patienten nach klinischen Parametern eingestuft werden konnten ohne weiteres Screening. Die übrigen Patienten wurden in die High-Risk-Group (Vorhandensein multipler Risikofaktoren (Alter, Nikotin, Hypertonie, Dyslipidämie, pAVK, cAVK). eingestuft und erhielten eine nicht-invasive Stress-Testung, die, falls positiv, von einer Koronarangiographie gefolgt war. Die Nachbeobachtung auf der Warteliste und nach Transplantation ergab in der Niedrigrisikogruppe eine sehr niedrige Inzidenz kardiovaskulärer Ereignisse im Verlauf. Es ergibt sich eine ähnliche kardiovaskuläre Ereignisrate bei symptomorientierter versus leitlinienorientierter Untersuchung auf der Warteliste Bei Hochrisikopatienten ergaben sich koronare Befunde, die bei ca. 10% eine Angioplastie oder einen Bypass erforderlich machten. NKF/KDOQI 2005 empfiehlt die Wiederholung nicht-invasiver Tests für Diabetiker und bekannte KHK-Patienten bei Zustand nach Intervention alle 12 Monate auf der Warteliste, bei Zustand nach Bypass nach 3 Jahren und dann alle 12 Monate, bei Hochrisiko-Nicht-Diabetikern alle 24 Monate. De Lima konnte in einer Studie zur kardiovaskulären Evaluation von NTX-Kandidaten, basierend auf Anamnese für kardiale Ereignisse und Myokardszintigraphie-SPECT (N = 1.025), zeigen, dass nur ca. 10-30% der NTX-Kandidaten nach klinischer und apparativer Einschätzung einer koronaren Intervention bedürfen. Die klinische Risikoeinschätzung ist somit der nicht-invasiven Diagnostik nicht unterlegen. Kürzlich wurde auch von der American Heart Association eine entsprechende Empfehlung zur Evaluation kardialer

Erkrankungen bei Nieren- und Lebertransplantationskandidaten publiziert.

Zerebrovaskuläre und periphere vaskuläre Erkrankungen

Es besteht eine erhöhte Inzidenz arteriosklerotischer zerebrovaskulärer Erkrankungen nach der Nierentransplantation und häufig auch der peripheren arteriellen Verschlusskrankheit besonders bei diabetischen und älteren Transplantationspatienten mit einem hohen Risikoprofil. Dementsprechend wird teilweise sowohl ein Doppler der Carotiden als auch der Becken- und Beinarterien empfohlen. Gerade bei der pAVK besteht ein erhöhtes Amputationsrisiko nach Tx, besonders bei Diabetikern, Claudicatio und fehlenden peripheren Pulsen. In Anbetracht der Tatsache, dass die Morbidität aufgrund langer Wartezeiten zunimmt, werden im TZ Münster jedoch bis auf wenige Ausnahmen alle Patienten einem Doppler-Screening unterzogen. In einigen TZ wird auch eine Computertomographie des Beckens ohne Kontrastmittel durchgeführt, um Kalzifikationen der Iliacalgefäße zu dokumentieren und zur optimalen Festlegung des Implantationsortes.

Pulmonale Erkrankungen

Hier gibt es nur sehr wenige Empfehlungen und Leitlinien zur Evaluation (Kanadische Guidelines). Pulmonale Kontraindikationen sind Heimsauerstofftherapie, unkontrolliertes Asthma, Cor pulmonale, schwere chronische Obstruktion, Lungenfibrose und schwere Lungenrestriktion ($FEV1 < 25\%$, $PO_2 < 60$ mmHg, $SAO_2 < 90\%$) nach 25 Pack years.

Gastroenterologische Diagnostik

Außer der Koloskopie, die im Rahmen der gesetzlich vorgesehenen Vorsorgeuntersuchungen durchgeführt werden sollte, sind Gastroskopie, Koloskopie nur fakultative Untersuchung bei bestehender Indikation und Vorerkrankungen der Patienten. Eine prophylaktische Cholecystektomie bei asymptomatischer Cholecystolithiasis sowie eine Sigmaresektion bei asymptomatischer Divertikulose < 2 Episoden einer Divertikulitis sind i.d.R. nicht indiziert.

Malignome

Da es durch die Immunsuppression nach Transplantation zum Wachstum maligner Zellen kommen kann, ist ein sorgfältiger Tumorausschluss vor Transplantation erforderlich. Bestimmte Tumore treten bei Dialysepatienten häufiger auf als in der Allgemeinbevölkerung. Das Nieren- und Blasenkarzinomrisiko ist erhöht bei Patienten mit Analgetika-Nephropathie und bei obstruktiven Nephropathien. Ferner auch das Hoden- und Zervix-Ca. Nach Transplantation besteht in Abhängigkeit von der Höhe der Immunsuppression ein erhöhtes Risiko für das Auftreten von Tumoren.

Eine Ultraschalluntersuchung ist eine geeignete Screeningmethode. Bei Patienten auf der Warteliste mit erworbenen Nierenzysten kann in ca. 4% der Fälle mit einem Nierenkarzinom gerechnet werden.

Patienten mit Tumoranamnese

Die meisten, aber nicht alle Patienten profitieren von einer Wartezeit nach der Tumorerkrankung von 2 bis 5 Jahren vor Transplantation (Israel Penn International Transplant Tumor Registry, http://www.ipittr.uc.edu/Home.cfm). Eine Ausnahme bilden in-situ-Karzinome, lokale Hauttumore (Basaliome, Plattenepithel-Ca). In-situ-Blasen-Ca: keine Karenz/Wartezeit.

5 Jahre ohne Rekurrenz werden beim Mamma-Karzinom, < 2 Jahre bei DCIS gefordert.

5 Jahre tumorfreie Wartezeit wird gefordert bei malignem Melanom, kolorektalem Karzinom (außer DukeA-B1), symptomatischen Nierentumoren.

Jährliche Tumornachsorge bei Dialysepatienten während der Wartezeit ist dringend erforderlich. Empfehlung zum Screening von Tumoren, komplette körperliche Untersuchung, 1x/Jahr Hautuntersuchung, Nieren-Sonographie, besonders bei kleinen sekundären Zysten, Urinsediment, Selbstuntersuchung der Testes und der Mammae, > 50 Jahre rektale Untersuchung PSA, Koloskopie, jährlich Haemoccult, jährliche gynäkologische Vorsorgeuntersuchung, Mammographie

Monoklonale Gammopathie

Hier ist eine hämatologische Evaluation und Ausschluss eines Plasmozytoms inklusive Knochenmarkbiopsie erforderlich. Ein MGUS stellt aber keine Kontraindikation für die Transplantation dar.

Infektiologisch

Die notwendigen Impfungen, insbesondere Hepatitis, Pneumokokken, Tetanus und Varizellen, sollten im Vorfeld erfolgen. Auf der Warteliste sollten die Patienten keine aktive Infektion aufweisen. Eine HIV-Infektion ist per se heute keine Kontraindikation mehr, Voraussetzung: stabile Situation unter antiretroviraler Therapie HAART, Helferzellzahl > 200 CD4-positive Lymphozyten/ml,

HIV-RNA nicht nachweisbar. Keine Aids-definierenden Erkrankungen.

Hepatitis

Die Hepatitis C ist mit einem schlechteren Verlauf assoziiert, ist aber keine Kontraindikation zur Aufnahme auf die Warteliste zur Tx. Bei Patienten mit Hepatitis C sollte im Vorfeld, wenn möglich, eine Leberbiopsie durchgeführt werden, um das Ausmaß der Schädigung zu definieren, welches nach klinischen Parametern häufig unterschätzt wird und oftmals nach alleiniger Nierentransplantation, insbesondere bei bereits vorliegender Zirrhose und Aszites-Entwicklung, zu Problemen und Transplantatversagen führen kann. Prinzipiell ist eine Hepatitis-C-Infektion keine Kontraindikation. Vor Transplantation sollte besonders bei einem therapieempfindlichen Genotyp (nicht Typ 1) eine Interferon-Therapie, in Kombination mit Ribaverin, durchgeführt werden. IFN nach Nierentransplantation ist aufgrund des erhöhten Abstoßungsrisikos i.d.R. nicht möglich. Limitationen der dualen Therapie vor Tx sind die oft schlechte Verträglichkeit und geringe SVR.

Neue Therapie-Optionen bieten einige kürzlich zugelassene direkt wirkende antivirale Substanzen (DAA).

Die Hepatitis-B-Infektion bei dialysepflichtigen Patienten scheint nicht mit einer erhöhten Mortalität assoziiert, wird aber nach Nierentransplantation beobachtet. Neben den allgemeinen Hygienemaßnahmen wird eine Impfung vorzugsweise schon im frühen CKD-Stadium empfohlen. Hierdurch wird das Risiko einer Hepatitis-B-Infektion um bis zu 70% reduziert, Hepatitis-B-naive Patienten auf der Warteliste sollten gegen Hepatitis B geimpft werden. Mit der Einführung effektiver antiviraler Therapien ist eine Hepatitis-B-Infektion nicht länger eine absolute Kontraindikation zur Nierentransplantation. Eine Leberbiopsie sollte vor Transplantation bei chronischer Hepatitis B erfolgen. Bei aktiver viraler Replikation (positiver Hepatitis-B-Antigen- oder Hepatitis-B-Virus-DNA-Nachweis) sollte eine antivirale Therapie vor Transplantation begonnen werden mit IFN und Nukleosidanaloga wie Lamivudin. Lamivudin kann auch nach Tx gegeben werden (http://www.kompetenznetz-hepatitis.de/) Ergibt die Leberbiopsie eine fortgeschrittene Hepatitis-B-assoziierte Erkrankung, muss auch über eine kombinierte Leber-/Nierentransplantation nachgedacht werden.

Renale Grunderkrankungen

Vaskulitis und Lupus erythematodes (SLE)

Die Transplantationskandidaten sollten bei Listung keine Zeichen einer klinisch aktiven Erkrankung haben und mit minimaler oder ohne Immunsuppression bzw. ohne Therapie sein. Der serologische Status bei Abwesenheit einer klinisch aktiven Krankheitssymptomatik allein weist nicht auf eine Rekurrenz der Erkrankung nach Transplantation hin. Allerdings kann insbesondere die vorherige Behandlung mit zytotoxischen Medikamenten (Endoxan etc.) das Risiko der Knochenmarkstoxizität und von Malignomen nach Transplantation erhöhen.

Primäre glomeruläre Erkrankungen

Die meisten glomerulären Erkrankungen können nach Nierentransplantation wieder auftreten. Die Rate der Rekurrenz und das Risiko, das Rezidiv der primären Nierenerkrankung zu erleiden, sind unterschiedlich. Häufig ist aber die primäre Nierenerkrankung, auch wenn sie wieder im Transplantat auftritt, nicht die Hauptursache für den Transplantatverlust im Langzeit-Verlauf, sondern die chronische Transplantatdysfunktion unterschiedlicher Genese.

Die primäre FSGS tritt häufig im Nierentransplantat wieder auf (20-50%) und führt in ca. 20% der Patienten zum Transplantatverlust. Risikofaktoren für den frühen Transplantatverlust sind jüngeres Lebensalter, rasch progredienter Verlauf in den Eigennieren. Ist ein erstes Transplantat aufgrund der FSGS verlorengegangen, beträgt die Rekurrenz im folgenden Transplantat allerdings 80%. Aufgrund dieser hohen Rekurrenzrate bei Zweittransplantation sollte auf eine evtl. Lebendspende verzichtet werden. FSGS-Patienten mit NPHS1- und NPHS2-Gen-Mutationen erleben nur selten eine Rekurrenz der FSGS nach Transplantation.

ADPKD

Bei der polyzystischen Nierenerkrankung ist vor Nierentransplantation bei sehr großen Nieren aus Platzgründen eine Entfernung der Eigennieren erforderlich. Eine Entfernung der Zystennieren ist ebenfalls erforderlich bei Komplikationen wie z.B. rezidivierenden Harnwegsinfektionen, Zysteninfektionen, Zystenblutungen und Verdacht auf komplizierte Zyste, DD-Tumor in der Bildgebung. Bei asymptomatischen großen Zystennieren kann auf die Entfernung aus Platzgründen zunächst verzichtet werden, solange die Eigendiurese > 500 ml/Tag noch erhalten ist, um die Lebensqualität des Patienten nicht unnötig einzuschränken. Nach Nephrektomie ist eine > 4- bis

6-wöchige Rekonvaleszenzzeit bis zur Transplantation sinnvoll. Die Komplikationsraten nach Nephrektomie von großen Zystennieren nach Transplantation waren nicht häufiger als vor Transplantation.

Extrarenale Manifestationen wie Herzklappenerkrankung, Divertikulose oder Hirnbasisaneurysma können den Verlauf nach Transplantation komplizieren. Ein Screening insbesondere auf Hirnbasisaneurysmata sollte aber nur fakultativ bei Beschwerdesymptomatik erfolgen.

Atypisches hämolytisch-urämisches Syndrom

Das typische Shiga-like Toxin, E. coli-assoziierte HUS stellt keine Kontraindikation zur Nierentransplantation da. Die Rekurrenz ist sehr niedrig (0-1%).

Anders das atypische HUS, das entweder als familiäres aHUS (< 20%) oder als sporadische Form (> 80%) auftritt. Die Mutationen können im Complement Factor H-, I- oder C3-Gen sowie im Membran-Cofaktor Protein MCP und im Thrombomodulin (THBD) oder Complement Factor B (CFB1)-Gen liegen und führen häufig zu einer Rekurrenz im Transplantat bei insgesamt ca. 50-60% der Patienten. Die Rekurrenz und das Auftreten des posttransplant aHUS ist mit einer hohen Rate des Transplantatversagens verbunden. Bei Transplantationskandidaten muss eine gründliche genetische Untersuchung erfolgen, eine Lebendspende durch Verwandte I. Grades verbietet sich in der Regel, ggf. ist auch eine genetische Untersuchung des potentiellen Spenders erforderlich. Eine Transplantation kann in ausgewählten Fällen durchgeführt werden, da heute therapeutische Optionen mit Plasmaaustausch und dem C5-Inhibitor Eculizumab bestehen.

Adipositas

Bei einer zunehmenden Patientenzahl auf der Warteliste liegt eine Adipositas (BMI > 30 kg/m²) vor mit zunehmender Tendenz. Ein BMI > 35 geht mit einem signifikant erhöhten Risiko für Transplantatverlust, Delayed Graft Function und perioperative Komplikationen wie Wundheilungsstörungen, Wundinfektionen und einem de novo Diabetes mellitus nach Transplantation (NODAT) einher. Vor Transplantation wird eine Gewichtsabnahme empfohlen.Einige Zentren sehen in einem morbiden BMI > 40 kg/m² eine Kontraindikation zur Tx. Es besteht hier kein Konsens. 75% NODAT-Risiko, 4% perioperative Probleme und Komplikationen sind zu erwarten. Eine Empfehlung zur Therapie der Adipositas, ob diätetische, pharmakologische oder bariatrisch-chirurgische Therapie, kann derzeit nicht gegeben werden.

Nephrektomie nach Transplantatversagen

Eine generelle Empfehlung zur Nephrektomie nach Versagen des ersten Transplantates vor erneuter Listung kann nach aktueller Datenlage nicht gegeben werden. Das Transplantat sollte bei klinischen Zeichen der Abstoßung bei einer chronischen systemischen Inflammation ohne Hinweis auf eine sonstige Infektion entfernt werden. Die Immunsuppression sollte in einer niedrigen Dosierung fortgeführt werden, um eine Nephrektomie bei noch bestehender residualer Diurese des Transplantates von > 500 ml pro Tag und Fehlen von Abstoßungssymptomatik zu vermeiden. In einigen Studien konnte gezeigt werden, dass die Nephrektomie des Transplantates zu höheren HLA-Antikörper-Spiegeln und Immunisierung des Patienten führt. Eine große retrospektive Studie zeigte auch eine erhöhte Mortalität bei Nephrektomie nach frühem Transplantatversagen (< 12 Monate), wohingegen bei Nephrektomie nach einem späten chronischen Transplantatversagen ein niedriges Mortalitätsrisiko zu verzeichnen war. Insbesondere die Patienten mit einem frühen immunologisch bedingten Transplantatversagen haben ein erhöhtes Risiko, donorspezifische Antikörper gegen die HLA-Merkmale des ehemaligen Donors zu entwickeln. Bei erneuter Listung kann dieses zu längeren Wartezeiten aufgrund der eingeschränkten Spenderakzeptanz bei Immunisierung führen.

II. Lebendspende – Spenderevaluation

Die Zahl der Lebendnierenspenden hat in den letzten Jahren in Deutschland zugenommen. Ihr Anteil an den Nierentransplantationen beträgt etwa 30% in einigen Zentren auch 40%.

Ursachen sind der weiter zunehmende Organmangel und lange Wartezeiten mit morbiditätsrelevanten Folgen für die Patienten. Eine präemptive Spende reduziert die Morbidität und Mortalität, die mit langer Dialyse verbunden ist, signifikant. Weitere Vorteile sind u.a. kürzere Ischämiezeiten, fehlender Hirntod, Einfluss und optimale Planbarkeit.

Die **Voraussetzungen** für eine Nierenspende regelt das Transplantationsgesetz (TPG § 8 Novellierung 01.08.2012). Es gilt das Subsidiaritätsprinzip zum Schutz des Lebendspenders, d.h. die Lebendspende darf nicht der postmortalen Organspende vorgezogen werden und nur dann realisiert werden, wenn in absehbarer Zeit kein Organ von einem Verstorbenen zu Verfügung steht. Der Empfänger muss also auf der ET-Warteliste als transplantabel geführt werden.

Neben der Volljährigkeit des potentiellen Spenders und der Freiwilligkeit zur Organspende muss auch eine enge emotionale Beziehung zwischen Spender und Empfänger vorliegen. Der Spender muss medizinisch geeignet, d.h. gesund sein und darf über die üblichen Risiken von OP und Einnierigkeit hinaus nicht gefährdet werden.

Nach ausführlicher Aufklärung (informed consent) über das Procedere aller perioperativen und Langzeit-Risiken sowie über die versicherungsrechtlichen Aspekte setzt dies eine gründliche medizinische und psychologische Untersuchung sowie die interdisziplinäre Beurteilung der Spendefähigkeit durch die interdisziplinäre Transplantationskonferenz des Transplantationszentrums voraus. Die Zustimmung zur Bereitschaft zur Nachsorge ist einzuholen.

Medizinische Untersuchung

Sie dient dem Ausschluss einer chronisch progredienten Nierenerkrankung, verschiedene Überprüfungen des Gesundheitszustandes des potentiellen Spenders unter Berücksichtigung des Gesamtkontextes des Patienten erfolgen. Hierfür gibt es Checklisten zur Beurteilung des potentiellen Nierenspenders.

Die Kontraindikationen zur Lebendspende sind derzeit immer wieder Diskussion.

Neue Richtlinien der Bundesärztekammer zur Lebendspende sind in Bearbeitung und ebenso die internationalen KDIGO Guidelines „Care of Living Donor".

Bisher geben die Amsterdam Forum Guidelines Orientierung in der Beurteilung des potentiellen Lebendspenders.

Kontraindikationen zur Lebendspende sind:
– Proteinurie > 300 mg/Tag,
– Arterielle Hypertonie (schwer einstellbare < 2 Antihypertensiva/ Endorganschäden),
– Diabetes mellitus (absolut DM I),
– persistierende gestörte Glukosetoleranz,
– Alter < 18 Jahre,
– Schwangerschaft,
– Tumorerkrankung,
– Manifeste Infektionen,
– Adipositas > I° (BMI > 35 kg/m^2),
– Drogenabhängigkeit/psychische Erkrankungen/Abhängigkeit.

Bei Vorerkrankungen des Empfängers und allen Erkrankungen, die den Langzeitverlauf von Spender/Empfänger nachhaltig beeinflussen, gilt die strengste Indikationsstellung und wird eine weitere, ggf. genetische Diagnostik erforderlich (Beispiele: thrombotische Mikroangiopathie (HUS/TTP), fokal-segmentale Glomerulosklerose (FSGS), IgA-Nephropathie).

Die **weitergehende medizinische** Abklärung des Lebendspenders umfasst neben dem allgemeinem Laborscreening und der Urindiagnostik (S-Kreatinin, eGFR Epi, Proteinurie bzw. Albuminurie, Hämaturie) die Blutdruckmessung (24 Std. ABDM), eine genaue Messung der Nierenfunktion und Seitenanteiligkeit (Krea-Clearance und MAG3-TC99-Nierenszintigraphie). Die üblicherweise vorgesehenen Vorsorgeuntersuchungen werden altersentsprechend empfohlen.

Ferner sollte eine Bildgebung der Gefäße und Nieren (MR-Angio, CT-Angio) auch zum Ausschluss einer komplexen Gefäßversorgung durchgeführt werden.

Gleichzeitig mit der medizinischen Vorbereitung ist die **psychosoziale Evaluation des Spenders** erforderlich und wird von einem in der Lebendspende erfahrenen Facharzt für Psychosomatik, Psychiatrie oder einem Klinischen Psychologen durchgeführt

Die Psychosoziale Evaluation soll den „informed consent" des Spenders überprüfen, wie die Beziehung ist und ob die persönliche Verbundenheit des Spender/Empfängerpaares vorliegt.

Abschließend stellt das positive Votum der unabhängigen **Transplantationskommission der Ärztekammern** die Freiwilligkeit des Spenders sicher und schließt damit jegliche Form der Vorteilsnahme oder des Organhandels aus (§ 8 Abs. 3 S. 2 TPG).

Wichtig ist insbesondere, dass sich die Lebendspender zur regelmäßigen **Nachsorge** bereit erklären und diese auch lebenslang durchführen, um Langzeitfolgen frühzeitig zu erkennen oder besser zu vermeiden.

Literatur

ERBP (2013). Guideline on the management and evaluation of the kidney donor and recipient. *Nephrol Dial Transplant 28:* ii1-ii71.

European Best Practice Guidelines for Renal Transplantation (part 1) (2000). *Nephrol Dial Transplant 15, Suppl 7:* 1-85.

Dudley C. & Harden P. (2011). Renal Association Clinical Practice Guideline on the assessment of the potential kidney transplant recipient. *Nephron Clin Pract 118, Suppl 1:* c209-224.

Knoll G. Cockfield S., Blydt-Hansen T. et al. (2005). Canadian Society of Transplantation: Consensus guidelines on eligibility for kidney transplantation. *CMAJ 173:* S1.

The evaluation of renal transplant candidates. Clinical Practice Guidelines. (2001). *Am J Transplant 2, Suppl 1:* 5.

Bunnapradist S. & Danovitch G.M. (2007). Evaluation of adult kidney transplant candidates. *Am J Kidney Dis 50:* 890.

Danovitch G.M. (Ed.) (2005). Evaluation of potential renal transplantation. In: *Handbook of Kidney Transplantation.* 4th ed. Philadelphia: Lippincott, Williams & Wilkins.

Reinecke H. et al. (2006). Empfehlungen zur Diagnostik und Behandlung von Patienten mit koronarer Herzkrankheit und Niereninsuffizienz. *Clin Res Cardiol 1, Suppl:* 8-30.

Wang L.W. et al. (2011). Cardiac testing for coronary artery disease in potential kidney transplant recipients. *Cochrane Database Syst Rev;* CD008691.

De Lima J.J. et al. (2010). Treatment of coronary artery disease in hemodialysis patients evaluated for transplant – a registry study. *Transplantation 89 (7):* 845.

Lentine K.L. et al. (2012). Cardiac disease evaluation and management among kidney and liver transplantation candidates (AHA). *Circulation 126:* 617.

Delmonico F. & Council of the Transplantation Society (2005). A Report of the Amsterdam Forum On the Care of the Live Kidney Donor: Data and Medical Guidelines. *Transplantation 79:* S53.

KDIGO. *Clinical Practice Guideline on the Evaluation and Follow-up Care of Living Kidney Donors;* http://kdigo.org/home/guidelines/

Screening für eine Lebendspende
(modifiziert nach Amsterdam-Forum-Empfehlungen)

eingeschränkte Nierenfunktion	GFR < 80 ml/min
Arterielle Hypertonie	Patienten mit einem Blutdruck > 140/90 mmHg
Übergewicht	Patienten mit einem BMI > 35 sollten kein Organ spenden
Diabetes mellitus	Personen mit bekanntem Diabetes mellitus, einem Nüchtern-BZ > 120 mg% an mindestens zwei Zeitpunkten oder 200 mg% nach zwei Std. im oGTT sollten nicht spenden
Malignität	Melanome, Hodenkarzinom, Nierenzellkarzinom, Chorionkarzinom, hämotologischer maligner Tumor, Bronchialkarzinom, Mammakarzinom, monoklonale Gammopathie schließen eine Nierenspende aus. Eine Nierenspende bei Tumoranamnese ist möglich, wenn der besagte Tumor heilbar ist und nicht auf den Empfänger übertragbar ist.
Blutgruppe/HLA-Übereinstimmung	fehlende AB0/HLA-Übereinstimmung ist heute kein Ausschlussgrund
Positives Cross-match	i.d.R. Ausschlussgrund (T-XM)
Kardiovaskuläres Risiko	
Kontraindikation	Instabile Koronarsyndrome, dekompensierte Myokardinsuffizienz, signifikante Arrhythmien, schwere Klappenvitien, Angina pectoris, Zustand nach Myokardinfarkt, individuelle Entscheidung, höheres Alter, anamnestisch zerebraler Insult, unkontrollierte arterielle Hypertonie
Lungenfunktion	erhöhtes Risiko postoperativ bei FEV1
Nephrolithiasis	keine Lebendspende bei Nephrocalcinose, beidseitigen Nierensteinen

Nierentransplantation und operative Komplikationen

Hans Jürgen Schlitt & Marcus Nils Scherer

Zusammenfassung

Die Transplantation einer Niere ist heute die am häufigsten durchgeführte Transplantation eines allogenen Organs weltweit. In anerkannten Transplantationszentren beträgt die 1-Jahres-Patientenüberlebensrate über 95% und die Organüberlebensrate über 90%. Allerdings versterben auf der Warteliste pro Jahr ca. 6-8% der potentiellen Organempfänger, da nicht ausreichend Spenderorgane zur Verfügung stehen, so dass sich neben der postmortalen Organspende in den letzten Jahren vor allem die Lebendnierenspende etabliert hat. Das operative Vorgehen der Transplantation ist standardisiert, wobei die Spenderniere normalerweise in die kontralaterale Fossa iliaca extraperitoneal transplantiert wird. Die Standardanastomosen beinhalten eine venöse End-zu-Seit-Anastomose auf die V. iliaca ext., eine arterielle End-zu-Seit-Anastomose (meistens mit Aorten-Patch) auf die Art. iliaca int. oder ext. und eine End-zu-Seit-Ureteranastomose mit der Empfängerblase, teilweise mit Schienung mittels Double-J-Katheter. Postoperativ muss man mögliche chirurgische (z.B. arterielle/venöse Thrombose, Blutung, Urinleckage, Lymphozele, Anastomosen-Stenose) von den nicht-chirurgischen Komplikationen (z.B. Abstoßungsreaktion, Calcineurin-Inhibitor-Nephrotoxizität) unterscheiden. Das klinische Erscheinungsbild der Komplikationen ist oft sehr ähnlich. Daher ist die Einhaltung eines fundamentalen Algorithmus bei postoperativer Transplantatdysfunktion essentiell. Der frühe postoperative Ultraschall/Doppler-Ultraschall ist eines der wichtigsten Instrumente, um chirurgische Komplikationen zu diagnostizieren bzw. auszuschließen. Eine sofortige operative Revision muss bei arterieller Thrombose/substantieller Durchblutungsstörung oder venöser Thrombose/substantieller Abflussstörung und bei akuter Blutung durchgeführt werden. Eine elektive operative Revision muss bei Leckage der Ureterozystostomie oder bei symptomatischer Lymphozele erfolgen. Stenosen der arteriellen oder venösen Anastomose können primär je nach Grad interventionell mittels PTA/Stent versorgt werden. Bei einer Stenose der Ureterozystostomie bzw.

einer Ureterobstruktion kann ein interventioneller Therapieversuch primär versucht werden, oft muss jedoch im weiteren Verlauf eine chirurgische Exploration erfolgen, meistens verbunden mit einem Eigenureteranschluss.

Einleitung

Die Organtransplantation hat sich in den letzten Jahrzehnten als kurative Therapieform in der Medizin etabliert. Insbesondere die zwingende Symbiose aus chirurgischer Technik und medikamentöser-„immunologischer" Behandlung der Organempfänger macht die Transplantation so reizvoll und erreicht eine 1-Jahres-Überlebensrate von bis zu > 90% (Leber-/Nierentransplantation). Fünfzig Jahre nach der ersten erfolgreichen Nierentransplantation durch Murray ist die Transplantation einer Niere die am häufigsten durchgeführte Transplantation eines allogenen Organs weltweit. Das operative Vorgehen ist heute standardisiert und wird laut WHO weltweit ca. 70.000-mal pro Jahr (Anteil Lebendspende ca. 45%) in über 100 Ländern erfolgreich durchgeführt. Insgesamt werden weltweit ca. 100.000 Transplantationen pro Jahr durchgeführt (Niere: ca. 70.000, Leber: ca. 20.000 [Anteil Lebendspende ca. 14%], Herz: ca. 5.400, Lunge: ca. 3.400, Pancreas: ca. 2.400). Die Nierentransplantation ist im Gegensatz zur Herz- oder Lebertransplantation, bei der die Empfänger zum Zeitpunkt der Transplantation oft in sehr schlechtem Allgemeinzustand sind, eine eher elektive bzw. semielektive Operation bei Empfängern in relativ gutem Allgemeinzustand. Ursächlich hierfür sind die heutigen modernen und effektiven Dialyseverfahren für niereninsuffiziente Patienten, die eine optimale Vorbereitung und eine Transplantation unter optimalen Bedingungen erlauben. In erfahrenen Transplantationszentren beträgt die 1-Jahres-Patientenüberlebensrate über 95% und die Organüberlebensrate über 90%. Allerdings wird aufgrund der stetig wachsenden Zahl von potentiellen Organempfängern bei ansonsten relativ gleich bleibender Zahl der Organspenden, die Zahl nicht-transplantierter Patienten auf der Warteliste weiterhin kontinuierlich steigen. Zusätzlich verschärft wird diese Situation durch die Tatsache, dass trotz Einsatz moderner, aber meist unspezifischer Immunsuppressiva die meisten der schon nierentransplantierten Empfänger ihr Organ innerhalb der ersten 15 Jahre durch eine progrediente, chronische Transplantatdysfunktion verlieren werden, so dass allein aus dieser Gruppe die Zahl wartender Organempfänger zusätzlich zunehmen wird. Auf der Warteliste versterben aber pro Jahr ca. 6-8% der potentiellen Organempfänger, so dass sich neben der postmortalen Organspende in den letzten Jahren die Lebendnierenspende als vollwertiges Verfahren etabliert hat, wobei hierdurch nicht nur mehr Patienten früher transplantiert wurden, sondern auch das Outcome verbessert werden konnte. Bisherige Studien konnten zeigen, dass Organe von Lebendspendern aufgrund verschiedenster Ursachen eine signifikant bessere Transplantatfunktion zeigen als Organe von hirntoten Spendern. Es scheint sich herauszukristallisieren, dass die Therapiestrategie „Lebendspende in der Transplantation" aktuell die einzige Möglichkeit darstellt, den potentiellen Organspender-Pool zu erhöhen und gleichzeitig das Outcome im Sinne einer besseren Transplantatfunktion und Lebensqualität zu optimieren. Hinzu kommen Transplantationen mit so genannten „marginalen" Organen, zu denen zum Beispiel die Transplantation von Nieren im „Eurotransplant-Old-for-Old-Programm" gehören, wobei die Ergebnisse hier insgesamt betrachtet ansprechend gut sind. Dies zeigt auch, dass im Zeitalter des Organmangels und einer „versuchten optimalen Allokationsgerechtigkeit" möglichst viele Organe angeboten werden müssen, da oft nur ein aktuelles individuelles Donor-Recipient-Match den „wahren" Wert eines Organs zeigen kann. Organe dürfen nicht automatisch „nur nach Papierwert" der Allokation entzogen werden. Sollte dann das marginale Organ doch von der Transplant-Community abgelehnt werden, wurde doch zuvor alles versucht, es in einem individuellen Donor-Recipient-Match zu allozieren.

Nierentransplantation: Vorbereitung, Lebendspende, Technik

Präoperative Maßnahmen

Entscheidend ist, dass sich alle potentiellen Kandidaten zur Aufnahme auf die Warteliste in einem Transplantationszentrum einem standartisierten Aufnahmeprotokoll unterziehen müssen. Je nach Patientenzustand wird das standardisierte Protokoll dann weiter intensiviert und individualisiert. Letztendlich entscheidet aber einzig und allein die von der Bundesärztekammer in ihrer Zusammensetzung vorgeschriebene „Transplantationskonferenz" über die Listung eines Patienten, über weitere Maßnahmen/Untersuchungen im Falle einer Änderung des Gesundheitszustands, über eine temporäre NT-Statusänderung („Non-Transplantable") oder über eine endgültige Entlistung des Patienten von der Warteliste, z.B. bei Entwicklung eines malignen Tumors.

Für einen reibungslosen Ablauf während eines Organangebotes/ Allokation ist diese optimale Vorbereitung essentiell. Wie oben beschrieben, müssen sich alle potentiellen Organempfänger langfristig präoperativ einem strengen Vorbereitungsprotokoll unterziehen, so dass direkt präoperative Probleme (z.B. akute kardiale Probleme, pulmonale Infektionen, Verschlechterung des Gefäßstatus, diabetische Fußulzera, gastrointestinale Blutungen), die eine Transplantation verhindern könnten, relativ selten sind. Sollte trotzdem eine akute Transplant-Kontraindikation bestehen, muss Eurotransplant unverzüglich darüber informiert werden, damit das Organ anderen potentiellen Empfängern angeboten werden kann und der Zeitverlust durch die Ablehnung des Organs sehr gering bleibt.

In der langfristigen Vorbereitung werden multipelste Untersuchungen gefordert u.a. ein aktueller klinischer kardialer und Gefäßstatus, ein Gefäßdoppler, eine Beckenübersicht, ggf. aber auch ein Spiral-CT, um eine genaue Aussage über das Ausmaß möglicher Verkalkungen zu erhalten. Die Platzsituation (z.B. bei Zystennieren), aber auch das Infekt- bzw. Tumorrisiko der Eigennieren und der Status der ableitenden Harnwege (Funktion/Kapazität Harnblase, Ureteren, Reflux) müssen klar und eindeutig evaluiert sein. Die Patienten sollten auch langfristig und regelmäßig von den Kollegen der Anästhesie mitgesehen werden, um optimale Op-Fähigkeit herzustellen.

Die Indikation, eine Dialyse direkt präoperativ durchzuführen, muss stets individuell anhand von z.B. aktuellem Volumenstatus und Serumelektrolyten getroffen werden. Sollte präoperativ dialysiert werden, darf die entzogene Flüssigkeitsmenge keinesfalls zur Unterschreitung des Trockengewichts führen, um die postoperative Diurese, die oft schon direkt nach Reperfusion des Organs im OP beginnt, zu vereinfachen. Im Falle von Zeitdruck, z.B. aufgrund einer längeren kalten Ischämiezeit des Transplantats, kann eine kurze Dialyse von ca. 1-2 Stunden zur Optimierung des Flüssigkeits- und Elektrolythaushaltes ausreichend sein.

Präoperativ wird ein Blasen-Spühl-Dauerkatheter gelegt, um intraoperativ die Blase optimal retrograd auffüllen zu können. Die Kaltpräparation der Niere sollte vor Einleitung der Narkose erfolgen, um mögliche unentdeckte Organschäden bzw. Raumforderungen zu detektieren, wobei die Organentnahmechirurgen, die die Organspende durchgeführt haben, ebenfalls schon zu dieser „Qualitätskontrolle" verpflichtet sind.

Operative Technik der Organentnahme (Lebendspende)

Für die Nierenentnahme bei der Lebendspende können unterschiedliche Techniken und Operationszugänge zum Einsatz kommen. Der offene Flankenschnitt ist der ursprünglich klassische operative Zugang bei der Nierenentnahme, wobei die minimal-invasiven Techniken diesen aus dem Klinikalltag zunehmend verdrängen. Der offene Flankenschnitt wird in Seitenlage durchgeführt, wobei die Länge der Inzision bis zu 30 cm betragen kann. Die weitere Präparation und die Nierenentnahme erfolgen extraperitoneal.

Die Nierenentnahme bei einer Lebendspende am Universitätsklinikum Regensburg wird deutlich zunehmend laparoskopisch (s.u.) oder mittels Mini-Inzision durch einen ca. 8-10 cm langen pararektalen streng extraperitonealen operativen Zugang durchgeführt. Hiernach erfolgt die Darstellung und Freipräparation der Vena/Arteria renalis und des Ureters. Nach Durchtrennung der Gefäße und des Ureters kann die Niere entnommen und mit entsprechender kalter Perfusionslösung back-table perfundiert werden. Die Vorteile dieser Mini-Inzisions-Technik im Vergleich zur klassischen Methode („offener Flankenschnitt") sind geringere postoperative Schmerzen, konsekutiv ein geringerer Verbrauch von opioidhaltigen Schmerzmitteln, eine schnellere Mobilisation und ein kürzerer Klinikaufenthalt. Es wird postuliert, dass die kleinere Narbe zu einem rascheren Genesungsprozess und einer schnelleren Rückkehr zu einem normalen Leben führen kann.

Die gleichermaßen minimal-invasive laparoskopische Technik, welche sich an unserem Zentrum in zuvor „streng" ausgewählten Empfängern zunehmend durchsetzt, kann entweder in extraperitonealer oder transperitonealer Präparationstechnik durchgeführt werden. Vor- bzw. Nachteile der laparoskopischen Technik werden derzeit in der Literatur diskutiert (z.B. längere Operationszeit, höhere Kosten versus kürzerer Krankenhausaufenthalt insgesamt und weniger versus mehrere günstiger gelegene Hautschnitte), wobei aktuell noch nicht sicher postuliert werden kann, welches der minimal-invasiven Verfahren sich in der Lebendnierenspende generell durchsetzen wird. Zwar wird aktuell die laparoskopische Spende stark favorisiert, entscheidend ist aber eine professionelle präoperative Risikoabschätzung, da sich nicht jeder Spender automatisch für die laparoskopische Spende „qualifiziert". Insgesamt könnten diese weniger belastendenden Eingriffe durch die Verwendung einer minimal-invasiven/laparoskopischen Entnahmetechnik in letzter Konsequenz sogar zu einer Zunahme der Spendebereitschaft im Rahmen von Lebendnierenspenden führen.

Operative Technik der Nierentransplantation

Die Inzision für den Hautschnitt wird leicht bogenförmig von der Symphyse ausgehend in Richtung lateraler Beckenkamm durchgeführt. Sie kann, wenn die Exposition verbessert werden muss, in beide Richtungen erweitert werden, meistens in Richtung Flanke, teils bis an die 12. Rippe heran. Ob auf die rechte oder linke Seite transplantiert wird, kann nach verschiedenen Gesichtspunkten entschieden werden. Bei Empfängern, die die erste Nierentransplantation erhalten, wird in der Regel die kontralaterale Seite (z.B. rechte Spenderniere in linke Flanke und umgekehrt) gewählt. Die kontralaterale Transplantation bietet sich aufgrund der dann günstigen Lage der Spendergefäße zu den Empfängergefäßen sowie der medialen Lage des Nierenbeckens an. Bei einer zweiten Transplantation wird üblicherweise die kontralaterale Seite zur Ersttransplantation gewählt. Sollte eine dritte oder weitere Transplantation notwendig sein, ist die Entscheidung individuell zu treffen, teilweise muss eine der beiden vortransplantierten Nieren direkt vor der erneuten Nierentransplantation entfernt werden oder ein transabdomineller Zugang in Betracht gezogen werden. Bei Patienten mit Typ-I-Diabetes, die möglicherweise für eine Pankreastransplantation (normalerweise in die rechte Fossa iliaca) in Frage kommen, würde man die Niere eher linksseitig transplantieren, um die arterielle Anastomose der potentiellen Pankreastransplantation auf die rechte Art. iliaca communis leichter anastomosieren zu können. Bei der Nierentransplantation wird nach dem Hautschnitt der retroperitoneale Raum präpariert und eine Tasche für die Spenderniere geschaffen, welche dann retroperitoneal in die Fossa iliaca eingelegt wird. Die *arterielle Anastomose* wird normalerweise mit Aortenpatch (Carrel-Patch, meist bei postmortaler Organspende) oder ohne Aortenpatch (Lebendspende immer ohne Aortenpatch) mit der distalen Art. iliaca communis in End-zu-Seit-Technik anastomosiert, welche sich als sichere und einfache Technik etabliert hat. Multiple Arterien sollten immer in einem langen einzelnen Carrel-Patch vereinigt werden, um Schädigungen kleinerer Arterien zu vermeiden. Bei multiplen Arterien ohne Carrel-Patch wie z.B. bei einer Lebendnierenspende können die einzelnen Arterien entweder einzeln mit der Empfängerarterie oder vorher untereinander anastomosiert werden („common chanel"). Während der Durchführung der Anastomosen wird die Niere in einer mit eisgekühlter Kochsalzlösung getränkten Kompresse gehalten, um die warme Ischämiezeit zu minimieren. In keinem Fall sollten Polarterien ligiert werden. Die Unterbindung einer unteren Polarterie kann zu einer Ureternekrose führen. Die *venöse Anastomose* erfolgt normalerweise mittels End-zu-Seit-Technik auf die Vena iliaca externa.

Falls mehrere Venen vorhanden sind, wird in der Regel nur die größte anastomosiert. Die kleineren Venen können ohne Nachteile ligiert werden, da eine gute interne Kollateralisierung des venösen Systems vorhanden ist. Vorher muss die Kollateralisierung mittels Anspülen jeder Vene getestet werden. Prinzipiell sollte immer auf eine kurze und straffe venöse Anastomose geachtet werden, wobei die arterielle und venöse Anastomose ungefähr in einem 45-Grad-Winkel zueinander stehen sollten. Die *Ureter-Anastomose* (möglichst kurzer Ureter zum Erhalt einer optimalen Durchblutung) erfolgt normalerweise an das Harnblasendach des Empfängers. Sie kann aber auch an den ipsilateralen Empfängerureter (Ureterureterostomie) anastomosiert werden. In Ausnahmefällen kann der ipsilaterale Empfängerureter an das Nierenbeckenkelchsystem der Spenderniere anastomosiert (Ureteropyelostomie) werden. Indikation hierfür ist vor allem ein schlecht durchbluteter Spenderureter, teilweise durch zu aggressive Präparation bei der Explantation. Am häufigsten wird der Spender-Ureter an die Empfängerblase (Neo-Ureterozystostomie) mit Anlage einer Antirefluxplastik (z.B. nach Gregoire) angeschlossen, um rezidivierende Pyelonephritiden durch Reflux zu verhindern. Sollte ein Doppelureter vorliegen, so können meist beide Ureteren getrennt voneinander an die Empfängerblase anastomosiert werden.

Teilweise kann eine Schienung der Ureter-Anastomose durch Einlage eines Double-J-Stents erfolgen. Die Entfernung des Stent erfolgt zystoskopisch, meist ca. 3 Wochen postoperativ. Optimalerweise hat die Blase des Nierenempfängers aufgrund einer Restausscheidung noch eine relativ gute präoperative Funktion, jedoch auch kleine kontrahierte Blasen, bei Patienten ohne Restausscheidung, zeigen nach der Nierentransplantation eine zunehmend gute Funktion. In Ausnahmesituationen kann eine Boari-Plastik oder ein Ileumconduit zum Einsatz kommen. Im Falle eines Ileumconduits kann die Niere im Sinne einer „upside-down"-Situation transplantiert werden, um den Anschluss des Ureters, der ja dann nach cranial „verläuft", an das Ileumconduit zu vereinfachen.

Ein Blasendauerkatheter sollte nur nach Beschluss der täglichen Team-Transplantationsvisite entfernt werden, bei kritischen Ureteranastomosen mit längerer Urinableitung kann eine suprapubische Zystofixanlage diskutiert werden.

Bei Spendern, die jünger als 2 Jahre sind, werden beide Nieren en-bloc mit Spenderaorta und Spendercava transplantiert. Bei allen anderen Spendern liegt die Entscheidung, ob eine duale En-bloc-Nierentransplantation durchgeführt oder nur eine Niere transplantiert wird, beim Transplantationsteam. Für eine En-bloc-Transplantation müssen die Aorta und die V. cava bis zu den Nierengefäßen in ausreichender Länge vorhanden sein. Die beiden Ureteren werden einzeln in die Blase implantiert. Die beiden Nieren müssen vorsichtig positioniert werden, um ein Kinking der Blutgefäße und Spannung auf den Ureteranastomosen zu vermeiden. Die Rate von technischen Komplikationen (typischerweise Urinleckagen und vaskuläre Thrombosen) nach Nierentransplantation sehr junger Spender variiert und kann höher sein als nach „Standard-Nierentransplantation".

Chirurgische „Hausaufgaben" bei Kindern

Bei etwa der Hälfte der Kinder mit terminalem Nierenversagen liegen urologische Erkrankungen zu Grunde. Deshalb ist es wichtig, die Blasenfunktion, die Anamnese der Harnwegsinfektionen und eventuelle angeborene operativ relevante Abnormalitäten zu kennen. Es ist daher sinnvoll eine mögliche Nierentransplantation mit urologisch rekonstruktiven Maßnahmen zu kombinieren. Eine begleitende psychologische Betreuung von Kind und Eltern ist essentiell. Transplantationen bei Kindern, die mehr als 10-20 kg wiegen (individuelle Entscheidung!), werden in der Regel wie bei Erwachsenen in die Fossa iliaca extraperitoneal durchgeführt. Bei kleineren Kindern werden vergleichsweise große Nieren erwachsener Spender implantiert, wobei eine größere Inzision und eher proximalere Gefäße wie z.B. Arterie/Vena iliaca communis oder Aorta/Vena cava gewählt werden, idealerweise auch mit extraperitonealer Lage des Organs. Teilweise wird aufgrund der leichteren Exposition der Iliacalvene ein rechtsseitiger retroperitonealer Zugang benutzt. Bei Kindern, die weniger als 10 kg wiegen, muss individuell ein transabdomineller Zugang über eine mediane Laparotomie evaluiert werden.

Flüssigkeitsmanagement, Reperfusion, frühe postoperative Phase

Das intraoperative Flüssigkeitsmanagement ist sehr wichtig, um eine ausreichende Perfusion (schon bei der Reperfusion) der transplantierten Niere und damit eine sofortige intra/postoperative Diurese zu erreichen. Es wird diskutiert, dass dies der Vermeidung einer akuten tubulären Nekrose dienen soll. Der zentrale Venendruck sollte größer 10 mmHg gehalten werden, sofern der Gesamtzustand des Patienten es zulässt. Der arterielle Mitteldruck sollte größer 80 mmHg sein. Kurz vor Reperfusion wird in unserer Klinik eine Dosis Methylprednisolon (500 mg), Furosemid (80 mg) und Mannitol (125 ml) verabreicht.

Direkt postoperativ muss eine dopplersonographische Durchblutungskontrolle der gesamten Niere durch einen geübten Ultraschall-Arzt durchgeführt werden. Bei anatomischen Besonderheiten, wie z.B. bei multiplen Arterien oder multiplen Venen muss eine interdiziplinäre Absprache vor dem Duplex erfolgen, um Fehlinterpretationen auszuschließen. Die Diurese muss stündlich dokumentiert werden. Ein adäquates, meist individuell-maßgeschneidertes immunsuppressives Protokoll muss konsequent eingehalten werden, und dies lebenslang. Faktoren für eine seltene initiale Nichtfunktion des Transplantats können vielschichtig sein, wobei folgende Ursachen beteiligt sein können: vorgeschädigtes (z.B. Schockphase) Spenderorgan mit verminderter Organqualität, Länge der kalten und warmen Ischämiezeit, prärenale Faktoren (Hypotonie, Exsikkose), Durchblutungstörungen (arteriell, venös), Harnabflussstörungen (Anastomosenstenose, Nierenbeckentamponade, Blasentamponade, verlegter Dauerkatheter), immunologische Faktoren (Präsensibilisierung, hyperakute Abstoßung, akzelerierte Abstoßung).

Old-for-Old-Nierentransplantation

Nieren von älteren „marginalen" Spendern über 60 Jahre werden oft aufgrund einer verminderten Kreatininclearance abgelehnt, da man eine nicht ausreichende Transplantatfunktion und damit Nachteile für den Empfänger befürchtet. Um diese marginalen Organe trotzdem nutzen zu können, gibt es spezielle Eurotransplant-Old-for-Old-Nierentransplantationsprogramme, bei denen immer nur eine dieser Nieren transplantiert wird. Erste Ergebnisse zeigen, dass die transplantierten Nieren im Rahmen eines Old-for-Old-Programms eine gute und akzeptable 1-Jahres-Organ/Patienten-Überlebensrate und Transplantatfunktion haben. Andererseits gibt es Zentren, die immer beide Nieren eines älteren Spenders in einen Empfänger transplantieren. Hierbei können die Spendernieren entweder in je eine Fossa iliaca oder beide Nieren auf eine Seite platziert werden. Hier zeigen die Ergebnisse, dass eine Doppel-Nieren-Transplantation ähnlich gute 1-Jahres-Organ/Patienten-Überlebensraten und Transplantatfunktion hat wie eine Einzelnierentransplantation im Eurotransplant-Old-for-Old-Programm.

Nierentransplantation: chirurgische Komplikationen – Klinik, Diagnose, Therapie

Wichtige, essentielle Grundsätze

Das klinische Erscheinungsbild von chirurgischen und nicht-chirurgischen Komplikationen ist oft sehr ähnlich. Eine Organdysfunktion kann z.B. sowohl eine akute Abstoßung als auch eine

Urinleckage zur Ursache haben. Fieber oder Transplantatschwellung können Zeichen einer Abstoßung oder einer Infektion sein. Problemsituationen nach der Transplantation haben eine breite Variation von Differentialdiagnosen, die sowohl technisch-chirurgische Komplikationen, immunologische Faktoren oder andere Gründe beinhalten. Daher ist die *Einhaltung eines fundamentalen Algorithmus* bei postoperativer Transplantatdysfunktion essentiell. Vaskuläre und urologische Ursachen müssen ausgeschlossen sein, bevor die Organdysfunktion als Abstoßungsreaktion oder Calcineurin-Inhibitor-Nephrotoxizität bezeichnet wird, wobei dann zur Bestätigung meist eine Biopsie der Transplantat-Niere erfolgen wird. Der frühe postoperative Ultraschall/Doppler-Ultraschall ist eines der wichtigsten Instrumente, um chirurgische Komplikationen zu diagnostizieren bzw. auszuschließen.

Nicht-chirurgische Komplikationen werden in einem anderen Kapitel diskutiert.

Wundinfektionen

In den 1960er und 1970er Jahren lag die Rate an Wundinfektionen nach Nierentransplantation bei bis zu 25%. Diese Zahl konnte bis heute drastisch reduziert werden, so dass die Wundinfektionsrate kleiner 5% liegen sollte. Die Faktoren, die zu dieser Verbesserung geführt haben, sind z.B. der verbesserte Gesundheitszustand der Empfänger präoperativ, eine perioperative Antibiotikatherapie und niedrigere Steroiddosen, und zwar sowohl in der Erhaltungs- als auch in der Abstoßungstherapie. Selbstverständlich ist ein absolut aseptisches intraoperatives Vorgehen. Im Falle einer Wundinfektion sollte diese mittels offener chirurgischer Wundbehandlung ggf. in Verbindung mit systemischer Antibiotikagabe behandelt werden, um eine Kontamination der tieferen Schichten und ggf. des Anastomosennahtmaterials mit möglichen Arrosionsblutungen zu verhindern. Generell ist das Risiko einer postoperativen Wundinfektion bzw. anderer Wundheilungsstörungen bei Patienten mit Übergewicht deutlich erhöht.

Lymphozelen

Eine Lymphozele präsentiert sich als Ansammlung von Lymphe aufgrund verletzter lymphatischer Gefäße, die um die Iliacalgefäße liegen. Die Literatur zeigt eine Inzidenz bei 1-10%, wobei Lymphozelen auch Wochen nach der Transplantation auftreten können. Das *Erscheinungsbild* beinhaltet sehr kleine asymptomatische, aber auch sehr große symptomatische Lymphozelen. Normalerweise verursachen große Lymphozelen interventionsbedürftige Symptome, jedoch gibt es auch kleine Lymphozelen, die an ungünstiger Position liegen und z.B. zu einer Kompression des Ureters führen. Im Allgemeinen präsentieren sich Lymphozelen über eine Ureter-Obstruktion, eine Kompression der Iliacalgefäße mit möglicher tiefer Beinvenenthrombose, einer Schwellung des Beins oder über das Bild einer abdominellen Raumforderung (meist bei schlanken Patienten). Weitere Erscheinungsformen einer Lymphozele sind Harninkontinenz aufgrund von direktem Blasendruck, eine Schwellung des Skrotums nach spontaner Drainage der Lymphozele oder eine Kompression der V. cava (selten). Aus chirurgischer Sicht können Lymphozelen durch Minimierung der Präparation und Dissektion an den Iliacalgefäßen sowie konsequente Ligatur der lymphatischen Gefäßbündel vermieden werden. Die *Diagnose* erfolgt mittels Ultraschall. Hier sieht man charakteristischerweise eine rundliche, echoarme und septierte Raumforderung. Hinweise auf eine Infektion liegen vor, wenn die Lymphozele ein mehr komplexes echoreiches Signalmuster zeigt. Zudem könnte eine Hydronephrose vorliegen, wenn sich der Ureter teilweise der Lymphozele angelagert hat bzw. durch sie komprimiert wird. In den meisten Fällen kann eine Lymphozele mittels Ultraschall klar von anderen perirenalen Flüssigkeitsansammlungen wie z.B. einem Hämatom abgegrenzt werden. In unklaren Fällen kann eine einfache perkutane sterile Punktion der Flüssigkeitsraumforderung sofortige Klarheit schaffen. Eine Lymphozele präsentiert sich als klare, proteinreiche Flüssigkeit, wobei die Kreatininkonzentration der des Serums entspricht. Die *Behandlung* einer kleinen asymptomatischen Lymphozele ist meist nicht notwendig. Eine sterile perkutane Aspiration erfolgt in unklaren Fällen zur Diagnosesicherung. Die häufigste Indikation zur Behandlung ist die Obstruktion des Ureters, wobei bei einfacher direkter lokaler Kompression eine perkutane Drainagebehandlung mit geschlossenen Drainagesystemen ausreicht. Die Spülung der Höhle mit sklerosierenden Substanzen wie z.B. Tetrazyklin, Fibrin oder Betaisodona (Povidon-Jod) kann gute Ergebnisse zeigen, muss aber sehr individuell entschieden werden. Lymphozelen können aber auch via Lymphozelenfensterung zum Peritoneum (offene oder laparoskopische Technik) in die Peritonealhöhle drainiert werden. Durch die Rändelung der Lymphozelenwand wird ein Re-Verschluss der Fensterung verhindert. In den Fällen, in denen der Ureter entweder selbst schon sekundär verengt ist oder aufgrund von inflammatorischen Reaktionen eng mit der Wand der Lymphozele verbacken ist, muss eine operative Revision gegebenenfalls mit Neuanlage der Ureteranastomose erfolgen. In unserer Klinik wird die Uretero-Ureterostomie (Eigenureteranschluss) bevorzugt. Eine wiederholte perkutane Abpunktion führt selten zum Verschwinden der Lymphozele und wird aufgrund der hohen sekundären Infektionsrate nicht empfohlen. In sehr seltenen Fällen kann die Stelle der Leckage bei einer operativen Revision direkt identifiziert und ligiert werden.

Blutungen

Um das Risiko von postoperativen Blutungskomplikationen zu minimieren, muss eine exakte Evaluation der präoperativen laborchemischen Gerinnungssituation erfolgen. Medikamente zur Antikoagulation wie z.B. Aspirin oder Marcumar müssen bei geplanter Lebendspende präoperativ rechtzeitig abgesetzt werden. Bei der postmortalen Spende wird bei marcumarisierten Patienten die Gerinnungssituation durch die Gabe von Fresh-Frozen-Plasma optimiert. Patienten, die bis zur Transplantation Aspirin/Plavix eingenommen haben, werden unter sorgfältigster Blutstillung transplantiert. Gut dialysierte Patienten haben oft eine verbesserte Thrombozytenfunktion und verbesserte Blutungszeit im Vergleich zu urämischen Patienten. Eine *frühe postoperative Blutung* kommt meist aus kleineren hilusnahen Gefäßen (selten direkt aus der Anastomose), die bei der Kaltpräparation aufgrund eines Vasospasmus nicht erkannt und nicht ligiert wurden. Nach der Implantation mit stetig verbesserter Perfusion des Transplantats können diese hilusnahen Gefäße dann bluten. Nur eine exakte Kaltpräparation und gute Hämostase perioperativ können diese Blutungen minimieren. Zudem sieht man frühe Blutungen relativ häufig aus dem Umgebungsgewebe der Transplantatloge selbst. *Spätere postoperative Blutungen* haben ihren Ursprung selten direkt von der Anastomose, mit Ausnahme infektionsbedingter Arrosionsblutungen oder einer akuten Ruptur der Anastomose bzw. des Transplantats selbst (z.B. bei akuter Nierenvenenthrombose). Eine infektionsbedingte Arosionsblutung zeigt sich eher im späteren Verlauf und resultiert oft in massiven Blutungen, so dass hier häufig nur noch die Explantation des Transplantats mit anschließender Gefäßrekonstruktion durchgeführt werden kann. Engmaschige postoperative Hämoglobin-, Hämatokrit- und Ultraschallkontrollen können diese Art von Blutungen frühzeitig diagnostizieren. Im Rahmen der Entscheidung zu einer einer chirurgischen Revision muss zusätzlich ein Gerinnungsversagen ausgeschlossen werden. Unter Umständen müssen die Gabe von Blutprodukten, Gerinnungsfaktoren und ggf. thrombozytenaggretationsunterstützende Maßnahmen evaluiert werden.

Thrombose des Transplantats

Eine arterielle oder venöse Thrombose zeigt sich am häufigsten in den ersten 72 postoperativen Stunden, kann sich aber teilweise auch erst nach 2 Monaten manifestieren. Die Häufigkeit wird in der Literatur mit großer Variation zwischen 0,5% und 8% angegeben. Die Inzidenz kann in prädisponierten Patienten mit vorbestehender Thromboseneigung, positiven Anti-Cardiolipin-Antikörpern, oder einer Thrombozytose von mehr als 500.000-1.000.000 Thrombozyten erhöht sein. Eine *frühe Thrombose* ist meist Ausdruck einer technisch-chirurgischen Problematik, eine später aufgetretene Thrombose kann mit einer akuten Abstoßungsreaktion assoziiert sein. Die *klinischen Zeichen* einer *arteriellen Thrombose,* bei einer bis dahin gut funktionierenden Niere, sind die plötzliche Abnahme der Urinmenge, ein schnell steigendes Serumkreatinin, (eventuell verbunden mit einer Hyperkaliämie) und möglicher lokaler Druckschmerz. Eine *venöse Thrombose* kann sich als stark geschwollenes hartes Transplantat mit Makrohämaturie und Oligurie präsentieren. Bei Patienten mit noch guter Ausscheidung der eigenen Nieren kann sich eine Thrombose jedoch lediglich im Anstieg des Serumkreatinins zeigen. Wenn das Transplantat primär funktionslos war, kann eine Thrombose symptomlos bleiben. Eine Thrombose wird mittels Dopplersonographie, CT- oder (MR)-Angiographie diagnostiziert und ermöglicht so den Ausschluss anderer Ursachen für eine akute Anurie, wie Abstoßung oder mechanische Obstruktion. *Klassisch ist der arterielle Pendelfluss im Duplex.* Es besteht die Gefahr der Nierenruptur/Blutung bzw. Nekrose. Da die transplantierte Niere keine Kollateralversorgung hat, können nur Nieren gerettet werden, bei denen eine Thrombose schnell erkannt und die chirurgische Revision sofort durchgeführt wird. In manchen Fällen ist eine Faszieneröffnung noch auf Station indiziert, da möglicherweise eine Fehllage der Niere mit Abknickung der Vene zugrunde liegt. Eine bestätigte nicht reversible Thrombose eines Transplantats führt normalerweise zur Transplantat-Nephrektomie. Eine Lyse mit Streptokinase bei arterieller Thrombose hat sich als nicht erfolgversprechend herausgestellt. Bei venöser Thrombose konnte in sehr wenigen Fällen, in denen es zu einer späten Thrombose mit tiefer, bis an die Transplantatvene reichenden Beinvenenthrombose gekommen war, erfolgreich mittels Lyse therapiert werden.

Stenose der Nierenarterie

Eine Stenose der Nierenarterie ist meist eine Spätkomplikation und zeigt sich in 2-12% der transplantierten Patienten. Die Gründe können vielschichtig sein: chirurgisch-technischer Fehler bei der

Naht der Anastomose, Arteriosklerose der Spender- oder Empfängergefäße, Verletzung der Intima der Spender- oder Empfängergefäße, End-zu-End-Anastomose, Kinking der Nierenarterie oder schwere vaskuläre Transplantatabstoßung. Die beiden *häufigsten Stenosenformen* sind entweder eine Anastomosenstenose meist nach End-zu-End-Anastomose oder eine Stenose oberhalb der Anastomose im Sinne eines Kinkings, welche nach jeder Art von Anastomosentechnik auftreten kann. Der Begriff *Pseudo-Stenose* wird verwendet, wenn ein arteriosklerotischer Plaque in der Iliacalarterie oder in der Spenderarterie selbst den Blutzufluss zum Transplantat beeinflusst. Eine Stenose wird mittels Dopplersonographie, CT, Szintigraphie oder (MR)-Angiographie diagnostiziert. Empfänger einer Niere nach postmortaler Spende sind häufiger von Spender-Nierenarterienstenosen betroffen. Spender-Nierenarterienstenosen gelten als Risikofaktoren für eine Exazerbation eines bestehenden Hypertonus oder das Neuauftreten eines transplantationsassoziierten Hypertonus. Daher ist die postoperative langfristige Blutdrucküberwachung und Einstellung essentiell. Die *Therapie der Wahl,* mit einer Erfolgsquote von über 90%, ist die perkutane transluminale Angioplastie (PTA), die oft mit dem Einbringen von Stents verbunden ist. Rezidive nach PTA werden mit bis zu 20% angegeben. Sollte eine PTA technisch nicht möglich oder das Ergebnis nicht befriedigend sein, muss eine offene chirurgische Revision erfolgen, wobei hierbei ein hohes Risiko besteht, die nicht-kollateralisierte Niere zu verlieren, da die Exposition der arteriellen Anastomose schwierig sein kann. In unserer Klinik wird in diesem Fall ein Veneninterponat zwischen Spenderarterie und Iliacalarterie unter Umgehung der Stenose durchgeführt.

Urinleckagen

Urinleckagen kommen in ca. 3% der Fälle vor und zeigen sich typischerweise in den ersten Tagen/Wochen nach Transplantation bzw. bei „delayed-graft-function" nach Einsetzen der Diurese. Die Leckage befindet sich entweder auf Höhe der Blase, entlang des Ureters oder auf Höhe des Nierenbeckens. Die *Ursache* kann primär technisch bedingt sein, im Sinne einer Anastomoseninsuffizienz an der Blase. Bei Durchblutungsstörungen des Ureters kann es sekundär zu ischämischen Nekrosen am Ureter selbst kommen, ebenso bei einer allgemeinen Abstoßungsreaktion. *Klinisch* ist eine Urinleckage meist mit Schmerzen, zunehmender Schwellung und ansteigenden Entzündungsparametern ggf. auch Fieber und Rückgang der Diurese verbunden. Prinzipiell erfolgt die *Diagnose* mittels Ultraschall, MR/CT, Ausscheidungsurogramm oder Nierenszintigraphie, wobei ein Flüssigkeitsverhalt punktiert werden kann, um das Kreatinin zu bestimmen. Die intraoperativ gelegte Drainage kann eine Urinleckage direkt mittels Bestimmung des Kreatinins aus der geförderten Flüssigkeit anzeigen. Eine perkutane antegrade Nephrostomie kann zur Lokalisationsdiagnostik der Leckage und zur Kontrolle der Diurese verwendet werden. Die *Behandlung* einer Urinleckage muss sofort mit dem Einbringen eines Blasenkatheters und der damit verbundenen Entlastung des intravesikalen Drucks beginnen. Wenn die Leckage durch eine Ureterverletzung bedingt ist, muss eine frühe chirurgische Sanierung erfolgen. Bei Leckage aus der Blase erfolgt die einfache Übernähung, bei Anastomoseninsuffizienz wird diese aufgelöst, der distale Ureter reseziert und die Anastomose neu angelegt. Sollte der Ureter auf längerer Strecke nekrotisch sein, muss meist eine Ureteropyelostomie mit dem *Eigenureter* entweder der gleichen oder der Gegenseite erfolgen. Sollte eine Eigenureteranastomose nicht durchführbar sein, ist in selten Fällen eine Zystopyelostomie durchzuführen, bei der die Blase mobilisiert und direkt an das Nierenbecken genäht wird. Oft wird nach chirurgischer Revision ein Doppel-J-Katheter zur Schienung eingebracht, der dann einige Wochen später zystoskopisch entfernt werden kann.

Ureter-Obstruktion

Die Obstruktion des Ureters manifestiert sich meist in einer Funktionsverschlechterung des Transplantats i.S. eines Kreatininanstiegs und kann möglicherweise zu einem Verlust des Transplantats führen. Oft ist die Obstruktion aufgrund der fehlenden Innervation schmerzlos. *Gründe* für eine Ureter-Obstruktion sind z.B. mechanische Enge an der Anastomose, Ureterischämie, intraluminale Blutkoagel, ein zu lang gelassener Spenderureter mit Kinking, externe Kompression durch Hämatome, Serome oder Lymphozelen, akute Abstoßung, periureterale Fibrose, PolyomaBK-Virus-Infektion oder Nierensteine (selten). Im Ultraschall kann eine Hydronephrose gesehen werden, bzw. fast beweisend, eine zunehmende Hydronephrose im Verlaufsultraschall. Die *Diagnostik* kann mittels Ausscheidungsurogramm (schlechte Darstellung bei reduzierter Nierenfunktion), retrogradem Pyelogramm, Ausscheidungsszintigramm oder perkutaner antegrader Pyelographie vervollständigt werden. Eine *akute postoperative* Obstruktion muss meist chirurgisch saniert werden, durch z.B. Neuanlage der Anastomose, Beseitigung des Kinkings oder Hämatomausräumung. Eine Obstruktion aufgrund von narbigen Strikturen *im längeren postoperativen Verlauf* kann bei intraureteralen Strikturen (kleiner 2 cm) gut mittels endoluminaler Ballondilatation oder Inzision und Stenteinlage primär therapiert werden. Der Stent wird 2-6 Wochen später zystoskopisch entfernt. Eine Erfolgsrate von 70-80% wird mit dieser Technik beschrieben. Intraureterale Strikturen länger als 2 cm und extraureterale Strikturen bedürfen meist einer chirurgischen Exploration und Sanierung. In unserer Klinik steht die chirurgische Exploration beider Formen im Vordergrund, oft mit konsekutivem *Eigenureteranschluss*.

Immunsuppression nach Nierentransplantation

Ulrich Kunzendorf

1. Einleitung

Die Nierentransplantation ist allen anderen Nierenersatzverfahren bezüglich der Lebensqualität und der Lebenserwartung überlegen. Abbildung 1 zeigt, dass die Vorteile bezüglich der Lebenserwartung für alle Altersstufen gelten.

Abbildung 1
Lebenserwartung von Patienten auf der Warteliste vs. transplantierte Patienten [1]

Alter der Patienten (Jahre)	Lebenserwartung Dialyse (Jahre)	Lebenserwartung Transplantation (Jahre)
18-34	27,22	41,50
35-49	6,71	18,03
50-59	5,12	11,18
60-64	4,32	7,84
65 und älter	3,69	7,60

Einen wesentlichen Beitrag zu diesem Erfolg hat die verbesserte Immunsuppression geleistet. In einer großen Anzahl von Studien zur Optimierung der immunsuppressiven Therapie sind Erfahrungen gewonnen worden wie sonst nur auf wenigen anderen Gebieten der Medizin. Wesentliche Erfahrungen zur Immunsuppression sind in den Leitlinien zur Behandlung nierentransplantierter Patienten zusammengefasst worden [2, 3]. Das Grundschema der Immunsuppression besteht demnach aus:

a) *Induktionstherapie* mit monoklonalen oder polyklonalen Antikörpern
  +
b) *Calcineurininhibitoren*, entweder Cyclosporin oder Tacrolimus
  +
c) *Mycophenolat* oder *mTOR-Inhibitoren*
  +
d) *Steroide*.

Alle vier Komponenten dieses Grundschemas haben Vor- und Nachteile und können in verschiedenen Zusammensetzungen kombiniert werden. Auf diese Vor- und Nachteile sowie auf die spezifischen Indikationen verschiedener Kombinationen soll im Folgenden eingegangen werden.

2. Induktionstherapie mit Antikörpern

Die Leitlinien äußern sich zur Induktionstherapie wie folgt [2]:

3.1.1 Wir empfehlen mit der Immunsuppression vor oder während der Nierentransplantation zu beginnen (1A).

4.1.2 Wir empfehlen, dass die initiale Immunsuppression ein Biologicum enthalten soll (1A).

5.1.2 Wir empfehlen einen anti-IL-2-Rezeptor-Antikörper als Mittel der ersten Wahl (1B).

Wir schlagen vor, einen Lymphozyten-depletierenden Antikörper anstelle des anti-IL-2-Rezeptor-Antikörpers zu nehmen, wenn der Transplantatempfänger einem besonderen immunologischen Risiko unterliegt.

Primär stellt sich die Frage, was eine Induktionstherapie leisten soll. Folgende Punkte sind Ziel einer Induktionstherapie:
1) Etablierung einer sofortigen, effektiven und gezielten Immunsuppression;
2) eine lange anhaltende Immunmodulation und
3) die Möglichkeit der Reduktion nephrotoxischer Immunsuppressiva.

Entsprechend sind immunologische Risiko-Patienten, bei denen hohe Titer sogenannter panel-reaktiver Antikörper nachgewiesen wurden, Patienten mit Re-Transplantationen, Patienten mit immunologischen Ursachen der Niereninsuffizienz, wie z.B. der Wegner'schen Granulomatose, oder Patienten mit Resorptionsstörungen der oral verabreichten Immunsuppressiva primäre Kandidaten.

Antikörper, die in der Induktionstherapie verwendet werden, sind in Abbildung 2 dargestellt.

Medikament	Typ	Zielstruktur
ATG	Polyklonales IgG (Kaninchen, Pferd)	Oberflächenmoleküle auf humane Thymozyten
Basiliximab	Chimärischer mAb (IgG1)	CD25 (α-Kette des IL-2-Rezeptors)
Alemtuzumab	humanisierter mAb (IgG1) (Campath)	T-, B-, NK-Zellen, Monozyten

Abbildung 2
Antikörper, die im Rahmen der Induktionstherapie gebräuchlich sind

Die am häufigsten verwendeten Antikörper sind polyklonales Anti-Thymozyten-Globulin (ATG) und humanisierte anti-IL-2-Rezeptor-Antikörper. Eine Metaanalyse von 4893 Patienten zur Induktionstherapie mit anti-IL-2-Rezeptor-Antikörpern zeigte, dass bei einem mittleren Rejektionsrisiko von 40% sieben Patienten behandelt werden müssen, um eine Rejektion zu vermeiden [4]. Diese Analyse zeigte weiter, dass die mit dem anti-IL-2-Rezeptor-Antikörper behandelten Patienten gegenüber den mit Plazebo behandelten Patienten im ersten Jahr eine vergleichbare Transplantatfunktionsrate aufwiesen, nicht häufiger an CMV-Infektionen erkrankten und auch nach 3 Jahren die Tumorrate in beiden Gruppen gleich blieb. Im direkten Vergleich der Induktionstherapie mit ATG und anti-IL-2-Rezeptor-Antikörpern erwies sich ATG als signifikant effektiver mit einer Rejektionsrate von 15,6% vs. 25,5% [5]; der kombinierte Endpunkt, bestehend aus Rejektionshäufigkeit, Transplantatfunktionsverlust, Tod und sekundärer Funktionsaufnahme, war in beiden Gruppen nicht signifikant unterschiedlich.

Alemtuzumab wurde in verschiedenen Studien getestet. Alemtuzumab senkt die Rejektionshäufigkeit bei Patienten mit hohem immunologischen Risiko stärker als ATG; in Patienten mit niedrigem immunologischen Risiko ist Alemtuzumab vergleichbar effektiv wie der anti-IL-2-Rezeptor-Antikörper Basiliximab [6]. Diese Studie bestätigt Befunde einer weiteren prospektiven randomisierten Studie mit einem Jahr Beobachtungszeit sowie einer retrospektiven Analyse des UNOS-Registers [7-9]. Die Studien zeigen insgesamt, dass Alemtuzumab effektiv ist und die Rejektionshäufigkeit besonders in der frühen Phase nach Transplantation senkt, z.T. aber ist diese potente Immunsuppression mit vermehrten Infektionen assoziiert. Einige Fälle wurden beschrieben, in denen Alemtuzumab Autoimmunerkrankungen induziert hat [10]. Alemtuzumab wird von den deutschen Zentren nur sehr selten eingesetzt.

Die Langzeitfolgen einer Induktionstherapie sind nur wenig untersucht, obwohl sich an der Zusammensetzung der Lumphozytensubpopulationen die initiale ATG-Gabe noch nach bis zu drei Jahren nachweisen lässt. Dies trägt zur Erklärung bei, dass auch der Effekt auf die Tumorrate eher ein langfristiger zu sein scheint. In der Patientengruppe, die mit einer Induktionstherapie behandelt wurde, war die Tumorrate in den ersten beiden Jahren nach Transplantation in etwa vergleichbar zu der, die keine Induktionstherapie erhalten hatte, nach 8 Jahren lag sie jedoch um 27% höher [11].

3. Calcineurininhibitoren

Die Leitlinien äußern sich zur Verwendung von Calcineurininhibitoren wie folgt [2]:

2.1 Wir empfehlen eine immunsuppressive Erhaltungstherapie, die Calcineurininhibitoren mit anti-proliferativen Medikamenten in Kombination mit oder ohne Steroide einsetzt (1B).

2.2 Wir schlagen vor, dass Tacrolimus als primärer Calcineurininhibitor eingesetzt wird (2A).

2.2.1 Wir schlagen vor, dass die Tacrolimus- oder Cyclosporin-Therapie vor oder während der Transplantation und nicht verzögert begonnen wird (2D).

3.2 Langfristig empfehlen wir, die Calcineurininhibitor-Therapie fortzusetzen (2B).

Calcineurininhibitoren sind die Basisimmunsuppression von über 95% der transplantierten Patienten [12]. Aufgrund des sehr ähnlichen Wirkungsmechanismus ähneln sich die beiden zur Verfügung stehenden Calcineurininhibitoren Cyclosporin und Tacrolimus. In einer großen Metaanalyse [13], die nach Sichtung von mehr als 1.400 Artikeln 30 randomisierte Studien eingeschlossen hat, wurde das Ergebnis wie folgt zusammengefasst: „Wenn 100 Patienten mit Tacrolimus anstelle von Cyclosporin behandelt werden, kommt es bei 12 Patienten weniger zu einer Rejektion und 2 Patienten verlieren ihr Transplantat nicht, allerdings entwickelt sich bei 5 zusätzlichen Patienten ein Posttransplantations-Diabetes (NODAT)." D.h. Patienten mit einem größeren immunologischen Risiko profitieren gegebenenfalls von einer Tacrolimus-basierten Therapie. Um mit Cyclosporin vergleichbare Rejektionsraten zu erzielen, kann die Immunsuppression durch eine Induktionstherapie mit einem anti-IL-2-Rezeptor-Antikörper ergänzt werden [14]. Patienten, bei denen ein besonderes Risiko für die Entwicklung eines NODAT besteht, sollten nicht mit Tacrolimus behandelt werden, da die Entwicklung eines NODAT die Prognose für die Langzeittransplantatfunktion und das Patientenüberleben signifikant verschlechtert. Risikofaktoren für die Entwicklung eines NODAT sind:
1) Übergewicht,
2) Alter,
3) HCV-Infektion,
4) Tacrolimus, besonders bei Konzentrationen > 10 ng/ml,
5) Steroide,
6) positive Familienanamnese für einen Diabetes Typ II,
7) der genetische Hintergrund (Afrikaner > Europäer),

8) eine mTOR-basierte Immunsuppresion und
9) eine Hypomagnesämie [15, 16].

Das cardio-vaskuläre Risiko bei Patienten, die einen NODAT entwickeln und zuvor nie cardio-vaskulär erkrankt waren, ist etwas höher als bei Patienten ohne NODAT; allerdings erklärt sich das Risiko, nach der Transplantation cardio-vaskulär zu erkranken, wesentlich auch durch andere Risikofaktoren. Diabetische oder nicht-diabetische Patienten, die bereits vor der Transplantation cardio-vaskulär erkrankt waren, haben ein mehr als 3,5-fach höheres Risiko für cardio-vaskläre Erkrankungen nach der Transplantation, verglichen mit Patienten ohne vorherige cardio-vaskuläre Erkrankung [17]. Da die gleichen Risikofaktoren sowohl für die Entwicklung eines NODAT als auch für die Entwicklung einer cardio-vaskulären Erkrankung verantwortlich sind, gilt es, das spezifische Risiko eines NODAT richtig einzuschätzen.

Da beide Calcineurininhibitoren nephrotoxisch wirken, sind verschiedene Studien zur Testung Calcineurininhibitor-armer und Calcineurininhibitor-freier Protokolle durchgeführt worden. In einer der umfangreichsten Studien mit 1.645 Patienten, der Elite-Symphony-Studie [18], zeigte ein immunsuppressives Protokoll bestehend aus einer Induktion mit Daclizimab, niedrig-dosiert Tacrolimus und Steroiden die niedrigste 1-Jahres-Rejektionsrate (15,4%) und die beste GFR (65,4 ± 27,0 ml/min) im Vergleich mit einer Calcineurininhibitor-freien Immunsuppression gleicher Zusammensetzung, wobei Tacrolimus gegen Sirolimus ausgetauscht wurde. Der Verzicht auf den Calcineurininhibitor verschlechterte die Rejektionshäufigkeit auf 40,2% und verminderte die GFR auf 56,7 ± 26,9 ml/min. Besonders in der frühen Phase nach Transplantation, d.h. in den ersten 3-6 Monaten ist eine Calcineurininhibitor-freie Immunsuppression mit einem erhöhten Rejektionsrisiko assoziiert. Die Umstellung einer Calcineurininhibitor-basierten auf eine mTOR-Inhibitor-basierte Therapie 4,5 Monate nach der Transplantation führte zu einer besseren GFR für die Patienten, die per Protokoll behandelt wurden [19]. Daten des amerikanischen Transplantationsregisters favorisieren eher eine Calcineurininhibitor-basierte Therapie (Abbildung 3). Die Elite-Symphony-Studie bestätigt den oben bereits erwähnten Unterschied zwischen Cyclosporin und Tacrolimus. Die beiden in dieser Studie verwendeten Cyclosporin-Arme – mit voller Dosis Cyclosporin oder halber Dosis Cyclosporin in Kombination mit Daclizimab – wurden mit MMF und Steroiden kombiniert und waren bezüglich der Rejektionshäufigkeit und der GFR dem niedrig dosierten Tacrolimus-Arm unterlegen; sie zeigten aber auch eine geringere Häufigkeit eines Post-Transplantations-Diabetes-mellitus.

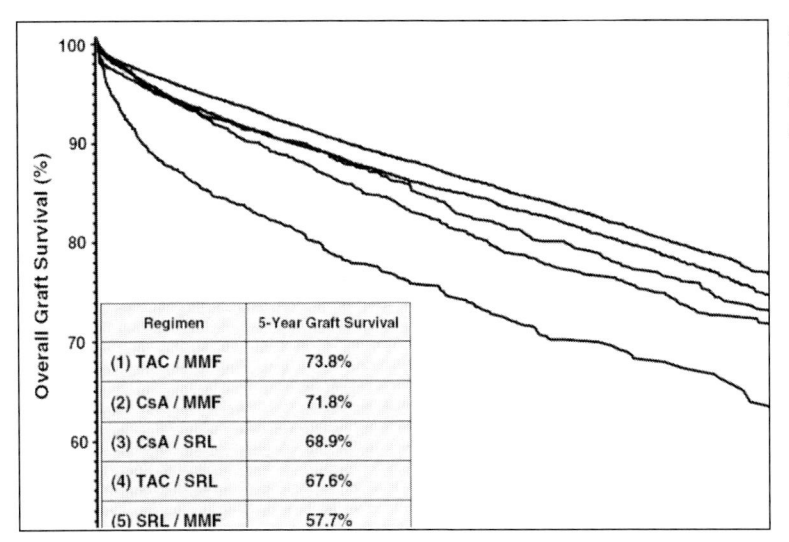

Abbildung 3
Transplantatfunktionsrate in Abhängigkeit von der Basisimmunsuppression [26]

Regimen	5-Year Graft Survival
(1) TAC / MMF	73.8%
(2) CsA / MMF	71.8%
(3) CsA / SRL	68.9%
(4) TAC / SRL	67.6%
(5) SRL / MMF	57.7%

Tacrolimus muss zwei Mal pro Tag gegeben werden. Als Advagraf® reicht die einmalige Gabe pro Tag aufgrund einer abgewandelten Galenik. Beide Darreichungsformen sind in ihrer Effektivität und Nebenwirkungsrate äquivalent [20].

Eine Calcineurininhibitor-freie Immunsuppression kann bei einigen Patienten, die an einer chronischen Transplantatnephropathie leiden, die sich klinisch in der Regel durch einen langsamen Kreatininanstieg über Wochen und Monate, gepaart mit einer zunehmenden Proteinurie im nicht-nephrotischen Bereich zeigt, von Vorteil sein [21]. Dies trifft vor allem auf die sehr kleine Gruppe von Patienten zu, bei denen histologisch eine Calcineurininhibitortoxizität nachgewiesen wurde. Allerdings bestehen Zweifel, ob eine solche Calcineurininhibitortoxizität tatsächlich von klinischer Relevanz ist. Als Ursache für ein chronisches Transplantatversagen werden in einer Histologie-basierten Studie 64% Rejektionen, 18% Glomerulonephritiden und 7% BK-Nephropathien angegeben [22]. Auch zeigen Transplantate histologisch die typischen Veränderungen der Calcineurininhibitortoxizität, ohne dass die Patienten jemals mit diesen Substanzen behandelt wurden [23]. Die Umsetzung auf ein Calcineurininhibitor-freies Protokoll muss deshalb berücksichtigen, dass die meisten Patienten ihr Transplantat aufgrund einer Antikörper-vermittelten Rejektion verlieren. Gegebenenfalls ist eine Belatacept-basierte Therapie langfristig eine gute Alternative auch für diese Situation, da unter Belatacept weniger anti-Donor-spezifische Antikörper und weniger vaskuläre Rejektionen nachweisbar waren und die Therapie mit einer exzellenten Langzeitprognose einherging [24, 25].

4. Ko-Immunsuppression (Mycophenolat oder mTOR-Inhibitoren)

Die Leitlinien äußern sich zur Ko-Immunsuppression wie folgt [2]:
2.3 Wir empfehlen Mycophenolat als primären Proliferationshemmer zu verwenden (2B).
2.5 Wir empfehlen im Falle der Verwendung von mTOR-Inhibitoren mit der Therapie nicht zu beginnen, bevor nicht die Funktion des Transplantates etabliert ist und die chirurgischen Wunden geheilt sind (1B).

Die Ergänzung der Calcineurininhibitor-basierten Therapie durch eine Ko-Immunsuppression reduziert die Rejektionshäufigkeit in etwa um 50%. Seit Einführung von Mycophenolat mofetil hat Azathioprin zunehmend seine Bedeutung als Ko-Immunsuppressivum verloren [27], obwohl auch neuere Daten eine Äquivalenz beider Medikamente bezüglich Effektivität und Nebenwirkungen zeigen [28]. Mycophenolat steht als Mycophenolat mofetil (z.B. Cellcept®) oder Mycophenolat-Natrium (Myfortic®) zur Verfügung, wobei sich beide Mycophenolat-Verbindungen in ihrer Effektivität und ihrem Nebenwirkungsprofil nicht unterscheiden [29]. Mycophenolat wird als das häufigste Ko-Immunsuppressivum eingesetzt [12]. Neben dem Risiko der Leukopenien bzw. der Knochenmarktoxizität können gastro-intestinale Nebenwirkungen die Anwendung begrenzen. Der Einsatz von mTOR-Inhibitoren (Rapamycin oder Everolimus) anstelle von Mycophenolat in einer Kombination mit Calcineurininhibitoren birgt allerdings das Risiko einer verstärkten Nephrotoxizität, wobei Cyclosporin stärker als Tacrolimus betroffen ist [30], siehe auch Abbildung 3. Eine klare Indikation für Rapamycin stellt die Entwicklung eines Kaposi-Sarkoms dar [31]; bei 15 Patienten mit einem Kaposi-Sarkom war es nach Umsetzen einer Therapie von Cyclosporin auf Rapamycin zu einer Besserung bzw. Rückbildung dieses Sarkoms gekommen. Die „anti-Tumorwirkung" von Rapamycin auf andere Tumore ist deutlich weniger gesichert. Zwar zeigte sich in einer retrospektiven Analyse eine geringere allgemeine Tumorinzidenz in der Gruppe nierentransplantierter Patienten, die mit Rapamycin und Steroiden anstelle von Rapamycin, Cyclosporin und Steroiden behandelt wurden, die Tumorinzidenz lag jedoch noch deutlich über der der altersentsprechenden gesunden Normalbevölkerung [32]. Prospektive Studien zur Potenz der Anti-Tumorwirkung der mTOR-Inhibitoren werden zurzeit durchgeführt. Eine prospektive Studie an 824 Patienten zeigte, dass Patienten mit mTOR-Inhibitoren signifikant weniger an Hauttumoren erkrankten, die Rate an soliden Tumoren war hingegen nicht unterschiedlich [33]. In einer prospektiven Studie kam es bei Transplantierten, die zuvor bereits einmal an einem Plattenepithel-Karzinom der Haut erkrankt waren, in 22% der auf Sirolimus umgestellten Patienten und in 39% der mit Calcineurininhibitoren behandelten Patienten innerhalb von zwei Jahren zu einem erneuten Plattenepithel-Karzinom der Haut [34]. Dieser Unterschied war signifikant. Somit kann insbesondere bei rezidivierenden, nicht-melanomartigen Hauttumoren die Konversion auf eine mTOR-Inhibitor-basierte Immunsuppresion von wesentlichem Vorteil sein. Es gilt jedoch zu berücksichtigen, dass sich eine Proteinurie unter einer m-TOR-Inhibitortherapie häufig verschlechtert. Bei Patienten, die bereits zum Zeitpunkt der Umstellung selbst eine geringe Proteinurie < 200 mg/d aufwiesen, verschlechterte sich durch die Umstellung die Langzeitfunktionsrate ganz erheblich [35]. Überraschend zeigte eine prospektive Beobachtungsstudie eine erhöhte Mortalität bei Nicht-Tumorpatienten, die mit mTOR-Inhibitoren behandelt wurden [36].

5. Steroid-freie Immunsuppression

Die kürzlich publizierten Leitlinien äußern sich zur Steroid-freien Immunsuppression wie folgt [2]:

2.4 *Wir glauben, dass bei Patienten, die ein niedriges immunologisches Risiko besitzen und bei denen eine Induktionstherapie durchgeführt worden ist, die Steroide nach der ersten Woche abgesetzt werden können (2B).*

3.2 *Wenn Steroide jenseits der ersten Woche eingesetzt wurden, so empfehlen wir die Steroid-Therapie eher beizubehalten als die Steroid-Therapie zu stoppen (2C).*

Steroide sind nach wie vor ein fester Bestandteil der Immunsuppression nach Nierentransplantation. Aufgrund der Nebenwirkungen der Steroide ist vielfach versucht worden, die Steroide frühzeitig abzusetzen oder eine komplett Steroid-freie Immunsuppression zur Anwendung zu bringen. Ein frühes Absetzen der Steroide aus einer Dreifachtherapie geht mit einer bis zu 30% höheren Rejektionsrate einher [37]. Diese erhöhte Rejektionsrate führt kurzfristig in dem untersuchten Kollektiv, d.h. in den ersten 3 Jahren nicht zu einer schlechteren Transplantatfunktionsrate [38], ab dem vierten Jahr kommt es jedoch zu einer signifikant schlechteren Transplantatüberlebensrate der Patienten des Steroid-freien Armes in dieser Studie [39]. Langzeituntersuchungen zur Steroid-freien Immunsuppression sind rar. Eine weitere Studie zeigte eine signifikante Verschlechterung der Transplantatfunktion in der Steroid-freien Gruppe ebenfalls erst spät, nach etwa 500 Tagen, dann kam es jedoch zu einer kontinuierlich stärkeren Verschlechterung über die kommenden 2.000 Tage gegenüber der Gruppe, die weiter mit Steroiden behandelt wurde [40]. Ohne Zweifel ist eine Therapie mit Steroiden mit zahlreichen Nebenwirkungen verbunden – deshalb ist es zwingend, die Verschlechterung der cardio-vaskulären Risikofaktoren und des Knochenstoffwechsels unter der Steroidtherapie konsequent zu therapieren (siehe dazu die jeweiligen Kapitel). Bezüglich der Frakturrate profitieren Patienten von einem frühen Steroidentzug. Die Inzidenz der Frakturen lag unter Steroiden bei 0,0080 Frakturen/Jahr und in der Gruppe ohne Steroide bei 0,0058 Frakturen/Jahr, ein Unterschied, der als signifikant getestet wurde [41].

6. Absetzen der Immunsuppression nach dem Versagen der Transplantatfunktion

Trotz aller Verbesserungen der Transplantatüberlebensrate sind etwa 5% aller Patienten, die in einem Jahr neu dialysiert werden müssen, Patienten mit Transplantatversagen. Bei diesen Patienten stellt sich die Frage, ob, wann und wie die Immunsuppression abgesetzt werden soll. Studien, die dieser Frage nachgehen, sind selten.

Gründe, die für ein Absetzen der Immunsuppression sprechen, sind [42]:
- Substanzspezifische Nebenwirkungen der Immunsuppressiva.
- Eine erhöhte Infektionsrate (1,7 vs. 0,5 Infektionen pro Patient pro Jahr).
- Ein erhöhtes Risiko für cardio-vaskuläre Erkrankungen – odds ratio 4,9.
- Eine erhöhte Todesrate – odds ratio 3,4.

Gründe, die gegen ein Absetzen der Immunsuppression sprechen [43]:
- Gefahr einer akuten Rejektion und der Notwendigkeit einer operativen Transplantektomie in 3-63%.
- Nebenniereninsuffizienz ca. 2%.

- Schneller Verlust der Transplantatrestfunktion, insbesondere der Diurese.
- Höheres immunologisches Risiko durch Entwicklung panelreaktiver Antikörper vor einer Re-Transplantation.

Das Pro und Contra des Absetzens der Immunsuppression muss vor dem Hintergrund des individuellen Risikos des Patienten gesehen werden und bedarf der Aufklärung und Absprache mit dem Patienten.

Ein Absetzen der Calcineurininhibitoren aus einer Dreier-Kombination vor Dialysebeginn unter passagerer Fortführung der übrigen Immunsuppression ist in der Regel nur mit einem gering erhöhten Rejektionsrisiko verbunden, führt aber oft zu einer vorübergehenden Verbesserung der Transplantatfunktion durch Wegfall der Calcineurininhibitor-bedingten Vasokonstriktion renaler Gefäße, sodass der Patient häufig noch mehrere Wochen ohne Dialysebehandlung auskommt. Mit Beginn der Dialysebehandlung beenden wir in der Regel die Therapie mit Mycophenolat. Das Absetzen der Steroide, wir tun dies nach weiteren 3-6 Monaten, sollte langsam über Wochen bis Monate erfolgen, um die Beschwerden eines Steroidentzugssyndroms zu vermindern. Die Fähigkeit der Nebenniere, ausreichend Kortison zu produzieren, kann gegebenenfalls mittels eines ACTH-Stimulationstestes ermittelt werden.

7. Medikamente, die zukünftig das immunsuppressive Repertoire erweitern könnten

Zur Verbesserung der Effektivität und zur Verminderung der Nebenwirkungen werden kontinuierlich weitere Immunsuppressiva entwickelt, von denen etliche vor der Zulassung zur Therapie nach Transplantation stehen, bzw. kürzlich zugelassen worden sind. Nachfolgend seien einige dieser Medikamente dargestellt:

Belatacept ist ein Fusionsprotein auf der Basis eines Immunglobin IgG1. Die variablen Domänen der schweren Ketten des IgG1-Moleküls sind ausgetauscht durch eine Mutante der extrazellulären Domänen des T-Zell-Oberflächenmoleküls CTLA4. Dieses Fusionsprotein ist in der Lage, kompetitiv die Interaktion von CD28 auf T-Zellen mit CD80/86 auf dendritischen Zellen zu hemmen, und so die Ko-Stimulation von T-Zellen, einem essentiellen Schritt in der T-Zell-Aktivierung, zu unterdrücken. Eine prospektive, randomisierte Studie, in der die Effektivität von Belatacept mit Cyclosporin jeweils in Kombination mit Basiliximab, Mycophenolat und Steroiden verglichen wurde, zeigte, dass sich trotz einer erhöhten Rejektionshäufigkeit im Belataceptarm (17% vs. 7%) im ersten Jahr eine signifikant bessere Transplantatfunktion (mGFR 65,8 ml/min vs. 44,4 ml/min) nach drei Jahren nachweisen ließ [24, 44]. Allerdings gilt es zu berücksichtigen, dass EBV-negative Patienten, denen ein Transplantat eines EBV-positiven Spenders übertragen wird, einem erhöhten Lymphomrisiko unterliegen [45]. Erste 5-Jahresergebnisse zeigen, dass der positive Effekt von Belatacept auf die Transplantatfunktion anhält und auch eine Umstellung einer Calcineurininhibitor-basierten Therapie auf eine Belatacept-basierteTherapie bezüglich der Transplantatfunktion von Vorteil sein kann [24, 46, 47].

Bortezomib ist ein Proteasom-Inhibitor, der einen festen Stellenwert in der Myelomtherapie hat. Einzellfallberichte suggerieren, dass der Einsatz dieses Medikamentes den Titer Donor-spezifischer Antikörper reduziert und sogar therapeutisch für Antikörper-vermittelte Rejektionen eingesetzt werden kann, andere Einzelfallberichte zeigen die gegenteilige Erfahrung auf [48-50]. Hier bedarf es prospektiver, randomisierter Studien, um sich ein Urteil zu erlauben. Diese Studien sind gegenwärtig initiiert [51].

CP690,550 ist ein JAK-Kinaseinhibitor, der die Signaltransduktion einer Reihe von Cytokinen wie IL-2, -4, -7, -9, -15 und -21 hemmt und so ein therapeutisches SCID-Syndrom (severe combined immune deficiency syndrome) induziert. Eine Phase-II-Studie mit wenigen Patienten – 20 pro Therapie-Arm – zeigte, dass im Vergleich mit Tacrolimus die Therapie mit CP690,550 einerseits mit einem erhöhten Infektionsrisiko (BK- und CMV-Infektionen), andererseits aber auch mit einem erhöhten Rejektionsrisiko einhergeht [52]. Vorerst wird dieses Medikament vor allem für Patienten mit rheumatoider Arthritis weiterentwickelt.

Eculizumab ist ein humanisierter anti-C5-Antikörper. Ein atypisches HUS rekurriert in mehr als 50% der Fälle nach Transplantation und dies ist mit einem über 90%igen Risiko des Transplantatfunktionsverlustes verbunden. Die Rekurrenz geht mit einer Aktivierung des Komplementsystems einher. Die wiederholte Gabe dieses Antikörpers war in der Lage, in Einzelfällen die Rekurrenz eines atypischen HUS zu unterdrücken [53]. Gegenwärtig läuft eine Studie zur Untersuchung der Wirksamkeit von Eculizumab in Bezug auf die Unterdrückung des atypischen HUS nach Transplantation. Darüber hinaus wird untersucht, ob Eculizumab den Schaden bei C4d-positiven akuten vaskulären Rejektionen vermindern kann [51].

Literatur

1. Oniscu G.C., Brown H. & Forsythe J.L. (2005). Impact of cadaveric renal transplantation on survival in patients listed for transplantation. *J Am Soc Nephrol 16*, 1859-1865.
2. KDIGO (2009). KDIGO clinical practice guideline for the care of kidney transplant recipients. *Am J Transplant 9, Suppl 3*, S1-155.
3. ERBP (2013). Guideline on the Management and Evaluation of the Kidney Donor and Recipient. *Nephrol Dial Transplant 28, Suppl 2*, ii1-71.
4. Webster A.C., Playford E.G., Higgins G. et al. (2004). Interleukin-2 receptor antagonists for renal transplant recipients: a meta-analysis of randomized trials. *Transplantation 77*, 166-176.
5. Brennan D.C., Daller J.A., Lake K.D. et al. (2006). Rabbit antithymocyte globulin versus basiliximab in renal transplantation. *N Engl J Med 355*, 1967-1977.
6. Hanaway M.J. et al. (2011). Alemtuzumab induction in renal transplantation. *N Engl J Med 364*, 1909-1919.
7. Ciancio G. & Burke G.W. 3rd (2008). Alemtuzumab (Campath-1H) in kidney transplantation. *Am J Transplant 8*, 15-20.
8. Farney A.C. et al. (2009). A randomized trial of alemtuzumab versus antithymocyte globulin induction in renal and pancreas transplantation. *Transplantation 88*, 810-819.
9. Sampaio M.S., Kadiyala A., Gill J. & Bunnapradist, S. (2009). Alemtuzumab versus Interleukin-2 receptor antibodies induction in living donor kidney transplantation. *Transplantation 88*, 904-910.
10. Kirk A.D., Hale D.A., Swanson S.J. & Mannon R.B. (2006). Autoimmune thyroid disease after renal transplantation using depletional induction with alemtuzumab. *Am J Transplant 6*, 1084-1085.
11. Meier-Kriesche H.U., Arndorfer J.A. & Kaplan B. (2002). Association of antibody induction with short- and long-term cause-specific mortality in renal transplant recipients. *J Am Soc Nephrol 13*, 769-772.
12. Meier-Kriesche H.U. et al. (2006). Immunosuppression: evolution in practice and trends, 1994-2004. *Am J Transplant 6*, 1111-1131.
13. Webster A.C., Woodroffe R.C. Taylor, R.S. et al. (2005). Tacrolimus versus ciclosporin as primary immunosuppression for kidney transplant recipients: meta-analysis and meta-regression of randomised trial data. *BMJ 331*, 810.
14. Lawen J.G. et al. (2003). Randomized double-blind study of immunoprophylaxis with basiliximab, a chimeric anti-interleukin-2 receptor monoclonal antibody, in combination with mycophenolate mofetil-containing triple therapy in renal transplantation. *Transplantation 75*, 37-43).

15. van Laecke S. et al. (2009). Posttransplantation hypomagnesemia and its relation with immunosuppression as predictors of new-onset diabetes after transplantation. *Am J Transplant 9*, 2140-2149.
16. Kasiske B.L., Snyder J.J., Gilbertson D. & Matas A.J. (2003). Diabetes mellitus after kidney transplantation in the United States. *Am J Transplant 3*, 178-185.
17. Wauters R.P. et al. (2012). Cardiovascular consequences of new-onset hyperglycemia after kidney transplantation. *Transplantation 94*, 377-382.
18. Ekberg H. et al. (2007). Reduced exposure to calcineurin inhibitors in renal transplantation. *N Engl J Med 357*, 2562-2575.
19. Budde K. et al. (2012). Conversion from cyclosporine to everolimus at 4.5 months posttransplant: 3-year results from the randomized ZEUS study. *Am J Transplant 12*, 1528-1540.
20. Kramer B.K. et al. (2010). Tacrolimus once daily (ADVAGRAF) versus twice daily (PROGRAF) in de novo renal transplantation: a randomized phase III study. *Am J Transplant 10*, 2632-2643.
21. Dudley C. et al. (2005). Mycophenolate mofetil substitution for cyclosporine a in renal transplant recipients with chronic progressive allograft dysfunction: the "creeping creatinine" study. *Transplantation 79*, 466-475.
22. Sellares J. et al. (2012). Understanding the causes of kidney transplant failure: the dominant role of antibody-mediated rejection and nonadherence. *Am J Transplant 12*, 388-399.
23. Stegall M.D. et al. (2010). The Histology of Solitary Renal Allografts at 1 and 5 Years After Transplantation. *Am J Transplant*.
24. Rostaing L. et al. (2013). Long-term belatacept exposure maintains efficacy and safety at 5 years: results from the long-term extension of the BENEFIT study. *Am J Transplant 13*, 2875-2883.
25. Charpentier B. et al. (2013). Long-term exposure to belatacept in recipients of extended criteria donor kidneys. *Am J Transplant 13*, 2884-2891.
26. Srinivas T.R. et al. (2007). Mycophenolate mofetil/sirolimus compared to other common immunosuppressive regimens in kidney transplantation. *Am J Transplant 7*, 586-594.
27. The Tricontinental Mycophenolate Mofetil Renal Transplantation Study Group (1996). A blinded, randomized clinical trial of mycophenolate mofetil for the prevention of acute rejection in cadaveric renal transplantation. *Transplantation 61*, 1029-1037.
28. Schold J.D. & Kaplan B. (2009). AZA/tacrolimus is associated with similar outcomes as MMF/tacrolimus among renal transplant recipients. *Am J Transplant 9*, 2067-2074.

29. Salvadori M. et al. (2004). Enteric-coated mycophenolate sodium is therapeutically equivalent to mycophenolate mofetil in de novo renal transplant patients. *Am J Transplant 4,* 231-236.
30. Meier-Kriesche H.U. et al. (2005). Sirolimus in combination with tacrolimus is associated with worse renal allograft survival compared to mycophenolate mofetil combined with tacrolimus. *Am J Transplant 5,* 2273-2280.
31. Stallone G. et al. (2005). Sirolimus for Kaposi's sarcoma in renal-transplant recipients. *N Engl J Med 352,* 1317-1323.
32. Campistol J.M. et al. (2006). Sirolimus therapy after early cyclosporine withdrawal reduces the risk for cancer in adult renal transplantation. *J Am Soc Nephrol 17,* 581-589.
33. Schena F.P. et al. (2009). Conversion from calcineurin inhibitors to sirolimus maintenance therapy in renal allograft recipients: 24-month efficacy and safety results from the CONVERT trial. *Transplantation 87,* 233-242.
34. Euvrard S. et al. (2012). Sirolimus and secondary skin-cancer prevention in kidney transplantation. *N Engl J Med 367,* 329-339.
35. Naik M.G. et al. (2014). Proteinuria and sirolimus after renal transplantation: a retrospective analysis from a large German multicenter database. *Clin Transplant 28,* 67-79.
36. Cortazar F. et al. (2012). Clinical outcomes in kidney transplant recipients receiving long-term therapy with inhibitors of the mammalian target of rapamycin. *Am J Transplant 12,* 379-387.
37. Vitko S. et al. (2005). Two corticosteroid-free regimens-tacrolimus monotherapy after basiliximab administration and tacrolimus/mycophenolate mofetil – in comparison with a standard triple regimen in renal transplantation: results of the Atlas study. *Transplantation 80,* 1734-1741.
38. Pascual J. et al. (2006). Three-year observational follow-up of a multicenter, randomized trial on tacrolimus-based therapy with withdrawal of steroids or mycophenolate mofetil after renal transplant. *Transplantation 82,* 55-61.
39. Meier-Kriesche H.U., Magee J.C. & Kaplan B. (2008). Trials and tribulations of steroid withdrawal after kidney transplantation. *Am J Transplant 8,* 265-266.
40. Matas A.J. et al. (2005). Prednisone-free maintenance immunosuppression – a 5-year experience. *Am J Transplant 5,* 2473-2478.
41. Nikkel L.E. et al. (2012). Reduced fracture risk with early corticosteroid withdrawal after kidney transplant. *Am J Transplant 12,* 649-659.
42. Smak Gregoor P.J. et al. (2001). Immunosuppression should be stopped in patients with renal allograft failure. *Clin Transplant 15,* 397-401.

43. Langone A.J. & Chuang P. (2005). The management of the failed renal allograft: an enigma with potential consequences. *Semin Dial 18*, 185-187.
44. Vincenti F. et al. (2012). Three-year outcomes from BENEFIT, a randomized, active-controlled, parallel-group study in adult kidney transplant recipients. *Am J Transplant 12*, 210-217.
45. Vincenti F. et al. (2010). A Phase III Study of Belatacept-base Immunosuppression Regimens versus Cyclosporin in Renal Transplant Recipients (BENEFIT Study). *Am J Transplant 10*.
46. Vincenti F. et al. (2010). Five-year safety and efficacy of belatacept in renal transplantation. *J Am Soc Nephrol 21*, 1587-1596.
47. Rostaing L. et al. (2010). Switching from Calcineurin Inhibitor-based Regimens to a Belatacept-based Regimen in Renal Transplant Recipients: A Randomized Phase II Study. *Clin J Am Soc Nephrol 6 (2)*, 430-439.
48. Flechner S.M. et al. (2010). The role of proteasome inhibition with bortezomib in the treatment of antibody-mediated rejection after kidney-only or kidney-combined organ transplantation. *Transplantation 90*, 1486-1492.
49. Walsh R.C. et al.(2010). Proteasome inhibitor-based primary therapy for antibody-mediated renal allograft rejection. *Transplantation 89*, 277-284.
50. Sberro-Soussan R. et al. (2010). Bortezomib as the Sole Post-Renal Transplantation Desensitization Agent Does Not Decrease Donor-Specific Anti-HLA Antibodies. *Am J Transplant 10*, 681-686.
51. Hardinger K.L. & Brennan D.C. (2013). Novel immunosuppressive agents in kidney transplantation. *World J Transplant 3*, 68-77.
52. Busque S. et al. (2009). Calcineurin-inhibitor-free immunosuppression based on the JAK inhibitor CP-690,550: a pilot study in de novo kidney allograft recipients. *Am J Transplant 9*, 1936-1945.
53. Zimmerhackl L.B. et al. (2010). Prophylactic eculizumab after renal transplantation in atypical hemolytic-uremic syndrome. *N Engl J Med 362*, 1746-1748.

Transplantation beim „hoch-immunisierten" Patienten

Stefan Schaub

Definition des Begriffes „hoch-immunisiert"

Aktuell wird ein Patient als „hoch-immunisiert" bezeichnet, wenn er gegen viele potentielle Spender zirkulierende HLA-Antikörper hat. Vereinfacht dargestellt, besteht das humane HLA-System aus sechs Loci (z.B. HLA A), wobei in jedem Locus viele verschiedene Antigene (z.B. HLA A*02) und innerhalb der Antigene viele Allele (z.B. HLA A*02:01) existieren (Abbildung 1). In einer Population (z.B. Kaukasier, Asiaten etc.) haben diese HLA-Antigene eine bestimmte Verteilung (z.B. 40% der Kaukasier besitzen ein HLA A*02). Wenn nun ein Patient Antikörper gegen HLA A*02 hat und wir dieses HLA A*02 deshalb als verbotenes Antigen klassifizieren, dann kommen rechnerisch 40% der Population nicht als Spender in Frage. Je mehr HLA-Antigene wegen entsprechenden Antikörpern als verboten klassifiziert werden, desto weniger potentielle Spender gibt es. Da es also bei der Beschreibung der Immunisierung primär nicht

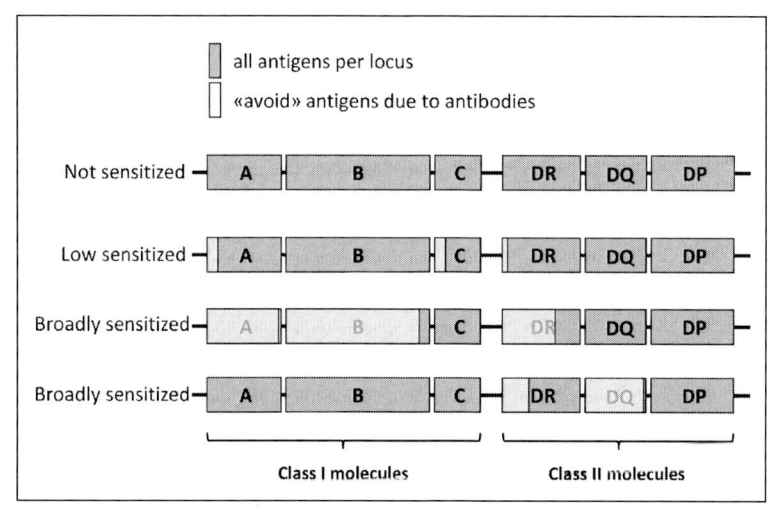

Abbildung 1
Darstellung der HLA Loci und schematische Angabe der Breite der Sensibilisierung

um die „Höhe" der Antikörper, sondern um die „Breite" der Immunisierung geht, ist der englisch Begriff „broadly sensitized" dem öfter verwendeten Ausdruck „highly sensitized" eigentlich vorzuziehen.

Wie misst man die Immunisierung?

In den 1960er-Jahren wurde die Technik der Komplement-abhängigen Zytotoxizität zum Nachweis von zirkulierenden HLA-Antikörpern entwickelt. Dazu werden T- und B-Lymphozyten isoliert und mit dem Serum des Empfängers inkubiert. Der Nachweis einer Bindung von HLA-Antikörpern gegen den Spender wird anschließend mittels einer Komplement-Reaktion sichtbar gemacht. Um die Breite der Immunisierung zu bestimmen, wurde/wird eine Sammlung von Lymphozyten von verschiedenen Personen zusammengestellt und die Reaktionshäufigkeit dagegen bestimmt. Üblicherweise bestehen diese Sammlungen (= Panels) aus 40-60 verschiedenen Personen. Wenn nun ein Empfänger gegen 6 von 60 Personen HLA-Antikörper hat, dann betragen seine „*P*anel *R*eactive *A*ntibodies" (PRA) 6 von 60 oder 10% (Abbildung 2).

Es gibt drei große Probleme bei dieser Zell-basierenden Bestimmung der Breite der Sensibilisierung. Erstens lässt sich mit nur 60 Personen kein repräsentatives Abbild der HLA-Antigen-Verteilung in der Population erstellen. Das ist auch der Grund, weshalb sich die Zell-basierenden PRA von HLA-Labor zu HLA-Labor stark unterscheiden können, weil die Panel-Zusammenstellung meistens

Abbildung 2
Gegenüberstellung von PRA und cPRA

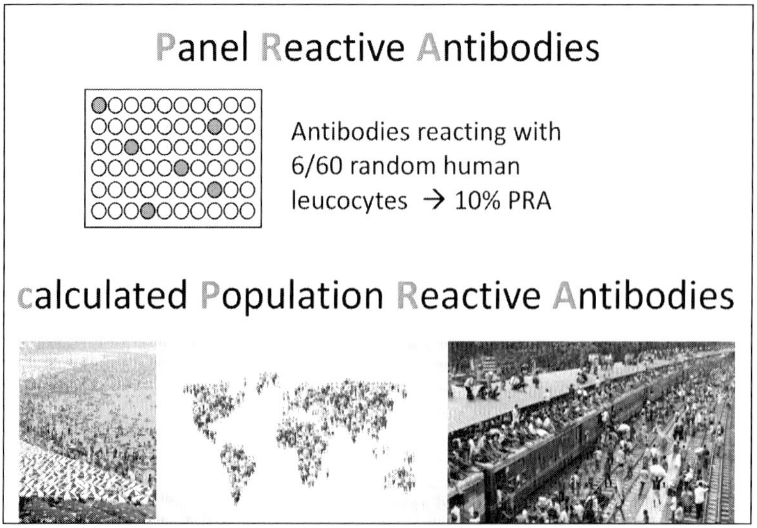

variabel ist. Zweitens ist es schwierig, HLA-Antikörper gegen Klasse-II-HLA-Moleküle (HLA DR, HLA DQ, HLA DP) zuverlässig nachzuweisen. Und drittens haben die Zell-basierenden PRA eine geringe Sensitivität, um zirkulierende HLA-Antikörper festzustellen.

Eine präzisere Abschätzung der Immunisierungsbreite lässt sich mittels der Berechnung der sogenannten „calculated Population Reactive Antibodies" (cPRA) erreichen [1]. Dabei werden zuerst die Spezifitäten der HLA-Antikörper des Empfängers bestimmt (heutzutage meistens mittels der Luminex-Single-Antigen-Technologie). Anschließend werden die HLA-Antikörper-Spezifitäten gegen eine Datenbank von > 1.000 HLA-typisierten Personen abgeglichen (Abbildung 2).

Wie bestimmt man das immunologische Risiko?

Eine immunologische Abklärung erfordert beim Empfänger eine Erfassung der immunologischen Vorgeschichte (frühere Transplantationen, Schwangerschaften, Bluttransfusionen), eine Bestimmung der Blutgruppe, eine möglichst komplette HLA-Typisierung sowie eine Bestimmung der HLA-Antikörper inklusive Spezifizierung. Von den potentiellen Spendern braucht es eine Bestimmung der Blutgruppe sowie eine möglichst vollständige HLA-Typisierung (Abbildung 3a).

Mittels eines Vergleichs der HLA-Antikörper des Empfängers mit den HLA-Molekülen des potentiellen Spenders kann das Vorhandensein von Donor-spezifischen HLA-Antikörpern (HLA-DSA) bestimmt werden. Dieser Vorgang wird auch virtueller Crossmatch genannt [2]. Falls der virtuelle Crossmatch positiv ausfällt (= Vorhandensein von HLA-DSA) sollte eine Abschätzung der HLA-DSA-Menge mittels Zell-basierenden Crossmatches vorgenommen werden. Ein positiver „Complement Dependant Cytotoxicity"-(CDC)-Crossmatch deutet auf eine große Menge von HLA-DSA hin, ein positiver flowcytometrischer Crossmatch eine mittlere Menge. In vielen Zentren und Allokationsprogrammen stellt ein plausibel positiver CDC-Crossmatch auf mit nachgewiesenen HLA-DSA eine Kontraindikation zur Transplantation dar, da häufig Abstoßungen auftreten und das Transplantatüberleben deutlich reduziert ist [3, 4]. Falls HLA-DSA vorhanden sind, der CDC-Crossmatch jedoch negativ ist, besteht zwar immer noch ein erhöhtes Risiko für Abstoßungen und Transplantatverlust, dieses wird jedoch in vielen Transplantationszentren als vertretbar erachtet [5] (Abbildung 3b).

Zusammenfassend kann man sagen, dass die Einteilung des immunologischen Risikos vor allem auf dem Vorhandensein von HLA-

Abbildung 3
Überblick der immunologischen Risikostratifizierung

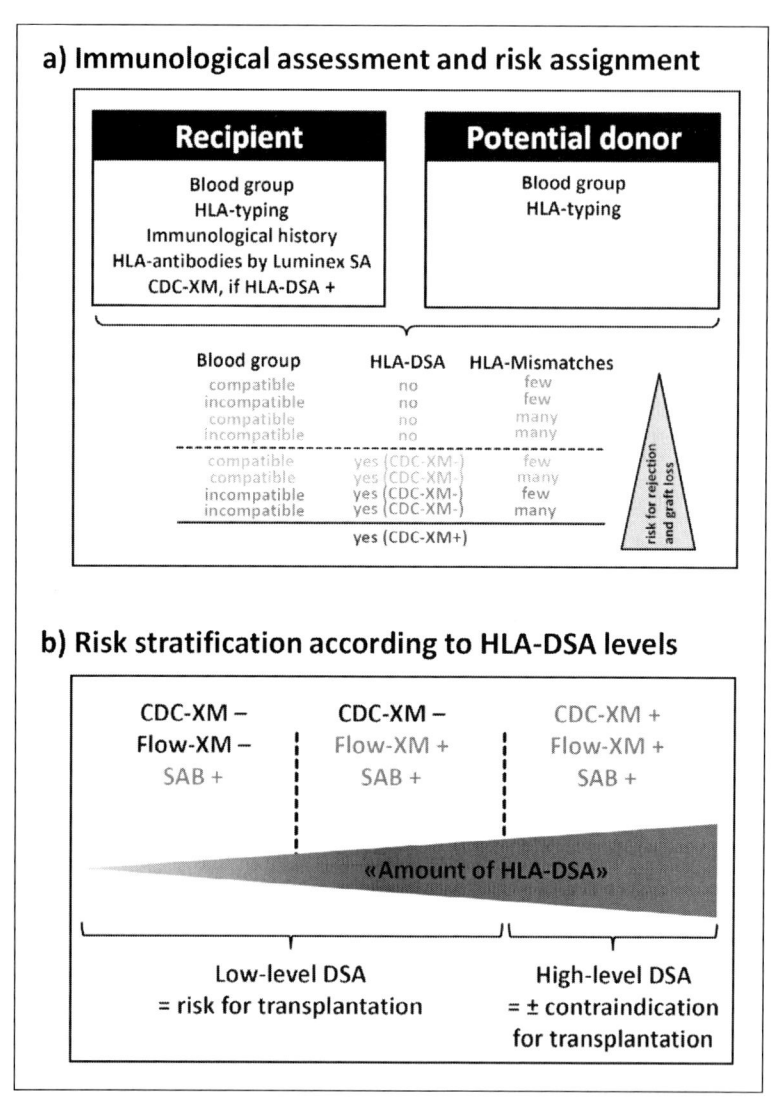

a) Immunological assessment and risk assignment

Recipient	Potential donor
Blood group HLA-typing Immunological history HLA-antibodies by Luminex SA CDC-XM, if HLA-DSA +	Blood group HLA-typing

Blood group	HLA-DSA	HLA-Mismatches
compatible	no	few
incompatible	no	few
compatible	no	many
incompatible	no	many
compatible	yes (CDC-XM-)	few
compatible	yes (CDC-XM-)	many
incompatible	yes (CDC-XM-)	few
incompatible	yes (CDC-XM-)	many
	yes (CDC-XM+)	

risk for rejection and graft loss

b) Risk stratification according to HLA-DSA levels

CDC-XM − Flow-XM − SAB +	CDC-XM − Flow-XM + SAB +	CDC-XM + Flow-XM + SAB +

«Amount of HLA-DSA»

Low-level DSA = risk for transplantation	High-level DSA = ± contraindication for transplantation

DSA und deren aktueller Menge beruht. Die Blutgruppen-Inkompatibilität stellt heute mit den aktuellen Behandlungsstrategien in den meisten Fällen kein erhöhtes immunologisches Risiko mehr dar. Sogenannte „non-HLA, non-Blutgruppen"-Antikörper (z.B. AT1, anti-Perlecan etc.) können ebenso zu akuten und chronischen Abstoßungen führen [6-8]. Diese „non-HLA, non-Blutgruppen"-Antikörper haben eine recht hohe Prävalenz in gesunden Personen und in den meisten Fällen scheinen sie klinisch nicht oder nur wenig relevant zu sein (9).

Transplantationsstrategien beim „hoch-immunisierten" Patienten

Es gibt mehrere gute Übersichtsarbeiten zu diesem Thema [10-13]. Generell sollten HLA-DSA, wenn immer möglich, vermieden werden. Falls potentielle Lebendspender vorhanden sind, kann ein Spender-Empfänger-Paar auch in ein Austauschprogramm eingeschlossen werden (kidney paired donation = KPD). Es gibt bereits viele solche KPD-Programme, welche regional oder national betrieben werden. Hoffentlich werden sich KDP-Programme noch international vernetzen können, um den Patienten-Pool und damit die Chancen auf ein passendes Transplantat weiter zu steigern. Falls keine potentiellen Lebendspender verfügbar sind, besteht die Möglichkeit, ein passendes Organ von einem verstorbenen Spender zu bekommen. Im EuroTransplant-Raum gibt es für „hoch-immunisierte" Patienten das Acceptable-Mismatch-(AM)-Programm, welches Patienten mit > 80% CDC-PRA offen steht [14[. Andere Allokationssysteme benutzen den virtuellen Crossmatch, basierend auf Luminex-Single-Antigen-Daten, um für „hoch-immunisierte" Patienten ein passendes Organ zu finden [15]. Damit der virtuelle Crossmatch jedoch zuverlässig durchgeführt werden kann, ist eine möglichst komplette HLA-Typisierung der Spender essentiell (HLA-A/B/C/DRB1-5/DQ/DP).

Wenn die Chancen, ein Organ ohne HLA-DSA zu finden, sehr klein sind, muss man überlegen, ob man über HLA-DSA transplantieren möchte. Diese Chance lässt sich mit dem cPRA-Wert abschätzen. Ein cPRA-Wert von 99% sagt aus, dass nur ein Prozent aller

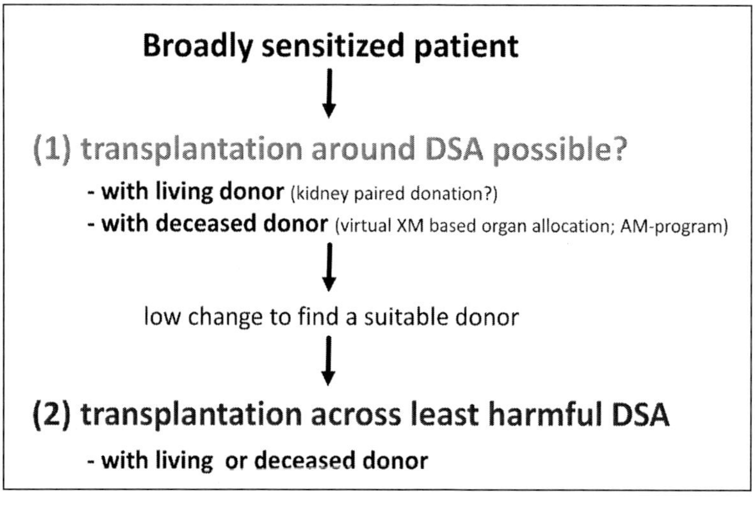

Broadly sensitized patient
↓
(1) transplantation around DSA possible?
- with living donor (kidney paired donation?)
- with deceased donor (virtual XM based organ allocation; AM-program)
↓
low change to find a suitable donor
↓
(2) transplantation across least harmful DSA
- with living or deceased donor

Abbildung 4
Schematisches Vorgehen bei der Transplantationsabklärung eines „hoch-immunisierten" Patienten

potentiellen Spender passend wären. Wenn man nun die Anzahl der Spender pro Jahr für die relevante Blutgruppe kennt, kann man abschätzen, wie viele Angebote pro Jahr potentiell möglich sind. Diese Zahl ist in Realität jedoch meistens eine Überschätzung, da es eine Kompetition durch andere Patienten gibt, und nicht alle immunologisch passenden Organe bezüglich anderer Parameter ideal sind (Abbildung 4).

Ein großes Problem in der Transplantation über HLA-DSA ist, dass man die klinische Relevanz eines HLA-DSA schlecht abschätzen kann. Diese reicht von absolut problemlosen Verläufen bis zu aggressiven frühen Abstoßungen mit Transplantatverlust [16]. Die momentan verfügbaren Charakteristika der HLA-DSA vor der Transplantation (z.B. Anzahl, Klasse, Stärke ausgedrückt durch Luminex MFI, IgG Subklassen, C1q-Bindungskapazität) sind leider nicht sehr prädiktiv [17-19].

Das prinzipielle Schema bei der Transplantation über HLA-DSA beinhaltet eine adäquate und effiziente Basisimmunsuppression, eine T- und/oder B-Zell-depletierende Induktion, sowie eine Entfernung und/oder Blockierung der zirkulierenden HLA-DSA (Abbildung 5). Dieses Therapiekonzept reduziert die Häufigkeit von Abstoßungen bei Patienten mit HLA-DSA im Vergleich zu einer Standard-Immunsuppression [20]. Ob eine zusätzliche Gabe von Rituximab und/oder Bortezomib [21] oder die Gabe von Eculizumab [22] ei-

Abbildung 5
Wirkungsort der wichtigsten Medikamente, welche bei einer Transplantation über HLA-DSA eingesetzt werden können

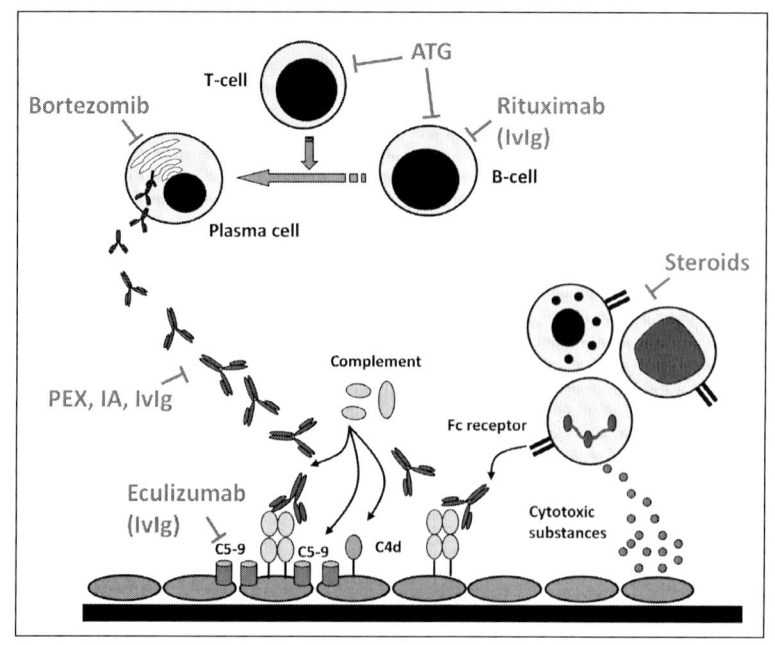

nen zusätzlichen Nutzen bringen, scheint eher unwahrscheinlich. Es braucht in diesem Bereich weitere prospektive randomisierte Studien mit einer genügenden Patientenzahl, um bessere Aussagen machen zu können.

Merkpunkte

- Die Breite der Sensibilisierung wird am besten mittels der „calculated Population Reactive Antibodies" (cPRA) beschrieben.
- Die immunologische Risikostratifizierung beruht aktuell auf dem Vorhandensein von Donor-spezifischen HLA-Antikörpern (HLA-DSA).
- Die Transplantation über HLA-DSA sollte, wenn immer möglich, vermieden werden.
- Es existieren diverse Programme, um für „hoch-immunisierte" Patienten passende Organe zu finden (z.B. Kidney Paired Donation, Acceptable Mismatch).
- Falls die Chancen für eine Transplantation ohne HLA-DSA gering sind, kann eine Transplantation über HLA-DSA erwogen werden. Dies benötigt eine verstärkte Immunsuppression.

Literatur

1. Susal C. & Morath C. (2015). Virtual PRA replaces traditional PRA: small change but significantly more justice for sensitized patients. *Transpl Int 28:* 708-709.
2. Amico P., Honger G., Mayr M. & Schaub S. (2008). Detection of HLA-antibodies prior to renal transplantation: prospects and limitations of new assays. *Swiss Med Wkly 138:* 472-476.
3. Gloor J.M., Winters J.L., Cornell L.D. et al. (2010). Baseline donor-specific antibody levels and outcomes in positive crossmatch kidney transplantation. *Am J Transplant 10:* 582-589.
4. Patel R. & Terasaki P.I. (1969). Significance of the positive crossmatch test in kidney transplantation. *N Engl J Med 280:* 735-739.
5. Mohan S., Palanisamy A., Tsapepas D. et al. (2012). Donor-specific antibodies adversely affect kidney allograft outcomes. *J Am Soc Nephrol 23:* 2061-2071.
6. Dragun D., Muller D.N., Brasen J.H. et al. (2005). Angiotensin II type 1-receptor activating antibodies in renal-allograft rejection. *N Engl J Med 352:* 558-569.

7. Cardinal H., Dieude M., Brassard N. et al. (2013). Antiperlecan antibodies are novel accelerators of immune-mediated vascular injury. *Am J Transplant 13:* 861-874.

8. Amico P., Honger G., Bielmann D. et al. (2008). Incidence and prediction of early antibody-mediated rejection due to non-human leukocyte antigen-antibodies. *Transplantation 85:* 1557-1563.

9. Honger G., Cardinal H., Dieude M. et al. (2014). Human pregnancy and generation of anti-angiotensin receptor and anti-perlecan antibodies. *Transpl Int 27:* 467-474.

10. Morath C., Opelz G., Zeier M. & Susal C. (2011). Kidney transplantation for high-risk sensitized patients – the "Heidelberg algorithm". *Transplant Proc 43:* 801-804.

11. Bingaman A.W., Murphey C.L., Palma-Vargas J. & Wright F. (2008). A virtual crossmatch protocol significantly increases access of highly sensitized patients to deceased donor kidney transplantation. *Transplantation 86:* 1864-1868.

12. Ferrari P., Weimar W., Johnson R.J. et al. (2015). Kidney paired donation: principles, protocols and programs. *Nephrol Dial Transplant 30:* 1276-1285.

13. Gentry S.E., Montgomery R.A. & Segev D.L. (2011). Kidney paired donation: fundamentals, limitations, and expansions. *Am J Kidney Dis 57:* 144-151.

14. Claas F.H., Witvliet M.D., Duquesnoy R.J. et al. (2004). The acceptable mismatch program as a fast tool for highly sensitized patients awaiting a cadaveric kidney transplantation: short waiting time and excellent graft outcome. *Transplantation 78:* 190-193.

15. Cecka J.M., Kucheryavaya A.Y., Reinsmoen N.L. & Leffell M.S. (2010). Calculated PRA: Initial results show benefits for sensitized patients and a reduction in positive crossmatches. *Am J Transplant.*

16. Amico P., Honger G., Mayr M. et al. (2009). Clinical relevance of pretransplant donor-specific HLA antibodies detected by single-antigen flow-beads. *Transplantation 87:* 1681-1688.

17. Honger G., Hopfer H., Arnold M.L. et al. (2011). Pretransplant IgG subclasses of donor-specific human leukocyte antigen antibodies and development of antibody-mediated rejection. *Transplantation 92:* 41-47.

18. Loupy A., Lefaucheur C., Vernerey D. et al. (2013). Complement-binding anti-HLA antibodies and kidney-allograft survival. *N Engl J Med 369:* 1215-1226.

19. Otten H.G., Verhaar M.C., Borst H.P. et al. (2012). Pretransplant donor-specific HLA class-I and -II antibodies are associated with an increased risk for kidney graft failure. *Am J Transplant 12:* 1618-1623.

20. Bachler K., Amico P,. Honger G. et al. (2010). Efficacy of Induction Therapy with ATG and Intravenous Immunoglobulins in Patients with Low-Level Donor-Specific HLA-Antibodies. *Am J Transplant 10:* 1254-1262.
21. Ejaz N.S., Shields A.R., Alloway R.R. et al. (2013). Randomized controlled pilot study of B cell-targeted induction therapy in HLA sensitized kidney transplant recipients. *Am J Transplant 13:* 3142-3154.
22. Cornell L.D., Schinstock C.A., Gandhi M.J. et al. (2015). Positive crossmatch kidney transplant recipients treated with eculizumab: outcomes beyond 1 year. *Am J Transplant 15:* 1293-1302.

Hypertonie

Modernes antihypertensives Management – was ist praxisrelevant? Update 2016

Eva Brand

Die hier beschriebenen Empfehlungen zur Diagnostik und Therapie der essentiellen Hypertonie basieren auf den aktuellen Leitlinien der European Society of Hypertension (ESH)/European Society of Cardiology (ESC) (Mancia G. et al., 2013) und der Deutschen Hochdruckliga e.V. DHL® – Deutschen Hypertonie-Gesellschaft [www.hochdruckliga.de; ESC Pocket Guidelines – Leitlinien für das Management der arteriellen Hypertonie]).

Abbildung 1
Hypertonie als Sterblichkeitsursache Nummer 1 in der „Global Burden of Disease"-Studie. DALY, disability-adjusted life years, disease-adjusted life years (lost); Zahl der verlorenen Lebensjahre durch vorzeitigen Tod kombiniert mit dem Verlust an Lebenszeit durch Behinderung

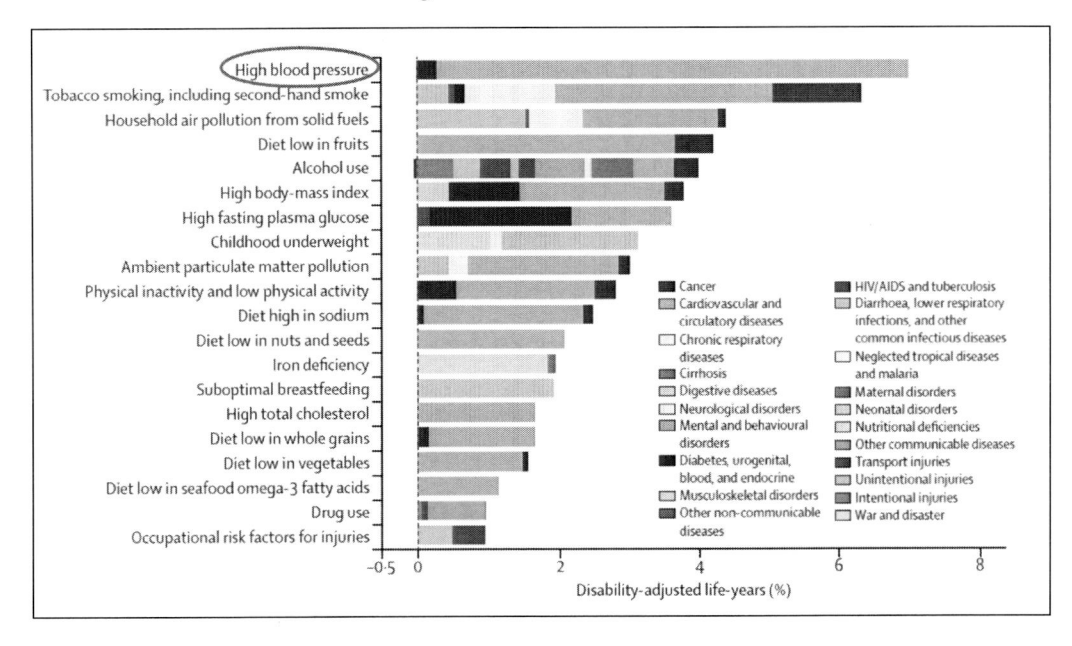

Epidemiologie

Die Hypertonie ist der häufigste Risikofaktor kardiovaskulärer Morbidität und Mortalität und zeigte sich als Sterblichkeitsursache

Abbildung 2
Hypertonie-Prävalenz – abhängig von Alter und Geschlecht; Studie zur Gesundheit Erwachsener in Deutschland (DEGS1)

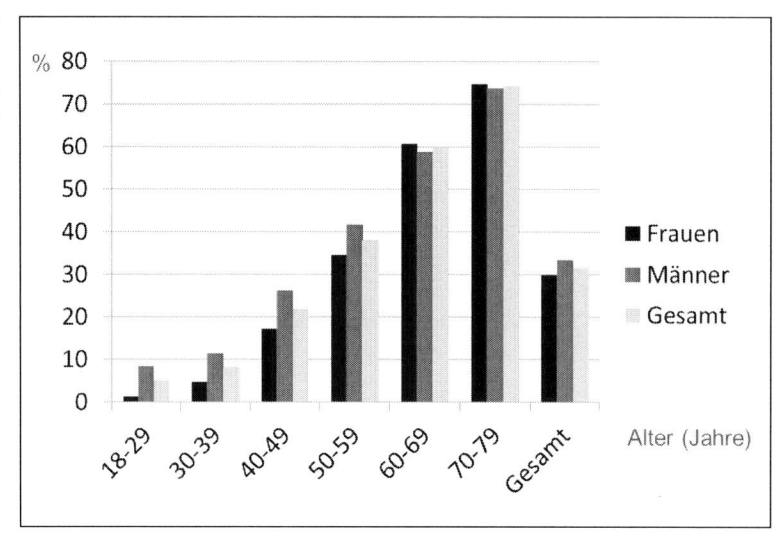

Nummer 1 der weltweiten Todesfälle in der „Global Burden of Disease"-Studie (Abbildung 1; Lim et al., 2012).

Entsprechend der Studie zur Gesundheit Erwachsener in Deutschland (DEGS1) liegt die Hypertonie-Prävalenz in Deutschland bei ca. 30-33% (29,9% der Frauen und 33,3% der Männer), dabei zeigt sich eine alters- und geschlechtsspezifische Abhängigkeit (Abbildung 2; Neuhauser H. et al., 2013; Neuhauser H.K. et al., 2014). In der Altersgruppe der 70- bis 79-Jährigen hatten nahezu 75% eine Hypertonie. Der Vergleich zwischen 1998 und 2008-2011 zeigte, dass sich die Rate unkontrollierter Hypertoniker (Blutdruck ≥ 140/90 mmHg) von 23% auf 15% reduzierte (Frauen 22% versus 13%, Männer 24% versus 18%). Bei Hypertonikern verbesserte sich der Bekanntheitsgrad von 69% auf 82% (Frauen 74% versus 87%, Männer 65% versus 78%), der Behandlungsgrad von 55% auf 72% (Frauen 62% versus 79%, Männer 48% versus 65%) und der Kont-

Abbildung 3
Hypertonie-assoziierte Folgeerkrankungen

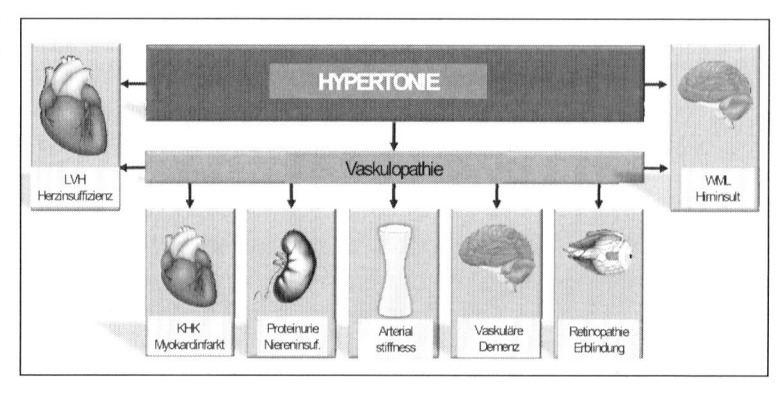

rollgrad von 23% auf 51% (Frauen 25% versus 58%, Männer 20% versus 45%).

Fatale Folgeerkrankungen erhöhter Blutdruckwerte sind Hirninfarkt, Herzinfarkt, Nieren-/Herzinsuffizienz, progrediente Arteriosklerose (arterial stiffness) und Retinopathie (Abbildung 3).

Blutdruck-Höhe und Hypertonie-Dauer korrelieren linear mit dem kardiovaskulären Risiko, was durch eine rechtzeitige und gezielte Behandlung erheblich verringert werden könnte; dennoch bleibt die Hypertonie-Behandlung bislang insgesamt defizitär.

Definition und Klassifikation der Hypertonie

Tabelle 1 zeigt die Klassifikation von Blutdruckwerten mit den drei Schweregraden einer Hypertonie, die ein erhöhtes kardiovaskuläres Risiko bedingen.

Kategorie	SBD mmHg		DBD mmHg
optimaler Blutdruck	<120	und	<80
normaler Blutdruck	120-129	und/oder	80-84
hoch-normaler Blutdruck	130-139	und/oder	85-89
Hypertonie Grad 1	140-159	und/oder	90-99
Hypertonie Grad 2	160-179	und/oder	100-109
Hypertonie Grad 3	≥180	und/oder	≥110
isoliert systolische Hypertonie	≥140	und	<90

Tabelle 1
Klassifikation von Blutdruckwerten

SBD = systolischer Blutdruck; DBD = diastolischer Blutdruck

Risikostratifizierung zur Abschätzung des kardiovaskulären Gesamtrisikos

Die Stratifizierung des kardiovaskulären Gesamtrisikos erfolgt anhand der nachfolgenden Tabelle 2. Die Gruppierungen in leicht erhöhtes, mäßig erhöhtes, stark erhöhtes oder sehr stark erhöhtes Risiko werden verwendet, um ein ungefähres absolutes Risiko für kardiovaskuläre Erkrankungen über die folgenden 10 Jahre von < 15%, 15-20%, 20-30% bzw. > 30% (Kriterien der Framing-

Tabelle 2
Risikostratifizierung zur Beurteilung von Prognose und Therapieindikation

Weiterer Risikofaktor Endorganschaden Erkrankung	Blutdruck (mmHg)			
	Hoch-normal SBD 130-139 oder DBD 85-89	Hypertonie Grad 1 SBD 140-159 oder DBD 90-99	Hypertonie Grad 2 SBD 160-179 oder DBD 100-109	Hypertonie Grad 3 SBD ≥180 oder DBD ≥110
Kein weiterer Risikofaktor		Leichtes Risiko	Moderates Risiko	Hohes Risiko
1-2 Risikofaktoren	Leichtes Risiko	Moderates Risiko	Moderates bis hohes Risiko	Hohes Risiko
≥3 Risikofaktoren	Leichtes bis moderates Risiko	Moderates bis hohes Risiko	Hohes Risiko	Hohes Risiko
Endorganschaden, CKD Stadium 3 oder Diabetes	Moderates bis hohes Risiko	Hohes Risiko	Hohes Risiko	Hohes bis sehr hohes Risiko
Symptomatische KHK, CKD Stadium ≥4 o. Diabetes mit Endorganschaden/RF	Sehr hohes Risiko	Sehr hohes Risiko	Sehr hohes Risiko	Sehr hohes Risiko

SBD = systolischer Blutdruck; DBD = diastolischer Blutdruck; CKD = chronische Nierenerkrankung; KHK = koronare Herzerkrankung; RF = Risikofaktor (ESH/ESC guidelines; Mancia G. et al., 2013)

ham-Studie) oder ein absolutes Risiko für eine tödliche kardiovaskuläre Erkrankung von < 4%, 4-5%, 5-8% bzw. > 8% (SCORE-Projekt) abzuschätzen.

Die der Risikostratifizierung zugrunde liegenden Risikofaktoren, Endorganschäden und Begleiterkrankungen sind in Tabelle 3 zusammengefasst.

Diagnostik der essentiellen Hypertonie

Die Diagnostik der Hypertonie umfasst
(a) die Bestimmung der Blutdruckhöhe (Tabelle 1),
(b) den Ausschluss sekundärer Formen der Hypertonie (s. Thema sekundäre Hypertonie) und
(c) die Festlegung des kardiovaskulären Gesamtrisikos durch die Determinierung weiterer Risikofaktoren, Endorganschäden und Begleiterkrankungen (Tabelle 2, Tabelle 3).
Der Ablauf wird bestimmt durch
(a) wiederholte Blutdruckmessungen,
(b) Anamnese,
(c) körperliche Untersuchung,
(d) Laboruntersuchungen und
(e) apparative Diagnostik.

Blutdruckmessung

Die Diagnose Hypertonie basiert auf mehreren Blutdruckmessungen. Die konventionelle Messung sollte nach einigen Minuten

Tabelle 3 *Prognose-beeinflussende Faktoren*

Risikofaktoren
Männliches Geschlecht
Alter, Mann ≥ 55 Jahre, Frau ≥ 65 Jahre
Nikotinkonsum
Adipositas (BMI: ≥ 30 kg/m^2); abdominelle Adipositas (Bauchumfang: Mann ≥ 102, Frau ≥ 88 cm)
Dyslipidämie: Gesamtcholesterin > 190, LDL-Cholesterin > 115, HDL-Cholesterin Frau < 46/Mann < 40, Triglyzeride > 150 mg/dl
Nüchtern-Plasma-Glukose 5,6-6,9 mmol/l (102-125 mg/dl); pathologischer Glukosetoleranztest
Positive Familienanamnese für kardiovaskuläre Erkrankungen (Mann < 55 Jahre, Frau < 65 Jahre)
Subklinische Endorganschäden
Linksventrikuläre Hypertrophie: EKG: Sokolow-Lyon > 3,5 mV; ECHO: LVMI Mann > 115 bzw. Frau > 95 g/m^2
Pulsdruck (beim älteren Patienten) ≥ 60 mmHg
Pulswellengeschwindigkeit (PWV) carotid-femoral > 10 m/s
Knöchel-Arm-BD-Index < 0,9
Carotis-Intima-Media-Dicke > 0,9 mm oder Plaque
CKD-Stadium 3, eGFR 30-60 ml/min/1,73 m^2
Mikroalbuminurie 30-300 mg/24 h oder Albumin-Krea-Ratio 30-300 mg/g (morgendl. Spot-Urin)
Kardiovaskuläre oder renale Erkrankungen
Zerebrovaskuläre Erkrankung: ischämischer Apoplex, zerebrale Hämorrhagie, TIA
KHK: Myokardinfarkt, Angina pectoris, koronare Revaskularisation
Herzinsuffizienz
CKD-Stadium 4 und 5, eGFR < 30 ml/min/1,73 m^2, Proteinurie > 300 mg/24 h
Symptomatische pAVK
Fortgeschrittene Retinopathie (Grad III-IV): Hämorrhagie, Exsudate, Papillenödem
Diabetes mellitus
Nüchtern Plasma-Glukose ≥ 7,0 mmol/l (126 mg/dl) bei zwei Messungen und/oder
HbA1c > 7% (53 mmol/mol Hb) und/oder
Postprandial Plasma-Glukose > 11,0 mmol/l (198 mg/dl)

LDL = Low Density Lipoprotein; HDL = High Density Lipoprotein; LVMI = linksventrikulärer Massenindex; CKD = chronische Nierenerkrankung; eGFR = errechnete glomeruläre Filtrationsrate (ESH/ESC guidelines; Mancia et al., 2013)

Ruhe im Sitzen mit einer Standardmanschette (12-13 cm breit, 35 cm lang; für dickere [Armumfang > 32 cm] bzw. dünnere Arme größere bzw. kleinere Manschette), die auf Herzhöhe angelegt wird, durchgeführt werden. Beim ersten Besuch sollte der Blutdruck an beiden Armen gemessen werden und zusätzlich 1 und 5 Minuten nach dem Aufstehen des Patienten in aufrechter Position, um orthostatische Reaktionen zu erkennen.

Die Selbstmessung und das Führen eines Blutdruckpasses durch den Patienten etabliert die Bedeutung der Hypertonie für den Patienten und erhöht die Adhärenz.

Die 24-Stunden-Blutdruckmessung ist als zusätzliche diagnostische Maßnahme einzustufen, die besser mit dem Ausmaß der Endorganschäden korreliert und besser das kardiovaskuläre Risiko abschätzen lässt als die konventionelle Blutdruckmessung. Außerdem können Weißkittel-Effekte (Praxishypertonie) vermieden werden, fehlende Nachtabsenkung als möglicher Hinweis auf das Vorliegen einer sekundären Form der Hypertonie determiniert werden und therapeutische Wirkung antihypertensiver Maßnahmen besser erfasst werden. Ein Praxisblutdruck von 140/90 mmHg entspricht ungefähr einem 24-Stunden-Mittelwert von 130/80 mmHg. Als Richtwert für die Tagphase gilt ein Mitteldruck von < 135/85 mmHg und für die Nachtphase von < 120/70 mmHg (Tabelle 4).

Tabelle 4
Definition von Hypertonie mit unterschiedlichen Messverfahren

Kategorie	SBD (mmHg)	DBD (mmHg)
Praxis/Klinik	≥ 140	≥ 90
24-Stunden (MW, gesamt)	≥ 130	≥ 80
– Tagphase (MW)	≥ 135	≥ 85
– Nachtphase (MW)	≥ 120	≥ 70
Selbstmessung (zu Hause)	≥ 135	≥ 85

SBD = systolischer Blutdruck; DBD = diastolischer Blutdruck; MW = Mittelwert (ESH/ESC guidelines; Mancia G. et al., 2013)

Empfehlungen zum Zielblutdruck

Das Hauptziel bei der Behandlung von Hypertonikern ist die Reduktion des kardiovaskulären Gesamtrisikos. Dies erfordert sowohl die Senkung des Blutdrucks als auch die Therapie aller zusätzlichen Risikofaktoren. Tabelle 5 zeigt die aktuellen Empfehlungen für den Zielblutdruck für verschiedene hypertensive Patientengruppen. Für die meisten Patienten gilt ein Zielblutdruckwert von < 140/< 90 mmHg. Bei Diabetikern sollte der diastolische Blutdruck bei < 85 mmHg liegen. Bei Patienten mit einer chronischen Nierenerkrankung und gleichzeitigem Vorliegen einer Proteinurie wird ein systolischer Blutdruck von < 130 mmHg empfohlen.

Die SPRINT-Studie – neue Standards?

Der *„Systolic Blood Pressure Intervention Trial"* (SPRINT) wurde durchgeführt, um den idealen systolischen Zielblutdruck zu finden,

Tabelle 5
Empfehlungen zum Zielblutdruck

Empfehlung
SDB: < 140 mmHg
• leichtes bis moderates kardiovaskuläres Risiko
• Diabetes mellitus
• Z.n. Hirninfarkt/TIA
• KHK
• diabetische oder nicht-diabetische Nierenerkrankung (CKD*)
• Ältere Patienten > 80 Jahre mit SBD ≥ 160 mmHg: SBD 140-150 mmHg
DBD < 90 mmHg grundsätzlich, bei Diabetikern < 85 mmHg

* CKD + Proteinurie: SBD < 130 mmHg
SBD = systolischer Blutdruck; DBD = diastolischer Blutdruck;
CKD = chronische Nierenerkrankung

der bei Patienten ohne einen Diabetes mellitus die kardiovaskuläre Morbidität und Mortalität signifikant reduziert.

9.361 Hypertoniker mit einem SBD von ≥ 130 mmHg und einem erhöhten kardiovaskulären Risiko, jedoch ohne Diabetes mellitus, wurden randomisiert und entweder auf ein SBD-Ziel von < 120 mmHg (intensive Behandlung) oder < 140 mmHg (Standardbehandlung) eingestellt. Der primäre, kombinierte Endpunkt umfasste Myokardinfarkt, andere akute Koronarsyndrome, Hirninfarkt, Herzinsuffizienz und kardiovaskulärbedingten Tod.

Nach einem Jahr lag der mittlere systolische Druck bei 121,4 mmHg (intensive Behandlungsgruppe) bzw. 136,2 mmHg (Standard-Behandlungsgruppe). Die Studie wurde nach 3,26 Jahren vorzeitig abgebrochen, da der primäre kombinierte Endpunkt in der intensiven Behandlungsgruppe signifikant seltener auftrat als in der Standard-Behandlungsgruppe (1,65% versus 2,19% pro Jahr; *Hazard Ratio* der intensiven Behandlungsgruppe 0,75; 95% Konfidenzintervall [KI] 0,64-0,89; P < 0,001). Die Gesamtmortalität war ebenfalls signifikant niedriger in der intensiven Behandlungsgruppe (*Hazard Ratio* 0,73; 95% KI 0,60-0,90; P = 0,003). Allerdings waren schwerwiegende unerwünschte Ereignisse wie Hypotension, Synkopen, Elektrolytstörungen und akutes Nierenversagen in der intensiven Behandlungsgruppe häufiger als in der Standard-Behandlungsgruppe. Unter der intensiven Blutdrucksenkung traten bedrohliche Stürze – wider Erwarten – nicht häufiger auf.

Zusammenfassend zeigte sich, dass bei Patienten mit erhöhtem kardiovaskulären Risiko, jedoch ohne Diabetes mellitus, ein systolischer Zielblutdruck von < 120 mmHg im Vergleich zu < 140 mmHg zu einer geringeren Rate an tödlichen und nicht-tödlichen kardiovaskulären Ereignissen und einer geringeren Gesamtmortalität führt, auch wenn signifikant mehr schwerwiegende unerwünschte Ereignisse unter der intensivierten Behandlung auftraten (SPRINT Research Group, Wright et al., 2015).

Eigene Meinung: Für Hypertoniker, die die Einschlusskriterien erfüllen, sprechen die Ergebnisse prinzipiell für die Einleitung einer intensivierten Therapie. Die Deutsche Hochdruckliga e.V. DHL® – Deutsche Gesellschaft für Hypertonie und Prävention spricht angesichts der Studienergebnisse von einem Paradigmenwechsel in der Hochdrucktherapie. Allerdings sollte das erhöhte Risiko für die potentielle Verschlechterung der Nierenfunktion nicht zu einer vorschnellen Umsetzung führen. Es bleibt die angekündigte Änderung der Leitlinien abzuwarten.

Medikamentöse und nicht-medikamentöse Therapieansätze

Tabelle 6 fasst die Risiko-adaptierte antihypertensive Therapie zusammen. Der Veränderung des Lebensstils kommt als Grundlage der antihypertensiven Therapie eine wichtige Rolle zu. Dieses betrifft nicht nur Patienten vor dem Beginn der medikamentösen Therapie, sondern auch Patienten, die bereits antihypertensive Medikamente erhalten. Das Ziel der Lebensstilveränderungen ist es, den Blutdruck zu senken und andere Risikofaktoren günstig zu beeinflussen. Veränderungen des Lebensstils, welche den Blutdruck senken und das kardiovaskuläre Risiko beeinflussen, sind in Tabelle 7 dargestellt (modifiziert nach ESH/ESC guidelines; Mancia G. et al., 2013).

Tabelle 8 stellt das Ausmaß der systolischen Blutdrucksenkung durch verschiedene nicht-medikamentöse Therapieansätze dar.

Meist reicht eine Lebensstiloptimierung allein nicht aus, um den Blutdruck in den Zielbereich zu senken. Abbildung 4 zeigt die möglichen antihypertensiven medikamentösen Substanzklassen mit den bevorzugten Kombinationen. Da der entscheidende Nutzen einer antihypertensiven Therapie auf der Blutdrucksenkung an sich beruht und dieser von der Wahl des eingesetzten Medikaments weitgehend unabhängig ist, werden fünf Substanzklassen gleichermaßen für die Initial- und Dauerbehandlung empfohlen, sei es als Mono- oder Kombinationstherapie: ACE-Hemmer, Angiotensinrezeptorblocker, Beta-Blocker, Calciumantagonisten, Diuretika. Selbstverständlich sollten bei der Wahl des geeigneten Antihypertensivums die absoluten oder relativen Kontraindikationen Berücksichtigung finden (Tabelle 9).

Abbildung 5 zeigt die Entscheidunghilfe, wann initial mit einer antihypertensiven medikamentösen Monotherapie oder Kombina-

Weiterer Risikofaktor Endorganschaden Erkrankung	Blutdruck (mmHg)			
	Hoch-normal SBD 130-139 oder DBD 85-89	Hypertonie Grad 1 SBD 140-159 oder DBD 90-99	Hypertonie Grad 2 SBD 160-179 oder DBD 100-109	Hypertonie Grad 3 SBD ≥180 oder DBD ≥110
Kein weiterer Risikofaktor	Ø BD-Intervention	Lebensstil-Änderung für mehrere Monate, dann Medikation*	Lebensstil-Änderung für mehrere Wochen, dann Medikation*	Lebensstil-Änderung + sofort Medikation*
1-2 Risikofaktoren	Lebensstil-Änderung Ø BD-Intervention	Lebensstil-Änderung für mehrere Wochen, dann Medikation*	Lebensstil-Änderung für mehrere Wochen, dann Medikation*	Lebensstil-Änderung + sofort Medikation*
≥3 Risikofaktoren	Lebensstil-Änderung Ø BD-Intervention	Lebensstil-Änderung für mehrere Wochen dann Medikation*	Lebensstil-Änderung + Medikation*	Lebensstil-Änderung + sofort Medikation*
Endorganschaden, CKD Stadium 3 oder Diabetes	Lebensstil-Änderung Ø BD-Intervention	Lebensstil-Änderung + Medikation*	Lebensstil-Änderung + Medikation*	Lebensstil-Änderung + sofort Medikation*
Symptomatische KHK, CKD Stadium ≥4 o. Diabetes mit Endorganschaden/RF	Lebensstil-Änderung Ø BD-Intervention	Lebensstil-Änderung + Medikation*	Lebensstil-Änderung + Medikation*	Lebensstil-Änderung + sofort Medikation*

Tabelle 6
Risiko-adaptierte antihypertensive Therapie

Lebensstil	Empfehlung
Kochsalz	5-6 g/d
Alkoholkonsum	Männer max. 20-30 g/d (max. 140 g/Woche) Frauen max. 10-20 g/d (max. 80 g/Woche)
Kost	Obst-/gemüsereich (300-400 g/d), fettreduziert, Fisch 2x/Woche, mediterran
Gewichtsreduktion	Gesunder BMI ~ 25 kg/m², Bauchumfang < 102 cm (M), < 88 cm (F)
Bewegung/Sport	Moderater Ausdauersport ≥ 30 min/d, 5-7 d/Woche, 2-3 d/Woche Krafttraining
Nikotin	Nikotinstopp

Tabelle 7
Empfehlungen zur Lebensstiloptimierung

tionstherapie begonnen werden sollte und wie die antihypertensive Therapie intensiviert werden kann, um das Blutdruckziel zu erreichen. Initiale Monotherapien werden bei Hypertonie Grad 1 und leichtem/moderatem kardiovaskulären Risiko empfohlen, während initiale Kombinationstherapien bei Hypertonie Grad 2 oder 3 oder (sehr) hohem kardiovaskulären Risiko eingesetzt werden sollten.

Eine rechtzeitige Kombinationstherapie zweier mittlerer Dosen mit Wirkstoffen unterschiedlicher Wirkstoffgruppen zeigt im Vergleich zur maximalen Dosierung einer antihypertensiven Monotherapie häufig deutlich bessere Blutdruck-senkende Effekte und weniger Nebenwirkungen. Dabei ist es wichtig sinnvolle Kombi-

Lebensstil	SDB-Senkung
Gewichtsreduktion (BMI 18,5-24,9 kg/m²)	5-20 mmHg/10 kg
Kochsalz < 6 g/d (100 mmol/d, 2,4 g Natrium)	2-8 mmHg
DASH-Diät (obst-/gemüsereich, fettreduziert)	8-14 mmHg
Alkohol < 30 g/d	2-4 mmHg
Bewegung/Sport (30 min/d, an den meisten Tagen der Woche)	4-9 mmHg

Tabelle 8
Senkung des systolischen Blutdrucks durch Lebensstil-Optimierung (modifiziert nach JNC 7 report; Chobanian A.V. et al., 2003)

Abbildung 4
Antihypertensive Monotherapeutika der ersten Wahl und Möglichkeiten der Kombination

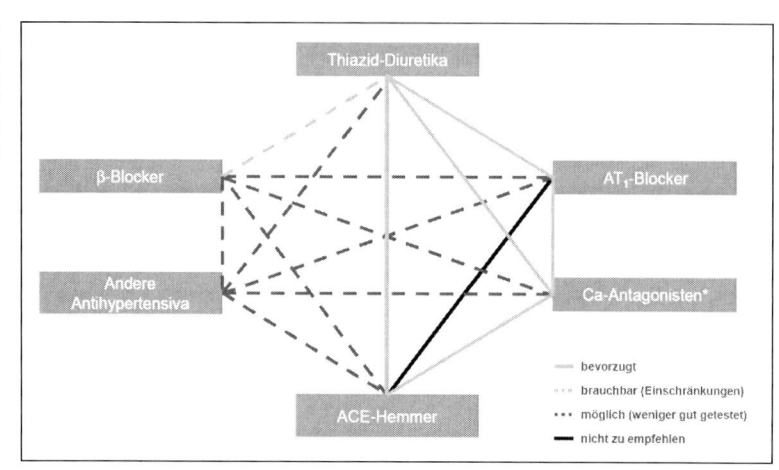

Tabelle 9
Absolute und relative Kontraindikationen bei der Therapie mit verschiedenen Antihypertensiva

Substanzklasse	Absolute Kontraindikation	Relative Kontraindikation
Diuretika (Thiazide)	Gicht	Metabolisches Syndrom, Glukoseintoleranz, Schwangerschaft, Hyperkalzämie, Hypokaliämie
Beta-Blocker	Asthma bronchiale, AV-Block Grad 2, AV-Block Grad 3	Metabolisches Syndrom, Glukoseintoleranz, Athleten, sportlich aktive Patienten, chronisch obstruktive Atemwegserkrankung (außer für vasodilatierende Beta-Blocker)
Calciumantagonisten (Dihydropyridine)		Tachyarrhythmie Herzinsuffizienz
Calciumantagonisten (Verapamil, Diltiazem)	AV-Block Grad 2, AV-Block Grad 3, Trifaszikulärer Block, Hochgradige LV-Dysfunktion, Herzinsuffizienz	
ACE-Hemmer	Schwangerschaft, Angioneurotisches Ödem, Hyperkaliämie, Bilaterale Nierenarterienstenose	Frauen im gebärfähigen Alter
Angiotensinrezeptorblocker	Schwangerschaft, Hyperkaliämie Bilaterale Nierenarterienstenose	Frauen im gebärfähigen Alter
Mineralokortikoidrezeptorantagonisten	Akute oder schwere Niereninsuffizienz (eGFR < 30 ml/min) Hyperkaliämie	

nationspartner unterschiedlicher Wirkstoffgruppen zu wählen, z.B. RAAS-Blocker plus Calziumantagonist plus Diuretikum. Eine doppelte RAAS-Blockade mit einem ACE-Hemmer und einem AT1-Blocker wird nicht empfohlen, da ein deutlich erhöhtes Risiko für das Auftreten von Nebenwirkungen besteht. Fixkombinationen helfen dabei die Adhärenz zu verbessern.

Tabelle 10 zeigt die Empfehlungen einer Differentialtherapie bei vorliegendem Endorganschaden, kardiovaskulären/renalen Erkrankungen und Patienten mit Begleiterkrankungen bzw. in besonderen Situationen. Eine detaillierte Darstellung der Differentialtherapie zeigen die nachfolgenden Beiträge (Medikamentöse antihyperten-

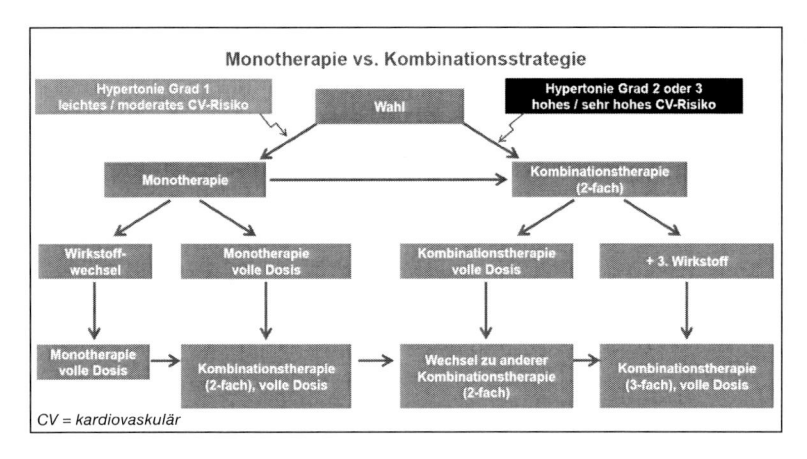

Abbildung 5
Antihypertensive Monotherapie versus Kombinationstherapie

sive Therapie besonderer Risikogruppen, J. Hoyer; Management bei Therapierefraktärer Hypertonie, L. C. Rump).

Therapie-refraktäre Hypertonie (s. Beitrag L.C. Rump)

Eine Therapie-refraktäre Hypertonie (Therapieresistenz) ist definiert als Nichterreichen eines Zielblutdrucks (< 140/90 mmHg) trotz regelmäßiger Einnahme von drei Antihypertensiva unterschiedlicher Substanzklassen (eingeschlossen ein Diuretikum) in maximal tolerierbarer Dosierung. Es sind ca. 10% aller deutschen Hypertoniker betroffen. In der Pathophysiologie der Therapie-refraktären Hypertonie kommt der Aktivierung des vegetativen Nervensystems mit Dysbalance zwischen sympathischer und parasympathischer Aktivität eine übergeordnete Bedeutung zu. Mit der interventionellen renalen Sympathikusdenervation wurde ein Verfahren zur selektiven renalen Sympathektomie entwickelt, das als „on-top"-Verfahren und nicht als Ersatzverfahren einer medikamentösen Therapie gewertet wurde und seit den ernüchternden Daten der SYMPLICITY HTN-3-Studie in den Hintergrund getreten ist.

Vor dem Hintergrund dieser Ergebnisse sollte die maximale antihypertensive Medikation mit effektiven Kombinationspartnern ausgeschöpft werden. Zusätzlich zur Dreierkombination aus RAS-Blocker, Calziumantagonist und Diuretikum bietet sich im nächsten Schritt die Komedikation mit einem Betablocker oder einem weiteren Reserveantihypertensivum an (Tabelle 11).

Vor diesem Hintergrund sind die Ergebnisse der kürzlich veröffentlichten PATHWAY-2-Studie von besonderer Bedeutung (Williams et al., 2015), die zeigt, dass Spironolacton die bes-

Befund	Medikament (zu bevorzugende Substanzen)
Asymptomatischer Organschaden	
Linksventrikuläre Hypertrophie	ACE-Inhibitor, Calciumantagonist, AT_1-Blocker
Asymptomatische Atherosklerose	Calciumantagonist, ACE-Hemmer
Mikroalbuminurie	ACE-Inhibitor, AT_1-Blocker
Renale Dysfunktion	ACE-Inhibitor, AT_1-Blocker
Klinische Erkrankung	
Z.n. Hirninfarkt	Jedes effektive Antihypertensivum
Z.n. Myokardinfarkt	Beta-Blocker, ACE-Inhibitor, AT_1-Blocker
Angina pectoris	Beta-Blocker, Calciumantagonist
Herzinsuffizienz	Diuretika, Beta-Blocker, ACE-Inhibitor, AT_1-Blocker, MRA
Aortenaneurysma	Beta-Blocker
Vorhofflimmern, Prävention	AT_1-Blocker, ACE-Inhibitor, Beta-Blocker, MRA
Vorhofflimmern, Frequenzkontrolle	Beta-Blocker, Nicht-Dihydropyridin-Calciumantagonist
Fortgeschrittene Nierenerkrankung/Proteinurie	ACE-Inhibitor, AT_1-Blocker
Periphere arterielle Verschlusskrankheit	ACE-Inhibitor, Calciumantagonist
Andere	
Isoliert-systolische Hypertonie (ältere Patienten)	Diuretikum, Calciumantagonist
Metabolisches Syndrom	ACE-Inhibitor, AT_1-Blocker, Calciumantagonist
Diabetes mellitus	ACE-Inhibitor, AT_1-Blocker
Schwangerschaft	Methyldopa, Beta-Blocker, Calciumantagonist
Afro-amerikanische Abstammung	Diuretikum, Calciumantagonist

Tabelle 10
Auswahl bevorzugter Medikamente zur Differentialtherapie

te „add-on"-Option bei Therapie-refraktärer Hypertonie zu sein scheint.

Für diese doppelt-blinde, Plazebo-kontrollierte Crossover-Studie wurden 335 Patienten rekrutiert, die nach gängiger Definition eine Therapie-refraktäre Hypertonie aufwiesen. Entsprechend des Studiendesigns durchliefen die Patienten insgesamt vier jeweils zwölfwöchige Behandlungszyklen, in denen sie nacheinander mit Spironolacton (25-50 mg), dem Alphablocker Doxazosin (4-8 mg), dem Betablocker Bisoprolol (5-10 mg) und Placebo behandelt wurden. Basis für den Vergleich der Wirksamkeit waren die bei der häuslichen Selbstmessung dokumentierten systolischen Blutdruckwerte.

Der Vergleich der blutdrucksenkenden Effekte von Spironolacton versus Plazebo zeigte die grundsätzliche Wirksamkeit von Spironolacton bei Therapie-refraktärer Hypertonie, da der systolische Blutdruck unter dem Aldosteronantagonisten signifikant um im Mittel 8,7 mmHg stärker abnahm als unter Plazebo (–8,70 mmHg [95% KI –9,72 bis –7,69]; p < 0,0001). Bei der Gegenüberstellung der Spironolacton-Ergebnisse mit den kombinierten Ergebnissen der Vergleichsgruppen (Bisoprolol/Doxazosin) ergab sich eine hochsignifikante Überlegenheit von Spironolacton, das den systolischen Blutdruck auf im Mittel 4,26 mmHg niedrigere Werte senkte. Beim separaten Vergleich mit Doxazozin und Bisoprolol bestätigte sich

Tabelle 11: Reserveantihypertensiva

Freiname	Handelsname	Tagesdosis (mg)	Nebenwirkungen
Alpha-1-Blocker			
Doxazosin	Cardular® PP4 Diblocin® PP4	1-2 x 4 mg/d 1 x 4-8 mg/d	Orthostatische Hypotonie
Urapidil	Ebrantil® 30, 60, 90	2-3 x 30-60 mg/d	
Zentral wirksames Sympatholytikum			
Clonidin	Catapresan® 75, 150, 300 µg	2-3 x 0,075-0,3 mg/d	Sedierung, Mundtrockenheit BD-Krisen beim plötzlichen Absetzen
Moxonidin	Cynt® 0,2; 0,3; 0,4 Physiotens® 0,2; 0,3; 0,4	0,2-0,6 mg/d	
Arterioläre Vasodilatatoren			
Dihydralazin	Nepresol® 25 Nepresol® forte 50	2-3 x 12,5-50 mg/d	Tachy- u. Stenokardie, Kopfschmerz
Minoxidil	Lonolox® 2,5; 10	1-2 x 5 bis 4 x 10 max. TD 100 mg/d	Tachykardie, Ödeme (Pleura- / Perikarderguss), Hypertrichose; immer + Diuretikum + β-Blocker
Mineralokortikoidrezeptor-Antagonisten			
Spironolacton	Aldactone® 25, 50, 100	1-2 x 50-100 mg/d (25-50 mg/d oft ausreichend)	Hyperkaliämie, Gynäkomastie KI: GFR <30 ml/min (Kreatinin >2 mg/dl)

diese Überlegenheit von Spironolacton, das den Blutdruck jeweils etwa doppelt so stark senkte wie der Alphablocker und der Betablocker (–4.03 mmHg [–5.04 bis –3.02]; p < 0.0001) versus Doxazosin; –4.48 mmHg [–5.50 bis –3.46]; p < 0,0001 versus Bisoprolol). Die Überlegenheit von Spironolacton spiegelte sich auch im Anteil der Hypertoniker wider, deren systolische Blutdruckwerte bei der häuslichen Messung am Ende im angestrebten Zielbereich lagen (< 135 mmHg): unter Spironolacton 57,8%, unter Doxazosin 41,7%, unter

Tabelle 12: Strategien zur Verbesserung der Adhärenz

I. Arzt-Patienten-Kommunikation
Therapieziele klar und verständlich formulieren Risiken und Nebenwirkungen offen ansprechen Patienten zum Nachfragen bei Nebenwirkungen motivieren Sprache dem Patienten anpassen Erstellen eines Medikamentenplans Anleitung zur Lebensstiloptimierung (Sport, Ernährung, Stressmanagement) Familienangehörige mit einbeziehen
II. Patient
Blutdruckselbstkontrolle
Gruppensitzungen
Nützliche Helfer für vergessliche Patienten (Wecker, medizinische Smartphone-Apps)
III. Medikamentöse Therapie
Vereinfachung des medikamentösen Therapieschemas, Fixkombinationen
Medikamentenpackungen mit Erinnerungsfunktion
IV. Gesundheitssystem
Intensivierte Versorgung (Monitoring, telefonische Nachsorge, Erinnerungen, Hausbesuche, Telemonitoring der Blutdruckselbstmessung, soziale Unterstützung, medizinische Apps)
Einbeziehung von Apothekern
Kostenerstattungsstrategien

Bisoprolol 43,6% und unter Plazebo 24,4%. Spironolacton war gut verträglich, unerwünschte Effekte traten nicht signifikant häufiger auf als in den Vergleichsgruppen. Wichtig ist eine sorgfältige Überwachung von Kaliumwerten und Nierenfunktion.

Einschätzung: Spironolacton ist die effektivste „add-on"-Therapieoption bei Therapie-refraktärer Hypertonie. Dies sollte sich künftig auch in den Leitlinien-Empfehlungen widerspiegeln.

Tabelle 12 fasst die Strategien zur Verbesserung der Adhärenz gegenüber ärztlichen Empfehlungen zusammen. Sicherlich gibt es keine Goldstandard-Empfehlungen, wobei jedoch die verbesserte Arzt-Patienten-Kommunikation von wesentlicher Bedeutung ist.

Literatur

Chobanian A.V., Bakris G.L., Black H.R. et al. (2003). The Seventh Report of the Joint National Committee on Prevention, Detection, Evaluation, and Treatment of High Blood Pressure: the JNC 7 report. *JAMA 289:* 2560-2572.

Lim S.S., Vos T., Flaxman A.D. et al. (2012). A comparative risk assessment of burden of disease and injury attributable to 67 risk factors and risk factor clusters in 21 regions, 1990-2010: a systematic analysis for the Global Burden of Disease Study 2010. *Lancet 380:* 2224-2260.

Mancia G., Fagard R., Narkiewicz K. at al. (2013). ESH/ESC Guidelines for the management of arterial hypertension: the Task Force for the management of arterial hypertension of the European Society of Hypertension (ESH) and of the European Society of Cardiology (ESC). *J Hypertens 31:* 1281-1357.

Neuhauser H., Thamm M., Ellert U. (2013). Blood pressure in Germany 2008-2011: results of the German Health Interview and Examination Survey for Adults (DEGS1). *Bundesgesundheitsblatt Gesundheitsforschung Gesundheitsschutz 56:* 795-801.

Neuhauser H.K., Adler C., Rosario A.S. et al. (2014). Hypertension prevalence, awareness, treatment and control in Germany 1998 and 2008-11. *J Hum Hypertens, Oct 2.* doi:10.1038/jhh.2014.82 [Epub ahead of print].

SPRINT Research Group, Wright J.T. jr., Williamson J.D. et al. (2015). A randomized trial of intensive versus standard blood-pressure control. *N Engl J Med 373:* 2103-2116.

Williams B., MacDonald T.M., Morant S. et al. (2015). British Hypertension Society's PATHWAY Studies Group. Spironolactone versus placebo, bisoprolol, and doxazosin to determine the optimal treatment for drug-resistant hypertension (PATHWAY-2): a randomised, double-blind, crossover trial. *Lancet 386:* 2059-2068.

Diagnostik der sekundären Hypertonieformen

Martin Hausberg

In Abhängigkeit vom Kollektiv liegt bei etwa 5-10% der hypertensiven Patienten eine spezifische Ursache vor. Typische klinische Hinweise auf sekundäre Hypertonieformen sind Auftreten einer Hypertonie bei jungen Patienten, rasche Verschlechterung einer vorbestehenden Hypertonie, deutliche hypertensive Endorganschäden bei dokumentierter kurzer Anamnese der arteriellen Hypertonie, eine schwere Hypertonie, eine therapieresistente Hypertonie und eine fehlende Nachtabsenkung in der 24-h-Blutdruckmessung. Die Diagnostik der wesentlichen sekundären Hypertonieformen wird im Folgenden erläutert.

Renal-Parenchymatöse Hypertonie

Die renoparenchymatöse Hypertonie ist eine arterielle Hypertonie auf Grund von Nierenerkrankungen und wird bei 3-5% aller Patienten mit Bluthochdruck beobachtet. Nierenerkrankungen führen zu einer Kochsalz- und Wasserretention, zu einer Aktivierung des Renin-Angiotensin-Aldosteron-Systems und zu einer Aktivierung des sympathischen Nervensystems sowie zu einer Störung der Endothelfunktion. Diese Faktoren tragen wesentlich zu der Blutdruckerhöhung bei Nierenparenchymerkrankungen bei. Wesentliche diagnostische Hinweise liefern die Bestimmung der Retentionsparameter im Serum, die Untersuchung von Urinstatus und -sediment sowie die Sonographie der Nieren und ggf. eine Nierenbiopsie.

Renovaskuläre Hypertonie

Die renovaskuläre Hypertonie ist eine häufige sekundäre Hypertonieform. Die wesentlichen Formen der renovaskulären Hypertonie sind die **atherosklerotische Nierenarterienstenose** (häufigste Form, meist bei älteren Patienten, Stenosen meist am Abgang der Nierenarterie aus der Aorta) und die **fibromuskuläre Dysplasie** (seltenere Form, meist bei jungen Frauen, typische perlschnurartige Stenosen der Nierenarterien im Verlauf), siehe Abbildung 3 und Tabelle 1. Nur bei einem Teil der Patienten mit arterieller Hypertonie wird die Nierenarterienstenose klinisch diagnostiziert (ca. 1%), Autopsiestudien zeigen eine Nierenarterienstenose bei 5% aller Patienten, bei 8% von Patienten mit arterieller Hypertonie und bei 10% diabetischer Patienten. Eine Nierenarterienstenose verläuft also in vielen Fällen klinisch stumm. Die Diagnostik sollte möglichst auf solche Patienten beschränkt werden, die von einer Revaskularisation profitieren können, im Sinne einer Besserung der arteriellen Hypertonie oder einer Verbesserung oder zumindest Stabilisierung der Nierenfunktion. Die pathophysiologische Bedeutung der Nierenarterienstenose für die Hypertonie kann bei der fibromuskulären Dysplasie weitgehend angenommen werden (siehe Abbildung 1a), ist bei der atherosklerotischen Nierenarterienstenose aber in einem Großteil der Fälle nicht gegeben. Hier liegt vielmehr ein Nebeneinander von Hypertonie, Nierenfunktionseinschränkung und Nierenarterienstenose vor (siehe Abbildung 1b). Eine ischämische Nephropathie ist häufig bei atherosklerotischer Nierenarterienstenose, wird aber nicht nur durch

Abbildung 1a
Pathophysiologie der renovaskulären Hypertonie (nach [5])

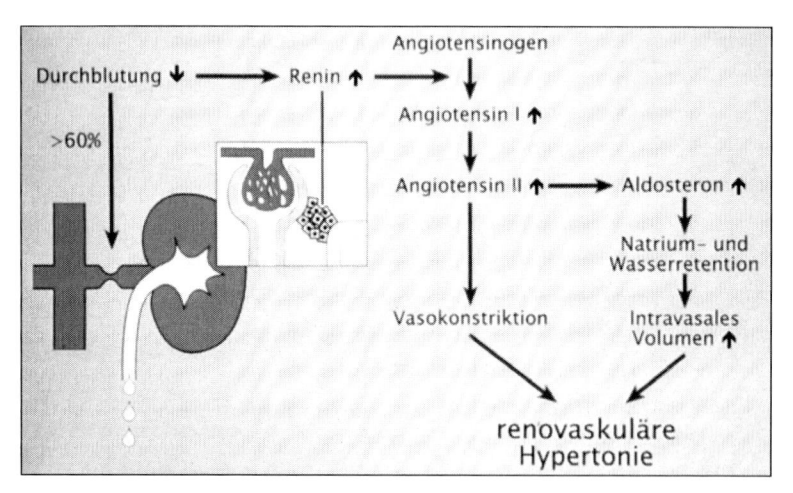

Abbildung 1b
Beziehung zwischen Nierenarterienstenose, Hypertonie und Nierenfunktion bei atherosklerotischer Nierenarterienstenose (modifiziert nach [6])

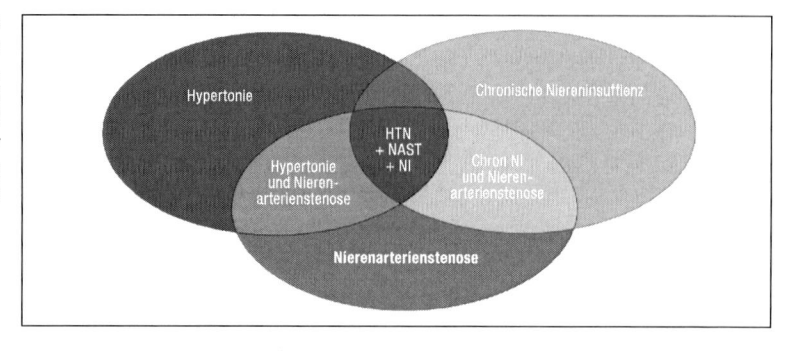

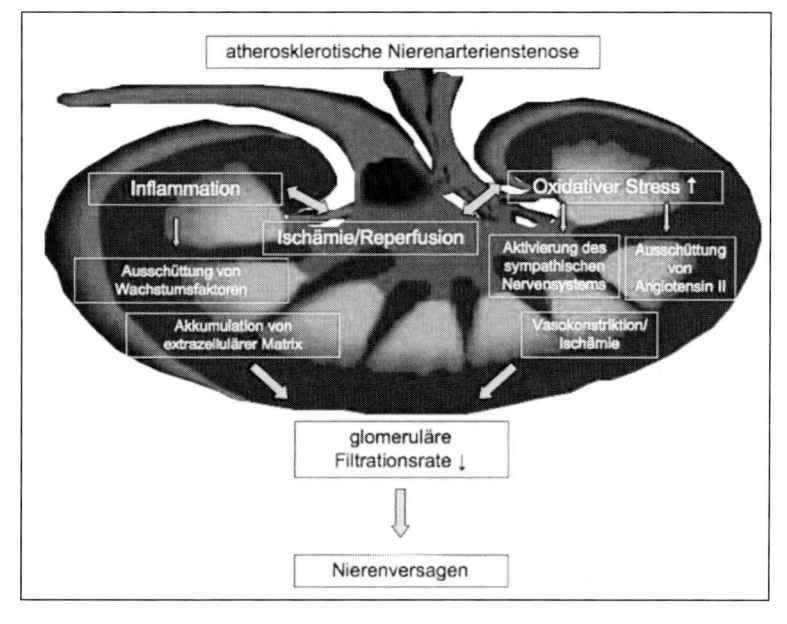

Tabelle 1

Ursachen einer Nierenarterienstenose
• Atherosklerose der Arteria renalis
• Fibromuskuläre Dysplasie
• Stenosen von Segment- oder Polarterien
• Arteriitiden (PAN, Takayashu)
• Aneurysma der Arteria renalis
• Dissektion der Arteria renalis
• posttraumatische AV-Fistel zwischen A. und V. renalis
• Thrombose oder Embolie in Nierenarterien
• Kompression von Nierenarterien durch Tumoren oder Cysten

diese, sondern auch die atherosklerotische Veränderungen in den kleinen Nierengefäßen hervorgerufen (siehe Abbildung 2). Klinische Verdachtsmomente auf eine hämodynamisch relevante Nierenarterienstenose sind zum Bespiel eine therapierefraktäre Hypertonie, eine Verschlechterung einer vorbestehenden arteriellen Hypertonie innerhalb kurzer Zeit, Auftreten einer arteriellen Hypertonie in jungem Alter, eine unklare Verschlechterung der Nierenfunktion bei arterieller Hypertonie, eine Verschlechterung der Nierenfunktion unter Blockade des Renin-Angiotensin-Systems sowie rezidivierende Lungenödeme bei schwerer arterieller Hypertonie. In der Diagnostik steht als Suchtest die farbcodierte Duplexsonographie der Nieren und Nierenarterien an erster Stelle, alternativ kommen Schnittbildverfahren (MR- oder CT-Angiographie) zum Einsatz (siehe Tabel-

Abbildung 2
Pathophysiologie der ischämischen Nephropathie (modifiziert nach [7])

Tabelle 2

Klinische Hinweise für das Vorliegen einer relevanten Nierenarterienstenose

- Erstmanifestation der Hypertonie im jungen Alter oder rasche Verschlechterung einer Hypertonie im höheren Lebensalter
- Progrediente Niereninsuffizienz unklarer Ätiologie
- Nierenversagen unter antihypertensiver Therapie (v.a. ACE-Hemmstoffe)
- Vaskuläre Begleiterkrankungen: KHK, pAVK, cerebrovaskuläre Atherosklerose
- Größendifferenz der Nieren (unilaterale Nierenarterienstenose)
- „Flash pulmonary edema"

le 2). Gold-Standard der Diagnostik ist die intraarterielle digitale Subtraktionsangiographie (siehe Abbildung 3), wobei mit diesem Eingriff auch gleich die Revaskularisierung durchgeführt werden kann.

Während bei der fibromuskulären Dysplasie der Stellenwert der interventionellen Therapie (primär Angioplastie) gesichert ist [1], steht bei der atherosklerotischen Nierenarterienstenose die konservative medikamentöse Therapie ganz im Vordergrund. Drei große randomisierte prospektive Studien konnten keinen Vorteil einer interventionellen Therapie für die atherosklerotische Nierenarterienstenose belegen [2-4]. Damit bleibt die Revaskularisierung bei atherosklerotischer Nierenarterienstenose bestimmten Fällen nach individueller Überprüfung der Indikation vorbehalten, ein Vorschlag für einen Algorithmus ist in Abbildung 4 wiedergegeben.

Tabelle 3

	Sensitivität (%)	Spezifität (%)	Probleme
Duplexsonographie	17 bis > 90	67 bis > 90	Untersuchbarkeit, untersucherabhängig
Captopril-Szintigraphie	64 bis 90	44 bis > 90	Niereninsuffizienz, bilat. Stenose
MR-Angiographie	> 88	75 bis > 90	teuer, Claustrophobie, viele falsch-positive Resultate
CT-Angiographie	> 90	> 90	teuer, KM-Toxizität

Diagnostik der sekundären Hypertonieformen

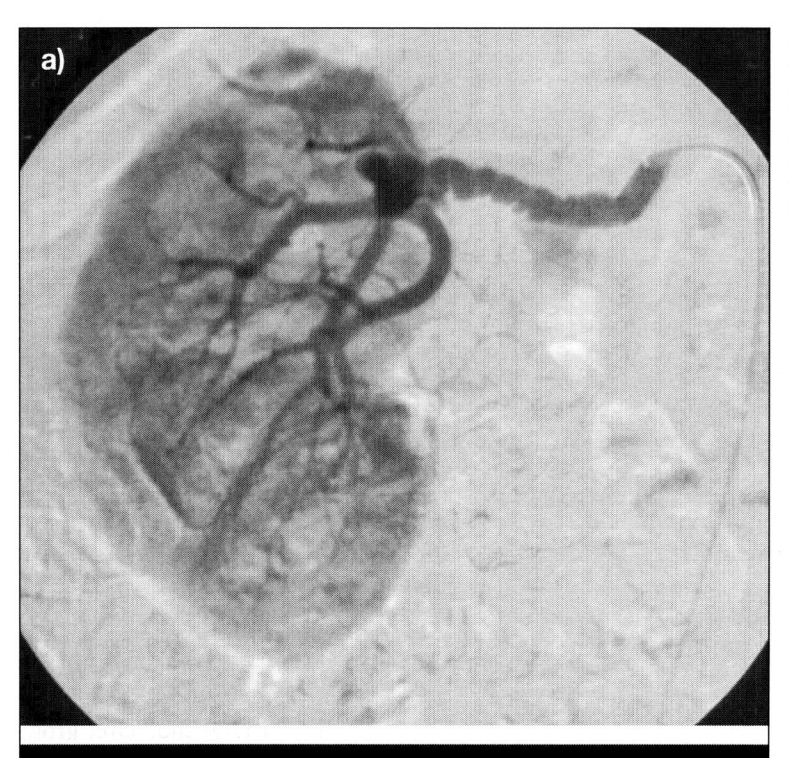

Abbildung 3
Angiographische Darstellung (i.a. DSA) einer Nierenarterienstenose durch fibromuskuläre Dysplasie (a) und Atherosklerose der Arteria renalis (b)

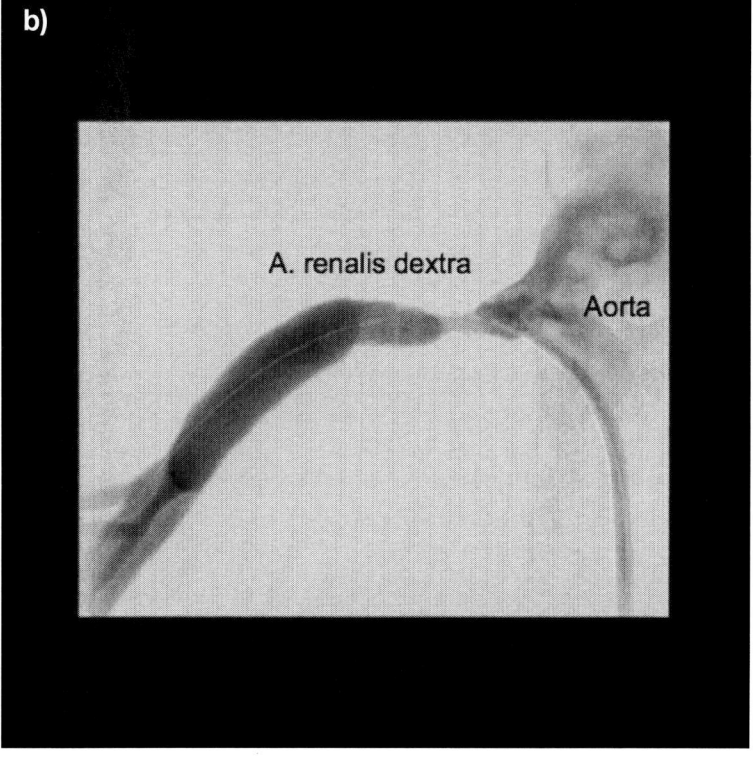

Abbildung 4
Vorschlag für einen Algorithmus zur Indikationsstellung einer Intervention bei atherosklerotischer Nierenarterienstenose (modifiziert nach [8])

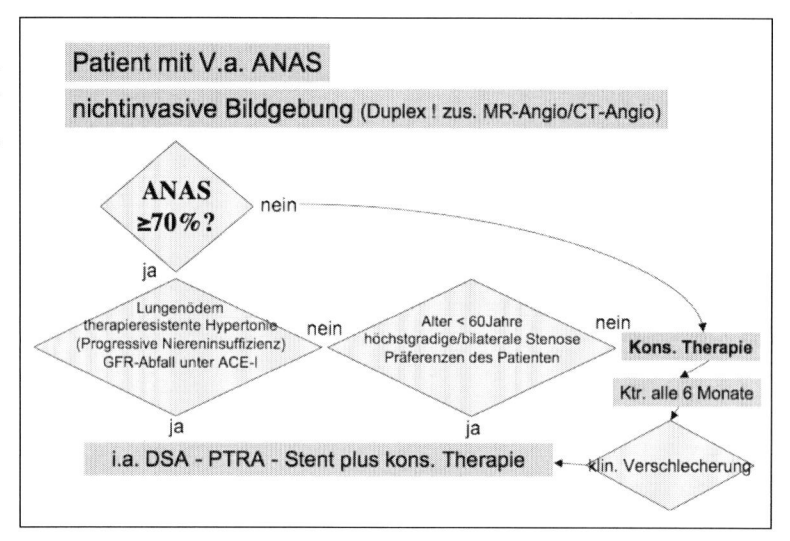

Endokrine Hypertonie

Endokrine Hypertonieformen beruhen zumeist auf einem Excess von Mineralocortikoiden oder Katecholaminen. Als wesentliche Formen unterscheidet man den primären Hyperaldosteronismus (relativ häufig, bei > 3% der hypertensiven Patienten beobachtet), das Phäochromocytom (selten, bei deutlich weniger als 1% der hypertensiven Patienten beobachtet) und das Cushing-Syndrom (sehr selten, wird kaum wegen der Hypertonie diagnostiziert). Wichtig ist, vor einer Bildgebung laborchemische Diagnostik durchzuführen, um ein vermehrtes Aufspüren von Inzidentalomen und damit nicht unerheblichen Aufwand (siehe Literatur) zu vermeiden.

Der **primäre Hyperaldosteronismus** ist durch die autonome Produktion von Aldosteron gekennzeichnet. Ursachen sind eine bilaterale Nebennierenrinden-Hyperplasie (= idiopathischer Hyperaldosteronismus), ein Nebennierenrinden-Adenom (= Conn-Syndrom), sehr selten der Glukokortikoid-supprimierbarer Hyperaldosteronismus und sehr selten ein Aldosteron-produzierendes Karzinom (1-3%), adrenal oder ektop. Typische Symptome des Hyperaldosteronismus sind arterielle Hypertonie, Kopfschmerzen und Müdigkeit, fakultativ auch Hypokaliämie mit Muskelschwäche und metabolischer Alkalose.

Für die Diagnostik wesentlich ist der Nachweis erhöhter Plasmaaldosteron-Konzentrationen bei supprimiertem Renin. Viele Patienten mit essentieller Hypertonie haben leicht erhöhte Plasmaaldosteronkonzentrationen bei niedrig normaler Reninaktivität, unter Orthostasebedingungen steigen jedoch sowohl Renin als auch

Aldosteron an. Patienten mit sekundärem Hyperaldosteronismus zeigen ebenfalls im Allgemeinen einen Anstieg von Renin und Aldosteron unter Orthostasebedingungen. Bei Patienten mit primärem Hyperaldosteronismus wird unter Orthostasebedingungen jedoch häufig kein Anstieg des Aldosterons beobachtet, im Gegenteil bei einem Teil der Patienten sogar ein Abfall. Dies ist dann ein möglicher Hinweis auf ein aldosteronproduzierendes Nebennierenadenom (vs. bilaterale Nebennierenhyperplasie).

Als Screeningtest für einen primären Hyperaldosteronismus wird verbreitet eine erhöhte Aldosteron zu Renin Ratio (ARR) bei gleichzeitig erhöhtem Plasmaaldosteron (PA) verwendet. Diese Ratio hat sich als sehr robust erwiesen und wird wenig durch Orthostase und Antihypertensiva (außer Diuretika und β-Blocker) beeinflusst. Die Diagnostik sollte schrittweise erfolgen:

- Zunächst biochemische Bestimmungen:
  - Plasma-Renin-Aktivität und Plasmaaldosteronkonzentration
    - nach mind. 3 h Ruhe,
    - und unter Orthostasebedingungen.
  - Vorher Spironolacton (4 Wochen lang), nach Möglichkeit auch Thiaziddiuretika (1 Woche lang) und β-Blocker (5 Halbwertszeiten lang) absetzen.
  - Diagnostisch sind positive ARR (> 50 [30] pg/ml/μ a.U./ml) bei erhöhtem PA (> 150 pg/ml) – **Normwerte können je nach Labor variieren!** (Sensitivität und Spezifität > 80%).
  - Bestätigungstest: Aldosteronsuppressionstests
    - Messung von PA vor und nach 2 l 0,9% NaCl i.v. über 4 h
    - oder Messung von Aldosteron-18-Glucuronid im 24-h-Urin nach oraler Kochsalzbelastung (> 200 mmol/d an drei Tagen),
  - selektive Venenblutabnahme (kein Tumor, aber Aldosteronabfall im Orthostasetest oder Tumornachweis, aber Aldosteronanstieg im Orthostasetest).
- Dann Bildgebung:
  - Sonographie,
  - MRT oder CT zur Lokalisationsdiagnostik,
  - Ggf. Cholesterol-Scintigraphie (wenn Nebennierenvenenblutentnahme nicht diagnostisch).

Die Bildgebung allein ist in keinem Falle ausreichend für die Diagnostik eines Hyperaldosteronismus. Zum einen ist das hormoninaktive Inzidentalom die häufigste Nebennierenraumforderung (in ca. 1% aller Menschen anzutreffen), zum anderen ist die Lokalisationsdiagnostik eines primären Hyperaldosteronismus im Vergleich von Schnittbildgebung und selektiver Nebennierenvenenblutentnahme in bis zu 38% der Fälle diskordant (Metaanalyse von 38 Studien mit 950 Patienten [9].

Das **Phäochromocytom** ist ein Tumor, der aus dem Nebennierenmark oder chromaffinen Zellen meist im Bereich sympathischer Ganglia hervorgeht und vor allem Katecholamine produziert, speichert und ausschüttet (meist bestimmend für die Klinik). Es besteht eine familiäre Häufung, daran denken besonders bei bilateralem Phäochromocytom oder extraadrenalen Tumoren. Bei bis zu 25% der „sporadischen" Phäochromocytome sind genetische Veränderungen nachweisbar, daher wird ein Screening auf assoziierte Erkrankungen (vor allem MEN Typ IIa und IIb, Von-Hippel-Lindau Syndrom, Neurofibromatose, Phakomatosen, familiäres Paragangliom-Syndrom) empfohlen.

Typische Symptome des Phäochromocytoms sind paroxysmale hypertensive Entgleisungen, oft mit neurologischen und gastrointestinalen Symptomen (ca. 50% der Patienten), therapierefraktäre Hypertonie, aber auch orthostatische Dysregulation, paradoxer Blutdruckanstieg unter β-Blockern, Kopfschmerzen, Schwitzen, Tachykardie, Fieber, Tremor, oft ausgeprägter Gewichtsverlust und gestörte Glucosetoleranz.

Für die Diagnostik des Phäochromocytoms empfiehlt sich folgendes Vorgehen:
- Zunächst biochemische Diagnostik:
  - Bestimmung der Metanephrine im Plasma , alternativ ggf. Basalwertbestimmung der freien Katecholamine im 24-h-Sammelurin (angesäuerter Urin, HCl-Vorlage)
  - Bestätigung bzw. Sicherung durch wiederholte Bestimmung, vorzugsweise bei/nach Anfall, Sensitivität und Spezifität > 90%
- Bei nicht eindeutigem Ergebnis der Urinkatecholaminbestimmung:
  - Clonidin-Suppressions-Test
- Sodann Bildgebung:
  - Sonographie,
  - MRT (hyperintense RF in der T2-Gewichtung), CT,
  - 123J-MIBG-Szintigraphie (Sensitivität und Spezifität > 80%) oder Flurodopa-PET,
  - bei unklarem Befund oder bei V.a. malignen metastasierenden Prozess zusätzlich Octreotid-Szintigraphie.

Zu beachten ist, dass die Katecholaminkonzentration durch verschiedene Pharmaka gesteigert werden kann, wie zum Bespiel trizyklische Antidepressiva, L-Dopa, Methyldopa, Nasentropfen, Amphetamine,

Sotalol, Ethanol, Benzodiazepine, Opiate, Glucagon oder Röntgenkontrastmedia und natürlich auch durch Stress.

Literatur

1. Trinquart L., Mounier-Vehier C., Sapoval M. et al. (2010). Efficacy of revascularization for renal artery stenosis caused by fibromuscular dysplasia: a systematic review and meta-analysis. *Hypertension. 56 (3):* 525-532.
2. Bax, L. et al.(2009. *Ann Intern Med 150:* 840-848.
3. The ASTRAL investigators (2009. *New Engl J Med 361 (20):* 1953-1962.
4. The CORAL investigators (2014). *N Engl J Med 370 (1):* 13-22.
5. Thomae U. (Hrsg.) (1989). *Niereninsuffizienz.* Aktuelles Wissen Hoechst, Reihe Herz-Kreislauf, 1. Auflage, S. 67.
6. Safian R.D., Textor S.C. (2001). Renal-artery stenosis. *N Engl J Med 344 (6):* 431-442.
7. Meier P., Rossert J., Plouin P.F. & Burnier M. (2007). Atherosclerotic renovascular disease: beyond the renal artery stenosis. *Nephrol Dial Transplant 22 (4):* 1002-1006.
8. Plouin P.F., Rossignol P., Bobrie G. (2001). Atherosclerotic renal artery stenosis: to treat conservatively, to dilate, to stent, or to operate? *J Am Soc Nephrol 12 (10):* 2190-2196.
9. Kempers M.J.E. (2009). *Ann Intern Med 151:* 329-337.

Weiterführende Literatur

Leitlinien der Deutschen Hochdruckliga. http://www.hochdruckliga.de/bluthochdruck-behandlung-leitlinien.html

Renovaskuläre Hypertonie
Lenz T. (2013). [Current management of renal artery stenosis] German. *Internist (Berlin) 54 (12):* 1443-1449.

Inzidentalom
Grumbach M.M. et al. (2003). Management of the clinically inapparent adrenal mass ("Incidentaloma"). *Ann Intern Med 138:* 424-429.
Nieman L.K. (2010). Approach to the patient with an adrenal incidentaloma. *J Clin Endocrinol Metab 95 (9):* 4106-4113.

Hyperaldosteronismus

Diederich S., Bidlingmaier M., Quinkler M. & Reincke M. (2007). [Diagnosis of primary hyperaldosteronism] German. *Med Klin (München) 102 (1):* 16-21.

Phäochromocytom

Neumann H.P. et al. (2002). Freiburg-Warsaw-Columbus Pheochromocytoma Study Group. Germ-line mutations in nonsyndromic pheochromocytoma. *N Engl J Med 346:* 1459-1466.

Young W.F. (2010). Endocrine Hypertension: Then and Now. *Endocr Pract:* 1-52.

Cushing-Syndrom

Boscaro M. et al. (2001). Cushing's syndrome. *Lancet 357 (9258):* 783-791.

Cicala M.V., Mantero F. (2010). Hypertension in Cushing's syndrome: from pathogenesis to treatment. *Neuroendocrinology 92, Suppl 1:* 44-49.

Sport und Hypertonie

Stefan-Martin Brand

Epidemiologie

Bei den aktuellen Todesursachenstatistiken stehen Herz-Kreislauf-Erkrankungen in Deutschland noch immer auf Platz 1. Nach dieser altersstandardisierten Anzahl der Todesfälle im Jahre 2010 lagen die Kreislauferkrankungen bei 36,6% und 45,2% für Männer und Frauen, gefolgt von Krebserkrankungen bei 28,9% und 22,4% für Männer und Frauen, respektive (siehe Abbildung 1).

Neben den klassischen Risikofaktoren wie Alter, männliches Geschlecht, Rauchen, arterielle Hypertonie, Dyslipoproteinämie, usw. wird der Bewegungsmangel bzw. die körperliche Inaktivität zunehmend als wichtiger Risikofaktor für die Entwicklung kardiovaskulärer Erkrankungen (Hu et al., 2004b; 2004c; Barengo et al., 2004) bzw. für die Entwicklung der arteriellen Hypertonie (Hu et al., 2004a) verantwortlich gemacht.

Körperliche Aktivität im Kindesalter und bei Jugendlichen

Eine Studie mit britischen Jugendlichen (9 bis 14 Jahre) hat gezeigt, dass über einen Zeitraum von 4 Jahren etwa 40 Minuten täglicher

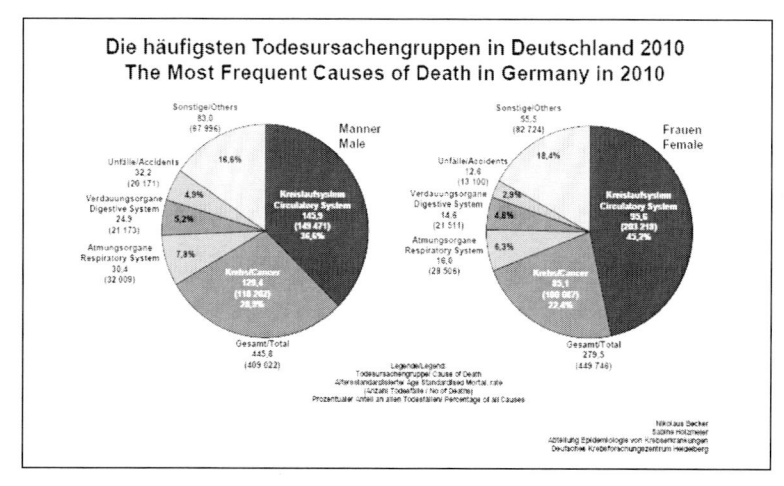

Abbildung 1
Todesursachenstatistik 2010 (Becker & Wahrendorf, 1998; und Fortschreibung im Internet: www.krebsatlas.de; http://www.dkfz.de/de/krebsatlas/index.html).

körperlicher Aktivität sukzessive durch sitzende Tätigkeiten ersetzt werden (Corder et al., 2013), was im Einklang mit einer Übersichtsarbeit von insgesamt 26 Studien stand, die einen 7%igen jährlichen Rückgang der körperlichen Aktivität bei 10- bis 19-jährigen Jugendlichen zeigen konnte (Dumith et al., 2011). Selbst die als Ausgangswerte erhobenen durchschnittlichen mittleren bis starken körperlichen Aktivitäten waren schon niedriger als empfohlen, um das kardiovaskuläre Risiko in der Zukunft zu senken (Andersen et al., 2006), wobei das Ausmaß des Aktivitätsrückgangs mit einem erhöhten zukünftigen Krankheitsrisiko verbunden sein könnte (Ekelund et al., 2012).

Grundsätzlich geht man davon aus, dass körperliche Aktivität bei Jugendlichen mit einem niedrigeren Risiko für die Entwicklung von Übergewicht (Wareham et al., 2005; Steinbeck, 2008) und metabolischem Syndrom (Janssen & Leblanc, 2010; Ekelund et al., 2012) assoziiert ist und im Laufe der Adoleszenz an Volumen weiter abnimmt (Corder et al., 2010; Dumith et al., 2011). Diese niedrigen Aktivitätsniveaus werden meistens bis in das Erwachsenenalter hinein weitergeführt (Telema et al., 2005) und resultieren in einem höheren Risiko für Erkrankungen im späteren Leben (Khaw et al., 2008).

Körperliche Aktivität im Erwachsenenalter

Es ist unbestritten, dass regelmäßige körperliche Aktivität und das grundsätzliche Vorhandensein von körperlicher Leistungsfähigkeit, also Fitness, die Entstehung kardiovaskulärer Erkrankungen vermindern bzw. deren Entwicklung signifikant aufschieben können. Körperliche Aktivität und das Vorhandensein körperlicher Leistungsfähigkeit verringern zudem die Gesamtmortalität und sind daher wichtiger Bestandteil auch bereits bei der Primärprävention (Myers et al., 2002; Schnohr et al., 2007; Hamer & Chida, 2008). Individuen mit klassischen Risikofaktoren (Alter, Geschlecht, Familienanamnese [Genetik], Rauchen, Übergewicht [BMI $\geq$ 25 kg/m^2], Hypertonie, Dyslipoproteinämie, usw.) können ihr Mortalitätsrisiko vor allem auch durch regelmäßige sportliche Aktivitäten (3-5 moderate Trainingseinheiten pro Woche) reduzieren (Lee et al., 2004). Nur etwa 10-15% der deutschen Bevölkerung erreicht überhaupt das sportmedizinisch empfohlene Aktivitätsniveau (Bundesgesundheitssurvey 1998), und laut Deutschem Olympischen Sportbund (DSOB) sind 38% der Deutschen Bevölkerung Sportmuffel (https://www.dosb.de/fileadmin/Bilder_allgemein/Logos/DOSB/

Probono-DOSB-2010/RZ_AZFormat_90x150mm_SW.pdf), weil sie nicht in Sportvereinen organisiert sind. Allerdings kann von den 62% derer, die in Vereinen organisiert sind, nicht automatisch angenommen werden, dass sie sich auch ausreichend bewegen (mindestens bei Passivmitgliedschaften).

Katzmarzyk (2014) hat kürzlich den Einfluss von Stehen auf Mortalität bei 16.586 Kanadiern zwischen 18 und 90 Jahren untersucht. Dazu hat er sich des Canada Fitness Surveys bedient mit einem durchschnittlichen Follow-up von 12 Jahren. Nach Korrektur für verschiedene Variablen war Stehen invers mit Mortalität (unterschiedlicher Genese) assoziiert. Da körperliche Aktivität mit Stehen korrelierte, gab es eine Signifikanz für die Assoziation zwischen Stehen und Mortalität vor allem bei solchen Individuen, die körperlich inaktiv waren (< 7,5 MET/h/Woche). Der Autor schloss daraus, dass Stehen die gesündere Alternative zum langen (exzessiven) Sitzen sei.

Körperliche Aktivitäten bei arterieller Hypertonie

Aktuelle Leitlinien

Den aktuellen Leitlinien der ESH/ESC 2013 für die Therapie der arteriellen Hypertonie folgend (Mancia et al., 2013a; 2013b) haben epidemiologische Studien gezeigt, dass die Durchführung regelmäßiger aerober körperlicher Aktivitäten (Ausdauersport wie Laufen, Joggen, usw.) vorteilhaft sowohl für die Prävention und Therapie der arteriellen Hypertonie sind als auch das kardiovaskuläre Risiko und die Gesamtmortalität senken. Eine Metaanalyse randomisierter und kontrollierter Studien (Cornelissen & Fagard, 2005) zeigte, dass Ausdauertraining den systolischen und diastolischen Ruhe-Blutdruck um durchschnittlich 3,0 mmHg bzw. 2,4 mmHg und bei Hypertonikern sogar um 6,9 mmHg bzw. 4,9 mmHg, respektive, senken konnte. Selbst eine regelmäßige körperliche Aktivität niedrigerer Intensität und Dauer war in Kohorten-Studien mit einer etwa 20%igen Mortalitäts-Reduktion assoziiert (Leitzmann et al., 2007; Rossi et al., 2012). Nach neuesten Erkenntnissen rät man Patienten mit arterieller Hypertonie ein ≥ 30-minütiges moderat-intensives dynamisch-aerobes Ausdauertraining wie z.B. Walking, Nordic Walking, Jogging, Fahrradfahren in der Ebene oder Schwimmen an 5-7 Tagen in der Woche (Fagard, 2011). Auch für aerobes Intervalltraining (hochintensive Belastungsphasen mit Erholungsphasen) konnte eine Blutdrucksenkung gezeigt werden (Molmen-Hansen et al., 2012), wie auch für dynamische Krafttrainingsformen (Kraftausdauer), letztere sollten an 2 bis 3 Tagen pro Woche durchgeführt werden und konnten auch metabolische Parameter positiv beeinflussen (Cornelissen et al., 2011; Vanhees et al., 2012). Nicht empfohlen wird allerdings isometrisches Krafttraining (Muskelspannung ohne Beugung oder Streckung) bei Patienten mit arterieller Hypertonie.

In der Praxis

Die Durchführung regelmäßiger körperlicher Aktivität gehört wie auch die Umstellung von Essgewohnheiten zu den sogenannten Lebensstil-Änderungen, die neben der medikamentösen Therapie bei arterieller Hypertonie grundsätzlich zur Anwendung kommen sollten (nicht ausdrücklich empfohlen wird es nur bei hochnormalem Blutdruck ohne Risikofaktoren und Endorganschäden). Je nach dem Grad der Hypertonie (Grad 1-3) und dem Vorhandensein von Risikofaktoren (RF; ohne, 1-2, > 3) und Endorganschäden oder Komorbiditäten sollten Lebensstil-Änderungen ohne Intervention, für mehrere Wochen oder Monate, und bei Versagen gemeinsam mit einer geeigneten Medikation vorgenommen werden. Lediglich bei Hochrisikogruppen sollten Lebensstil-Änderungen sofort mit einer medikamentösen Therapie (Hypertonie Grad 1 mit Endorganschäden/Komorbidität; Hypertonie Grad 2 mit ≥ 3 RF, Hypertonie Grad 3) eingeleitet werden. Bei Hypertonie Grad 3 sollte darauf geachtet werden, dass vor Aufnahme von sportlichen Aktivitäten eine ausreichende Blutdruckkontrolle über 6 Monate bestehen sollte.

Geeignete Sportarten bei arterieller Hypertonie sind: Ausdauersportarten wie Walking, Nordic Walking, Laufen, Radfahren in der Ebene, Skilanglauf, Schwimmen.

Bedingt geeignete Sportarten bei arterieller Hypertonie sind: Kraft- und Kampfsportarten mit niedrigen bis mittleren Belastungsintensitäten (ohne Pressatmung), Einzelrückschlagspiele mit niedrigen bis mittleren Belastungsintensitäten wie Tennis und Tischtennis, Mannschaftsspiele mit mittleren Belastungsintensitäten, Ausdauersportarten mit höheren Belastungsintensitäten wie Rudern.

Ungeeignete Sportarten bei arterieller Hypertonie sind: Kraft- und Kampfsportarten mit hohen Belastungsintensitäten; Einzelsportarten mit hoher Belastungsintensität wie Badminton, Squash, Leichtathletik (z.B. Hürdenlauf); Mannschaftsspiele mit hohen Belastungsintensitäten wie Eishockey, Basketball.

Grundsätzlich muss jedoch berücksichtigt werden, dass sportliche Vorerfahrungen eine wesentliche Rolle bei Ratschlägen zur Durchführung sportlicher Aktivitäten bei Patienten mit arterieller Hypertonie mit und ohne Endorganschäden bzw. Komorbiditäten spielen. Daher sollte bei diesen Fragestellungen bzw. vor Aufnahme regelmäßiger sportlicher Aktivitäten immer ein erfahrener Arzt für Sportmedizin hinzugezogen werden.

Literatur

Andersen L.B., Harro M., Sardinha L.B. et al. (2006). Physical activity and clustered cardiovascular risk in children: a cross-sectional study (The European Youth Heart Study). *Lancet 368:* 299-304.

Barengo N.C., Hu G., Lakka T.A. et al. (2004). Low physical activity as a predictor for total and cardiovascular disease mortality in middle-aged men and women in Finland. *Eur Heart J 25:* 2204-2211.

Corder K., Sharp S.J., Atkin A.J. et al. (2013). *Change in objectively measured physical activity during the transition to adolescence.* doi:10.1136/bjsports-2013-093190. [Epub ahead of print]

Corder K., van Sluijs E.M., Ekelund U. et al. (2010). Changes in children's physical activity over 12 months: longitudinal results from the SPEEDY study. *Pediatrics 126:* 926-935.

Cornelissen V.A. & Fagard R.H. (2005). Effects of endurance training on blood pressure, blood pressure-regulating mechanisms, and cardiovascular risk factors. *Hypertension 46:* 667-75.

Cornelissen V.A., Fagard R.H., Coeckelberghs E. & Vanhees L. (2011). Impact of resistance training on blood pressure and other cardiovascular risk factors: a meta-analysis of randomized, controlled trials. *Hypertension 58:* 950-958.

Dumith S.C., Gigante D.P., Domingues M.R. & Kohl H.W. 3rd (2011). Physical activity change during adolescence: a systematic review and a pooled analysis. *Int J Epidemiol 40:* 685-698.

Ekelund U., Luan J., Sherar L.B. et al. (2012). Moderate to vigorous physical activity and sedentary time and cardiometabolic risk factors in children and adolescents. *JAMA 307:* 704-712.

Fagard R.H. (2011). Exercise therapy in hypertensive cardiovascular disease. *Prog Cardiovasc Dis 53:* 404-141.

Hamer M. & Chida Y. (2008). Walking and primary prevention: a meta-analysis of prospective cohort studies. *Br J Sports Med 42:* 238-243.

Hu G., Barengo N.C., Tuomilehto J. et al. (2004a). Relationship of physical activity and body mass index to the risk of hypertension: a prospective study in Finland. *Hypertension 43:* 25-30.

Hu G., Eriksson J., Barengo N.C. et al. (2004b). Occupational, commuting, and leisure-time physical activity in relation to total and cardiovascular mortality among Finnish subjects with type 2 diabetes. *Circulation 110:* 666-673.

Hu G., Tuomilehto J., Silventoinen K. et al. (2004c). Joint effects of physical activity, body mass index, waist circumference and waist-to-hip ratio with the risk of cardiovascular disease among middle-aged Finnish men and women. *Eur Heart J 25:* 2212-2219.

Janssen I. & Leblanc A.G. (2010). Systematic review of the health benefits of physical activity and fitness in school-aged children and youth. *Int J Behav Nutr Phys Act 7:* 40.

Katzmarzyk P.T. (2014). Standing and mortality in a prospective cohort of Canadian adults. *Med Sci Sports Exerc 46:* 940-946; doi:10.1249/MSS.0000000000000198.

Khaw K.-T., Wareham N., Bingham S. et al. (2008). Combined impact of health behaviours and mortality in men and women: The EPIC-Norfolk Prospective Population Study. *PLoS Med 5:* e12.

Lee et al. (2004). The "Weekend Warrior" and Risk of Mortality. *Am J Epidemiol 160:* 636-641.

Leitzmann M.F., Park Y., Blair A. et al. (2007). Physical activity recommendations and decreased risk of mortality. *Arch Intern Med 167:* 2453-2460.

Mancia G., Fagard R., Narkiewicz K. et al. (2013a). 2013 ESH/ESC guidelines for the management of arterial hypertension: the Task Force for the Management of Arterial Hypertension of the European Society of Hypertension (ESH) and of the European Society of Cardiology (ESC). *Eur Heart J 34:* 2159-219.

Mancia G., Fagard R., Narkiewicz K. et al. (2013b). 2013 ESH/ESC Guidelines for the management of arterial hypertension: the Task Force for the management of arterial hypertension of the European Society of Hypertension (ESH) and of the European Society of Cardiology (ESC). *J Hypertens 31:* 1281-357.

Molmen-Hansen H.E., Stolen T., Tjonna A.E. et al. (2012). Aerobic interval training reduces blood pressure and improves myocardial function in hypertensive patients. *Eur J Prev Cardiol 19:* 151-60.

Myers J., Prakash M., Froelicher V. et al. (2002). Exercise capacity and mortality among men referred for exercise testing. *N Engl J Med 346:* 793-801.

Rossi A., Dikareva A., Bacon S.L. & Daskalopoulou S.S. (2012). The impact of physical activity on mortality in patients with high blood pressure: a systematic review. *J Hypertens 30:* 1277-1288.

Schnohr P., Scharling H. & Jensen J.S. (2007). Intensity versus duration of walking, impact on mortality: the Copenhagen City Heart Study. *Eur J Cardiovasc Prev Rehabil 14:* 72-78.

Steinbeck K. (2008). The importance of PA in the prevention of overweight and obesity in childhood: a review and an opinion. *Obes Rev 2:* 117-130.

Telama R., Yang X., Viikari J. et al. (2005). Physical activity from childhood to adulthood – a 21-year tracking study. *Am J Prev Med 28:* 267-273.

Vanhees L., Geladas N., Hansen D. et al. (2012). Importance of characteristics and modalities of physical activity and exercise in the management of cardiovascular health in individuals with cardiovascular risk factors: recommendations from the EACPR. Part II. *Eur J Prev Cardiol 19:* 1005-1033.

Wareham N., van Sluijs E., Ekelund U. (2005). Physical activity and obesity prevention: a review of the current evidence. *Proc Nutr Soc 64:* 229-247.

Hypertensive Erkrankungen in der Schwangerschaft

Dominik Tacuri-Strasser

1. Einleitung

Die arterielle Hypertonie ist eine der häufigsten internistischen/nephrologischen Erkrankungen in der Schwangerschaft. Sie tritt in bis zu 10% aller Schwangerschaften und in bis zu 15% der Erst-Schwangerschaften auf. Das Spektrum reicht dabei von der schwangerschaftsunabhängigen essentiellen oder sekundären arteriellen Hypertonie bis hin zur schwangerschaftsinduzierten Gestationshypertonie (GH)/Präeklampsie (PE)/Eklampsie (EK)/HELLP (**h**emolysis, **e**levated **l**iver enzymes, **l**ow **p**latelets). Die schwangerschaftsinduzierten Erkrankungen können entweder neu auftreten oder sich auf eine vorbestehende arterielle Hypertonie oder Nierenfunktionsstörung „aufpfropfen". Schwergradige Erkrankungsformen der GH/PE/EK/HELLP weisen eine erhöhte perinatale kindliche und maternale Morbidität und Mortalität auf, dieser Erkrankungskomplex ist die zweithäufigste Ursache für maternale Sterblichkeit nach der Lungenarterienembolie. Der gemeinsame pathophysiologische Hintergrund der GH/PE/EK/HELLP ist durch die Entdeckung beteiligter Mediatoren in den letzten Jahren weiter aufgeklärt worden. Weiterhin werden Daten publiziert, die auf einen prädiktiven Wert der Labordiagnostik (Verhältnis sFlt1/PlGF) vor der klinischen Manifestation von PE/EK/HELLP hindeuten. Diese diagnostischen Tests verbreiten sich zunehmend in der klinischen Routine. Hauptsächlich aber wird die Diagnose der GH/PE/EK/HELLP durch lang etablierte klinische Kriterien gestellt. Die therapeutischen Optionen bestehen in
1) der Entbindung von Kind und Placenta sowie
2) einer antihypertensiven Therapie.

Die Therapie muss sowohl den Reifezustand des Kindes als auch den Gefährdungsgrad der Mutter durch die Erkrankung berücksichtigen.

2. Physiologie des Blutdrucks und der Nierenfunktion in der Schwangerschaft

In der Schwangerschaft kommt es während der ersten beiden Trimester zu einem Abfall des arteriellen Blutdrucks, überwiegend durch einen verminderten peripheren Widerstand durch endothelvermittelte Vasodilatation. Bei erhöhtem kardialem Auswurf resultiert als Nettoeffekt eine leichtgradige Blutdruckabsenkung, v.a. im 2. Trimenon. Zur Geburt hin steigt der Blutdruck wieder auf die Ausgangswerte vor der Schwangerschaft an. Postpartal bleibt der Blutdruck in der Regel konstant, allerdings entwickeln bis zu 12% der zuvor normotensiven Frauen postpartal in den ersten 5 Tagen eine art. Hypertonie, die am ehesten auf eine Volumenexpansion und Flüssigkeitsverschiebung zurückzuführen ist.

Die exkretorische Nierenfunktion nimmt während der Schwangerschaft ebenfalls zu: Die GFR steigt um ca. 40-50% bis nach dem 1.Trimenon und fällt bis zur Entbindung allenfalls leicht ab, 2 Wochen postpartal hat die Nierenfunktion wieder das Ausmaß vor der Schwangerschaft erreicht. Analog steigt der renale Plasmafluss um bis zu 50-80% (Abbildung 1).

Es muss während der Schwangerschaft zu einem Abfall der harnpflichtigen Substanzen im Serum (mittleres Kreatinin 0,5 mg/dl, mittlere Harnsäure < 4,0 mg/dl) und zu einem Anstieg der Kreatinin-Clearance kommen!

Allgemein hat sich für die Kalkulation der Nierenfunktion in den letzten Jahren zunehmend die Verwendung der MDRD-Formel etabliert. Diese unterschätzt jedoch bei Schwangeren die GFR im Vergleich zur Inulin-Clearance-Bestimmung um bis zu 30%, insbesondere einer GFR oberhalb von 70 ml/min. Obwohl die Problematik der korrekten Urinsammlung besteht, ist dies zurzeit die praktikabelste Methode zur genauen GFR-Bestimmung in der Schwangerschaft.

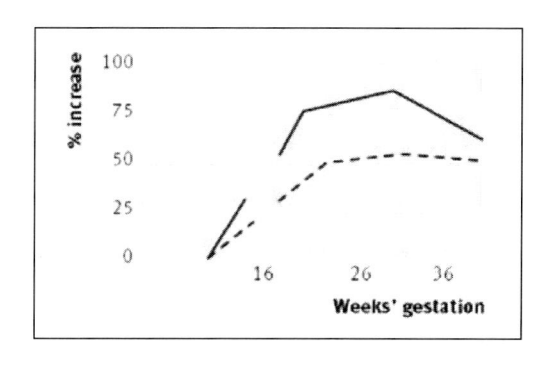

Abbildung 1
RPF (durchgezogen) und GFR (gestrichelt) in der Schwangerschaft. (Williams, BMJ, 2008)

In der Praxis ist der unzureichende Abfall oder sogar der leichtgradige Anstieg des Kreatinins in der Schwangerschaft der entscheidende Hinweis auf eine renale Funktionseinschränkung.

3. Klassifikation der arteriellen Hypertonie in der Schwangerschaft

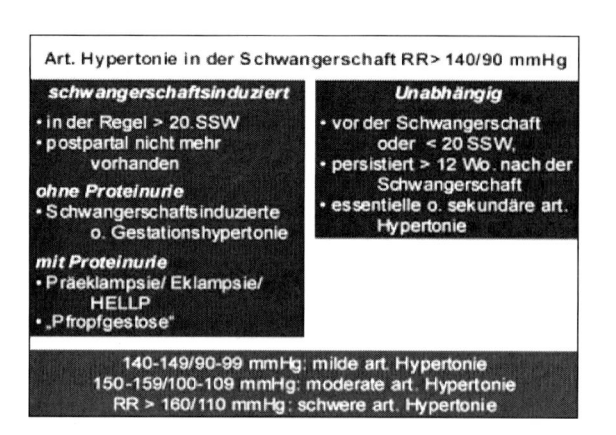

Eine art. Hypertonie liegt bei Blutdruckwerten > 140/90 mmHg bei Messungen unter Standardbedingungen zu zwei Messzeitpunkten vor. Bei der Blutdruckmessung wird als diastolischer Wert der Phase V Korotkoff-Ton verwendet. Die art. Hypertonie wird in eine milde (140-149/90-99 mmHg), eine moderate (150-159/100-109 mmHg) und eine schwere (> 160/110 mmHg) Form eingeteilt. Als Diagnosekriterium wird der früher gebräuchliche Anstieg des Blutdrucks um > 25 mmHg systolisch und > 15 mmHg diastolisch in der Schwangerschaft **nicht mehr** verwendet.

Entscheidend ist die Unterteilung in die schwangerschaftsunabhängige (Häufigkeit 3-8%) und die schwangerschaftsinduzierte (Häufigkeit 6-7%) art. Hypertonie (Abbildung 2). Von einer schwangerschaftsunabhängigen art. Hypertonie (essentielle und sekundäre Form) spricht man, wenn sie vor der Schwangerschaft bereits bestand, vor der 20. SSW isoliert ohne Proteinurie auftritt oder über 12 Wochen postpartal hinaus persistiert.

Manifestiert sich die art. Hypertonie nach der 20. SSW ohne Proteinurie, spricht man von der schwangerschaftsinduzierten Gestationshypertonie (GH), bei zusätzlicher Proteinurie > 300 mg/d von Präklampsie (PE), bei Auftreten von cerebralen Krampfanfällen von der Eklampsie (EK) und bei hämolytischer Anämie, An-

Abbildung 2
Klassifikation der arteriellen Hypertonie in der Schwangerschaft

Art. Hypertonie in der Schwangerschaft RR > 140/90 mmHg	
schwangerschaftsinduziert	**Unabhängig**
• in der Regel > 20. SSW • postpartal nicht mehr vorhanden *ohne Proteinurie* • Schwangerschaftsinduzierte o. Gestationshypertonie *mit Proteinurie* • Präklampsie/ Eklampsie/ HELLP • „Pfropfgestose"	• vor der Schwangerschaft oder < 20 SSW. • persistiert > 12 Wo. nach der Schwangerschaft • essentielle o. sekundäre art. Hypertonie
140-149/90-99 mmHg: milde art. Hypertonie 150-159/100-109 mmHg: moderate art. Hypertonie RR > 160/110 mmHg: schwere art. Hypertonie	

stieg der Transaminasen und Abfall der Thrombozyten vom sog. HELLP-Syndrom.

Auf eine vorbestehende schwangerschaftsunabhängige Hypertonie oder Niereninsuffizienz können sich GH/PE/EK/HELLP „aufpfropfen": Man spricht dann von einer sogenannten Pfropfgestose.

4. Pathophysiologie der Gestationshypertonie/ Präeklampsie/Eklampsie/HELLP

Physiologie der Placentation: Zwischen der 6.-18. Schwangerschaftswoche kommt es zu einer tiefgreifenden Änderung der Perfusion der uteroplazentaren Einheit. Cytotrophoblastzellen durchbrechen die Syncytiotrophoblastschicht, durchwandern die Decidua (10.-12. SSW) und dringen bis in die Gefäßwand der uterinen Spiralarterien des Myometriums (15.-16. SSW) vor. Die Cytotrophoblastzellen ändern bei dieser Passage ihr „epitheliales" in ein „endotheliales" Adhäsionsmolekül-Muster und bilden ein „neues" Endothel. Diese „Pseudovaskulogenese" reicht über das Endothelniveau bis in die Media- und Muskelschicht der ehemaligen Spiralarterien hinein und modifiziert sie: Folge ist eine Transformation der Spiralarterien von Widerstandsgefäßen in Kapazitätsgefäße (Abbildung 3). **Es resultiert eine erhöhte bedarfsangepasste Perfusion der fetoplazentaren Einheit, der uterine Blutfluss nimmt von 45 ml/min (Menstruation) auf 750 ml/min (kurz vor der Geburt) zu.** Vor allem die Cytotrophoblasten der Placenta produzieren angiogenetische Faktoren, welche die Vaskularisation weiter unterstützen. Es resultiert ein Wechselspiel zwischen Angiogenese und Normoxämie, Antiangiogenese und relativer Hypoxämie, das

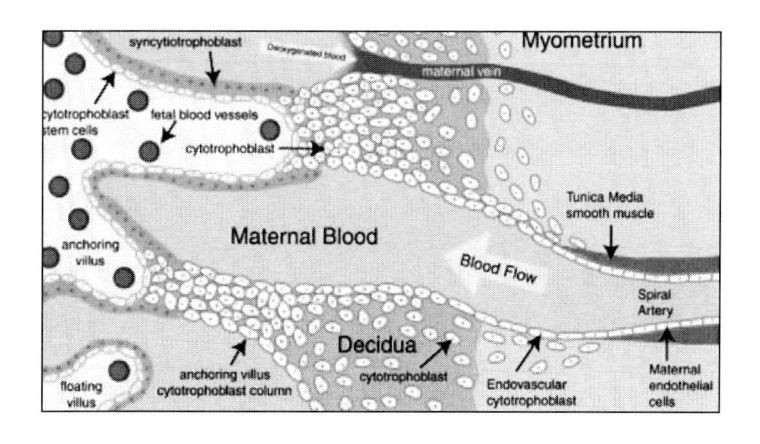

Abbildung 3
Normale Placentation (Karamunchi, Hypertension, 2005)

die Voraussetzung für eine adäquate Placentation bildet. Die entscheidenden angiogenetischen Faktoren zur Erhaltung der physiologischen Endothelfunktion, Gefäßintegrität und v.a. zur Neuformation von Gefäßen in der Placenta sind VEGF (vascular endothelial growth factor), PlGF (placental growth factor) und Endoglin (Eng).

Um eine überschießende Placentation zu vermeiden, findet ca. ab der 20. SSW eine Gegenregulation statt. **Maßgeblich beteiligt ist dabei Angiotensin II, das eine erhöhte Freisetzung von sFlt-1 (soluble fms-like Kinase 1) induziert. sFlt-1 ist eine frei lösliche Splice-Variante des normalerweise zellständigen VEGF-Rezeptors, der VEGF und PlGF in der Zirkulation abfängt und deren Wirkung damit neutralisiert.**

Schritt 1: Pathologische Placentation: Bleibt die „Pseudovaskulogenese" aus und erreicht nur das Deciduaniveau, so resultiert eine minderperfundierte Placenta mit thrombotischen Gefäßveränderungen, enggestellten Gefäßen und Placentainfarkten (Abbildung 4). Die Ursachen für den initialen Schritt in der Pathophysiologie sind noch nicht aufgeklärt. Die funktionell derartig beeinträchtigte Placenta aktiviert eine Reihe von Vorgängen:

Der Ischämie-Reperfusionsschaden verschiebt das Gleichgewicht von Vasodilatation und Vasokonstriktion zugunsten der Vasokonstriktion durch vermehrte Freisetzung vasopressorischer Substanzen wie z.B. Endothelin 1, Thromboxan A und verminderter Bildung von NO und Prostaglandinen. Es resultiert eine verstärkte Endothel-vermittelte Vasokonstriktion. Weiterhin werden vermehrt prokoagulatorische Faktoren wie z.B. vWF oder PAI-1 freigesetzt, die dann zur Plättchenaktivierung und -freisetzung führen.

Neben allgemeinen Phänomenen der endothelialen Dysfunktion gibt es schwangerschaftsspezifische Besonderheiten:

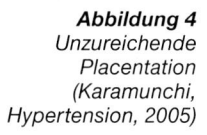

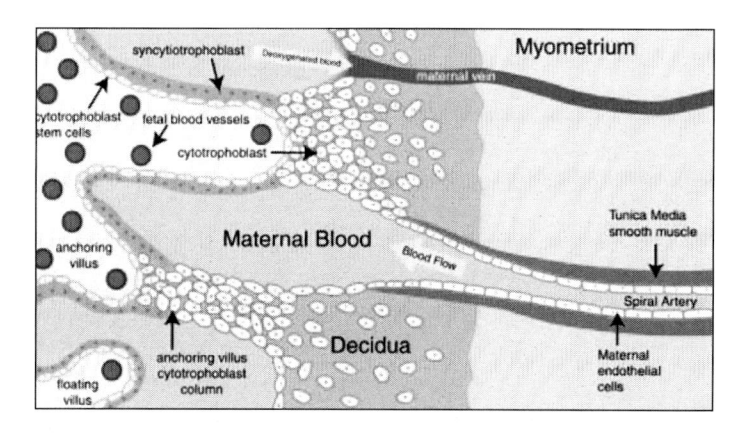

Abbildung 4
Unzureichende Placentation (Karamunchi, Hypertension, 2005)

Die pathologisch minderperfundierte Placenta setzt im Präeklampsie-Milieu bereits einige Wochen **vor** der klinischen Manifestation vermehrt und in deutlich erhöhter Konzentration sFlt-1 und sEng (ein N-terminales Spaltprodukt von Eng mit neutralisierender Wirkung) frei. Resultat sind pathologisch verminderte Spiegel von VEGF, PLGF und Eng. Das Ausmaß der Erhöhung der antiangiogenetischen Faktoren sFlt-1 und sEng sowie der Konzentrationserniedrigung von VEGF, PlGF und Eng korreliert mit dem Schweregrad der späteren Erkrankung. Ein Modell, in dem die Konzentrationen von sEng, sFlt-1 und PlGF integriert werden, besitzt möglicherweise einen prädiktiven Charakter zur Vorhersage des späteren Phänotyps der Erkrankung – eine entsprechende Diagnostik ist allerdings noch nicht klinisch etabliert. Bei Frauen mit PE wurden in bis zu 95% der Fälle aktivierende Autoantikörper beschrieben, die gegen die zweite extrazelluläre Schleife des AT-1-Rezeptors gerichtet sind (AT1-AA). Diese AK stabilisieren die aktive Form des AT-1-Rezeptors und lösen neben einer verstärkten Gefäßkonstriktion bei der Präeklampsie folgende weitere Effekte auf Trophoblasten aus: Aktivierung von NFκB, PAI-1 und Bildung von reaktiven Sauerstoffspezies. Weiterhin regulieren AT1-AA die sFLt-1-Bildung überproportional hoch, die bereits physiologisch durch AT II ausgelöst wird. **Dies führt zu einem Überhang an sFLt-1 in einem sehr frühen Placentationsstadium. Da sFLt-1 VEGF und PlGF inhibiert, resultiert eine unzureichende Placentation.**

Was induziert in diesem Zusammenhang die Bildung von Autoantikörpern? In einem Rattenmodell mit experimentell verminderter placentarer Perfusion wurden durch den hypoxischen/ischämischen Endothelschaden placentare proinflammatorische Zytokine wie TNF-α und IL-6 ausgeschüttet. Im Serum konnten nachfolgend AT-1-AA nachgewiesen werden, die den klinischen Phänotyp der PE induzierten. Möglicherweise spielt hier die so genannte „Shedding-Hypothese" eine Rolle: Werden **vermehrt** fetale Zellreste oder DNA-Bestandteile durch o.g. Bedingungen in die maternale Zirkulation geschwemmt, so induzieren diese „Fremdantigene" möglicherweise die Bildung von AT1-AA.

Bei Frauen mit reduziertem uterinem Blutfluss (Dopplersonographie) treten bereits Wochen vor der klinischen Manifestation der PE AT1-AA auf. Offensichtlich liegt auch hier ein mögliches diagnostisches Potenzial zur Identifikation von Frauen mit einem erhöhten Risiko für diese Erkrankungen.

Weiterhin konnte im Mausmodell eine erfolgreiche Blockade des AT-II-Typ-1-Rezeptors mittels eines 7-AS-Peptides erzielt werden – mit einer deutlich reduzierten sFLt-1-Produktion: Hier könnte

Abbildung 5
AT-1-Autoantikörper und deren Effekte
(Xia, J Immunology, 2008)

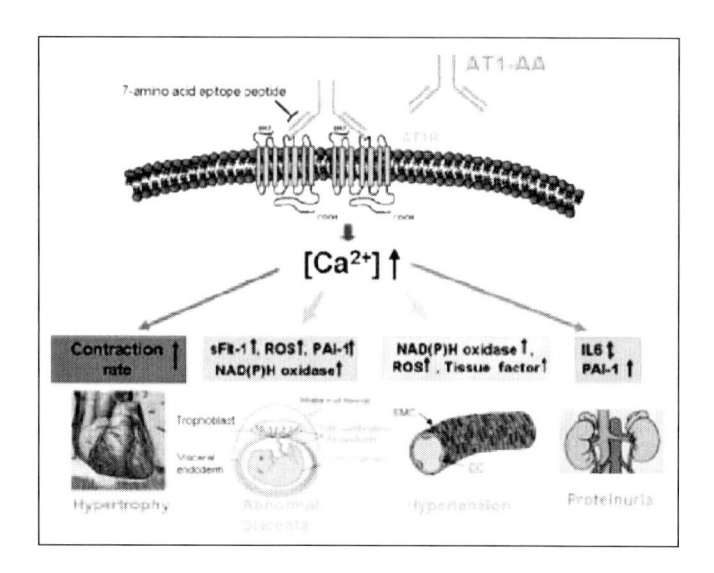

zukünftig ein therapeutisches Potenzial für die Vermeidung der PE liegen.

Die pathophysiologischen Zusammenhänge und deren klinisch apparente Folgen sind in Abbildung 5 dargestellt.

Schritt 2: Auf dem Boden dieser Pathophysiologie resultiert die maternale Erkrankung. Dabei kommt es je nach „Prädilektionsstelle im maternalen System" zu verschiedenen Manifestationsformen unterschiedlichen Ausmaßes.

Die generalisierte maternale endotheliale Dysfunktion sowie die Anwesenheit von AT1-AA erklärt die entstehende GH. Stehen vermehrt der Einfluss von sFLt-1 und die Integrität renaler Bestandteile im Vordergrund, so entwickelt sich die PE. Bei erhöhter Gefäßpermeabilität und endothelialer Dysfunktion cerebraler Gefäße entwickelt sich klinisch eine EK. Beim HELLP-Syndrom dominieren die Hyperkoagulabilität und der sinusoidale Endothelschaden, so dass ein Überlappungsbild zur thrombotischen Mikroangiopathie mit Hämolyse und Plättchenverbrauch resultiert.

4.1 Aktuelle Aspekte der Diagnostik

GH/PE/EK/HELLP werden bisher aufgrund von manifesten klinischen Befunden diagnostiziert. In den letzten beiden Jahren wurden Laborparameter in der Diagnostik etabliert, die parallel zur klinischen Symptomatik oder schon Wochen vor klinischer Manifestation der Erkrankung pathologisch ausfallen: das Verhältnis zwischen sFlt-1/PlGF. In einer aktuellen Studie wurde bei Frauen vor der 34. SSW mit unspezifischen Symptomen (Kopfschmerzen, Sehstörungen) ohne weitere klinische Parameter wie Hypertonie oder Proteinurie das Risiko für ungünstige maternale und kindliche Endpunkte bei pathologischem sFlt-1/PlGF-Verhältnis vorhergesagt. Dieses Resultat muss zwar in größeren Untersuchungen noch bestätigt werden, aber wahrscheinlich werden zukünftig schwangere Frauen mit einem erhöhten Risiko für eine Präeklampsie sicherer und bereits Wochen vor Auftreten klinischer Symptome identifiziert werden können.

5. Klinische Manifestation der generalisierten endothelialen Dysfunktion

Die Erkrankungen GH/PE/EK/HELLP sind unterschiedliche maternale Manifestationsformen einer gemeinsamen Pathophysiologie, nämlich einer Placentationsstörung mit nachfolgender generalisierter endothelialer Dysfunktion mit schwangerschaftsspezifischer Erhöhung antiangiogenetischer Faktoren. Neben der maternalen Manifestation sind die Placenta und der Fetus ebenfalls durch die Erkrankung betroffen (Abbildung 6).

Gestationshypertonie: Die nach der 20. SSW auftretende GH ist zwar bei allen Formen regelhaft vorhanden, aber auch bei schwerer Form von PE, EK und HELLP ggf. nur mild ausgeprägt. Sie tritt in 6-10% aller Schwangerschaften auf. Am häufigsten liegt eine milde bis moderate art. Hypertonie (RR < 160/110 mmHg) vor. Ca.

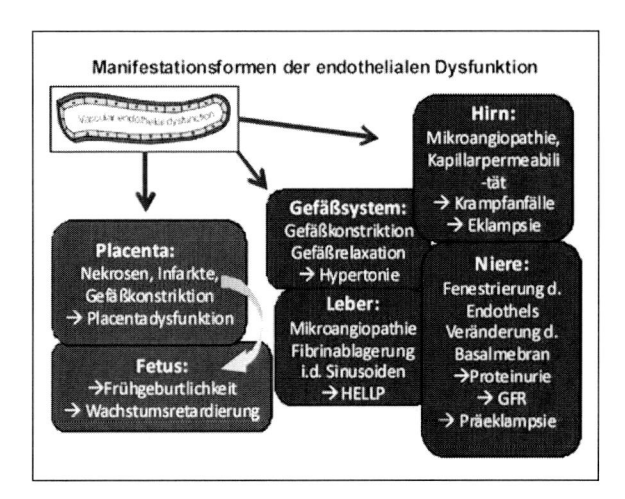

Abbildung 6
Manifestationen der endothelialen Dysfunktion; links: Placenta und Fetus, rechts: maternale Manifestation

15-45% der Schwangeren mit einer GH entwickeln eine PE. Die GH bildet sich innerhalb von wenigen Wochen nach der Entbindung zurück. Zeigen sich 3 Monate nach der Entbindung weiter hypertensive Blutdruckwerte, so kann man davon ausgehen, dass eine chronische essentielle oder sekundäre art. Hypertonie vorliegt.

Präeklampsie: Ödeme gehören (wegen des unspez. Charakters) nicht mehr zur Definition der PE (Häufigkeit bis zu 8% aller Schwangerschaften). Zur Definition gehört neben der art. Hypertonie nach der 20. SSW eine Proteinurie > 300 mg/d, die Niereninsuffizienz kann fehlen oder nur mild ausgeprägt sein. Die PE wird in eine frühe (Auftreten < 34. SSW) und eine späte Form (Auftreten > 34. SSW) eingeteilt. Die frühe Form ist meist mit einer schwereren Symptomatik, einer schwergradigeren art. Hypertonie, einer Proteinurie bis in den nephrotischen Bereich und einer stärker ausgeprägten Niereninsuffizienz verbunden. Die Proteinquantifizierung mit Teststreifen und Protein/Kreatinin-Quotient korreliert nicht ausreichend mit der 24-h-Urin-Sammlung, diese Methoden sind deshalb zur Diagnosestellung weniger geeignet. Die Harnsäure ist oft schon vor der klinischen Manifestation der Präeklampsie erhöht und besitzt somit ebenfalls einen diagnostischen Wert. Wichtig ist weiterhin, dass das Ausmaß der Niereninsuffizienz gemessen am Serum-Kreatinin nicht ausgeprägt sein muss. Schon der alleinige Anstieg des Kreatinins (oftmals um weniger als 0,5 mg/dl) noch innerhalb des Normbereichs kann eine schwere Nierenfunktionsstörung anzeigen. Die PE wird in eine leichtgradige Form (RR 160/110 mmHg und Proteinurie < 5 g/d) und schwergradige Form eingeteilt. Letztere ist neben der schwergradigen art. Hypertonie oder einer Proteinurie > 5 g/d durch Lungenödem, Oligurie, Zeichen von EK oder HELLP gekennzeichnet. Die PE kann auch noch innerhalb der 1. postpartalen Woche auftreten. Pathologisch ist die PE lichtmikroskopisch durch „blutleere" glomeruläre Kapillarlumina und eine Endotheliose, d.h. Schwellung der Endothelzellen, gekennzeichnet. Elektronenmikroskopisch fällt eine reduzierte Endothelzellfenestrierung bei erhaltenen podozytären Fußfortsätzen auf.

Bei der Lebermanifestation HELLP (Häufigkeit unter 0,1-0,3% aller Schwangerschaften, in bis zu 20% bei schwerer PE) stehen neben den Laborveränderungen v.a. Oberbauchschmerzen im Vordergrund. Es kommt neben den erhöhten Leberenzymen zum Thrombozytenabfall und zur Hämolyse. In ca. 10-15% der Fälle tritt keine art. Hypertonie oder Proteinurie auf. Pathophysiologisch findet sich eine endotheliale Dysfunktion im Bereich der Sinusoide mit nachfolgender thrombotischer Mikroangiopathie und Fibrinablagerung.

Die Eklampsie ist ebenfalls selten (0,01-0,03% aller Schwangerschaften, 1-4% der Schwangerschaften mit PE), den Krampfanfällen gehen manchmal visuelle Störungen voraus (altgriechisch *eklampein* = hervorleuchten). Viel häufiger treten aber keine Prodromalstadien auf. Pathophysiologisch liegen der Erkrankung eine endotheliale Dysfunktion und eine gestörte Autoregulation der cerebralen Perfusion zugrunde. In ca. 50% der Fälle ist eine schwergradige art. Hypertonie apparent, in bis zu 35% der Fälle zeigt sich keine art. Hypertonie oder Proteinurie.

GH/PE/EK und HELLP verlaufen in der Regel schwergradiger, wenn sie sich auf eine vorbestehende art. Hypertonie oder Niereninsuffizienz „aufpfropfen".

Beim Fetus ist häufig eine Wachstumsretardierung nachweisbar, die durch eine verminderte placentare Perfusion ausgelöst wird. Diese korreliert mit dem Schweregrad der maternalen Erkrankung. Unabhängig vom Zeitpunkt der Entbindung wird bei Schwangerschaften mit GH/PE/EK oder HELLP im Vergleich zu unkomplizierten Schwangerschaften früher die Entbindung eingeleitet (15-67%), es wird häufiger eine Sectio durchgeführt, SGA-(small for gestational age)-Babys (25%) entbunden und auf eine neonatale Intensivstation (25-60%) verlegt. Diese Umstände bedingen die erhöhte neonatale Morbidität und Mortalität.

6. Risikofaktoren

Im Vordergrund stehen vererbte oder erworbene kardiovaskuläre Risikofaktoren, die per se schon eine endotheliale Dysfunktion begünstigen: Vorbestehende mittel- bis schwergradige art. Hypertonie, vorbestehende mittel- bis schwergradige Einschränkung der Nierenfunktion, Diabetes mellitus, metabolisches Syndrom, Thrombophilie und GH/PE/EK und HELLP in vorherigen Schwangerschaften. Weiterhin spielen junges Alter bei Empfängnis oder Erstschwangerschaft eine Rolle. Genetische Risikofaktoren beinhalten eine positive Familienanamnese für PE/EK/HELLP, weiterhin bestimmte HLA-Eigenschaften oder Polymorphismen verschiedener Genloci (vererbbare Faktoren in bis zu 30% bei PE und bis zu 20% bei GH). Es existieren zwar Hinweise für verschiedene Suszeptibilitätsgene, diese werden in der Routinediagnostik nicht überprüft.

7. Therapeutische Prinzipien hypertensiver Erkrankungen in der Schwangerschaft

Jede Therapie der gestationsbedingten art. Hypertonie in der Schwangerschaft muss folgenden Aspekten Rechnung tragen:
- Die GH und die weiteren klinischen Manifestationen PE/EK/HELLP sind sekundäre Phänomene. Die primäre Störung liegt in der abnormalen Placentation. Die Therapie der art. Hypertonie behandelt NICHT die primäre Störung. Das Ziel der antihypertensiven Therapie liegt in der Vermeidung schwerer cardiovaskulärer oder cerebraler Schäden bei der Mutter (v.a. Vermeidung hämorrhagischer Insulte) und in der Vermeidung des Übergangs einer leichtgradigen Erkrankung in eine PE/EK/HELLP und der daraus resultierenden kindlichen Schäden.
- Die Autoregulationsfähigkeit der Placenta ist durch die Umwandlung von Widerstandsgefäßen in Kapazitätsgefäße herabgesetzt. Eine systemische Blutdrucksenkung bei der Mutter kann zur relevanten Minderperfusion der fetoplacentaren Einheit und damit zur Gefährdung des Kindes führen.
- Eine hypertensive Gefahrensituation, ein hypertensiver Notfall oder eine schwergradige art. Hypertonie (RR > 160/110 mmHg) bedürfen der stationären Aufnahme und der Einleitung der medikamentösen Therapie unter maternalem und fetalem Monitoring.
- Die Evidenzlage zur medikamentösen antihypertensiven Therapie in der Schwangerschaft ist deutlich schwächer als bei der essentiellen Hypertonie. Aufgrund der Erfahrung, dass bei medikamentöser Therapie von milder bis moderater art. Hypertonie mit Zielblutdruckwerten < 140/90 mmHg fetale Komplikationen provoziert werden, wird in der Regel medikamentös erst bei Blutdruckwerten > 160/110 mmHg behandelt.
- Für viele Antihypertensiva besteht in der Schwangerschaft eine absolute (z.B. ACE-Inhibitoren, AT-Rezeptorblocker) oder relative Kontraindikation (Diuretika).
- Die verschiedenen Fachgesellschaften empfehlen ab unterschiedlichen Blutdruckwerten eine medikamentöse Therapie, ebenso werden unterschiedliche Therapieziele formuliert.

Therapieindikation nach Blutdruckwerten und Erkrankungsprofil
a) **Milde bis moderate GH (RR < 160/110 mmHg) ohne manifeste Endorganschädigung, ohne begleitende cardiovaskuläre Risikofaktoren und bei normaler Nierenfunktion:** Hier ist

die Lebensstilmodifikation sinnvoll (Nikotinkarenz, Normalisierung der Kochsalzaufnahme, Herausnahme aus dem Arbeitsprozess). Anaerobe körperliche Aktivität sowie Gewichtsreduktion durch hypokalorische Ernährung sind zu vermeiden.

Eine medikamentöse antihypertensive Therapie ist in diesem Stadium nicht von Vorteil: Der Surrogatparameter art. Hypertonie wird zwar gesenkt und eine schwergradige art. Hypertonie vermieden (relative Risikoreduktion für schwergradige art. Hypertonie 50%, NNT 10), allerdings können „harte klinische Endpunkte" wie Auftreten einer PE/EK/HELLP oder maternale und fetale Morbidität und Mortalität nicht in ihrer Häufigkeit reduziert werden. Das Auftreten einer cerebralen Hämorrhagie ist eine der häufigsten Todesursachen einer EK. In einer Fallserie von 24 Frauen mit einer cerebralen Hämorrhagie war bei 100% der Patientinnen der systolische Blutdruck > 155 mmHg (durchschnittlich 170 mmHg), der diastolische Blutdruck lag nur bei 10% der Frauen über 110 mmHg. Offensichtlich spielt bei dieser Komplikation der systolische Blutdruck eine wesentlich größere Rolle.

b) **Milde bis moderate art. Hypertonie (RR < 160/110 mmHg) mit manifester Endorganschädigung, bei vorbestehender Niereninsuffizienz oder maternalem Diabetes mellitus mit oder ohne „Propfkonstellation":** Hier herrscht ein größerer Konsens zur Einleitung einer medikamentösen antihypertensiven Therapie, v.a. bei Blutdruckwerten > 150/100 mmHg. Gerade bei der frühen PE kann durch eine medikamentöse Therapie mit Zielblutdruckwerten von 140-149/90-99 unter fetalem Monitoring eine mittlere Verlängerung der Schwangerschaft um ca. 2 Wochen erreicht werden, was die kindliche Morbidität deutlich verringert. Die Rationale zur Behandlung der Mutter besteht ebenfalls in der Vermeidung des Voranschreitens weiterer Endorganschäden in der Schwangerschaft. Insbesondere bei vorbestehender Niereninsuffizienz sollte bereits ab Blutdruckwerten > 150/100 mmHg therapiert und die Therapie unter stationären Bedingungen eingeleitet werden.

c) **Schwergradige art. Hypertonie (RR > 160/110 mmHg) ohne klinische Symptome oder Zeichen eines Endorganschadens:** Die medikamentöse antihypertensive Therapie ist indiziert und sollte unter stationären Bedingungen eingeleitet werden. Manche Fachgesellschaften empfehlen die Therapie erst ab RR-Werten > 170/110 mmHg. Der Zielblutdruck liegt bei 140-150/90-105 mmHg unter fetalem Monitoring. Durch die Therapie werden „harte klinische Endpunkte" wie Auftreten einer PE/EK/HELLP sowie fetale Morbidität und Mortalität in ihrer Häufigkeit reduziert. Die Therapie sollte unter stationären Bedingungen eingeleitet werden.

d) **Hypertensive Gefahrensitutation oder hypertensiver Notfall:** Dies liegt vor, wenn neben der art. Hypertonie (die u.U. nicht ausgeprägt ist) hypertensive Endorganschäden drohen, bereits manifest sind oder sich klinische Zeichen einer PE/EK/HELLP zeigen. Hier kann nur unter stationären Bedingungen therapiert werden. Dies sollte unter Monitoring erfolgen, um eine zu rasche und tiefe Blutdrucksenkung zu vermeiden. Medikamente der Wahl sind i.v. applizierbare Substanzen mit kurzer HWZ, die gut steuerbar sind, so z.B. Urapidil. Dihydralazin wird nach der aktuellen Studienlage wegen erhöhter fetaler Morbidität nicht mehr empfohlen. Einige Fachgesellschaften empfehlen die Gabe von Nifedipin s.l. – dies ist jedoch nicht ausreichend gut steuerbar und es wurden in der Literatur schwere Hypotonie-Episoden dokumentiert.

c) **Weitere therapeutische Optionen bei PE/EK/HELLP:** Bei der PE (insbesondere der schwergradigen Form) ist zur Vermeidung einer EK die Gabe von Magnesium sinnvoll. Hier ist zu beachten, dass es bei eingeschränkter Nierenfunktion zur Magnesiumakkumulation kommen kann.

Bei EK wird zur Vermeidung von Re-Konvulsionen ebenfalls mit Magnesium therapiert. Antikonvulsiva wie Clonazepam oder Diazepam werden in der Notfallsituation eingesetzt.

Bei HELLP, insbesondere bei postpartaler Manifestation, verbessert eine Steroidtherapie die Leberparameter, die Urinausscheidung und verringert das Ausmaß der Thrombopenie.

Bei früher PE (< 28. SSW) und bei anamnestisch bekannter PE mit fetaler Wachstumsretardierung in früheren Schwangerschaften kann die niedrig dosierte Gabe von Acetylsalicylsäure (50-150 mg/d) die Häufigkeit der PE reduzieren und die perinatale Mortalität vermindern. Die Medikation gilt als sicher und der Benefit ist dann groß, wenn bereits vor der 17. SSW therapiert wird.

f) **Nicht etablierte Therapieansätze zur Vermeidung der PE/EK/HELLP:** Antioxidantien (Vitamin C und E), Calcium- und Zink-Supplementation sind ohne Effekt.

Bei schwergradiger PE ohne HELLP wird keine Verbesserung des maternalen Outcomes durch Steroide erreicht. Die Steroidtherapie sollte nach fetaler Indikation (Lungenreifung) durchgeführt werden. Obwohl bei PE häufig ein Volumendefizit besteht, bringt bei der schweren Verlaufsform eine Volumenexpansion keinen Vorteil bezüglich des maternalen und fetalen Outcomes. **Zur kausalen Behandlung der maternalen Komplikationen bei PE/EK/HELLP gibt es zur Entbindung des Kindes und der Placenta bei ausreichender fetaler Reife keine Alternative – durch die Entbindung wird der Erkrankung der pathophysiologisch wirksame Boden entzogen. Der adäquate Zeitpunkt der Entbindung muss einerseits dem klinischen Zustand der Mutter, andererseits dem Reifegrad des Fetus und den daraus zu erwartenden Komplikationen Rechnung tragen.** 2009 erschien im Lancet eine prospektive, randomisierte multizentrische Studie (HYPITAT), in der ein abwartendes Regime (n = 377) mit einer Induktion der Geburt (n = 379) bei Frauen mit milder GH oder PE ab der 36. Schwangerschaftswoche verglichen wurde. Der zusammengesetzte maternale Endpunkt wurde in der „Induktionsgruppe" seltener erreicht (n = 117 vs. n = 166). Aufgrund dieser Daten schließen die Autoren, dass die Induktion bei milder GH oder PE von Vorteil sei.

8. Medikation

α-**Methyldopa** ist das Antihypertensivum der Wahl in der Schwangerschaft. Es ist ein α_2-adrenerges Prodrug, das zum aktiven α-Methyl-Norepinephrin metabolisiert wird und dann agonistisch Adrenalin an neurosekretorischen Vesikeln α_2-adrenerger Nervenendigungen im ZNS ersetzt. Dies reduziert den Sympathikotonus und nachfolgend den Blutdruck. Über 40 Jahre Therapie mit α-Methyldopa haben kein teratogenes Potenzial der Substanz gezeigt. Die uteroplacentare Perfusion bleibt primär unbeeinflusst, das Geburtsgewicht wird nicht reduziert und Nachuntersuchungen von Kindern, deren Mütter in der Schwangerschaft mit α-Methyldopa behandelt wurden, zeigen eine physiologische Entwicklung über 7,5 Jahre. α_2-Adrenorezeptoren werden auch auf Trophoblastzellen ausgebildet. 2008 konnte erstmalig eine Reduktion antiangiogenetischer Faktoren (sFlt-1, sEng) 48 Std. nach Beginn einer antihypertensiven Therapie mit α-Methyldopa im Serum und Nabelschnurblut von Patientinnen mit PE nachgewiesen werden. Möglicherweise hat α-Methyldopa somit eine spezifische krankheitsmodifizierende Wirkung über die reine Blutdrucksenkung hinaus. Klinisch führt dies allerdings zu keinem überlegenen Outcome gegenüber anderen antihypertensiven Substanzklassen. Häufige Nebenwirkungen sind Müdigkeit und Xerostomie, seltener wird ein Anstieg der Transaminasen oder ein positiver direkter Antiglobulintest mit nachfolgender hämolytischer Anämie beobachtet.

Die Tagesdosis liegt zwischen 375 und 1.500 mg, verteilt auf 2-3 Einzeldosen. Eine Anpassung der Dosierung bei Niereninsuffizienz ist notwendig.

β-Blocker werden ebenfalls verwendet, sind aber nicht mehr Mittel der 1. Wahl. Sie senken den Blutdruck effektiv und führen auch zur Reduktion maternaler Komplikationen, einschränkend müssen jedoch die postpartale Hypoglykämie und Bradykardie des Neugeborenen beachtet werden. Deshalb sollte die Therapie spätestens 24 Std. vor der Geburt beendet werden. Weiterhin wurde in einigen Studien (allerdings bei hohen Dosierungen) eine fetale Wachstumsretardierung gezeigt, deshalb sollte der Einsatz im 1. Trimenon vermieden werden. Das teratogene Potenzial erscheint nicht erhöht. Das in den USA weit verbreitete Labetolol ist in Deutschland nicht verfügbar. Es werden Metoprolol (bis 100 mg Tagesdosis) und Atenolol (bis 50 mg Tagesdosis) eingesetzt.

Dihydralazin: Eingeschränkt nach dem 1. Trimenon geeignet, nicht mehr Mittel der 1. Wahl. Das Medikament besitzt eine direkte vasodilatierende Wirkung. Nebenwirkung sind Reflextachykardie, Kopfschmerzen, Flush und Übelkeit – alles Symptome, die potenziell auch bei einer PE/EK auftreten und somit die Symptomatik verschleiern können. Selten tritt ein medikamentös induzierter SLE auf. Wegen der potenziellen Reflextachykardie sollte Dihydralazin nur in Kombination mit α-Methyldopa oder β-Blocker angewendet werden. Bisher wurde Dihydralazin bei der hypertensiven Gefahrensituation und dem hypertensiven Notfall häufig eingesetzt, da es eine gute Steuerbarkeit aufweist. Allerdings wurde in mehreren Studien über eine erhöhte maternale und kindliche Morbidität mit Hypotension, niedrigem APGAR-Score und vorzeitiger Placentalösung berichtet. So rückt Dihydralazin bei der Therapie der arteriellen Hypertonie immer weiter in den Hintergrund. Tagesdosen liegen zwischen 25 und 100 mg, verteilt auf 2 Einzeldosen. Einsatz beim hypertensiven Notfall: Medikament der 2. Wahl: 5 mg i.v. über 2-3 Minuten, 2. Bolus nach ca. 20 Minuten, wenn RR-Ziel nicht erreicht.

Calciumantagonisten sowohl vom Dihydropiridin- als auch vom Verapamil-Typ werden ebenfalls eingesetzt, sie sind Mittel der 2. Wahl. Sie senken den Blutdruck effektiv und führen auch zur Reduktion maternaler Komplikationen, einschränkend müssen jedoch mögliche teratogene Effekte beachtet werden. Nifedipin ist deshalb im 1. Trimenon kontraindiziert. Ein potenzielles Risiko besteht in einer verstärkten hypotensiven Wirkung bei gleichzeitigem Einsatz von Magnesium.

Diuretika sind zur Einleitung einer antihypertensiven Therapie in der Schwangerschaft nicht geeignet, da sie eine Volumenkontraktion fördern. Bei der PE reduzieren sie das ohnehin schon verminderte Plasmavolumen und sind deshalb kontraindiziert. Bei guter Blutdruckkontrolle durch ein Thiaziddiuretikum vor Beginn einer Schwangerschaft kann die Therapie in niedriger Dosierung (z.B. HCT 12,5 mg/d Tagesdosis) fortgeführt werden – metabolische Effekte sind in dieser Situation nicht zu erwarten. Allerdings können Diuretika einen Anstieg der Harnsäure verursachen. Somit geht ein gutes diagnostisches Werkzeug zur Erkennung der PE verloren. Der Einsatz von Diuretika ist deshalb nicht zu empfehlen.

Urapidil ist im deutschsprachigen Raum ein Antihypertensivum der 1. Wahl **NUR** bei hypertensiver Gefahrensitutation/Notfall in der Schwangerschaft. Dosis initial 6,25-12,5 mg i.v. über 5 min. fraktioniert.

ACE-Hemmer und AT1-Rezeptor-Antagonisten sind kontraindiziert. Sie haben ein hohes teratogenes Potenzial (Kalottendefekt, Gefäßmissbildungen, Nierendys- und -agenesie), führen zu intrauteriner Wachstumsretardierung und können bei Neugeborenen ein ANV auslösen. Das Risiko für große Fehlbildungen steigt bei Frauen, die im 1. Trimenon mit einem ACE-Inhibitor behandelt wurden, bis auf den Faktor 2,7 an. Deshalb ist die präkonzeptionelle Umstellung der antihypertensiven Therapie bei Frauen, die eine Schwangerschaft planen, zwingend erforderlich, bzw. es ist unter laufender Therapie eine effektive Kontrazeption notwendig.

Antihypertensive Therapie während der Stillzeit: Prinzipiell ist der Übergang von Antihypertensiva in die Muttermilch abhängig von der Plasmaproteinbindung und der Fettlöslichkeit der Substanz. Bis auf Metoprolol und Atenolol erreichen die hier besprochenen Antihypertensiva keine für das Neugeborene oder den Säugling relevante Konzentration. Insbesondere Captopril und Enalapril weisen einen sehr niedrigen Spiegel in der Muttermilch auf, so dass diese Medikamente von der amerikanischen Pädiatriegesellschaft als unbedenklich bewertet werden. Mittel der Wahl laut der Deutschen Hochdruckliga sind neben α-Methyldopa Dihydralazin und Calciumantagonisten. Thiaziddiuretika sind wegen potenzieller Eindickung der Muttermilch zu vermeiden.

9. Kurzfristiges und langfristiges mütterliches und kindliches Outcome/Risiko

Oftmals werden von schwangeren Frauen Fragen nach zu erwartenden Risiken gestellt. Die Angaben in den Tabellen 1 und 2 dienen dabei als grobe Orientierung. Schwangerschaften mit art. Hypertonie und Niereninsuffizienz sind grundsätzlich Risikoschwangerschaften.

Bergen die Schwangerschaft oder hierbei auftretende Erkrankungen ein Risiko für die mittel- und langfristige Verschlechterung der Nierenfunktion der Mutter und das Outcome der Schwangerschaft bei vorbestehender Niereninsuffizienz?

Dies hängt maßgeblich von der Ausgangsnierenfunktion zu Beginn der Schwangerschaft ab. In Abbildung 7 wird der Einfluss auf die Schwangerschaft und den weiteren Verlust der Nierenfunktion durch die Schwangerschaft dargestellt.

Besteht langfristig ein erhöhtes cardiovaskuläres Risiko bei der Mutter?

Diese Frage ist klar mit „Ja" zu beantworten. Der Erkrankungskomplex PE teilt viele Gemeinsamkeiten mit der Athero-/Arteriosklerose. GH/PE/EK/HELLP heilen in der Regel vollständig aus, was die Leberfunktion und die cerebrale Funktion angeht. Bei der Nierenfunktion kann über Monate eine leichtgradige Einschränkung verbleiben, häufig persistiert eine Mikroalbuminurie über Jahre. Die art. Hypertonie normalisiert sich in der Regel wieder, aber auch hier findet sich noch Jahre nach der Erkrankung eine verminderte endothelvermittelte Vasodilatation. Die klinisch apparente Erkrankung ist durch die Entbindung geheilt, aber subklinisch laufen weiter Prozesse der endothelialen Dysfunktion. Ob dies Ausdruck einer persistierenden Pathophysiologie ist, oder ob die häufig vorhandenen weiteren cardiovaskulären Risikofaktoren den Prozess unterhalten, ist nicht geklärt; letzteres ist jedoch wahrscheinlich. Resultat sind jedoch erhöhte Raten an therapiebedürftiger KHK und ein

Abbildung 7
Einfluss der Nierenfunktion auf das Outcome (graue Prozentangaben), prozentualer Verlust an Nierenfunktion in Abhängigkeit von der Ausgangsnierenfunktion (weiße Prozentangaben) (nach [6])

S-Kreatinin in d. Schwangerschaft	Einfluss auf die Schwangerschaft				Verlust von > 25% der Nierenfunktion		
	Wachstumsretardierung	Vorzeitige Entbindung	Präklampsie	Perinataler Tod	Während der Schwangerschaft	Persistenz der CKD	Stad V CKD nach 1 Jahr
< 1,4 mg/dl	25	30	22	1	2	0	0
1,4-2,0 mg/dl	40	60	40	5	40	20	2
> 2,0 mg/dl	65	>90	75	10	70	50	35
Dialysestadium>	> 90	> 90	75	50/75	-	-	-

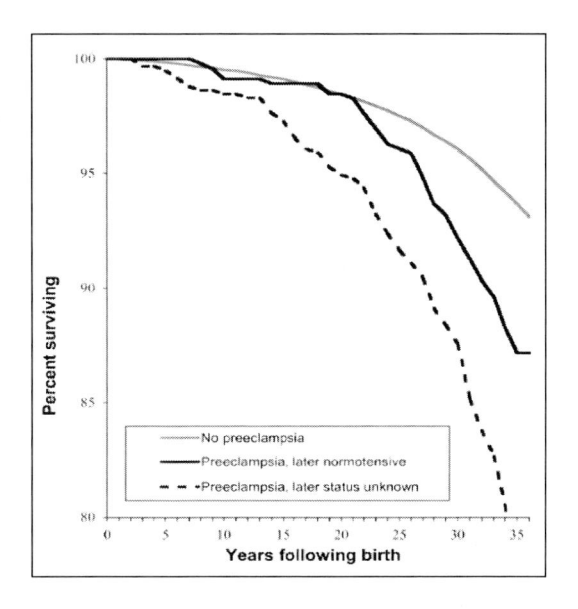

Abbildung 8
Maternales Überleben nach PE
(Funai, Epidemiology, 2005

bis zu 8,1-fach erhöhtes relatives Risiko für cardiovaskuläre Folgeerkrankungen bei schwerer PE. Dabei korreliert das langfristige Risiko mit dem Ausmaß der Erkrankung in der Schwangerschaft. Somit sollte bei Frauen zur Einschätzung des cardiovaskulären Risikos die geburtshilfliche Anamnese erhoben werden. Es existieren allerdings keine Interventionsstudien, die den Nutzen einer medikamentösen Therapie basierend auf der geburtshilflichen Anamnese belegen (Abbildung 8).

Besteht eine unmittelbare Gefährdung von Mutter und Fetus während der Schwangerschaft?

In Tabelle 1 werden das kurzfristige maternale und neonatale Outcome und der Einfluss der therapeutischen Maßnahmen dargestellt.

Besteht ein erhöhtes kardiovaskuläres Risiko des Kindes im späteren Leben, wenn in der Schwangerschaft eine GH/PE/EK/HELLP aufgetreten ist?

Hier spielt offensichtlich neben vererbbaren Faktoren das fetale „imprinting" eine Rolle. So weisen Frauen, die selber unter Bedingungen der GH/PE/EK oder HELLP geboren wurden, ebenfalls ein erhöhtes Risiko auf, in einer Schwangerschaft eine GH/PE/EK oder HELLP zu entwickeln. Weiterhin sind im späteren Leben häufiger eine Dyslipidämie, eine erhöhte Insulinresistenz, eine art. Hypertonie oder ein metabolisches Syndrom bei Frauen nachweisbar, die unter den Bedingungen von GH/PE/EK oder HELLP geboren wurden.

Risikofaktor	maternales Risiko in der Schwangerschaft	fetales Risiko in der Schwangerschaft
RR-Werte bis 160/110 mmHg	– Keine erhöhte Mortalität – Risiko für schwergradige Hypertonie erhöht – Risiko für PE/EK oder hypertensive Komplikationen im Vergleich behandelter vs. unbehandelter Kontrollen nicht verändert	– Risiko für Wachstumsretardierung, Frühgeburtlichkeit und kindliche Mortalität leicht erhöht – bei behandelten vs. unbehandelten Frauen jedoch nicht beeinflusst
RR-Werte > 160/110 mmHg	– 25% Risiko für PE (gesunde 3-8%) – häufiger hypertensive Komplikationen (kardiale Ischämie, hypertensive Encephalopathie/intracerebrale Blutung, Retinopathie, Nephropathie) – durch die antihypertensive Behandlung (vs. unbehandelten Frauen) wird das Risiko reduziert	– Risiko für Wachstumsretardierung, Frühgeburtlichkeit und kindliche Mortalität leicht erhöht – durch die antihypertensive Behandlung (vs. unbehandelter Frauen) wird das Risiko reduziert
Präeklampsie	– Risiko für Eklampsie und HELLP deutlich erhöht – durch Therapie (Entbindung) wird das Risiko reduziert – Inzidenz für ein ANV 1-2% – in 10-50% passager HD-Pflicht – bei höhergradig eingeschränkter GFR Risiko – f. ESRD 40-80% – maternale Mortalität 0-10% – 15% vorzeitige Entbindung	– Risiko für Wachstumsretardierung, Frühgeburtlichkeit, – durch die Entbindung wird das Risiko reduziert – perinatale Mortalität je nach Erkrankungsschwere um bis zu 40% erhöht
Chronische NI Kreatinin > 1,5 mg/d, Proteinurie > 0,3 g/Tag	– Verschlechterung der Nierenfunktion in ca. 43% – Auftreten einer Präeklampsie in > 25% der Fälle	– Risiko für Wachstumsretardierung, Frühgeburtlichkeit und kindliche Mortalität deutlich erhöht
HELLP-Syndrom	– Inzidenz für ein ANV > 7%	– Risiko für Wachstumsretardierung, Frühgeburtlichkeit und kindliche Mortalität deutlich erhöht
HUS/TTP	– Mortalität 8-44%	– Mortalität 30-80%

Tabelle 1

10. Differentialdiagnose der PE/EK/HELLP in der Schwangerschaft

Eine akute Nierenfunktionsverschlechterung während der Schwangerschaft ist im Vergleich zu den 1960-70er Jahren seltener geworden. Hauptursachen dafür sind die Legalisierung des Schwangerschaftsabbruchs aus medizinischer Indikation sowie die verbesserte Vorsorge v.a. für die Bereiche GH und PE. Die Differentialdiagno-

	Präe-klampsie	HELLP	Thrombotische Mikroangio-pathie	Akutes Nieren-versagen/ ATN	Glomeru-lonephritis, insbes. Lupus-Nephritis
Zeitpunkt	> 20. SSW auch postpartal	> 20. SSW, auch postpartal	TTP (Median 23. SSW), HUS spätes 3.Trim., auch post-partal möglich!!	In Zusam-menhang mit RR-Abfall, Blutverlust, insbesondere postpartal	Jederzeit
Proteinurie	i.d.R. < 3 g/24 h	i.d.R. < 3 g/24 h	< 1 g/24 h	< 1 g/24 h	Variabel, z.T. nephrotische Proteinurie
U-Sediment	Blande	Blande	Blande	Ggf. muddy brown casts	Nephritisch
Anti-DNS-AK	Normal	Normal	Normal	Normal	Positiv
Komplement	Normal	Normal	Normal	Normal	C3/C4 ↓, C3d ↑
Thrombo-zyten	Normal	↓	↓	Normal, bei DIC ↓	Bei SLE leicht ↓
Hämolyse	keine	Vorhanden, Coombs-Test neg.	Vorhanden, Fragmentozyten Coombs-Test neg.	Keine, bei DIC vorhanden	u.U. vorhanden, Coombs-Test pos.
Harnsäure	↑, frühes Zeichen vor Hypertonie u. Proteinurie	Normal	↑	↑	↑
Nieren-funktion	Um ca. 30% niedriger als bei normaler Schwanger-schaft	Einschrän-kung häufig	Normal bis reduziert	Reduziert	Normal bis reduziert

Tabelle 2

se der unterschiedlichen Erkrankungen ist oft komplex, da erstens Überlappungen vorliegen können und zweitens eine vor der Schwangerschaft vorbestehende art. Hypertonie oder mittel- bis höhergradige Niereninsuffizienz Risikofaktoren für die Entwicklung von GH/PE/EK/HELLP darstellen.

Zusätzlich können sich umgekehrt auf eine GH/PE/EK/HELLP natürlich auch schwangerschaftsunabhängige Formen des Nierenversagens „pfropfen". Deshalb sind postrenale (Kompression der Ureteren durch den graviden Uterus) und die klassischen intrarenalen Formen des akuten Nierenversagens zu beachten, insbesondere thrombotische Mikroangiopathien und hämodynamisch bedingte Erkrankungen (DIC bei Sepsis oder schwerer Hämorrhagie, Blutdruckabfall bei Hämorrhagie mit ANV und ATN) sind mitzubedenken. Einen Sonderfall stellen die Glomerulonephritiden und insbesondere die Lupus-Nephritis dar. In Tabelle 2 werden die relevanten Differentialdiagnosen mit klinisch wichtigen Aspekten dargestellt.

11. Vorgehen im praktischen Alltag bei Schwangeren mit V.a. GH/PE/EK/HELLP

Anamnese:
- Anamnese für art. Hypertonie, Diabetes mellitus und weitere CVRF, Thrombophilie vor der Schwangerschaft
- Verlauf bisheriger Schwangerschaften (insbesondere bezüglich art. Hypertonie, Präeklampsie und Aborte)
- Zeitpunkt des Auftretens der art. Hypertonie/Höhe des Blutdrucks

Untersuchung:
- Mehrfache RR-Messung: Messung sitzend nach 5 Minuten Ruhe, diastol. Wert Phase V/Korotkoff
- Urindiagnostik: 24-h-Urinsammlung: Proteinurie, Kreatinin-Clearance. Screening: U-Stix und Spot-Urin auf Protein/Kreatinin-Ratio, Urinsediment-Untersuchung
- Blut/Serum: Hb, Hämolyseparameter, Retentionswerte, GFR-Schätzung, Elektrolyte, Transaminasen, LDH, Harnsäure
- Zeichen von bereits bestehenden Endorganschäden (Augenhintergrund, Echokardiographie, Mikroalbuminurie)

Kriterien für die stationäre Aufnahme:
- Hypertensive Gefahrensituation/hypertensiver Notfall
- RR > 160/110 mmHg
- Klinische Symptome der PE
- Prodromi oder klinische Zeichen der EK/HELLP, auch bei arterieller Normotonie
- Hinweise für eine fetale Beeinträchtigung (z.B. CTG oder Doppler-Sonographie)
- GH mit weiteren Risikofaktoren
- Maternaler Diabetes mellitus oder Niereninsuffizienz
- Mehrlingsschwangerschaft, fetale Wachstumsretardierung
- Frühes Gestationsalter (< 34. SSW)

Internistische/nephrologische Nachuntersuchung nach GH/PE/EK/HELLP:
- Zeitpunkt: ca. 3 Monate nach Entbindung
- RR-Werte, ggf. Langzeitblutdruckmessung
- Hinweise auf Endorganschäden: Linksventrikuläre Hypertrophie, Niereninsuffizienz, Mikroalbuminurie, Augenhintergrund
- Beurteilung im Gesamtkontext aller weiteren cardiovaskulären Risikofaktoren und ggf. deren Therapie

Literatur

1. Xia et al. (2007). Angiotensin Receptors, Autoimmunity, and Pre-eclampsia. *Journal Immunology 179:* 3391-3395.
2. Hawfield et al. (2008). Pre-eclampsia: The pivotal role of the placenta in its pathophysiology and markers for early detection. *Ther Advances Cardiovasc Disease:* 1-9.
3. Lafayette R. (2005). The kidney in preeclampsia. *Kidney International 67:* 1194-1203.
4. Podymow et al. (2008). Update on the Use of Antihypertensive Drugs in Pregnancy. *Hypertension 51:* 960-969.
5. Khalil et al. (2008). Effect of Antihypertensive Therapy with Alpha Methyldopa on Levels of Angiogenic Factors in Pregnancies with Hypertensive Disorders. *PLoS ONE 3 (7):* e2766.
6. Imbasciati E. et al. (2007). Pregnancy in CKD Stage 3 to 5: Fetal and Maternal Outcomes. *Am J Kidney Dis 49 (6):* 753-762.
7. McDonald S. et. al. (2008). Cardiovascular sequelae of preeclampsia/eclampsia: A systematic review and meta-analyses. *Am Heart J 156:* 918-930.
8. Klockenbusch W. et al. (2007). Aktuelle Therapieempfehlungen bei Präeklampsie. *Gynäkol Geburtshilfliche Rundsch 47:* 209-214.
9. Roberts J.M. et al. (2003). Summary of the NHLBI Working Group on Research on Hypertension During Pregnancy. *Hypertension 41:* 437-445.
10. Baumwell S. (2007). Pre-Eclampsia: Clinical Manifestations and Molecular Mechanisms. *Nephron Clin Pract 106:* C72-C81.
11. Davison J.M. et al. (2004). New Aspects in the Pathophysiology of Preeclampsia. *J Am Soc Nephrol 15:* 2440-2448.
12. Guidelines for the Management of Arterial Hypertension (2007). *Task Force for the Management of Arterial Hypertension of the European Society of Hypertension and of the European Society of Cardiology.*
13. Koopmanns et al. (2009) Induction of labour versus expectant monitoring for gestational hypertension or mild pre-eclampsia after 36

weeks gestation (HYPITAT): a multicentre open-label randomised controlled trial. *Lancet 374:* 979-988.
14. Sarosh R. et al. (2012) Angiogenic Factors and the Risk of Adverse Outcomes in Women with Suspected Preeclampsia. *Circulation* (published online 18.01.2012).

Antihypertensiva der ersten Wahl und Reserveantihypertensiva

Joachim Hoyer

Für die Therapie der arteriellen Hypertonie stehen seit kurzem die neuen Leitlinien der European Society of Hypertension (ESH) zur Verfügung, sie sind unter www.eshonline.org frei zugänglich.

Für die medikamentöse antihypertensive Therapie stehen fünf Hauptklassen von blutdrucksenkenden Medikamenten zur Verfügung:
- *Thiaziddiuretika,*
- *Beta-Blocker,*
- *Calciumantagonisten,*
- *ACE-Inhibitoren,*
- *AT1-Antagonisten.*

Für alle diese Medikamente ist in einer Reihe von Studien mit hohem Evidenzgrad eine sehr gute blutdrucksenkende Effektivität sowie eine Senkung von hypertoniebedingter Morbidität und Mortalität nachgewiesen worden, bei gleichzeitig günstigem Nebenwirkungsprofil.

Prinzipiell können die fünf Hauptklassen der Antihypertensiva als gleichwertig in der Therapie einer unkomplizierten Hypertonie angesehen werden: Entscheidend für den Erfolg einer antihypertensiven Therapie sind die Effektivität und das Ausmaß der Blutdrucksenkung, unabhängig vom Wirkmechanismus des eingesetzten Antihypertensivums.

Darüber hinaus stehen für die antihypertensive Therapie als sog. Reserveantihypertensiva noch mehrere Medikamente mit unterschiedlichem Wirkprinzip zur Verfügung, hier seien exemplarisch Alphablocker, zentrale Sympathomimetika vom Clonidintyp, periphere Vasodilatatoren wie Dihydralazin bzw. Minoxidil sowie Methyldopa genannt. Für diese Substanzen ist ein blutdrucksenkender Effekt nachgewiesen, jedoch können sie auf Grund eines ungünstigen Nebenwirkungsprofils und des fehlenden Nachweises der Senkung von Mortalität und Morbidität in Studien mit hohem Evidenzgrad nicht für die alltägliche Praxis empfohlen werden. Zusätzlich stehen noch die Aldosteronantagonisten Spironolacton oder Eplerenone zur Verfügung, mit denen recht effektiv eine Blutdrucksenkung erreicht werden kann, zudem haben sie günstige Effekte auf kardiales Remodelling und Hypertrophie. Sie sind jedoch *mit einer substanziellen Hyperkaliämie assoziiert, so dass sie nur unter der genauer Beachtung von Nebenwirkungen einen berechtigten Stellenwert als Reserveantihypertensivum haben; laut ESH-Leitlinien sind die Aldosteronantagonisten jedoch ab einer GFR < 45 ml/min kontraindiziert.*

Präferentielle Indikation für einzelne Antihypertensiva

Unter der Voraussetzung einer effektiven Blutdrucksenkung konnten jedoch anhand der Komorbidität der Patienten, wie Diabetes mellitus, Nephropathie, KHK etc., präferentielle Indikationen für einzelne Substanzen identifiziert werden. Diese sind für die schnelle Übersicht tabellarisch zusammengefasst (Tabelle 1). Detaillierte Angaben für den präferentiellen Einsatz von Antihypertensiva werden nachfolgend in den Empfehlungen für die antihypertensive Diffe-

Tabelle 1
Differentialtherapeutische Überlegungen zum Einsatz von Antihypertensiva

Substanzgruppe	Vorteil bei	Nachteil bei
Thiaziddiuretika	Herzinsuffizienz	Hypokaliämie, Hyperurikämie, Diabetes mellitus, metabolischem Syndrom
Beta-Blocker	koronarer Herzkrankheit, Herzinsuffizienz, Herzrhythmusstörungen	Asthma bronchiale, AV-Block II oder III, Diabetes mellitus, metabolischem Syndrom
Calcium-antagonisten	stabiler Angina pectoris	AV-Block (non-DHPD), Ödeme (Dihydropyridine), instabiler Angina pect., akutem Herzinfarkt
ACE-Inhibitoren	Herzinsuffizienz, Z.n. Herzinfarkt, Proteinurie, diabet. Nephropathie	Schwangerschaft, Z.n., Hyperkaliämie, beidseitigen NA-Stenosen, KI: Schwangerschaft
AT1-Antagonisten	Herzinsuffizienz, Z.n., Herzinfarkt, Proteinurie, diabet. Nephropathie	ACEI-Unverträglichkeit, Hyperkaliämie, beidseitigen NA-Stenosen, KI: Gravidität

rentialtherapie bei einzelnen Patientengruppen bzw. Komorbiditäten gemacht.

Antihypertensive Differentialtherapie

Für die Therapie von Patienten mit unkomplizierter Hypertonie kann prinzipiell jedes Antihypertensivum aus einer der fünf Hauptgruppen der ersten Wahl eingesetzt werden, ebenso ist der Zielblutdruck bei diesen Patienten eindeutig als Blutdruckwerte kleiner als 140/90 mmHg definierbar. Demgegenüber haben sich in der Therapie von Patienten mit komplizierter Hypertonie, also mit bereits manifestierten hypertensiven Endorganschäden oder stattgehabten Komplikationen wie Insult, Myokardinfarkt etc., bzw. mit kardiovaskulärer Komorbidität in einer Reihe von hochklassigen klinischen Studien neue Aspekte für die antihypertensive Differentialtherapie bezüglich der einzusetzenden Substanz und des Zielblutdrucks ergeben. Die nachfolgende Darstellung dieser neuen Entwicklungen soll einen Leitfaden für die klinische Praxis bieten und bezieht sich wesentlich auf die neuen Leitlinien der European Hypertension Society (www.eshonline.org/guidelines) und der Deutschen Hochdruckliga (www.hochdruckliga-online.de).

Diabetes mellitus

Es ist sehr gut belegt, dass die Koexistenz von Hypertonie und Diabetes mellitus beider Typen in einem hohen Ausmaß das Risiko für die Entwicklung renaler oder auch anderer Organschäden erhöht und dadurch zu einer wesentlich höheren Inzidenz von Schlaganfall, koronarer Herzerkrankung, Herzinsuffizienz, peripherer arterieller Verschlusskrankheit und kardiovaskulärer Mortalität führt (Medical Research Council Working Party, PROGRESS Collaborative Study Group).

Das Vorhandensein einer Mikroalbuminurie ist ein sehr guter früher Marker einer Nierenschädigung und hat ebenso als Biomarker und Indikator für erhöhtes kardiovaskuläres Risiko eine hohe Aussagekraft. Daten zur kardiovaskulären Protektion durch antihypertensive Therapie sind beim Typ-1-Diabetes mellitus begrenzt. Bei diesem Diabetestyp ist jedoch nachgewiesen, dass die antihypertensive Behandlung die Progression der Nephropathie verzögert (Liu et al.).

Beim Typ-2-Diabetes mellitus ist vielfach nachgewiesen, dass eine effektive Blutdrucksenkung kardiovaskuläre Komplikationen verhindert, unabhängig von den eingesetzten Medikamenten (Hansson et al.). Entsprechend wird der antihypertensiven Therapie in allen Leitlinien der nationalen und internationalen Diabetesfachgesellschaften ein herausragender Stellenwert für die Behandlung von diabeteskranken Patienten zugeordnet.

Die Zielblutdruckwerte bei Diabetikern mit Hypertonie sind erneut Gegenstand der Diskussion gewesen. Es herrscht Einigkeit darüber, dass der bislang empfohlene Zielblutdruck von < 130/80 mmHg bei Diabetikern mit Hypertonie nicht ausreichend evidenzbasiert ist. Die kürzlich publizierte ACCORD-Studie zum Zielblutdruck bei hypertensiven Diabetikern hat die gegenwärtige Vorsicht bei der Definition des Zielblutdrucks für diese Patienten noch vermehrt (Messerli et al.). Diese Studie ist die erste Langzeitstudie, die als Hauptintervention eine Blutdrucksenkung auf sehr niedrige Blutdruckwerte zum Ziel hatte und diese auch über Jahre hinweg erfolgreich erzielen konnte: Hypertensive Typ-2-Diabetiker wurden auf einen systolischen Zielblutdruck entweder von < 120 mmHg oder < 140 mmHg eingestellt; tatsächlich wurden im Studienverlauf mit durchschnittlich 119,3 und 133,5 mmHg die angestrebten Zielblutdruckwerte erreicht. Die Intervention mit einer sehr niedrigen Blutdruckeinstellung war insofern nicht erfolgreich, als das Auftreten des primären kombinierten Endpunktes (nichttödlicher Schlaganfall oder Herzinfarkt, kardiovaskulärer Tod) in beiden Gruppen nicht signifikant unterschiedlich war, ebenso war die Gesamtmortalität nicht signifikant unterschiedlich. Jedoch fand sich in der intensiv behandelten Gruppe eine niedrigere Inzidenz von Schlaganfällen. Die Kritik an dieser Studie betrifft unter anderem die niedrige statistische Power sowie die Tatsache, dass aufgrund des ebenfalls durchgeführten Lipid- und Blutzucker-Arms der Studie im Blutdruckarm überwiegend Hypertoniker ohne die begleitenden Risikofaktoren untersucht wurden. Dies mag auch eine Erklärung dafür sein, dass die Inzidenz kardiovaskulärer Ereignisse bereits in der Standard-Therapie-Gruppe etwa 50% niedriger lag als erwartet.

Hinweise für einen positiven Effekt einer intensiven Blutdrucksenkung ließen sich aus der niedrigeren Schlaganfall-Inzidenz in der genannten ACCORD-Studie wie auch aus der ADVANCE-Studie (Ruilope et al.) ableiten, in der durch eine Blutdrucksenkung auf systolisch etwa 134 mmHg die kardiovaskuläre Prognose verbessert werden konnte.

Die schon in den neunziger Jahren veröffentlichte HOT-Studie (Hypertension Optimal Treatment) hatte ebenso wie die AC-

CORD-Studie für die jeweiligen Studiengruppen unterschiedlich starke Blutdrucksenkungen vorgeschrieben, in diesem Fall orientiert am diastolischen Blutdruck. Für Patienten mit Diabetes mellitus in der HOT-Studie wurde eine Subgruppenauswertung publiziert, die zeigte, dass beim Diabetiker durch Absenkung des diastolischen Blutdrucks auf ≤ 80 bzw. ≤ 85 mmHg die Inzidenz schwerer kardiovaskulärer Ereignisse und kardiovaskulärer Todesfälle (Peterson JC et al.) gegenüber der Kontrollgruppe mit Zielblutdruckwerten > 85-90 mmHg signifikant vermindert werden konnte.

Insgesamt ist aufgrund der derzeit verfügbaren Daten der Zielblutdruck für hypertensive Diabetiker nicht abschließend zu definieren. Jedoch sollte der systolische Blutdruck nachhaltig auf Werte unter 140 mmHg abgesenkt werden und Werte unter 130 mmHg sollten nicht durch intensive Therapiemaßnahmen angestrebt werden. Die bisher in Leitlinien aller Fachgesellschaften der Industriestaaten formulierte Empfehlung von < 130/80 mmHg bei Patienten mit Diabetes mellitus kann nicht aufrechterhalten werden. Vielmehr müssen für eine solche Intensität der Blutdrucksenkung/-medikation zusätzliche Aspekte wie autonome Neuropathie mit Orthostaseneigung, Verschlechterung der Koronarperfusion bzw. KHK durch zu niedrigen diastolischen Blutdruck, Ausmaß der Proteinurie oder Compliancefähigkeit bedacht werden.

Placebo-kontrollierte Studien mit positiven Ergebnissen haben Diuretika (oft kombiniert mit Beta-Blockern), Calciumantagonisten und ACE-Inhibitoren eingesetzt. Das lässt den Rückschluss zu, dass selbst bei Diabetes mellitus der kardiovaskuläre Nutzen überwiegend durch die Blutdrucksenkung per se begründet ist. Die antihypertensive Therapie sollte initial jedoch nach bisheriger Auffassung nur dann mit Beta-Blockern oder Thiaziddiuretika begonnen werden, wenn für diese Substanzgruppen eine besondere Indikation vorliegt, wie Herzinsuffizienz oder koronare Herzkrankheit (Jafar et al.).

Mehrere kontrollierte, randomisierte Studien sind der Frage nachgegangen, ob bei Typ-2-Diabetes mellitus bestimmte Antihypertensiva spezifische nephroprotektive Eigenschaften aufweisen, die die durch die Blutdrucksenkung per se eintretende Organprotektion weiter steigern. Diesbezüglich liegt eine große Anzahl von experimentellen und klinischen Studiendaten vor, die auf die Überlegenheit von ACE-Inhibitoren und AT1-Antagonisten hinweisen.

Diabetische Nephropathie bei Typ-1-Diabetes mellitus:
Den Befunden der EUCLID-Studie zufolge sank zwar unter Lisinopril bei Typ-2-Diabetikern die Albumin-Ausscheidung, aber die Patienten mit normaler Albumin-Ausscheidung zeigten unter

Enalapril keine signifikant unterschiedliche Progression der diabetischen Nephropathie gegenüber der Kontrollgruppe (Arima H et al.). Das Voranschreiten von der Mikroalbuminurie zur Makroalbuminurie wurde allerdings sowohl in der EUCLID-Studie positiv beeinflusst als auch in einer weiteren Studie durch Enalapril (The EURopa trial On reduction of cardiac events with Perindopril in stable coronary Artery disease investigators). Der Verlust an glomerulärer Filtrationsrate bei diabetischer Nephropathie und Typ-1-Diabetes wird durch ACE-Hemmer signifikant verlangsamt (Nissen et al.)

Entwicklung einer Mikroalbuminurie bei Typ-2-Diabetes mellitus:

Die BENEDICT-Studie zeigte, dass bei hypertensiven Typ-2-Diabetikern mit normaler Albuminausscheidung der ACE-Hemmer Trandolapril das Auftreten einer Mikroalbuminurie gegenüber dem Calcium-Antagonisten Verapamil signifikant senkt (The PEACE trial investigators). Die MICRO-HOPE-Studie hingegen ergab keine Reduktion der Nephropathie-Entwicklung durch den ACE-Hemmer Ramipril (Clement et al.). Ähnlich ließ sich auch in der DREAM-Studie an Patienten mit gestörter Glukosetoleranz oder erhöhtem Nüchtern-Blutzucker der kombinierte Endpunkt (Zunahme der Albuminurie oder Abnahme der glomerulären Filtrationsrate um 30%) durch Ramipril nicht signifikant beeinflussen. Während eine deutliche Blutdrucksenkung bei normotensiven Typ-2-Diabetikern die Nephropathie-Entwicklung signifikant senkte, spielte demgegenüber die verwendete Substanz Enalapril vs. Nisoldipin (Schrier et al.), Captopril vs. Atenolol (UK Prospective Diabetes Study Group) keine Rolle. Bei jeweils ähnlicher Blutdrucksenkung verminderte Losartan die Proteinurie bei Typ-2-Diabetikern mit teils Normo-, teils Mikroalbuminurie signifikant gegenüber Atenolol (Ibsen et al.). In der ADVANCE-Studie an Typ-2-Diabetikern verzögerte die Gabe von Perindopril und Indapamid zusätzlich zur bestehenden antihypertensiven Therapie die Entwicklung einer Mikroalbuminurie signifikant und unabhängig vom Ausgangsblutdruck, so dass auch bei normotonen Diabetikern der antiproteinurische Effekt nachweisbar war (de Galan et al.). Da auch in der Kontrollgruppe ein großer Teil der Patienten ACE-Hemmer eingenommen hat, ist diese Studie weniger als placebo-kontrollierte Studie anzusehen als ein Vergleich einer hohen versus einer niedrigeren Dosierung. In der TRANSCEND-Studie (Mann et al.) wurden sowohl Diabetiker als auch Nichtdiabetiker untersucht, allerdings noch nicht getrennt publiziert. Unter Telmisartan entwickelten weniger Patienten eine Mikro- oder Makroalbuminurie als unter Placebo. Ähnliche Befunde zeigte die ROADMAP-Studie (Haller et al.) für Typ-2-Diabetiker mit dem AT1-Blocker Olmesartan. Hier wurde aber in den beiden Vergleichsgruppen eine unterschiedlich starke Blutdrucksenkung erreicht, so dass der antiproteinurische Effekt des AT-Blockers nicht ausreichend von dem eines niedrigeren Blutdruckes zu differenzieren ist. Noch nicht abschließend zu bewerten ist die in dieser Studie beobachtete signifikant erhöhte Mortalität in der AT-Blocker-Gruppe, da die Gesamtmortalität gering war. In der DIRECT-Studie (Sjolie et al.; Chaturvedi et al.) gab es hingegen keine Senkung der Mikroalbuminurie-Inzidenz durch den AT1-Blocker Candesartan.

Fortschreiten einer Mikro- zur Makroalbuminurie und Entwicklung zur terminalen Niereninsuffizienz:

Bei Typ-2-Diabetikern mit diabetischer Nephropathie verlangsamen AT1-Blocker den Verlust an glomerulären Filtrationsrate und senken die Proteinurie (Lewis et al.). Dieser Effekt war nicht nur gegenüber Placebo nachweisbar, sondern auch gegenüber dem Calcium-Antagonisten Amlodipin. Ähnlich war auch bei Typ-2-Diabetikern mit Mikroalbuminurie die Albumin-Ausscheidung unter Valsartan signifikant stärker reduziert als unter Amlodipin bei allerdings nur ½-jähriger Beobachtungsdauer (Viberti et al.), während Ramipril vs. Lercanidipin und Indapamid vs. Enalapril bei hypertensiven Typ-2-Diabetikern die Proteinurie nicht in unterschiedlichem Ausmaß reduzierten (Dalla Vestra et al.; Marre et al.). Die IRMA2-Studie zeigte bei Typ-2-Diabetikern unter 300 mg Irbesartan ein verlangsamtes Fortschreiten der diabetischen Nephropathie vom Stadium der Mikroalbuminurie zur Makroalbuminurie (Parving et al.).

Ähnliche Befunde wurden an Typ-2-Diabetikern mit Mikroalbuminurie sowohl für den AT1-Blocker Telmisartan (Makino H et al.) als auch den ACE-Hemmer Enalapril erhoben (Ravid et al.). Auch die MICRO-HOPE-Studie, die überwiegend an Typ-2-Diabetikern durchgeführt wurde, bestätigte diesen Befund, wenngleich Ramipril den Verlust an glomerulärer Filtrationsrate nicht signifikant vermindern konnte (Heart Outcomes Prevention Evaluation Study Investigators.). In der DIABHYCAR-Studie beeinflusste Ramipril in niedriger Dosierung nicht die Entwicklung einer terminalen Niereninsuffizienz oder die Häufigkeit einer Kreatinin-Verdopplung über 3 Jahre (Marre et al.). Auch der AT1-Blocker Telmisartan vermochte in der TRANSCEND-Studie (38% der Probanden waren Diabetiker) den Verlust an glomerulärer Filtrationsrate nicht positiv zu beeinflussen (Mann et al.). Es gibt bislang keine Hinweise auf eine unterschiedliche Wirkung von ACE-Hemmern und AT1-Blockern hinsichtlich der Progressionsverlangsamung bei diabetischer Nephropathie und Typ-2-Diabetes (Barnett et al.).

Ein antiproteinurischer Effekt wurde auch für Spironolacton und Eplerenon nachgewiesen (Schjoedt et al.; Epstein et al.).

Doppelblockade des RAAS-Systems:

Die duale Hemmung des Renin-Angiotensin-Aldosteron-Systems mit ACE-Hemmer und AT1-Blocker senkt bei diabetischer Nephropathie die Proteinurie stärker als die jeweilige Monotherapie (Rossing et al.; Mogensen et al.; Jennings et al.). Wenngleich die Proteinurie als Surrogat-Parameter für das Fortschreiten einer Nephropathie angesehen wird, ist ein günstigerer Effekt der dualen RAAS-Hemmung auf die glomeruläre Filtrationsrate bislang nicht überzeugend nachgewiesen. In einigen Studien wurden AT1-Blocker in deutlich höheren Dosen verabreicht als für die maximale Blutdrucksenkung erforderlich war. Es zeigte sich, dass der maximale antiproteinurische Effekt erst durch wesentlich höhere Dosen zu erzielen ist als die maximale Blutdrucksenkung (Palmer et al.; Burgess et al.). Dies mag unter anderem eine Erklärung dafür sein, dass auch eine Kombination von ACE-Hemmer und AT1-Blocker in der jeweils maximal blutdrucksenkenden Dosis die Proteinurie stärker senkt als die jeweiligen Einzelsubstanzen. In der ONTARGET-Studie ergab die Kombination von Telmisartan und Ramipril bei Patienten mit hohem kardiovaskulären Risiko einen ungünstigeren Verlauf der Nierenfunktion als die jeweilige Monotherapie (Yusuf et al.). Deshalb wird die Doppelblockade nicht zur antihypertensiven Therapie von Patienten mit gering- oder mittelgradiger Proteinurie empfohlen und sollte insgesamt nur für spezifische nephrologische Interventionen bei höhergradiger Proteinurie genutzt werden.

In einer aktuellen Studie mit dem Ziel der Nephroprotektion bei Patienten mit Diabetes mellitus wurden die negativen Ergebnisse zur Doppelblockade mit ACE-Hemmer und AT-Blocker bestätigt: kein Effekt auf Mortalität oder kardiovaskuläre Ereignisse, ebenso kein anhaltender Trend für eine Renoprotektion, jedoch Studienabbruch wegen vermehrter Hyperkaliämie und ANV unter Kombinationstherapie (Fried et al.).

Der Renininhibitor Aliskiren wurde in Studien als Kombinationsmedikament mit weiteren RAAS-Blockern getestet. Es zeigte sich keine Überlegenheit, in zwei Studien sogar eine erhöhte Komplikationsrate bzgl. Mortalität und Schlaganfall, so dass weitere Studien, auch als Einzelmedikation, nicht mehr durchgeführt werden. Dadurch bleibt der Renininhibitor als Antihypertensivum ohne abschließende Bewertung und Empfehlung.

Zerebrovaskuläre Erkrankung

Schlaganfall und transitorisch-ischämische Attacke

Eine effektive antihypertensive Therapie hat insbesondere bei Patienten mit einem Schlaganfall oder einer transitorisch-ischämischen Attacke (TIA) in der Vorgeschichte einen hohen Stellenwert. Die Evidenz basiert insbesondere auf zwei doppelblinden, Placebo-kontrollierten und randomisierten Studien. Einerseits handelt es sich um die Post-Stroke Antihypertensive Treatment Study (PATS), in der das Diuretikum Indapamid eingesetzt wurde (PATS Collaborative Group) und andererseits um die Perindopril Protection Against Recurrent Stroke Study (PROGRESS), in welcher der ACE-Hemmer Perindopril in häufiger Kombination mit Indapamid (PROGRESS Collaborative Study Group) untersucht wurde. Das Wiederauftreten eines Schlaganfalls nach aktiver Behandlung war in beiden Studien um etwa 30% reduziert. Dieser Vorteil wurde in beiden Studien sowohl bei vor Studienbeginn hypertensiven als auch bei normotensiven Patienten beobachtet. Aufgrund dieser Daten ist die Blutdrucksenkung bei der Behandlung von Patienten mit zerebrovaskulärer Erkrankung eine effektive Maßnahme in der Sekundärprävention, und zwar selbst dann, wenn der Ausgangsblutdruck bereits unter 140/90 mmHg liegt.

In den vergangenen Jahren wurden weitere wichtige Studien zur Sekundärtherapie nach Schlaganfall veröffentlicht, deren Ergebnisse sodann Eingang in die neuen Hypertonie-Leitlinien der ESH fanden. Darin wird erneut der sehr hohe Stellenwert einer konsequenten antihypertensiven Therapie bei Patienten mit zerebrovaskulärer Erkrankung hervorgehoben. Differenzierte Analysen von PROGRESS zeigen, dass der Nutzen sich sowohl auf eine Reduktion des ischämischen als auch des hämorrhagischen Schlaganfalls bezieht und die Größe des Effekts vom Ausmaß der Blutdrucksenkung abhängt (Arima et al.). In PROGRESS wurden unter der Behandlung mit Perindopril und Indapamid der systolische Blutdruck um 12,3 mmHg und die Schlaganfallinzidenz um 43% (36% ischämischer und 76% hämorrhagischer Schlaganfall) gesenkt, während die alleinige Behandlung mit Perindopril nur zu einer geringen Reduktion des systolischen Blutdrucks und einer nicht signifikanten Schlaganfallprotektion (5%) führte. Obwohl die Post-hoc-Analyse von PROGRESS vermuten lässt, dass der Zielwert bei diesen Patienten unter 130 mmHg systolisch liegt (Arima et al.), ist derzeit noch nicht eindeutig geklärt, wie weit der Blutdruck bei Patienten nach Schlaganfall oder TIA gesenkt werden soll, um einen maximalen Vorteil zu erzielen.

Inzwischen liegen ebenfalls weitere Daten zum Einsatz von AT1-Antagonisten bei zerebrovaskulären Begleiterkrankungen vor. Eine Subgruppenanalyse der SCOPE-Studie zeigte eine signifikante Reduktion von Schlaganfällen und schweren kardiovaskulären Ereignissen bei Patienten mit einem Schlaganfall in der Vorgeschichte, falls sie nach Randomisierung mit Candesartan und nicht mit der Kontrolltherapie behandelt wurden (Trenkwalder et al.). In MOSES senkte bei Hypertonikern nach Schlaganfall der AT1-Anatagonist Eprosartan die Summe der Todesfälle sowie der kardiovaskulären und zerebrovaskulären Ereignisse stärker als der Calciumantagonist Nitrendipin (Schrader et al.). Die Inzidenz neuer Schlaganfälle wurde allerdings nicht statistisch signifikant reduziert. Insgesamt ist die prognostische Bedeutung der Blutdrucksenkung bei Patienten nach TIA oder Schlaganfall im Langzeitverlauf sehr gut belegt.

Ob hinsichtlich der Wirksamkeit, neue Schlaganfälle zu verhindern, Unterschiede zwischen den verschiedenen antihypertensiven Substanzklassen bestehen, muss durch weitere Studien geklärt werden. Mit welchen Maßnahmen und wie stark der erhöhte Blutdruck in der Akutphase des Schlaganfalls gesenkt werden soll, ist immer noch nicht gut belegt. Einzelfallberichte und pathophysiologische Untersuchungen deuten darauf hin, dass eine zu schnelle Senkung des erhöhten Blutdrucks – aufgrund einer Einschränkung der zerebralen Autoregulation beim akuten Schlaganfall insbesondere im Bereich der infarzierten oder hämorrhagischen Zone – zu einer Minderperfusion der Penumbra und damit zu einer Ausweitung der Schädigungszone führen kann. Dennoch wurde in einer kürzlich publizierten Studie bei 339 Hypertonikern gezeigt, dass der frühe Therapiebeginn mit dem AT1-Antagonisten Candesartan am ersten Tag nach einem Schlaganfall die Letalität und die Zahl kardiovaskulärer Komplikationen deutlich zu senken vermochte (Schrader et al.). Die Interpretation dieses Ergebnisses ist aufgrund des Studiendesigns schwierig, weil die Kontrollgruppe ebenfalls mit Candesartan, allerdings erst einige Tage nach dem akuten Ereignis, behandelt wurde. Die frühzeitige Behandlung mit dem AT1-Antagonisten Candesartan könnte entweder blutdruckunabhängige protektive Mechanismen induziert haben oder aufgrund einer schnelleren initialen Blutdruckkontrolle von Vorteil gewesen sein.

Weitere randomisierte Studien sind nötig, um die offenen Fragen zur Blutdruckbehandlung beim akuten Schlaganfall zu beantworten. Zum gegenwärtigen Zeitpunkt erscheint es angeraten, den Blutdruck während der ersten Stunden nach einem Schlaganfall nur sehr vorsichtig zu senken, in einigen Leitlinien wird empfohlen eine medikamentöse Blutdrucksenkung auf systolische Blutdruckwerte unter 160 mmHg zu vermeiden. Aufgrund der Erfahrung, dass die während des akuten Ereignisses häufig beobachteten erhöhten Blutdruckwerte oft spontan während der ersten Tage nach einem Schlaganfall wieder abfallen (Trenkwalder et al.) erscheint es ratsam, eine medikamentöse Blutdrucktherapie erst innerhalb einiger Tage nach klinischer Stabilisierung einzuleiten. Natürlich stellt es ein therapeutisches Dilemma dar, wenn gerade in dieser Situation sehr starke Blutdruckanstiege zu Lungenödem, Aortendissektion oder einem akuten Myokardinfarkt führen und dann eine sofortige Blutdrucksenkung erfordern. Auf jeden Fall muss diese langsam und unter intensiver klinischer Beobachtung erfolgen.

Eine vor kurzem veröffentlichte australische Studie zur Blutdrucksenkung bei akuter intrazerebraler Blutung zeigte, dass eine intensive Blutdrucksenkung von < 140 mmHg systolisch im Vergleich zu einer Blutdrucksenkung auf < 180 mmHg systolisch ohne Vorteil auf Tod und schwere Behinderung ist, es fand sich lediglich ein tendenzieller Vorteil beim funktionellen neurologischen outcome (Anderson et al.).

Kognitive Dysfunktion und Demenz

Mehrere Beobachtungsstudien zeigen, dass ein erhöhter Blutdruck mit einer Einschränkung kognitiver Funktionen assoziiert ist und dass bei Hypertonikern oder Individuen mit einer Hypertonie in der Vorgeschichte Demenzsyndrome häufiger vorkommen als bei Menschen mit normalem Blutdruck (Skoog et al.; Kilander et al.; Launer et al.). Lakunäre Infarkte und Läsionen in der weißen Substanz sind bekannte Folgeerscheinungen der hypertoniebedingten Mikroangiopathie im ZNS. Diese Veränderungen werden mit der Verschlechterung kognitiver Funktionen bei hypertensiven Patienten in Zusammenhang gebracht (Vermeer et al.). Während der Zusammenhang zwischen Blutdrucksenkung und Schlaganfallrisikoreduktion als eindeutig belegt gilt, ist der Einfluss einer Blutdrucksenkung auf die Entwicklung von Läsionen der weißen Substanz, von kognitiven Funktionsstörungen und auf die Progression der Demenz weniger gut dokumentiert. Insgesamt zeichnet sich ab, dass eine Blutdrucksenkung zu einer geringgradigen Verbesserung kognitiver Funktionen und der Gedächtnisfunktion, aber nicht der Lernfähigkeit führt (Birna et al.).

Koronare Herzkrankheit und Herzinsuffizienz

Eine bestehende arterielle Hypertonie oder anamnestische Hinweise für eine arterielle Hypertonie kommen bei Patienten mit koronarer Herzkrankheit gehäuft vor (Kannel et al.). Bei Hypertonie ist das Risiko von Myokardinfarkten oder anderen kardiovaskulären Komplikationen deutlich erhöht (Domanski et al.; Yap et al.). Studien mit Beta-Blockern, ACE-Hemmstoffen und AT1-Antagonisten wurden mit dem Ziel einer direkten und potentiell blutdruckunabhängigen Risikoreduktion bei Patienten nach Myokardinfarkt durchgeführt (Freemantle et al.; Dickstein et al.; Pfeffer et al.; Shekelle et al.; Lee et al.). Obwohl in diesen Studien die Blutdruckmessungen nicht immer detailliert aufgeführt sind, so zeigte sich doch eine Koinzidenz zwischen der Abnahme des Blutdruckes und der Abnahme kardiovaskulärer Ereignisse. Aus diesem Grund sind Beta-Blocker, ACE-Hemmstoffe und AT1-Antagonisten zur Risikoreduktion wirksam, obwohl der Beitrag der Blutdrucksenkung zur Risikoreduktion nicht eindeutig abgeschätzt werden kann (Freemantle et al.). In der retrospektiven Analyse von INVEST (Pepine et al.) wurde anschaulich gezeigt, dass die Abnahme des Blutdruckes eng mit einer Abnahme kardiovaskulärer Komplikationen assoziiert ist. Analysen aus zahlreichen Studien zeigten, dass weniger die Wahl der Substanz als vielmehr die Ausprägung der Blutdrucksenkung das kardiovaskuläre Risiko durch Koronarereignisse reduziert. Hinweise auf eine eingeschränkte Sicherheit kurzwirksamer Calciumantagonisten bei koronarer Herzerkrankung wurden bei Einsatz langwirksamer Präparate nicht bestätigt. Erhöhte Blutdruckwerte finden sich bei medikamentös behandelter Herzinsuffizienz selten, da die verwendeten Substanzen den Blutdruck senken. Bei schwerer Herzinsuffizienz ist ein relativ hoher Blutdruck sogar Zeichen einer eher guten Prognose (Metra et al.). Zahlreiche randomisierte, Placebo-kontrollierte Studien haben gezeigt, dass Substanzen wie Beta-Blocker, ACE-Hemmstoffe, AT1-Antagonisten und Aldosteronantagonisten die Sterblichkeit und Morbidität der Herzinsuffizienz verbessern. Diuretika steuern Überwässerungssymptomen entgegen. Eine gewichts- und volumenkontrollierte und den Überwässerungssymptomen angepasste Diuretikatherapie ist wesentlich für die Reduktion von Dekompensationsereignissen und somit Hospitalisierungen. Sollte unter einer Kombinationstherapie mit den genannten Substanzen immer noch eine nicht kontrollierbare, arterielle Hypertonie vorliegen, gibt es keine Sicherheitsbedenken für den Einsatz der Calciumantagonisten Amlodipin und Felodipin, die in der PRAISE-II-Studie (Packer et al.) und in der V-HeFT-III-Studie (Cohn et al.) Sterblichkeit und Hospitalisierungsrate nicht verschlechterten. Die genannten Erkenntnisse wurden an Patienten mit systolischer Herzinsuffizienz gewonnen. Eine diastolische Herzinsuffizienz kommt häufig vor bei Patienten mit anamnestischer Hypertonie und ist prognostisch ungünstig. Bei Patienten mit einer diastolischen Herzinsuffizienz, die häufig älter sind und in der Anamnese eine arterielle Hypertonie aufweisen, ist eine sorgfältige Blutdruckeinstellung wichtig. Es gibt zurzeit keine Hinweise für eine Differentialtherapie. In der VALLIDD-Studie (Solomon et al.) zeigte sich eine Verbesserung der diastolischen Eigenschaften des Myokards vorwiegend durch eine Blutdrucksenkung. Es gibt zurzeit keine Studienergebnisse, die für den bevorzugten Einsatz spezifischer Antihypertensiva in dieser Situation sprechen.

Vorhofflimmern

Arterielle Hypertonie ist der bedeutendste Risikofaktor für das Neuauftreten von Vorhofflimmern (Kannel et al.). Die kardiovaskuläre Sterblichkeit und Morbidität ist bei Vorhofflimmern um den Faktor 2-5 erhöht, was auch durch eine deutliche Erhöhung des thrombembolischen Risikos mit bedingt ist (Hankey et al.). Die Erhöhung der linksventrikulären Masse durch Myokardhypertrophie mit der begleitenden Vergrößerung des linken Vorhofes durch eine mutmaßliche Erhöhung der Füllungsdrucke und Zunahme der Ventrikelsteifigkeit sind wichtige Prädiktoren für das Neuauftreten eines Vorhofflimmerns (Verdecchia et al.). Eine strikte Blutdruckkontrolle bei diesen Risikopatienten ist nicht nur erforderlich, um das Neuauftreten des Vorhofflimmerns zu verhindern, sondern auch um die Blutungskomplikationen bei bestehender oraler Antikoagulation zu vermindern (Lip et al.). Neuere Untersuchungen zeigen, dass gerade bei Myokardhypertrophie und vormals eingeschränkter Pumpfunktion das Neuauftreten eines Vorhofflimmerns durch die Gabe von AT1-Antagonisten vermindert werden kann (Aksnes et al.; Wachtell et al.). Darüber hinaus kann das Wiederauftreten von Vorhofflimmern allein und in Gegenwart von Amiodaron durch die Gabe eines AT1-Antagonisten verzögert werden (Madrid et al.; Fogari et al.). In einer Metaanalyse zeigte sich, dass sowohl ACE-Hemmer als auch AT1-Antagonisten in der Lage sind, die Episoden von Vorhofflimmern bei Patienten mit paroxysmalem Vorhofflimmern, aber auch die Dekompensationen einer Herzinsuffizienz zu reduzieren. Der Effekt ist umso größer, je stärker die myokardiale Beeinträchtigung ist (Healey et al.). Dementsprechend sind Inhibitoren des Renin-Angiotensin-Systems offensichtlich bei der Gefahr des Auftretens von Vorhofflimmern zu bevorzugen. Bei der Frequenzkontrolle nehmen Beta-Blocker eine herausragende Stellung ein, da sie insbesondere unter Belastung die Frequenz optimal senken. Bei nicht ausreichender Frequenzkontrolle unter adäquat dosierter Beta-Blockade oder bei Unverträglichkeit von Beta-Blockern können die Calciumantagonisten Verapamil oder Diltiazem eingesetzt werden. Außerdem ist bei unzureichender Frequenzkontrolle die Kombination eines Beta-Blockers mit Herzglykosiden oder Amiodaron möglich.

Antihypertensive Therapie bei älteren und sehr alten Patienten

In den bisherigen nationalen und internationalen Leitlinien waren die Empfehlungen für alte und sehr alte Patienten nur allgemein und unpräzise, weil nur wenige spezifische Studien für diese Patienten im Alter von 65 Jahren und insbesondere von mehr als 80 Jahren vorlagen. Nach Veröffentlichung der spezifisch auf sehr alte Patienten ausgerichteten HYVET-Studie (Beckett et al.) und einer umfassenden Metaanalyse mit Einbeziehung von Studiendaten älterer Patienten aus kleineren Studien und Subgruppenanalysen wurden seit 2011 von der European Hypertension Society und der deutschen Hypertonieliga DHL sowie kürzlich von der American Heart Association spezifischere Therapieempfehlungen gemacht (JACC, 2011).

Randomisierte kontrollierte Studien haben eindeutig gezeigt, dass auch ältere und sehr alte Patienten mit Bluthochdruck von einer antihypertensiven Therapie profitieren. Diese Therapie senkt die kardiovaskuläre Morbidität und Mortalität älterer Patienten sowohl mit systolisch-diastolischer als auch mit isolierter systolischer Hypertonie (SHEP Cooperative Research Group; Staessen et al. a; Collins et al.; Staessen et al., 2000). Für die Studien bei älteren Hypertonikern wurden Patienten mit einem Lebensalter von 60 Jahren und darüber rekrutiert. Bei einer Meta-Analyse derartiger Studien zeigte sich, dass in der Subgruppe der Hypertoniker im Alter von 80 Jahren und darüber durch die antihypertensive Therapie der kombinierte Endpunkt tödliche plus nicht tödliche kardiovaskuläre Ereignisse günstig beeinflusst wurde. Die Gesamtmortalität wurde allerdings durch die Therapie nicht gesenkt (Gueyffier et al.). Diese Evidenzlücke wurde mit der Publikation von HYVET geschlossen (Beckett et al.). In dieser kontrollierten Studie wurden 3.845 Hypertoniker im Alter von mindestens 80 Jahren und mit einem systolischen Blutdruck von mindestens 160 mmHg (im Mittel 173 mmHg) untersucht. In HYVET wurden die Patienten mit einem Diuretikum (Indapamid 1,5 mg) und bei Bedarf zusätzlich mit einem ACE-Hemmer (Perindopril 2 oder 4 mg) behandelt, um den Zielblutdruck von unter 150/80 mmHg zu erreichen. Im Vergleich zur Placebo-Gruppe mit einem Blutdruck von 161/84 mmHg war dieser in der aktiv behandelten Gruppe (etwa ¾ der Patienten erhielten eine Kombination aus Indapamid und Perindopril) mit 144/78 mmHg signifikant stärker gesenkt. Diese Blutdrucksenkung resultierte in einem eindeutigen prognostischen Vorteil, so dass die Studie nach einer mittleren Beobachtungszeit von weniger als 2 Jahren vorzeitig abgebrochen wurde. Der primäre kombinierte Endpunkt bestehend aus tödlichem und nicht-tödlichem Schlaganfall wurde um 30% reduziert und verfehlte das Signifikanzniveau nur knapp ($p = 0,06$); dieses nicht signifikante Ergebnis muss allerdings vor dem Hintergrund der vorzeitigen Beendigung der Studie interpretiert werden. Anlass für den vorzeitigen Abbruch waren die Ergebnisse, dass weitere sekundäre Endpunkte wie Herzinsuffizienz (64%), schwere kardiovaskuläre Ereignisse und Gesamtmortalität (21%) deutlich und signifikant reduziert wurden. Diese Studie belegt somit, dass die Blutdrucksenkung bei Patienten im Alter von ≥ 80 Jahren auf einen Zielblutdruck von < 150/80 mmHg nicht nur im Hinblick auf die Prävention kardiovaskulärer Ereignisse sinnvoll, sondern auch insgesamt lebensverlängernd ist. Das Ausmaß der Blutdrucksenkung spricht bei Berücksichtigung der Streubreite der Werte dafür, dass der günstige Effekt im Wesentlichen auf der Reduktion des systolischen Blutdrucks beruht. Basierend auf den wichtigen Daten aus HYVET kann jetzt in den Leitlinien positiv empfohlen werden, dass eine antihypertensive Behandlung auch bei Patienten im Alter von 80 Jahren und darüber erfolgen soll.

In Anbetracht des hohen Alters der Patienten sollte jedoch keine generelle Behandlungsempfehlung für alle Patienten aus dieser Studie abgeleitet werden, sondern ein differenziertes Vorgehen gewählt werden, das sich an den Patientencharakteristika und dem Studiendesign in HYVET orientieren kann. In dieser Studie wurden gezielt nur Patienten ohne manifeste kardiovaskuläre Vorerkrankungen und in einem guten physischen sowie mentalen Zustand eingeschlossen; kranke und vulnerable Individuen, die man bei Achtzigjährigen häufig findet, wurden ausgeschlossen. Obwohl Veränderungen der Baroreflexfunktion bei Älteren nicht selten beobachtet werden (Brown et al.), fanden sich bei den Patienten in HYVET, selbst unter der Therapie, vergleichbare Blutdruckwerte im Sitzen und im Stehen als weiteres Indiz dafür, dass in der Tat relativ gesunde Individuen eingeschlossen wurden. Insgesamt war die Inzidenz von schweren unerwünschten Ereignissen unter der aktiven Behandlung niedriger als unter Placebo, was als Hinweis für die ausgezeichnete Verträglichkeit der eingesetzten Medikamente aufgefasst werden kann und darauf hindeutet, dass unerwünschte Ereignisse in erster Linie auf die Hypertonie an sich und weniger auf die Behandlung zurückzuführen waren. Dieser Befund bestätigt wiederum die besondere Selektion von relativ gesunden älteren Patienten in dieser Studie. Die vorzeitige Beendigung der Studie führte zu einer nur kurzen Beobachtungszeit (1,8 Jahre) und erlaubt somit keine Antwort auf die Frage, ob der Vorteil der antihypertensiven Therapie über mehrere Jahre persistiert.

Seit der Veröffentlichung der Leitlinie der Deutschen Hochdruckliga 2008 sind einige weitere wichtige Daten zur antihypertensiven Behandlung bei älteren Patienten veröffentlicht worden. So wurde eine große prospektive Meta-Analyse größerer Interventionsstudien veröffentlicht, die bei Patienten unabhängig davon, ob sie jünger oder älter als 65 Jahre waren, den gleichen Vorteil durch eine vergleichbare Blutdrucksenkung nachwies (Turnbull et al.). Weiterhin fanden sich in dieser Meta-Analyse keine Belege dafür, dass verschiedene Substanzklassen der Antihypertensiva bei jüngeren oder älteren Patienten die Endpunkte besser reduzieren. Dies ist eine Bestätigung der Aussagen der Leitlinie der Deutschen Hochdruckliga 2008, dass bei Älteren aus prognostischer Sicht die Therapie entweder mit einem Thiaziddiuretikum, Calciumantagonisten, AT1-Antagonisten, ACE-Hemmer oder Beta-Blocker in Analogie zu den allgemeinen Therapieempfehlungen eingeleitet werden kann. In insgesamt drei Studien zur Behandlung der isoliert systolischen Hypertonie der Älteren (SHEP Cooperative Research Group; Staessen et al.; Liu et al.) wurde die Therapie in einer Studie mit einem Diuretikum (SHEP Cooperative Research Group) und in zwei Studien mit einem Calciumantagonisten (Staessen et al.; Liu et al.) begonnen.

Eine kürzlich berichtete Analyse (Zanchetti et al.) hat hervorgehoben, dass im Rahmen der bislang bekannten Interventionsstudien bei älteren Hypertonikern (SHEP Cooperative Research Group; Staessen et al.; Beckett et al.; Liu et al.; Medical Research Council trial of treatment of hypertension in older adults: principal results; Jatos Study Group; Amery et al.; Coope et al.; Dahlöf et al.; Lithell et al.) noch in keiner Studie Patienten mit Grad-1-Hypertonie (systolischer Blutdruck 140-159 mmHg) untersucht wurden. Weiterhin wurde bislang noch in keiner der Placebo-kontrollierten Studien zur antihypertensiven Therapie bei Älteren (SHEP Cooperative Research Group; Staessen et al.; Beckett et al.; Liu et al.; Medical

Research Council trial of treatment of hypertension in older adults: principal results; Amery et al.; Coope et al.; Dahlöf et al.; Lithell et al.) tatsächlich ein systolischer Blutdruck unter 140 mmHg erzielt. Die einzige Studie, in der ein Vergleich zwischen den Patienten mit einem erzielten systolischen Blutdruck unter und über 140 mmHg durchgeführt wurde, ist zugleich auch die einzige Studie, in der sich kein Vorteil für die intensivierte Therapie ergab (Jatos Study Group). Allerdings war die statistische Aussagekraft dieser Studie aufgrund der geringen Ereignisrate limitiert. Weiterhin ist auch unklar, wie stark der diastolische Blutdruck bei älteren Patienten mit isolierter systolischer Hypertonie gesenkt werden sollte. Eine Post-hoc-Analyse der SHEP-Studie ergab, dass Patienten mit diastolischen Blutdruckwerten unter 70 mmHg während der Behandlung eine schlechte Prognose hatten (Somes et al.). Bei diesen Patienten ist der Blutdruck möglicherweise zu stark gesenkt worden. Es könnte sich aber auch um Patienten gehandelt haben, bei denen sich im Verlauf der Studie neben der Hypertonie andere schwere Erkrankungen entwickelt hatten. Im Einklang mit letzterer Annahme befinden sich Ergebnisse aus einer Nachuntersuchung der Syst-Eur-Studie (Fagard et al.). Diese zeigten eine erhöhte nicht-kardiovaskuläre Mortalität bei Patienten mit niedrigem diastolischem Blutdruck sowohl in der Placebogruppe als auch unter aktiver Behandlung. Weiterhin wurde in Syst-Eur bei der Behandlung von älteren Patienten mit isolierter systolischer Hypertonie, bei denen zu Studienbeginn keine koronare Herzkrankheit vorlag, bis zu einem diastolischen Blutdruck von 55 mmHg kein nachteiliger Effekt beobachtet (Fagard et al.). Im Gegensatz dazu war bei aktiv behandelten Patienten mit koronarer Herzerkrankung und niedrigem diastolischem Blutdruck zwischen 60 und 65 mmHg die kardiovaskuläre Ereignisrate erhöht, so dass bei diesen Patienten der diastolische Blutdruck vermutlich nicht unter 70 mmHg gesenkt werden sollte.

Weil ältere Patienten in der Gesamtschau der Interventionsstudien in ähnlicher Weise wie jüngere Patienten von der Blutdrucksenkung profitieren, wird im Einklang mit der eingangs genannten allgemeinen Empfehlung geraten, bei allen Hypertonikern den Blutdruck mindestens auf Werte unter 140/90 mmHg zu senken, auch bei älteren Patienten bis zum Lebensalter von 80 Jahren. Dies ist insbesondere dann angezeigt, wenn die medikamentöse Behandlung von älteren Patienten gut vertragen wird. Gleichwohl sollte in Zukunft versucht werden, die bestehenden Evidenzlücken zur Durchführung der antihypertensiven Therapie bei älteren Hypertonikern durch spezifische neue Interventionsstudien in dieser Altersgruppe zu schließen. Dies betrifft insbesondere die Frage, welche diastolischen Blutdruckwerte im Rahmen der optimalen Blutdruckkontrolle bei älteren Patienten mit isolierter systolischer Hypertonie noch akzeptabel sind. Allerdings kann jetzt aufgrund von HYVET eine allgemeine evidenzbasierte Empfehlung für die Verschreibung einer antihypertensiven Medikation bei ≥ Achtzigjährigen mit einem systolischen Blutdruck über 160 mmHg und für einen Zielblutdruck von systolisch unter 150 mmHg gegeben werden. Aufgrund des heterogenen allgemeinen Gesundheitszustandes bei sehr alten Patienten sollte gleichwohl die Indikation zur aktiven Behandlung individuell geprüft werden, die Blutdrucksenkung langsam erfolgen und vom behandelnden Arzt sorgfältig überwacht werden.

Antihypertensive Kombinationstherapie

Da viele Hypertoniker zum Erreichen der Zielblutdruckwerte eine Kombination mehrerer Antihypertensiva benötigen, hat die Diskussion, mit welcher Substanz die Behandlung begonnen werden soll, an Bedeutung verloren. Vielmehr müssen häufig zwei, drei oder mehr Antihypertensiva miteinander kombiniert werden, um eine effektive Blutdrucksenkung zu erreichen.

Wenn mit Hilfe einer Monotherapie in verträglichen Dosen der Zielblutdruck nicht erreicht wird, muss ein Antihypertensivum aus einer anderen Gruppe zugefügt werden.

Eine antihypertensive Behandlung kann aber auch initial mit einer Kombinationstherapie begonnen werden, wenn auf Grund eines erhöhten kardiovaskulären Risikos oder bereits eingetretener hypertensiver Komplikationen zeitnah eine sichere Blutdrucksenkung erreicht werden soll. Darüber hinaus kann eine Kombinationstherapie gewählt werden, um bei geringerer Dosis der Einzelsubstanzen das Auftreten von Nebenwirkungen zu vermeiden.

Die Kombination von zwei antihypertensiven Medikamenten sollte auf einer sinnvollen Ergänzung der Wirkungsmechanismen beruhen. Folgende Medikamentenkombinationen haben sich als effizient und gut verträglich herausgestellt:
- Diuretika und ACE-Inhibitoren bzw. AT1-Antagonisten,
- Dihydropyridin-Calciumantagonisten und Beta-Blocker,
- Calciumantagonisten und ACE-Inhibitoren bzw. AT1-Antagonisten,
- Calciumantagonisten und Diuretika,
- Beta-Blocker und Diuretika,

Die Kombination von Beta-Blockern mit Diuretika wird seit vielen Jahren eingesetzt und wurde auch in zahlreichen Interventionsstudien verwendet. Wie im Kapitel weiter vorne erörtert wurde, haben sowohl Beta-Blocker als auch Diuretika ungünstige metabolische Effekte, die möglicherweise durch eine Kombination beider Substanzgruppen verstärkt werden. Die Kombination von Beta-Blockern und Diuretika sollte daher nicht verwendet werden bei Patienten mit metabolischem Syndrom oder mit Komponenten dieses Syndroms. Als Kombinationspartner für Beta-Blocker, Diuretika, ACE-Inhibitoren, AT1-Antagonisten und Calciumantagonisten kommen auch Alpha-1-Blocker in Frage. Allerdings ist die Datenlage zum therapeutischen Nutzen dieser Kombinationen begrenzt. Thiaziddiuretika wurden mit kaliumsparenden Diuretika kombiniert, um eine Hypokaliämie zu vermeiden. Diese Kombination hat durch den heute üblichen Einsatz niedriger Dosen von Thiaziddiuretika an Bedeutung verloren. Die Kombination von ACE-Inhibitor und AT1-Blocker bei Hypertonikern wurde in ONTARGET (The ONTARGET Investigators) untersucht und war nicht nutzbringend. Es gibt Argumente, die für den Beginn der antihypertensiven Behandlung in Form einer Kombinationstherapie, in der Regel als Zweierkombination, sprechen. Die Vorteile dieses Vorgehens bestehen darin, dass durch die Verwendung zweier Medikamente mit unterschiedlichem Wirkungsmechanismus die Wahrscheinlichkeit einer effektiven Blutdrucksenkung erhöht wird und die Kombinationspartner in einer niedrigen, nebenwirkungsarmen Dosierung gegeben werden können. Durch die Kombinationstherapie kann der Zielblutdruck rascher erreicht werden, was bei Patienten mit hohem kardiovaskulärem Risiko wichtig ist. Weiter vorne wurde erwähnt, dass in der VALUE-Studie (Julius et al.) die Häufigkeit von Herzinfarkten in der Valsartangruppe in den ersten drei Monaten höher war als in der Amlodipingruppe. Während dieser Zeit waren die Blutdruckwerte bei den mit dem AT1-Antagonisten behandelten Hypertonikern deutlich höher als bei den mit dem Calciumantagonisten behandelten Patienten. Ein Nachteil des Beginns der antihypertensiven Behandlung in Form einer Kombinationstherapie ist die Möglichkeit, dass ein Patient mit einem nicht wirksamen und daher überflüssigen Medikament belastet wird. Eine primäre Kombinationstherapie sollte erwogen werden bei Patienten mit hohem oder sehr hohem kardiovaskulären Risiko. Dies gilt insbesondere für Hochrisikopatienten, deren Ausgangsblutdruck mehr als 20/10 mmHg über dem Zielblutdruck liegt. Bei diesen Hypertonikern ist die Wahrscheinlichkeit gering, dass eine Monotherapie den Blutdruck ausreichend senkt. Eine Reihe von Präparaten mit fester Kombination von Antihypertensiva in einer Tablette steht für die Hochdrucktherapie zur Verfügung. Diese Kombinationspräparate sollten nach Möglichkeit eingesetzt werden, wenn bei einem Patienten die wirksamen und verträglichen Dosen von Kombinationspartnern ermittelt sind. Dieses Vorgehen vermindert die Zahl der einzunehmenden Tabletten und erhöht dadurch die Zuverlässigkeit der Medikamenteneinnahme. Fixe Kombinationen mit niedriger Dosierung der Komponenten können auch für die primäre Kombinationstherapie verwendet werden.

Empfehlungen zum praktischen Vorgehen: Mono- oder Kombinationstherapie

- Zum Erreichen der Zielblutdruckwerte benötigen die meisten Hypertoniker mehr als ein Antihypertensivum. Zahlreiche wirksame und gut verträgliche Kombinationen stehen zur Verfügung.
- Die antihypertensive Therapie kann in Form einer Monotherapie oder mit der Kombination von zwei Antihypertensiva in niedrigen Dosen begonnen werden.
- Der Beginn mit einer Monotherapie ist zu bevorzugen bei Patienten mit leichter Hypertonie und einem leicht oder mäßig erhöhten kardiovaskulären Risiko. Eine primäre Kombinationstherapie sollte erwogen werden bei Patienten mit Hypertonie Grad 2 oder 3 oder mit einem hohen bzw. sehr hohen kardiovaskulären Risiko.
- Fixe Kombinationen von zwei Antihypertensiva können die Behandlung vereinfachen und die Therapietreue erhöhen.
- Manche Hypertoniker benötigen zum Erreichen des Zielblutdrucks eine Kombination von mehr als zwei Antihypertensiva.
- Bei Hypertonikern mit leicht oder mäßig erhöhtem kardiovaskulären Risiko und insbesondere bei älteren Patienten sollte die Blutdrucksenkung schrittweise im Laufe mehrerer Wochen erfolgen. Bei Hypertonikern mit hohem oder sehr hohem kardiovaskulären Risiko sollte der Zielblutdruck rascher erreicht werden, was eine frühzeitige Kombinationstherapie und häufige Dosisanpassungen erforderlich macht.

Die „Leitlinien" der Wissenschaftlichen Medizinischen Fachgesellschaften sind systematisch entwickelte Hilfen für Ärzte zur Entscheidungsfindung in spezifischen Situationen. Sie beruhen auf aktuellen wissenschaftlichen Erkenntnissen und in der Praxis bewährten Verfahren und sorgen für mehr Sicherheit in der Medizin, sollten aber auch ökonomische Aspekte berücksichtigen. Die „Leitlinien" sind für Ärzte rechtlich nicht bindend und haben daher weder haftungsbegründende noch haftungsbefreiende Wirkung. Die AWMF erfasst und publiziert die Leitlinien der Fachgesellschaften mit größtmöglicher Sorgfalt – dennoch kann die AWMF für die Richtigkeit – insbesondere von Dosierungsangaben – keine Verantwortung übernehmen.

Bei manchen Patienten gelingt es auch mit Hilfe von Zweierkombinationen von Antihypertensiva nicht, den Zielblutdruck zu erreichen. Dies trifft insbesondere für Hypertoniker mit Nierenerkrankungen zu. Dann müssen Kombinationen von drei oder mehr Antihypertensiva eingesetzt werden. Für Dreierkombinationen kommen insbesondere in Frage:
- Diuretikum + ACE-Inhibitor + Calciumantagonist,
- Diuretikum + AT1-Antagonist + Calciumantagonist,
- Diuretikum + Beta-Blocker + Vasodilatator*,
- Diuretikum + zentrales Antisympathotonikum + Vasodilatator*.
  * hier subsummiert: Calciumantagonisten, ACE-Hemmer, AT1-Antagonisten, Alpha-1-Blocker, Dihydralazin.

Literatur

Aksnes T.A., Flaa A., Strand A. & Kjeldsen S.E. (2007). Prevention of new-onset atrial fibrillation and its predictors with angiotensin II-receptor blockers in the treatment of hypertension and heart failure. *J Hypertens 25:* 15-23.

Amery A., Birkenhager W., Brixko P. et al. (1985). Mortality and morbidity results from the European Working Party on High Blood Pressure in the Elderly trial. *Lancet 1:* 1349-1354.

Anderson C., Heeley E., Huang Y. et al. (2013). Rapid blood-pressure lowering in patients with acute intracerebral hemorrhage. *N Engl J Med 368:* 2555-2565.

Arima H., Chalmers J., Woodward M. et al. (2006). Lower target blood pressures are safe and effective for the prevention of recurrent stroke: the PROGRESS trial. *J Hypertens 24:* 1201-1208.

Barnett A.H., Bain S.C., Bouter P. et al. (2004). Angiotensin-receptor blockade versus converting-enzyme inhibition in type 2 diabetes and nephropathy. *N Engl J Med 351:* 1952-1961.

Beckett N.S., Peters R., Fletcher A.E. et al. (2008). Treatment of hypertension in patients 80 years of age or older. *N Engl J Med 358:* 1887-1898.

Birna J., Morris R., Donaldson N. & Kalra L. (2006). The effects of blood pressure reduction on cognitive function: a review of effects based on pooled data from clinical trials. *J Hypertens 24:* 1907-1914.

Brown C.M., Hecht M.J., Neundörfer B. & Hilz M.J. (2003). Effects of lower body negative pressure on cardiac and vascular responses to carotid baroreflex stimulation. *Physiol Res 52:* 637-645.

Burgess E., Muirhead N., Rene de Cotret P., Chiu A. et al. (2009). Supramaximal dose of candesartan in proteinuric renal disease. *J Am Soc Nephro 20:* 893-900.

Chaturvedi N., Porta M., Klein R. et al. (2008). Effect of candesartan on prevention (DIRECT-Prevent 1) and progression (DIRECT-Protect 1) of retinopathy in type 1 diabetes: randomised, placebo-controlled trials. *Lancet 372:* 1394-1402.

Clement D.L., De Buyzere M.L., De Bacquer D.A. et al. (2003). Prognostic value of ambulatory blood pressure recordings in patients with treated hypertension. *N Engl J Med 348:* 2407-2415.

Cohn J.N., Ziesche S., Smith R. et al. (1997). Effect of the calcium antagonist felodipine as supplementary vasodilator therapy in patients with chronic heart failure treated with enalapril – V-HeFT III. *Circulation 96:* 856-863.

Collins R., MacMahon S. (1994). Blood pressure, antihypertensive drug treatment and the risks of stroke and of coronary heart disease. *Br Med Bull 50:* 272-298.

Coope J., Warrender T.S. (1986). Randomised trial of treatment of hypertension in elderly patients in primary care. *Br Med J (Clin Res Ed) 293:* 1145-1151.

Dahlöf B., Lindholm L.H., Hansson L. et al. (1991). Morbidity and mortality in the Swedish Trial in Old Patients with Hypertension (STOP-Hypertension). *Lancet 338:* 1281-1285.

Dalla Vestra M., Pozza G., Mosca A. et al. (2004). Effect of lercanidipine compared with ramipril on albumin excretion rate in hypertensive Type 2 diabetic patients with microalbuminuria: DIAL study (diabete, ipertensione, albuminuria, lercanidipina). *Diabetes Nutr Metab 17:* 259-266.

de Galan B.E., Perkovic V., Ninomiya T. et al. (2009). Lowering blood pressure reduces renal events in type 2 diabetes. *J Am Soc Nephrol 20:* 883-892.

Deutsche Hochdruckliga (2009). Leitlinien zur Behandlung der arteriellen Hypertonie. *Nieren- und Hochdruckkrankheiten 38:* 137-188.

Dickstein K., Kjekshus J. (2002). Steering Committee of the OPTIMAAL Study Group. Effects of losartan and captopril on mortality and morbidity in high-risk patients after acute myocardial infarction: the OPTIMAAL randomised trial. Optimal Trial in Myocardial Infarction with Angiotensin II Antagonist Losartan. *Lancet 360:* 752-760.

Domanski M.J., Mitchell G.F., Norman J.E. et al. (1999). Independent prognostic information provided by sphygmomanometrically determined pulse pressure and mean arterial pressure in patients with left ventricular dysfunction. *J Am Coll Cardiol 33*: 951-958.

Epstein, Williams G.H., Weinberger M. et al. (2006). Selective aldosterone blockade with eplerenone reduces albuminuria in patients with type 2 diabetes. *Clin J Am Soc Nephrol 1:* 940-951.

Fagard R.H., Staessen J.A., Thijs L. et al. (2007). On-treatment diastolic blood pressure and prognosis in systolic Hypertension. *Arch Intern Med 167:* 1884-1891.

Fogari R., Mugellini A., Destro M. et al. (2006). Losartan and prevention of atrial fibrillation recurrence in hypertensive patients. *J Cardiovasc Pharmacol 47:* 46-50.

Freemantle N., Cleland J., Young P. et al. (1999). Beta blockade after myocardial infarction: systematic review and meta regression analysis. *Br Med Journal 318:* 1730-1737.

Fried L., Emanuele N., Zhang J. et al. (2013). Combined angiotensin inhibition for the treatment of diabetic nephropathy. *N Engl J Med 369:* 1892-903.

Gueyffier F., Bulpitt C., Boissel J.P. et al. (1999). Antihypertensive drugs in very old people: a subgroup meta-analysis of randomised controlled trials. *Lancet 353:* 793-796.

Guidelines Committee (2003). European Society of Hypertension – European Society of Cardiology guidelines for the management of arterial hypertension. *J Hypertens 21:* 1011-1053.

Haller H., Ito S., Izzo J.L. et al. (2011). Olmesartan for the delay or prevention of microalbuminuria in type 2 diabetes. *N Engl J Med 364:* 907-917.

Hankey G.J. (2005). Preventable stroke and stroke prevention. *J Thromb Haemost 3:* 1638-1645.

Hansson L., Zanchetti A., Carruthers S.G. et al. (1998). Effects of intensive blood-pressure lowering and low-dose aspirin in patients with hypertension: principal results of the Hypertension Optimal Treatment (HOT) randomised trial. *Lancet 351:* 1755-1762.

Healey J.S., Baranchuk A., Crystal E. et al. (2005). Prevention of atrial fibrillation wiith angiotensin-converting enzyme inhibitors and angiotensin receptor blockers: a meta-analysis. *J Am Coll Cardiol 45:* 1832-1839.

Heart Outcomes Prevention Evaluation Study Investigators. (2000). Effects of ramipril on cardiovascular and microvascular outcomes in people with diabetes mellitus: results of the HOPE study and MICRO-HOPE substudy. *Lancet 355:* 253-259.

Ibsen H., Olsen M.H., Wachtell K. et al. (2006). Does albuminuria predict cardiovascular outcomes on treatment with losartan versus atenolol in patients with diabetes, hypertension, and left ventricular hypertrophy? The LIFE study. *Diabetes Care 29:* 595-600.

Jafar T.H., Stark P.C. et al. (2003). Progression of chronic kidney disease: The role of blood pressure control, proteinuria, and angiotensin converting enzyme inhibition. A patient-level meta-analysis. *Ann Intern Med 139:* 244-252.

Jatos Study Group (2008). Principal results of the Japanese trial to assess optimal systolic blood pressure in elderly hypertensive patients (JATOS). *Hypertens Res 31:* 2115-2127.

Jennings D.L., Kalus J.S., Coleman C.I. et al. (2007). Combination therapy with an ACE inhibitor and an angiotensin receptor blocker for diabetic nephropathy: a meta-analysis. *Diabet Med 24:* 486-493.

Julius S., Kjeldsen S.E., Weber M. et al. (2004). Outcomes in hypertensive patients at high cardiovascular risk treated with regimens based on valsartan or amlodipine: the VALUE randomised trial. *Lancet 363:* 2022-2031.

Kannel W.B. (2000). Risk stratification in hypertension: new insights from the Framingham study. *Am J Hypertens 13, Suppl. 1:* 3-10.

Kannel W.B., Wolf P.A., Benjamin E.J. & Levy D. (1998). Prevalence, incidence prognosis, and predisposing conditions for atrial fibrillation: population-based estimates. *Am J Cardiol 82:* 2N-9N.

Kilander L., Nyman H., Boberg M. et al. (1998). Hypertension is related to cognitive impairment: A 20 year follow-up of 999 men. *Hypertension 31:* 780-788.

Launer L.J., Masaki K., Petrovitch H. et al. (1995). The association between midlife blood pressure levels and late-life cognitive function. The Honolulu-Asia Aging Study. *JAMA 274:* 1846-1851.

Lee V.C., Rhew D.C., Dylan M. et al. (2004). Meta-analysis: angiotensin-receptor blockers in chronic heart failure and high-risk acute myocardial infarction. *Ann Intern Med 141:* 693-704.

Lewis E.J., Hunsicker L.G., Clarke W.R. et al. (2001). Renoprotective effect of the angiotensin-receptor antagonist irbesartan in patients with nephropathy due to type 2 diabetes. *N Engl J Med 345:* 851-860.

Lip G.Y., Frison L., Grind M. (2007). Effect of hypertension on anticoagulated patients with atrial fibrillation. *Eur Heart J 28:* 752-759.

Lithell H., Hansson L., Skoog I. et al. (2003). The Study on Cognition and Prognosis in the Elderly (SCOPE): principal results of a randomized doubleblind intervention trial. *J Hypertens 21:* 875-886.

Liu L., Wang J.G., Gong L. et al. (1998). Comparison of active treatment and placebo in older Chinese patients with isolated systolic hypertension. Systolic Hypertension in China (Syst-China) Collaborative Group. *J Hypertens 16:* 1823-1829.

Liu L., Zhang Y., Liu G. et al. (2005). The Felodipine Event Reduction (FEVER) Study: a randomized, placebo-controlled trial in Chinese hypertensive patients. *J Hypertens 23:* 2157-2172.

Madrid A.H., Bueno M.G., Rebollo J.M. et al. (2002). Use of irbesartan to maintain sinus rhythm in patients with long-lasting persistent atrial fibrillation: a prospective, randomized study. *Circulation 106:* 331-336.

Makino H., Haneda M., Babazono T. et al. (2007). Prevention of transition from incipient to overt nephropathy with telmisartan in patients with type 2 diabetes. *Diabetes Care 30:* 1577-1578.

Mann J.F., Schmieder R.E., Dyal L. et al. (2009). Effect of telmisartan on renal outcomes: a randomized trial. *Ann Intern Med 151:* 1-10, W11-12.

Marre M., Lievre M., Chatellier G. et al. (2004). Effects of low dose ramipril on cardiovascular and renal outcomes in patients with type 2 diabetes and raised excretion of urinary albumin: randomised, double blind, placebo controlled trial (the DIABHYCAR study). *BMJ 328:* 495

Marre M., Puig J.G., Kokot F. et al. (2004). Equivalence of indapamide SR and enalapril on microalbuminuria reduction in hypertensive patients with type 2 diabetes: the NESTOR Study. *J Hypertens 22:* 1613-1622.

Medical Research Council Working Party (1985). MRC trial of treatment of mild hypertension: principal results. *BMJ 291:* 97-104.

Metra M., Ponikowski P., Dickstein K. et al. (2007). Advanced chronic heart failure: A position statement from the Study Group on Advanced Heart Failure of the Heart Failure Association of the European Society of Cardiology. *Eur J Heart Fail 9:* 684-694.

Messerli F.H., Mancia G., Conti R. et al. (2006). Dogma disputed: can aggressively lowering blood pressure in hypertensive patients with coronary artery disease be dangerous? *Ann Int Med 144:* 884-893.

Mogensen C.E., Neldam S., Tikkanen I. et al. (2000). Randomised controlled trial of dual blockade of renin-angiotensin system in patients with hypertension, microalbuminuria, and non-insulin dependent diabetes: the candesartan and lisinopril microalbuminuria (CALM) study. *BMJ 321:* 1440-1444.

MRC Working Party (1992). Medical Research Council trial of treatment of hypertension in older adults: principal results. *BMJ 304:* 405-412.

Nissen S.E., Tuzou E.M., Libby P. et al. (2004). Effect of antihypertensive agents on cardiovascular events in patients with coronary disease and normal blood pressure: the CAMELOT study: a randomized controlled trial. *JAMA 292:* 2217-2225.

Packer M., O'Connor C.M., Ghali J.K. et al. (1996). Effect of amlodipine on morbidity and mortality in severe chronic heart failure. *N Engl J Med 335:* 1107-1114.

Palmer B.F. (2008). Supratherapeutic doses of angiotensin receptor blockers to decrease protcinuria in patients with chronic kidney disease. *Am J Nephrol 28:* 381-390.

Parving H.H., Lehnert H., Brochner-Mortensen J. et al. (2001). The effect of irbesartan on the development of diabetic nephropathy in patients with type 2 diabetes. *N Engl J Med 345:* 870-878.

Parving H.H., Persson F., Lewis J.B. et al. (2008). Aliskiren combined with losartan in type 2 diabetes and nephropathy. *N Engl J Med 358:* 2433-2446.

PATS Collaborative Group (1995). Post-stroke antihypertensive treatment study. *Clin Med J 108:* 710-717.

Pepine C.J., Kowey P.R., Kupfer S. et al. (2006). Predictors of adverse outcome among patients with hypertension and coronary artery disease. *J Am Coll Cardiol 47:* 547-551

Peterson J.C., Adler S., Burkart J.M. et al. (1995). Blood pressure control, proteinuria, and the progression of renal disease. The Modification of Diet in Renal Disease Study. *Ann Intern Med 123:* 754-762.

Pfeffer M.A., McMurray J.J., Velazquez E.J. et al. (2003). Valsartan, captopril, or both in myocardial infarction complicated by heart failure, left ventricular dysfunction, or both. *N Engl J Med 349:* 1893-1896.

PROGRESS Collaborative Study Group (2001). Randomised trial of perindopril based blood pressure-lowering regimen among 6108 individuals with previous stroke or transient ischaemic attack. *Lancet 358:* 1033–1041.

Ravid M., Savin H., Jutrin I. et al. (1993). Long-term stabilizing effect of angiotensin-converting enzyme inhibition on plasma creatinine and on proteinuria in normotensive type II diabetic patients. *Ann Intern Med 118:* 577-581.

Rossing K., Schjoedt K.J., Jensen B.R. et al. (2005). Enhanced renoprotective effects of ultrahigh doses of irbesartan in patients with type 2 diabetes and microalbuminuria. *Kidney Int 68:* 1190-1198.

Ruilope L.M., Salvetti A., Jamerson K. et al. (2001). Renal function and intensive lowering of blood pressure in hypertensive participants of the Hypertension Optimal Treatment (HOT) study. *J Am Soc Nephrol 12:* 218-225.

Schjoedt K.J., Rossing K., Juhl T.R. et al. (2005). Beneficial impact of spironolactone in diabetic nephropathy. *Kidney Int 68:* 2829-2836.

Schrader J., Luders S,. Kulschewski A. et al. (2003). The ACCESS Study: evaluation of acute candesartan cilexetil therapy in stroke survivors. *Stroke 34:* 1699-1703.

Schrader J., Lüders S., Kulschewski A. et al. (2005). Morbidity and Mortality after Stroke, Eprosartan Compared with Nitrendipine for Secondary Prevention: principal results of a prospective randomized controlled study (MOSES). *Stroke 36:* 1218-1226.

Schrier R.W., Estacio R.O., Esler A. & Mehler P. (2002). Effects of aggressive blood pressure control in normotensive type 2 diabetic patients on albuminuria, retinopathy and strokes. *Kidney Int 61:* 1086-1097.

Shekelle P.G., Rich M.W., Morton S.C. et al. (2003). Efficacy of angiotensin-converting enzyme inhibitors and beta-blockers in the management of left ventricular systolic dysfunction according to race, gender, and diabetic status: a meta-analysis of major clinical trials. *J Am Coll Cardiol 41:* 1529-1538.

SHEP Cooperative Research Group. (1991). Prevention of stroke by antihypertensive drug treatment in older persons with isolated systolic hypertension. Final results of the Systolic Hypertension in the Elderly Program (SHEP). *JAMA 265:* 3255-3264.

Sjolie A.K., Klein R., Porta M. et al. (2008). Effect of candesartan on progression and regression of retinopathy in type 2 diabetes (DIRECT-Protect 2): a randomised placebo-controlled trial. *Lancet 372:* 1385-1393.

Skoog I., Lernfelt B., Landahl S. et al. (1996). 15-Year longitudinal study of blood pressure and dementia. *Lancet 347:* 1141-1145.

Solomon S.D., Janardhanan R., Verma A. et al. (2007). Effect of angiotensin receptor blockade and antihypertensive drugs on diastolic function in patients with hypertension and diastolic dysfunction: a randomised trial. *Lancet 369:* 2079-2087.

Somes G.W., Pahor M., Shorr R.I. et al. (1999). The role of diastolic blood pressure when treating isolated systolic hypertension. *Arch Intern Med 159:* 2004-2009.

Staessen J.A., Fagard R., Thijs L., Celis H. et al. (1997). Randomised double-blind comparison of placebo and active treatment for older patients with isolated systolic hypertension. The Systolic Hypertension in Europe (Syst-Eur) Trial Investigators. *Lancet 350:* 757-764.

Staessen J.A., Gasowski J., Wang J.G. et al. (2000). Risks of untreated and treated isolated systolic hypertension in the elderly: meta-analysis of outcome trials. *Lancet 355:* 865-872.

The EUROPA study (2003). The EURopa trial On reduction of cardiac events with Perindopril in stable coronary Artery disease investigators. Efficacy of perindopril in reduction of cardiovascular events among patients with stable coronary artery disease: randomised, double-blind, placebo-controlled multicentre trial (the EUROPA study). *Lancet 362:* 782-788.

The ONTARGET Investigators (2008). Telmisartan, ramipril, or both in patients at high risk for vascular events. *New England J Med 358:* 1547-1559.

The PEACE trial investigators (2004). Angiotensin-converting-enzyme inhibition in stable coronary artery disease. *New Engl J Med 351:* 2058-2068.

Trenkwalder P., Elmfeldt D., Holman A. et al. (2005). The Study on Cognition and Prognosis in the Elderly (SCOPE) – major cardiovascular events and stroke in subgroups of patients. *Blood Press 14:* 31-37.

Turnbull F., Neal B., Ninomiya T. et al. (2008). Effects of different regimens to lower blood pressure on major cardiovascular events in older and younger adults: meta-analysis of randomised trials. *BMJ 336:* 1121-1123.

UK Prospective Diabetes Study Group (1998). Efficacy of atenolol and captopril in reducing risk of macrovascular and microvascular complications in type 2 diabetes: UKPDS 39. *BMJ 317:* 713-720.

Verdecchia P., Reboldi G., Gattobigio R. et al. (2003). Atrial fibrillation in hypertension: predictors and outcome. *Hypertension 41:* 218-223.

Vermeer S.E., Prins N.D., den Heijer T. et al. (2003). Silent brain infarcts and risk of dementia and cognitive decline. *N Engl J Med 348:* 1215-1222.

Viberti G., Wheeldon N.M. (2002). Microalbuminuria reduction with valsartan in patients with type 2 diabetes mellitus: a blood pressure-independent effect. *Circulation 106:* 672-678.

Wachtell K., Lehto M., Gerdts E. et al. (2005). Angiotensin II receptor blockade reduces new-onset atrial fibrillation and subsequent stroke compared to atenolol: the Losartan Intervention For End Point Reduction in Hypertension (LIFE) study. *J Am Coll Cardiol 45:* 712-719.

Yap Y.G., Duong T., Bland J.M. et al. (2007). Prognostic value of blood pressure measured during hospitalization after acute myocardial infarction: an insight from survival trials. *J Hypertens 25:* 307-313.

Yusuf S., Teo K.K., Pogue J. et al. (2008). Telmisartan, ramipril, or both in patients at high risk for vascular events. *N Engl J Med 358:* 1547-1559.

Zanchetti A., Grassi G., Mancia G. (2009). When should antihypertensive drug treatment be initiated and to what levels should systolic blood pressure be lowered? A critical reappraisal. *J Hypertens 27:* 923-934.

Management bei therapierefraktärer Hypertonie

Lars Christian Rump

Die therapierefraktäre Hypertonie ist definiert als ein Praxisblutdruck von ≥ 140/90 mmHg trotz Einnahme von drei Antihypertensiva unterschiedlicher Klassen inklusive eines Diuretikums in maximal tolerierbarer Dosis. Es wird eine gesicherte Einnahme der Medikamente vorausgesetzt. Die Therapieadhärenz lässt sich jedoch schwer überprüfen. In letzter Zeit wurde die Diagnose therapierefraktäre oder resistente Hypertonie zu Recht kritisiert. In vielen Fällen handelt es sich nur um Patienten mit einer schwer einstellbaren arteriellen Hypertonie. Eine wahre Therapieresistenz ist eher selten. Es hat in letzter Zeit zahlreiche, neue Entwicklungen gegeben, wie die schwer einstellbare Hypertonie besser behandelt werden könnte als bisher. Hier sind vor allem neue interventionelle Verfahren zu erwähnen, die im Folgenden auch kurz angesprochen werden. Es hat aber auch neue medikamentöse Ansätze gegeben, die bei schwer einstellbarer Hypertonie berücksichtigt werden sollten.

Epidemiologie

Es ist bekannt, dass in industrialisierten Ländern die Prävalenz der Hypertonie sehr groß ist. Sie beträgt ca. 30-40% der erwachsenen Bevölkerung und stellt einen unabhängigen Risikofaktor für kardiovaskuläre Erkrankungen und Niereninsuffizienz dar [1, 2]. Man schätzt, dass bei über 50% der Betroffenen keine Blutdruckkontrolle (< 140/90 mmHg) erreicht wird und die Prävalenz der therapierefraktären, arteriellen Hypertonie bei 10-15% aller Hypertoniker liegt [3, 4]. Man muss jedoch davon ausgehen, dass längst nicht bei allen diesen Patienten eine wahre Therapieresistenz vorliegt. Oft sind sekundäre Hypertonieformen nicht sorgfältig genug ausgeschlossen bzw. übersehen worden. Immer wieder beobachte ich leider auch, dass die medikamentöse Therapie mit wenig sinnvollen Kombinationen durchgeführt wird, die auf Grund der Vielzahl an Tabletten und der damit verbundenen Nebenwirkungen zur Incompliance führt. Hier sei auch die Gabe von Minoxidil als add-on zu einer bereits aus 5-6 Substanzen bestehenden anithypertensiven Therapie erwähnt, die eher einem Verzweiflungsakt als einer sinnvollen Maßnahme gleicht.

Es ist seit langem bekannt, dass die therapieresistente arterielle Hypertonie ein besonders hohes Risiko für kardiovaskuläre Folgeerkrankungen und Niereninsuffizienz in sich birgt. Diese Erkenntnis wurde zuletzt 2014 in einer Post-hoc-Analyse der ALLHAT-Studie nochmals untermauert [5]. Patienten, die trotz Einnahme von drei Antihypertensiva keinen Blutdruck unter 140/90 mmHg erreichten, hatten eine signifikant erhöhte Gesamtsterblichkeit im Verlauf der Studie. Auch alle anderen Endpunkte wie koronare Herzerkrankung, Schlaganfall, Herzinsuffizienz, pAVK und terminale Niereninsuffizienz waren bei Patienten mit therapieresistenter Hypertonie deutlich häufiger als bei Patienten, deren Blutdruck kontrolliert werden konnte. Die relativ hohe Prävalenz und das damit verbundene besonders hohe Risiko für kardiovaskuläre Folgeerkrankungen der schwer einstellbaren Hypertonie erfordern also eine besonders sorgfältige Abklärung und rechtfertigen eine intensivierte Therapie.

Patientencharakteristik und Diagnosestellung der schwer einstellbaren Hypertonie

In der täglichen Praxis ist es eigentlich die Regel, dass Patienten, die sich in unserem universitären Europäischen Exzellenzzentrum für Hypertonie mit schwer einstellbarer Hypertonie vorstellen, eine sehr lange Anamnese der Hypertonie aufweisen. Zumeist war nach der Erstdiagnose der arteriellen Hypertonie die Hypertonie mit einem oder zwei Antihypertensiva tatsächlich oder aber auch nur scheinbar gut eingestellt. Eine Abklärung der Ursachen sowie eine Überprüfung der Qualität der Blutdruckeinstellung mit einer ambulanten 24-Std.-Langzeit-Blutdruckmessung sind in den meisten Fällen bei Diagnosestellung und im weiteren Verlauf nicht erfolgt. Patienten mit therapierefraktärer Hypertonie messen sehr oft die Blutdruckwerte selbst und meist dann, wenn sie sich unwohl fühlen. Das ist kontraproduktiv. Selbstmessungen sind insbesondere bei Patienten mit Angstzuständen nicht hilfreich. Im weiteren Krankheitsverlauf dieser Patienten kommt es sehr oft zu einer ständigen Hinzunahme weiterer Antihypertensiva, so dass sich nicht selten Patienten mit 10 oder 12 verordneten Antihypertensiva in der Spezialambulanz vor-

stellen. Dann ist es oft sinnvoll, einen kompletten Neustart zu machen, der da lautet:
1. Diagnosesicherung mit Schweregradbestimmung,
2. Ausschluss sekundärer Hypertonieformen,
3. Risikoabschätzung inkl. Begleiterkrankungen und
4. Therapie und Therapiekontrolle.

Zu diesem Zeitpunkt sollte auf jeden Fall die Adhärenz soweit möglich überprüft werden. Hier können anamnestische Fragen nach häufigen Nebenwirkungen und einige Laborparameter hilfreich sein. Grundsätzlich ist zu diesem Zeitpunkt eine 24-Std.-Langzeit-Blutdruckmessung als Diagnosesicherung zu fordern, um eine Pseudo-Hypertonie auszuschließen. Ein Tagesmittelwert von > 135/85 mmHg beziehungsweise ein 24-Std.-Blutdruckwert über 130/80 mmHg in der Langzeitmessung unter 3 Antihypertensiva inklusive eines Diuretikums in maximal tolerierbarer Dosis wäre als Therapieresistenz zu werten. Eine sorgfältige Anamnese ist auch Voraussetzung für einen „Neustart" der Therapie. Oft wurde versäumt nach klinischen Hinweisen einer obstruktiven oder zentralen Schlafapnoe zu forschen. Es ist bekannt, dass die obstruktive Schlafapnoe zu den häufigsten therapierbaren Begleiterkrankungen bzw. Auslösern einer schwer einstellbaren Hypertonie gehören [6, 7]. Wichtig sind auch Fragen nach Ernährungsgewohnheiten wie Lakritze-Genuss [8] oder Kochsalzzufuhr [9]. Die Frage nach Kopf-, Rücken oder Gelenkschmerzen, die sehr häufig bejaht wird, lässt sich zwanglos mit der Frage nach Einnahme von Schmerzmitteln verbinden. Bekanntermaßen ist bei regelmäßiger Einnahme die Wirkung einiger Antihypertensiva wie z.B. ACE-Hemmer abgeschwächt. In der weiteren Abklärung kann auch die Messung der Kochsalzausscheidung im 24-Std.-Sammelurin hilfreich sein [9].

Ausschluss sekundärer Hypertonieformen

Grundsätzlich sollten bei Patienten, die sich wegen einer schwer einstellbaren Hypertonie vorstellen, noch einmal renale und endokrine Ursachen der sekundären Hypertonie sowie eine Schlafapnoe ausgeschlossen werden. Dieser Artikel fokussiert nicht auf die Abklärung sekundärer Hypertonieformen. Dennoch erscheint es mir wichtig darauf hinzuweisen, dass sich eine renoparenchymatöse Hypertonie relativ leicht mit einer Urin- (Erythrozyturie, Proteinurie) und Ultraschalluntersuchung sowie der Bestimmung der exkretorischen Nierenfunktion ausschließen lässt [10]. Die renovaskuläre Hypertonie sollte durch klinische Untersuchung und eine Duplex-Sonographie ausgeschlossen werden. Der primäre Hyperaldosteronismus ist neben der Schlafapnoe die häufigste Ursache der sekundären Hypertonie [11, 12]. Der Aldosteron-Renin-Quotient ist als Screening-Methode ideal und kann, insofern keine kaliumsparenden Antihypertensiva eingenommen werden, auch unter antihypertensiver Medikation wertvolle Hinweise geben. Bei pathologischem Befund (erhöhter ARQ) und/oder anderen klinischen Hinweisen für einen primären Hyperaldosteronismus ist es dann oft sinnvoll, die antihypertensive Medikation anzupassen (wenn möglich in jedem Fall Absetzen des β-Blockers bei supprimiertem Renin) und den Aldosteron-/Renin-Quotienten zu überprüfen. Die Vorgehensweise ist in Übersichten hinreichend beschrieben worden [13]. Wie schon erwähnt, ist es wichtig auch an eine Schlafapnoe zu denken. Patienten mit schwer einstellbarer Hypertonie, die schnarchen, übergewichtig sind oder eine gewisse Tagesmüdigkeit aufweisen, haben eine sehr hohe Wahrscheinlichkeit, an einer signifikanten Schlafapnoe zu leiden. Die Schlafapnoe findet sich besonders häufig auch bei Patienten mit Herz- und/oder Niereninsuffizienz. Eine Abklärung mit Polygraphie und dann ggf. Vorstellung im Schlaflabor zur Polysomnographie ist zwingend erforderlich. Gerade bei jüngeren Patienten muss auch an eine Aortenisthmusstenose [14] oder monogenetische Formen der arteriellen Hypertonie gedacht werden [15-17]. Ein Morbus Cushing und Phäochromozytom sind ebenfalls leicht auf klinischem und laborchemischem Weg auszuschließen. Ein Phäochromozytom ist zwar selten Ursache einer schwer einstellbaren Hypertonie, kann aber leicht übersehen werden, wenn die Bestimmung der Metanephrine und Normetanephrine im Plasma nicht erfolgt. Beim Morbus Cushing ist eine therapierefraktäre Hypertonie zumeist nicht zu erwarten, es stehen in der Regel andere klinische Symptome im Vordergrund.

Medikamentöse Therapie

Grundsätzlich geben Patienten mit therapieresistenter Hypertonie an, dass sie sehr viele unterschiedliche Tabletten einnehmen. Diese Tatsache erklärt sich oft aus der langen Krankheitsgeschichte. Von Arztbesuch zu Arztbesuch wird immer wieder ein weiteres Antihypertensivum hinzugefügt, ohne dass beachtet wird, ob die Kombination sinnvoll ist. Ein grundsätzliches Ziel der medikamentösen Therapie bei therapierefraktärer Hypertonie ist daher die Therapie zu vereinfachen und auf eine Mindestzahl von Medikamenten zu reduzieren. Eine gute Orientierung geben schon die Empfehlungen des britischen NICE (National Institute for Health and Care Excellence). Hier wird eine Therapie aus ACE-Hemmer oder Angiotensinrezeptorblocker (AT1-Blocker) in Kombination mit Kalziumantagonisten und Diuretikum als basale Therapie vorgeschlagen. Ich versuche, wenn immer möglich diese Dreifach-Kombination auf eine morgendliche und eine abendliche Gabe zu verteilen z.B. Triple aus AT1-Blocker, Calcium-Antagonist und Thiaziddiuretikum morgens und duale Kombination aus AT1-Blocker und Calcium-Antagonist abends. Alle anderen Medikamente können ausgeschlichen oder abgesetzt werden. Eine Ausnahme sind manchmal die Betablocker. Auch wenn sie für die Blutdruckkontrolle in der Kombination mit Hemmstoffen des Renin-Angiotensin-Systems nicht so wichtig sind, ist Vorsicht geboten ist, wenn sie schon lange eingenommen worden sind. Gerade bei Patienten mit kardialen Vorerkrankungen oder einem höheren Risiko für Vorhofflimmern und Arrhythmien in der Vorgeschichte ist es manchmal klug, den Betablocker beizubehalten. Falls unter einer stark vereinfachten Therapie der Blutdruck sich nach 4-6 Wochen nicht bessert, so wird ein Aldosteronantagonist (Spironolacton oder Eplerenon) in niedriger Dosierung hinzugefügt. Der maximale zusätzliche Blutdruck senkende Effekt der Aldosteronantagonisten stellt sich erfahrungsgemäß nach 8-12 Wochen ein. Die ersten Hinweise auf die starke additive Wirkung von Aldosteronantagonisten als Add-on zu einer bestehenden antihypertensiven Dreifach-Kombination stammen aus einer Subgruppenanalyse der ASCOT-Studie. Hier führte bei therapieresistenten Hypertonikern unter einer Dreifach-Medikation, es waren immerhin 1.411 Patienten, die Zugabe von 25 mg Spironolacton zu einer Blutdrucksenkung von 20 mmHg systolisch und 10 mmHg diastolisch (18). Diese Blutdrucksenkung durch Spironolacton (25 mg) ist deutlich stärker, als wenn Spironolacton in einer Mono-Therapie eingesetzt wird. Dies legte bereits nahe, dass Spironolacton bei therapieresistenter Hypertonie das ideale add-on Antihypertensivum ist. Ein anderer Optimierungsschritt kann die Erhöhung des Hydrochlorothiazids von 12,5 auf 25 mg oder ein Umsetzen auf Chlortalidon 12,5-25 mg sein. In diesem Fall ist gerade bei älteren Patienten auf das Risiko einer Hyponatriämie und Hyperurikämie zu achten. Die Überlegenheit des Aldosteronantagonisten Spironolacton als add-on zu einer bestehenden Basis-Therapie aus Hemmstoff des Renin-Angiotensin Systems, Kalziumantagonist und Thiazid-Diuretikum wurde kürzlich in der britischen, sogenannten Pathway-2-Studie überzeugend dargestellt (19). Es wurden 335 Patienten mit therapieresistenter Hypertonie in vier Gruppen randomisiert. Eingeschlossen wurden Patienten, die einen systolischen Praxisblutdruck von über 145 mmHg hatten oder einen selbstgemessenen Blutdruck von über 135 mmHg, trotz der Einnahme einer Triple-Therapie aus ACE-Hemmer oder Angiotensinrezeptorblocker, Kalziumantagonisten und Thiazid-Diuretikum. Die vier Add-on-Gruppen erhielten entweder Spironolacton 25-50 mg, Bisoprolol 5-10 mg, Doxazosin 4-8 mg oder Placebo. Alle Patienten durchliefen in einer zufälligen Reihenfolge alle Behandlungszyklen. Ausgeschlossen waren Patienten mit einer eingeschränkten Nierenfunktion (eGFR < 45 ml/min), sekundärer Hypertonie oder einem Blutdruck über 200/120 mmHg. Permanentes Vorhofflimmern und Typ-I-Diabetiker waren ebenfalls ausgeschlossen worden. Es zeigte sich in der Auswertung, dass auch bei Selbstmessung des Blutdrucks die Placebo-Einnahme einen gewissen Blutdruck senkenden Effekt hatte. Die stärkste Blutdrucksenkung wurde durch Spironolacton erreicht. Spironolacton senkte den systolischen Blutdruck im Vergleich zu Placebo um 10,2 mmHg. Die Wirkung der anderen Antihypertensiva war bestenfalls halb so gut. Diese Arbeit zeigt eindeutig, dass Spironolacton, wenn keine Kontraindikationen vorliegen, das bevorzugte Add-on-Medikament ist, wie es bereits von NICE 2011 empfohlen wurde. Bemerkenswert ist auch die geringe Nebenwirkungsrate. Hier gab es keine signifikanten Unterschiede zwischen den verwendeten Antihypertensiva. Einschränkend muss gesagt werden, dass es keine Wash-out-Perioden zwischen den Behandlungszyklen gab und ein Übertragungseffekt der Wirkung eines Antihypertensivums auf die nächste Gruppe möglich ist. Außerdem waren Patienten mit moderat bis stärker eingeschränkter Nierenfunktion (eGFR < 45 ml/min) ausgeschlossen worden. Dennoch sind die Ergebnisse so überzeugend, dass einige Autoren bereits fordern, dass die therapieresistente Hypertonie neu definiert werden müsste. Bei Patienten ohne Kontraindikation könne man erst von einer Resistenz sprechen, wenn unter Spironolacton 25-50 mmHg als add-on kein Blutdruck < 140/90 mmHg in der Praxismessung erreicht wurde. Interessanterweise hatte es bereits in der Vergangenheit Vergleiche zwischen Spironolacton und dem interventionellen Verfahren der Nierennervenablation gegeben, die eine Äquivalenz beider Vorgehensweisen nahegelegt hatten.

Nierennervenablation

Seit einiger Zeit stehen neue interventionelle Therapieverfahren zur Verfügung. Kriterien für den Einsatz insbesondere der Nierennervenablation wurden in mehreren Publikationen definiert und an dieser Stelle nicht wiederholt [20-22]. Die unkontrollierten Symplicity-1- und Symplicity-2-Studien [23, 24] hatten eine ausgeprägte Wirksamkeit der Nierennervenablation gezeigt. Dagegen gab es auch Studien, in denen diese Maßnahme nicht den gewünschten Effekt zeigte [25]. Die Ursachen für diese Diskrepanzen sind unklar. Die Symplicity-HTN-3-Studie wurde aufgelegt, um endgültig die Wirksamkeit der Nierennervenablation bei therapieresistenter Hypertonie zweifelsfrei zu demonstrieren. Diese Studie enthielt daher im Gegensatz zu bisherigen Studien eine Sham-Kontrollgruppe [26]. Die Symplicity-HTN-3-Studie wurde an 535 Patienten in USA durchgeführt. Die Einschlusskriterien waren ähnlich zu den vorhergegangenen Studien. Die renale Denervation erreichte eine Blutdrucksenkung von 14,1 mmHg systolisch. Die Scheinprozedur nur von 11,7 mmHg. Beide Blutdrucksenkungen waren statistisch signifikant, ein Unterschied ergab sich zwischen beiden Gruppen jedoch nicht. Die Ursachen für die scheinbare Ineffektivität des Verfahrens sind vielfach diskutiert worden [27-30]. Im Wesentlichen zeigte sich, dass die Denervation aus unterschiedlichen Gründen nicht effektiv gewesen sein konnte. Die Behandler waren oft unerfahren und hatten überwiegend nur eine einzige Denervation durchgeführt. Post-hoc-Analysen wiesen außerdem nach, dass die Anzahl der Denervationspunkte einen signifikanten Einfluss hatte und oft nicht ausreichend war. Es gab zudem sehr große regionale Unterschiede bezüglich der Wirksamkeit in den Zentren, an denen die Denervation durchgeführt wurde. Ein großer Kritikpunkt ist, dass offensichtlich keine korrekte Messung des definierten Endpunkts Blutdruck durchgeführt wurde. Die Medikamteneinnahme war nicht zeitlich festgelegt, ebenso wenig die Blutdruckmessung in der Praxis. Weiterhin wurde offenbar die Medikation der Patienten während der Studie vielfach geändert. Statistisch war das negative Ergebnis der Studie trotz aller Widrigkeiten „nur" auf den starken Blutdruck senkenden Effekt der Sham-Prozedur bei Afroamerikanern zurückzuführen. In der präspezifizierten, größeren Gruppe der Kaukasier zeigte sich eine signifikante Blutdrucksenkung der renalen Denervation im Vergleich zu Sham. Ein signifikanter Blutdruck senkender Effekt der renalen Denervation konnte in der DENERHTN-Studie aus Frankreich nachgewiesen werden [31]. Hier wurde ein rigoroses, medikamentöses, antihypertensives Stufenschema eingesetzt, bevor in einer Gruppe zusätzlich eine renale Denervation durchgeführt wurde. Es zeigte sich eine Reduktion des systolischen Tagesblutdrucks in der 24-Std.-Blutdruckmessung von etwa 6 mmHg. Die PRAGUE-15-Studie [32] hat Patienten mit milder und moderater therapieresistenter Hypertonie in zwei Behandlungsgruppen randomisiert. Die eine Gruppe erhielt eine medikamentöse Therapie unter

Hinzunahme des Aldosteron-Antagonisten Spironolacton. Die andere Gruppe wurde medikamentös ohne Spironolacton therapiert und renal denerviert. Es zeigte sich in der 24-Std.-Blutdruckmessung eine vergleichbare Blutdrucksenkung von ca. 8-9 mmHg. Diese Patienten wurden jetzt nachverfolgt. Hier zeigte sich im Langzeitverlauf sogar eine leichte Überlegenheit der medikamentösen Therapie mit Spironolacton [33].

Das „SPYRAL HTN Global Clinical Trial"-Programm

Die Ablation der Nierenerven hat eine signifikante Blutdrucksenkung nur in randomisierten, aber ungeblindeten Studien ohne Sham-Gruppe gezeigt. Die Simplicity-HTN-3-Studie, die diese strengeren Kriterien erfüllte, hat den primären Endpunkt trotz aller bereits erwähnten Limitationen nicht erreicht. Dies ist aber vorerst noch nicht das Ende dieser Therapieoption. Das „SPYRAL-HTN Global Trial"-Programm [34] wurde jetzt von der Firma Medtronic zusammen mit internationalen Beratern und der FDA abgestimmt. Es wird zwei initiale Studien geben, die den Effekt der renalen Denervation mit der Simplicity-SPYRAL-Multi-Elektrode bei hypertensiven Patienten testen. Beide Studien sind Sham-kontrolliert. In der ersten Studie werden Patienten ohne Medikation eingeschlossen. Simplicity HTN-3 hatte gezeigt, welchen großen Einfluss die Medikamenteneinnahme haben kann. Die FDA hat meines Wissens darauf bestanden, dass eine „Proof-of-Concept"-Studie bei Therapie-naiven Hypertonikern durchgeführt wird. Patienten mit Hypertonie, die nach einem wash-out der Antihypertensiva noch einen systolischen Praxisblutdruck von 150-180 mmHg haben, werden eingeschlossen und eine 24-Std.-Blutdruckmessung wird durchgeführt. Hier muss der systolische Blutdruck zwischen 140 und 170 mmHg liegen. Anschließend werden Patienten für eine Sham-Prozedur oder eine renale Denervation randomisiert. Vorgesehen ist ein Einschluss von 60 Patienten in jeder Gruppe. Die Auswertung erfolgt nach drei, sechs und zwölf Monaten. In der ON-MED-Studie werden Patienten mit einer stabilen Medikation mit ACE-Hemmer oder Angiotensinrezeptorblocker, Kalziumantagonist und Thiazid-Diuretikum und einem systolischen Blutdruck von 150-180 mmHg in der Praxismessung eingeschlossen. Die Medikation muss für mindestens sechs Wochen stabil sein. Anschließend wird eine 24-Std.-Blutdruckmessung durchgeführt und die Einnahme der Medikamente wird durch Urinproben überprüft. Anschließend werden Patienten für eine Scheinprozedur oder Denervation randomisiert. Es sind 50 Patienten in jeder Gruppe vorgesehen. Es wird im weiteren Verlauf von drei, sechs und zwölf Monaten eine Auswertung des Praxis- und 24.-Std-Langzeitblutdrucks erfolgen. Eine Nachverfolgung ist in beiden Studien bis zu 36 Monaten geplant. Dies ist ein ambitioniertes und begrüßenswertes Programm, um die Nierennervenablation in der Behandlung der Hypertonie zweifelsfrei zu positionieren. Allerdings besteht ein nicht zu unterschätzendes Risiko, ob bei Patienten in der OFF-MED-Gruppe tatsächlich eine signifikante Blutdrucksenkung erreicht werden kann. Das rigorosere Programm der ON-MED-Studie mit wenigen, aber sehr erfahrenen Zentren und einer längeren Run-in-Phase mit Überprüfung der Compliance ist aus meiner Sicht besonders spannend, da es im Falle einer erfolgreichen Blutdrucksenkung zur Akzeptanz dieses Verfahrens bei therapieresistenter Hypertonie führen würde. Das OFF-MED-Programm ist wissenschaftlich interessant, würde aber in Europa selbst bei positivem Ergebnis zumindest aus ärztlicher vielleicht aber nicht aus Patienten-orientierter Sicht die primäre medikamentöse Behandlungsstrategie mit bis zu drei Antihypertensiva unterschiedlicher Klassen plus ggf. Aldosteronantagonist ablösen.

Barorezeptorstimulation und arteriovenöse Fistel (ROX-Coupler)

Eine elektrische Stimulation im Karotissinus führt zu einer Aktivierung der afferenten Nervenfasern der Barorezeptoren. Dies bewirkt im ZNS eine Aktivierung der efferenten parasympathischen und Hemmung der efferenten sympathischen Nervenaktivität und leitet dadurch eine Blutdrucksenkung ein. Durch dieses Verfahren wurde in der Rheos-Studie [35] und dem Barostim Neo Trial [36] nachweislich eine signifikante Blutdrucksenkung erreicht. Überraschenderweise wurde ähnlich wie in Symplicity HTN-3 bei Patienten, bei denen der Barorezeptorstimulator nur implantiert, aber noch nicht aktiviert worden war, ein starker blutdrucksenkender „Placebo-Effekt" beobachtet. Allerdings zeigte sich nach Anschalten des Barorezeptorstimulators im weiteren Verlauf dann doch eine zusätzliche signifikante Blutdrucksenkung. Bei dem sogenannten ROX-Coupler [37] handelt sich um die interventionelle Anlage einer arteriovenösen Fistel. Ein minimal invasiv mit einem Katheter angelegter Shunt zwischen Arteria und Vena femoralis führte innerhalb von sechs Monaten zu einer signifikanten, starken Blutdrucksenkung von ca. 27 mmHg systolisch in der Praxismessung und 13-14 mmHg in der

24-Std.-Langzeitblutdruckmessung. Bei fast 30% der Patienten trat auf der Seite mit dem Shunt eine Beinschwellung ein.

Ich bin nicht so begeistert von dieser Methode, da langfristig zu befürchten ist, dass wegen der großen Shunt-Volumina ein negativer Netto-Effekt auf Herz und Gefäßsystem entsteht.

Zusammenfassung

Die therapieresistente Hypertonie ist ein gravierender Befund. Die Diagnose bedarf einer sorgfältigen Abklärung inklusive einer 24-Std.-Langzeitblutdruckmessung, um eine Pseudo-Resistenz auszuschließen. Der nächste Schritt ist die Abklärung einer sekundären Hypertonie, die in den meisten Fällen bei diesen Patienten nie erfolgt ist. Besonderes Augenmerk ist auf die Schlafapnoe und den primären Hyperaldosteronismus zu richten. Im Weiteren muss die medikamentöse Therapie drastisch vereinfacht werden mit einer signifikanten und nachhaltigen Reduktion der Antihypertensiva. Spironolacton ist das präferierte Add-on zu Hemmstoffen des Renin-Angiotensin-Systems in Kombination mit Kalziumantagonist und Thiazid-Diuretika. Nur Patienten, die im Verlauf von den nächsten drei Monaten nach Umstellung keine zufriedenstellende Blutdrucksenkung zeigen, kommen für interventionelle Verfahren in Frage. Die Ergebnisse des laufenden SPYRAL-HTN-Programms der Firma Medtronic mit den OFF-MED- und ON-MED-Studien bleiben abzuwarten.

Literatur

1. Lopez A.D., Mathers C.D., Ezzati M. et al. (2006). Global and regional burden of disease and risk factors 2001: systematic analysis of population health data. *Lancet 367:* 1747-1757.
2. Löwel H., Meisinger C., Heier M. et al. (2006). Epidemiology of hypertension in Germany. Selected results of population-representative cross-sectional studies. *Dtsch Med Wochenschr 131:* 2586-2591.
3. Persell S.D. (2011). Prevalence of resistant hypertension in the United States, 2003-2008. *Hypertension 57:* 1076-1080.
4. Pierdomenico S.D., Lapenna D., Bucci A. et al. (2005). Cardiovascular outcome in treated hypertensive patients with responder, masked, false resistant, and true resistant hypertension. *Am J Hypertens 18:* 1422-1428.

5. Muntner P., Cushman W.C., Bangalore S. et al. (2014). Treatment-resistant hypertension and the incidence of cardiovascular disease and end-stage renal disease: results from the Antihypertensive and Lipid-Lowering Treatment to Prevent Heart Attack Trial (ALLHAT). *Hypertension 64:* 1012-1021.
6. Buchner N.J., Quack I., Stegbauer J. et al. (2012). Treatment of obstructive sleep apnea reduces arterial stiffness. *Sleep Breath 16:* 123-133.
7. Buchner N.J., Sanner B.M., Borgel J. & Rump L.C. (2007). Continuous positive airway pressure treatment of mild to moderate obstructive sleep apnea reduces cardiovascular risk. *Am J Respir Crit Care Med 176:* 1274-1280
8. Hansen A. & Rump L.C. (2007). Hypokalemic hypertension caused by licorice abuse. *Dtsch Med Wochenschr 132:* 2447-2448.
9. Koch M., Aker S., Haastert B. & Rump L.C. (2010). Clinical relevance of dietary salt intake on aldosterone and the aldosterone-to-renin ratio as screening parameters for primary aldosteronism. *Clin Nephrol 74:* 182-189.
10. Quack I. & Rump L.C. (2009). Kidney and hypertension. *Internist 50:* 410-422.
11. Schirpenbach C., Segmiller F., Diederich S. et al. (2009). The diagnosis and treatment of primary hyperaldosteronism in Germany: results on 555 patients from the German Conn Registry. *Dtsch Arztebl Int 106:* 305-311.
12. Büchner N., Vonend O. & Rump L.C. (2006). Pathophysiology of hypertension: what's new? *Herz 31:* 294-302.
13. Vonend O., Quack I. & Rump L.C. (2010). The role of aldosterone in hypertension. *Wien Klin Wochenschr 122:* 65-74.
14. Voiculescu A., Heusch A., Düppers P. et al. (2014). Duplex ultrasound findings before and after surgery in children and adolescents with renovascular hypertension. *Ultrasound Med Biol 40:* 2786-2789.
15. Quack I., Vonend O. & Rump L.C. (2010). Familial hyperaldosteronism I-III. *Horm Metab Res 42:* 424-428.
16. Vonend O., Altenhenne C., Büchner N.J. et al. (2007). A German family with glucocorticoid-remediable aldosteronism. *Nephrol Dial Transplant 22:* 1123-1130.
17. Quack I., Vonend O., Sellin L. et al. (2008). A tale of two patients with Mendelian hypertension. *Hypertension 51:* 609-611.
18. Chapman N., Dobson J., Wilson S. et al. (2007). Effect of spironolactone on blood pressure in subjects with resistant hypertension. *Hypertension 49:* 839-845.
19. Williams B., MacDonald T.M., Morant S. et al. (2015). Spironolactone versus placebo, bisoprolol, and doxazosin to determine the opti-

mal treatment for drug-resistant hypertension (PATHWAY-2): a randomised, double-blind, crossover trial. *Lancet 386:* 2059-2068.
20. Mahfoud F., Vonend O., Bruck H. et al. (2011). Expert consensus statement on interventional renal sympathetic denervation for hypertension treatment. *Dtsch Med Wochenschr 136:* 2418-2424.
21. Rump L.C. (2012). [Renal denervation in hypertension: when? For whom? And for whom not?]. *Dtsch Med Wochenschr 137:* 2495-2497.
22. Schlaich M.P., Schmieder R.E., Bakris G. et al. (2013). International expert consensus statement: Percutaneous transluminal renal denervation for the treatment of resistant hypertension. *J Am Coll Cardiol 62:* 2031-2045.
23. Krum H., Schlaich M.P., Sobotka P. et al. (2014). Percutaneous renal denervation in patients with treatment-resistant hypertension: final 3-year report of the Symplicity HTN-1 study. *Lancet 383:* 622-629.
24. Esler M., Böhm M., Sievert H., Rump L.C. et al. (2014). Catheter-based renal denervation for treatment of patients with treatment-resistant hypertension: 36 month results from the SYMPLICITY HTN-2 randomized clinical trial. *Eur Heart J 35:* 1752-1759.
25. Brinkmann J., Heusser K., Schmidt B.M. et al. (2012). Catheter-based renal nerve ablation and centrally generated sympathetic activity in difficult-to-control hypertensive patients: prospective case series. *Hypertension 60:* 1485-1490.
26. Bhatt D.L., Kandzari D.E., O'Neill W.W. et al. (2014). A controlled trial of renal denervation for resistant hypertension. *N Engl J Med 370:* 1393-1401.
27. Esler M. (2014). Illusions of truths in the Symplicity HTN-3 trial: generic design strengths but neuroscience failings. *J Am Soc Hypertens 8:* 593-598.
28. Esler M. (2014). Renal denervation for treatment of drug-resistant hypertension. *Trends Cardiovasc Med:* S1050-1738.
29. Epstein M. & de Marchena E. (2015). Is the failure of SYMPLICITY HTN-3 trial to meet its efficacy endpoint the „end of the road" for renal denervation. *J Am Soc Hypertens;* [Epub ahead of print].
30. Kandzari D.E., Bhatt D.L., Brar S. et al. (2015). Predictors of blood pressure response in the SYMPLICITY HTN-3 trial. *Eur Heart J 36:* 219-227.
31. Azizi M., Sapoval M., Gosse P. et. al. (2015). The Renal Denervation for Hypertension (DENERHTN) investigators. Optimum and stepped care standardised antihypertensive treatment with or without renal denervation for resistant hypertension (DENERHTN): a multicentre, open-label, randomised controlled trial. *Lancet 385:* 1957-1965.
32. Rosa J., Widimský P., Toušek P. et al.(2015). Randomized comparison of renal denervation versus intensified pharmacotherapy including spi-

ronolactone in true-resistant hypertension: six-month results from the Prague-15 study. *Hypertension 65:* 407-413.
33. Rosa J., Widimský P., Waldauf P. et al. (2016). Role of Adding Spironolactone and Renal Denervation in True Resistant Hypertension: One-Year Outcomes of Randomized PRAGUE-15 Study. *Hypertension 67:* 397-403.
34. Kandzari D.E., Kario K., Mahfoud F. et al. (2016). The SPYRAL HTN Global Clinical Trial Program: Rationale and design for studies of renal denervation in the absence (SPYRAL HTN OFF-MED) and presence (SPYRAL HTN ON-MED) of antihypertensive medications. *Am Heart J 171:* 82-91.
35. Bakris G.L., Nadim M.K., Haller J. et al. (2012). Baroreflex activation therapy provides durable benefit in patients with resistant hypertension: results of long-term follow-up in the Rheos Pivotal Trial. *Am Soc Hypertens 6:* 152-158.
36. Hoppe U.C., Brandt M.C., Wachter R. et al.(2012). Minimally invasive system for baroreflex activation therapy chronically lowers blood pressure with pacemaker-like safety profile: results from the Barostim neo trial. *J Am Soc Hypertens 6:* 270-276.
37. Lobo M.D., Sobotka P.A., Stanton A. et al. (2015). Central arteriovenous anastomosis for the treatment of patients with uncontrolled hypertension (the ROX CONTROL HTN study): a randomised controlled trial. *Lancet 385:* 1634-1641.

Autorinnen und Autoren

Alscher, Mark Dominik, Prof. Dr.
Robert-Bosch-Krankenhaus
Auerbachstraße 110
D-70376 Stuttgart
dominik.alscher@rbk.de

Aregger, Fabienne, Dr.
Vivantes Klinikum im Friedrichshain
Landsberger Allee 49
D-10249 Berlin
fabiennebarbara.aregger@vivantes.de

Bek, Martin, Prof. Dr.
Fachinternistische Gemeinschaftspraxis
Markgräflerland
Heliosweg 1
D-79379 Müllheim
dr.bek@f-g-m.de

Beneke, Jan
Medizinische Hochschule Hannover
Carl-Neuberg-Straße 1
D-30625 Hannover

Benzing, Thomas, Prof. Dr.
Universitätsklinikum Köln
Kerpener Straße 62
D-50937 Köln
thomas.benzing@uk-koeln.de

Brand, Eva, Univ.-Prof. Dr. Dr.
Universitätsklinikum Münster
Albert-Schweitzer-Campus 1
D-48149 Münster/Westf.
eva.brand@ukmuenster.de

Brand, Marcus, Prof. Dr.
Universitätsklinikum Münster
Albert-Schweitzer-Campus 1
D-48149 Münster/Westf.
marcus.brand@ukmuenster.de

Brand, Stefan-Martin, Univ.-Prof. Dr. Dr.
Universitätsklinikum Münster
Horstmarer Landweg 39
D-48149 Münster/Westf.
stefan-martin.brand@ukmuenster.de

de Groot, Kirsten, Prof. Dr.
Sana Klinikum Offenbach, Med. Klinik III
KfH Nierenzentrum Offenbach
Starkenburgring 66
D-63069 Offenbach am Main
kirsten@de-groot.de

Eden, Gabriele
Städtisches Klinikum Braunschweig
gabriele.eden@freenet.de

Floege, Jürgen, Prof. Dr.
Universitätsklinikum Aachen
Pauwelsstraße 30
D-52074 Aachen
juergen.floege@rwth-aachen.de

Fußhöller, Andreas, PD Dr.
St. Clemens-Hospital Geldern
KfH Nierenzentrum Geldern
Clemensstraße 4
D-47608 Geldern
a.fusshoeller@clemens-hospital.de

Girndt, Matthias, Prof. Dr.
Universitätsklinikum Halle (Saale)
Ernst-Grube-Straße 40
D-06120 Halle (Saale)
matthias.girndt@uk-halle.de

Gross, Oliver, Prof. Dr.
Universitätsmedizin Göttingen
Robert-Koch-Straße 40
D-37075 Göttingen
gross.oliver@med.uni-goettingen.de

Hausberg, Martin, Prof. Dr.
Städtisches Klinikum Karlsruhe
Moltkestraße 90
D-76133 Karlsruhe
martin.hausberg@klinikum-karlsruhe.de

Hoyer, Joachim, Prof. Dr.
Universitätsklinikum
Gießen und Marburg GmbH
Baldingerstraße
D-35033 Marburg a. d. Lahn
hoyer@med.uni-marburg.de

Huber, Tobias, Prof. Dr.
Universitätsklinikum Freiburg
Hugstetter Straße 55
D-79106 Freiburg i. Br.
tobias.huber@uniklinik-freiburg.de

Jacobi, Annett, Dr.
Ruppiner Kliniken
MHB – Theodor Fontane
Fehrbelliner St. 38
D-16816 Neuruppin
annett.jacobi@mhb-fontane.de

Ketteler, Markus, Prof. Dr.
Klinikum Coburg GmbH
Ketschendorfer Straße 33
D-96450 Coburg
markus.ketteler@klinikum-coburg.de

Kettritz, Ralph, Prof. Dr.
Charité – Universitätsmedizin Berlin
Lindenberger Weg 80
D-13125 Berlin
kettritz@charite.de

Kielstein, Jan T., Prof. Dr.
Klinikum Braunschweig
Salzdahlumer Straße 90
D-38126 Braunschweig
kielstein@yahoo.com

Kuhlmann, Martin K., Prof. Dr.
Vivantes Klinikum im Friedrichshain
Landsberger Allee 49
D-10249 Berlin
martin.kuhlmann@vivantes.de

Kuhlmann, Susanne, Dr., M. mel.
Evangelisches Krankenhaus
Paul-Gerhardt-Stift
Paul-Gerhardt-Straße 42-45
D-06886 Lutherstadt Wittenberg
susanne.d.kuhlmann@gmail.com

Kümpers, Philipp, PD Dr.
Universitätsklinikum Münster
Albert-Schweitzer-Campus 1
D-48149 Münster/Westf.
philipp.kuempers@ukmuenster.de

Kunzendorf, Ulrich, Prof. Dr.
Universitätsklinikum Schleswig-Holstein
Schittenhelmstraße 12
D-24105 Kiel
kunzendorf@nephro.uni-kiel.de

Menne, Jan, Prof. Dr.
Medizinische Hochschule Hannover
Carl-Neuberg-Straße 1
D-30625 Hannover
menne.jan@mh-hannover.de

Möller, Marcus Johannes, Prof. Dr.
Universitätsklinikum Aachen
Pauwelsstraße 30
D-52074 Aachen
mmoeller@ukaachen.de

Pavenstädt, Hermann J., Prof. Dr.
Universitätsklinikum Münster
Albert-Schweitzer-Campus 1
D-48149 Münster/Westf.
hermann.pavenstaedt@ukmuenster.de

Rosenberger, Christian, PD Dr.
Charité – Universitätsmedizin Berlin,
Campus Mitte
Charitéplatz 1
D-10117 Berlin
christian.rosenberger@charite.de

Rump, Lars Christian, Prof. Dr.
Universitätsklinikum Düsseldorf
Moorenstraße 5
D-40225 Düsseldorf
christian.rump@med.uni-duesseldorf.de

Rupprecht, Harald, Prof. Dr.
Klinikum Bayreuth GmbH
Preuschwitzer Straße 101
D-95445 Bayreuth
harald.rupprecht@klinikum-bayreuth.de

Schäffner, Elke, Prof. Dr.
Charité – Universitätsmedizin Berlin
Institut für Public Health
Seestraße 73, Haus 10
D-13347 Berlin
elke.schaeffner@charite.de

Schmidt, Julius J.
Medizinische Hochschule Hannover
Carl-Neuberg-Straße 1
D-30625 Hannover

Schaub, Stefan, Prof. Dr.
Universitätsspital Basel
Petersgraben 4
CH-4031 Basel
stefan.schaub@usb.ch

Scherer, Marcus Nils, Prof. Dr.
Universitätsklinikum Regensburg
Franz-Josef-Strauß-Allee 11
D-93053 Regensburg
marcus.scherer@ukr.de

Schmidt-Ott, Kai M., Prof. Dr.
Charité – Universitätsmedizin Berlin,
Campus Charité Mitte
Charitéplatz 1
D-10117 Berlin
kai.schmidt-ott@charite.de

Schwenger, Vedat, Prof. Dr.
Klinikum Stuttgart – Katharinenhospital
Kriegsbergstraße 60
D-70174 Stuttgart
v.schwenger@klinikum-stuttgart.de

Suwelack, Barbara, Prof. Dr.
Universitätsklinikum Münster
Albert-Schweitzer-Campus 1
D-48149 Münster/Westf.
barbara.suwelack@ukmuenster.de

Tacuri-Strasser, Dominik, Dr.
Ortenau Klinikum Offenburg-Gengenbach
Ebertplatz 12
D-77654 Offenburg
d.tacuri-strasser@og.ortenau-klinikum.de

Zeisberg, Michael, Prof. Dr.
Universitätsmedizin Göttingen
Robert-Koch-Straße 40
D-37075 Göttingen
mzeisberg@med.uni-goettingen.de